# 临床麻醉与镇痛

主编　程　瑶　牛小辉　丁尚超　董帅帅

翟欣荣　周宁博　李守华

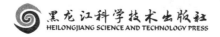

黑龙江科学技术出版社
HEILONGJIANG SCIENCE AND TECHNOLOGY PRESS

图书在版编目（CIP）数据

临床麻醉与镇痛 / 程瑶等主编. -- 哈尔滨：黑龙
江科学技术出版社，2023.2
ISBN 978-7-5719-1773-9

Ⅰ．①临… Ⅱ．①程… Ⅲ．①麻醉学 Ⅳ．①R614

中国国家版本馆CIP数据核字（2023）第025642号

**临床麻醉与镇痛**

LINCHUANG MAZUI YU ZHENTONG

| | | |
|---|---|---|
| 主　　编 | 程　瑶　牛小辉　丁尚超　董帅帅　翟欣荣　周宁博　李守华 | |
| 责任编辑 | 陈兆红 | |
| 封面设计 | 宗　宁 | |
| 出　　版 | 黑龙江科学技术出版社 | |

地址：哈尔滨市南岗区公安街70-2号　邮编：150007
电话：（0451）53642106　传真：（0451）53642143
网址：www.lkcbs.cn

| | |
|---|---|
| 发　　行 | 全国新华书店 |
| 印　　刷 | 黑龙江龙江传媒有限责任公司 |
| 开　　本 | 787 mm×1092 mm　1/16 |
| 印　　张 | 30 |
| 字　　数 | 762千字 |
| 版　　次 | 2023年2月第1版 |
| 印　　次 | 2023年2月第1次印刷 |
| 书　　号 | ISBN 978-7-5719-1773-9 |
| 定　　价 | 198.00元 |

# 编 委 会

**主　编**

程　瑶　牛小辉　丁尚超　董帅帅
翟欣荣　周宁博　李守华

**副主编**

屈志文　梁晓雨　王俊华　刘　嫔
龚　政　许红霞

**编　委**（按姓氏笔画排序）

丁尚超（德州联合医院）

王俊华（溧阳市人民医院）

牛小辉（德州市陵城区人民医院）

刘　嫔（贵州省六盘水市钟山区水矿集团中心医院）

许　增（山东省单县正大康复医院）

许红霞（山东省文登整骨医院）

李守华（山东省沂源县人民医院）

周宁博（湖南中医药大学第一附属医院）

屈志文（山东省聊城市茌平区人民医院）

龚　政（联勤保障部队第904医院常州医疗区）

梁晓雨（长沙市第一医院）

董帅帅（阳光融和医院）

程　瑶（青岛大学附属泰安市中心医院）

翟欣荣（淄博职业病防治院）

# 前 言
## FOREWORD

麻醉是用药物或其他方法使患者整体或局部暂时失去感觉，以达到在无痛状态下进行手术治疗目的的一种医疗技术。麻醉学是运用有关麻醉的基础理论、临床知识和技术，以消除患者手术疼痛，保证患者安全，为手术创造良好条件的一门科学。如今，麻醉学已经成为临床医学中一个独立学科，是一门研究麻醉、镇痛、急救复苏及重症医学的综合性学科。在临床实际工作中，麻醉科医师承担了整个围术期为患者生命保驾护航的任务，麻醉科医师不仅需要有过硬的学科能力和娴熟的操作技术，更需要具备超强的应变能力及强烈的责任心。为了帮助麻醉科医师适应现代麻醉医学的需要，系统掌握麻醉学相关知识，以提高麻醉处理和疼痛治疗水平，我们特组织多位有着丰富临床工作经验的麻醉科专家共同编写了《临床麻醉与镇痛》一书。

本书从临床实际出发，首先介绍了麻醉学的基础内容，包括绪论、临床麻醉的常用方法、临床麻醉的相关药物，以及临床麻醉的监测技术。然后重点讲解了神经外科、心外科、胸外科、普外科等临床科室手术的麻醉。最后，简要介绍了临床镇痛的内容。本书内容全面、资料丰富、结构合理，集科学性、前瞻性和实用性于一体，可作为临床一线麻醉工作者科学、规范、合理进行麻醉的参考用书，也可供在校医学生阅读使用。

由于医学不断发展，麻醉学相关知识更新迅速，加之我们日常工作繁重、编写时间紧张、编写经验有限，书中难免存在疏漏之处，恳请广大读者见谅，并给予批评指正。

《临床麻醉与镇痛》编委会
2022 年 9 月

# 目 录
## CONTENTS

# 第一章

# 绪　论

## 第一节　麻醉学的发展史

　　1842 年 3 月 30 日,美国 Crawford Williamson Long 医师成功为一位实施颈部肿块手术的患者实施了世界上第一例乙醚全麻,但遗憾的是,直到 1848 年他才将这些结果公布于众,发表在《*Southern Medical and Surgical*》,与"现代医学全麻第一人"的称号失之交臂。1846 年,美国牙科医师 Wilian Thomas Morton 在麻省总医院成功演示了乙醚麻醉。乙醚麻醉的成功被认为是近代麻醉学的开端。近代麻醉学经过170 年多的发展,在基础理论与临床实践、麻醉学科的建设、麻醉学专业的发展,以及麻醉学科队伍的建设等各个方面取得了巨大发展。

　　回顾麻醉学的历史发展可以大致分为古代麻醉(麻醉的萌芽)、近代麻醉(临床麻醉学的形成)、现代麻醉(麻醉的飞速发展)3 个阶段。

### 一、古代麻醉学

　　古代的麻醉仅仅以镇痛为主要目的。古人在日常生活或行医时,发现某种物质或措施具有睡眠或镇痛作用,就移用做麻醉,初始麻醉的萌芽阶段跨越了数千年之久。这些早期的镇痛技术和镇痛性物质尽管非常原始,使用也很盲目,有些甚至是利用某种物质的毒性作用,几乎无安全性可言,不符合如今麻醉的基本含义,却能使患者在昏睡或无痛状态下接受手术,消除患者的病痛,对医学,特别是对开展外科手术起到了重要的作用,也为后人进行有关麻醉药物的科学研究提供了宝贵的经验。

　　从方法学而言,麻醉学是以使用麻醉相关的药物为基础的应用性技术学科。它的发展有赖于化学和药物工业的发展。18 世纪至 20 世纪初,随着西方化学工业的蓬勃发展,加之医学,特别是外科学迅速发展的迫切需要,先后发现和合成了大量的麻醉药,其中有些沿用至今,仍有其独特的应用价值。麻醉管理也从单纯的镇痛发展到从麻醉前、麻醉期间到麻醉后整个围麻醉期间的全面管理。至 20 世纪30－40 年代积累了大量的临床实践经验,逐步形成了近代麻醉学。

### 二、近代麻醉学

　　近代麻醉以吸入全麻药与吸入全麻技术、局部麻醉药及神经阻滞技术、静脉全麻药和其他特殊麻醉技术为主要标志。

### (一)吸入全麻药与吸入全麻技术

氧化亚氮、乙醚和氯仿这几种吸入麻醉药的发现和应用是近代麻醉学的开端。随着氟化学技术的发展,使用氟元素替换氯元素后可以提高药物的稳定性,减小器官毒性,同时降低药物的溶解性,起效快且苏醒快,因此相继开发出氟烷、恩氟烷、异氟烷、地氟烷、七氟烷。现在,氟代醚类已经成为主流的吸入麻醉药物。

除了吸入麻醉药物的发现和应用,吸入麻醉的安全性和可控性是伴随吸入全麻技术的应用及改进才得以不断完善的。气管插管及气管内麻醉方法的问世,无疑是全麻发展的一大进步,它不仅扩大了手术范围,为开胸手术在内的多种外科手术创造了控制呼吸的条件,大大提高了安全性,也为救治呼吸循环衰竭提供了保障,同时还带动了吸入麻醉器械和麻醉机的研发。

目前,各种类型精密复杂的麻醉机,配合气管插管、气管内麻醉的各种技术操作方法已广泛应用于各种全麻及实施复苏术的患者,既能有效维护患者的呼吸功能,增强麻醉的安全性,还能对麻醉气体浓度进行监测,提高麻醉的可控性。

### (二)局部麻醉药及神经阻滞技术

局部麻醉技术是伴随局部麻醉药物的发现而发展起来的。1884年,在海德堡举行的眼科会议演示了可卡因滴眼后产生局麻效果。20世纪初,人工合成普鲁卡因成功。1928年,人工合成丁卡因成功。以后相继出现的局麻药包括利多卡因(1943年)、甲哌卡因(1956年)、丙胺卡因(1960年)、丁哌卡因(1963年)、罗哌卡因(1996年)等。由于新的局麻药不断涌现,使用方法不断改进,局部和神经阻滞麻醉,包括椎管内阻滞,已成为目前临床上应用较多的一种麻醉方法。

局部麻醉药物的发现和应用改变了全麻一统天下的局面,由此避免了全麻的某些缺点,也简化了麻醉操作和管理,提高了麻醉安全性,促进了许多新型局麻药的合成和应用,也促成了局部浸润、神经阻滞、椎管内麻醉等局部麻醉技术的形成和发展,也为后来利用局麻药施行静脉内麻醉及静脉复合全麻创造了必备的条件。

### (三)静脉全麻药和其他特殊麻醉技术

静脉全麻药的发现较早。1872年,发现静脉注射水合氯醛可产生全身麻醉。1903年,人工合成巴比妥成功。1909年,发现静脉注射普鲁卡因可产生镇痛作用。1932年,开始使用环乙巴比妥钠进行静脉麻醉,同年人工合成硫喷妥钠成功。1933年,开始使用硫喷妥钠进行静脉麻醉,自此掀开了静脉全麻的帷幕。随后相继出现的静脉全麻药包括丙泮尼地(1956年)、羟丁酸钠(1962年)、氯胺酮(1965年)、乙醚酯(1972年)、丙泊酚(1977年)等,这些静脉全麻药的发现极大地丰富了全身麻醉的用药选择。静脉全麻的开展,弥补了吸入全麻的某些不足,如静脉内麻醉加速麻醉诱导,可消除患者紧张不适感及操作简便等,因而扩大了全麻的适用范围。

肌松药的发现始于筒箭毒碱,于1942年首次用于临床,是临床应用最早的非去极化型肌松药。1948年,人工合成十羟季铵。1951年,合成短效肌松药琥珀胆碱,同年应用于临床获得良好效果。随后相继出现泮库溴铵、维库溴铵、阿曲库铵等肌松药,对增强全身麻醉期间的肌松作用和呼吸管理发挥了重大作用。肌松药的使用可使全麻药用量显著减少,不仅可避免深全麻的不良影响,更可主动控制肌松程度,给手术提供良好条件。现在,肌松药辅助下的呼吸管理和呼吸治疗已经走出手术室,扩大到危重症治疗的领域。

其他特殊的麻醉技术,包括低温、控制性降压、体外膜肺氧合等。

### 三、现代麻醉学

随着麻醉药物的开发及辅助用药的配合应用、麻醉机的研发改进及监测技术的进步,麻醉的精确性和安全性不断得以提高,奠定了现代麻醉学的基础。今天的现代麻醉学已涵盖临床麻醉学、复苏、重症监测治疗学、疼痛诊疗学等诸多重要组成部分,成为一门研究麻醉镇痛、急救复苏及重症医学的综合性学科,既要求有基础医学各学科中有关麻醉的基础理论,又需要广泛的临床知识和熟练的技术操作。

(梁晓雨)

## 第二节　麻醉学科的建立与发展

### 一、麻醉学科和麻醉专业组织的成立

从1842年乙醚麻醉出现到现在,特别是在近半个多世纪,是近代麻醉学飞跃发展的时期,不仅麻醉学技术和理论得到空前进步和日趋完善,而且涌现出大批优秀的麻醉专业人才,集医疗、科研和教学于一身,进行了大量的开拓性工作,麻醉学发展日新月异。麻醉学作为临床医学的一个组成部分,已日益显示出其独特的学科特点和在医疗救治工作中的重要作用,20世纪中叶麻醉学逐渐从外科学中分化独立出来。随着医学科学的发展,建立起一支专科性更强的麻醉专业化队伍,既是临床医学发展的客观需求,也是临床医学发展的必然趋势。

1848年,一位15岁的女孩死于氯仿麻醉,这是麻醉导致的第一例死亡报道,随后,麻醉药物并发症及麻醉相关病死率逐步得到广泛关注,并推动了由专业人员来实施麻醉管理的共识。1893年《英国医学杂志》提出,麻醉应该由专业人员来做。1927年,美国第一个麻醉医师培训基地建立。随后,麻醉医师的需求越来越多。与此同时,麻醉护士还继续为患者提供麻醉服务,但是已经从外科医师指导下转换成在麻醉医师的指导下进行。最终,形成了麻醉护士和麻醉医师组成的麻醉团队。1927年,Waters在Wisconsin大学建立了美国第一个麻醉住院医师培训基地,开始了麻醉医师的正规培养。世界上第一个麻醉科在纽约大学医学院设立,自此,麻醉学科终于正式从外科学中独立出来。随后世界各国诸多医院,以教学医院为主,也先后设立了麻醉科。

麻醉专业组织最早出现于19世纪末和20世纪初。1893年在英国出现了伦敦麻醉医学会。1905年在美国成立了第一个麻醉医师协会"长岛麻醉医师协会",1911年更名为纽约州麻醉医师协会,1936年,再次改名为美国麻醉医师学会,即ASA成立。1941年,美国医学专业委员会正式承认麻醉为一个新的医学专业,自此麻醉学作为一个医学专业被美国医学会认可。之后在世界各国相继成立了麻醉专门学会。1955年,成立了世界麻醉医师联盟(WFSA),至今已有107个国家麻醉学分会参与,1956年开始,每4年举办一次世界麻醉学会。1962年,亚澳麻醉理事会(AARS)成立,并每隔4年召开一次亚澳麻醉学会(AACA)。其他麻醉相关的专业组织包括世界疼痛学会联合会(WFPS)、世界危重病医学会联盟(WFSICCM)等也定期召开学术会议。

麻醉专业的系统论著和杂志创立开始于20世纪。1941年,Gwathmey出版了第一部比较

全面介绍麻醉的专著《麻醉》。关于麻醉专业杂志,最早于1922年美国麻醉学会主编出版了《麻醉与镇痛杂志》,1923年出版了《英国麻醉学杂志》,1940年《麻醉学杂志》出版,以后陆续在世界各国发行了英、德、法、日、中等语种的麻醉、复苏、重症监测治疗等杂志约50种。这些麻醉专业组织的成立,以及麻醉专著和杂志的创立对于交流学术、发展麻醉学都起了积极的推动作用。这些发展也标明麻醉学作为一门新学科和医学专业已被普遍承认和接受,麻醉学专业已趋于成熟及处于良性的发展阶段。

### 二、麻醉理论范畴和工作范围的不断扩大

进入20世纪50年代,在临床麻醉学发展的基础上,麻醉的工作范围与领域进一步扩展,麻醉操作技术不断改进完善,麻醉学科和专业进一步发展壮大,迈进了现代麻醉学的发展阶段。伴随着麻醉理论和麻醉学科的范畴不断地更新,麻醉学又分支出若干亚学科,伴随新理论、新知识、新技术的运用,进一步丰富了现代麻醉学的内涵。

传统的麻醉工作仅仅局限于简单给予某些麻醉药,现在,麻醉不只是单纯解决手术止痛,工作范围也不单局限在手术室,麻醉临床工作者的足迹已涉及整个医院。1942年,创建了世界上第一个麻醉后恢复室,这是加强监护病房的早期雏形,也是麻醉专业的最早分化。现今,麻醉学有了进一步的分化和综合,不仅分出了心血管、儿科、妇产科、神经外科等专科麻醉,而且工作范围已经扩大到手术室以外的心肺脑复苏、重症加强监护病房和急救医学。此外,麻醉医师还常规地承担起临床上诊断性和治疗性神经阻滞,以及输液、输血和氧疗等工作。近年来,疼痛门诊和呼吸功能不全的康复治疗门诊也开始在世界各地建立起来。现代麻醉还拥有许多新型的技术手段,例如,低温体外循环技术,多功能多用途麻醉机和呼吸机的应用,电子技术和微电脑监测仪器及质谱仪等先进设备的配置等,使麻醉工作迈入了现代化的发展阶段。

现代麻醉学科的概念不仅包括麻醉镇痛,而且涉及麻醉前、麻醉后整个围术期的准备与治疗,监测手术麻醉时重要生理功能的变化,调控和维持机体内环境的稳态,以维护患者生理功能,为手术提供良好的条件,为患者安全度过手术提供保障,一旦遇有手术麻醉发生意外时,能及时采取有效的紧急措施抢救患者。此外,麻醉科还承担危重患者复苏急救、呼吸疗法、休克救治、疼痛治疗等临床诊疗工作。

### 三、麻醉学科在临床重要作用的不断延伸和麻醉学科建设的继续发展

麻醉学在临床医学中发挥着重要作用,为外科、妇产科、耳鼻喉科、眼科、口腔科等手术患者提供无痛、安全、肌松、无术中知晓、无不良反应和良好的手术条件以完成手术治疗。同时通过其掌握的复苏急救知识和技术,对各临床科室患者,特别是危重症患者发生的循环、呼吸、肝肾等功能衰竭进行处理,并在加强治疗病房、疼痛诊疗门诊,以及其他有关治疗诊断场合等方面,也都发挥着重要作用。

麻醉学科与其他学科的关系也日益紧密起来。麻醉学是一门基础医学与临床医学密切结合的学科。在基础医学方面以药理、生理、生化、病理生理学为基础。近年来,麻醉学又与生物物理、分子生物、免疫、遗传、生物医学工程学密切联系,进一步探讨和阐明疼痛与麻醉对机体的影响和机制。在复苏和危重症医学方面研究机体死亡与复活的规律。反过来通过临床实践,验证和丰富诸如疼痛学说、麻醉药作用机制、麻醉对遗传的影响等。随着整个医学科学和麻醉学的发展,麻醉学与其他学科的关系将更加密切,相互促进,共同提高。

在科技高速发展、麻醉安全性和可控性不断提高的今天,麻醉医师仅仅关注手术期间麻醉实施的传统工作已经无法适应新时代的需求了。麻醉医师必须思考如何发挥自身优势来改善患者的远期预后,这不仅是社会广大群众对麻醉医师提出的更高要求,也是麻醉学发展的大好契机。如何保障围术期安全、减少麻醉对手术患者造成的长期影响,并积极参与到促进患者术后恢复的临床实践中,将成为麻醉管理质量优劣的新标准。为此,2016 年的中华医学会麻醉学分会在年会中特别设立年会主题"从麻醉学到围术期医学",就是为了引导麻醉学科更好地适应围术期医学发展的要求。因此,以患者为中心,通过实施精准麻醉、加强培训和学习、开展科学研究并在临床推广,使麻醉科成为医院临床安全的关键学科、舒适医疗的主导学科、未来医院的支柱学科、科研创新的重点学科、社会熟知的品牌学科,定然会为患者预后的改善带来最大的益处。

(程　瑶)

## 第三节　我国麻醉学科的历史与现状

### 一、我国麻醉学科近百年发展史

#### (一)新中国成立前

我国麻醉学起步较晚。19 世纪西方医学开始传入我国。麻醉药物方面的发展包括1847 年,乙醚传入中国,Parker 首次在中国使用乙醚全身麻醉。次年,氯仿传入国内。1931－1945 年的14 年抗战期间,麻醉仍以乙醚、氯仿为主,间或使用氯化乙烷,至抗战末期美国大量援助以硫喷妥钠,静脉全麻得以大量使用。

19 世纪末和 20 世纪初,外国教会在全国各地开办医院,进而招收学徒,创办医学校。最早有上海仁济医院(1844 年)、广州博济医学堂(1866 年)、上海同仁医院(1879 年)、天津医学馆(1881 年)、北京协和医学校(1903 年)、济南齐鲁医学校(1904 年)等。辛亥革命后陆续在北京、浙江、奉天等地建立了公立或私立医学专门学校,大部分均附设有医院,但这些医院创设之初都没有麻醉科,而从事麻醉专业的人员也是凤毛麟角。

新中国成立之前,国内的外科手术刚刚兴起,也只有少数几个大城市的大医院才能实施较大的手术,如胃大部切除术,胆囊切除术等。尽管大部分手术的麻醉均由麻醉医师或护士负责,但整体方法简单,设备简陋,技术水平不高,更缺乏创造性的成就。当时国内出版社的麻醉专著也非常少,有 1931 年亨利、孟合理摘译的《局部麻醉法入门》,1942 年陶马利著的《全身麻醉》等。我国麻醉学科在新中国成立之后,才得到迅速发展,出现了根本的变化并取得较大的成就。

#### (二)新中国成立初期

尽管我国的麻醉学起步较晚,麻醉科于新中国成立后才得以设立,但在老一辈麻醉学家辛勤耕耘及引领下,全国麻醉科的建设发展很快,至 20 世纪 60 年代初,临床麻醉已能紧跟世界水平并有自己的创新,如针刺麻醉、中药麻醉,以及从中草药中提制催醒药、肌松药和降压药等,曾引起各国同道们的关注和兴趣。20 世纪70 年代,麻醉学科建设全面中断。直至 20 世纪80 年代初,我国麻醉科成为外科学的分支学科,是三级学科,归属医技科室。

在此期间,我国麻醉学科发展历程中具有历史性的重要事件和里程碑包括1964 年在南京召开麻醉学术会议(以后定为全国第一次麻醉学术会议);1979 年在哈尔滨召开第二次全国麻醉学术会议,会上成立了中华医学会麻醉学分会;1981 年,《中华麻醉学杂志》创刊;1982 年,《国外医学·麻醉与复苏分册》创刊;1986 年,徐州医学院试办麻醉学专业(本科);1987 年,国家教委将麻醉学列入专业目录等。

过去的半个世纪以来,我国麻醉学科的发展是巨大的,凝聚了几代人的艰辛与心血。20 世纪 40 年代末至 50 年代初,我国现代麻醉学的开拓者吴珏、尚德延、谢荣在美国中西部的几所医科大学学习麻醉的专业知识,前后回国在上海、兰州、北京等地教学医院建立了麻醉科,充实了麻醉设备,培养专业人才,逐步创建麻醉专业,构架起与美国相似的麻醉学临床与教学框架。这一期间还有李杏芳(上海)、谭蕙英(北京)、王源昶(天津)等也在创建麻醉科室、开展临床麻醉的工作中发挥了奠基作用。在这些先辈的努力下,培养了大批麻醉骨干力量,之后这批人员遍及全国各省市,进一步建立麻醉科室。迄今,在我国县级以上医院,大部分建立了科室组织,配备了麻醉学教研室和麻醉研究室。与此同时,还创办了麻醉专业杂志和各级麻醉学会,2006 年,被世界麻醉医师联合会(WFSA)接纳为正式成员,使中国麻醉学科得以跻身世界麻醉学科之列。总之,这些麻醉学科先辈们通过麻醉医疗、教学和科研活动,为新中国麻醉学科的建设、麻醉专业的创立、人才的培养发挥了重大作用,对中国现代麻醉学的发展作出了不可磨灭的贡献。

在临床麻醉工作发展的同时,从 20 世纪 50 年代开始,我国麻醉工作者开始参与手术、急诊室及临床各科室心搏呼吸骤停患者的复苏急救工作,率先实施胸外心脏按压和头部降温等心、肺、脑复苏等措施,积累了丰富的经验,成功地抢救了许多心搏骤停脑缺氧超过临界时限的病例。20 世纪 50 年代末国内有的医院建立麻醉恢复室,20 世纪 80 年代重症监测治疗病室在国内大医院普遍开展,集中训练有素的专业医护人员,采用先进的监测仪器和技术,对重大手术及危重患者的救治充分发挥了作用。20 世纪70 年代我国疼痛治疗工作有了新进展,在临床以神经阻滞为主,许多医院开设了疼痛诊疗门诊和病室,对某些疼痛的机制开展研究。麻醉科室的创建和健全,不断应用新的麻醉药物和方法,逐步扩大工作范围,使我国麻醉学科得到快速的发展。

**(三)确立一级临床科室地位**

1989 年 5 月,国家卫健委在通知中明确指出:“近年来,我国医院临床麻醉学科有了较大的发展,其工作性质、职责范围已超出了原‘麻醉’词义的范畴,为进一步推动麻醉学科的发展并借鉴其国内外发展经验,同意医院麻醉科由原来的医技科室改为一级临床科室。”通知具体指出了我国麻醉学科发展的主要表现有以下三点:①麻醉科工作领域由原来的手术室逐步扩大到了门诊与病房。②业务范围由临床麻醉逐步扩大到急救、心肺脑复苏、疼痛的研究与治疗。③临床麻醉的工作重点将逐步转向人体生理功能的监测、调节、控制及麻醉并发症的治疗等。

通知希望“各级卫生主管部门和医疗单位根据本通知精神,结合各地医院具体情况,按二级学科的要求与标准,切实加强麻醉科的科学管理工作,重视人员培训,注重仪器装备,努力提高技术水平,使其不断适应医学发展的需要”。这一文件奠定了现代麻醉学在医院中的地位,麻醉学科因而得到了迅速发展。目前,麻醉学科的三级学科正在建立与发展,包括临床麻醉、危重病监护、疼痛治疗和急救复苏。培养高素质的后备人才,是新世纪麻醉专业的需要,也是医学发展的需要。这就要求麻醉科室从住院医师的培养抓起,规范培训,不断改进方法,为将来进一步培养高层次麻醉人才打下坚实的基础。

在学科建设的对外交流和国际协作方面,中华医学会麻醉学分会加入世界麻醉医师联盟曾是几代麻醉学人的夙愿。创立于 1955 年的世界麻醉医师联盟是全球公认的国际性学术组织,当时中国的麻醉学会还不是国际麻醉协会、亚太麻醉协会的成员,这在一定程度上影响了我国麻醉学科与国际麻醉学科的交流与协作。1981 年,谢荣教授赴德国参加第七届世界麻醉学会议以后,我国麻醉界与世界各国同行的往来逐渐密切,积极开展国际和海外麻醉学协会之间的学术交流,进行多场海外专题报告活动,同时邀请多名海外知名专家来华讲学或举办国际专题会议等。经过几代人多方积极的努力,中华医学会麻醉学分会已于 2004 年底正式加入了WFSA,迄今已有数千人先后成为美国麻醉协会(ASA)、世界疼痛医师学会中国分会(CCWSPC)、国际麻醉研究协会(IARS)等的会员或负责人,在世界平台上展示中国麻醉事业的蓬勃发展,让世界了解中国,亦为世界麻醉学的发展贡献一份力量。

## 二、我国麻醉学科的现状与差距

### (一)我国麻醉学科的现状

20 世纪 40 年代至 50 年代初期,我国只能施行简单的乙醚开放滴入法、气管内插管吸入麻醉及单次普鲁卡因蛛网膜下腔阻滞等几种麻醉方法。之后,随着我国医药卫生和工业的发展,麻醉条件逐步有了改善,从国产的吸入麻醉机施行循环密闭式吸入麻醉到轻便空气麻醉机,从单次硬膜外阻滞到应用导管法连续硬膜外阻滞麻醉。20 世纪 70 年代后期,随着改革开放,我国引进了许多国外新的麻醉药物,如恩氟烷、异氟烷、七氟烷、泮库溴铵、阿曲库铵、维库溴铵等麻醉药与辅助药,以及先进的麻醉设备,包括配备精密流量计和挥发器及监测报警装置的现代麻醉机和呼吸机,具有多方面监测功能的呼吸、循环、体温、肌松等生理监测仪等,进一步提高了中国麻醉水平,促进了我国麻醉学科的现代化发展。

经过中国麻醉工作者几代人不懈的努力,麻醉学科有了很大的发展。麻醉学专业在临床麻醉和基础研究方面都取得了巨大的进步,麻醉学科的整体水平得到全面提高,主要表现在下列几个方面。

(1)麻醉学基础研究十分活跃,从细胞水平、基因水平等多层面研究了吸入麻醉药、静脉麻醉药和麻醉性镇痛药及局麻药的作用机制。随着国家对麻醉科研的投入力度越来越大,在国际研究的热门领域,几乎都有中国麻醉学者涉足,麻醉学科已开始迈步走向世界麻醉学领域的研究前沿。另一方面,基础研究带动的新药物、新技术的不断投入和推广使临床麻醉更加方便、快捷、舒适。

(2)建立了现代化麻醉手术系统,麻醉学临床研究也取得了显著进展,包括微创外科的麻醉处理、"快通道"麻醉方案的实施、器官移植等特殊手术的麻醉。特别是进入 21 世纪以来,随着循证医学的快速发展,临床麻醉取得了长足的进步,麻醉学科的整体水平得到全面提高,与国际上发达国家的麻醉学发展水平之间的差距越来越小。

(3)围术期监测、治疗和重要器官功能保护等在理论研究和临床实施方面开展了大量的工作,如麻醉深度监测、体温监测、血液稀释与血液保护等。监测技术和麻醉设备的更新换代使得中国麻醉学科的装备,尤其是在大城市和沿海地区迅速与国际接轨,增加了临床麻醉的可控性,大大提高了麻醉管理质量和麻醉安全性。

(4)亚专科不断发展,疼痛、重症监测治疗已成为麻醉学科的重要组成部分。疼痛机制得以深入研究,疼痛治疗正在广泛开展,规范化疼痛处理逐步推广应用。我国目前已有 80% 以上的二级甲等医院麻醉科开展了急慢性疼痛的治疗,较为普遍地建立了疼痛治疗门诊或病房,诊治领域包括术后镇痛、无痛人工流产、有创检查的镇静镇痛、慢性疼痛治疗、癌性疼痛治疗等。规范化疼痛处理是近年倡导的镇痛治疗新观念,已先后制定众多有关临床疼痛的诊疗指南和技术操作规范。

(5)学科人才梯队建设有了长足的发展。大量本科生、研究生进入学科梯队,使麻醉学科的人才结构逐步趋于合理,梯队层次逐年提高。与此同时,原在麻醉队伍中的护士逐步过渡到麻醉的各种辅助工作岗位。伴随着《医师法》的颁布和执业医师制度的执行,麻醉学科已正式进入由医师执业的临床学科行列。近年来,广泛实施的住院医师规范化培训工作,也为今后学科水平的进一步提升打下了基础。

**(二)我国麻醉学科的差距**

1989年国家卫健委12号文件确定麻醉科为一级临床科室、二级临床学科,但总体而言,我国麻醉学科至今仍是一个发展中的学科,学科发展很不平衡,目前存在的问题包括组织与管理方面、人力方面、设备方面,以及安全隐患问题。

1.外部环境和组织与管理方面的差距

在新一轮医药卫生体制改革的大背景下,我国医院麻醉学科的内外环境都发生了较大的变化,但目前我国大多数医院对麻醉学科的功能和作用尚缺乏准确的定位。由于种种原因,多数医院尤其是基层医疗机构的麻醉学科尚未受到应有的重视,综合性医院麻醉学科的地位并没有得到相应的提高,医院麻醉科的发展相对滞后,其舒适化医疗、保障医疗安全等作用未能得到充分发挥。

而这种对麻醉学科的轻视首先就体现在麻醉科与手术室的混合建制上。麻醉科是医院重要的临床科室,县级以上综合性医院都应成立麻醉科。所谓的麻醉手术科和手术麻醉科都是不符合麻醉发展要求的,这不仅阻碍了麻醉科的发展,也不利于手术室作为一个科室的建设。同时,麻醉科同样有繁杂、技术要求高的任务,因此配备护士编制以配合麻醉医师的工作非常必要,但很多医院麻醉科没有护士编制,或由护士从事麻醉医师工作,这都很不规范。

2.人力方面存在的差距

(1)人员数量配备不足。麻醉科人力资源数量不足是目前二三级医院存在的普遍现象,也是麻醉安全的重大隐患。

(2)人员结构差异明显。表现在公私有别,即公立的医疗机构中,不论是医院,还是基层卫生机构,麻醉医师均以中青年人员为主,而民营医院的麻醉医师以45岁以上中老年为主,人员老化情况较为严重;城乡有别,即城市三级医院、二级医院和社区卫生服务中心的麻醉医师年龄梯队基本上符合老中青结合的梯形结构,但是农村乡镇卫生院麻醉医师出现断层现象,除了部分即将退休的麻醉医师外,普遍年龄结构偏年轻,35～44岁人员力量较弱。

(3)人员素质高低不齐。从学历水平来看,麻醉医师学历的构成情况,三级医院较其他级别的医疗机构要好,农村基层医疗机构(乡镇卫生院)较城市基层医疗机构(社区卫生服务中心)麻醉人员的学历构成层次明显偏低。

(4)连续工作时间过长。麻醉医师,尤其是大型综合性医院的麻醉医师,连续工作的时间大大超过了工作极限,处于疲劳麻醉的边缘。

(5)麻醉医师的职业倦怠不容忽视。调查结果显示,麻醉医师整体情绪衰竭和情感疏离情况属于较轻水平或正常,与相关科室医师水平相当;但是在个人成就感方面处于中度水平,明显低于相关科室。其中,三级医院麻醉医师情绪衰竭情况最为严重,处于高度情绪衰竭和高度情感疏离水平的麻醉医师比例最高,三级医院麻醉医师工作量较大,面对的患者病情较其他二级医院和基层医疗机构的患者复杂,相对处于工作压力和竞争力都较大的环境中,容易产生身心疲惫感。

(6)收入情况不够乐观。在三级医院中,麻醉医师的奖金收入水平在院内处于中上等水平,在二级医院和基层医疗机构中,麻醉医师的奖金收入处于中等水平。

(7)基层医疗机构仍存在资质不够的问题。调查显示,部分麻醉医师的最后学历专业并非麻醉专业或外科专业,而是由其他专业转到麻醉专业,经过一定培训转岗从事麻醉工作。《执业医师法》实施时,其中的"护转医"人员有一部分也取得了执业医师资格。随着执业医师的严格准入,这种情况目前已经不多见。

3.设备方面存在的差距

数据显示,90%以上的医疗机构麻醉设备配备数量都达到了国家的要求,无论是公立医疗机构还是民营医疗机构,无论是城市医疗机构还是农村医疗机构,麻醉设备配备的数量已不是麻醉科存在的主要问题。

目前存在的问题主要在于麻醉设备的检修维护、设备使用和设备质量等几方面。资料显示,90%以上三级医院的麻醉科未配备专门的设备维护工程师,所有的麻醉设备都是发生故障后才找厂家来修,而厂家维修的速度有快有慢,在一定程度上影响手术麻醉的正常开展。同时,90%以上的三级医院缺乏规范的设备定期检修制度,所有设备缺乏必要的检修和维护,在未出现故障之前几乎365天不停歇地运转,一旦麻醉机等关键设备在术中麻醉时出现故障,就会导致重大的安全事故,因此,麻醉设备的检修和维护是麻醉安全中的重要隐患。部分医疗机构虽然在麻醉设备的配备数量上达到了要求,但在麻醉设备的配备质量上还存在一定问题,尤其是民营医疗机构和基层医疗机构,问题更为严重。出于成本考虑,民营医疗机构和基层医疗机构购置的多为功能较为单一的麻醉设备,甚至部分医疗机构为了应付上级的检查,购置一些废置或即将淘汰的麻醉设备以充数量,但实际上这些麻醉设备并不能正常运转,有些麻醉机只剩下给氧用途,真正要抢救患者时就会存在问题。

4.麻醉安全有待提高

麻醉安全一直是中外麻醉学关注和讨论的焦点,美国的麻醉病死率为1/50万~1/20万,但我国缺乏麻醉相关病死率的数据。麻醉事故的降低,既反映出麻醉医师的良好素质和训练,也和药物及仪器设备的改进和发展分不开,更是学科建设绕不开的核心问题。在现阶段及现有的医疗环境中,麻醉学科作为高风险临床科室,因为上述组织管理、人力及物力等多方面原因,存在一些重大安全隐患,需要特别关注及亟待相应措施加以防范。要在这一复杂的医疗过程中实现有效的质量控制,需要积极争取和利用各方面支持和资源,增加设备投入并注重人才培养,既要利用现代化的管理理念,又要结合自身特点,从多角度全方位保障麻醉科医疗质量管理,推进麻醉学科的不断发展。

总之,麻醉学科涉及多学科合作与共建,既是推动"舒适化医疗"的主导学科,又是保障医疗安全的关键学科,既是提高医院工作效率的枢纽学科,也是未来医院的支柱学科和科研创新的重点学科。通过不断努力,还要使之成为社会所熟知和认可的重要学科。麻醉学科的发展应顺应和适应医学各学科的需要,健全学科的合理结构,提升医疗技术水平,凝聚和形成优秀人才群体,进而促进医院建设与发展。麻醉学科发展的最核心要素是人才。科研学术水平的提高、技术的创新离不开人才,先进仪器设备的操作和诊治同样离不开人才,合理的人才梯队更是学科持续发展的动力。麻醉学科发展离不开人才培养、财力支持、物资设备,其中人才培养是关键,领军人物对顶层设计和学科管理的把控是重中之重。

(李守华)

# 第四节　我国麻醉学科的发展趋势与展望

新时代背景下,麻醉学科应抓住机遇,直面挑战,从而促进学科发展。

## 一、机遇与挑战

### (一)社会发展、医学发展及医疗体制改革带来的学科建设的机遇

随着社会的发展、医疗模式的改变,医疗体制改革、竞争机制的引入和卫生改革工作的不断深入,人们对健康的需求不断增长,给围术期手术麻醉安全性、医疗服务效率及社会的经济支付能力带来了巨大挑战。过去的医疗改革,主要是靠"以药养医"的政策来维持,随着社会发展及医疗体制改革,医药的批零差价将逐步取消,今后医院的效益必须来自手术、检查及介入等一系列的医疗活动,从医务人员的劳动价值来体现。而所有这一切,都离不开麻醉学科的工作。麻醉学科会逐步成为提高医院工作效率的枢纽学科。下一轮的医院竞争,前提是效益的竞争。所以,今后医疗的发展趋势必然会推动麻醉学科成为医院提高工作效率的枢纽学科,同时也是为医院赢得社会和经济效益的主要科室,将是医改未来发展的支柱学科。

其次,先进的仪器、设备及许多新药、新技术在围术期的使用,既提高了麻醉安全,又要求麻醉医师必须具备丰富广博的专业知识,且应熟练地掌握现代化仪器的使用。这些都对麻醉安全、服务模式、服务质量提出更高的要求。如何从麻醉学科发展的角度,通过调整专业定位、规范医疗行为、加强患者安全管理建设,来构建起围术期手术麻醉的安全体系,是当下时代背景下的重大课题。

### (二)麻醉质量管理与控制带来的学科发展的机遇

随着外科领域的纵深发展,外科专科化趋势明显快于麻醉学科的发展进程,许多外科手术已经打破人体禁区或非生理状况,加上手术数量和复杂程度与日俱增、人口结构愈趋老龄化,必然带来重大手术和危重患者逐渐增多的局面,给麻醉医师带来新的挑战。结合我国目前医疗改革现状,加强医疗质量、促进患者安全变得更为重要和紧迫。近年来,围绕麻醉质量管理与控制做出了一系列举措和革新,包括专注技术革新以解决客观问题、专注管理革新以解决主观问题,以及重视社会、媒体、舆论等外部环境问题。

其中,"建立系统化临床路径,消除个人因素导致的错误"是近几年在管理策略方面的重要更新。临床医疗是临床特色学科的重中之重,是学科存在的前提。特色的麻醉学科来源于特色的临床麻醉病例的有效收集和利用。应改变多年来应付临床任务而缺乏临床病例的有效记录与利用的现状。建立麻醉临床路径,即针对某一疾病建立一套标准化麻醉方案与治疗程序,以循证医学证据和指南为指导来促进麻醉管理的规范化,最终起到规范医疗行为的目的,从而进一步建立信息化麻醉病例数据库。麻醉临床路径应区别于常规的临床路径,在ICD码对应的各种疾病或某种手术名称规范的基础上,强调麻醉前、麻醉中、麻醉后的围术期医学概念,手术、麻醉、护理、检验、心理等学科结合起来,保证治疗项目精细化、标准化、程序化,形成单一病例的标准化与同类病例的规范化。因此,完善临床路径,尽量细化麻醉各项程序,以规范化操作防范麻醉意外是保障临床麻醉安全的重要举措。

### (三)快通道麻醉、围术期医学、加速康复医学等带来新的学科发展机遇

加速康复外科最早是 2001 年提出的,其核心思想是指在术前、术中及术后应用各种已证实有效的方法来减少手术应激及并发症,加速患者术后的康复。其运作涉及外科医师、麻醉医师、康复治疗师、护士,也包括患者及家属的积极参与,是一个多学科协作的过程。其中快通道麻醉和充分完善的术后止痛这两个环节是重要的组成部分,以尽量减少围术期的各种应激反应。除此之外,近年来广受青睐的日间手术的麻醉,最早源自欧美发达国家,其实也属于快通道麻醉的工作范围之一。快速康复外科和日间手术都对快通道麻醉技术的实施和推广提出了更高的要求,核心要素在于需要建立一整套科学高效的管理体系和一系列严谨细致的安全保障措施。

进入 21 世纪以来,麻醉医师主导了患者合并疾病的围术期评估与处理工作,对手术患者的围术期安全承担的责任也与日俱增。现在一些欧美国家的麻醉科和我国西京医院等已经更名为"围术期医学科",麻醉学已经进入"围术期医学"时代。

现代外科的理念也进行了更新。1997 年,丹麦哥本哈根大学 Henrik Kelhet 教授提出加速康复外科的概念,其本人被誉为"加速康复外科"之父。ERAS 指采用一系列有循证医学证据的围术期处理措施,以减少手术患者的生理及心理的创伤应激,达到快速康复,其核心理念是减少创伤和应激。促进术后康复的麻醉管理是 ERAS 的重要组成部分。ERAS 要求采用遵循循证医学证据的一系列围术期优化方案,促进患者术后尽快康复。促进术后康复的麻醉管理强调麻醉科医师在围术期所起的作用,使麻醉科医师从提供最佳手术条件、最小化疼痛和保障围麻醉期患者生命安全,到确保患者的合并疾病得到最佳处理,促进术后患者康复转变。麻醉科医师应当在围术期合理调节应激反应(内分泌、代谢和免疫),使用各种已证实有效的方法(优化术前、术中、术后患者管理等)来降低手术伤害性刺激反应,维持重要器官功能,最小化不良反应(如疼痛、恶心和呕吐等),减少并发症,提高康复质量,从而缩短住院时间,减少住院费用,提高患者满意度。

显然,快通道麻醉技术、围术期医学和 ERAS 的迅速发展和应用,将使麻醉学科面临许多新问题的考量。学科必须顺应医学发展趋势,适应临床诊疗的发展需求,对新问题深入思考和研究,探索出行之有效和安全可靠的新技术与服务项目,以期在围术期医学领域及临床医疗实践中发挥自己应有的、独到的作用。

## 二、应对挑战

当前,麻醉学科正面临跨世纪学科发展的挑战,科技是这场挑战的核心。如何在原有的学科建设的基础上将麻醉学科推向新的台阶;疼痛诊疗和重症医学这些亚学科的独立发展和迅速剥离,麻醉学科如何应对;生命科学的高度繁荣带来的新技术的更新甚至颠覆性的改变,是否会边缘化麻醉学科;随着神经科学的迅猛发展,麻醉学科会不会掉队;摆在面前的是机遇,更是挑战。

### (一)麻醉亚学科的独立发展,是否会从麻醉科剥离

麻醉亚学科的兴起和发展丰富了麻醉学内容,将麻醉技术更多地应用于为人类造福,其中疼痛诊疗和重症医学已经成为麻醉学比较成熟的亚学科,而正在兴起的毒瘾医学(主要代表技术为全麻下快速脱毒)也可能成为下一个麻醉学亚学科。然而,近年来疼痛和重症医学已逐渐脱离麻醉学科。

麻醉亚学科的独立发展不应脱离麻醉的整个学科体系。从历史沿袭而言,疼痛诊疗和重症医学都是麻醉科医师首创,都是麻醉学的重要组成部分之一。即使到今天,欧洲国家仍然是麻醉

科在管理ICU。从麻醉前门诊、手术室临床麻醉、手术后恢复室及ICU，全部由麻醉科管理，这仍是目前整个国际麻醉界最通行的组织模式，因为这一模式符合医疗流程的自然规律，符合患者的最大利益，也为医院带来最大的效益。在心内科、呼吸内科等都有自己专科ICU的现实情况下，医院综合ICU或外科ICU的收治对象，主要是围术期间的危重患者。由麻醉科管理ICU，就可以将手术前对患者病情和机体生理功能的评估和准备、手术中患者生命体征的综合管理、手术后早期的病情判断和及时处理，以及术后疼痛与术后并发症的处置连为一体，真正做到高效、安全的医疗服务。

其次，从规范化培训和人才培养的角度而言，没有麻醉科的工作基础，缺乏神经阻滞技术、危重患者急救和复苏技术，缺乏麻醉药、肌肉松弛药及麻醉性镇痛药的授权和使用经验，如何能开展亚专科的临床工作。因此，亚专科医师的麻醉科工作基础是非常必要的。应当是从经过麻醉学科基础训练1~2年后的住院医师中选拔，再经相关亚专科的专业培训后，才可以胜任他们的本职工作。

总之，伴随科学技术的高速发展，必然出现学科越来越多，分工越来越细，研究越来越深入的局面，但从更广阔的范围来看，学科间的联系越来越密切，相互渗透的程度越来越深，科学研究朝着综合性方向发展。未来，各个学科之间的交叉碰撞、知识和资源的整合重组将成为学科发展的总的趋势，在这样的时代背景下，结合历史沿袭、组织管理及人才培养几方面的客观现实，这些本来隶属于麻醉学科的亚专科，其未来发展不能脱离麻醉学科建设的这个大体系。

**（二）新技术带来的精准医学，是否会使麻醉科边缘化**

随着计算机能力和人工智能的迅猛发展，自动化浪潮已经波及医学领域。以Nacrotrend为代表的麻醉深度监测，以靶控输注静脉麻醉、闭环反馈吸入麻醉及强生Sedasys麻醉机器人等为代表的计算机辅助麻醉，在提高麻醉精准度的同时，也在挑战麻醉学科的未来发展。

建立在电脑分析基础上的麻醉深度监测，具有安全、无痛、数字化麻醉管理的优势，在指导麻醉药物选用、反映意识状态、麻醉镇静深度等方面具有明显的优势，对提高麻醉安全性和促进术后恢复、减少住院费用等方面具有良好的临床价值。近年来，强生公司子公司Ethicon Endo-Surgery开发了麻醉机器人Sedasys，以静脉注射的方式将处方药注入血液，通过检测与镇静相关的体征信号，可以自动调整或停止输液。尽管美国食品药品监督管理局于2013年批准了这一疗法，但目前该技术仅被允许在常规的结肠镜检测手术中使用。

如果麻醉自动化得以推广，将在医学界引发一场自动化改革浪潮。但以目前的技术水平来看，"靶控"并不是"全自动"，麻醉机器人也不是"全能"，即使使用闭环靶控系统或麻醉机器人，仍需要麻醉医师严密观察患者生命体征和把控系统的运行情况。机器能极大辅助人类医疗行为，但尚未达到完全取代人的程度。麻醉医师仍然承担着患者围术期生命体征监测和管理的全部工作，是手术安全的关键所在。麻醉医师应发挥围术期管理的特长，让机器听命于人而非被其替代。

**（三）脑科学的快速发展，是否会让麻醉科掉队**

全身麻醉离不开对人脑的研究。随着各种测量大脑活动与行为的新技术新手段的出现，脑科学研究得到了快速发展，脑科学正广泛渗透影响着自然科学各个领域，尤其是极大促进了医学、心理学、思维认知科学的发展。目前看来，神经元标记和大范围神经网络中神经环路示踪和结构功能成像技术，大范围神经网络活动的同步检测、分析和操控技术，具有高时间、空间分辨力的新型成像技术，以及电子探针、纳米技术等，都将令研究者们探索大范围的神经元集群功能状态及动态变化成为可能,由此积累的大量数据或许可以帮助人类在探索大脑的路上跨越沟壑、走得更远。

在脑科学的研究过程中,麻醉学科有着悠久的历史,多年来曾围绕全麻机制、防范术中知晓和术后认知功能障碍等展开过一系列脑功能相关的临床诊疗和研究工作。除了前述的多种监测麻醉深度的新理论和新技术之外,得益于脑科学定量多导脑电图监控脑电活动以防范神经系统的损伤,影像学方法(如功能磁共振成像、经颅多普勒等)测定脑血流灌注,通过测定颈静脉球血氧饱和度间接测定脑血氧或直接脑组织氧测定整体脑氧合状态提供信息等领域,都可能是今后麻醉学科获得突破或得以推广的脑科学相关工作。

伴随着全球脑科学研究的浪潮,麻醉学科必须迎头赶上,不能掉队。今后,围术期脑功能保护意识的提高,围术期脑功能监测进入快速发展阶段,从对麻醉深度的监测发展至直接对脑组织氧供需平衡的监测,从有创监测发展至微创监测甚或无创监测,提供的信息更加细致多样。麻醉学科应自始至终在这一领域扎根,发出自己的声音。

### 三、促进发展

跨学科时代,麻醉学科如何将围术期管理与国家政策、基础建设、领导方式和医院文化相结合,对接高品质围术期管理学术发展前沿,引领高品质围术期管理跨学科合作的创新发展?

围术期医疗模式的提出,强调以手术患者为中心,以围术期医师和/或麻醉科医师为主导,各专业之间互相合作,通过医患双方的共同决策和无缝连接的医疗服务,来实现改善医疗质量、改进医疗服务和降低医疗费用的目的。在中国倡导、推广围术期医学和 ERAS 的观念需要结合国情来进行必要的本土化,结合我国目前的医疗现状,提高医疗质量、保障患者安全是构建围术期医疗安全体系的根本要务。因此,麻醉医师应该顺应麻醉学科发展的历史使命,重新调整学科的专业定位,加强医学教育和培训,规范麻醉医疗行为和加强系统患者安全管理建设,在围术期构建起手术麻醉的安全体系。

随着医学技术、社会经济的发展和对疾病、疼痛的深入认识和研究,舒适医疗应运而生。舒适医疗的核心是无痛医疗。无痛治疗正是由麻醉学科开创的,是麻醉学的重要组成部分之一,是麻醉医师最擅长的技术。在这种新的医疗服务模式下,麻醉学科表现出无可比拟的学科优势,在保证医疗安全的前提下,已经广泛开展了以围术期镇痛和无痛诊疗为核心的医疗服务,在一定范围内真正实现了舒适医疗。舒适医疗服务既是患者的一种诉求,也是临床医师立足以人为本,实现以患者为中心的诊疗思想的一种具体体现,同时又是促进临床医学多学科协作发展的必要条件。麻醉学科的自身特点决定了其在舒适医疗服务中的核心地位,麻醉学科未来发展方向也必然是由安全、无痛转向舒适医疗。

为此,除继续关注镇静镇痛和快速麻醉技术革新之外,还需开放视野,主动提升理念,主动占据高位,从人员编制、设备配置、医学人文、科室管理、运作流程等全方位、多层次适应临床医学对麻醉学科的发展需求。麻醉学科的主动参与和应对,必将在有利于推动医院相关学科发展的同时,进一步优化与整合自身资源,学科建设将更大更强。

(董帅帅)

# 第二章

# 临床麻醉的常用方法

## 第一节　静脉麻醉

### 一、静脉麻醉方法

直接将麻醉药注入静脉内而发生全身麻醉作用称为静脉麻醉。早在19世纪末,法国人静脉注射水合氯醛取得麻醉效果,但真正开始推广是始于速效巴比妥类药的出现,也只六七十年时间。多因麻醉诱导及苏醒迅速而舒适,易为患者所接受;由于静脉麻醉药入血后不能及时消除,控制困难,难以满足复杂、长时间手术的要求,所以单一静脉麻醉只能适用于简单体表手术麻醉诱导、心律转复及门诊患者的处置等。但高效镇静、镇痛、安定类药及肌松药的出现,均可辅助静脉麻醉药进行复合麻醉,以满足各种复杂手术,使静脉麻醉的应用日益扩大。近年来,新型静脉麻醉药丙泊酚的出现,由于显效快,消除迅速,又无蓄积作用,有利于麻醉控制,接近吸入麻醉效应,更扩大了静脉麻醉的适应范围。

#### (一)静脉单一麻醉

1.硫喷妥钠静脉麻醉

(1)适应证:临床上广泛用于复合麻醉。常配合肌松药做静脉快速诱导进行气管插管术,也可配合吸入麻醉诱导,以降低脑压或眼压。单独应用只适于不需肌肉松弛的小手术。静脉滴入多用于辅助局部麻醉或硬膜外阻滞麻醉。

由于迅速使咬肌松弛,导致舌后坠,易引起或加重呼吸困难,对麻醉后气道可能有阻塞的患者,如颈部肿瘤压迫气道、颈胸粘连、咽喉壁脓肿及开口困难等,禁忌使用。为了避免激发喉痉挛,对口咽部或盆腔、肛门、阴道、尿道内手术,在无气管插管时,也应避免应用此药。此外,对呼吸、循环功能障碍的患者,如肺水肿、心力衰竭及严重休克的患者,也不宜应用。严重肝、肾功能障碍的患者要慎重应用。对巴比妥类药有过敏史和支气管哮喘的患者,可加重哮喘发作,应禁忌。

(2)实施方法:①单次注入法是把一定量的硫喷妥钠,经静脉一次注入的方法,可使患者在短时间内意识消失,并使某些反射与呼吸受到一时性抑制,多与肌肉松弛药并用行气管插管术。②分次注入法是经静脉间断分次注药的方法,即单纯用硫喷妥钠麻醉进行手术。当术者将手术准备工作完成后,开始静脉穿刺,用2.5%硫喷妥钠溶液先缓缓注入4～5 mL,待患者意识消失(睫毛反射消失)时,再缓缓注入同等剂量,密切观察呼吸情况。切皮时患者有反应,如手指屈曲活动或肌肉张力增加时,再追加首次剂量的1/3～2/3量。总剂量应在1.0～1.5 g,最多不超过2 g,否则将引起术后清醒延迟。此法多用于短时间(30分钟以内)的手术,如脓肿切开或清创等不需肌肉松弛的小手术。由于硫喷妥钠早期使下颌关节松弛,容易发生舌后坠现象,所以麻醉前应垫高患者肩部,使头部后仰。由于喉反射较为敏感,一般禁用口咽通气管。当需要短时间肌肉松弛时,如关节脱位手法复位,可并用加拉碘铵20～40 mg溶于2.5%硫喷妥钠溶液10 mL内,缓慢注入后,再准备2.5%硫喷妥钠溶液10 mL,根据入睡程度适量增加,这样肌松药作用集中,硫喷妥钠也不易过量,效果满意。加拉碘铵对呼吸抑制虽差,但用量较大时(成人达80 mg),也可使呼吸抑制,应予注意。

(3)注意事项:硫喷妥钠静脉麻醉时,其深、浅变化较为迅速,应严密观察,以免发生意外。常见的意外为呼吸抑制,主要决定于注射速度。所以麻醉时应准备麻醉机,以便进行人工呼吸或辅助呼吸。对心血管功能不良者可引起血流动力学改变,可使用小浓度(1.25%)、小剂量缓慢注入或改用其他静脉麻醉药。

虽然麻醉过程极平稳,但偶尔可出现反流或舌后坠造成窒息,所以,麻醉中头部不应垫枕头。此麻醉本身不会产生喉痉挛,但却使副交感神经处于敏感状态,一旦给以局部或远隔部位如直肠刺激,可造成严重喉痉挛导致窒息,应高度警惕。如药液漏至皮下,可引起局部皮肤坏死,一旦发生药液外漏时,应迅速用1%普鲁卡因溶液10 mL进行局部浸润,并做热敷,使局部血管扩张,加速药液吸收,以免皮肤坏死。如误注入动脉内,可造成动脉痉挛和肢体缺血性挛缩或坏死,临床表现为剧烈疼痛,注射的肢体末梢苍白、发冷,应立即停止注药,改用2%普鲁卡因溶液5 mL动脉注入,并做臂神经丛阻滞等。

2.羟丁酸钠静脉麻醉

(1)适应证:临床上可与吸入或其他静脉麻醉药进行复合麻醉,适用于大部分需要全身麻醉的手术。因其对循环、呼吸干扰较小,更适合小儿或体弱及休克患者的麻醉。单独应用镇痛效果太差,常需辅以硫喷妥钠基础麻醉或给一定剂量的哌替啶或吩噻嗪类药强化麻醉。也可与局部麻醉或硬膜外麻醉复合应用。对精神过度紧张的患者,还可在入手术室前给药,达到基础麻醉的效果。近年来,还用于重危患者或心脏病患者手术的麻醉诱导。更适宜于气管插管困难不能用肌松药,并需保持自主呼吸的患者麻醉插管。用表面麻醉配合羟丁酸钠,既可松弛咬肌,又能避免患者插管痛苦。如患者嗜酒已显示乙醇慢性中毒、肌肉不时抽搐、癫痫患者及原因不明的惊厥患者,皆为禁忌。恶性高血压、心动徐缓、低钾血症、完全性房室传导阻滞或左束支传导阻滞的患者应慎用。

(2)实施方法:麻醉前用药多选用哌替啶1～2 mg/kg及阿托品0.5 mg肌内注射。羟丁酸钠首次用量成人0.06～0.08 g/kg,小儿0.1～0.125 g/kg,缓慢滴注后5分钟左右患者逐渐入睡,10分钟左右进入睡眠状态,睫毛及角膜反射消失,瞳孔不大,眼球固定,下颌松弛,咽喉反射抑制,如配合气管黏膜表面麻醉,可顺利进行气管插管。麻醉后20～30分钟,血压中度升高,脉搏稍缓。由于羟丁酸钠镇痛作用微弱,疼痛刺激偶尔可引起心律失常或锥体外系反应,因此,羟丁酸钠在临床上已很少单独应用,宜与麻醉性镇痛药或氯胺酮等复合应用才能产生满意的麻醉效果。

羟丁酸钠一次用药可维持60分钟左右,再次用药量为首次剂量的1/2。一般在首次用药后

1小时左右补充为宜。如待苏醒后再予补充,需加大剂量,且易出现躁动。长时间手术可以多次反复给药,很少出现耐药现象,最大用量以不超过10 g为宜。

(3)注意事项:起效较慢,剂量过大或注射过快,可出现屏气、呕吐、手指不自主活动和肌肉抽动现象,多可自动消失。必要时用硫喷妥钠静脉注射。也可出现呼吸抑制,需行辅助呼吸或控制呼吸。

3.氯胺酮静脉麻醉

(1)适应证:氯胺酮静脉麻醉用于各种短暂的体表手术,例如烧伤创面处置、骨折复位、脓肿切开、外伤或战伤的清创及各种诊断性检查,例如心血管、脑血管、泌尿系统造影等操作,尤其适合于小儿麻醉。也可作为局麻、区域性麻醉的辅助用药,以达到完全镇痛。近年来,国内已广泛用氯胺酮、地西泮、肌松药进行复合麻醉,扩大了临床各科手术的适应证,而且不受年龄限制。还可用于心血管功能不全、休克及小儿等患者。未经控制的高血压、颅内高压患者,胸或腹主动脉瘤、不稳定性心绞痛或新近发生的心肌梗死、心力衰竭、颅内肿瘤或出血、精神分裂症等患者,均为禁忌。又因氯胺酮保持咽喉反射、增强肌张力,所以在口腔、咽喉、气管手术时应慎用。

(2)实施方法:麻醉前需用东莨菪碱抑制分泌,用地西泮或氟哌利多减少麻醉后精神异常。根据给药方式不同,可分为下列两种方法。①单次注入法:除小儿可应用肌内注射外,一般多采用静脉注射,平均剂量为0.5~3 mg/kg,30~90秒显效,维持5~15分钟。肌内注射平均剂量为4~10 mg/kg,3~5分钟后入睡,维持10~20分钟,镇痛效果可达20~40分钟,多次追加时,剂量有递减趋势。用药后先出现脉搏增快,继而血压上升,即为进入外科麻醉期的体征,有时出现无意识的活动,肌张力增强,常与手术操作无关。②连续静脉滴注法:单次注入诱导后,用0.1%浓度的氯胺酮溶液静脉滴注维持,滴速为2~5 mg/(kg·h),适合不需肌肉松弛的手术。氯胺酮总量不宜超过20 mg/kg,手术结束前提前停药,以免苏醒延迟。

(3)注意事项:①术前饱食患者,仍有发生误吸的可能,应予重视。②麻醉中有时出现一过性呼吸抑制,也为剂量过大所致,在重症、衰弱患者较为多见。偶尔出现喉痉挛现象,给予氧气吸入及停止刺激即可缓解。③单独应用氯胺酮,苏醒时常有精神异常兴奋现象,甚至有狂喊、躁动、呕吐或幻觉、噩梦等现象。因此,麻醉前并用适量巴比妥类、氟哌利多、吗啡或丙嗪类药,多能减轻精神异常,地西泮对减少噩梦的发生率有效。同时术后应避免机械刺激,保持安静也很重要。苏醒前偶尔有舌后坠及喉痉挛现象,均应妥善安置体位,保持气道通畅。

4.丙泊酚静脉麻醉

丙泊酚是一种新型速效静脉麻醉药,作用快,维持时间短,恢复迅速平稳,易于控制,使静脉麻醉扩大了使用范围。

(1)适应证:丙泊酚用药后起效快,苏醒迅速且无困倦感,定向能力可不受影响,故适于非住院患者手术。也可用于2小时以上的较长时间麻醉。丙泊酚可使颅内压、眼压下降,术后很少发生恶心、呕吐。抑制咽喉部位反射,可减轻喉部手术操作时的不良反应,且使声带处于外展位。其保护性反射在停药后可很快恢复。随着人们对丙泊酚研究的日益深入,应用领域越来越广泛。

丙泊酚用于心脏手术具有很好的效果。多采用连续静脉滴注,给药逐步达到麻醉所需深度,且多与麻醉性镇痛药合用。并且丙泊酚可降低脑的等电位,对脑的保护作用更优于硫喷妥钠。对心肌收缩性的影响也较后者为少。但尽量避免单次快速注射。

丙泊酚用于小儿麻醉中是安全有效的。但也有研究表明,小儿注药部位疼痛发生率很高,占20%~25%。选用肘部大静脉给药能明显减少这一不良反应。

颅脑手术麻醉,丙泊酚可有效地降低颅内压、脑代谢及脑血流,并可保持脑灌注量。丙泊酚还用于 ICU 的危重患者。对需长时间机械呼吸支持治疗的气管插管患者具有良好镇静效应。长时间滴注很少蓄积,停药后不像咪达唑仑延续镇静而是很快清醒,必要时可迅速唤醒患者。

在危重患者应用丙泊酚可降低代谢和需氧量及增加混合静脉血氧饱和度。在高动力型患者可减少扩血管药及 α 受体阻滞药。由于镇痛效果差,常需与阿片类镇痛药配伍用。恶心、呕吐患者用 10 mg 丙泊酚会显著好转。孕妇及产妇禁用。

(2)实施方法:①麻醉诱导,静脉注射丙泊酚 2.5 mg/kg,于 30 秒内推入,患者呼吸急促;78%出现呼吸暂停。2 mg/kg 于 40 秒内推入,呼吸暂停明显低于上述报道,故芬太尼 5 μg/kg 静脉注射后再静脉注射丙泊酚0.8～1.2 mg/kg效果更好。同时丙泊酚对心血管系统有一定抑制作用。表现为血压下降、心率减慢,但能维持正常范围。丙泊酚对心率、动脉压的影响比等效剂量的硫喷妥钠弱,但作用强于硫喷妥钠,能有效抑制插管时的应激反应。②麻醉维持,丙泊酚维持麻醉滴注开始量 140～200 μg/(kg·min);10 分钟后 100～140 μg/(kg·min);2 小时后 80～120 μg/(kg·min);手术结束前 5～10 分钟停药。如用于心脏手术,则用芬太尼 20 μg/kg 诱导后,以 6 mg/(kg·h)输入丙泊酚,10 分钟后减为 3 mg/(kg·h)维持。丙泊酚的血脑平衡时间短,更便于随手术刺激的强弱随时调整镇静强度。如果整个手术过程都需要镇静,可用丙泊酚持续滴入。而当术中需患者清醒与其合作或病情需要精确控制镇静深度时,随时停药或减量,可迅速唤醒患者。这是其他镇静药所不能比拟的优点。③镇静维持,在 ICU 用于镇静时开始5分钟滴注 5 μg/(kg·min);每 5～10 分钟逐渐增加5～10 μg/(kg·min)直至达到镇静的目的。维持轻度镇静的滴速为 25～50 μg/(kg·min);深度镇静为 50～75 μg/(kg·min)。④复合麻醉,丙泊酚问世以来已用于全凭静脉麻醉。如将丙泊酚与氯胺酮合用于全凭静脉麻醉,发现此种配伍能提供稳定的血流动力学状态。且患者不伴有噩梦及异常行为发生,认为丙泊酚能有效地减少氯胺酮的不良反应。此二药用于全凭静脉麻醉是一种较理想的结合。

(3)注意事项:丙泊酚虽有许多优点,但应强调它有较强的呼吸抑制作用。因此,对使用丙泊酚的患者应进行 SpO_2 监测,并由麻醉医师使用。另外,丙泊酚不应和任何治疗性药物或液体混用,可混于 5%葡萄糖溶液中行静脉滴注。在清醒状态下做静脉注射时,为减轻注射部位疼痛,可于溶液中加入 1%利多卡因溶液 1～2 mL。

5.依托咪酯静脉麻醉

当患者有心血管疾病、反应性气道疾病、颅高压或合并多种疾病要求选用不良反应较少或对机体有利的诱导药物时,最适合选择依托咪酯,具有血流动力学稳定性。其主要用于危重患者的麻醉。诱导剂量 0.2～0.3 mg/kg,可用到 0.6 mg/kg,既无组胺释放,又不影响血流动力学和冠状动脉灌注压。对心脏外科冠脉搭桥手术、瓣膜置换手术、冠心病患者、心复律患者,神经外科手术、外伤患者体液容量状态不确定时,可用依托咪酯诱导。依托咪酯持续输注时,血流动力学稳定,可维持自主通气。

6.咪达唑仑静脉麻醉

咪达唑仑是常用的苯二氮䓬受体激动剂。可用于术前镇静用药,以及区域麻醉或局部麻醉术中镇静和术后应用。其优点是抗焦虑、遗忘和提高局麻药致惊厥阈值。但咪达唑仑更适于麻醉诱导,用量0.2 mg/kg,老年患者咪达唑仑剂量宜小,要降低 20%以上。若与阿片类药物和/或吸入性麻醉药合用时,先 0.05～0.15 mg/kg 诱导,再以 0.25～1 mg/kg 速度持续输注。足以使患者产生睡眠和遗忘作用,而且术毕可唤醒。注意事项:咪达唑仑主要问题是呼吸抑制,用于镇静或麻醉诱导时,可能发生术后遗忘及镇静过深或时间过长,可用氟马西尼拮抗。

7.右旋美托咪定

右旋美托咪定是高度选择性的 $\alpha_2$ 受体激动剂,具有镇静、催眠和镇痛作用。右旋美托咪定目前被批准用于术后短时间(<24小时)镇静。它主要作用于蓝斑的 $\alpha_2$ 受体,对呼吸影响小。右旋美托咪定对血压有双相作用:血药浓度较低时,平均血压降低;血药浓度较高时,血压则升高。心率和心排血量呈剂量依赖性降低。镇静时先给予负荷剂量 $2.5\sim6.0~\mu g/kg$(超过10分钟),然后以 $0.1\sim1~\mu g/(kg\cdot min)$ 输注。

8.阿片类静脉麻醉

自20世纪中叶大剂量吗啡静脉麻醉用于临床心脏手术以来,阿片类静脉麻醉引起普遍的重视。特别是对心血管抑制极轻,镇痛效能显著,非常适宜于严重心功能不全患者的心脏手术。20世纪末新型强效合成麻醉性镇痛药芬太尼静脉麻醉用于心脏手术,由于不良反应较吗啡少,且国内已能生产,迅速得以推广。近年来,又有不少新型强效麻醉性镇痛药也已陆续用于静脉麻醉。阿片类静脉麻醉由于肌肉紧张,术中又可能知晓及术后不遗忘,临床上多复合肌松药及镇静安定药,实际上也是静脉复合麻醉。有时也可复合吸入麻醉,明显地降低吸入麻醉药的MAC。

(1)吗啡静脉麻醉:吗啡静脉麻醉主要指大剂量吗啡($0.5\sim3.0~mg/kg$)静脉注入进行麻醉。突出的优点为对心肌抑制较轻,术中及术后镇痛效果很强,抑制呼吸效应,便于控制呼吸或应用呼吸机。其缺点除了一般性阿片类静脉麻醉的缺点外,静脉注入过快,剂量大于 $1~mg/kg$ 容易出现周围血管阻力下降及释放组胺引起血压下降,虽持续时间不长,但对个别心功能不全患者可能引起危险,需及时输液或用缩血管药。注入过快也可能兴奋迷走神经,出现心动过缓,需用阿托品拮抗。另一个突出的缺点为剂量过大(多见于 $1.5~mg/kg$ 以上),注射后偶尔出现周围血管收缩,血压剧升,可能为代偿反应,促使去甲肾上腺素释放。且不能用追加吗啡剂量以降低血压,必须用恩氟烷或七氟烷吸入、静脉注射氯丙嗪或扩血管药来拮抗。此外,吗啡剂量超过 $3~mg/kg$,常使术后引起暂时性精神失常、消化道功能紊乱及尿潴留等,所以,近年来已逐渐为芬太尼静脉麻醉所代替。

(2)芬太尼静脉麻醉:大剂量芬太尼静脉注入对血流动力学的影响多与剂量及心脏功能有关。睡眠剂量个体差异很大,常需要 $6\sim40~\mu g/kg$,一般动脉压、肺动脉压及心排血量均不改变,术后 $3\sim6$ 小时即可苏醒。超过 $3~mg$ 可使心率变慢,但只轻度降低心排血量、血压、体血管阻力及增加每搏量。缺血性心脏病患者给予 $20~\mu g/kg$ 时可使平均压轻度下降。芬太尼 $5~\mu g/kg$ 静脉注射后再注射地西泮10 mg可引起血压显著下降,主要是由于降低体血管阻力所引起,特别对心脏病患者更明显。同样,在芬太尼静脉麻醉后再给 $N_2O$ 吸入,也可显著减少心排血量及增加体血管阻力、肺血管阻力及心率。且其机制不明,应予注意。总之,单纯芬太尼静脉注入对血流动力学影响不大,也不释放组胺及产生扩血管作用,更不抑制心肌。还能降低心肌耗氧量。血浆中消除半衰期及维持时间也比吗啡短,遗忘作用及抗应激作用也比吗啡强,如全麻诱导时气管插管引起心动过速及高血压反应的发生率也远较吗啡为少。所以,近年来已取代吗啡麻醉。由于麻醉时间不但决定于芬太尼的药代动力学,而且还决定于剂量、注药次数及与其他药的相互作用,如辅用咪达唑仑可增强及延长芬太尼抑制呼吸的时间,因此,麻醉设计时根据不同的病情及手术方法确定剂量及复合用药。

1)适应证:与吗啡静脉麻醉适应证相类似。

2)实施方法:①基本方法以 $40\sim100~\mu g/kg$ 静脉注射诱导,注入半量后即给泮库溴铵0.08~

0.12 mg/kg，然后将余下芬太尼注入，进行气管插管。术中如出现瞳孔稍有变大、结膜或颜面充血、流泪、皱眉、微动或轻度血压上升、心排血量增加等麻醉变浅改变时，应随时追加芬太尼及肌松药。肌松药也可用加拉碘铵或维库溴铵代替泮库溴铵。此法最适于体外循环下心内手术，特别对心功能不全的患者术后又需要用呼吸机辅助呼吸者。②芬太尼复合神经安定药静脉麻醉，一般芬太尼剂量可以显著减少，如先用咪达唑仑 2 mg 静脉注射，再用芬太尼 10～30 $\mu$g/kg 及琥珀胆碱或泮库溴铵静脉注射，进行气管插管，术中随时追加 1/3～1/2 剂量或吸入七氟烷、异氟烷。如心功能良好，成人可用 2.5％硫喷妥钠溶液 5～10 mL 代替咪达唑仑静脉注射。心功能不全者应以羟丁酸钠 40～60 mg/kg 代替地西泮。③辅助其他全身麻醉，早在 20 世纪中叶已有 $N_2O$ 全身麻醉时补充静脉注射芬太尼的报道，目前广泛应用的吸入麻醉药如氟烷、七氟烷等镇痛效果稍差，更常辅用小剂量芬太尼 0.1～0.2 mg 静脉注射。各种静脉复合麻醉也常补充芬太尼 0.1～0.3 mg。由于对呼吸抑制程度个体差异很大，所以术中应注意呼吸管理，术后也应注意呼吸恢复情况。

（3）阿芬太尼静脉麻醉：阿芬太尼能够迅速穿透脑组织，所以阿芬太尼在血浆中的浓度比舒芬太尼和芬太尼稍高即可达到血浆和中枢神经系统的平衡。这种特性可以解释在应用镇静-催眠药前或与其同时应用，小剂量阿芬太尼 10～30 $\mu$g/kg 静脉注射有效。阿芬太尼 25～50 $\mu$g/kg 静脉注射和较小睡眠剂量的镇静-催眠药配伍用，常可有效预防喉镜检查及气管插管时明显的血流动力学刺激。对于短小手术，可通过阿芬太尼 0.5～2.0 $\mu$g/(kg·min)输注或间断单次静脉注射 5～10 $\mu$g/kg 补充应用。在同时应用强效吸入麻醉药的平衡麻醉中，相对较低的血浆阿芬太尼浓度可降低异氟烷 MAC 50％。为避免残余的呼吸抑制作用，在手术结束前 15～30 分钟，应减少阿芬太尼的输注或重复给药剂量。

（4）舒芬太尼静脉麻醉：诱导更为迅速，在术中和术后能减轻或消除高血压发作，降低左心室每搏做功、增加心排血量且血流动力学更稳定。舒芬太尼诱导剂量 2～20 $\mu$g/kg，可单次给药或在 2～10 分钟内输注。在大剂量用法中，舒芬太尼的总剂量为 15～30 $\mu$g/kg。麻醉诱导期间大剂量阿片类药引起肌肉强直，可导致面罩通气困难。这表明用舒芬太尼 3 $\mu$g/kg 行麻醉诱导期间的通气困难是由于声门或声门以上的呼吸道关闭所致。

同时补充应用的药物可显著影响对舒芬太尼的需要。如对于行冠状动脉手术的患者，丙泊酚诱导剂量（1.5±1）mg/kg 和总维持量（32±12）mg/kg 可减少舒芬太尼诱导剂量（0.4±0.2）$\mu$g/kg 和总维持量（32±12）mg/kg。依托咪酯和阿片类药联合应用能提供满意的麻醉效果，且血流动力学波动较小。应用舒芬太尼 0.5～1.0 $\mu$g/kg 和依托咪酯 0.1～0.2 mg/kg 行麻醉诱导能保持血流动力学稳定性。在平衡麻醉中，用舒芬太尼 1.0～2.0 $\mu$g/(kg·h)持续输注维持麻醉，既保持了阿片类药麻醉的优点，又避免了术后阿片作用的延长。

（5）瑞芬太尼静脉麻醉：瑞芬太尼作用时间很短，为了维持阿片类药作用，应该在初始单次给药之前或即刻，即开始输注 0.1～1.0 $\mu$g/(kg·min)。可有效抑制自主神经、血流动力学以及躯体对伤害性刺激的反应。瑞芬太尼麻醉后苏醒迅速，无不适，最具可预测性。

瑞芬太尼的应用使苏醒迅速，且无术后呼吸抑制。以（0.1±0.05）$\mu$g/(kg·min)的速度输注，自主呼吸及反应性可恢复，且其镇痛作用可维持 10～15 分钟。一项随机、双盲、安慰剂对照研究证实，在局部麻醉下进行手术的门诊患者，瑞芬太尼以 0.05～0.1 $\mu$g/(kg·min)持续输注，同时单次给予咪达唑仑 2 mg，可产生有效的镇静及镇痛作用。在开颅术中以瑞芬太尼（1 $\mu$g/kg）静脉注射后继续以维持量 0.5 $\mu$g/(kg·min)输注，复合丙泊酚及 66％氧化亚氮应用，可提供满意的麻醉效果及稳定的血流动力学,且术后可迅速拔管。在瑞芬太尼麻醉苏醒期,应考虑到在麻醉苏醒前或即刻应用替代性镇痛治疗。有报道用瑞芬太尼麻醉做腹部大手术,围术期应用吗啡 0.15 mg/kg 或 0.25 mg/kg 静脉注射,或芬太尼0.15 mg,并不能立即完全控制术后疼痛。氯胺酮 0.15 mg/kg 静脉注射,维持 2 $\mu$g/(kg·min)的应用,可以减少腹部手术中瑞芬太尼及术后吗啡的应用,且不增加不良反应的发生。

小剂量瑞芬太尼输注缓解术后疼痛也已取得成功。在腹部或胸部手术,应用丙泊酚 75 $\mu$g/(kg·min)和瑞芬太尼 0.5～1.0 $\mu$g/(kg·min)行全身麻醉后,持续输注瑞芬太尼 0.05 $\mu$g/(kg·min)或 0.1 $\mu$g/(kg·min),可提供充分的术后镇痛。

**(二)静脉复合麻醉**

任何一种静脉麻醉药很难达到全身麻醉的基本要求,即神志消失、镇痛完全、肌肉松弛及抑制神经反射,且不少静脉麻醉药常有蓄积作用,不能用于长时间手术,会刺激血管引起疼痛及形成血栓,甚至还可出现变态反应。但近年来静脉麻醉用药还出现了不少具有高选择性的强效镇痛药、速效催眠药、新型肌肉松弛药及各种抑制神经反射的神经阻滞药、神经节阻滞药,均可使麻醉者有可能充分利用各药的长处,减少其剂量,以补不足之处。这种同时或先后使用多种全麻药和辅助用药的方法统称为复合麻醉,也有称平衡麻醉或互补麻醉。所有麻醉用药全经静脉径路者,也可称为全凭静脉复合麻醉。

1.静脉复合麻醉药的选择及配方

静脉复合麻醉需要经静脉应用多种静脉麻醉药及辅助用药。静脉麻醉药进入静脉,不易迅速清除。停药后不像吸入麻醉药可经气道排出或迅速洗出。因此,应选择短效、易排泄、无蓄积的静脉麻醉药,同时满足全麻四要素的基本原则。静脉复合麻醉的配方应该因人而异。要尽量少用混合溶液滴注,以避免因不同药代动力学的麻醉药出现不同的效应,致消失时间不同,从而使调节困难,容易混淆体征。或者持续滴注一种药物,再分次给其他药物较易控制。一旦出现不易解释的生命体征改变,应停止静脉麻醉用药,必要时可改吸入麻醉,以明确原因,便于处理。

2.静脉复合麻醉深度的掌握

静脉复合麻醉的麻醉深度已很难按常用的全麻分期体征进行判断。需根据药代动力学、药效动力学及剂量,结合意识、疼痛、肌松及血流动力反应分别调整相关用药。首先要熟悉各药的最低有效滴速(简称 MIR),即此滴速可使半数受试者对疼痛刺激有运动反应。切忌单纯加大肌松药剂量,掩盖疼痛反应及恢复知晓。并可因手术产生过度应激反应,使患者遭受极大痛苦。这种情况已屡见不鲜,应从中吸取教训。还要避免大量应用有蓄积作用的麻醉药,如长期应用硫喷妥钠或地西泮可使患者术后数天不醒。所以,麻醉者必须具备丰富的全麻经验及深知用药的作用时间。

3.静脉麻醉过程中的管理

静脉复合麻醉处理得当,对机体影响极小,但麻醉管理常不比吸入麻醉简单,处理不当,同样引起较严重并发症。首先应用套管针穿刺静脉并保持静脉径路通畅。持续滴注时更应保持滴速稳定并避免输液过多。此外,应密切注意气道通畅及呼吸管理,并遵循吸入麻醉时应注意的事项。几种麻醉药复合应用还应注意交互作用。需依赖于麻醉者的经验、过硬的技术及扎实的基本功。

4.神经安定镇痛麻醉及强化麻醉

神经安定镇痛麻醉也是复合麻醉。法国学者拉波里提出一种麻醉方法,不但阻断大脑皮质,而且也阻断某些外来侵袭引起的机体应激反应,如自主神经及内分泌引起的反应,并称之为"神经节阻滞"或"神经阻滞",配合人工低温曾称之为"人工冬眠",主要应用以吩噻嗪类为主的"神经阻滞剂",即冬眠合剂。临床麻醉时并用神经阻滞剂,可增强大脑皮质及自主神经的抑制,所以称为强化麻醉。由于吩噻嗪类药对机体的作用机制过于广泛,对血流动力学影响又较大,常混淆临床体征及增加麻醉与麻醉后处理的困难。Janssen 提出神经安定镇痛术概念,并用于临床麻醉,也称神经安定麻醉。主要用神经安定药及强效镇痛药合剂,使患者处于精神淡漠和无痛状态,20 世纪中叶开始应用依诺伐(即氟哌利多、芬太尼合剂),迅速得以推广,也属于静脉复合麻醉范畴。

(1)强化麻醉:主要应用吩噻嗪类药增强麻醉效应,使全麻诱导平稳,局麻患者舒适。

1)适应证:强化麻醉多适于精神紧张而施行局部麻醉的患者,尤其对甲状腺功能亢进症和颅脑手术时可降低代谢,还有促进降温的优点。应用东莨菪碱麻醉或氧化亚氮麻醉时,常采用强化麻醉,以增强其麻醉效果。

2)实施方法:主要用药为氯丙嗪 1 mg/kg 或冬眠合剂 1 号($M_1$)即氯丙嗪 50 mg、异丙嗪 50 mg 及哌替啶 100 mg(6 mL),也有用二氢麦角毒碱 0.9 mg 代替氯丙嗪,称冬眠合剂 2 号($M_2$)。此外,还有乙酰丙嗪、二乙嗪等代替氯丙嗪者。一般多在麻醉前 1 小时肌内注射或入手术室后麻醉前将合剂或氯丙嗪置于 5%葡萄糖溶液 250 mL 中快速滴入或分次从滴壶内输入。然后再进行各种麻醉。

3)注意事项:①强化麻醉常使全麻患者术后苏醒迟缓,而且意识清醒后保护性反射又不能同时恢复。一旦出现呕吐,可能误吸而造成窒息的危险。此外,强化麻醉后过早地翻动患者,容易引起直立性低血压,都增加麻醉后护理的困难,也是近年来应用逐渐减少的原因。②由于强化麻醉后周围血管扩张,头部受压过久,易产生麻醉后头部包块,即局部水肿,继而脱发。因此,术中、术后应不断变换头部位置,并对受压处给以按摩。③强化麻醉中氯丙嗪等用量,应不超过 2 mg/kg。如麻醉失败或麻醉效果不确实时,应及时地改换麻醉方法,切不可盲目增加冬眠合剂用量而增加术后并发症或意外。④椎管内及硬膜外麻醉和腹腔神经丛阻滞时并用氯丙嗪等合剂,可使血压明显下降,偶尔遇到升压困难者,可造成死亡。主要由于氯丙嗪、乙酰丙嗪等具有抗肾上腺素作用,脊椎及硬膜外麻醉或腹腔神经丛阻滞可使交感神经阻滞,二者并用后一旦血压剧降,有可能使肾上腺素类药无效而出现意外。为安全起见,椎管内及硬膜外麻醉时禁用氯丙嗪等药。

(2)神经安定麻醉:基本上类似强化麻醉,是增强麻醉效应的辅助措施,并能减少术后的恶心、呕吐等不适反应。

1)适应证:类似强化麻醉,更常作为复合麻醉中重要辅助用药,偶尔也可用于创伤或烧伤换药时的镇痛措施。有帕金森病、癫痫史者及甲状腺功能低下患者等禁用。

2)实施方法:麻醉时肌内注射或静脉注射神经安定类药及强效镇痛药,目前最常用的前者为氟哌利多 0.1～0.2 mg/kg 或咪达唑仑 0.1～0.2 mg/kg,后者为芬太尼 0.1～0.2 mg 或喷他佐辛 30～60 mg。也有用氟哌利多芬太尼合剂依诺伐,但复合麻醉中应用仍根据需要以分开静脉注射为合理,因为氟哌利多作用时间长,而芬太尼作用时间较短。

3)注意事项:芬太尼注入速度过快,偶尔出现胸腹壁肌肉僵硬引起呼吸抑制,则需用琥珀胆碱配合控制呼吸拮抗之。氟哌利多用量过大时,偶尔出现锥体外系反应,可经静脉注入异丙嗪10 mg或氯丙嗪5~10 mg即可制止,必要时可重复给予。术后适当应用哌替啶,常可起到预防作用。

术后出现呼吸抑制或呼吸暂停,多为芬太尼用量过多,可用纳洛酮0.2 mg静脉注入即可解除。

### (三)靶控输注静脉麻醉

近年来,随着计算机技术的飞速发展和在临床医学中的广泛应用,麻醉技术也朝着更加安全、可靠,易于管理,可控精确的目标发展。靶控输注(target controlled infusion,TCI)静脉麻醉就是"数字化麻醉管理"的典型代表。靶控输注的发展使静脉麻醉更加方便,易于控制。

1.TCI的概念及基本原理

TCI是指将计算机与输液泵相连,根据以群体药代—药效动力学参数编制的软件,通过直接控制"靶部位"——血浆或效应室的麻醉药物浓度,从而控制及调节麻醉深度的静脉输注方法。TCI与传统用药方法最大的不同是不再以剂量为调整目标,而是直接调整靶浓度,使麻醉医师能像使用吸入麻醉药挥发器那样任意调节静脉麻醉药血药浓度成为可能。

TCI的基本原理即BET方案根据药物的三室模型原理,为了迅速并准确维持拟达到的血药浓度,必须给予负荷剂量,同时持续输注从中央室消除的药物剂量,并且加上向外周室转运的药物剂量,这就是著名的BET输注方案。很显然,如果按照上述BET给药模式来计算非常复杂,只能通过计算机模拟。计算机控制的药物输注能够成功地达到相对稳定的靶浓度,麻醉医师可以根据临床反应来增加或降低靶浓度。

2.TCI系统的组成及分类

完整的TCI系统主要有以下几个组成部分。①药动学参数:已经证明正确的药物模型以及药动学参数;②控制单位:计算药物输注速度,如控制输注泵的软件和微处理器;③连接系统:用于控制单位和输注泵连接的设备;④用户界面:用于患者数据和靶控浓度(血浆或效应室浓度)的输入。

目前,大多数TCI系统仍处于临床试验阶段主要原因在于这些输注设备对输注药物没有进行统一的标准化设置。此外,提供TCI的输液泵种类和安全功能也有待进一步研究。由Kenny等设计的Diprefusor系统是首个面市的TCI系统,它是将计算机及其控制软件整合到输液泵的中央处理器,该系统结构紧凑、使用方便、可靠性高。但是,该系统仍具有一些缺陷:只能用于丙泊酚,不能用于15岁以下儿童,且只有一个适于年轻健康成年人的参数可以设定。

根据靶控部位的不同可以将TCI分为血浆TCI和效应室TCI两种模式。而根据是否依赖机体反馈信息还可将TCI系统分为开放环路系统和闭合环路系统。

血浆TCI模式是以药物的血浆浓度为靶控目标的输注方法,开始给予一定的负荷量,当血浆计算浓度达到预定的靶浓度时即维持在这一浓度。效应室浓度随之逐渐升高,将迟滞一定时间(相对于血浆浓度)后最终与血浆浓度平衡一致。这种方法适合于平衡时间较短的药物,同时也适合于年老体弱的患者,因其负荷量较小,循环波动较小。而对于平衡时间长的药物则会导致诱导缓慢。

效应室TCI模式则是以药物的效应室浓度为靶控目标的输注方法,给予负荷量后暂时停止输注,当血浆浓度与效应室浓度达到平衡一致时再开始维持输注。与血浆靶控相比,使用同一药物时平衡时间短、诱导快,负荷量较大而使循环波动较大。因此适合于年轻体健的患者。开放环路TCI是无反馈装置的靶控,仅由麻醉医师根据临床需要和患者生命体征的变化来设定和调节靶浓度。

闭合环路 TCI 则通过一定反馈系统自动调节靶控装置,根据反馈指标的变化自动调整输注剂量和速度。这样就提供了个体化的麻醉深度,克服了个体间在药代学和药效学上的差异,靶控目标换成了患者的药效反应而不是药物的浓度,最大限度地做到了按需给药,从而避免了药物过量或不足以及观察者的偏倚。例如通过脑电双频谱指数(bispectral index,BIS)指标来反馈调控丙泊酚的 TCI,是目前比较成熟的方法之一。在使用闭合环路 TCI 时要注意反馈指标是否真实、准确,不可盲目相信单一指标而忽略综合评估,避免由于干扰因素造成麻醉深度不当。

3. TCI 技术的临床应用

与传统的静脉麻醉技术相比,TCI 有如下优点。①操作简单,易于控制、调整麻醉深度,安全、可靠;理论上能精确显示麻醉药物的血中或效应器(大脑)部位的浓度。②提供平稳的麻醉,对循环和呼吸的良好控制,降低了麻醉意外和并发症。③能预知患者的苏醒时间,降低术中知晓和麻醉后苏醒延迟的发生率。

鉴于 TCI 的给药模式,最适合应用起效时间和消退时间均很短的药物,即 $T_{1/2}keO$ 和 $T_{1/2}CS$ 值较小的药物。$T_{1/2}keO$ 是指恒速给药时,血浆和效应室浓度达平衡的时间(效应室药物浓度达到血浆浓度 50% 所需的时间),其意义是可以决定起效快慢。如果持续输注(或停止输注)5 个 $T_{1/2}keO$,可以认为效应室的药物浓度达到稳态(或药物基本消除)。

时量相关半衰期($T_{1/2}CS$)是指维持某恒定血药浓度一定时间(血药浓度达稳态后)停止输注后,血药浓度(作用部位药物浓度)下降 50% 所需的时间。它不是定值,而是随输注剂量、时间的变化而变化。其意义是可以预测停药后的血药浓度。采用这两个参数较短的药物才能达到诱导、恢复都十分迅速的目的,又利于在麻醉过程中根据需要迅速调节麻醉深度,真正体现出 TCI 的特点。

目前临床使用的麻醉药物中,以瑞芬太尼和丙泊酚的药代动力学特性最为适合。其他药物如咪达唑仑、依托咪酯、舒芬太尼、阿芬太尼、芬太尼也可以用于 TCI,但其效果不如前二者。至于肌肉松弛药,由于其药效与血浆浓度关系并不密切,而且药代动力学并非典型的三室模型,因此目前不主张使用 TCI 模式,而以肌松监测反馈调控输注模式为宜。

TCI 适用的手术种类:TCI 技术可以应用于目前大多数手术的临床麻醉。TCI 的特点是起效快、维持平稳且可控性好、恢复迅速彻底,因此更加适用于时间短而刺激强度大且变化迅速的手术,例如支撑喉镜下手术、眼科手术、口腔科手术、腹腔镜检查及手术、气管镜检查及手术、胃镜检查、肠镜检查、胆管镜手术、门诊日间手术等。

TC 临床应用的注意事项:①选择适合的患者和手术。②尽量选择 $T_{1/2}keO$ 和 $T_{1/2}CS$ 小的药物。③要结合患者的具体情况选择 TCI 模式(血浆靶控或效应室靶控)。④手术过程中不要以单一靶浓度维持,而应根据手术刺激强度和患者的反应来及时调节靶控浓度。⑤一定要从麻醉开始就使用靶控输注,而不要中途加用靶控输注(由于靶控输注有负荷量)。⑥靶控装置具有自动补偿功能(即换药后可以自动补充换药期间的药量),不需要手动追加或增大靶浓度。⑦手术结束前根据手术进程和药物的 $T_{1/2}CS$ 选择停止输注的时机,不宜过早。⑧注意静脉通路的通畅和注射泵的工作状态,一旦静脉阻塞或注射泵有故障,患者会发生术中知晓。

4. TCI 系统性能的评估

计算机预期浓度与实际血药浓度的一致性反映了 TCI 系统的性能。影响系统性能的因素如下。

(1)系统硬件:主要指输液泵的准确性。目前临床上大多数输液泵的机电化设计已经比较完善,因此来源于系统硬件的误差率很小。

(2)系统软件:主要指药代动力学模型数学化的精度。因为药代模型涉及极为烦琐的运算,运用计算机模拟运算则可以大大提高精确度,而且目前迅猛发展的计算机处理器已经完全可以精确到位。

(3)药代动力学的变异性:这是影响 TCI 系统准确性的最主要来源。包括两个部分,一是所选择的药代模型本身有其局限性,表现为所使用的药代模型(如开放型三室模型)并不能说明药物在机体中的药代学特征,即使运用个体的药代学参数也不能对浓度进行准确的估计。虽然三室模型是 TCI 系统应用最为广泛的药代模型,但是也有其应用的局限性。如模型假设药物进入房室内即均匀分布,而事实上并非如此。个体的生物学变异性或患者生理状态的不同均能改变药代学特性,从而导致模型对浓度预测值的误差。二是 TCI 系统的药代参数只是对群体的平均估计,与个体实际的药代参数之间有着相当的差距。目前已证实生物学的差异性使 TCI 系统的误差不可能低于 20%。

由于缺少静脉麻醉药物浓度的快速测定方式,缺乏广泛接受的针对不同性别、年龄及生理状态的国人的药代模型和药代参数,以及缺乏对静脉麻醉药及阿片类药物敏感而可靠的药效学监测指标,目前的 TCI 仍有诸多不足之处。但其实现了麻醉药由经验用药到定量化用药的跨越,从而提高了麻醉质量及麻醉用药的安全性和合理性。随着计算机辅助麻醉的理论基础及相关知识的发展和进一步完善,TCI 的临床应用范围必将越来越广。

## 二、麻醉诱导

### (一)静脉麻醉诱导剂量的计算

静脉麻醉诱导剂量或称负荷剂量计算公式:$dose = CT \times Vpeak\ effect$,其中 CT 是效应部位的靶浓度,具体由麻醉医师根据临床经验在一定范围内选定(表 2-1 和表 2-2)。Vpeak effect 为峰效应时的分布容积,其算公式:$Vpeak\ effect/V_1 = Cp,initial/Cp'peak\ effect$,$V_1$ 为中央室分布容积;Cp'initial 为最初血浆药物浓度;Cp'peak effect 为峰效应时血浆药物浓度。

表 2-1　丙泊酚诱导和维持麻醉所需血药浓度

| | 浓度窗($\mu g/mL$) |
| --- | --- |
| 诱导和插管 | |
| 　未用麻醉前药 | 6～9 |
| 　用麻醉前药 | 3～4.5 |
| 维持 | |
| 　合用氧化亚氮 | 2～5,3～7 |
| 　合用阿片类药 | 2～4,4～7 |
| 　合用氧 | 6～9,8～16 |
| 　恢复满意通气 | 1～2 |
| 镇静 | 0.1～1.5,1～2 |

表 2-2　芬太尼类药维持麻醉所需血药浓度(ng/mL)

| | 芬太尼 | 阿芬太尼 | 苏芬太尼 |
| --- | --- | --- | --- |
| 诱导和插管 | | | |
| 　合用硫喷妥钠 | 3～5 | 250～400 | 0.4～0.6 |
| 　合用氧化亚氮 | 8～10 | 400～750 | 0.8～1.2 |
| 维持 | | | |
| 　合用氧化亚氮和挥发性麻醉药 | 1.5～4 | 100～300 | 0.25～0.5 |
| 　合用氧化亚氮 | 1.5～10 | 100～750 | 1.25～10 |
| 　合用氧 | 15～60 | 1 000～4 000 | 2～8,10～60 |
| 恢复满意通气 | 1.5 | 125 | 0.25 |

　　计算静脉诱导剂量公式中之所以选用 Vpeak effect(峰效应时的分布容积),是因为从三室模型出发,如果选用 $V_1$(中央室分布容积),在药物达到效应室之前已发生再分布和排除,以致计算出的药物剂量偏低。图 2-1 显示单次注射芬太尼、阿芬太尼和苏芬太尼后,达峰效应时血浆药物浓度与最初血浆药物浓度的关系。前者分别为后者的 17%、37%、20%。

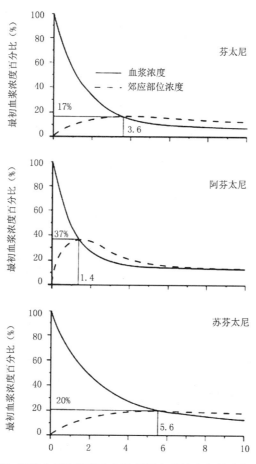

图 2-1　芬太尼、阿芬太尼和苏芬太尼注射后血浆浓度与效应部位浓度的关系

由于在临床浓度范围内,这一比率是恒定的,因此根据上述公式很容易计算出 Vpeak effect(表 2-3)。

根据表 2-3 看出,芬太尼的 Vpeak effect 是 75 L,假如要达到 4.0 ng/mL 的芬太尼效应室浓度,根据公式计算出的芬太尼剂量＝4 ng/mL×75 L＝300 μg,而达峰效应时间为 3.6 分钟。如果要达到 5 μg/mL 的丙泊酚效应室浓度,计算出的丙泊酚剂量＝5 μg/mL×24 L＝120 mg,达峰效应时间为 2 分钟。

表 2-3　单次给药后药物的峰效应分布容积和达峰时间

| 药物 | 峰效应分布容积(L) | 达峰效应时间(min) |
| --- | --- | --- |
| 丙泊酚 | 24 | 2.0 |
| 芬太尼 | 75 | 3.6 |
| 阿芬太尼 | 5.9 | 1.4 |
| 苏芬太尼 | 89 | 5.6 |
| 雷米芬太尼 | 17 | 1.6 |

### (二)丙泊酚 TCI 静脉诱导的应用

TCI 静脉诱导操作十分简便,麻醉医师主要是确定一个适宜患者个体的靶浓度。表 2-1 和表 2-2 提供了丙泊酚和芬太尼类药物的麻醉诱导靶浓度的参考数据。但实际应用时主要还是依靠麻醉医师的临床经验来确定。

据一个多中心的临床报道,丙泊酚 TCI 诱导与人工诱导进行比较。562 例患者,年龄 18～85 岁,来自 29 个医疗中心。以对口头指令反应丧失为意识消失的指征。人工诱导组采用注射泵以 1 200 mL/h 的速度注射丙泊酚。TCI 诱导组,血浆靶浓度根据麻醉医师经验来选择。结果 TCI 组平均靶浓度为 5.7 μg/mL(2.5～12.0 μg/mL)。意识消失时丙泊酚用量为(1.69±0.50)mg/kg,明显低于人工诱导组的丙泊酚用量,(2.31±0.75)mg/kg(P<0.01)。意识消失时间,TCI 诱导组为(71±54)秒,高于人工诱导组[(61±31)秒,P<0.05]。患者麻醉前 ASA 分级不同明显影响 TCI 靶浓度(表 2-4)。

表 2-4　患者 ASA 分级与 TCI 丙泊酚诱导靶浓度

| 分级 | TCI 血浆浓度(μg/mL) |
| --- | --- |
| 平均 | 5.7(2.5～12) |
| ASA I | 6.07 |
| ASA II | 5.08 |
| ASA III | 4.46 |

丙泊酚 TCI 静脉诱导意识消失所需的时间长短与所选的靶浓度有关。来自国内的经验,将丙泊酚诱导靶浓度分别设置为 4 μg/mL、5 μg/mL、6 μg/mL 三组,在与咪达唑仑(0.02 mg/kg)和芬太尼(2 μg/kg)联合诱导下,意识消失所需时间随所设靶浓度的增高而减少(表 2-5)。意识消失时三组患者的效应室浓度都尚未达到预定靶浓度,均<3 μg/mL。而丙泊酚的用量三组大体相近,BIS 也均降至 60 左右。3 分钟后行气管插管,此时三组效应室浓度已接近该组的预设靶浓度,BIS 也降至 45 左右。尽管三组效应室浓度不同,但是三组均无气管插管的心血管反应(血压、心率)。

表 2-5　TCI 丙泊酚诱导时各参数变化

| | | 时间 | 血浆浓度 ($\mu g/mL$) | 效应室浓度 ($\mu g/mL$) | BIS | 剂量(mg) |
|---|---|---|---|---|---|---|
| 意识消失 | Ⅰ组 | (45.8±12.99)秒 | 4±0 | 2.4±0.51 | 60±9.33 | 93±15.5 |
| | Ⅱ组 | (40.3±4.98)秒 | 5±0 | 2.4±0.57 | 64±7.27 | 76±12.0 |
| | Ⅲ组 | (37.8±8.33)秒 | 6±0 | 2.7±0.78 | 64±7.00 | 88±14.1 |
| 全麻插管 | Ⅰ组 | 3 分钟 | 4±0 | 3.4±0.11 | 45±12.4 | 139±13.6 |
| | Ⅱ组 | 3 分钟 | 5±0 | 4.3±0.08 | 46±8.3 | 129±10.5 |
| | Ⅲ组 | 3 分钟 | 6±0 | 5.2±0.39 | 46±4.56 | 133±12.8 |

### (三)静脉麻醉联合诱导

联合诱导是两种或多种不同麻醉药物联合应用,以达到作用相加或协同的目的,从而可以减少麻醉药各自的用量,减轻可能产生的不良反应。例如,巴比妥类药物硫喷妥钠与苯二氮䓬类药物咪达唑仑联合诱导可以产生明显的协同作用。因为二者共同作用于 GABA 受体(图 2-2)。因此在应用联合诱导时,TCI 丙泊酚的靶浓度应适当降低。

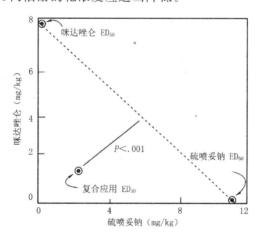

图 2-2　咪达唑仑(M)与硫喷妥钠(T)联合用药对消除意识的半数有效量($ED_{50}$)的影响

用咪达唑仑 0.02 mg/kg 与丙泊酚联合诱导,此量仅相当于咪达唑仑产生意识消失 $ED_{50}$ 的 1/10。咪达唑仑联合诱导较单纯用丙泊酚诱导明显减少意识消失时的丙泊酚用量(两药呈协同作用,表 2-6)。而用阿芬太尼 0.02 mg/kg 与丙泊酚联合诱导,虽然也减少丙泊酚用量,但两药呈相加作用(表 2-7)。如将咪达唑仑0.02 mg/kg、阿芬太尼 0.02 mg/kg 与丙泊酚联合诱导,可将丙泊酚诱导意识消失的用量平均减少86%。

表 2-6　咪达唑仑与丙泊酚联合诱导的协同作用

| 意识消失 | 丙泊酚诱导用量(mg/kg) | | | |
|---|---|---|---|---|
| | 盐水 | 咪达唑仑 | 变化 | |
| $ED_{50}$ | 1.07 | 0.74 | +45% | $P<0.01$ |
| $ED_{90}$ | 1.88 | 1.03 | +82% | $P<0.01$ |

表 2-7 　阿芬太尼与丙泊酚联合诱导的相加作用

| 意识消失 | 丙泊酚诱导用量(mg/kg) | | | |
|---|---|---|---|---|
| | 盐水 | 阿芬太尼 | 变化 | |
| $ED_{50}$ | 1.10 | 0.92 | +20% | NS |
| $ED_{90}$ | 1.62 | 1.24 | +30% | NS |

咪达唑仑与丙泊酚联合诱导的协同作用随咪达唑仑剂量的增加而加强(表 2-8)。表中以意识消失作为观察指标,可以看出,随着咪达唑仑剂量的增加,丙泊酚诱导量呈剂量相关的递减。咪达唑仑不同剂量间(0.02 mg/kg、0.04 mg/kg 和 0.06 mg/kg)存在显著性差异。

表 2-8 　不同剂量咪达唑仑与丙泊酚联合诱导

| 咪达唑仑剂量(mg/kg) | 丙泊酚用量(mg/kg) | | | |
|---|---|---|---|---|
| | 意识消失 | | BIS50 | |
| 0 | 1.51±0.32 | | 3.09±0.45 | |
| 0.02 | 0.65±0.17 | ↓58% | 1.90±0.31 | ↓39% |
| 0.04 | 0.53±0.12 | ↓65% | 1.53±0.31 | ↓50% |
| 0.06 | 0.29±0.12 | ↓81% | 1.48±0.28 | ↓52% |

### 三、麻醉维持

#### (一)静脉麻醉维持期间给药速率的计算

理论上静脉麻醉维持给药速率应等于药物从体内的总清除率(Cls)乘以血浆浓度。为了维持一个稳定的靶浓度($C_T$),给药速率应与药物从体内排除的速率相等:静脉麻醉维持的给药速率=$C_T×Cls$。

此计算公式概念浅显易懂,但它不适用于多室模型的静脉麻醉药长时间持续输注时的药代动力学特征。图 2-3 可以看出药物的吸收和消除在以血液为代表的中央室,而药物的分布在 1 个或多个假定的周边室,消除和分布是同时进行的,且随着给药时间的延长,药物从中央室分布到周边室的量逐渐减少,其给药量也应随之减少,即以指数衰减形式输注给药:维持给药速率=$C_T×V_1×(k_{10}+k_{12}e^{-k21t}+k_{13}e^{-k31t})$。

临床医师显然不会用此公式去计算给药速度,但有依据此公式提供的计算好的给药模式,例如维持 1.5 ng/mL 芬太尼血药浓度,给药速率可按下列步骤:最初 15 分钟速率为 4.5 $\mu g/(kg \cdot h)$;15~30 分钟速率为 3.6 $\mu g/(kg \cdot h)$;30~60 分钟速率为 2.7 $\mu g/(kg \cdot h)$;60~120 分钟速率为 2.1 $\mu g/(kg \cdot h)$。尽管此模式也可提供较精确的血药浓度,但显然不如 TCI 系统计算机控制给药速率来得更为方便。

#### (二)静脉麻醉维持期间靶浓度的调节

1.手术伤害性刺激对 TCI 靶浓度的影响

手术的伤害性刺激程度在手术中并非一成不变的,不同程度的伤害性刺激,如气管插管、切皮等,所需的血浆靶浓度也不同(图 2-4)。TCI 系统只能帮助你计算和快速达到你所选定的靶浓度,术中伤害性刺激的变化、患者的反应性变化,都要麻醉医师随时观察,及时调整靶浓度。表 2-9 列出手术中不同条件下常用静脉麻醉药所需的血浆浓度范围。应该注意的是,提前预防性地改变靶浓度来对抗伤害性刺激,比伤害性刺激后机体出现反应才处理要平稳得多,对机体的干扰和影响也小得多。

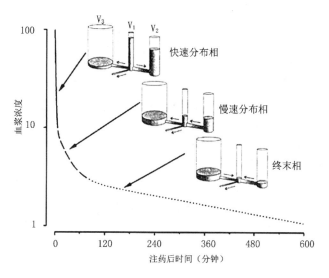

**图 2-3　单次注药后三室模型的血浆浓度变化**

在快速分布相,药物从中央室(V₁)向快速周边室(V₂)、慢速周边室和体外转运。在慢速分布相,药物从 V₂ 向 V₁,以及从 V₁ 向 V₃ 和体外转运。在终末相,药物从 V₂ 和 V₃ 向 V₁ 转运,从 V₁ 排出体外

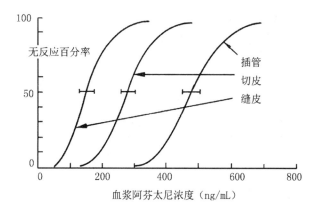

**图 2-4　气管插管、切皮和缝皮时所需血浆阿芬太尼浓度**

**表 2-9　外科手术时所需麻醉药血浆浓度**

| 药物 | 切皮 | 大手术 | 小手术 | 自主呼吸 | 清醒 | 镇痛或镇静 |
|---|---|---|---|---|---|---|
| 阿芬太尼(ng/mL) | 200~300 | 250~450 | 100~300 | 200~250 | — | 50~100 |
| 芬太尼(ng/mL) | 3~6 | 4~8 | 2~5 | 1~2 | — | 1~2 |
| 苏芬太尼(ng/mL) | 1~3 | 2~5 | 1~3 | 0.2 | — | 0.02~0.2 |
| 雷米芬太尼(ng/mL) | 4~8 | 4~8 | 2~4 | 1~3 | — | 1~2 |
| 丙泊酚(μg/mL) | 2~6 | 2.5~7.5 | 2~6 | — | 0.8~1.8 | 1.0~3.0 |
| 依托咪酯(ng/mL) | 400~600 | 500~1 000 | 300~600 | — | 200~350 | 100~300 |
| 氯胺酮(μg/mL) | — | — | 1~2 | — | — | 0.1~1.0 |
| 咪达唑仑 | — | 50~250(与阿片类药合用) | 50~250(与阿片类药合用) | — | 150~200, 20~70 (与阿片类药合用) | 40~100 |

29

### 2.TCI 系统如何降低靶浓度

TCI 系统提高靶浓度比较好实现,计算机根据药代动力学原理,计算出给药模式和泵速,很快可以达到麻醉医师预期设置的靶浓度。然而用 TCI 系统降低靶浓度,计算机所能做的工作就是停泵,然后完全依赖该药在体内的重新分布与代谢。根据药代动力学参数,计算出何时下降到麻醉医师预期设置的靶浓度,再重新开启注射泵维持该靶浓度。这方面,TCI 不如吸入麻醉可以人工干预,通过加快药物从呼吸道的排除,来降低吸入麻醉药的靶浓度。

药物在体内下降的快慢过去认为主要取决于药物消除半衰期的长短。理论上,一般经过 4~5 个半衰期,体内的药物基本排除(表 2-10)。目前又提出一个新的概念药物持续输注后半衰期。

表 2-10　药物消除半衰期

| 半衰期数量 | 药物剩余(%) | 药物排除(%) |
| --- | --- | --- |
| 0 | 100 | 0 |
| 1 | 50 | 50 |
| 2 | 25 | 75 |
| 3 | 12.5 | 87.5 |
| 4 | 6.25 | 93.75 |

### 3.持续输注后半衰期

持续输注后半衰期是指维持恒定血药浓度一定时间后停止输注,中央室的药物浓度下降 50% 所需的时间。其意义在于它不同于药物消除半衰期($t_{1/2\beta}$)。研究表明,某些具有较长的 $t_{1/2\beta}$ 的药物可以具有较短的持续输注后半衰期。例如,苏芬太尼的 $t_{1/2\beta}$ 比阿芬太尼要长,但如持续输注 8 小时,停止输注后,苏芬太尼较阿芬太尼恢复更快,即持续输注后半衰期要短(图 2-5),反之亦然。图 2-6 可以看出常用的静脉麻醉药的持续输注后半衰期随输注时间的延长而变化。芬太尼和硫喷妥钠明显不适于长时间输注。

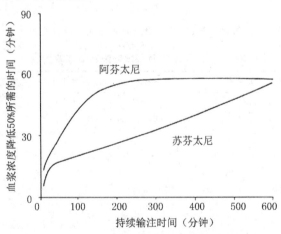

图 2-5　阿芬太尼和苏芬太尼持续输注后半衰期比较

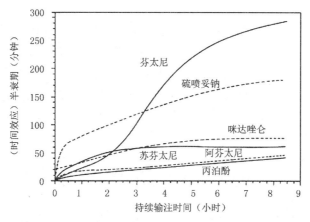

图 2-6  药物持续输注后半衰期

**(三)麻醉性镇痛药的应用**

镇痛是全麻中重要组分,也是全凭静脉麻醉中的重要成分。TCI 静脉麻醉中同样需要应用麻醉性镇痛药和肌肉松弛药。表 2-1 可以看出麻醉中是否复合用麻醉性镇痛药,对 TCI 丙泊酚靶浓度影响很大。至于麻醉性镇痛药的用法,可以根据经验和临床需要单次或分次注射,也可以持续输注。目前已有 TCI 系统应用麻醉性镇痛药的方法。

1.适用条件

适用于 TCI 系统的理想镇痛药应该具有:①在血与效应室之间的转运非常迅速。②停药后药物浓度迅速下降。③达到患者清醒和不抑制呼吸的水平。

2.持续输注益处

阿片类药持续输注较间断给药的益处为:①减少总用药量。②血流动力学稳定。③减少不良反应。④减少追加。⑤意识恢复迅速。

**(四)效应部位的浓度**

TCI 以血浆药物浓度为指标,而效应部位(室)药物浓度不等于血浆药物浓度,常常有一个滞后现象。图 2-7 以脑电边界频率作为效应部位药物作用的指标,可以看出效应部位的反应曲线明显滞后于血浆药物浓度变化曲线。TCI 应以效应部位浓度为目标,而目前又无法测定效应部位的药物浓度,因此引出 $k_{e0}$ 和 $t_{1/2}k_{e0}$ 的概念。

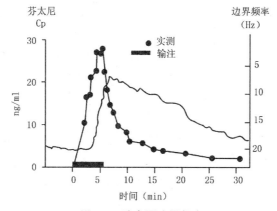

图 2-7  脑电图边界频率

反映效应室芬太尼浓度变化,明显滞后于芬太尼血浆浓度(Cp)的变化

1. $k_{e0}$

k 为一级速率常数,表示单位时间内药物的转运量与现有量之间的比值,例如 k=0.1/h,表示剩余药量中每小时有 10% 被转运。从图 2-8 可以看出,e 表示效应室;0 表示体外。$k_{e0}$ 本应是药物从效应室转运至体外的一级速率常数。而目前通常用来表示药物从效应室转运至中央室的速率常数,即反映药物在中央室和效应室之间的平衡速度。药物的 $k_{e0}$ 越大,平衡的时间越短。例如丙泊酚 $k_{e0}$ 为 0.239/min,是芬太尼 $k_{e0}$ 0.105/min 的两倍,丙泊酚效应室达峰时间也几乎是芬太尼的两倍。

2. $t_{1/2}k_{e0}$

维持一个稳态血药浓度时,效应室(生物相)浓度达到血浆浓度 50% 时所需的时间为 $t_{1/2}k_{e0}$。可用 $0.693/k_{e0}$ 来计算。

从表 2-11 可以看出原则上药物的 $k_{e0}$ 越大,$t_{1/2}k_{e0}$ 越小,效应室平衡的时间越快。例如阿芬太尼 $k_{e0}$ 较大,达峰效应时间不到 1 分钟,达峰时单次剂量的阿芬太尼约 60% 再分布和排出体外。而芬太尼达峰效应时间要 4 分钟,达峰时 80% 以上的药物(单次注射)已再分布和排出体外。图 2-9 可以看出。药物的 $t_{1/2}k_{e0}$ 越小,药物效应室达峰时间越短,效应室浓度占血浆浓度的比值也越高。

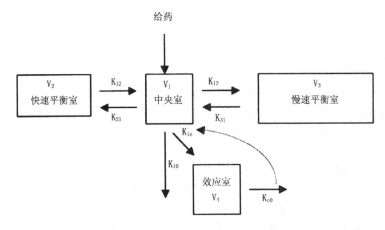

图 2-8　药物在中央室和效应室之间的平衡

表 2-11　静脉麻醉药单次给药后 $k_{e0}$ 和 $t_{1/2}k_{e0}$

| 药物 | $K_{e0}$(分钟) | $t_{1/2}k_{e0}$(分钟) | 效应室达峰效应时间(分钟) |
|---|---|---|---|
| 阿芬太尼 | 1.41 | 0.96 | 1.0 |
| 雷米芬太尼 | 1.14 | 0.76 | 1.2 |
| 依托咪酯 | | 1.5 | 2 |
| 丙泊酚 | 0.238 | 2.4 | 2.2 |
| 苏芬太尼 | 0.227 | 3.05 | 4.8 |
| 咪达唑仑 | | 4 | 2.8 |
| 芬太尼 | 0.147 | 4.7 | 3.8 |

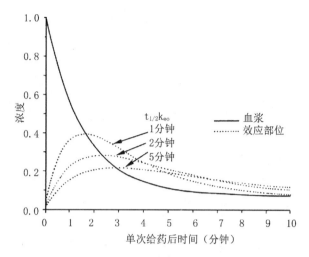

**图 2-9 $t_{1/2}k_{e0}$ 对效应室浓度的影响**

实线表示注药后血浆浓度变化,虚线表示不同 $t_{1/2}k_{e0}$ 的药物在效应部位浓度的变化

### (五)静脉麻醉中知晓

麻醉中知晓包括外显记忆和内隐记忆,一般来说,麻醉下记忆的丧失是呈剂量相关的。表 2-12可以看出,患者术中的记忆功能随着麻醉药剂量的增加逐渐下降。

**表 2-12 丙泊酚镇静与记忆功能**

| 丙泊酚剂量 | 外显记忆保存 |
| --- | --- |
| 8 $\mu g/(kg \cdot min)$ | 88% |
| 17 $\mu g/(kg \cdot min)$ | 86% |
| 33 $\mu g/(kg \cdot min)$ | 65% |
| 67 $\mu g/(kg \cdot min)$ | 18% |

镇静浓度的丙泊酚尚不能完全消除外显记忆,更不能消除内隐记忆。文献报道,丙泊酚输注速率达 110 $\mu g/(kg \cdot min)$,患者意识消失。但有学者报道,一组患者用丙泊酚 110 $\mu g/(kg \cdot min)$复合硬膜外阻滞维持麻醉,根据患者脑电 BIS 的反应,分成 BIS<60 组和 BIS>60 组。两组的 BIS 有显著性差异(72±10.51 与56±11.86,$P<0.05$),但是无论 BIS 大于或小于 60,两组患者麻醉中的内隐记忆都存在。业已证实,临床认为满意的静脉麻醉,BIS 维持在60~40,大脑处理听信息的过程仍可发生。大脑仍能接受听刺激,并在一个相当复杂的水平处理这些听信息。即临床满意的麻醉下仍可存在某些形式的记忆,特别是内隐记忆。新近功能型脑成像技术已开始揭示内隐记忆的解剖学基础和证据。

然而记忆只能靠术后调查才能发现。如何在麻醉中确保患者没有记忆,没有知晓,目前一个重要的发现就是中潜伏期听觉诱发电位(MLAEP)与麻醉下内隐记忆之间的联系。AEPI(AEP index)可以作为麻醉下内隐记忆的一个监测指标,它比 BIS 在反映意识的转变和有无记忆方面要更加精确。

### 四、麻醉恢复

#### .(一)药代动力学特性对麻醉恢复的影响

药物持续输入停止后,药物浓度的下降比负荷剂量给药后的下降要慢。这与输入时间的长短有关。输入时间越长,停止输入后药物在血中效应室衰减得就越慢。这一现象的发生是因为随着输入时间的延长,大的周边室里药物已渐渐地充满,导致周边室和中央室浓度梯度减少,停药后药物由中央室向周边室分布减慢,当中央室的药物浓度小于周边室的药物浓度时,药物将反向流动(图 2-10)。输入时间更长的话,周边室和中央室最终达到平衡,此时继续输入将不会再增加停止输入后药物浓度的衰减变慢的情况,硫喷妥钠就是一个例子。从图 2-10 可以看出,由于硫喷妥钠的清除速率很慢,甚至较短时间的输注后,血中药物浓度从适当麻醉深度恢复过来也要很长时间。前文提到持续输注后半衰期的概念,硫喷妥钠属于有较长的持续输注后半衰期的药物,显然不适合用于静脉麻醉的维持,更不适用于 TCI。而丙泊酚(图 2-11)、雷米芬太尼有优越的药代动力学特点,长时间持续输入停药后恢复十分迅速。

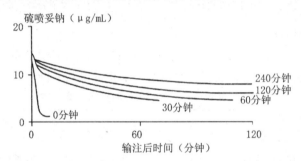

**图 2-10　TCI 系统输入靶浓度(15 μg/mL)的硫喷妥钠持续不同时间,停药前后血药浓度的恢复**

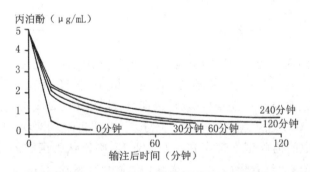

**图 2-11　TCI 系统输入靶浓度(5 μg/mL)的丙泊酚持续不同时间,停药前后血药浓度的恢复**

#### (二)根据药代动力学预测麻醉恢复

1.TCI 技术计算药物浓度的下降

TCI 系统根据药代动力学原理可以快速正确地调控血浆中麻醉药和镇痛药的靶浓度,计算并显示效应室的浓度变化。停药后 TCI 系统仍可以继续计算和显示血浆和效应室浓度的下降情况。根据临床经验和药物的治疗窗,可以准确地了解到患者的血药浓度是否已达到清醒或镇静水平。

2.药代动力学和药效学模型预测麻醉药物的恢复时间

利用药代动力学和药效学模型,可以预测效应室药物浓度从麻醉状态降至苏醒可以拔除气管导管的时间。苏芬太尼在麻醉恢复期达到满意通气水平的血药浓度为 0.25 ng/mL。如果术中维持苏芬太尼血药浓度 0.5 ng/mL,持续 2 小时,停药后,从图 2-1 苏芬太尼恢复曲线上可以看出,持续输入 120 分钟,停药后血浆药物浓度下降 50% 大约需要30 分钟。也就是说 30 分钟后血浆苏芬太尼浓度将从 0.5 ng/mL 降至 0.25 ng/mL,达到了恢复满意通气的水平,可以拔除气管内导管。

### 五、TCI 存在的问题和注意事项

TCI 系统根据药代动力学原理自动完成预期的静脉给药以产生预计的麻醉或镇痛效应。然而它并不能满足个体间的药代动力学的差异。在不同的患者群体之间药代动力学参数也有较大差异,药效学上的差异可能比药代动力学更明显。现在很多的研究都是针对解决这一差异问题。事实上临床上并不要求绝对精确的靶浓度。系统误差在±10%,精确度在±30%临床上就足够了。

TCI 系统可以维持一个稳定的预设靶浓度,但并不能自动适应外科手术刺激或其他因素引起的麻醉期间的生理波动。解决的方法是将 TCI 设计成一个闭环系统。然而即使是设计成闭环系统的 TCI,也有很多问题。首先感受到伤害性刺激以及对伤害性刺激作出反应,加深麻醉都需要一定时间;其次在伤害性刺激发生前用药与伤害性刺激引起机体反应后再用药,其效果、用量和反应差别很大。

TCI 系统显示的血浆和效应室的靶浓度是根据药代动力学推算出来的,前提是假设患者血浆药物浓度为零,实际浓度并不知道。如果系统一旦中断工作,可能会有两种情况:一是操作者人为将注射泵停下来,如注射器内药液走空,需要更换,此时 TCI 系统会将停泵时间记录下来,并继续按药代动力学原理进行计算,一旦注射泵重新工作,可以自动调整泵速,恢复原靶浓度。二是如果退出系统,如发生故障,TCI 重新工作时,不会考虑体内现存药量,仍将机体血浆浓度视为零,如此推算出来的靶浓度将与实际情况误差很大。

(周宁博)

# 第二节 椎管内麻醉

椎管内麻醉是将局麻药注入椎管内的不同腔隙,使脊神经所支配的相应区域产生麻醉作用,有蛛网膜下腔阻滞和硬膜外阻滞两种方法,后者还包括骶管阻滞。

## 一、椎管内麻醉的解剖和生理

### (一)椎管内麻醉的解剖基础

#### 1.椎管的骨结构

脊椎由 7 节颈椎、12 节胸椎、5 节腰椎、融合成一块的 5 节骶椎以及 4 节尾椎组成。成人脊椎呈现4 个弯曲,颈曲和腰曲向前,胸曲和骶曲向后。典型椎骨包括椎体及椎弓两个主要部分,椎弓根上下有切迹,相邻的切迹围成椎间孔,供脊神经通过,位于上、下两棘突之间的间隙是椎管内麻醉的必经之路。

**2.椎管外软组织**

相邻两节椎骨的椎弓由 3 条韧带相互连接,从内向外的顺序是黄韧带、棘间韧带及棘上韧带。

**3.脊髓及脊神经**

脊髓上端从枕骨大孔开始,在胚胎期充满整个椎管腔,至新生儿和婴幼儿终止于 $L_3$ 或 $L_4$,平均长度为 42～45 cm。93%成人其末端终止于 $L_2$,终止于 $L_1$ 及 $L_3$ 各占 3%。出生时脊髓末端在 $L_3$,到 2 岁时,其末端接近成人达 $L_2$。为避免损伤脊髓,穿刺间隙成人低于 $L_{2～3}$,小儿应在 $L_{4～5}$。脊神经有 31 对,包括 8 对颈神经、12 对胸神经、5 对腰神经、5 对骶神经和 1 对尾神经。每条脊神经由前、后根合并而成。后根司感觉,前根司运动。

**4.椎管内腔和间隙**

脊髓容纳在椎管内,为脊膜所包裹。脊膜从内向外分 3 层,即软膜、蛛网膜和硬脊膜。硬脊膜从枕大孔以下开始分为内、外两层,外层与椎管内壁的骨膜和黄韧带融合在一起,内层形成包裹脊髓的硬脊膜囊,抵止于第 2 骶椎。因此通常所说的硬脊膜实际是硬脊膜的内层。软膜覆盖脊髓表面与蛛网膜之间形成蛛网膜下腔。硬脊膜与蛛网膜几乎贴在一起两层之间的潜在腔隙即硬膜下间隙,而硬脊膜内、外两层之间的间隙为硬膜外间隙。蛛网膜下腔位于软膜和蛛网膜之间,上至脑室,下至 $S_2$。腔内含有脊髓、神经、脑脊液和血管。脑脊液为无色透明的液体,其比重为 1.003～1.009。

**(二)椎管内麻醉的生理学基础**

**1.蛛网膜下腔阻滞的生理**

蛛网膜下腔阻滞是通过脊神经根阻滞,离开椎管的脊神经根未被神经外膜覆盖,暴露在含局麻药的脑脊液中,通过背根进入中枢神经系统的传入冲动及通过前根离开中枢神经系统的传出冲动均被阻滞。因此,脊麻并不是局麻药作用于脊髓的化学横断面,而是通过脑脊液阻滞脊髓的前根神经和后根神经,导致感觉、交感神经及运动神经被阻滞。

**2.硬膜外阻滞的作用机制**

局麻药注入硬膜外间隙后,沿硬膜外间隙进行上下扩散,部分经过毛细血管进入静脉;一些药物渗出椎间孔,产生椎旁神经阻滞,并沿神经束膜及软膜下分布,阻滞脊神经根及周围神经;有些药物也可经根蛛网膜下腔,从而阻滞脊神经根;尚有一些药物直接透过硬膜及蛛网膜,进入脑脊液中。所以目前多数意见认为,硬膜外阻滞时,局麻药经多种途径发生作用,其中以椎旁阻滞、经根蛛网膜绒毛阻滞脊神经根以及局麻药通过硬膜进入蛛网膜下腔产生"延迟"的脊麻为主要作用方式。

**3.椎管内麻醉对机体的影响**

(1)对循环系统的影响:局麻药阻滞胸腰段($T_1～L_2$)交感神经血管收缩纤维,产生血管扩张,继而发生一系列循环动力学改变,其程度与交感神经节前纤维被阻滞的平面高低相一致。表现为外周血管张力、心率、心排血量及血压均有一定程度的下降。外周血管阻力下降系由大量的容量血管扩张所致。心率减慢系由迷走神经兴奋性相对增强及静脉血回流减少,右房压下降,导致静脉心脏反射所致;当高平面阻滞时,更由于心脏加速神经纤维($T_1～T_4$)被抑制而使心动过缓加重。

(2)对呼吸系统的影响:椎管内麻醉对呼吸功能的影响,取决于阻滞平面的高度,尤以运动神经阻滞范围更为重要。高平面蛛网膜下腔阻滞或上胸段硬膜外阻滞时,运动神经阻滞导致肋间肌麻痹,影响呼吸肌收缩,可使呼吸受到不同程度的抑制,表现为胸式呼吸减弱甚至消失,但只要膈神经未被麻痹,就仍能保持基本的肺通气量。如腹肌也被麻痹,则深呼吸受到影响,呼吸储备能力明显减弱,临床多表现不能大声讲话,甚至可能出现鼻翼翕动及发绀。一般麻醉平面低于$T_8$不影响呼吸功能,若平面高达$C_3$阻滞膈神经时,导致呼吸停止。

(3)对胃肠道的影响:椎管内麻醉另一易受影响的系统为胃肠道。由于交感神经被阻滞,迷走神经兴奋性增强,胃肠蠕动亢进,容易产生恶心呕吐。椎管内麻醉下导致的低血压也是恶心、呕吐的原因之一。

(4)对肾脏的影响:肾功能有较好的生理储备,椎管内麻醉虽然引起肾血流减少,但没有临床意义。椎管内麻醉使膀胱内括约肌收缩及膀胱逼尿肌松弛,使膀胱排尿功能受抑制导致尿潴留,患者常常需要使用尿管。

## 二、蛛网膜下间隙阻滞

将局麻药注入蛛网膜下腔,使脊神经根、背根神经节及脊髓表面部分产生不同程度的阻滞,常简称为脊麻。

### (一)适应证和禁忌证

1.适应证

(1)下腹部手术。

(2)肛门及会阴部手术。

(3)盆腔手术包括一些妇产科及泌尿外科手术。

(4)下肢手术包括下肢骨、血管、截肢及皮肤移植手术,止痛效果可比硬膜外阻滞更完全,且可避免止血带不适。

2.禁忌证

(1)精神病、严重神经症以及小儿等不能合作的患者。

(2)严重低血容量的患者在脊麻发生作用后,可能发生血压骤降甚至心搏骤停,故术前访视患者时,应切实重视失血、脱水及营养不良等有关情况,特别应衡量血容量状态,并仔细检查,以防意外。

(3)凝血功能异常的患者穿刺部位易出血,导致血肿形成及蛛网膜下腔出血,重者可致截瘫。

(4)穿刺部位有炎症或感染者,脊麻有可能将致病菌带入蛛网膜下腔引起急性脑脊膜炎的危险。

(5)中枢神经系统疾病特别是脊髓或脊神经根病变者,麻醉后有可能后遗长期麻痹,疑有颅内高压患者也应列为禁忌。

(6)脊椎外伤或有严重腰背痛病史者,禁用脊麻。有下肢麻木、脊椎畸形患者,解剖结构异常者,也应慎用脊麻。

(7)败血症患者,尤其是伴有糖尿病、结核和艾滋病等。

### (二)蛛网膜下腔穿刺技术

1.穿刺前准备

(1)麻醉前用药:应让患者保持清醒状态,以利于进行阻滞平面的调节。一般成人麻醉前半小时肌内注射苯巴比妥钠 0.1 g 或咪达唑仑 3～5 mg。

(2)麻醉用具:蛛网膜下腔阻滞用一次性脊麻穿刺包,包括 22 G 或 25 G 蛛网膜下腔穿刺针,1 mL 和 5 mL 注射器,消毒和铺巾用具,以及局麻药等。尽可能选择细的穿刺针,24～25 G 较理想,以减少手术后头痛的发生率。

2.穿刺体位

蛛网膜下腔穿刺体位,一般可取侧卧位或坐位,以前者最常用。侧卧位时,双膝屈曲紧贴胸部,下颌往胸部靠近,使脊椎最大限度地拉开以便穿刺。女性通常髋部比双肩宽,侧卧时,脊椎的水平倾向于头低位;反之男性的双肩宽于髋部,脊椎的水平倾向于头高位。穿刺时可通过调节手术床来纠正脊椎的水平位。

3.穿刺部位和消毒范围

蛛网膜下腔常选用 $L_{3\sim4}$ 棘突间隙,此处的蛛网膜下腔最宽。确定穿刺点的方法是取两侧髂嵴的最高点作连线,与脊柱相交处,即为 $L_4$ 或 $L_{3\sim4}$ 棘突间隙。穿刺前须严格消毒皮肤,消毒范围应上至肩胛下角,下至尾椎,两侧至腋后线。消毒后穿刺点处需铺孔巾或无菌单。

4.穿刺方法

(1)直入法:用左手拇、示两指固定穿刺点皮肤。将穿刺针在棘突间隙中点,与患者背部垂直,针尖稍向头侧作缓慢刺入,并仔细体会针尖处的阻力变化。当针穿过黄韧带时,有阻力突然消失"落空"感觉,继续推进常有第二个"落空"感觉,提示已穿破硬膜与蛛网膜而进入蛛网膜下腔。如果进针较快,常将黄韧带和硬膜一并刺穿,则往往只有一次"落空"感觉。此时拔出针芯,有脑脊液慢慢流出。穿刺针越细,黄韧带的突破感和硬膜的阻力感消失越不明显,脑脊液流出也就越慢。连接装有局麻药的注射器,回抽脑脊液通畅,注入局麻药。

(2)旁正中入法:改良旁开正中线于棘突间隙中点旁开 0.5~1.0 cm 处做局部浸润。穿刺针与皮肤成 30°角对准棘突间孔刺入,经黄韧带及硬脊膜而达蛛网膜下腔。本法可避开棘上及棘间韧带,特别适用于韧带钙化的老年患者或脊椎畸形或棘突间隙不清楚的肥胖患者。

**(三)常用药物**

1.局麻药

与脑脊液的比重相比,可将局麻药分为低比重、等比重和重比重 3 类。低比重局麻药由于比较难控制阻滞平面,目前较少使用。常用 0.5% 丁哌卡因 10~15 mg,或 0.5%~0.75% 罗哌卡因 15 mg,也可用 0.5% 丁卡因 10~15 mg,推荐局麻药用 5%~10% 葡萄糖液稀释为重比重溶液。局麻药的作用时间从短至长依次为普鲁卡因、利多卡因、丁哌卡因、丁卡因。

2.血管收缩药

血管收缩药可减少局麻药血管吸收,使更多的局麻药物浸润至神经中,从而使麻醉时间延长。常用的血管收缩药有麻黄碱(1:1 000)200~500 μg(0.2~0.5 mL)或去氧肾上腺素(1:100)2~5 mg(0.2~0.5 mL)加入局麻药中。

**(四)影响阻滞平面的因素**

许多因素影响蛛网膜下腔阻滞平面,其中最重要的因素是局麻药的剂量及比重,椎管的形状以及注药时患者的体位。患者体位和局麻药的比重是调节麻醉平面的两主要因素,局麻药注入脑脊液中后,重比重液向低处移动,轻比重液向高处移动,等比重液即停留在注药点附近。

1.局麻药容量

局麻药的容量越大,在脑脊液中扩散范围越大,阻滞平面则越广。重比重药物尤为明显。

2.局麻药剂量

局麻药剂量越大,阻滞平面越广,反之阻滞平面越窄。

3.注药速度

注药速度缓慢,阻滞平面不易上升;当注药速度过快时或采用脑脊液稀释局麻药时,容易产生脑脊液湍流,加速药液的扩散,阻滞平面增宽。一般注药速度 1 mL/3～5 s。

4.局麻药的特性

不同局麻药,其扩散性能不同,阻滞平面固定时间不同。如利多卡因扩散性能强,平面易扩散。普鲁卡因平面固定时间约 5 分钟,丁卡因 5～10 分钟,丁哌卡因甚至长达 15～20 分钟平面才固定。

5.局麻药比重

重比重液一般配含 5% 葡萄糖的局麻药,使其相对密度达到 1.024～1.026,而高于脑脊液,注药后向低的方向扩散。等比重液一般用脑脊液配制,在脑脊液中扩散受体位影响较小,如加大剂量,对延长阻滞时间的作用大于对阻滞平面的扩散作用。轻比重液用注射用水配制,但由于难以控制平面,目前较少应用。腰椎前凸和胸椎后凸影响重比重局麻药向头端扩散。

6.体位

体位是影响阻滞平面的重要因素。结合局麻药比重,利用体位调节平面需要在平面固定之前进行。如超过时间(15 分钟左右),平面已固定,则调节体位对平面影响不大。

7.穿刺部位

脊柱有 4 个生理弯曲,平卧时 $L_3$ 位置最高,如果经 $L_{2～3}$ 间隙穿刺注药,药液将沿着脊柱的坡度向胸段移动,使麻醉平面偏高;如果经 $L_{3～4}$ 或腰 $L_{4～5}$ 间隙穿刺注药,药液会向骶段移动,使麻醉平面偏低。

8.疾病

腹腔内压腹内压增高如妊娠妇女、腹水患者,下腔静脉受压使硬膜外静脉血流量增加,脑脊液的容量减少,药液在蛛网膜下腔容易扩散。

**(五)操作注意事项**

1.穿刺针进入蛛网膜下腔而无脑脊液流出

应等待 30 秒然后轻轻旋转穿刺针,如仍无脑脊液流出,可用注射器注入 0.5 mL 生理盐水以确保穿刺针无堵塞。缓慢稍退针或进针,并同时回抽脑脊液,一旦有脑脊液抽出即刻停止退或进针。否则需重新穿刺。

2.穿刺针有血液流出

穿刺针有血液流出,如血呈粉红色并能自行停止,一般没问题。如果出血呈持续性,表明穿刺针尖位于硬膜外腔静脉内,只需稍稍推进穿刺针进入蛛网膜下腔便可。

3.穿刺针进入蛛网膜下腔出现异感

患者述说尖锐的针刺或异感,表明穿刺针偏离中线,刺激脊神经根,需退针,重新定位穿刺。

4.穿刺部位疼痛

表明穿刺针进入韧带旁的肌肉组织。退针后,往中线再穿刺或再行局部麻醉。

5.穿刺困难

穿刺中无论如何改变穿刺针的方向,始终遇到骨骼,应重新正确定位,或可改为旁正中或更换间隙穿刺。

**(六)麻醉中及麻醉后发症处理**

1.血压下降和心率减慢

蛛网膜下腔阻滞平面超过 $T_4$ 后常出现血压下降,多数在注药后 15～30 分钟发生,同时伴心率缓慢,严重者可因脑供血不足而出现恶心呕吐、面色苍白、躁动不安等症状。其主要原因是交感神经节前神经纤维被阻滞,使小动脉扩张,外周阻力下降,静脉回心血量减少,心排血量降低所致。心率减慢是由于交感神经部分被阻滞,迷走神经呈相对亢进所致。血压下降的程度,主要取决于阻滞平面的高低,但与患者心血管功能代偿状态以及是否伴有高血压、血容量不足或酸血症等有密切关系。处理:①补充血容量,输注 500～1 000 mL 晶体或胶体液;②给予血管活性药物(麻黄碱、间羟胺等),直到血压回升为止;③心动过缓者可静脉注射阿托品 0.3～0.5 mg。

**2.呼吸抑制**

因胸段脊神经阻滞引起肋间肌麻痹,可出现呼吸抑制。表现为胸式呼吸微弱,腹式呼吸增强,严重时患者潮气量减少,咳嗽无力,不能发声,甚至发绀,应迅速有效吸氧,必要时面罩加压呼吸。如果发生全脊麻而引起呼吸停止,血压骤降或心搏骤停,应立即进行抢救,支持呼吸和维持循环功能。

**3.恶心呕吐**

脊麻中恶心呕吐发生率高达 13％～42％。诱因:①血压降低,脑供血减少,导致脑缺氧,兴奋呕吐中枢;②迷走神经功能亢进,胃肠蠕动增加;③手术牵引内脏。一旦出现恶心呕吐,应检查是否有麻醉平面过高及血压下降,并采取相应措施;或暂停手术以减少迷走刺激;一般多能获得良好效果。若仍不能制止呕吐,可考虑使用甲氧氯普胺、氟哌利多及抗五羟色胺止吐剂。

**4.脊麻后头痛**

由于脑脊液通过硬膜穿刺孔不断丢失,使脑脊液压力降低所致,脊麻后头痛发生率在 3％～30％。典型的症状为直立位头痛,而平卧后则好转。疼痛多为枕部、顶部,偶尔也伴有耳鸣、畏光。女性的发生率高于男性,发生率与年龄成反比,与穿刺针的直径成正比。直入法引起的脑脊液漏出多于旁入法,头痛发生率也高于旁入法。治疗脊麻后头痛的措施包括以下几方面。

(1)镇静、卧床休息及补液:80％～85％脊麻后头痛患者,5 天内可自愈。补液的目的是增加脑脊液的量,使其生成量多于漏出量,脑脊液的压力可逐渐恢复正常。据报道脊麻后头痛的患者,50％的人症状轻微,不影响日常生活,35％的人有不适,需卧床休息,15％的人症状严重,甚至不能坐起来进食。

(2)一般治疗:①饮用大量含咖啡因的饮料,如茶、咖啡、可口可乐等;②维生素 C 500 mg 和氢化可的松 50 mg 加入 5％葡萄液 500 mL 静脉滴注,连续 2～3 天;③必要时静脉输注低渗盐水;④口服解热镇痛药,咖啡因。

(3)硬膜外生理盐水输注:硬膜外输注生理盐水也可用于治疗脊麻后头痛,单次注射生理盐水并不能维持较高的硬膜外压力,而可防止持续脑脊液外漏。

(4)硬膜外充填血:经上述保守治疗 24 小时后仍无效,可使用硬膜外充填血疗法。通过硬膜外充填血以封住脊膜的穿刺孔,防止脑脊液外漏。置针于原穿刺点附近的硬膜外间隙,无菌注入 10～20 mL 自体血,这种方法有效率达 90％～95％。如疼痛在 24 小时后未减轻,可重复使用。如经 2 次处理仍无效,应重新考虑诊断。硬膜外充填血可能会引起背痛等不适,但与其有关的严重并发症尚未见报道。

(5)背痛:脊麻后严重的背痛少见。穿刺时骨膜损伤、肌肉血肿、韧带损伤及反射性肌肉痉挛均可导致背痛。手术时间长和截石位手术因肌肉松弛可能导致腰部韧带劳损。尽管住院患者脊麻后背痛发生率低,而门诊青年患者脊麻后背痛发生率高达 32％～55％,其中约有 3％患者诉背痛剧烈。处理办法包括休息、局部理疗及口服止痛药,如背痛由肌肉痉挛所致,可在痛点行局麻药注射封闭治疗。通常脊麻后背痛较短暂,经保守治疗后 48 小时可缓解。

(6)神经损伤:比较少见。在同一部位多次腰穿容易损伤,尤其当进针方向偏外侧时,可刺伤脊神经根。脊神经被刺伤后表现为 1 或 2 根脊神经根炎的症状,除非有蛛网膜下腔出血,一般不会出现广泛性脊神经受累。最常见神经损伤包括以下 3 种。

1)短暂性神经综合征:发病率 4%～33%,可能与下列因素有关。①局麻药的脊神经毒性,利多卡因刺激神经根引起的神经根炎,浓度高和剂量大则危险增加。②穿刺损伤。③神经缺血。④手术体位使坐骨神经过度牵拉。⑤穿刺针尖位置或添加葡萄糖使局麻药分布不均。临床表现:短暂性神经综合征称为亚临床神经毒性的表现,在麻后 4～5 小时出现腰背痛向臀部、小腿放射或感觉异常,通常为中等度或剧烈疼痛,查体无明显运动和反射异常,持续 3～5 天,1 周之内可恢复。无后遗运动感觉损害,脊髓与神经根影像学检查和电生理无变化。应用激素、营养神经药、氨丁三醇或非甾体抗炎药治疗有效。

2)马尾综合征:相关危险因素包括以下几项。①患者原有疾病,脊髓炎症、肿瘤等。②穿刺或导管损伤。③高血压、动脉硬化、脑梗及糖尿病等。④局麻药的浓度过高或局麻药的神经毒性。⑤脊髓动脉缺血。⑥椎管狭窄、椎间盘突出。临床表现:以 $S_{2\sim4}$ 损伤引起的症状为主,如膀胱、直肠功能受损和会阴部知觉障碍,严重者大小便失禁;当 $L_5\sim S_1$ 受累时可表现为鞍型感觉障碍;进一步发展可能导致下肢特别是膝以下部位的运动障碍,膝反射、跟腱反射等也可减弱或消失。

3)发现周围神经损伤,需要积极防治。预防:按指南正规操作,减少穿刺针与操作不当引起的损伤。预防感染,严格无菌技术。控制适当的局麻药浓度和剂量。严格掌握适应证和禁忌证。如老年病患者伴发高血压、动脉硬化、糖尿病和椎管狭窄及椎间盘突出,有明显下肢疼痛与麻木,或肌力减弱,均应慎用或不用椎管内麻醉。治疗:①药物治疗包括大剂量甲泼尼龙冲击疗法。②维生素 $B_1$ 和甲钴胺等。③止痛治疗包括消炎镇痛药、三环抗抑郁药和神经阻滞。④高压氧治疗、康复治疗包括电刺激、穴位电刺激、激光、自动运动和被动运动疗法等。

(7)化学或细菌性污染:局麻药被细菌、清洁剂或其他化学物质污染可引起神经损伤。用清洁剂或消毒液清洗脊麻针头,可导致无菌性脑膜炎。严格无菌技术和使用一次性脊麻用具即可避免无菌性脑膜炎和细菌性脑膜炎。

(8)持久性的神经损害:极罕见。多由于误注入药液引起化学性刺激或细菌感染导致的脑膜炎、蛛网膜炎、脊髓炎和马尾综合征。阻滞时较长时间的低血压,也可能脊髓前根动脉损伤或严重低血压,可能导致脊髓供血不足,诱发脊髓前动脉综合征。

## 三、硬膜外间隙阻滞

将局麻药注入硬脊膜外间隙,阻滞脊神经根,使其支配的区域产生暂时性麻痹,称为硬膜外间隙阻滞。

### (一)适应证和禁忌证

**1.适应证**

(1)外科手术:因硬膜外穿刺上至颈段、下至腰段,通过给药可阻滞这些脊神经所支配的相应区域,理论上讲,硬膜外阻滞可用于除头部以外的任何手术。但从安全角度考虑,硬膜外阻滞主要用于腹部及以下的手术,包括泌尿、妇产及盆腔和下肢手术。颈部、上肢及胸部虽可应用,但风险较大和管理复杂。胸部、上腹部手术,目前已不主张单独应用硬膜外阻滞,可用硬膜外阻滞复合全麻。

(2)镇痛:包括产科镇痛、术后镇痛及一些慢性疼痛和癌痛的镇痛可用硬膜外阻滞。

2.禁忌证

(1)由于失血、血浆或体液丢失导致的低血容量,机体常常通过全身血管收缩来代偿以维持正常的血压,一旦给予硬膜外阻滞,其交感阻滞作用使血管扩张,迅速导致严重的低血压。

(2)穿刺部位感染,可能使感染播散。

(3)菌血症,可能导致硬膜外脓肿。

(4)凝血障碍和抗凝治疗,血小板计数低于 $75 \times 10^9/L$,容易引起硬膜外腔出血、硬膜外腔血肿。

(5)颅高压及中枢神经疾病。

(6)脊椎解剖异常和椎管内疾病。

**(二)硬膜外间隙阻滞穿刺技术**

1.穿刺前准备

麻醉前可给予巴比妥类或苯二氮䓬类药物;也可用阿托品,以防心率减慢,术前有剧烈疼痛者适量使用镇痛药。准备好常规硬膜外穿刺用具。

2.穿刺体位及穿刺部位

穿刺体位有侧卧位及坐位两种,临床上主要采用侧卧位,具体要求与蛛网膜阻滞法相同。穿刺点应根据手术部位选定,一般取支配手术范围中央的相应棘突间隙(表 2-13)。

表 2-13　手术部位与穿刺间隙

| 手术部位 | 穿刺间隙 | 导管方向 |
|---|---|---|
| 胸部手术 | $T_{2\sim6}$ | 向头 |
| 上腹部手术 | $T_{8\sim10}$ | 向头 |
| 中、下腹部手术 | $T_{10}\sim L_1$ | 向头 |
| 盆间隙手术 | $T_{12}\sim L_4$ | 向头或向尾 |
| 会阴 | $L_{3\sim4}$ | 向尾 |
| 下肢手术 | $L_{2\sim4}$ | 向尾 |

3.操作方法

(1)穿刺方法:硬膜外间隙穿刺术有直入法和旁正中法两种。颈椎、胸椎上段及腰椎的棘突相互平行,多主张用直入法,穿刺困难时可用旁正中法。胸椎的中下段棘突呈叠瓦状,间隙狭窄,老年人棘上韧带钙化、脊柱弯曲受限制者,宜用旁正中法。穿透黄韧带有阻力骤失感,即提示已进入硬膜外间隙。由于硬膜外静脉、脊髓动脉、脊神经根均位于硬膜外间隙的外侧,而且硬膜外的外侧间隙较狭窄,此法容易损伤这些组织,因此,穿刺针必须尽可能正确对准硬膜外间隙后正中部位。

(2)确定穿刺针进入硬膜外间隙的方法。①黄韧带突破感:由于黄韧带比较坚韧及硬膜外间隙为一个潜在的间隙,硬膜外穿刺针进入黄韧带的一瞬间会有一种突破感。②黄韧带阻力消失:穿刺针抵达黄韧带后,用注射器抽取 2～3 mL 生理盐水并含有一个小气泡,与穿刺针连接,缓慢进针并轻推注射器,可见气泡压缩,也不能推入液体。继续进针直到阻力消失,针筒内的小气泡变形,且无阻力地推入液体,表明已进入硬膜外间隙。但禁止注入空气。③硬膜外间隙负压:可用悬滴法和玻管法进行测试,硬膜外穿刺针抵达黄韧带时,在穿刺针的尾端悬垂一滴生理盐水或连接内有液体的细玻璃管,当进入硬膜外间隙时,可见尾端的盐水被吸入或波管内液柱内移,约80%的患者有负压现象。

(3)放置硬膜外导管:先测量皮肤至硬膜外间隙的距离,然后用左手固定针的位置,右手安置导管约 15 cm。然后左手退针,右手继续送入导管,调整导管深度留置硬膜外间隙内为 3～4 cm并固定导管。

**(三)常用药物**

用于硬膜外阻滞的局麻药应该具备弥散性强、穿透性强、毒性小,且起效时间短,维持时间长等特点。目前常用的局麻药有利多卡因、丁卡因、罗哌卡因及丁哌卡因。利多卡因作用快,5～12 分钟即可发挥作用,在组织内浸透扩散能力强,所以阻滞完善,效果好,常用 1%～2%浓度,作用持续时间为 1～1.5 小时,成年人一次最大用量为 400 mg。丁卡因常用浓度为 0.25%～0.33%,10～15 分钟起效,维持时间达 3～4 小时,一次最大用量为 60 mg。罗哌卡因常用浓度为0.5%～1%,5～15 分钟起效,维持时间达 2～4 小时。丁哌卡因常用浓度为 0.5%～0.75%,4～10 分钟起效,可维持 4～6 小时,但肌肉松弛效果只有 0.75%溶液才满意。

决定硬膜外阻滞范围的最主要因素是药物的容量,而决定阻滞深度及作用持续时间的主要因素则是药物的浓度。根据穿刺部位和手术要求的不同,应对局麻药的浓度作不同的选择。常用的局麻药及特性见表 2-14。可用一种局麻药,也可用两种局麻药混合,最常用的混合液是利多卡因(1%～1.6%)、丁哌卡因(0.375%～0.5%)或丁卡因(0.15%～0.3%),以达到阻滞作用起效快、持续时间长和降低局麻药毒性的目的。

表 2-14  常用的药物

| 药名 | 浓度(%) | 剂量(mg) | 起效时间(分钟) | 持续时间(小时) |
| --- | --- | --- | --- | --- |
| 利多卡因 | 1～2 | 150～400 | 3～5 | 0.5～1.5 |
| 罗哌卡因 | 0.5～1 | 30～300 | 5～15 | 2.0～4.0 |
| 丁哌卡因 | 0.25～0.75 | 37.5～225 | 5～15 | 2.0～4.0 |
| 丁卡因 | 0.15～0.33 | 150～300 | 5～10 | 2.0～4.0 |
| 氯普鲁卡因 | 2～3 | 200～900 | 3～5 | 0.5～1.5 |

**(四)硬膜外阻滞的管理**

1.影响阻滞平面的因素

(1)穿刺部位:胸部硬膜外间隙比腰部的硬膜外间隙小,因此胸部硬膜外间隙药物剂量比较小,其阻滞范围与穿刺间隙密切相关。腰部硬膜外间隙较大,注药后往头尾两端扩散,尤其 $L_5$ 和$S_1$ 间隙,由于神经较粗,阻滞作用出现的时间延长或不完全。

(2)局麻药剂量:通常需要 1～2 mL 容量的局麻药阻断一个椎间隙。药物剂量随其浓度不同而不同。一般较大剂量的低浓度局麻药能产生较广平面的浅部感觉阻滞,但运动和深部感觉阻滞作用较弱。而高浓度局麻药则肌松较好。持续硬膜外阻滞法,追加剂量通常为初始剂量的一半,追加时间为阻滞平面减退两个节段时,追加注药量可增加其沿纵轴扩散范围。容量越大,注速越快,阻滞范围越广;反之,则阻滞范围窄,但临床实践证明,快速注药对扩大阻滞范围的作用有限。

(3)导管的位置和方向:导管向头侧时,药物易向头侧扩散;向尾侧时,则可多向尾侧扩散1～2 个节段,但仍以向头侧扩散为主。如果导管偏于一侧,可出现单侧麻醉,偶尔导管置入椎间孔,则只能阻滞几个脊神经根。

(4)患者的情况。①年龄、身高和体重:随着年龄的增长,硬膜外间隙变窄,婴幼儿、老年人硬膜外间隙小,用药量须减少。身高与剂量相关,身材较矮的患者约需 1 mL 容量的局麻药可阻滞一个节段,身材较高的患者需 1.5~2 mL 阻滞一个节段。体重与局麻药的剂量关系并不密切。②妊娠妇女:由于腹间隙内压升高,妊娠后期下腔静脉受压,增加了硬膜外静脉丛的血流量,硬膜外间隙变窄,药物容易扩散,用药剂量需略减少。③腹腔内肿瘤、腹水患者也需减少用药量。④某些病理因素,如脱水、血容量不足等,可加速药物扩散,用药应格外慎重。

(5)体位:体位与药物的关系目前尚未找到科学依据。但临床实践表明,由于药物比重的关系,坐位时低腰部与尾部的神经容易阻滞。侧卧位时,下侧的神经容易阻滞。

(6)血管收缩药:局麻药中加入血管收缩药减少局麻药的吸收,降低局麻药的毒性反应,并能延长阻滞时间,但丁哌卡因中加入肾上腺素并不延长作用时间。控制肾上腺素浓度在 1:(400 000~500 000)(2.0~2.5 μg/mL)。禁忌证:①糖尿病、动脉粥样硬化、肿瘤化疗患者。②神经损伤、感染或其他病理性改变。③术中体位,器械牵拉挤压神经。④严重内环境紊乱,如酸碱平衡失衡等。

(7)局麻药 pH:局麻药大多偏酸性 pH 在 3.5~5.5。在酸性溶液中,局麻药的理化性质稳定并不利于细菌的生长。但由于局麻药的作用原理是以非离子形式进入神经细胞膜,在酸性环境中,局麻药大多以离子形式存在,药理作用较弱。

(8)阿片类药物:局麻药中加入芬太尼 50~100 μg,通过对脊髓背角阿片类受体的作用,加快局麻药的起效时间,增强局麻药的阻滞作用,延长局麻药的作用。

2.术中管理

硬膜外间隙注入局麻药 5~10 分钟内,在穿刺部位的上下各 2、3 节段的皮肤支配区可出现感觉迟钝;20 分钟内阻滞范围可扩大到所预期的范围,麻醉也趋完全。针刺皮肤测痛可得知阻滞的范围和效果。除感觉神经被阻滞外,交感神经、运动神经也会阻滞,由此可引起一系列生理扰乱。同脊麻一样,最常见的是血压下降、呼吸抑制和恶心呕吐。因此术中应注意麻醉平面,密切观察病情变化,及时进行处理。

**(五)并发症**

1.局麻药全身中毒反应

由于硬膜外阻滞通常需大剂量的局麻药(5~8 倍的脊麻剂量),容易导致全身中毒反应,尤其是局麻药误入血管内更甚。局麻药通过稳定注药部位附近的神经纤维的兴奋性膜电位,从而影响神经传导,产生麻醉作用。如果给予大剂量的局麻药,尤其是注药过快或误入血管内时,其血浆浓度达到毒性水平,其他部位(如大脑、心肌)的兴奋性膜电位也受影响,即会引发局麻药的毒性反应。

大脑比心脏对局麻药更敏感,所以局麻药早期中毒症状与中枢神经系统有关。患者可能首先感觉舌头麻木、头晕、耳鸣,有些患者表现为精神错乱,企图坐起来并要拔掉静脉输液针,这些患者往往被误认为癔症发作。随着毒性的增加,患者可以有肌颤,肌颤往往是抽搐的前兆,病情进一步发展,患者可出现典型的癫痫样抽搐。如果血药浓度继续升高,患者迅速出现缺氧、发绀和酸中毒,随之而来的是深昏迷和呼吸停止。

如果血药浓度非常高,可能出现心血管毒性反应。局麻药可直接抑制心肌的传导和收缩,对血管运动中枢及血管床的作用可能导致严重的血管扩张,表现为低血压、心率减慢,最后可能导致心脏停搏。相当多的证据表明,脂溶性、蛋白结合率高的局麻药,如丁哌卡因可能引起严重的心律失常,甚至是心室颤动,这可能与其影响心肌细胞离子通道的特征有关。

2.误入蛛网膜下腔

硬膜外阻滞的局麻药用量远高于脊麻的用药量,如果局麻药误入蛛网膜下腔,可能导致阻滞平面异常升高或全脊麻。

(1)症状和体征:全脊麻的主要特征是注药后迅速发展的广泛的感觉和运动神经阻滞。由于交感神经被阻滞,低血压是最常见的表现。如果 $C_3$、$C_4$ 和 $C_5$ 受累,可能出现膈肌麻痹,加上肋间肌麻痹,可能导致呼吸衰竭甚至呼吸停止。随着低血压及缺氧,患者可能很快意识不清、昏迷。如用药量过大,症状典型,诊断不难,但须与引起低血压和昏迷的其他原因进行鉴别开来,如迷走-迷走昏厥。当用药量较少时(如产科镇痛),可能仅出现异常高平面的麻醉,这往往就是误入蛛网膜下腔的表现。

(2)处理:全脊麻的处理原则是维持患者循环及呼吸功能。患者神志消失,应行气管插管人工通气,加速输液以及滴注血管收缩药升高血压。若能维持循环功能稳定,30 分钟后患者可清醒。全脊麻持续时间与使用的局麻药有关,利多卡因可持续 1～1.5 小时,而丁哌卡因持续 1.5～3.0 小时。尽管全脊麻来势凶猛,影响患者的生命安全,但只要诊断和处理及时,大多数患者均能恢复。

(3)预防措施包括以下 2 条。①预防穿破硬膜:硬膜外阻滞是一种盲探性穿刺,所以要求熟悉有关椎管解剖,操作应轻巧从容,用具应仔细挑选,弃掉不合用的穿刺针及过硬的导管。对于那些多次接受硬膜外阻滞、硬膜外间隙有粘连者或脊柱畸形有穿刺困难者,不宜反复穿刺以免穿破硬膜。老年人、小儿的硬膜穿破率比青壮年高,所以穿刺时尤其要小心。一旦穿破硬膜,最好改换其他麻醉方法,如全麻或神经阻滞。②应用试验剂量:强调注入全量局麻药前先注入试验剂量,观察 5～10 分钟有无脊麻表现,改变体位后若须再次注药也应再次注入试验剂量。首次试验剂量不应大于 5 mL。麻醉中若患者发生躁动可能使导管移位而刺入蛛网膜下腔。有报道硬膜外阻滞开始时为正常的节段性阻滞,以后再次注药时出现全脊麻,经导管抽出脑脊液,说明在麻醉维持期间导管还会穿破硬膜进入蛛网膜下腔。

3.误入硬膜下间隙

局麻药误入硬膜和蛛网膜之间的间隙,即硬膜下间隙阻滞。由于硬膜下间隙为一潜在间隙,小量的局麻药进入即可在其中广泛弥散,出现异常的高平面阻滞,但起效时间比脊麻慢,因硬膜下间隙与颅内蛛网膜下腔不通,除非出现严重的缺氧,一般不至于引起意识消失。颈部硬膜外阻滞时误入的机会更多些。

4.导管折断

这是连续硬膜外阻滞的并发症之一,发生率为 0.057%～0.2%。其原因为以下几方面。①穿刺针割断:遇导管尖端越过穿刺针斜面后不能继续进入时,正确的处理方法是将穿刺针连同导管一并拔出,然后再穿刺,若错误地将导管拔出,已进入硬膜外间隙的部分可被锐利的穿刺针斜面切断。②导管质地较差:导管质地或多次使用后易变硬变脆,近来使用的大多为一次性导管可防止导管折断。如果导管需要留置,应采用聚四氯乙烯为原料的导管,即便如此留置导管也不宜超过 72 小时,若需继续保留者应每 3 天更换一次导管。导管穿出皮肤的部位,应用棉纤维衬垫,避免导管在此处呈锐角弯曲。

处理:传统的原则是体内存留异物应尽可能取出,但遗留的导管残端不易定位,即使采用不透X线的材料制管,在X线片上也很难与骨质分辨,致手术常遭失败。而残留导管一般不会引起并发症,无活性的聚四乙烯导管取出时,会造成较大创伤,所以实无必要进行椎板切除手术以寻找导管。大量临床经验证明即使进行此类手术也很难找到导管。最好的办法是向患者家属说明,同时应继续观察。如果术毕即发生断管,且导管断端在皮下,可在局麻下做小切口取出。

5.拔管困难

不可用力硬拔。应采用以下方法:①告知患者放松,侧卧位,头颈部和双下肢尽量向前屈曲,试行拔管,用力适可而止。②导管周围肌肉注入1%利多卡因后试行拔管。③也可从导管内插入钢丝(钢丝尖端不可进入硬膜外间隙)试行拔管。④必要时使用镇静药或全麻肌松(喉罩通气)状态下拔管。

6.异常广泛阻滞

注入常规剂量局麻药后,出现异常广泛的脊神经阻滞现象,但不是全脊麻。因阻滞范围虽广,但仍为节段性,骶神经支配区域,甚至低腰部仍保持正常。临床特点是高平面阻滞总是延缓地发生,多出现在注完首量局麻药后20～30分钟,常有前驱症状如胸闷、呼吸困难、说话无声及烦躁不安,继而发展至通气严重不足,甚至呼吸停止,血压可能大幅度下降或无多大变化。脊神经阻滞常达12～15节段,但仍为节段性。

异常广泛的脊神经阻滞有两种常见的原因,包括前述的硬膜下间隙阻滞以及异常的硬膜外间隙广泛阻滞。硬膜外间隙异常广泛阻滞与某些病理生理因素有关,下腔静脉回流不畅(足月妊娠及腹部巨大肿块等),硬膜外间隙静脉丛怒张,老年动脉硬化患者由于退行性变及椎间孔闭锁,均使硬膜外有效容积减少,常用量局麻药阻滞平面扩大。足月妊娠比正常情况时麻醉平面扩大30%,老年动脉硬化患者扩大25%～42%。若未充分认识此类患者的特点,按正常人使用药量,会造成相对逾量而出现广泛的阻滞。预防的要点是对这类患者要相应减少局麻药用量,有时减至正常人用量的1/3～1/2。

7.硬膜穿破和头痛

硬膜穿破是硬膜外阻滞最常见的意外和并发症。据报道,其发生率高达1%。硬膜穿破除了会引起阻滞平面过高及全脊麻外,最常见的还是头痛。由于穿刺针孔较大,穿刺后头痛的发生率较高。头痛与患者体位有关,即直立位头痛加剧而平卧后好转,所以容易诊断。头痛常出现于穿刺后6～72小时,头痛的原因与脑脊液漏入硬膜外间隙有关。一旦出现头痛,应认真对待,因这种头痛可使日常生活受累,甚至可能导致颅内硬膜下血肿。

尽管有许多不同的方法处理穿刺后头痛,但毫无疑问,最有效的方法是硬膜外注入自体血进行充填治疗,一旦诊断为穿刺后头痛,应尽快行硬膜外血充填治疗,治疗越早效果越好。抽取自体血10～15 mL,注入硬膜外腔,不需要在血中加入抗凝剂,因靠凝血块来堵塞穿刺孔。操作时注意无菌技术,有效率达90%。

8.神经损伤

硬膜外阻滞后出现持久的神经损伤比较罕见。引起神经损伤的4个主要原因为操作损伤、脊髓前动脉栓塞、粘连性蛛网膜炎及椎管内占位性病变引起的脊髓压迫。

(1)操作损伤:①通常由穿刺针及硬膜外导管所致。患者往往在穿刺时就感觉疼痛,神经纤维的损伤可能导致持久的神经病变,但大多数患者的症状,如截瘫、疼痛、麻木,均可在数周内缓解。损伤的严重程度与损伤部位有关,胸段及颈段的脊髓损伤最严重。②损伤可能伤及脊神经根和脊髓。脊髓损伤早期与神经根损伤的鉴别要点为以下内容。神经根损伤当时有"触电"或痛感,而脊髓损伤时为剧痛,偶伴一过性意识障碍;神经根损伤以感觉障碍为主,有典型"根痛",很少有运动障碍;神经根损伤后感觉缺失仅限于1～2根脊神经支配的皮区,与穿刺点棘突的平面一致,而脊髓损伤的感觉障碍与穿刺点不在同一平面,颈部低一节段,上胸部低二节段,下胸部低三节段。③神经根损伤根痛以伤后3天内最剧,然后逐渐减轻,2周内多数患者症状缓解或消失,遗留片状麻木区数月以上,采用对症治疗,预后较好。而脊髓损伤后果严重,若早期采取积极治疗,可能不出现截瘫,或即使有截瘫,恰当治疗也可以使大部分功能恢复。治疗措施包括脱水治疗,以减轻水肿对脊髓内血管的压迫及减少神经元的损害,皮质类固醇能防止溶酶体破坏,减轻脊髓损伤后的自体溶解,应尽早应用。

(2)脊髓前动脉栓塞:脊髓前动脉栓塞可迅速引起永久性的无痛性截瘫,因脊髓前侧角受累(缺血性坏死),故表现以运动功能障碍为主的神经症状。脊髓前动脉实际上是一根终末动脉,易遭缺血性损害。诱发脊髓前动脉栓塞的因素有严重的低血压、钳夹主动脉、局麻药中肾上腺素浓度过高,引起血管持久痉挛及原有血管病变者(如糖尿病)。

(3)粘连性蛛网膜炎:粘连性蛛网膜炎是严重的并发症,患者不仅有截瘫,而且有慢性疼痛。通常由误注药物入硬膜外间隙所致,如氯化钙、氯化钾、硫喷妥钠及各种去污剂误注入硬膜外间隙会并发粘连性蛛网膜炎。其他药物的神经毒性:晚期癌性疼痛患者椎管内长期、大剂量应用吗啡,需注意其神经毒性损害。瑞芬太尼因含甘氨酸对神经有毒性,不可用于硬膜外或鞘内给药。实验研究证明右美托咪定注入硬膜外间隙对局部神经髓鞘有损害。如氯胺酮含氯化苄甲乙氧胺等杀菌或防腐剂,可引起神经损伤。粘连性蛛网膜炎的症状是逐渐出现的,先有疼痛及感觉异常,以后逐渐加重,进而感觉丧失。运动功能改变从无力开始,最后发展到完全性弛缓性瘫痪。尸检可以见到脑脊膜上慢性增生性反应,脊髓纤维束及脊神经腹根退化性改变,硬膜外间隙及蛛网膜下腔粘连闭锁。

(4)脊髓压迫:引起脊髓压迫的原因为硬膜外血肿及硬膜外脓肿,其主要临床表现为严重的背痛。硬膜外血肿的起病快于硬膜外脓肿,两者均需尽早手术减压。

1)硬膜外血肿:硬膜外间隙有丰富的静脉丛,穿刺出血率为2%～6%,但形成血肿出现并发症者,其发生率仅0.001 3%～0.006%。形成血肿的直接原因是穿刺针尤其是置入导管的损伤,促使出血的因素有患者凝血机制障碍及抗凝血治疗。硬膜外血肿虽罕见,但在硬膜外阻滞并发截瘫的原因中占首位。临床表现:开始时背痛,短时间后出现肌无力及括约肌功能障碍,最后发展到完全性截瘫。诊断主要依靠脊髓受压迫所表现的临床症状及体征,椎管造影、CT或磁共振对于明确诊断很有帮助。预后取决于早期诊断和及时手术,手术延迟者常致永久残疾,故争取时机尽快手术减压为治疗的关键(8小时内术后效果较好)。预防硬膜外血肿的措施:有凝血障碍及正在使用抗凝治疗的患者应避免椎管内麻醉;穿刺及置管时应轻柔,切忌反复穿刺;万一发生硬膜外腔出血,可用生理盐水多次冲洗,待血色回流变淡后,改用其他麻醉。

2)硬膜外脓肿:为硬膜外间隙感染所致。其临床表现为经过1～3天或更长的潜伏期后出现头痛、畏寒及白细胞计数增多等全身征象。局部重要症状是背痛,其部位常与脓肿发生的部位一致,疼痛很剧烈,咳嗽、弯颈及屈腿时加剧,并有叩击痛。在4～7天出现神经症状,开始为神经根受刺激出现的放射状疼痛,继而肌无力,最终截瘫。与硬膜外血肿一样,预后取决于手术的早晚,凡手术延迟者可致终身瘫痪。硬膜外脓肿的治疗效果较差,应强调预防为主,麻醉用具及药品应严格无菌,遵守无菌操作规程。凡局部有感染或有全身性感染疾病者(败血症),应禁行硬膜外阻滞。

**（六）骶管阻滞**

硬膜外间隙在骶管的延续部分是骶管间隙，该间隙末端终止于骶裂孔。骶管阻滞是经骶裂孔穿刺进入骶管后将局麻药注入该间隙产生该部脊神经阻滞。

**1.适应证**

适应证包括：①肛门会阴部手术。②小儿下腹部及腹股沟手术。③连续骶管阻滞可用于术后镇痛。④疼痛治疗，如椎间盘突出压迫神经引起下肢急慢性疼痛。可从骶管注入局麻药和激素。

**2.解剖和穿刺方法**

确定骶裂孔的骨性标志是位于骶裂孔两侧的骶骨角（$S_3$ 的下关节突），骶裂孔为骶尾韧带覆盖。骶管间隙内有脂肪、骶神经、静脉丛及硬膜囊。硬膜囊的终止平面相当于 $S_2$ 下缘。针尖穿过骶尾韧带进入骶管时有突破感，针穿过骶尾韧带进入骶管间隙后进针角度与构成骶管的骨板相平行与皮肤成 $70°\sim80°$ 角针尖深度不超过 $S_2$ 水平。新生儿硬膜囊终止水平在 $S_4$，因此进针深度更浅。穿刺成功后与硬膜为阻滞一样要确认穿刺针在硬膜外间隙内，避免针已穿破硬膜进入蛛网膜下间隙或针尖在静脉内。

**3.注意事项**

（1）严格无菌操作，以免感染。

（2）穿刺针位于正中线，并不可太深，以免损伤血管或穿破硬膜。

（3）试验剂量 $3\sim5$ mL。

（4）预防局麻药进入蛛网膜下间隙或误注入血管。

（5）骶管先天畸形较多，容量差异也大，一般 $15\sim20$ mL。阻滞范围很难预测。

## 四、腰硬联合麻醉

蛛网膜下间隙和硬膜外间隙联合阻滞简称腰硬联合麻醉。腰硬联合麻醉（combined spinal-epidural anesthesia，CSEA）是脊麻与硬膜外麻醉融为一体的麻醉方法，优先用脊麻方法的优点是起效快、阻滞作用完全、肌松满意，应用硬膜外阻滞后阻滞时间不受限制并可行术后镇痛，同时减少局麻药的用药量和不良反应，降低并发症的发生率。CSEA 已广泛应用于下腹部及下肢手术麻醉及镇痛，尤其是剖宫产手术。但 CSEA 也不可避免地存在脊麻和硬膜外麻醉的缺点。

**（一）实施方法**

**1.穿刺针**

穿刺针常用的为蛛网膜下腔与硬膜外腔联合阻滞套管针，其硬膜外穿刺针为 17 G，距其头端 $1\sim2$ cm 处有一侧孔，蛛网膜下腔穿刺针可由此通过。蛛网膜下腔穿刺针为 $25\sim27$ G 的笔尖式穿刺针（图 2-12）。

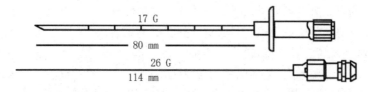

**图 2-12 蛛网膜下腔与硬膜外腔联合阻滞套管针**

2.穿刺方法

穿刺间隙为 $L_{2\sim3}$ 或 $L_{3\sim4}$。先用硬膜外穿刺针行硬膜外腔穿刺后,再经硬膜外穿刺针置入 25 G 或 26 G 的蛛网膜下腔穿刺针,穿破硬膜时有轻轻的突破感,拔出针芯后有脑脊液缓慢流出。蛛网膜下腔穿刺针的侧孔一般朝向患者头端,有利于脑脊液的流出。在蛛网膜下腔内注入局麻药后,拔出蛛网膜下腔的穿刺针。然后置入硬膜外导管,留置导管 3～4 cm,退针、固定导管。患者平卧测试和调整阻滞平面,同时注意监测血流动力学变化,低血压和心动过缓者应及时处理。待蛛网膜下腔阻滞作用开始消退,如手术需要,经硬膜外导管注入局麻药行硬膜外阻滞。

3.用药方法

由于蛛网膜下间隙阻滞作用开始消退时,开始硬膜外间隙注药。因此,无法观察硬膜外试验剂量及其效应,一般采用分次注药方法或持续注药方法(4～6 mL/h)。同时严密观察是否有全脊麻的征象,及局麻药毒性反应。联合穿刺时,硬膜外导管可能误入蛛网膜下腔,通常有脑脊液从导管内流出。因此每次硬膜外腔注药时,须回抽无脑脊液后再注药。并且蛛网膜下间隙与硬膜外间隙的局麻药用药剂量均较小,阻滞平面容易扩散,可能有一部分局麻药经硬膜孔渗入蛛网膜下腔,以及硬膜外间隙的压力改变后,局麻药易在蛛网膜下间隙扩散。

(二)注意事项

(1)硬膜外导管可能会误入蛛网膜下间隙,有脑脊液从导管内流出。因此每次硬膜外间隙注药时,须回抽无脑脊液后再注药。

(2)蛛网膜下间隙与硬膜外间隙的局麻药用药剂量均较小,但阻滞平面容易扩散。可能有一部分局麻药经硬膜破孔渗入蛛网膜下间隙(称为渗漏效应),以及注入局麻药后硬膜外间隙的压力改变,使蛛网膜下间隙的脑脊液容积相应减少,局麻药在蛛网膜下间隙容易扩散(称为容量效应)。多数研究认为容量效应是腰硬联合麻醉平面容易扩散的主要原因。

(3)实施 CSEA 在蛛网膜下间隙注入局麻药后,如出现硬膜外导管置入困难,会导致蛛网膜下间隙注药后恢复仰卧体位延迟。如果患者侧卧头低位,重比重液将向头侧移动,使阻滞平面过高,可能发生严重低血压,应严密监测并及时处理。如侧卧头高位,重比重液将向尾侧移动,使阻滞平面较低。

(4)穿刺成功后,患者转平卧位测试和调整阻滞平面,同时注意监测血流动力学变化,低血压和心动过缓应及时处理。脊麻丁哌卡因剂量一般 12 mg 左右,最多用至 15 mg。待蛛网膜下间隙阻滞作用固定,根据手术需要,经硬膜外导管注入局麻药行硬膜外阻滞。

(三)风险和并发症

1.阻滞平面异常广泛

CSEA 的阻滞范围较一般腰麻或硬膜外阻滞范围广,其原因:①注入硬膜外腔的局麻药经硬脊膜破损处渗入蛛网膜下腔;②硬膜外腔的负压消失,促使脑脊液中局麻药扩散;③硬膜外腔注入局麻药液容积增大,挤压硬脊膜,使腰骶部蛛网膜下腔压力增加,促使局麻药向头端扩散,阻滞平面可增加 3～4 个节段;④脑脊液从硬脊膜针孔溢出,使硬膜外腔的局麻药稀释、容量增加及阻滞平面升高;⑤局麻药在蛛网膜下腔因体位改变而向上扩散;⑥为补救腰麻平面不足,经硬膜外导管注入局麻药量过多。

临床上应尽量避免此类情况的发生,建议对策:①如蛛网膜下腔阻滞平面能满足整个手术需要,则术中硬膜外腔不需用药,仅作为术后镇痛;②硬膜外腔注药应在腰麻平面完全固定后再给予;③避免硬膜外腔一次注入大量局麻药,应分次给予。每次注药后都应测试阻滞平面,根据阻滞平面的高低决定是否继续注药及药量;④密切监测患者的生命体征,必要时加快血容量补充并适当应用升压药。

2.循环呼吸系统并发症

循环呼吸系统并发症主要与麻醉平面过高有关。蛛网膜下腔注入局麻药后,如阻滞平面过高,交感神经受到广泛阻滞,易引起低血压,严重者导致心搏骤停。当腰麻平面过高,尤其是肋间肌和膈肌出现麻痹时,将引起患者严重的呼吸抑制甚至呼吸停止。这种情况多因腰麻作用已开始,而硬膜外置管困难,阻滞平面已经升高,麻醉医师又没能及时发现所致。对老年、全身状况较差或有相对血容量不足的患者后果更为严重。因此,在 CSEA 操作过程中,一定要加强生命体征监测,合理应用局麻药,及时调控腰麻平面。若硬膜外腔置管困难,应及时放弃硬膜外置管并拔除硬膜外穿刺针。

3.神经并发症

(1)马尾综合征:主要表现为不同程度的大便失禁及尿道括约肌麻痹、会阴部感觉缺失和下肢运动能力减弱。引起该综合征的原因:①局麻药对鞘内神经直接毒性,与注入局麻药的剂量、浓度、种类及加入的高渗葡萄糖液和血管收缩药有关。术后镇痛在硬膜外腔导管部位局麻药持续作用。国外有大量蛛网膜下腔应用 5% 利多卡因后引起马尾综合征的报道。②压迫型损伤:如硬膜外血肿或脓肿。③操作时损伤。预防措施:最小有效剂量的局麻药;最低局麻药有效浓度,局麻药注入蛛网膜下腔前应适当稀释;注入蛛网膜下腔的葡萄糖液的终浓度不得超过 8%。

(2)短暂性神经综合征:表现为以臀部为中心向下肢扩散的钝痛或放射痛,部分患者同时伴有背部的疼痛,活动后疼痛可减轻,体格检查和影像学检查无神经学阳性改变。症状常出现在腰麻后的 12~36 小时,2 天~2 周内可缓解,非甾体抗炎药能有效缓解短暂性神经综合征引起的疼痛。病因尚不清楚,可能与注入蛛网膜下腔的局麻药剂量和浓度、穿刺时神经损伤,以及手术体位等因素相关。

(3)穿刺时直接的神经根或脊髓损伤:应严格遵守操作规范,避免反复穿刺,硬膜外穿刺针刺到神经根或脊髓应立即放弃椎管内阻滞。

(4)硬脊膜穿破后头痛:腰硬联合麻醉因其独特的优点目前在临床上得到广泛应用,但仍要注意其可能的风险及并发症。因此,在操作时强调严格掌握适应证及操作规范,术中加强麻醉管理和监测,合理应用局麻药,及时发现和治疗并发症。

(王俊华)

# 第三节 周围神经阻滞

周围神经阻滞是将局部麻醉药注入神经干(丛)旁,暂时阻滞神经的传导功能,使该神经支配的区域产生麻醉作用,达到手术无痛的目的。随着神经刺激仪的出现,尤其是近年来超声引导的神经定位,使得周围神经阻滞效果显著提高,并得到广泛的普及。

## 一、周围神经阻滞的适应证、禁忌证和注意事项

### (一)适应证

周围神经阻滞是临床常用的麻醉方法之一,手术部位局限于某一或某些神经干(丛)所支配范围并且阻滞时间能满足手术需求者即可采用。还取决于手术范围、手术时间、患者的精神状态及合作程度。神经阻滞既可单独应用,亦可与其他麻醉方法如基础麻醉、全身麻醉等复合应用。

### (二)禁忌证

穿刺部位有感染、肿瘤、严重畸形以及对局麻药过敏者应作为神经阻滞的绝对禁忌证。

### (三)注意事项

神经阻滞过程中的注意事项如下。

(1)做好麻醉前病情估计和准备:不应认为神经阻滞是小麻醉而忽视患者全身情况。以提高神经阻滞的效果,同时减少并发症。

(2)神经阻滞的成功有赖于相关的解剖知识、正确定位穿刺入路、局麻药的药理及常见并发症的预防及处理。

(3)明确手术部位和范围,神经阻滞应满足手术要求。

(4)某些神经阻滞可以有不同的入路和方法,一般宜采用简便、安全和易于成功的方法。但遇到穿刺点附近有感染、肿块畸形或者患者改变体位有困难等情况时则需变换入路。

(5)施行神经阻滞时,神经干旁常伴行血管,穿刺针经过的组织附近可能有体腔(如胸膜腔等)或脏器,穿刺损伤可以引起并发症或后遗症,操作力求准确、慎重及轻巧。

(6)常规评估注射压力以降低神经纤维束内注射的发生率,以<100.0 kPa(750 mmHg)的压力注射可以显著减少神经纤维束内注射及高压导致的局麻药入血的发生。

## 二、周围神经阻滞的定位方法

满意的神经阻滞应具备3个条件:①穿刺针正确达到神经附近;②足够的局麻药浓度;③充分的作用时间使局麻药达到需阻滞神经的神经膜上的受体部位。

### (一)解剖标记定位

根据神经的局部解剖特点寻找其体表或深部的标志,如特定体表标志、浅层的骨性突起、血管搏动、皮纹及在皮肤上测量到的定位点深层标志如筋膜韧带、深部动脉或肌腱孔穴及骨骼。操作者穿刺时的"针感",即感觉穿刺的深浅位置,各种深层组织的硬度、坚实感及阻力等。局麻药注入神经干周围后可浸润扩散到神经干表面,并逐步达到神经干完全阻滞。但解剖定位只局限于较细的神经分支,如腕部和踝部神经阻滞成功率高,而较粗神经除了腋路臂丛通过穿透腋动脉定位外,其他很少使用。

### (二)找寻异感定位

在解剖定位基础上,按神经干的走行方向找寻异感。理论上,获得异感后注药,更接近被阻滞神经,其效果应更完善。根据手术范围和时间等决定阻滞方法。应尽可能用细针穿刺,针斜面宜短,避免不必要的神经损伤。目前应用神经刺激器及超声引导神经定位,因此不需找寻异感定位。

### (三)神经刺激器定位

1.工作原理

周围神经刺激器产生单个刺激波,刺激周围神经干,诱发该神经运动分支所支配的肌纤维收

缩,并通过与神经刺激器相连的绝缘针直接注入局麻药,达到神经阻滞的目的。目前临床使用的神经刺激器都具有较大可调范围的连续输出电流,电流极性标记清晰。

2.绝缘穿刺针选择

尽可能选用细的穿刺针,最好用 22 G。选用 B 斜面(19°角)或短斜面(45°角)的穿刺针。上肢神经阻滞通常选用 5 cm 穿刺针,腰丛和坐骨神经阻滞选用 10 cm 穿刺针。神经刺激器的输出电流 0.2~10 mA,频率 1 Hz。需一次注入大剂量局麻药时,用大容量的注射器与阻滞针相衔接,以确保在回吸和注药时针头位置稳定。

3.操作方法

将周围神经刺激器的正极通过一个电极与患者穿刺区以外的皮肤相连,负极与消毒绝缘针连接。先设置电流强度为 1~1.5 mA,刺激频率为 2 Hz。该强度下局部肌肉收缩程度最小。穿刺针靠近神经时,减少刺激器的输出电流至最低强度(低于 0.5 mA)时仍能引起肌颤搐,可认为穿刺针尖最靠近神经,注入 2~3 mL 局麻药,肌肉收缩立即消除。此时,增加电流至 1 mA,若无肌肉收缩发生,逐渐注射完余下的局麻药。如仍有肌肉收缩,应后退穿刺针重新调整位置及方向。

4.神经刺激效应

使用神经刺激器刺激运动神经分支,观察其支配肌肉的运动有助于精确定位,刺激正中神经、尺神经、桡神经、腓总神经和胫神经支配的肌肉收缩的运动反应(图 2-13)。又如用刺激股神经引发股四头肌颤搐及髌骨上下移动。

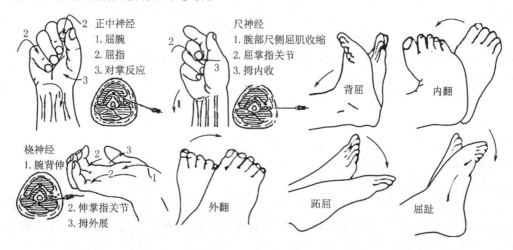

图 2-13  刺激正中神经、尺神经、桡神经、腓总神经和胫神经后的运动反应

5.优缺点

使用周围神经刺激器定位无须患者诉说异感,可用于意识不清或儿童等不合作患者,提高阻滞成功率,减少并发症发生。但刺激神经可能引起损伤。

**(四)超声定位**

1.超声技术基础

(1)超声波的物理特性:声源振动的频率>20 000 Hz 的机械波,临床常用的超声频率在 2~10 MHz。超声波有 3 个基本物理量,即频率(f),波长(λ),声速(c),它们的关系是 c=f·λ 或 λ=c/f。波长决定图像的极限分辨率,频率则决定了可成像的组织深度。低频探头(1~6 MHz)

成像的极限分辨率为 0.75～0.1 mm,可成像的组织深度 6～20 cm;高频探头(6～15 MHz)成像的极限分辨率为 0.1～0.05 mm,可成像的组织深度<6 cm。当目标结构表浅时,应选用高频探头,反之应选用低频探头。超声波在介质中传播时,遇到不同声阻的分界面,会产生反射。当超声波垂直于不同声阻抗分界面入射时,可得到最佳的反射效果。随着传播距离的增加,超声波在介质中的声能将随之衰减。根据图像中灰度不同,可分为强或高回声、中等回声、低或弱回声、无回声。

(2)超声成像:由于超声在不同组织中传插速度不同,各种组织介面上产生反射波,超声图像就是由超声探头接收到的各个介面反射波信号重造而成的。不同器官组织成分的显像特点:皮肤呈线状强回声;脂肪回声强弱不同,层状分布的脂肪呈低回声;纤维组织与其他成分交错分布,其反射回声强;肌肉组织回声较脂肪组织强,且较粗糙;血管形成无回声的管状结构,动脉常显示明显的搏动;骨组织形成很强的回声,其后方留有声影;实质脏器形成均匀的低回声;空腔脏器其形状、大小和回声特征因脏器的功能状态改变而有不同,充满液体时可表现为无回声区,充满气体时可形成杂乱的强回声反射。大部分外周神经的横截面呈蜂窝状,纵截面为致密高回声,有小部分外周神经则呈现低回声结构。

(3)超声探头:临床应用的超声频率为 2.5～20 MHz,频率越高分辨率越好,但穿透性越差;频率越低穿透性越好,但分辨率会下降。对于表浅的神经(<4 cm),应选用 7～14 MHz 的探头,深度>6 cm 的目标神经,应选用 3～5 MHz 的探头。4～6 cm 的目标神经应选用 5～7 MHz 的探头。对于极为表浅的结构,可选用类似曲棍球棒的高频小探头。表浅的神经应选用高频线阵探头,图像显示更清楚,而深部的神经应选用低频率凸阵探头,可增加可视范围,有利于寻找目标神经。探头要先涂上超声胶,然后用已灭菌的塑料套或无菌手套包裹,并用弹性皮筋扎紧。在超声的使用不管是深部或浅部神经,应与周围局部解剖学相结合。目前脉搏波或彩色多普勒技术可以清楚地区分血管及血管中的血流,从而提高对于局部解剖的观察。

(4)多普勒效应:当声波向观察部位运动时,频率增加,远离时则频率减低。目标的移动可发生声波频率的变化,这就是多普勒效应,在医学方面的应用有赖于探测物的移动,如血流、血流方向、血液流量和喘流。在超声引导神经阻滞中探测目标神经附近的血管,区分动脉和静脉,作为引导神经阻滞的重要解剖标志。

2.超声仪简介

麻醉科使用超声引导的神经阻滞时,对超声仪的要求:①图像清晰,特别是近场的分辨率要高;②操作简单容易掌握;③携带方便;④能实时储存图像或片段。目前市场上有多种专为麻醉时使用而设计的便携式超声仪。超声仪的操作步骤如下。

(1)选择和安装超声探头:根据目标神经血管选择探头。一般 6～13 MHz 的线阵探头可满足大部分要求。坐骨神经前路、腰丛一般选择凸阵探头。锁骨下臂丛神经、臀下水平以上的坐骨神经根据患者的胖瘦选择其中一种。线阵探头几乎适合儿童的各个部位。

(2)开机:机器有电源插头和可充电的备用电源。按电源开关开机。

(3)输入患者资料和更换检查模式:按患者信息输入键,出现患者信息输入屏幕,输入患者信息并选择适当的检查模式。检查模式有机器预设的神经、血管、小器官和乳腺等模式。

(4)选择超声模式:超声模式有二维模式、彩色模式、多普勒模式和 M 模式 4 种。神经阻滞用二维模式,鉴别血管时用彩色模式、多普勒模式。

(5)调节深度、增益:根据目标结构的深浅调节深度,并根据图像调节近场、远场和全场增益使目标结构显示清楚。

(6)存储和回放图像:欲储存图像时,先按冻结键冻结此图像,再按储存键储存。也可实时储存动态片段。按回放键可回放储存的图像。

(7)图像内测量和标记:按测量键可测量图像内任意两点的距离。按 Table 键可输入文本。

3.优缺点

(1)优点:超声技术可以直接看到神经及相邻结构和穿刺针的行进路线,如臂丛神经阻滞的肌间沟径路和股神经的腹股沟部位的超声显像十分清晰,此外,还可观察局麻药注射后的局麻药扩散,提高神经阻滞定位的准确性和阻滞效果。超声引导下神经阻滞能减少患者不适,避免局麻药注入血管内或局麻药神经内注射及其相关的并发症。

(2)缺点:超声的使用要有一定的设备和人员培训,增加了操作步骤,且仪器价格昂贵,有待临床普及。

但随着超声设备影像水平不断提高和经济改善,超声定位会逐渐增多,尤其是原来神经阻滞相对禁忌证和患者,如肥胖、创伤、肿瘤等引起的解剖变异,意识模糊,无法合作,已经部分神经阻滞的情况下,超声引导下的神经阻滞有更广阔的临床应用前景。

4.超声引导下外周神经阻滞的准备

(1)环境和器械的准备:虽然神经阻滞可以在手术室进行,但在术前准备室开辟一个专门的空间十分必要。因为神经阻滞起效需要一定的时间,且起效时间因不同的患者、不同的目标神经和不同的局麻药物等因素而有较大变化。麻醉医师可从容地不受干扰地完成操作和效果评估。可用屏风或帘子围住 5 m×5 m 大小的地方,这样创造一个光线相对暗的环境,更容易看清超声屏幕显示,同时也有利于保护患者隐私。必须备常规监护设备、供氧设备、抢救设备和药物。

(2)患者的准备:择期手术需禁食 8 小时,常规开放一外周或中心静脉通路。监测心电图、血压和脉搏氧饱和度。可给予咪达唑仑 0.02～0.06 mg/kg,芬太尼 1～2 μg/kg 进行镇静,对于小儿患者,可静脉注射 0.5～1 mg/kg 氯胺酮。对于呼吸障碍的患者使用镇静药物应谨慎。穿刺过程最好鼻导管或面罩吸氧。

(3)探头的选择和准备:对于表浅的神经(<4 cm),应选用 7～14 MHz 的探头,对于深度>6 cm 的目标神经,应选用 3～5 MHz 的探头。对于(4～6 cm),应选用 5～7 MHz 的探头。对于极为表浅的结构,可选用类似曲棍球棒的高频小探头。表浅的神经应选用线阵探头,图像显示更清楚,而深部的神经应选用低频率凸阵探头,可增加可视范围,有利于寻找目标神经。探头要先涂上超声胶,然后用已灭菌的塑料套或无菌手套包裹,并用弹性皮筋扎紧。

(4)其他的用品:消毒液(碘伏、乙醇)、无菌的胶浆、不同型号的注射器和穿刺针。最好准备一支记号笔,可根据解剖标志,大致标记目标结构的位置,有助于减少超声图像上寻找目标结构的时间。

(5)识别超声图像的基本步骤。①辨方向:将探头置于目标区域后,通过移动探头或抬起探头一侧,辨清探头和超声图像的方向。②找标志结构:辨清超声图像方向后,移动探头,寻找目标区域的标志性结构。如股神经阻滞时,先确定股动脉;锁骨上臂丛神经阻滞时,先确定锁骨下动脉。③辨目标神经:根据目标神经和标志性结构的解剖关系(如股神经在股动脉的外侧)和目标神经的超声图像特征,确定目标神经。

5.超声探头、穿刺针与目标神经的相对位置关系

(1)超声探头与目标神经的相对关系:当超声探头与目标神经的长轴平行时,超声图像显示

神经的纵切面,当超声探头与目标神经的长轴垂直时,超声图像显示神经的横切面,当超声探头与目标神经的长轴成角大于 0 且小于 90°时,超声图像显示目标结构的斜切面。当超声束和目标结构垂直时,目标结构显示最清楚。

(2)超声探头与穿刺针的相对关系:当穿刺针与超声探头排列在一条直线上时,穿刺针的整个进针途径就会显示在超声图像上,这种穿刺技术被称为平面内穿刺技术。当穿刺针与超声探头排列垂直时,在超声图像上仅能显示针干的某个横截面,这种穿刺技术被称为平面外穿刺技术。

(3)超声探头、穿刺针及目标结构三者的相对关系:根据超声探头、穿刺针及目标结构三者的相对关系,超声引导下的神经阻滞可分为长轴平面内技术、短轴平面内技术、长轴平面外技术、短轴平面外技术。当然也可在超声图像上显示目标结构的斜面后,再使用平面内或平面外的技术进行阻滞或穿刺。大部分超声引导下的神经阻滞使用短轴平面内技术和短轴平面外技术。

## 三、颈丛阻滞

### (一)解剖和阻滞范围

颈丛由第 1～4 颈神经的前支组成。颈丛位于胸锁乳突肌深面、横突外侧,其发出皮支和肌支。颈丛分为深浅两个部分,颈深丛和浅丛的皮支支配的范围包括颈部前外侧和耳前、耳后区域的皮肤。而颈深丛还可阻滞颈部带状肌、舌骨肌、椎前肌肉、胸锁乳突肌、肩胛提肌、斜角肌、斜方肌,并通过膈神经阻滞膈肌。

### (二)适应证

单独阻滞适用于颈部浅表手术,但对于难以保持上呼吸道通畅者应禁用颈丛阻滞麻醉。双侧颈深丛阻滞时,有可能阻滞双侧膈神经或喉返神经而引起呼吸抑制,因此禁用双侧颈深丛阻滞。部分患者颈肩部手术时,可实施单侧颈丛-臂丛肌间沟联合阻滞,以完善手术操作区域的阻滞效果。颈神经丛阻滞的适应证:①甲状腺手术;②颈动脉内膜切除术;③颈淋巴结活检或切除;④气管造口术。

### (三)标志和患者体位

1.颈浅丛

颈浅丛主要体表标志为乳突、胸锁乳突肌的锁骨头及胸锁乳突肌后缘中点。患者仰卧位或者半卧位,头转向阻滞对侧,充分暴露操作区域皮肤。

2.颈深丛

颈深丛主要体表标志为乳突、Chassaignac 结节($C_6$横突)及胸锁乳突肌后缘中点。在胸锁乳突肌锁骨头外侧缘、环状软骨水平容易触摸到 $C_6$ 横突。然后将乳突与 $C_6$ 横突画线连接起来。画好线后,乳突尾侧 2 cm 标记为 $C_2$;乳突尾侧 4 cm 标记为 $C_3$;乳突尾侧 6 cm 标记为 $C_4$。

### (四)操作技术

1.颈浅丛

消毒后,沿胸锁乳突肌后缘中点进针,突破皮下及浅筋膜,在胸锁乳突肌后缘皮下分别向垂直方向、头侧及尾侧呈扇形各注射局麻药 5 mL。

2.颈深丛

消毒后,沿已确认的各横突间的连线进行皮下浸润。在定位手指间垂直皮肤进针直至触及横突。此时,退针 1～2 mm 并固定好穿刺针,回抽无血后注射 4～5 mL 局麻药。拔针后,按顺序在不同节段水平重复以上步骤。注意,颈深丛阻滞深度绝对不可超过 2.5 cm,以免损伤颈髓、颈动脉或椎动脉。

超声引导的颈丛阻滞阻滞体位同上,高频线阵探头放置在颈部环状软骨水平,显示胸锁乳突肌肉后侧缘,位于肌间沟表明的低回声结节即为颈浅丛神经。由于此处神经较为表浅,探头摆放位置横向纵向均可,注射局麻药观察神经被充分浸润包绕即可。目前尚无证据表明,颈深丛超声引导优于传统穿刺方法,超声引导法将高频线阵探头水平置于患者环状软骨水平(即 $C_6$ 横突水平),将探头向头端移动,依次发现 $C_5 \sim C_2$ 横突及相应节段的神经根(低回声),在直视下将局麻药注入相应节段的神经根附近。

### (五)并发症及预防措施

并发症及预防措施见表 2-15。

**表 2-15　颈丛阻滞并发症及预防措施**

| 并发症 | 预防措施 |
| --- | --- |
| 感染 | 严格的无菌操作 |
| 血肿 | 避免反复多次进针,特别对于接受抗凝治疗的患者<br>若意外刺破血管,应在穿刺点持续按压 5 分钟 |
| 膈神经阻滞 | 膈神经阻滞发生于颈深丛呼吸系统疾病肺储存功能下降的患者,应慎用颈深丛阻滞<br>应避免双侧颈深丛神经阻滞 |
| 喉返神经阻滞 | 引起喉返神经麻痹可引起声音嘶哑和声带功能障碍 |
| 穿刺针进入蛛网膜下腔 | 可造成全脊麻 |
| 神经损伤 | 注射过程中如果阻力过大或患者诉剧烈疼痛时,必须停止注射局麻药 |
| 脊髓损伤 | 大剂量局麻药注入颈丛周围的硬膜鞘内可发生<br>注射过程中避免大容量、高压力注药是预防此并发症的最佳措施<br>应该注意脑脊液回抽试验阴性并不能排除局麻药鞘内扩散的可能 |
| 局麻药中毒 | 中枢神经系统毒性反应是颈丛阻滞最常见的并发症<br>毒性反应往往是由于局麻药误入血管(如麻药注入椎动脉)<br>注射过程中要经常回抽 |
| 霍纳综合征 | 交感神经阻滞,阻滞侧面部热、红及眼结膜充血,瞳孔缩小,可自行消退 |

## 四、上肢神经阻滞

### (一)臂丛阻滞

1.解剖

臂丛发出支配上肢的分支,形成一个由 $C_5 \sim C_8$ 和 $T_1$ 前支组成的神经分支网。自起始端向远端下行,臂丛的各段分别命名为根、干、股、束以及终末分支。$C_5 \sim C_8$ 和 $T_1$ 前支发出的 5 个神经根在前中斜角肌间隙内合并形成上干($C_5$ 与 $C_6$)、中干($C_7$)和下干($C_8$ 和 $T_1$)3 个神经干。臂丛各干在锁骨后面、腋窝顶端分为前后两股。六股形成三束,根据它们与腋动脉的关系分别命名为外侧束、内侧束和后束。从此处开始,各束向远端下行,形成各自终末分支。臂丛阻滞范围为肩部、手臂、肘部。

2.阻滞范围

(1)肌间沟臂丛阻滞范围:肩部、上臂和肘部。肩峰表面及内侧区域的皮肤由锁骨上神经支配,此神经是颈丛的分支。肌间沟臂丛阻滞往往也可阻滞锁骨上神经。这是因为局麻药会不可避免地从斜角肌间隙扩散到椎前筋膜,从而阻滞颈丛的分支。这种常规肌间沟阻滞并不推荐用于手部手术,因为不能充分阻滞下干,并不能阻滞 $C_8$ 和 $T_1$ 神经根,若要获得满意的阻滞需追加尺神经阻滞。

(2)锁骨上臂丛阻滞范围:锁骨上阻滞法可阻滞 $C_5 \sim T_1$ 节段,适用于肩部远端的整个上肢(包括上臂、肘部以及前臂、手腕和手)的麻醉或镇痛。

(3)锁骨下臂丛阻滞范围:一般包括手、腕、前臂、肘部和上臂远端。腋部和上臂近端内侧的皮肤不在阻滞范围内,属于肋间臂神经支配。

(4)腋路臂丛阻滞范围:肘部、前臂和手部。

3.适应证

臂丛阻滞适用于上肢及肩关节手术或上肢关节复位术。

4.标志和患者体位

常用的臂丛神经阻滞方法为肌间沟阻滞法、锁骨上阻滞法、锁骨下阻滞法和腋路阻滞法。

(1)肌间沟臂丛阻滞法:主要体表标志为锁骨、胸锁乳突肌锁骨头后缘及颈外静脉,画出肌间沟轮廓。患者仰卧位或者半坐位,头转向阻滞对侧,手臂自然置于床上、腹部或对侧手臂上以便于观察神经刺激的运动反应。

(2)锁骨上臂丛阻滞法:主要体表标志为锁骨上缘 2 cm、胸锁乳突肌锁骨头外侧缘 3 cm 做一标记,为锁骨上臂丛阻滞穿刺点。患者仰卧位或者半坐位,头转向阻滞对侧,同时肩部下拉。手臂自然置于身边,若条件允许,嘱患者手腕外展,掌心向上。

(3)锁骨下臂丛阻滞法:主要体表标志为喙突、锁骨内侧头,上述两点连线,垂直连线向下 $2 \sim 3$ cm 做一标记为锁骨下臂丛阻滞的穿刺点。患者仰卧位,头转向阻滞对侧,麻醉医师站在阻滞的对侧以便于操作。患者的手臂外展、肘部屈曲,有助于保持臂丛与其体表标志之间的位置固定。

(4)腋路臂丛阻滞法:主要体表标志为腋动脉搏动点、喙肱肌及胸大肌。患者仰卧位,头转向阻滞对侧,肘关节向头端成 90°弯曲并固定手臂。

5.操作技术

(1)肌间沟臂丛阻滞法:消毒皮肤后,在进针点注射 $1 \sim 3$ mL 局麻药,进行皮下浸润。定位手指轻柔牢固地施压在前斜角肌和中斜角肌之间,以缩短皮肤与臂丛之间的距离。在锁骨上方 $3 \sim 4$ cm(大约 2 个手指宽度)、垂直于皮肤进针。绝对不可向头侧进针,略向尾侧进针可减少误入颈部脊髓的概率。神经刺激仪最初应设置为1.0 mA。大多数患者,一般进针 $1 \sim 2$ cm 即可。当电流减少至 $0.3 \sim 0.4$ mA 时仍能引出所需的臂丛刺激反应后,缓慢注射 $25 \sim 30$ mL 局麻药,注射期间应多次回抽,排除血管内注射。超声引导的肌间沟臂丛阻滞体位同上,高频线阵探头在颈部获取血管短轴切面,依次由正中向外,可显示甲状腺、颈内动脉、颈外静脉、前斜角肌及中斜角肌等结构。在前斜角肌与中斜角肌之间的肌间沟内,通常可观察到纵形排列的臂丛神经,上下滑动探头,寻找最为清晰的切面以确定穿刺点。由于该部位神经相对浅表,局麻药注入后显示清晰,且颈部皮肤通常具有充足的操作空间。因此,超声引导的肌间沟臂丛阻滞通常使用平面内进针技术。至于选择前路进针或后路进针,视操作者习惯而定。

(2)锁骨上臂丛阻滞法:首先确定胸锁乳突肌锁骨头的外侧,在胸锁乳突肌锁骨头的外侧约2.5 cm处触摸定位臂丛。确认臂丛后,将神经刺激仪与电刺激针连接,设置神经刺激仪的电流强度为1.0 mA。首先前后方向进针,使针几乎垂直于皮肤并轻微朝尾侧缓慢进针,当电流减少至0.3～0.4 mA时仍能引出肩部肌肉收缩,缓慢注射25～35 mL局麻药。超声引导的锁骨上臂丛阻滞体位同上,当掌握肌间沟臂丛阻滞的超声切面后,仅需在肌间沟位置向下滑动探头,即可观察到神经走行逐渐汇聚,并在锁骨上窝水平显示为一扁平椭圆结构,即为锁骨上臂丛神经。在血管神经短轴切面,可清晰地观察到锁骨上臂丛神经、锁骨下动脉、肋骨、胸膜及肺。所以初学者应使用平面内进针技术完成该阻滞,并在操作全程保持穿刺针均在图像内显示,可有效地降低并发症的发生率。值得一提的是,当部分肌间沟臂丛神经显示不清的患者,可先在锁骨上显示神经短轴,并向上滑动探头,此过程中追溯神经走行,以寻找肌间沟的神经分布。

(3)锁骨下臂丛阻滞法:皮肤常规消毒,左手手指放在锁骨下动脉搏动处,右手持2～4 cm的22 G穿刺针,从锁骨下动脉搏动点外侧朝向下肢方向直刺,方向沿中斜角肌的内侧缘推进,刺破臂丛鞘时有突破感。通过神经刺激仪方法确定为臂丛神经后,注入局麻药20～30 mL。超声引导的锁骨下臂丛阻滞体位同上,患侧肢体稍外展。锁骨下标记喙突,即肩关节内侧的骨性突起。高频线阵探头纵行放置在喙突内侧,显示神经短轴切面图像。识别腋动脉,在其周围滑动探头寻找高回声的臂丛神经。与锁骨上阻滞相同,使用平面内进针技术完成该阻滞,可有效地降低并发症的发生率。

(4)腋路臂丛阻滞法:皮肤常规消毒,用左手触及腋动脉,沿腋动脉上方斜向腋窝方向刺入,穿刺针与动脉成20°夹角,缓慢进针,有穿过鞘膜的落空感或患者出现异感后,右手放开穿刺针,则可见针头已刺入腋部血管神经鞘。连接注射器后回抽无血即可注入30～40 mL局麻药。而借助神经刺激仪,腋路阻滞可按不同神经支配区域的肌肉收缩,完成正中神经、尺神经及桡神经的单根阻滞,其优点是麻醉效果确切,同时可降低局麻药用量。超声引导的腋路臂丛阻滞体位同上,高频线阵探头放置于腋动脉上,显示神经短轴切面图像。来回滑动探头,在腋动脉周围寻找正中神经、尺神经和桡神经。此平面肌皮神经已离开血管鞘向喙肱肌走行,且此神经呈较高回声梭形。通常一个切面并不能同时清晰的显示3根神经,可现在分次阻滞,在各自最为清楚的切面完成阻滞。由于腋窝处神经血管走行在一起,使用平面内进针技术,必要时进针过程中进行逐层注射,将神经与血管"分离",降低并发症的发生率。

6.并发症及预防措施

并发症及预防措施见表2-16。

#### (二)肘、腕部神经阻滞

腕部神经阻滞指在腕部对尺神经、正中神经和桡神经终末分支的阻滞。这是一项操作简单,几乎没有并发症,对手部和手指的手术非常有效的阻滞技术。该技术相对简单,并发症风险低且阻滞成功率高,是麻醉医师的必备技术。

1.解剖和阻滞范围

手部主要由正中神经、桡神经和尺神经支配。正中神经从腕管穿过并最终发出终末分支和返支,手指的分支支配外侧三个半手指和手掌对应的区域,运动支支配两个蚓状肌和三个鱼际肌。桡神经位于前臂桡侧的前部,在腕部上方7 cm处桡神经和桡动脉分离并穿出深筋膜,分为内侧支和外侧支支配拇指背部和手的背部感觉。尺神经发出感觉支,支配小指、无名指内侧一半皮肤以及手掌的相应区域。相应的手掌背侧区域的皮肤也受尺神经感觉支支配。运动支支配三个小鱼际肌、内侧两个蚓状肌、掌短肌、所有的骨间肌和拇收肌。

表 2-16　臂丛神经阻滞的并发症及预防措施

| 并发症 | 预防措施 |
| --- | --- |
| 感染 | 严格的无菌操作 |
| 血肿 | 避免刺破颈外动脉<br>避免反复多次进针,特别对于接受抗凝治疗的患者<br>对于解剖标志难确定的患者,应使用单次注射针定位臂丛 |
| 膈肌麻痹 | 不可避免,对于有呼吸功能障碍的患者,应避免使用肌间沟阻滞或大剂量局麻药 |
| 气胸 | 见于锁骨上或锁骨下入路,应注意进针点及进针角度,确保针远离胸壁 |
| Horner 综合征 | 见于肌间沟入路<br>通常会出现同侧上睑下垂、瞳孔缩小和鼻塞,这与进针点和注入局麻药总量有关 |
| 神经损伤 | 助力过大(>15 psi)时绝不推注局麻药<br>注射过程中如果阻力过大或患者诉剧烈疼痛时,必须停止注射局麻药 |
| 全脊髓麻醉 | 见于肌间沟入路<br>当电流强度<0.2 mA 时引出运动反应,应退针直到电流强度>0.2 mA 时也能引出同样的运动反应,在注入局麻药,可防止局麻药注入硬脊膜内并扩散到硬膜外腔或蛛网膜下腔 |
| 局麻药中毒 | 一般在局麻药注射过程中或注射后立即发生全身毒性反应。大多数情况是因为局麻药误入血管,或者因为高压注射<br>老年体弱患者应避免使用大量长效局麻药<br>避免快速、用力推注局麻药<br>注射过程中要经常回抽 |

**2.适应证**

肘、腕部神经阻滞适用于腕管、手部和手指的手术。

**3.标志和患者体位**

患者仰卧位,将手臂固定,略微伸腕。

**4.操作技术**

(1)尺神经阻滞包括肘部尺神经阻滞和腕部尺神经阻滞。①肘部尺神经阻滞:在肱骨内上髁和尺骨鹰嘴间定位尺神经沟,注入局麻 5～10 mL,再在尺神经沟近端扇形注入 3～5 mL。②腕部尺神经阻滞:在附着于尺骨茎突处的尺侧腕屈肌肌腱下方进针,进针 5～10 mm 以恰好穿过尺侧腕屈肌肌腱,回抽无血后,注入 3～5 mL 局麻药。在尺侧腕屈肌肌腱上方皮下注入 2～3 mL 局麻药。阻滞延续到小鱼际肌区域的尺神经皮支。

(2)正中神经阻滞包括肘部正中神经阻滞和腕部正中神经阻滞。①肘部正中神经阻滞:正中神经恰在肱动脉的内侧。在肘部皱褶上 1～2 cm 处摸到动脉搏动后,在其内侧扇形注入局麻药 5 mL。②腕部正中神经阻滞:正中神经阻滞在掌长肌肌腱和桡侧腕屈肌肌腱之间进针,进针至深筋膜,并注入 3～5 mL 局麻药。也可触及骨质后退针 2～3 mm 并注入局麻药。

(3)桡神经阻滞包括肘部桡神经阻滞和腕部桡神经阻滞。①肘部桡神经阻滞:桡神经在二头肌腱的外侧,肱桡肌的内侧,肱骨外上髁水平。在二头肌腱外 1～2 cm 处进针,直至触到外上髁,注入局麻药3～5 mL。②腕部桡神经阻滞:桡神经在浅筋膜处成为终末分支。在腕上方,从桡动脉前至桡侧腕伸肌后,皮下注入局麻药5～10 mL桡神经的解剖位置有众多细小的分支,需要更为广泛的浸润麻醉。应在桡骨近端的内侧皮下注入 5 mL 的局麻药,在另用 5 mL 局麻药进行进一步浸润。

超声引导的腕部神经阻滞体位同上,三处神经可同步完成。在腕横纹向心端 5 cm 处,高频线阵探头显示神经短轴切面图像,神经显示不清楚时可向上追溯。进针点同传统阻滞,平面内进针或平面外进针均可。桡神经在腕部已成为终末支,超声引导的目的为穿刺过程中避开腕部血管,减少并发症。

5.并发症及预防措施

并发症及预防措施见表 2-17。

表 2-17　腕部神经阻滞的并发症及预防措施

| 并发症 | 预防措施 |
|---|---|
| 感染 | 严格的无菌操作 |
| 血肿 | 使用 25 G 针,避免刺破表浅血管<br>避免反复多次进针 |
| 神经损伤 | 注射过程中如果阻力过大或患者诉剧烈疼痛时,必须停止注射局麻药 |
| 血管并发症 | 在腕部和手指阻滞中避免使用肾上腺素 |
| 其他 | 嘱患者注意被阻滞侧的手的保护 |

## 五、下肢神经阻滞

### (一)腰丛神经阻滞

腰神经根邻近硬膜外腔,可能带来局麻药在硬膜外腔扩散的风险。鉴于以上原因,在选择局麻药的种类、容量和浓度时应当小心,尤其对于老年、虚弱、肥胖患者更应谨慎。当联合坐骨神经阻滞时,可使整个下肢获得阻滞效果。

1.解剖

腰丛由第 12 胸神经前支的一部分,第 1 至第 3 腰神经前支和第 4 腰神经前支的一部分组成。这些神经根从椎间孔发出,分为前支和后支。后支支配下背部皮肤和椎旁肌肉,前支在腰大肌内形成腰丛,并从腰大肌发出,进入骨盆形成各个分支。

腰丛的主要分支有髂腹下神经($L_1$)、髂腹股沟神经($L_1$)、生殖股神经($L_1/L_2$)、股外侧皮神经($L_2/L_3$)、股神经和闭孔神经($L_{2、3、4}$)。虽然 $T_{12}$ 神经不是腰神经根,但约有 $50\%$ 的可能性,其参与了髂腹下神经的组成。

2.适应证

腰丛神经阻滞适用于髋、大腿前部和膝盖的手术。

3.标志和患者体位

腰丛神经阻滞主要体表标志为髂嵴与棘突,穿刺标记点位于上述连线上,以棘突为起点的4～5 cm处。患者侧卧位,稍前倾,阻滞侧足应置于非阻滞侧腿上,体位与椎管内麻醉类似。

4.操作技术

神经刺激器定位时患者侧卧,髋关节屈曲,手术侧向上。髂嵴连线距中线 4～5 cm 处为进针点。刺针垂直皮肤进针,如触到 $L_4$ 横突,针尖再偏向头侧,一般深度 $6\sim8$ cm,用神经刺激器引发股四头肌颤搐和髌骨上下滑动,即可确认腰丛神经,注药 $30\sim40$ mL。免高阻力时注射,并且经常回抽,排除意外的血管内注射。

超声引导的腰丛阻滞体位同椎管内麻醉,在背正中线 $L_4$ 水平做轴位扫描并找到棘突。向外侧移动 $4\sim5$ cm,在脊柱旁找到关节突及横突,必要时行矢状面扫面,判断横突间隙及腰大肌位置。视操作者习惯,该处神经阻滞的超声引导轴位切面及矢状面均可。无论是平面内或平面外进针,由于此处阻滞较深,通常穿刺针的显示较差,也可配合神经刺激仪完成阻滞。

5.并发症及预防措施

并发症及预防措施见表 2-18。

表 2-18　腰丛神经阻滞的并发症及预防措施

| 并发症 | 预防措施 |
| --- | --- |
| 感染 | 严格的无菌操作 |
| 血肿 | 避免重复穿刺<br>接受抗凝治疗的患者最好避免进行连续腰丛阻滞 |
| 刺破血管 | 刺破血管并不常见,但要避免进针过深误入大血管(如腔静脉、主动脉) |
| 神经损伤 | 注射过程中如果阻力过大或患者诉剧烈疼痛时,必须停止注射局麻药<br>当电流强度<0.5 mA 时获得刺激反应,应退针直到电流强度在 $0.5\sim1.0$ mA 时也能引出同样的运动反应,再注入局麻药,可防止局麻药注入硬脊膜内引起硬膜外腔或蛛网膜下腔扩散 |
| 局麻药中毒 | 老年体弱患者应避免使用大量长效局麻药<br>避免快速、高压注射,用力推注局麻药<br>注射过程中要经常回抽 |
| 血流动力学改变 | 腰丛阻滞可引起单侧交感神经阻滞,局麻药扩散至硬膜外腔可导致严重低血压,避免高阻力注射<br>避免局麻药向两侧和头侧扩散,腰丛阻滞的患者应密切监测生命体征 |

### (二)坐骨神经阻滞

1.解剖和阻滞范围

$L_4\sim S_4$ 神经根腹支在骶骨前表面的外侧汇合形成骶丛,下行至梨状肌前方,移行为人体最为粗大的神经-坐骨神经。因此,坐骨神经的主要组成为 $L_4\sim S_3$ 神经根,在坐骨大孔穿出骨盆后沿股后侧、腿后肌群的深面下行,在腘横纹上方约 5 cm 水平分离为胫神经和腓总神经两个部分。坐骨神经的阻滞范围包括部分髋关节、大腿后侧全部皮肤、股二头肌、膝关节以及膝关节下小腿的外侧皮肤。

2.适应证

骨神经阻滞主要用于单侧下肢手术,根据手术部位需要联合腰丛、股神经、隐神经等以便于阻滞范围覆盖手术区域。如联合腰丛阻滞可完成膝关节置换等膝部手术,联合股神经可完成小腿手术,联合隐神经可完成踝关节、跟腱及足部手术。单独坐骨神经阻滞并不能有效麻醉大腿前内侧皮肤,对需要大腿捆扎止血带的患者即便行小腿甚至足部手术,仍需考虑联合腰丛阻滞。单独的坐骨神经阻滞并留置导管可作为术后神经阻滞镇痛。

3.标志和患者体位

(1)臀肌后路:主要体表标志为股骨大转子及髂后上棘。患者侧卧位,与椎管内麻醉体位不同,健侧腿自然伸展,患侧腿膝关节稍弯曲,以便于充分暴露操作区域皮肤。体表标记头股骨大转子及髂后上棘,两者做一连线,连线中点位置垂直向尾骨方向5 cm处做一标记,该标记点即为坐骨神经穿出坐骨大孔处的体表标志。

(2)前路:对于体位摆放困难的患者,可选择前路坐骨神经阻滞,其主要体表标志为腹股沟韧带(髂后上棘与耻骨外侧缘连线)及股动脉搏动点。患者平卧,患侧髋关节稍外展以便暴露操作区域皮肤。体表标记腹股沟韧带轮廓,在腹股沟韧带上标记股动脉搏动点。垂直腹股沟韧带,经股动脉搏动点,在外侧5 cm处做一标记,即为前路坐骨神经穿刺的体表标志。

4.操作技术

(1)臀肌后路:消毒后,进针标志点处局麻。穿刺针垂直皮肤进针,打开神经刺激仪,电流强度为1.0 mA。在进针过程中,常首先出现臀肌收缩,此时继续进针,当出现足部或小腿后侧肌群抽动收缩,减小神经刺激仪电流。当电流减少至0.3~0.4 mA时仍有满意的肌群活动,即注入局麻药20 mL。如有超声引导,可选用经臀肌入路法或臀下入路法完成阻滞,根据患者体型选择凸阵或线阵探头。体位摆放同前,消毒后于体表定位点处垂直于神经走行获得短轴切面图。在该区域中坐骨神经通常位于大转子和坐骨结节之间的筋膜,呈现为强回声的椭圆形结构。通常由探头外侧进针,使用平面内法观察进针深度及方向,当针尖达到坐骨神经时,即注入局麻药20 mL,注射过程中可观察药物扩散情况便于及时调整注射方向和角度。

(2)前路:消毒后,进针标志点处局麻。长度为15 cm穿刺针垂直皮肤进针,打开神经刺激仪,电流强度为1.0 mA。在进针过程出现足部或小腿后侧肌群抽动收缩,减小神经刺激仪电流。当电流减少至0.3~0.4 mA时仍有满意的肌群活动,注入局麻药20 mL。由于前路阻滞较臀肌后路经皮肤到达神经的距离远,且进针角度始终垂直于躯体,所以该法并不适用于术后置管镇痛。在穿刺过程中如触及骨质,多提示针尖触及股骨,此时需退出穿刺针至皮下,稍内旋患肢或穿刺点向内侧移动1~2 cm后再行穿刺。超声引导的前路坐骨神经阻滞是一种较为复杂的技术,但相较于前路神经刺激仪引导,超声引导可有效降低股动脉及股神经损伤的风险。体位摆放同前,消毒后于体表定位点处,垂直于放置探头以获得短轴切面图。在该区域探头上下、左右移动找到该入路的定位标志股骨小转子。在其内下方,坐骨神经呈现为强回声的扁平结构。观察进针深度及方向,当针尖达到坐骨神经时,注入局麻药20 mL,注射过程中可观察药物扩散情况便于及时调整注射方向和角度。该法较后路法穿刺针所经过的路径更长,结构更复杂,超声引导过程中如难以观察针尖位置,可配合神经刺激仪完成操作。

5.并发症及预防措施

并发症及预防措施见表2-19。

**(三)股神经阻滞**

1.解剖和阻滞范围

股神经源于腰丛,是其最为粗大的分支。因此,股神经来源于 $L_2$~$L_4$ 神经。其在腰大肌与髂肌之间走行,穿过腰大肌外侧缘向下,在腹股沟韧带下部走行至大腿前面。在股三角,股神经、股动脉及股静脉由外向内依次排列。

股神经肌支支配髂肌、耻骨肌;皮支支配大腿前部、内侧、小腿内侧、足部的皮肤;关节支支配髋关节和膝关节。

表 2-19　坐骨神经阻滞并发症及预防措施

| 并发症 | 预防措施 |
| --- | --- |
| 感染 | 严格的无菌操作 |
| 血肿 | 避免反复多次进针,特别对于接受抗凝治疗的患者 |
| 神经损伤 | 由于坐骨神经为人体最为粗大的神经,为避免在穿刺过程中受机械性损伤,注射过程中如果阻力过大或患者诉剧烈疼痛时,必须停止注射局麻药 |
| 血管损伤 | 前路坐骨神经阻滞时,尽管并不常见,但具有穿刺针误入股动/静脉可能,该操作如有超声引导,可极大的降低误入血管的可能 |
| 局麻药中毒 | 由于注射部位在深部肌肉,其吸收较快。因此,需要避免大容量、大剂量快速注射 |

2.适应证

单独的股神经阻滞主要用于大腿前侧、膝部手术,若联合坐骨神经阻滞则几乎可以完成膝关节以下的所有手术。Winnie 等人曾提出,在股神经阻滞时加大药物容量,可同时阻滞股神经、闭孔神经及股外侧皮神经,以达到低位腰丛阻滞的效果。但最新研究表明,"三合一"阻滞法对闭孔神经基本无效,在需要止血带的手术,应追加闭孔神经阻滞。股神经处留置导管,也是膝关节置换等手术术后镇痛最为常用的方法。

3.标志和患者体位

股神经阻滞主要体表标志为腹股沟韧带和股动脉搏动点。患者侧卧位,下肢自然伸直。如股三角区域暴露不良可垫高臀部,以便于充分暴露操作区域。体表标记腹股沟韧带轮廓,在腹股沟韧带上标记股动脉搏动点。在该波动点外侧 1～2 cm 处做一标记,即为股神经穿刺的体表标志。

4.操作技术

消毒后,进针标志点处局麻。穿刺针垂直皮肤进针,打开神经刺激仪,电流强度为 1.0 mA。在进针过程中,常首先出现缝匠肌收缩,此时继续进针,当出现股四头肌肌群抽动收缩并伴有髌骨上提运动时,减小神经刺激仪电流。当电流减少至 0.3～0.4 mA 时仍有满意的肌群活动,注入局麻药 20 mL。操作过程中,可用手按住股动脉搏动点,确认针尖在其外侧探寻神经,以避免血管损伤。

超声引导的股神经阻滞体位同上,消毒后在腹股沟区横置探头以获取股神经短轴切面图。由于股神经相对表浅,通常情况下高频线阵探头可获得清晰图像。在图像中显示出股动脉,在股动脉外侧、髂筋膜内侧、髂腰肌上方显示椭圆形结构即为股神经。超声引导股神经阻滞较其他下肢神经阻滞更容易掌握,由于该部位神经相对浅表,且周围有大血管可提供准确的定位信息,因此超声引导可根据操作者习惯选用平面内或平面外技术。

5.并发症及预防措施

并发症及预防措施见表 2-20。

**(四)闭孔神经阻滞**

1.解剖和阻滞范围

闭孔神经源于 $L_3$～$L_4$ 神经,自腰丛发出后走行与于腰大肌内侧缘至骨盆,由闭孔穿出。多数人闭孔神经在穿出骨盆前分为前、后支。前支下行于短收肌、长收肌和耻骨肌之间,发出的肌支支配内收肌、皮支支配大腿内侧皮肤。后支下行于短收肌和大收肌之间,发出的肌支支配闭孔外肌、大收肌、短收肌,关节支支配膝关节及髋关节。

表 2-20　股神经阻滞并发症及预防措施

| 并发症 | 预防措施 |
|---|---|
| 感染 | 严格的无菌操作,如有留置导管行术后镇痛,导管留置时间不宜超过48小时 |
| 血肿、血管损伤 | 在神经刺激仪引导穿刺时,尽量避免针尖偏向内侧偏移。如穿刺误入血管,应持续压迫。超声引导在直视下观察进针深度及方向,可有效降低血管损伤及血肿形成的发生率 |
| 神经损伤 | 如果注射阻力过大或患者诉剧烈疼痛时,必须停止注射局麻药 |
| 局麻药中毒 | 由于注射部位在深部肌肉,其吸收较快。因此,需要避免大容量、大剂量快速注射 |

2.适应证

闭孔神经阻滞用于下肢联合阻滞,以补充大腿内侧皮肤的感觉阻滞。单独的闭孔神经阻滞,主要运用于膀胱电切手术中。电凝刀在膀胱侧壁操作时刺激闭孔神经,引起内收肌收缩患者大腿内收,进而导致膀胱损伤。这类手术在手术操作前完成手术侧的闭孔神经阻滞可有效降低大腿内收的概率和幅度,降低膀胱损伤的发生率。

3.标志和患者体位

闭孔神经阻滞主要体表标志为耻骨结节。患者仰卧位,下肢稍外旋。标志点位于耻骨结节下、外2 cm处。如行膀胱手术,可先完成椎管内麻醉并摆放手术体位,在完成手术消毒后再行闭孔神经阻滞。

4.操作技术

消毒后,进针标志点处局麻。穿刺针垂直皮肤进针,打开神经刺激仪,电流强度为 1.0 mA。在进针过程中,常首先出现内收肌群收缩,减小神经刺激仪电流。当电流减少至 0.3~0.4 mA 时仍有满意的肌群活动,推荐一侧注入局麻药 10 mL。

超声引导的闭孔神经阻滞体位同上,消毒后在腹股沟区股静脉内侧横置探头以获取短轴切面图。大多数情况下,超声引导的闭孔神经阻滞仅需分辨出包绕神经的筋膜,前支在长收肌与短收肌之间,后支在短收肌与大收肌之间。采用平面内进针技术,在前支所在筋膜注入局麻药 5 mL,稍退穿刺针调整方向后到达后支所在筋膜注入局麻药 5 mL。值得注意的时,由于该法属于筋膜内注射,并未直接定位神经,所以在药物注射过程中,应在直视下观察筋膜扩开效果,及时微调针尖位置以确保筋膜的充分扩张。

**(五)腘窝坐骨神经阻滞**

1.解剖和阻滞范围

腘窝坐骨神经位于腘窝内,腘窝下界为腘窝皱褶,外界为股二头肌长头,内侧为重叠的半膜肌腱和半腱肌腱。腘窝顶部,坐骨神经在股二头肌肌腱和半膜/半腱肌腱之间的深面,腘动、静脉外侧,沿着神经向远端分出胫神经和腓总神经。

2.适应证

同时行隐神经阻滞,用于小腿手术足和踝关节手术。

3.标志和患者体位

患者俯卧位,膝关节屈曲30°,显露腘窝边界,其下界为腘窝皱褶,外界为股二头肌长头,内侧为重叠的半膜肌腱和半腱肌腱。做一垂直直线将腘窝分为两个等边三角形,穿刺针从此线的外 1 cm 和膝关节皱褶上 7 cm 交点处进针。

4.操作技术

(1)神经刺激器定位:后如出现足内收和内旋则阻滞效果更完善,注入局麻药 30～40 mL。

(2)超声引导法:患者患肢在上侧卧位或俯卧位,将高频线阵探头置于腘窝行短轴切面扫描,通常在腘窝顶部,在股二头肌肌腱和半膜/半腱肌肌腱之间的深面可以找到坐骨神经,沿着神经向远端找到其分出胫神经和腓总神经的分叉处固定探头,采用平面内或平面外方式将局麻药 20 mL 注入坐骨神经或分叉处周围。

(3)隐神经:这是股神经最长的一支纯感觉终末支。在大腿中下 1/3 交界处,进入内收肌管,相伴而行的有膝降动脉。长内收肌、大内收肌、股内侧肌和前内侧肌间隔共同参与了内收肌管的形成。将高频线阵探头水平放置于大腿远端 1/3 内收管水平,可见内侧的内收肌筋膜,内含隐神经和伴行血管。采用平面内技术从外向内进针,在筋膜内注入 6～8 mL 局麻药物。

### (六)踝关节阻滞

1.解剖和阻滞范围

支配足的 5 条神经均可在踝关节阻滞(图 2-14)。

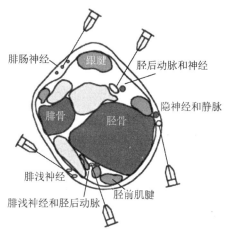

图 2-14　踝部神经阻滞

2.适应证

踝关节阻滞可用于足部手术如足跖骨截趾术。

3.标志和患者体位

用枕头将足抬高以便踝部两侧操作。在踝部的上界,腓深神经位于胫前肌腱长伸肌腱之间,足背屈和第一踇趾外伸时很易触到。

4.操作操术

穿刺针在胫前动脉外侧及上述两肌腱之间进针,直至触到胫骨,边退针边注入局麻药 5～10 mL。然后从内踝到外踝在胫前皮下注入局麻药 10 mL,如此可阻滞外侧的腓浅神经和内侧的隐神经。从内踝的后方进针,指向胫后动脉的下界,足底可有异感。针尖触到骨质后退针 1 cm,扇形注入局麻药 5～10 mL,可阻滞胫后神经。从跟腱和外踝间中点进针,针尖指向外踝的后表面,触到骨质后稍返针并注药 5 mL,可阻滞腓肠神经(图 2-14)。

## 六、腹横肌平面、髂腹下和髂腹股沟神经阻滞

### (一)解剖和阻滞范围

腹部的皮肤、肌肉由 $T_7 \sim L_1$ 神经支配。这些躯干神经走行于腹内斜肌与腹横肌的"腹横平面"内。而在髂前上棘水平,该肌间平面走行髂腹下和髂腹股沟神经。

在腹横平面内注射局麻药,可以阻滞单侧腹部皮肤、肌肉和壁腹膜。而局麻药输注入髂腹下和髂腹股沟神经水平,可阻滞下腹部、腹股沟、大腿上部内侧、会阴区前部。

### (二)适应证

超声引导技术的应用开展,使得无运动神经纤维的体表神经阻滞得到了快速的发展,在超声直视下可准确定位神经,即便无法直视神经时,从图像上也可观察药物扩散以判断注射点是否需要调整。因此,超声引导下的腹横平面、髂腹下和髂腹股沟神经阻滞目前已成为临床常用的区域神经阻滞技术。

腹横平面阻滞可用于剖腹手术、阑尾手术、腹腔镜手术、腹壁手术等,但该方法的腹部阻滞范围尚未得到一致结论。尽管有个案报道显示,单独的腹横平面阻滞用于腹部手术,如髂腹下和髂腹股沟神经阻滞可用于腹股沟疝修补的开放手术。但临床中并不是每次阻滞都能得到完全的效果,且腹部手术对内脏牵扯造成的不适,影响了该法的广泛应用。因此,腹横平面内阻滞目前常用于前腹部手术后的术后镇痛。

### (三)标志和患者体位

1.腹横平面阻滞

腹横平面阻滞主要体表标志为肋下缘和髂棘腋前线区域。患者仰卧位,暴露出操作区域皮肤。

2.髂腹下和髂腹股沟神经阻滞

髂腹下和髂腹股沟神经阻滞主要体表标志是髂前上棘。患者仰卧位,暴露出操作区域皮肤。

### (四)操作技术

1.腹横平面阻滞

标记肋下缘和髂棘,消毒后使用高频线阵探头于腋前线水平显示腹外斜肌、腹内斜肌及腹横肌短轴切面图像。辨认三层肌肉结构,采用平面内进针技术,将局麻药注入腹内斜肌与腹横肌之间的腹横平面。结构辨识不清时,可注射 0.5 mL 局麻药观察针尖位置及筋膜扩张。可按需要在脐水平上下做多点注射以扩大阻滞范围,每侧输注局麻药 20 mL。

2.髂腹下和髂腹股沟神经阻滞

标记髂前上棘,消毒后使用高频线阵探头于髂前上棘内侧显示腹外斜肌、腹内斜肌及腹横肌短轴切面图像。辨认三层肌肉结构,此处常常可观察到并行排列的多个扁平椭圆形低回声区域,即为髂腹下和髂腹股沟神经阻滞。采用平面内进针技术,将局麻药注入神经周围筋膜各 10 mL,并观察药物扩散,注射中及时调整针尖位置以确保充分浸润神经。

### (五)并发症及预防措施

并发症及预防措施见表 2-21。

表 2-21　腹横平面、髂腹下和髂腹股沟神经阻滞并发症及预防措施

| 并发症 | 预防措施 |
| --- | --- |
| 感染 | 严格的无菌操作 |
| 血肿 | 避免反复多次进针,特别对于接受抗凝治疗的患者 |
| 内脏损伤 | 凭借"突破感"进针并不可靠,在暴露三层肌肉结构时,通常可观察到腹膜及更深的肠管,并可通过肠管运动来判断。确保针尖位置,必要时小剂量注射明确针尖位置可避免穿刺针突破腹膜 |
| 局麻药中毒 | 在做多点注射及双侧阻滞时,应严格计算各点用量,避免超量用药 |

## 七、胸椎旁及肋间神经阻滞

### (一)解剖和阻滞范围

胸椎的两侧有一胸神经穿出走行的间隙,其内侧缘是椎体、椎间盘和椎间孔,外侧缘是壁层胸膜,后侧是肋横突。胸神经根由椎间孔穿出后,在椎旁间隙分为背侧支和腹侧支,背侧支支配椎旁,而腹侧支沿肋骨延伸形成肋间神经。

在胸椎旁间隙注射局麻药,向外可覆盖同水平胸神经根甚至肋间神经,完成该神经支配的单侧肌肉和皮肤。椎旁注射若药物向内扩散,可导致药物向上下相邻间隙扩散甚至进入硬膜外腔。

尽管大容量的局麻药行肋间神经阻滞,药物仍可能扩散至椎旁间隙,具有向上下间隙扩散的可能,但这种情况并不多见。因此,在该点注射时常形成单侧的肋间平面阻滞。

### (二)适应证

胸椎旁及肋间神经阻滞主要用于肋骨、胸骨骨折的疼痛治疗;肋间神经痛、肋软骨炎、胸膜炎、带状疱疹及其后遗神经痛的治疗;胸腹部手术的术后镇痛。

### (三)标志和患者体位

1.胸椎旁神经阻滞

胸椎旁神经阻滞主要体表标志为棘突。患者侧卧位或坐位,体位摆放与椎管内麻醉体位类似。首先需要从 $C_7$ 开始,标记出患者棘突上缘直至所需阻滞的最低水平。在正中线旁 $2\sim3$ cm,平行于棘突标记做出相应标记点,即为椎旁阻滞进针点。

2.肋间阻滞

肋间阻滞主要体表标志是肋骨。患者侧卧位、坐位或俯卧位,体位摆放与椎管内麻醉体位类似,但俯卧位时要求患者双手自然下垂,以便于充分暴露脊柱区域的皮肤。首先以第 7 肋或第 12 肋为标志,分别描记出肋骨下缘轮廓。在正中线旁 $6\sim8$ cm,与肋骨相交处做出相应标记点,即为肋间神经阻滞进针点。

### (四)操作技术

1.胸椎旁神经阻滞

消毒后,进针标志点处局麻。穿刺针垂直皮肤进针,当进针 5 cm 左右时通常可触及骨质,即为横突并记录皮肤至横突的深度。稍退穿刺针,向上或向下调整针尖进针方向,使得穿刺针越过横突 1 cm 左右后,即注入局麻药 5 mL。操作过程中,应首先寻找横突,若进针过深而前端无骨质,穿刺针可能会经横突外侧或两横突之间越过横突进入胸腔。

2.肋间神经阻滞

消毒后,进针标志点处局麻。穿刺针与皮肤成 $20\sim30°$ 向头侧进针,当进针 1 cm 左右时通

常可触及骨质,即为肋骨。调整针尖进针方向,使得穿刺针越过肋骨下缘 2~3 cm 后,注入局麻药 5 mL。操作过程中,应首先寻找肋骨,避免盲目进针使得穿刺针直接进入胸腔。

超声引导可直视椎旁间隙结构,了解是否存在变异及注入局麻药后药物扩散情况,从而减少了并发症的发生。超声引导胸椎旁神经阻滞时,患者体位及标志点标记同前,超声探头先通过神经长短轴切面明确穿刺区域解剖(棘突、横突、胸膜等)。明确穿刺间隙后,通过平面内或平面外进针技术,观察进针深度。当针尖显示不清时可推注 0.5 mL 局麻药用于判断,针尖达到合适位置后注入局麻药 5 mL,并在直视下观察药物扩散情况。

**(五)并发症及预防措施**

并发症及预防措施见表 2-22。

表 2-22　胸椎旁及肋间神经阻滞并发症及预防措施

| 并发症 | 预防措施 |
| --- | --- |
| 感染 | 严格的无菌操作 |
| 血肿 | 避免反复多次进针,特别对于接受抗凝治疗的患者 |
| 神经损伤 | 注射过程中如果阻力过大或患者诉剧烈疼痛时,必须停止注射局麻药 |
| 全脊髓麻醉 | 避免椎旁阻滞时针尖方向指向内侧,注射前回抽用以探测是否有血或脑脊液,注射压力过高或容量过大可能有硬膜外扩散导致双侧阻滞可能 |
| 气胸 | 穿刺过程严格固定穿刺针,防止其无意移动。控制好进针深度,避免损伤胸膜/腹膜甚至内脏 |
| 局麻药中毒 | 注射部位位于深部肌肉,其吸收较快。因此,需要避免大容量、大剂量快速注射 |

（龚　政）

# 第三章

## 临床麻醉的相关药物

### 第一节　静脉麻醉药

静脉麻醉药是通过静脉通路给予,在体内产生麻醉效应的药物,也是麻醉中最为常用的一类药物。随着近年药物发展和药理学进展,使得静脉麻醉药已经不再单纯用于麻醉静脉诱导,而是广泛应用于围术期以及诊断和治疗操作中的镇静。

静脉麻醉药具有催眠、遗忘、镇痛的作用。理想的静脉麻醉药有以下这些特点:①起效快,作用强而短效;②在体内包括血液和中枢系统中清除快,苏醒迅速,在体内无蓄积,代谢不依赖肝功能;代谢产物无药理活性;③麻醉调控简便;④对重要脏器有保护作用;⑤对循环和呼吸影响小,不会造成严重不良反应;⑥具有其他一些药理作用,如抗呕吐作用等;⑦能有特异性的拮抗药;⑧价格便宜等。

使用静脉麻醉药具有许多优点,如不需要特殊设备,药物不刺激呼吸道,也没有燃烧、爆炸危险,且不污染手术室空气;静脉麻醉药使用简便,可以单次给药也可以连续给药,近年来发展的靶控输注技术使静脉麻醉更加易控。但静脉麻醉药的主要缺点在于其麻醉综合效应不完善,没有肌松作用,镇痛作用不强。大多数静脉麻醉药需要通过肝肾代谢,容易在体内蓄积等。

静脉麻醉药的作用机制目前尚未阐明。除氯胺酮已经明确为 NMDA 受体阻滞剂外,其他药物的机制还需进一步研究。如丙泊酚目前认为主要是通过与 γ-氨基丁酸(GABA)α 受体的 β 亚基结合,增强 GABA 诱导的氯电流,从而产生镇静催眠作用。依托咪酯可能通过对 GABA 受体的作用和对神经递质再摄取的影响以及对 cAMP 信号传导系统产生作用。而羟丁酸钠可能作用于大脑皮质的灰质、海马回和边缘系统。通过与 GABA 受体结合抑制经中枢和末梢突触的冲动传导通路产生作用。近期也发现羟丁酸钠也能结合羟丁酸受体,可能使网状激活系统的活动增强或处于兴奋状态。

静脉麻醉药的分类方法有很多,最主要的分类是根据药物的化学结构,粗略的可以将静脉麻醉药分为巴比妥类和非巴比妥类药。

#### 一、巴比妥类静脉麻醉药

巴比妥类药是 20 世纪 80 年代前应用十分广泛的静脉麻醉药,其中以硫喷妥钠为主要代表,另外还包括至今尚在使用的苯巴比妥钠等。

（一）巴比妥类药的药代特性

高脂溶性的巴比妥类药物,静脉给药后迅速分布,达到脑部的时间迅速,其作用时间取决于从中央室向外周的再分布,而与药物的代谢消除关系不大。但低脂溶性的巴比妥药(如戊巴比妥等)分布半衰期较长,这样作用时间就较长。需要引起注意的是药物再分布,一方面对于老年人再分布时间较长,因此容易产生较高的血浆浓度。对于老年患者给药剂量应当适当减少以避免相应的不良反应。另一方面,由于药物从中枢系统向外周分布后,患者即可苏醒,但由于药物再分布的作用,患者达到完全清醒的时间却比较长。另外,反复给药后会产生蓄积,作用时间也会延长。

（二）巴比妥类药的药理作用

巴比妥类药物主要产生中枢神经系统抑制作用,并呈剂量依赖性,即小剂量镇静,中剂量催眠,大剂量抗惊厥或引起麻醉,过量则呈呼吸循环抑制状态。抑制兴奋性神经递质的传递,增强抑制性神经递质的传递。诱导后引起中枢神经系统的抑制从轻度镇静到意识丧失。小剂量产生镇静时可能会有略显躁动的兴奋不安与定向力障碍。巴比妥类药可以通过降低痛阈而表现出镇痛效应。但该类药没有肌松作用,有时还可以表现出不规则的肌肉微颤。

巴比妥类药能抑制心血管中枢,诱导剂量会引起血压下降和心率升高。对于控制欠佳的高血压患者需要注意给药后出现明显的血压波动。因此需要减慢注射速度并充分补充容量。

给予诱导剂量的巴比妥类药能降低机体对高二氧化碳和低氧的通气反应从而出现呼吸暂停。镇静剂量的巴比妥类药经常会引起上呼吸道梗阻。对于哮喘患者容易发生支气管痉挛。在浅麻醉下进行气道操作或会阴部的手术时发生喉痉挛的情况不少见,可能与副交感神经兴奋或刺激组胺释放等有关。

巴比妥类药可收缩脑血管降低脑血流和颅内压,但更能降低脑的耗氧量。因此具有一定的脑保护作用。对中枢的抑制程度从轻度镇静到意识丧失是呈剂量相关性,可以从脑电图监测上看出波形的变化。巴比妥类和苯二氮䓬类均可以控制癫痫发作和局麻药中毒时的中枢症状。

（三）巴比妥类药——硫喷妥钠

硫喷妥钠是20世纪90年代丙泊酚出现之前常用的超短效静脉麻醉药。具有起效快,苏醒快,作用强的优势。

1.药代特性

硫喷妥钠静脉注射后经过一次臂-脑循环时间(约10秒)便能发挥作用,30秒脑内即达峰浓度,因而迅速产生中枢神经系统抑制作用。但由于该药迅速从脑内再分布到其他组织,5分钟后脑内浓度即降至峰浓度的一半,30分钟后脑内浓度几乎下降96%。因此,单次注药后患者苏醒迅速。

硫喷妥钠进入血液循环后,有72%～86%与血浆蛋白疏松结合而暂时失去活性。尿毒症、肝硬化等低蛋白血症患者由于血浆蛋白结合率降低,因此药效增强,对该药异常敏感。

硫喷妥钠最初再分布的组织是骨骼肌。静脉注射后约15分钟骨骼肌中浓度即与血浆浓度达到平衡。该药与脂肪的亲和力高,但由于脂肪的血运差,开始时分布极少,但剂量过大或多次注射,则脂肪将成为药物的储存场所,当血浆内药物浓度降低时,药物从脂肪组织再缓慢释放出来,使苏醒后又有长时间的睡眠。为此,肥胖患者硫喷妥钠用量应以除去脂肪的体重计算,可参照相应身高的标准体重,以免剂量过大导致苏醒延迟。

硫喷妥钠是巴比妥的钠盐,pKa 为 7.6,酸血症时解离程度减少,进入脑组织的药物增多,故酸血症将使该药麻醉加深,碱血症时则相反。

硫喷妥钠主要在肝脏降解,只有极少部分在肾或其他部位降解。肥胖患者由于分布容积增加而致消除半衰期延长;小儿由于肝清除率快而致半衰期缩短。硫喷妥钠易透过胎盘,静脉注射后约 1 分钟脐静脉血药浓度即达峰值,但胎儿血药浓度比母体低很多,脑内药物浓度显著低于脐静脉血药浓度。

2.药理作用

(1)中枢神经系统:硫喷妥钠作用迅速、短暂,静脉注射后 15~30 秒内意识消失,约 1 分钟可达其最大效应,15~20 分钟出现苏醒,以后继续睡眠 3~5 小时。硫喷妥钠使脑血管收缩,脑血流量减少,从而使颅内压下降,对颅脑手术有利。能降低脑氧代谢率和脑耗氧量,其下降幅度大于脑血流量减少,加之颅内压下降后脑灌注压相对增加,因此,对脑有一定保护作用。

(2)循环系统:硫喷妥钠对循环系统有明显的抑制作用。通过抑制延髓血管活动中枢和降低中枢性交感神经活性,使容量血管扩张,回心血量减少,从而导致血压下降;同时还抑制心肌收缩力,使心脏指数降低。在心功能不全、严重高血压、低血容量以及正在使用 β 受体阻断药的患者使用该药,血压可严重下降。

(3)呼吸系统:硫喷妥钠通过抑制延髓和脑桥呼吸中枢对呼吸产生明显的抑制作用,其程度和持续时间与剂量、注药速度、术前用药有密切关系。表现为呼吸频率减慢,潮气量减小,甚至发生呼吸暂停。在硫喷妥钠浅麻醉下实施气管内插管,或置入通气道与喉罩时,易引发喉痉挛和支气管痉挛,可能与交感神经受抑制而致副交感神经作用相对呈优势有关。

(4)其他:硫喷妥钠临床剂量不引起术后肝功能改变。但肝功能差的患者,麻醉后嗜睡时间可能延长。硫喷妥钠使贲门括约肌松弛,容易引起胃内容物反流导致误吸。

3.临床应用

由于丙泊酚的出现,硫喷妥钠已经很少使用。临床上所用的硫喷妥钠制剂系淡黄色粉剂,混有 6% 碳酸钠,易溶于水,使用前以注射用水配制成 2.5% 溶液。药液呈强碱性,不可与酸性药物相混。一旦误注入动脉内,由于其强碱性质,可引起动脉强烈收缩,甚至可造成肢体坏死。因其抑制呼吸和循环,以及苏醒后嗜睡延长,目前主要用于抗惊厥和脑保护,应小剂量(1~2 mg/kg)静脉注射,以免发生低血压。

## 二、非巴比妥类静脉麻醉药

非巴比妥类静脉麻醉药包括:烷基酚类(丙泊酚、磷丙泊酚),苯二氮䓬类(地西泮、咪达唑仑、劳拉西泮和拮抗药氟马西尼),咪唑林(依托咪酯和右美托咪定),与硫喷妥钠对血流动力学影响比较见表3-1。

表 3-1　非巴比妥类镇静催眠药麻醉诱导后血流动力学变化

| | 硫喷妥钠 | 地西泮 | 依托咪酯 | 氯胺酮 | 劳拉西泮 | 咪达唑仑 | 丙泊酚 |
|---|---|---|---|---|---|---|---|
| HR | 0~36% | −9%±13% | −5%±10% | 0~59% | 不变 | −14%±12% | −10%±10% |
| MBP | −18%~8% | 0~19% | 0~17% | 0±40% | −7%~20% | −12%~26% | −10%~40% |
| SVR | — | −22%±13% | −10%±14% | 0±33% | −10%~35% | 0~20% | −15%~25% |
| PAP | — | 0~10% | −9%±8% | +44%±47% | — | 不变 | 0~10% |

续表

| | 硫喷妥钠 | 地西泮 | 依托咪酯 | 氯胺酮 | 劳拉西泮 | 咪达唑仑 | 丙泊酚 |
|---|---|---|---|---|---|---|---|
| PVR | — | 0～19％ | −18％±6％ | 0±33％ | 不变 | 不变 | 0～10％ |
| PCWP | — | 不变 | 不变 | 不变 | — | 0～25％ | 不变 |
| RAP | | 不变 | 不变 | +15％±33％ | 不变 | 不变 | 0～10％ |
| CI | 0～24％ | 不变 | −20％±14％ | 0±42％ | 0±16％ | 0～25％ | −10％～30％ |
| SV | −12％～35％ | 0～8％ | 0～20％ | 0±21％ | | 0～18％ | −10％～25％ |
| LVSWI | — | 0～36％ | 0～33％ | 0±27％ | — | −28％～42％ | −10％～20％ |
| dP/dt | −14％ | 不变 | 0～18％ | 不变 | | 0～12％ | 下降 |

CI:心指数；HR:心率；LVSWI:左室每搏做功指数；MBP:平均血压；PAP:肺动脉压；PVR:肺血管阻力；PCWP:肺动脉楔压；RAP:右房压；SV:每搏输出量；SVR,全身血管阻力；—:无数值。

### (一)烷基酚类

烷基酚类的代表药物是丙泊酚。它的出现可以说是静脉麻醉药的历史性突破,从其引入临床使用后,静脉麻醉的发展包括药代动力学和药效动力学的进展非常迅速。目前丙泊酚已经成为全世界麻醉药中最为常用的静脉麻醉药。

1.丙泊酚

丙泊酚在室温下为油性,不溶于水,但具有高度脂溶性。丙泊酚注射液中含有丙泊酚和脂肪乳溶剂,目前常用的脂肪乳溶剂有长链的大豆油和中链三酰甘油(即中长链脂肪乳)。建议储存在 25 ℃以下,但不宜冷冻。

(1)药代特性:静脉注射后到达峰效应的时间为 90 秒。分布广泛呈三室模型,其药代动力学参数见表 3-1。95％以上与血浆蛋白结合。2 分钟后血药浓度达峰值,脑平衡半期 2.6 分钟。初期和慢相分布半衰期分别为 1～8 分钟和 30～70 分钟,消除半衰期为 4～23.5 小时。主要在肝经羟化和与葡萄糖醛酸结合降解为水溶性的化合物经肾排出。老年人清除率低,但中央室容积小。儿童的中央室容积大,且其清除率高。其代谢产物无药理学活性,故适合于连续静脉输注维持麻醉。与氯胺酮和依托咪醇药代动力学比较见表 3-2。

表 3-2　三种非巴比妥类静脉全麻药的药代动力学参数

| | 消除半衰期(小时) | 分布容积(L/kg) | 清除率 mL/(kg·min) |
|---|---|---|---|
| 氯胺酮 | 1～2 | 2.5～3.5 | 16～18 |
| 依托咪酯 | 2～5 | 2.2～4.5 | 10～20 |
| 丙泊酚 | 0.5～1.5 | 3.5～4.5 | 30～60 |

(2)药理作用:丙泊酚的作用机制尚未明确,研究表明丙泊酚可能与 γ-氨基丁酸(GABA)受体-氯离子复合物发挥镇静催眠作用。也可能通过 $\alpha_2$ 肾上腺素能受体系统产生间接的镇静作用,或者有可能通过调控钠通道门控对谷氨酸的 N-甲基-D-门冬氨酸(NMDA)亚型产生广泛的抑制,进而发挥其中枢神经系统的抑制作用。还有研究发现丙泊酚对脊髓神经元有直接抑制作用。丙泊酚可作用于急性分离的脊髓背角神经元的 $GABA_A$ 受体和甘氨酸受体。

1)中枢神经系统:丙泊酚是起效迅速、诱导平稳、无肌肉不自主运动、咳嗽、呃逆等不良反应的短效静脉麻醉药,静脉注射 2.5 mg/kg,约经一次臂-脑循环时间便可发挥作用,90～100 秒作用达峰效应,持续 5~10 分钟,苏醒快而完全,没有兴奋现象。丙泊酚可以降低脑血流和颅内压。因此静脉输注丙泊酚是神经外科手术良好的麻醉选择。从脑电图上看,随着丙泊酚剂量的增加,脑电慢波成分逐渐增加,甚至达到一定程度的暴发性抑制。可以通过脑电双频指数来衡量镇静的深度和意识消失的水平。丙泊酚对脑缺血的病灶和癫痫病灶都有很好的保护作用,可用于癫痫发作的控制。丙泊酚具有一定的抗吐作用,因此丙泊酚静脉麻醉术后发生恶心呕吐的概率减少。

2)呼吸系统:诱导剂量的丙泊酚对呼吸有明显抑制作用,表现为呼吸频率减慢,潮气量减少,甚至出现呼吸暂停,持续 30~60 秒,医师应对此应高度重视。丙泊酚静脉持续输注期间,呼吸中枢对 $CO_2$ 的反应性减弱。

3)心血管系统:丙泊酚对心血管系统有明显的抑制作用,在麻醉诱导期间可使心排血量、心脏指数、每搏指数和总外周阻力降低,从而导致动脉压显著下降。该药对心血管系统的抑制作用与患者年龄、一次性注药剂量与注药速度密切相关,缓慢注射时降压不明显,但麻醉效果减弱。其降低血压是由于外周血管扩张与直接心脏抑制的双重作用,且呈剂量依赖性,对老年人的心血管抑制作用更重。

4)其他:丙泊酚可引起注射部位疼痛和局部静脉炎。也可引起类变态反应,对有药物过敏史、大豆、鸡蛋清过敏者应慎用。丙泊酚溶液有利于细菌生长,尽管目前在其制剂中添加了 0.005% 的依地酸二钠(EDTA),可以减少或阻止微生物生长,但使用过程中依然要注意无菌技术。

(3)临床应用:丙泊酚作为一新型的快效、短效静脉麻醉药,苏醒迅速而完全,持续输注后不易蓄积,为其他静脉麻醉药所无法比拟,目前普遍用于麻醉诱导、麻醉维持及镇静。

1)诱导:全麻诱导剂量为 1~2.5 mg/kg,95% 有效量($ED_{95}$)成人未给术前药者为 2~2.5 mg/kg,术前给阿片类或苯二氮䓬类药者应酌减。60 岁以上诱导量酌减。儿童诱导量需稍增加,其 $ED_{95}$ 为 2~3 mg/kg。通常需与镇痛药、肌松药合用;如果采用靶控输注(TCI),单纯应用丙泊酚诱导时靶控血浆浓度一般设定血浆浓度为 3~6 μg/mL,复合诱导时的靶控浓度一般设定在 2.5~3.5 μg/mL 待患者意识消失后根据血流动力学变化调节。危重 TCI 患者在丙泊酚诱导时应采用"分步 TCI"。初始靶浓度降低到 1 μg/mL,每隔 1~2 分钟增加靶浓度 0.5~1 μg/mL,直到患者的意识消失。

2)麻醉维持:丙泊酚麻醉维持可以采用单次间断静脉注射,每隔数分钟追加 10~40 mg 维持麻醉。也可以采用连续输注,剂量多在 50~150 μg/(kg·min),然后根据患者对手术刺激的反应调整。丙泊酚常与氧化亚氮或阿片类药物相复合,则药量宜减少至 30~100 μg/(kg·min)。当采用靶控输注维持时,靶浓度维持在 3~6 μg/mL,并且应该随时调整,最好有麻醉镇静深度的监测。

3)其他:此药还特别适用于门诊患者胃、肠镜诊断性检查、人流等短小手术的麻醉。静脉持续输注丙泊酚 100 μg/(kg·min)时,潮气量可减少 40%。在人工流产、内镜检查等短小手术时应用该药,必须备有氧源及人工呼吸用具以备急用。也常用于 ICU 患者的镇静。

(4)注意事项:需要注意的是长时间(>48 小时)、大剂量[>4 mg/(kg·h)]的丙泊酚输注可能导致丙泊酚输注综合征(Propfol Infusion Syndrome,PIS)。PIS 最初发现于儿童,后来在重症成年患者也观察到这种现象。主要表现为高钾血症、高脂血症、代谢性酸中毒、肝脏肿大或肝脏脂肪浸润、横纹肌溶解、不明原因的心律失常、难治性心力衰竭,甚至导致患者死亡,其死亡率相当高。发病机制目前还不清楚,可能与丙泊酚对心血管的抑制作用、丙泊酚代谢产物的影响、丙泊酚对线粒体呼吸链的影响以及丙泊酚对脂类代谢的影响有关。

**2.磷丙泊酚**

磷丙泊酚是丙泊酚的水溶性专利前体药物,作为新型的镇静催眠药目前已在美国注册上市。

(1)药代特性:静脉注射磷丙泊酚后,可经内皮细胞碱性磷酸酶快速分解成活性成分丙泊酚。每1 mmol的磷丙泊酚可分解丙泊酚1 mmol。丙泊酚迅速进入脑组织中并达到平衡,从而发挥相应的药理效应。由于磷丙泊酚是前体药,有不易被首过消除的特点。分解后的丙泊酚达峰时间为4~13分钟。磷丙泊酚和分解的丙泊酚的半衰期分别为23.9分钟和45分钟。分布容积分别为0.25 L/kg和2.3 L/kg,清除率分别为46 mL/(kg·min)和344 mL/(kg·min)。研究表明,磷丙泊酚的血药浓度和药效之间无滞后现象。

(2)药理作用:单剂量静脉给予磷丙泊酚可产生明显的镇静作用,并呈剂量依赖性。与传统的丙泊酚相比其$EC_{50}$小,表明磷丙泊酚的药效更强。给予相同剂量时,磷丙泊酚比丙泊酚的血药浓度高,且作用时间长。磷丙泊酚对呼吸的影响较小,但仍可引起呼吸暂停。

(3)临床应用:目前磷丙泊酚已广泛应用于各种内镜检查以及小手术的麻醉用药。但对其大样本的临床观察的研究还较少。主要不良反应报道的有呼吸抑制、低氧血症、感觉异常和瘙痒等。

**(二)苯二氮䓬类**

苯二氮䓬类在中枢神经系统有特异性的受体,与受体结合后能易化GABA受体功能。在麻醉中多用于静脉全麻诱导和镇静。苯二氮䓬类的优势在于心血管的抑制效应小,对动脉血压、心排血量和外周血管阻力的影响较小。因此对于患有心脏疾病的手术患者是常用的麻醉诱导药。

**1.咪达唑仑**

咪达唑仑是苯二氮䓬类的代表药物。与苯二氮䓬受体能高度特异性结合,影响GABA与中枢系统中GABA受体的亲和力,使与受体偶联的氯通道开放,氯离子进入细胞,使细胞超极化,降低了中枢神经系统的兴奋性。

(1)药代特性:咪达唑仑是水溶性的苯二氮䓬类药物,易迅速透过血-脑屏障。单次静脉注射后分布半衰期为0.31小时±0.24小时,消除半衰期2.4小时±0.8小时。老年人、肥胖者及肝功能障碍者消除半衰期延长,小儿消除半衰期比成人短。咪达唑仑主要在肝代谢,钙通道阻滞药能抑制肝代谢酶,延长咪达唑仑的麻醉作用。肾清除率对全部消除率的影响小,所以肾功能不全患者的清除率变化小。

(2)药理作用。①中枢神经系统:咪达唑仑具有抗焦虑、催眠、抗惊厥、肌松和顺行性遗忘等作用。根据剂量不同,产生抗焦虑至意识消失的不同程度的效应。咪达唑仑可引起脑血流降低,源于降低脑组织代谢率和直接的血管收缩反应,并有明显的剂量依赖性,但这种量效关系有封顶效应,可能与受体饱和有关。该药降低大脑中动脉的血流速度,增加血管阻力,对颅内顺应性欠佳或颅内压增高的患者,给予0.15~0.27 mg/kg咪达唑仑对脑缺氧有保护作用。②心血管系统:咪达唑仑对正常人的心血管系统影响轻微,表现为心率轻度增快,体循环阻力和平均动脉压轻度下降,以及左室充盈压和每搏量轻度下降,但对心肌收缩力无影响。③呼吸系统:虽然对呼吸有一定的抑制作用,但程度也与剂量相关。表现为降低潮气量,增快呼吸频率,缩短呼气时间,但不影响功能残气量和剩余肺容量。咪达唑仑主要对呼吸中枢有抑制作用,对呼吸动力几乎无影响,因此和其他中枢抑制药合用时,对呼吸抑制有协同作用。④其他:咪达唑仑本身无镇痛作用,但可增强其他麻醉药的镇痛作用。

(3)临床应用。①麻醉前给药:利用咪达唑仑具有催眠和抗焦虑作用,口服、肌内注射、静脉注射和直肠给药均有效。对小儿肌内注射为 0.08～0.15 mg/kg,10～15 分钟产生镇静效应,30～40 分钟产生最大效应,其具有作用快、镇静作用强、无注射点痛等优点。小儿麻醉前口服剂量为 0.5 mg/kg,也可经直肠注入,剂量为 0.3 mg,最大量为 7.5 mg。口服 7.5 mg,患者即可迅速满意入睡,醒后可无困倦和嗜睡感。②麻醉诱导:麻醉诱导可产生睡眠和遗忘,但无镇痛作用。诱导量不超过 0.3 mg/kg。老年及危重患者剂量以<0.15 mg/kg 为宜。诱导推荐咪达唑仑、丙泊酚及阿片类镇痛药协同诱导,可减少单纯麻醉药用量,降低不良反应,提高麻醉安全性,并有利于麻醉后患者迅速清醒。③麻醉维持:临床上单纯使用咪达唑仑麻醉维持较少,通常复合使用其他阿片类或其他静脉或吸入麻醉药。可采用静脉分次给药或连续静脉输注。分次给药在麻醉减浅时追加诱导量的 25％～30％,连续静脉输注剂量为 0.15 mg/kg。④镇静:多用于上消化道和肺的纤维内镜检查以及心导管检查、心血管造影、脑血管造影、心律转复等诊断性和治疗性操作。在表面麻醉的基础上辅用咪达唑仑,可使患者减轻和消除咳嗽、呃逆、喉痉挛和呕吐等症状,提供良好的操作条件,0.07 mg/kg 即可产生满意的镇静效果。⑤ICU 患者镇静:咪达唑仑也常用于 ICU 机械通气患者的带管镇静,一般每小时 1～3 mg 即可获得稳态镇静镇痛浓度,适用于ICU 患者长期镇静。

2.氟马西尼

氟马西尼是苯二氮䓬类受体特异性的拮抗剂。1979 年合成,其化学结构与咪达唑仑相似,与后者的主要区别是其苯基被羧基取代,是特异性苯二氮䓬类拮抗药,能竞争性占据受体位点,因此能迅速有效逆转苯二氮䓬在中枢的药理作用。

(1)药代特性:静脉注射后 5 分钟血浆浓度即可达峰值。血浆蛋白结合率为 40％～50％。表观分布容积为 1.02～1.2 L/kg。消除半衰期显著短于常用的苯二氮䓬类药,为 48～70 分钟,因此需要注意单次给药的拮抗作用消失后,可再次出现苯二氮䓬类的镇静作用。氟马西尼经肝脏代谢,仅极少量会以原形从尿中排出。

(2)药理作用:氟马西尼主要药理作用是拮抗苯二氮䓬类药的所有中枢抑制效应,从抗焦虑、镇静、遗忘,直到抗惊厥、肌松和催眠。最小有效剂量为 0.007 mg/kg。拮抗程度与氟马西尼剂量有关,也与所用的苯二氮䓬类药剂量有关。但是氟马西尼无内在药理活性,有研究表明单纯给予氟马西尼既不产生苯二氮䓬类的效应,也不产生其相反的效应。氟马西尼对呼吸和循环均无影响。但对苯二氮䓬类药引起的呼吸抑制,有一定的拮抗作用。

(3)临床应用。①解救苯二氮䓬类的药物中毒:大量服用苯二氮䓬类药物的患者除基本支持治疗外,可用氟马西尼进行解救。采用小剂量分次静脉注射的方法,每次 0.1～0.2 mg,给药后观察 2～3 分钟,没有苏醒可以每次追加 0.1 mg,直至苏醒,总量通常不超过 2 mg。但由于氟马西尼的时效短于苯二氮䓬类药,因此为了维持疗效,可用首次有效量的半量重复注射。对于可疑药物中毒的昏迷患者,也可用氟马西尼鉴别。如果用药后有效,基本上可肯定是苯二氮䓬类药中毒;否则可基本排除。②拮抗麻醉后苯二氮䓬类药的残余作用:对于以苯二氮䓬类药作为复合全麻用药或部位麻醉时镇静用药的手术患者,可用氟马西尼拮抗其残余作用,以获得患者迅速苏醒。首次剂量 0.1～0.2 mg 静脉注射,以后 0.1 mg/min,直至患者清醒,总量不超过 1 mg。③ICU患者:在 ICU 中长时间用苯二氮䓬类药镇静耐管的呼吸机治疗的患者,在尝试脱机的过程中,可用氟马西尼拮抗苯二氮䓬类药的作用。

### (三)其他静脉麻醉药

**1.依托咪酯**

依托咪酯 1964 年合成,1972 年 3 月试用于临床。该药有两种异构体,但只有其右旋异构体有镇静、催眠作用。化学结构中的咪唑基团与咪达唑仑一样,在酸性 pH 条件下为水溶性,而在生理性 pH 条件下则成为脂溶性。以前依托咪酯的针剂是含丙二醇的溶液,因此常常有注射部位疼痛和静脉炎发生。现有的依托咪酯制剂为乳剂,是以 20%中长链三酰甘油为溶剂,发生注射痛的概率明显降低。其作用是抑制大脑皮质的网状系统,也有可能作用于 GABA 受体,增加受体亲和力表现出中枢抑制作用。

(1)药代特性:依托咪酯的药代模型呈三室开放模型,即迅速到中央室(脑和血供丰富的器官),然后到周围室。成人静脉注射后 1 分钟内脑组织即达最高浓度,最大效应发生在注药 3 分钟时。然后很快从脑向其他组织转移,患者一般 7～14 分钟即可迅速苏醒。其脑内浓度与催眠效应呈直线关系。血浆蛋白结合率为 76.5%,在肝脏和血浆中主要被酯酶迅速水解,最初 30 分钟内水解最快,排泄迅速。初始半衰期为 2.7 分钟,再分布半衰期为 29 分钟,消除半衰期为 2.9～5.3 小时。分布容积为 2.5～4.5 L/kg。

(2)药理作用。①中枢神经系统:依托咪酯是目前常用的静脉麻醉药,催眠剂量可产生皮质下抑制,出现新皮质样睡眠,脑干网状结构激活和反应处于抑制状态。作用强度强于巴比妥类药物。诱导剂量0.3 mg/kg经过一次臂-脑循环即可产生催眠作用。可减少脑血流量,降低脑氧代谢率,0.7 mg/kg可使颅内压升高的患者 ICP 急剧下降,对缺氧引起的脑损害有保护作用,并可制止脑缺氧引起的抽搐。②心血管系统:依托咪酯最大的优势在于其麻醉后血流动力学非常稳定,周围血管阻力和冠状动脉血管阻力明显降低,心指数增加,且不增加心肌耗氧量,可使左心室耗氧量降低,是心血管疾病良好的麻醉诱导药物。③呼吸系统:依托咪酯对呼吸的影响也较小,只要不注速过快,对呼吸频率和幅度均无明显影响。对气管平滑肌有舒张作用,对哮喘等气管高反应的患者可安全地选用依托咪酯作为静脉全麻药,并有可能起到一定的治疗作用。术前复合给予芬太尼等阿片类药的患者易发生呼吸抑制。依托咪酯诱导时可发生呃逆或咳嗽。④其他:依托咪酯无镇痛作用。不影响肝、肾功能,不释放组胺,能快速降低眼压,对眼科手术有利。有报道依托咪酯能抑制肾上腺皮质功能。但围术期诱导剂量的依托咪酯所引起的肾上腺皮质抑制,表现为皮质醇水平通常仍在正常低限范围,此为暂时性且无临床意义。

(3)临床应用:依托咪酯属于短效静脉麻醉药。因缺乏镇痛、肌松作用,故主要用于麻醉诱导及人流等门诊诊断性检查与小手术麻醉,用于麻醉维持须与麻醉性镇痛药、肌松药复合应用。①麻醉诱导:常用量 0.15～0.3 mg/kg,重危患者可减至 0.1 mg/kg,约 10 秒即可使眼睑反射消失而入睡,因无镇痛作用需要增大阿片类药物的用量,以减少或减轻气管插管时升压反应。②麻醉维持:由于考虑到依托咪酯对肾上腺皮质功能的抑制作用,麻醉维持尚有争议。通常麻醉诱导后的维持剂量为 0.12～0.2 mg/(kg·h),同时复合其他阿片药物及吸入麻醉药。多次用药无明显蓄积,睡眠持续时间稍有延长。③有创检查:如内镜检查、介入治疗、人工流产、电击除颤和拔牙等,可单次给药或追加。④危重患者:心血管疾病、反应性气道疾病、颅高压或合并多种疾病的患者最适合选择依托咪酯诱导。⑤需要注意的是依托咪酯诱导可出现注射部位痛,发生率约 20%,可于注药前 1～2 分钟先静脉注射芬太尼,或于药液内加少量利多卡因可减轻疼痛。给药剂量过大或推药速度过快,可发生肌震颤或阵挛。另外,依托咪酯也是引起术后恶心呕吐的重要因素,呕吐发生率为30%～40%。

2.右美托咪定

右美托咪定是 $\alpha_2$ 肾上腺素能受体激动剂,对于 $\alpha$ 肾上腺素能受体,右美托咪定对 $\alpha_2$ 的选择性远高于 $\alpha_1$,具有中枢性的镇静、抗焦虑、催眠和镇痛效应。最早用于 ICU 机械通气患者的短期镇静。

(1)药代特性:右美托咪定是外消旋混合物美托咪定的右旋异构体,易溶于水。其蛋白结合率高达94%,全血和血浆的浓度比约0.66。药代模型可以用三室模型来描述,对于肾损害的患者不改变其药代动力学,但镇静效能会由于血浆蛋白结合率降低而明显增强。右美托咪定的起效时间为 10～15 分钟,但需要连续 10 分钟给予负荷剂量。消除半衰期为 2～3 小时。从10 分钟到 8 小时的输注其时量半衰期可以从 4 分钟变化到 250 分钟。

(2)药理作用:从中枢神经系统、心血管系统、呼吸系统等方面介绍药理作用。

1)中枢神经系统:右美托咪定与蓝斑核上产生去甲肾上腺素的神经元细胞膜 $\alpha_2$ 肾上腺素受体结合,抑制腺苷酸环化酶的活性,减少细胞中 cAMP 的含量,增加细胞内合成代谢过程。神经末梢钙激活的钾离子通道开放,钾离子外流,同时,通过钙通道的钙离子内流减少,导致细胞膜超极化,发生突触后抑制;突触前膜钙离子内流减少,抑制前膜上去甲肾上腺素的释放,发生突触前抑制。上述两种机制抑制蓝斑核神经元发出冲动,阻断蓝斑核至皮质下的上行去甲肾上腺素通路的兴奋传导,从而产生镇静催眠作用。简言之,右美托咪定通过作用内源性的睡眠激发通路产生自然睡眠模式,患者容易被唤醒而且能够按照指令配合,没有干扰时又可以进入睡眠状态,且不影响睡眠时的脑血流量。

2)心血管系统:右美托咪定对心血管系统呈现短暂的两相心血管反应,尤其在输注早期且呈剂量依赖性。1 $\mu g/kg$ 的剂量引起短暂的血压升高和反射性的心率减慢,在年轻患者或健康志愿者则更常见。血压升高的原因可能是血管平滑肌上的 $\alpha_{2B}$ 受体受到激动。慢速输注或避免一次性大剂量用药可避免血压升高的发生。右美托咪定也能引起低血压,通常在输注 10 分钟之后,可能与中枢交感抑制有关。需要关注的是交感神经兴奋减少,迷走神经活动相对增强而引起心动过缓,虽然大多数可以自行缓解,但如果采用适当稀释、减缓输注、补充足够的血容量并加以严密的监护等措施,可以提高使用右美托咪定的安全性。

3)呼吸系统:右美托咪定对呼吸的影响较小,即使在比较深的镇静状态下,仅表现分钟通气量减少,而动脉氧分压及二氧化碳通气反应等并未受到影响,即机体对高碳酸血症的觉醒反应维持正常。

4)其他:右美托咪定具有一定的镇痛作用,但机制尚未明确,可能与刺激脊髓背角的 $\alpha_{2C}$ 和 $\alpha_{2A}$ 受体,减少促伤害性递质传递,减少 P 物质和谷氨酸盐以及介导神经元间超极化等方式直接抑制疼痛传递。临床上可以见到右美托咪定具有节省阿片类药量的作用,作为神经阻滞技术的辅助药物能够延长镇痛时效,可能与抑制 C 纤维和 A$\delta$ 纤维上神经信号的传导有关。

(3)临床应用:右美托咪定主要用于全身麻醉辅助镇静、区域阻滞镇静镇痛等方面。

1)全身麻醉辅助镇静:右美托咪定具有镇静催眠作用,可以用于麻醉诱导期及麻醉维持期,甚至可以用于全麻苏醒期的辅助镇静。麻醉诱导前静脉泵注右美托咪定 0.5～1.0 $\mu g/kg$,维持10 分钟以上,可以减轻插管反应。但需注意低血压和心动过缓的发生。麻醉维持时可辅助0.2～0.5 $\mu g/kg$右美托咪定,可以使麻醉过程更加平稳,术后恢复质量更高。特别是在手术结束前40 分钟,给予右美托咪定 0.2～0.5 $\mu g/kg$,使患者在全麻苏醒过程血流动力学更加平稳,耐管更好,拔管过程减少呛咳、躁动等反应。但是苏醒时间会延长。

2)区域阻滞辅助镇静镇痛:在区域阻滞操作前给予右美托咪定 0.2～0.7 $\mu$g/kg,泵注 10～15 分钟,可使者镇静满意,提高舒适度,且不影响呼吸。同时可以增强区域阻滞的镇痛效果。

3)有创检查及 ICU 患者的辅助镇静:有创检查包括胃肠镜检查、介入治疗和支气管镜检查等。可给予 0.2～1.0 $\mu$g/kg 的负荷剂量,泵注时间不少于 10 分钟,之后以 0.2～0.8 $\mu$g/(kg·h)维持。ICU 患者机械通气镇静可给予 0.4 $\mu$g/(kg·h)泵注,并根据镇静深度调整。可以使患者获得满意的镇静,解除焦虑和烦躁,同时可以被唤醒配合检查。

4)其他:由于右美托咪定产生的镇静类似自然睡眠,且对呼吸不抑制。对于困难气道的患者可以保留自主呼吸镇静下纤支镜引导插管;清醒开颅、保留功能区手术也是右美托咪定较好的适应证,在开颅后泵注右美托咪定负荷剂量 0.5 $\mu$g/kg(15 分钟),然后 0.2～0.5 $\mu$g/(kg·h)维持,调整麻醉深度使患者能够被唤醒。另外,脑部深部电极植入术也可以使用右美托咪定维持镇静。

3.氯胺酮

氯胺酮是苯环利定的衍生物。同时氯胺酮是 N-甲基-*D*-天门冬氨酸(NMDA)受体的非竞争性拮抗剂。目前认为氯胺酮产生有效麻醉和镇痛作用与 NMDA 受体被阻滞有关,选择性阻断脊髓网状结构束对痛觉信号的传入,阻断疼痛向丘脑和皮质区传导,产生镇痛作用。同时还激活边缘系统。有研究报道氯胺酮能够激动阿片受体,产生镇痛作用。

临床所用的氯胺酮是右旋与左旋氯胺酮两对映异构体的消旋体。右旋氯胺酮的麻醉效价为左旋氯胺酮的 4 倍。

(1)药代特性。氯胺酮的药代模型可以用二室模型来描述。其脂溶性很高,极易通过血-脑屏障,加之脑血流丰富,脑内浓度迅速增加,其峰浓度可达血药浓度的 4～5 倍,所以起效很快。肌内注射后 5～10 分钟,静脉注射后 30 秒意识即可消失,血药浓度即达峰值,作用时间 5～10 分钟。但是氯胺酮在体内再分布的速率也很快,所以药效作用也很快消退,即给药后苏醒很快,但患者完全清醒的时间并不短,停药后 15～30 分钟定向力恢复,完全苏醒需 0.5～1 小时。其分布半衰期 7～17 分钟,消除半衰期 2～3 小时。氯胺酮主要经肝微粒体酶转化为去甲氯胺酮,其麻醉效价相当于氯胺酮的 1/5～1/3,消除半衰期更长,因此氯胺酮麻醉苏醒后仍有一定镇痛作用。反复应用氯胺酮可因自身诱导作用而产生对此药的耐受性。口服氯胺酮的生物利用度仅为 16.5%,由于去甲氯胺酮也有一定的镇痛作用,故可作为小儿麻醉前用药。小儿直肠灌注氯胺酮 10 mg/kg 加氟哌利多 0.012 5 mg/kg,可达到较好的麻醉作用。

(2)药理作用:主要从中枢神经系统、心血管系统、呼吸系统等方面进行介绍。

1)中枢神经系统:氯胺酮是唯一具有确切镇痛作用的静脉麻醉药。该药的分子量小,脂溶性高,故能很快透过血-脑屏障。①氯胺酮的麻醉体征与传统的全麻药不同。单独注射后不像其他全麻药呈类自然睡眠状态,而呈木僵状。表现为意识消失但眼睛睁开凝视,眼球震颤,对光反射、咳嗽反射、吞咽反射存在,肌张力增加,少数患者出现牙关紧闭和四肢不自主活动,这种现象曾被称为"分离麻醉"。氯胺酮虽有良好的镇痛作用,但对内脏的镇痛效果差,腹腔手术时牵拉内脏仍有反应。②氯胺酮能增加脑血流量和脑耗氧量,颅内压随脑血流量增加而增高。由于其在大脑皮质的活动呈现抑制和兴奋的双重效应,因此与其他静脉麻醉药相比在脑电图的表现上明显不同。虽然临床上表现遗忘和意识消失,但脑电图依然出现有很多快波的成分。由于氯胺酮兴奋边缘系统,可导致苏醒期患者出现精神运动性反应。

2)心血管系统:氯胺酮与其他静脉麻醉药相比是目前唯一能增加动脉压,增快心率和提高心排血量的药物。但对心血管系统有双重作用,一方面可兴奋交感神经中枢,使内源性儿茶酚胺释放增加,同时对心肌有直接抑制作用。因此,对交感神经系统活性正常的患者,主要表现为心率增快、血压升高和心排血量增加。而对危重患者和交感神经活性减弱的患者,则主要表现为心血管系统抑制作用、心肌收缩力减弱、心排血量降低和血压下降,例如重症脓毒血症和低血容量患者给予氯胺酮,会出现每搏量降低、心排血量、平均动脉压和心指数降低。因此,氯胺酮对心脏储备能力欠佳的患者不一定能改变其心血管功能。氯胺酮可以维持缺氧性肺血管收缩反应。

3)呼吸系统:临床麻醉剂量的氯胺酮对呼吸产生轻度抑制,且很快恢复,除非静脉注射过快或剂量过大,但与麻醉性镇痛药复合应用时,则引起显著的呼吸抑制。对婴儿和老年人的呼吸抑制作用更为明显。氯胺酮具有支气管平滑肌松弛作用,麻醉时肺顺应性增加,呼吸道阻力降低,并能使支气管痉挛缓解,故适用于支气管哮喘患者。氯胺酮这种支气管松弛作用可能与其有拟交感神经作用,对抗组胺、乙酰胆碱和5-羟色胺引起的支气管收缩有关。氯胺酮增加唾液腺和支气管的分泌,小儿尤为明显,不利于保持呼吸道通畅,且喉头分泌物的刺激可能诱发喉痉挛、咳嗽、呃逆在小儿较成人常见。虽然氯胺酮可保持咽喉气道反射,但术中仍需注意保护患者的气道,防止发生误吸。

4)其他:氯胺酮可使眼压轻度增高,可能是由于眼外肌张力失去平衡所致。$1\sim 2$ mg/kg 氯胺酮可增加子宫的张力和子宫收缩的强度。产科急诊麻醉时可使用氯胺酮麻醉诱导,以维持血管以及子宫的张力。

(3)临床应用。氯胺酮最大的优势在于具有显著镇痛作用,且对呼吸和循环系统影响较轻,因此主要适用于短小手术、清创、植皮、更换敷料和小儿麻醉,尤其适用于支气管痉挛性气道疾病或因低血容量或心肌病(非冠心病)而导致血流动力学不稳定的患者的麻醉诱导。氯胺酮可经静脉、肌内注射、口服途径给药,全麻诱导剂量为静脉注射 $0.5\sim 2$ mg/kg,特别适合于休克等低血容量的患者的麻醉诱导。单独使用一般用于短小浅表手术,清创或有创检查等,包括小儿基础麻醉,适于手术室外儿科患者的镇静,小儿剂量氯胺酮($0.1\sim 0.5$ mg/kg)有一定的镇痛作用。

但需要注意的是氯胺酮增加颅内压,所以颅内压升高及颅内占位的患者不应使用氯胺酮。开放性眼外伤或其他眼内压升高的患者也禁用氯胺酮。严重的高血压、动脉硬化、肺心病、肺动脉高压、心功能代偿不全、精神病病史、甲状腺功能亢进及酒后不宜使用。

4.羟丁酸钠

羟丁酸钠又名 γ-羟丁酸钠,在我国曾是常用的镇静剂。γ-羟基丁酸是 γ-氨基丁酸的中间代谢物,是内源性具有镇静安定作用的中枢神经系统物质。除用于治疗失眠、抑郁症等外,还是常用麻醉药物。但因其睡眠时间长、抑制呼吸、明显减少呼吸次数和可控性较差,目前已较少应用。

羟基丁酸在中枢神经系统中有两个特异性结合位点,除了作用于 GABA 产生中枢抑制作用外,还可以作用于羟基丁酸受体从而产生兴奋作用,能产生性心理和生理的反应。目前已受到严格控制和监管其生产与使用。

(1)药代特性:静脉注射羟丁酸钠后 $3\sim 5$ 分钟即可出现嗜睡,10 分钟能进入睡眠,15 分钟血药浓度达到峰值,药效作用持续 90 分钟以上,甚至可持续数小时。羟丁酸钠通过血-脑屏障的速度较慢,因此起效偏慢,达峰时间偏长,约 45 分钟。之后很长时间血药浓度维持较低水平。大部分药物代谢成 $CO_2$ 和水排出体外。

(2)药理作用:①羟丁酸钠所致催眠作用类似自然睡眠,是一种催眠性静脉麻醉辅助药。②羟丁酸钠可使血压升高,尤其是老年人。心率可减慢,心排血量无改变或略减少。对心肌无明显影响。羟丁酸钠对呼吸系统的影响主要为呼吸频率减慢,呼吸加深,潮气量稍增加。对 $CO_2$

的敏感性不变,因此发生呼吸抑制的情况较少。在麻醉后因咽反射抑制,下颌较松弛,表面麻醉后即能顺利施行气管内插管,且能较好地耐受气管内导管。

(3)临床应用:羟丁酸钠曾经是常用的静脉麻醉药,常用于麻醉维持。临床剂量 50～80 mg/kg,但苏醒期较长,且严重减慢呼吸频率。严重高血压病患者,低钾患者禁用。主要缺点是其诱导起效缓慢,并有锥体外系等不良反应,只能作为全麻的辅助药。

(许红霞)

# 第二节　吸入麻醉药

吸入麻醉药是指以蒸汽或气体的形式通过一定的装置,如挥发器将其吸入肺内,经肺泡进入血液循环,到达中枢神经系统从而产生全身麻醉的作用。麻醉药在肺泡、血液和中枢神经组织间始终保持着动态平衡。停止吸入后,大部分吸入麻醉药会经肺泡以原形排出体外。吸入全麻药可以用于麻醉诱导和维持,是临床上复合麻醉的重要组成部分。目前认为理想吸入麻醉药具有以下特性:①理化性质稳定,无燃烧、爆炸性,与碱石灰等接触不产生毒性物质。②对气道无刺激性。③分配系数低,诱导和苏醒迅速平稳,麻醉易于调控。④麻醉效能强。⑤有良好的镇痛、肌松、安定和遗忘作用。⑥能抑制异常应激反应。⑦体内代谢率低,代谢产物无明显药理作用和毒性。⑧安全范围大,毒性低,对循环、呼吸影响小。⑨无致癌、致畸、致突变作用,无严重变态反应,不污染空气等。

## 一、吸入麻醉药的理化特性

吸入麻醉药以气体的形式摄入体内,其吸收、转运、代谢和清除以及在中枢的作用与其理化性质密不可分。

### (一)饱和蒸汽压

吸入麻醉药从液态挥发成气态受两个因素影响,即温度和气压。当温度高于临界温度,无论在多大的大气压下均呈气态。气态的药物具有一定的蒸汽压,当蒸汽与液态成平衡状态时,该蒸汽压为饱和蒸汽压(saturated vapour pressure,SVP)。饱和蒸汽压越小,麻醉药的挥发性越强。目前汽化挥发罐也是基于此原理,当新鲜气体如空气或氧气经过挥发罐时带出的就是吸入药的饱和蒸汽。当吸入药物从液态挥发成气态时,会带走部分热量(挥发热)而使吸入药物液态温度降低。由于饱和蒸汽压会随温度降低而降低,这样输出的药物蒸汽浓度也随之减少。因此汽化挥发罐的缺点在于需要温度补偿来保证药物输出量的恒定。

### (二)溶解度

吸入麻醉药在血和脑中的溶解度非常重要,决定其通过肺泡-毛细血管膜以及血-脑屏障的能力。溶解度可以用分配系数来衡量,如血/气分配系数、油/气分配系数等。所谓分配系数是指在一个大气压下,在正常体温如 37 ℃时,当气体弥散处于平衡相(即各分压差为零),在不同介质中的分布量的比值称为分配系数。

1.血/气分配系数

血/气分配系数是指在正常温度条件下达到气相平衡时在血中溶解的挥发性麻醉药物浓度

与吸入浓度的比值。不同吸入麻醉药的血/气分配系数见表3-3。

表 3-3　常用吸入麻醉药物的分配系数

| 药物 | 血/气 | 脑/血 | 脂肪/血 | 油/气 |
| --- | --- | --- | --- | --- |
| 异氟烷 | 1.4 | 1.6 | 52 | 94.0 |
| $N_2O$ | 0.47 | 1.1 | 2.3 | 1.4 |
| 七氟烷 | 0.63 | 1.7 | 55 | 53.9 |
| 地氟烷 | 0.42 | 1.3 | 30 | 18.7 |

具有高血/气分配系数的吸入麻醉药,在血液中的溶解度大,药物会持续地从肺泡中不断溶解在血液中。因此需要很长的时间才能使肺泡浓度(分压)和吸入浓度(分压)平衡。理想的吸入麻醉药应该血/气分配系数小,因而起效快。

2.油/气分配系数

油/气分配系数与血/气分配系数相似,并与麻醉药的效能呈正相关。油/气分配系数大提示神经组织分布的药物量多药效强。

3.组织/血分配系数

组织对麻醉药的摄取决定于麻醉药在组织中的溶解度,组织的血流量和动脉血-组织间的麻醉药分压差即为组织/血分配系数,是指体温 37 ℃、相同的分压下,吸入麻醉药在组织和血液中达到动态平衡时的麻醉药浓度比值。由于麻醉药的理化性质、组织生化特点不同,各种麻醉药在机体各组织的溶解度(组织/血分配系数)也不同。组织/血分配系数大,说明组织分压上升慢;反之则上升快。组织摄取能力＝组织容积×组织/血分配系数。机体组织中,由于脂肪的容积较大;常用的吸入麻醉药中,除了氧化亚氮(笑气、$N_2O$)和乙醚的脂肪/血分配系数较小,其他的吸入麻醉药脂肪/血分配系数均较大;脂肪的血流仅占心排血量的1.5％,因此脂肪组织对吸入麻醉药的摄取量最大,但分压上升慢,达到与动脉血分压平衡的时间长。尽管各种吸入麻醉药对同一组织的组织/血分配系数不同,但由于数值较小,差异并不显著(脂肪除外),故组织中麻醉药分压升高主要受组织血流的影响。

**(三)吸入麻醉药浓度**

吸入麻醉药浓度也称为吸入药分压(fraction of inspiration,$F_i$)。经过挥发罐后进入体内前的原始浓度(或分压)为吸入药浓度。其决定因素主要来源于挥发罐和新鲜气体流量,两者为乘积关系。设定挥发罐麻醉药浓度越高,输出麻醉药的浓度越高;同样,新鲜气体流量越大,吸入药分压越大。

1.肺泡气浓度

肺泡气浓度(fraction of alveolar,$F_a$)是吸入麻醉药进入体内后在肺泡内的终末浓度。当麻醉达到平衡时,各组织内的麻醉药分压应该接近相同且与肺泡内分压一致。而肺泡气麻醉药浓度($F_a$)接近吸入气麻醉药浓度($F_i$)的速度取决于麻醉药的吸入浓度和肺泡通气量。肺泡通气量越大,相当于吸入肺泡的量增大,可使肺泡气麻醉浓度迅速上升(即 $F_a/F_i$ 比值增大并迅速接近 1),因此可加速麻醉诱导。

2.时间常数

时间常数是反映肺泡气浓度变化快慢的一个指标。在一定容积内的气体浓度,用另外的气体去改变其浓度所需要的时间,或者认为以一定的新鲜气体流量灌注一定容量的容器,当容器中的气体有63.2%被新鲜气体所占据的时间称为1个时间常数。该常数的时间值往往取决于气体流量的大小。

**3.浓度效应**

浓度效应即吸入麻醉药浓度越高,肺泡内药物浓度上升越快的现象称为浓度效应。

**4.第二气体效应**

所谓第二气体效应即同时吸入 $N_2O$(第一气体)和另一种吸入麻醉药(第二气体)时,由于 $N_2O$ 被摄取入血,第二气体在肺泡中的浓度会因此增加的效应。浓度效应也是产生第二气体效应的因素之一。因此在麻醉诱导时使用 $N_2O$ 会加速诱导时间。

## 二、吸入麻醉药的药代学

### (一)吸收和分布

**1.麻醉药向肺泡内的输送**

肺泡内麻醉药的分压直接影响脑内分压,可以作为麻醉深度和终止麻醉后清醒的指标,并可以用来测定肺泡气最低有效浓度。吸入浓度和肺泡通气量决定了麻醉药向肺泡内的输送。

(1)吸入浓度越高,则肺泡麻醉药浓度上升越快,称为浓度效应。

(2)同时吸入高浓度气体和低浓度气体时,低浓度气体的肺泡浓度及血中浓度提高的速度较单独使用相等的低浓度气体时快,称为第二气体效应。其原理是:高浓度气体被大量摄取后,肺泡体积缩小,第二气体的浓度升高;再次吸入混合气体以补充被摄取的体积时,第二气体的浓度升高。

(3)对于易溶和中等溶解度的药物而言,分钟通气量增加,肺泡内吸入的浓度迅速增加,可以补偿血液摄取的药物。

**2.肺循环血液对麻醉药的摄取**

肺循环血液对麻醉药的摄取取决于麻醉药在血中的溶解度,心排血量和肺泡-静脉血麻醉药分压差(分配系数)。吸入浓度恒定时,血/气分配系数高,说明该药吸入肺泡后,经肺循环大量溶解于血液中,肺泡内分压上升缓慢,难以达到有效的麻醉水平,麻醉诱导时间长、苏醒慢;反之,血液中的溶解度低,诱导时间短、苏醒快。吸入麻醉药以扩散方式通过肺泡膜,它的摄取和分布很大程度上受肺循环和心排血量的影响。当肺循环血流快或心排血量大时,吸入麻醉药快速被血液摄取,导致肺泡内麻醉药的分压上升缓慢,难以达到麻醉的有效浓度;在休克、心力衰竭等心排血量减少的情况下,血液对麻醉药的摄取减少,肺泡内分压上升快,能较快达到麻醉的有效浓度。对于血/气分配系数大的麻醉药,心排血量的影响更大。诱导时,静脉血将麻醉药转运至全身各组织,其分压大大低于肺泡内分压。当全身各组织、静脉血和肺泡内麻醉药分压差达到动态平衡时,摄取将趋于停止。

**3.组织对麻醉药的摄取**

组织对麻醉药的摄取取决于麻醉药在组织中的溶解度,组织的血流量和动脉血-组织间的麻醉药分压差。组织/血分配系数是指体温37℃、相同的分压下,吸入麻醉药在组织和血液中达到动态平衡时的麻醉药浓度比值。由于麻醉药的理化性质、组织生化特点不同,各种麻醉药在机体各组织的溶解度(组织/血分配系数)也不同。组织/血分配系数大,说明组织分压上升慢;反之则上升快。组织摄取能力=组织容积×组织/血分配系数。机体组织中,由于脂肪的容积较大;常用的吸入麻醉药中,除了 $N_2O$ 和乙醚的脂肪/血分配系数较小,其他的吸入麻醉药脂肪/血分配系数均较大;脂肪的血流仅占心排血量的 1.5%,因此脂肪组织对吸入麻醉药的摄取量最大,但分压上升慢,达到与动脉血分压平衡的时间长。尽管各种吸入麻醉药对同一组织的组织/血分配系数不同,但由于数值较小,差异并不显著(脂肪除外),故组织中麻醉药分压升高主要受组织血流的影响。血流丰富的组织,如脑、心脏、肝脏、肾脏和肺脏的血流量占心排血量的 75%,因此,组织分压上升快,达到与动脉血麻醉药分压平衡的时间短。例如,肌肉的容积大于脂肪,但肌肉/血分配系数小,对麻醉药的摄取量小于脂肪;肌肉的血流量占心排血量的 18.1%,达到与动脉血麻醉药分压平衡的时间在脂肪与血流丰富组织之间。动脉血-组织间的麻醉药分压差随着麻醉时间的延长而缩小,组织对麻醉药的摄取也相应减少,直至二者达到动态平衡,摄取停止。

4.影响吸收和分布的因素

(1)血/气分配系数:如果吸入药的血/气分配系数低,则表明单位时间有更少的药物分子转运到肺毛细血管。

(2)血流灌注:血流灌注多的组织,药物运送的量也大,其分压也越大。但组织摄取的速率不仅与血流灌注有关,而且受药物溶解度和组织的容积影响。

(3)分钟通气量:通气量增加可以"洗入"更多的麻醉药,尤其是刚开始吸入时,$F_a/F_i$ 会上升很快。从而可缩短诱导时间。功能残气量与肺泡通气量的比值越大,则肺泡内麻醉药越容易被稀释。

(4)药物扩散与浓度梯度成正比:如果挥发罐开启浓度越大,药物从肺泡到血液的速度会越快。与周围组织的浓度梯度大,向外周扩散的药量就越大。但扩散的速率与组织的分配系数有关,即与组织的亲和力有关。通过提高吸入浓度,可以增加肺泡气中麻醉药的浓度,从而增加脑组织内的麻醉药分压,加深麻醉。

(5)心排血量:这也是影响血流灌注的主要因素。心排血量减少,血流灌注减少,输送到组织中的药物减少。但是由于脑血流具有自主调节功能,即其血流灌注并未减少,而从肺摄取的药量是不变的,这样单位时间里转运到脑组织中的药量反而是增加的,因此诱导更迅速。

(6)其他:如肺泡跨膜速率。麻醉药物通过肺泡毛细血管跨膜转运至血液循环。当肺泡膜出现增厚、水肿、纤维化和面积减少等因素,跨膜转运的麻醉药摄取将会减少。

**(二)吸入麻醉药的清除**

常用的吸入麻醉药大部分从肺呼出而被清除;小部分在体内进行生物转化,主要通过肝微粒体酶进行氧化、还原、水解和结合,最终被排出体外;还有极少量经手术创面、皮肤、尿排出。上述麻醉药吸收和分布的相关因素,同样可以用来分析它们的清除速度。例如,通气量增加,则麻醉药容易被"洗出";脂溶性越高,血/气分配系数、组织/血分配系数越大,则清除越慢。此外血供丰富组织的麻醉药的分压下降较快等。据此,吸入麻醉药的清除速度依次为地氟烷>氧化亚氮>七氟烷>异氟烷>安氟烷>氟烷>甲氧氟烷>乙醚。同理,麻醉时间的长短、肺通气/血流比值以及分压差的大小也都会影响到吸入麻醉药的清除。

## 三、吸入麻醉药的药效学

### (一)最低肺泡有效浓度

最低肺泡有效浓度(minimum alveolar concentration,MAC)指在一个大气压下,使 50% 的人(或动物)在受到伤害性刺激时不发生体动的肺泡气中吸入麻醉药的浓度。MAC 相当于药理学中反映量-效曲线的 $ED_{50}$,如果同时使用两种吸入麻醉药如七氟烷和 $N_2O$ 时,还能以相加的形式来计算,如两种麻醉药的 MAC 均为 0.5 时,可以认为它们的总 MAC 为 1.0 MAC。定义中的伤害性刺激是指外科手术切皮。常用吸入麻醉药的 MAC 值(30~60 岁)见表 3-4。

表 3-4　常用吸入麻醉药的 MAC 值(30~60 岁)

| 药物 | $N_2O$ | 氟烷 | 恩氟烷 | 异氟烷 | 七氟烷 | 地氟烷 |
| --- | --- | --- | --- | --- | --- | --- |
| MAC | 104 | 0.77 | 1.68 | 1.15 | 1.85 | 6 |

### (二)MAC 的扩展

MAC 所达到的麻醉深度大都不能满足临床麻醉所需的深度,因此在麻醉时必须增加 MAC 或与其他麻醉药如阿片类药物、静脉麻醉药和肌肉松弛药联合应用。MAC 提供了一种麻醉药效能的测量方法,它反映的是吸入麻醉药量-效反应曲线中的一个设定点即有效剂量的中位数,其他端点则代表了不同水平的麻醉深度,由此而衍生出一系列 MAC 扩展值(表 3-5)。

表 3-5　常用的 MAC 扩展值

| $MAC_{awake50}$ | 1/4~1/3 MAC |
| --- | --- |
| $MAC_{95}$(切皮无体动) | 1.3 MAC |
| MAC EI$_{50}$ | 1.5 MAC |
| MAC EI$_{95}$ | 1.9 MAC |
| $MAC_{BAR}$ | 1.7 MAC |

1.半数苏醒肺泡气浓度($MAC_{awake50}$)

$MAC_{awake50}$ 指 50% 患者对简单指令能睁眼时的肺泡气吸入麻醉药浓度,可视为患者苏醒时脑内麻醉药分压,为 1/4~1/3 MAC(表 3-6)。

表 3-6　常用吸入麻醉药 $MAC_{awake50}$

| 吸入麻醉药 | $MAC_{awake50}$ | $MAC_{awake50}$/MAC |
| --- | --- | --- |
| 氧化亚氮 | 68% | 0.64 |
| 氟烷 | 0.41% | 0.55 |
| 异氟烷 | 0.49% | 0.38 |
| 七氟烷 | 0.62% | 0.34 |
| 地氟烷 | 2.5% | 0.34 |

2.95% 有效剂量($MAC_{95}$)

$MAC_{95}$ 指使 95% 人(或动物)在受到伤害性刺激不发生体动时的肺泡气吸入麻醉药的浓度,相当于 1.3 MAC。

3.半数气管插管肺泡气浓度(MAC EI$_{50}$)

MAC EI$_{50}$ 指吸入麻醉药使 50% 患者于喉镜暴露声门时容易显露会厌、声带松弛不动,插管时或插管后不发生肢体反应时的肺泡气吸入麻醉药浓度。MAC EI$_{95}$ 是指 95% 患者达到上述气管插管标准时吸入麻醉药的肺泡气浓度。

4.MAC<sub>BAR</sub>

MAC$_{BAR}$指阻滞自主神经反应的肺泡气吸入麻醉药浓度,相当于1.7 MAC。与其他吸入麻醉药不同,七氟烷的 MAC$_{BAR}$ 为2.2 MAC。

术中知晓是临床麻醉中较为严重的并发症,一直受到麻醉医师的关注。当吸入麻醉药达到0.6 MAC 以上时就具有很好的意识消失和遗忘作用,因此建议临床应用时应达到0.6 MAC 以上,或同时使用其他静脉麻醉药。

### (三)影响吸入麻醉药 MAC 值的因素

1.降低吸入麻醉药 MAC 值的因素

(1)年龄:随着年龄的增加,中枢神经系统对吸入麻醉药的敏感性有所增加。因此,MAC 随年龄的增长有所减小。6~12 个月婴儿的 MAC 最大,80 岁时大约是婴儿的一半。

(2)低体温:随着体温的降低,吸入麻醉药 MAC 亦有所下降。体温每降低1 ℃,MAC 值降低2%~5%。

(3)合并用药:多种药物可使吸入麻醉药的 MAC 值降低,包括阿片类药物、静脉麻醉药、$\alpha_2$受体激动剂、局麻药及使中枢神经儿茶酚胺减少的药物如利舍平等。

(4)妊娠:妊娠期妇女对麻醉药的敏感性增加,吸入麻醉药的 MAC 值也随之降低。妊娠8 周时 MAC 降低1/3,而产后72 小时 MAC 恢复至正常水平。

(5)中枢神经系统低渗,如脑内钠离子浓度降低。

(6)急性大量饮酒。

2.增加吸入麻醉药 MAC 值的因素

(1)随着年龄的降低,MAC 值有所增加。

(2)体温升高时吸入麻醉药的 MAC 值增加,但超过42 ℃后反而降低。

(3)兴奋中枢神经系统的药物如右旋苯丙胺、可卡因等。

(4)慢性嗜酒。

(5)中枢神经系统高渗,如脑内钠离子浓度增加。

3.不影响吸入麻醉药 MAC 值的因素

性别;麻醉和手术时间的长短;在一定范围内的呼吸或代谢性酸、碱改变;等容性贫血;高血压;甲状腺功能亢进;昼夜变化;刺激强度。

### (四)MAC 的临床意义

1.反映吸入麻醉药的效能

MAC 可作为所有吸入麻醉药效能的统一评价标准,MAC 值越大该吸入麻醉药的效能越弱,如地氟烷 MAC 为6,是挥发性吸入麻醉药中效能最低的。

2.判断吸入麻醉深度

MAC 是判断吸入麻醉深度的一个重要指标,当达到平衡时,肺泡气内吸入麻醉药的浓度与动脉血及效应部位的浓度平行,因此可通过监测 MAC 来了解效应部位吸入麻醉药的浓度,更加方便直观地对麻醉深度进行判断。

### (五)吸入麻醉药对各器官系统的影响

不同吸入麻醉药在相同的 MAC 下对中枢神经系统可产生类似的麻醉效应,但对呼吸、循环等系统的效应却不相同,且与剂量存在一定相关性。因此,了解吸入麻醉药对各器官系统的影响,便于在临床实践中选用合适的药物。

1.吸入麻醉药对呼吸系统的影响

(1)呼吸抑制作用:吸入麻醉药呈剂量依赖性地直接抑制延髓呼吸中枢和肋间肌功能,导致潮气量降低、呼吸频率增加,结果分钟通气量的降低和动脉血中的二氧化碳分压升高。同时,也剂量依赖性地降低了中枢系统对低氧和高碳酸血症所产生的通气反应。

(2)对支气管平滑肌的作用:随着用量的增加,氟烷、恩氟烷和七氟烷可抑制乙酰胆碱、组胺引起的支气管收缩,对哮喘患者有效。

(3)气道刺激性:吸入麻醉药的气道刺激性也与吸入浓度呈正相关。超过 1 MAC 时可发生气道刺激。地氟烷的作用最明显,异氟烷其次,而氟烷、$N_2O$ 或七氟烷较小或没有作用,因此七氟烷是吸入麻醉诱导的首选药物。

(4)对缺氧性肺血管收缩(hypoxic pulmonary vasoconstriction,HPV)的影响:体外研究和动物实验表明,吸入麻醉药呈剂量依赖性抑制缺氧性肺血管收缩。但近期研究显示,临床使用的吸入麻醉药浓度并没有对 HPV 产生抑制作用。因此,对于吸入麻醉药是否具有抑制 HPV 的作用还有待进行更多的研究证实。

2.吸入麻醉药对循环系统的影响

(1)对血压、心率及外周血管阻力的影响(表 3-7):所有的卤族类吸入麻醉药都不同程度地抑制心肌收缩力,且呈剂量相关性。在 1 MAC 时,心肌收缩力抑制的程度依次为氟烷=安氟烷>地氟烷=异氟烷=七氟烷。除 $N_2O$ 外,其他吸入麻醉药均不同程度引起血压降低。氟烷主要通过直接抑制心肌收缩力,而异氟烷、地氟烷和七氟烷则通过松弛血管平滑肌,引起血管扩张而降低外周血管阻力。氟烷可减慢窦房结的传导,引起心率减慢。吸入异氟烷和地氟烷的早期,特别是快速增加药物的 MAC 时,由于兴奋了交感神经系统,可引起暂时性的心率、血压和血浆中去甲肾上腺素浓度的增加。七氟烷对心率的影响较小。

表 3-7　吸入麻醉药引起的循环系统变化

| | $N_2O$ | 氟烷 | 异氟烷 | 七氟烷 | 地氟烷 |
|---|---|---|---|---|---|
| 血压 | N/C | ↓↓ | ↓↓ | ↓ | ↓↓ |
| 心率 | N/C | ↓ | ↑ | N/C | N/C 或↑ |
| 外周血管阻力 | N/C | N/C | ↓↓ | ↓ | ↓↓ |
| 心排血量 | N/C | ↓ | N/C | ↓ | N/C 或↓ |

N/C:无变化;↓:降低;↑:增加。

(2)致心律失常作用:氟烷还可增加肾上腺素引起的心律失常的发生,可能的机制包括心肌对肾上腺素的敏感性增加、希氏-普肯耶纤维的传导延长和刺激心脏的 β 受体等。除氟烷外,其他吸入麻醉药都不是造成肾上腺素诱发心律失常的因素。地氟烷、异氟烷或七氟烷可用于嗜铬细胞瘤切除术的患者。值得注意的是七氟烷可延长 QT 间期,因此先天或继发性 QT 间期延长的患者应慎用七氟烷。

(3)对冠状动脉的影响:异氟烷有较强的冠状动脉扩张作用,但对冠状动脉血流无明显影响。七氟烷和地氟烷扩张冠状动脉的作用较弱,临床上 1.5 MAC 的异氟烷、七氟烷和地氟烷均未发现冠脉窃血现象。

3.吸入麻醉药对中枢神经系统的影响

吸入麻醉药患者的脑血流(cerebral blood flow,CBF)、脑代谢率(cerebral metabolic rate,

CMR)、颅内压(intracranial pressure,ICP)和脑电活动的影响见表3-8。

表 3-8 吸入麻醉药对脑血流、颅内压和脑代谢的影响

| 吸入麻醉药 | N$_2$O | 氟烷 | 异氟烷 | 七氟烷 | 地氟烷 |
|---|---|---|---|---|---|
| 脑血流(CBF) | ↑ | ↑↑ | ↑ | ↑ | ↑ |
| 颅内压(ICP) | ↑ | ↑↑ | ↑ | ↑ | ↑ |
| 脑代谢(CMR) | ↑ | ↓ | ↓↓ | ↓↓ | ↓↓ |

↓:降低;↑:增加。

(1)对脑代谢和脑血流的影响:当麻醉药吸入浓度超过 1.0 MAC 或借助药物和其他措施使血压控制在麻醉前水平时,此作用更为明显。脑血管自动调节功能在一定的血压范围内才能发挥;吸入麻醉药对低碳酸血症性脑血管收缩无预防作用。不同的吸入麻醉药对 CBF 影响程度有所差别,临床常用的吸入麻醉药脑血管扩张作用强度有所差异,由强到弱依次为氟烷>恩氟烷>异氟烷=七氟烷=地氟烷。

(2)对颅内压的影响:常用吸入麻醉药促使脑血管扩张、CBF 增加,从而继发 ICP 升高,其升高的程度为氟烷>恩氟烷>氧化亚氮>地氟烷>异氟烷。

(3)对脑电图(EEG)的影响:吸入麻醉药的诱导增加 EEG 频率的同步化并增高波幅,1 MAC时 EEG 进行性慢波化,随着麻醉药浓度的增加,爆发抑制、等电位或癫痫样放电逐渐加剧。但不同的吸入麻醉药对 EEG 影响特征也各不相同。

对正常人而言,地氟烷、异氟烷和七氟烷都能抑制药物性 EEG 惊厥活动。但对于较深麻醉状态或麻醉前有脑惊厥性电活动病史者,恩氟烷和七氟烷易诱发大脑产生惊厥性电活动,如顽固性癫痫患者吸入 1.5 MAC 七氟烷比吸入 1.5 MAC 异氟烷期间棘波发生率高。七氟烷麻醉期间和麻醉后患者手腕痉挛与七氟烷所诱发的惊厥无关。目前人们还不清楚促使这种惊厥发生是否还有其他未明原因。对顽固性颞叶癫痫患者七氟烷吸入麻醉期间往往表现为棘波抑制。正因为恩氟烷、七氟烷能够影响脑惊厥活动,而地氟烷或异氟烷则无此影响,所以后二者就很适用于神经外科手术麻醉。

4.吸入麻醉药对肝脏的影响

(1)对肝血流的影响:由于吸入麻醉药对心血管系统存在剂量相关性的抑制作用,因此各器官的血流均可能受到不同程度影响。吸入麻醉药对肝血流的影响见表3-9。

(2)对肝功能的影响:卤族类吸入麻醉药在肝脏中的生物转化主要依赖细胞色素 P$_{450}$氧化酶系统。不同吸入麻醉药在肝脏内代谢率不同,恩氟烷与异氟烷的代谢率远低于氟烷,故肝毒性明显低于氟烷,多项临床研究亦证明异氟烷对肝无损害。在对肝脏的作用上,地氟烷和七氟烷的安全性优于氟烷,接近甚至超过异氟烷。

表 3-9 吸入麻醉药对肝血流的影响

| 药物 | N$_2$O | 氟烷 | 异氟烷 | 七氟烷 | 地氟烷 |
|---|---|---|---|---|---|
| 肝血流 | N/C | ↓↓ | ↓ | ↓ | ↓ |

N/C:无变化;↓:降低;↑:增加。

5.吸入麻醉药对肾脏的影响

(1)对肾血流量、肾小球滤过率和尿量的影响:吸入麻醉药在某种程度上均可使肾血流减少、肾小球滤过率和尿量。肾血流量降低是导致肾小球滤过率和尿量减少的重要原因。N$_2$O 主要

是通过增加肾血管阻力来减少肾血流量。而卤族类吸入麻醉药则是通过对循环抑制,降低血压和CO,进一步导致肾血流量的降低。吸入麻醉药与肾血流量、肾小球滤过率及尿量的影响与剂量有关,而且具有一过性和可逆性,术前适当扩容能减弱或消除此种影响。

(2)吸入麻醉药的肾毒性:吸入麻醉药代谢所产生的氟化物和复合物 A 对肾脏有一定的毒性作用,可能对患者的肾功能产生一定程度影响。

### (六)吸入麻醉药对脏器的保护作用

1.吸入麻醉药对心脏的保护作用

通过离体和整体动物实验发现并证实所有卤族类吸入麻醉药均具有心肌保护作用,主要表现为缩小心肌梗死的面积,改善心肌功能、心肌顿抑的恢复过程,抑制冠状动脉血管收缩,减轻再灌注心律失常和心肌细胞损伤、降低心排血量综合征及室颤发生率等。吸入麻醉药的心肌保护作用主要通过预处理和/或后处理方式来实现,但具体分子机制则由不同信号通道参与。

吸入麻醉药的心脏保护作用与以下因素有关:①吸入麻醉药浓度>1 MAC,可产生显著的心脏保护效应,0.5~0.6 MAC虽有心脏保护作用,但保护效能已显著下降。吸入麻醉药在一定浓度范围,是否与其心脏保护效能呈正相关尚需进一步研究。②用药时机:心脏缺血前或缺血/再灌注期间用药,均可产生显著的心脏保护效应;也有缺血后预处理的报道。③用药时间:吸入麻醉药用药 5 分钟,即可产生显著的心脏保护效应,延长用药时间 15~20 分钟,甚至更长时间,心脏保护效应并无进一步增强。

2.吸入麻醉对脑的保护作用

结果显示七氟烷、氟烷和异氟烷等卤族类吸入麻醉药对局灶性、半球和全脑严重缺血均具有显著的保护作用,恩氟烷、异氟烷、七氟烷和氟烷,均可通过电压门控的 $Ca^{2+}$ 通道抑制 $Ca^{2+}$ 内流,突触 $Ca^{2+}$ 内流的抑制,又可减少 $Ca^{2+}$ 内流诱发的谷氨酸的释放。除此之外,吸入麻醉药还可通过改善残余脑组织血流的分布,改变缺血期间脑组织对儿茶酚胺反应性等机制参与脑保护。

3.吸入麻醉药的肺保护作用

肺缺血再灌注损伤主要是肺血管内皮功能失调,表现为肺动脉高压和血管通透性增加。文献报道缺血前吸入 1 MAC 异氟烷和七氟烷,明显减轻大鼠缺血再灌注引起的肺滤过分数和湿/干比的增加,同时明显抑制灌注液中乳酸脱氢酶(LDH)和肿瘤坏死因子(TNF-α)的活性增高。近来研究表明 TNF-α 是导致肺缺血再灌注损伤级联反应中的一个关键因素,而七氟烷是最有效的细胞因子抑制剂。吸入麻醉药能明显抑制人体外周血中 TNF-α 的释放,减轻肺炎性反应,进而降低肺泡毛细血管通透性。另外,有关研究表明七氟烷抑制胆碱能与非肾上腺非胆碱能神经兴奋引起的支气管平滑肌收缩,还可以减少白三烯引起的支气管痉挛,有松弛支气管平滑肌作用,适用于哮喘患者。

4.吸入麻醉药对肝脏的保护作用

(1)吸入麻醉药的抗炎作用:炎症反应的过激被认为是造成脏器损伤的重要机制,炎症转录因子 NF-κB 的激活及炎症因子 TNF-α、IL-1β 的释放被认为是炎症级联反应的早期始动环节。预防和调节过激的炎症反应,可保护脏器功能、改善预后。文献报道大鼠吸入异氟烷短时间后,可明显抑制内毒素导致的血浆细胞因子的升高,有学者发现吸入地氟烷同样可抑制内毒素导致的细胞因子反应,同未吸入地氟烷的对照组相比,吸入地氟烷的内毒素血症大鼠血浆 TNF-α 和 IL-1β 水平降低。

(2)减少细胞外氧应激产生氧自由基:肝脏缺血再灌注损伤的过程中氧自由基($O^{2-}$ 等)的产

生是介导肝细胞损伤的主要因素之一。异氟烷可抑制肝脏复氧后 $O^{2-}$ 产生,通过减少细胞外氧应激保护肝细胞活性。

（3）对肝细胞的能量保护作用:肝细胞缺氧90分钟则造成不可逆的能量失衡,而异氟烷可提高缺氧90分钟及复氧肝细胞的总腺苷酸和能荷,说明异氟烷对不可逆缺氧和复氧的能量失衡仍有重要的保护作用。研究发现异氟烷可减少肝细胞的缺氧、复氧损伤,保护肝细胞的能量平衡。

（4）减轻细胞内 $Ca^{2+}$ 超载:异氟烷通过直接抑制电压门控通道的 $Ca^{2+}$ 内流,抑制肌浆网的 $Ca^{2+}$ 释放并增加对其的摄取,减轻肝细胞的 $Ca^{2+}$ 超载。

吸入麻醉药的器官保护作用在临床实践中的真正作用和重要价值还有待进一步深入研究和探讨。

## 四、常用吸入麻醉药

### （一）氧化亚氮

氧化亚氮( $N_2O$ )是气体麻醉药,1972 年由 Priestley 制成。分子式: $N_2O$ ;分子量:44;沸点: $-89\ ℃$ 。为无色、带有甜味、无刺激性的气体,在常温压下为气态,无燃烧性。但与可燃性麻醉药混合有助燃性,化学性质稳定。通常在高压下使 $N_2O$ 变为液态贮于钢筒中以便运输,应用时经减压后在室温下再变为气态以供吸入。 $N_2O$ 的化学性质稳定,与碱石灰、金属、橡胶等均不起反应。 $N_2O$ 在血液中不与血红蛋白结合,仅以物理溶解状态存在于血液中。 $N_2O$ 的血/气分配系数仅为 0.47,在常用吸入全麻药中最小。对 $N_2O$ 的临床评价如下。

1.麻醉可控性

血/气分配系数 0.47,在常用的吸入麻醉药中仅大于地氟烷。麻醉诱导迅速、苏醒快,即使长时间吸入,停药后也可以在 $1\sim4$ 分钟内完全清醒。由于吸入浓度高,极容易被摄取入血,临床可见第二气体效应和浓度效应。

2.麻醉强度

油/气分配系数 1.4,MAC 为 105%,麻醉效能低,但 $N_2O$ 有强大的镇痛作用,并且随浓度的增加而增加。20% $N_2O$ 产生的镇痛作用与 15 mg 吗啡相当,但可以被纳洛酮部分对抗;动物长期接触 $N_2O$ 可以产生耐受性,一旦停药,其表现类似于戒断症状; $N_2O$ 可以使动物脑脊液中内源性阿片肽的浓度增高,说明其镇痛作用与内源性阿片样肽——阿片受体系统相关。临床上常将 $N_2O$ 与其他麻醉药合用,以加速诱导,降低合用麻醉药的 MAC,减少药物的用量,并可用于复合麻醉、神经安定麻醉。

3.心血管的抑制作用

对血流动力学的影响: $N_2O$ 通过抑制细胞外钙离子内流,对心肌收缩力有轻度的直接抑制作用,可增强交感神经系统的活动,收缩皮肤和肺血管,掩盖心肌负性肌力作用,因此,对血流动力学的影响不明显,可用于休克和危重患者的麻醉。 $N_2O$ 可以改变其他麻醉用药的心血管作用:减轻含氟麻醉药的心血管抑制作用;增加吗啡类药物的心血管抑制作用。心律失常: $N_2O$ 很少引起心律失常,继发于交感兴奋的心动过速可增加心肌耗氧。临床有报道吸入 60% 的浓度时,5/9 患者发生房室交界性心律,认为与交感兴奋有关。 $N_2O$ 麻醉患者血和尿中的去甲肾上腺素浓度有增高趋势,但在临床麻醉时表现为心率较少增加。与氟烷合用时,由于 $N_2O$ 增加儿茶酚胺的释放,氟烷增加心肌对儿茶酚胺的敏感性,易引起心律失常。

4.对呼吸的影响

$N_2O$ 对呼吸道无刺激,不增加分泌物,对呼吸抑制轻,通气量无明显变化。$N_2O$ 与其他麻醉药或麻醉性镇痛药合用时,呼吸抑制可以增强。吸入 50% 的 $N_2O$ 时,机体对缺氧的反应性减弱,$N_2O$ 还可增加肺泡氧分压和动脉血氧分压差。

5.对运动终板的影响

$N_2O$ 的肌松作用差,即使吸入 80% 时骨骼肌仍不松弛。

6.颅内压和脑电图的改变

$N_2O$ 可使脑血管扩张,脑血流增加,颅内压升高,但脑血流量对二氧化碳仍有反应。与其他氟化麻醉药不同,$N_2O$ 可增加脑代谢,这些作用可能与交感神经兴奋以及对脑血管的直接作用有关。最新的研究显示:氧化亚氮虽是吸入麻醉药,但它对 $GABA_A$ 受体的作用未得到证实。Jetovic-Todorovic 等通过电生理技术对海马神经元的研究证实,氧化亚氮与氯胺酮相似,是一个特异的 NMDA 拮抗剂,而对 $GABA_A$ 受体没有作用。与其他 NMDA 拮抗剂相似,它可破坏特殊的锥体细胞,而 GABA 能(如异丙酚、巴比妥类)、抗毒蕈碱能(东莨菪碱)可完全阻断这种神经损伤。因此,临床上有必要对老年患者手术中氧化亚氮的应用重新评价,并适当地辅用其他药物保护神经系统。

7.体内代谢

$N_2O$ 性质很稳定,在体内几乎不分解,机体内的代谢率极低(0.004%),绝大部分以原形从肺脏排出,摄取快,排泄快,少量从皮肤排出,微量自尿和肠道气体排出。$N_2O$ 对肝、肾无明显作用,也没有毒性。

8.不良反应

$N_2O$ 是已知的毒性最小的吸入麻醉药,主要不良反应如下。

(1)缺氧:吸入浓度过高时,会发生缺氧,临床使用应低于 70%。停止吸入 $N_2O$ 后的最初几分钟,为了防止体内储存的大量的 $N_2O$ 稀释肺泡气中的氧气,应继续吸入纯氧 5~10 分钟,防止发生"弥散性缺氧"。

(2)闭合空腔增大:$N_2O$ 在体内的弥散速度大于氮气,容易进入体内密闭性空腔,增大其容积,故不适宜肠梗阻、气胸、肺大疱、气腹及气脑造影等患者。给予 50% 的氧化亚氮,最终肠腔内也可达到 50% 浓度。若体腔壁可弹性扩张,则体腔可扩张一倍(假设没有气体丢失)。若体腔壁是不可扩张的,则在此情况下可使体腔压力增加到 50.7 kPa(380 mmHg)。此外,氧化亚氮还可增加气管导管气囊、喉罩气囊及 Swan-Ganz 导管气囊内的容积和压力。氧化亚氮可增加气栓的容量从而产生致命的后果。但在坐位颅脑外科手术时,氧化亚氮似乎并不增加气栓的发生率。①骨髓抑制:长时间应用(50%,3~4 天)可干扰一些依赖维生素 $B_{12}$ 的酶的活性,抑制 DNA 合成和血细胞的发育,引起贫血、白细胞和血小板减少。一般手术的短时应用并无明显影响,骨髓功能在停药后12小时内迅速恢复。当吸入时间 >6 小时,浓度 >50% 时,需在术中补充维生素 $B_{12}$。②温室效应:所有吸入麻醉药的温室效应估计很小,在 0.03% 浓度下与其他气体相当。吸入麻醉药中对温室效应作用最大的可能是氧化亚氮,但是从吸入麻醉中散发出的废气,相比自人类活动和自然来源并不是重要部分。

9.$N_2O$ 的禁忌证

$N_2O$ 的禁忌证:①气胸、空气栓塞,肠梗阻、颅腔积气患者,以及中耳、玻璃体或眼科手术。②维生素 $B_{12}$ 缺陷患儿和胎儿等。

## (二)异氟烷

异氟烷 1965 年由 Terrell 合成成功,是安氟烷的同分异构体。最初推广应用时,由于怀疑其有致癌作用而受阻,后经证实否定了上述结论,因此,直至 20 世纪 70 年代末异氟烷方在临床上正式应用。目前,异氟烷是临床上最常用的吸入麻醉药之一。

异氟烷是一种接近理想状态的吸入麻醉药。异氟烷是一种无色透明的液体,理化性质与安氟烷相近,但在任何温度下蒸汽压均大于安氟烷。异氟烷微有刺激性气味,化学性质非常稳定,临床浓度不燃烧、不爆炸,暴露于日光或与碱石灰接触也不分解,不腐蚀金属,储存 5 年未见分解产物,不需要添加稳定剂。麻醉浓度易于调节,除微有刺激味外,理化性质接近理想。血/气分配系数为 1.4(37 ℃)。

异氟烷的优点可归纳为理化和生物性质稳定;对心血管安全范围大;不影响心律的趋势;具有良好的肌松作用;对脏器无毒性,或影响很小;不干扰免疫防御功能,或影响很小;麻醉苏醒快而舒适。缺点归纳为对呼吸道有刺激性,抑制呼吸,麻醉诱导期延长;部分患者可以出现心率增快,与其他吸入麻醉药相似,可引起低血压,可诱发恶性高热。对异氟烷的具体临床评价如下。

### 1.麻醉可控性

血/气分配系数 1.4,是卤族类吸入麻醉药中最小的,但因为有难闻的气味,限制其吸入,故诱导并不比氟烷、安氟烷快。麻醉诱导时,常与静脉麻醉药合用。诱导期的并发症有:低血压(1.2%),高血压(0.6%),喉痉挛(1.1%),支气管痉挛(0.4%),心律失常(1.7%),心肌缺血(0.06%),及其他(0.16%)。异氟烷麻醉深度易调节,麻醉后苏醒快。Buffington 分析 6 800 例资料结果后观察到异氟烷麻醉手术毕可以发生躁动(3.3%)、呕吐(4.1%)、恶心(5.7%)、分泌物增加(4.2%)、呛咳(6.4%)和寒战(10.3%)等。麻醉苏醒过程有 3.2%出现谵妄,并有随年龄减小,发生率增加的趋势。

### 2.麻醉强度

油/气分配系数 94.0,MAC 为 1.15%,与 70%的 $N_2O$ 合用时为 0.5%,介于氟烷、安氟烷之间,麻醉效能高,有中等的镇痛作用。临床常用浓度范围是 0.5%~1.5%,麻醉诱导时可高达 3%,维持浓度为 1.2%±0.6%。影响维持浓度的因素除了与诱导有关的因素外,麻醉时间长短、术中体温、血压、辅助用药等因素对其也有影响,应综合考虑。

### 3.心血管抑制作用

(1)对血流动力学的影响:麻醉不深时,血压常常较稳定。与恩氟烷相似,异氟烷浓度增加时,也可扩张血管,降低周围血管阻力,使血压下降,可用于控制性降压。血压下降是麻醉深度的主要依据。对心肌收缩力的抑制较其他卤族类吸入麻醉药小,具有很大的心血管安全性,心脏麻醉指数(心力衰竭时麻醉药的浓度/麻醉所需浓度)为 5.7,大于甲氧氟烷(3.7)、恩氟烷(3.3)和氟烷(3.0)。由于异氟烷对迷走神经的抑制大于对交感神经的抑制,当每搏量减少时,心率增加,$\beta_1$ 受体阻滞剂可以减弱其心率加快作用,因此在 1~2 MAC 内心排血量无明显减少,可以保证重要脏器的灌注。异氟烷可以降低冠脉阻力,保持或增加冠脉血流量,降低心肌耗氧量。有报道指出,异氟烷可使冠心病患者正常冠脉供血增加,而狭窄冠脉供血减少,是否可能引起"冠脉窃血",至今尚未证实。

(2)心律失常:异氟烷不减慢希-浦氏纤维的传导,不增加心肌对儿茶酚胺的敏感性,很少引起心律失常,麻醉后,房性、结性或室性心律失常发生率与术前相比无差异。肾上腺素诱发心律失常的剂量异氟烷>安氟烷>氟烷,异氟烷可以合用肾上腺素,适用于嗜铬细胞瘤患者。

**4.对呼吸的影响**

异氟烷对呼吸道有一定的刺激性,诱导时可出现咳嗽、屏气,但不至于造成诱导困难。

(1)呼吸抑制:对呼吸的抑制较恩氟烷轻,较氟烷、$N_2O$ 重。在 1 MAC 时,可使呼吸中枢对二氧化碳的通气反应减弱 50%～70%;在 2 MAC 时,反应消失,呼吸停止。对缺氧反应的抑制更甚,0.1 MAC 即可抑制 50%～70%;1 MAC 时反应消失。

(2)气管扩张作用:异氟烷降低正常人的功能余气量和肺的顺应性,增加气道阻力,但无临床意义。可以使收缩的支气管扩张,有利于慢性阻塞性肺疾病和支气管哮喘的患者。

**5.对运动终板的影响**

与安氟烷类似,异氟烷可影响中枢神经系统和神经肌接头,有明显的肌松作用,并且停药后肌松作用迅速消失,适用于重症肌无力的患者。异氟烷也可以明显增强非去极化肌松药的作用,大大减少肌松药的用量,甚至不用肌松药就可以达到满意的气管插管和手术的肌松效果,新斯的明不能完全对抗。用异氟烷麻醉诱导时,咽喉反射易消失,有利于气管插管。

**6.颅内压和脑电图的改变**

异氟烷对中枢神经系统的抑制与吸入浓度相关。深麻醉时不出现类似安氟烷的惊厥性棘波和肢体抽搐,即使二氧化碳分压低于正常值时也不会发生,可用于癫痫患者。异氟烷可以因为抑制呼吸而使二氧化碳分压增高,引起脑血管扩张,脑血流量增加,颅内压增加,但程度比安氟烷、氟烷轻,并且低于 1.1 MAC 时并不出现。异氟烷虽然不能减少脑脊液的生成,但可以减少重吸收阻力。因此,异氟烷增高颅内压短暂而轻微,并可采用过度通气控制颅内压,而不会引发抽搐。因此,对颅内压升高的患者可谨慎使用。异氟烷麻醉时,由于手术所需的麻醉深度不影响循环功能,也不使颅内压增高;可以降低脑代谢率,保护脑组织;停止吸入异氟烷后 10～18 分钟,患者即可苏醒;1.5 MAC 时,机体仍可保持颅内压的自动调节,因此,异氟烷是颅脑手术较好的麻醉药物之一。

应用异氟烷行颅脑手术的特点:手术过程不需要深麻醉,麻醉开始时吸入浓度很少超过1.5%(与 $O_2$-$N_2O$ 合用),维持浓度为 0.7%～0.5%,钻颅骨时不需要加深麻醉,牵引硬脑膜时需加深麻醉,分离脑组织是无痛的;头皮各层可用稀释的肾上腺素浸润以减少出血,而不会增加心律失常的发生率;坐位施行颅后窝和颈部手术时,为预防脑气栓和气脑,不宜与 $O_2$-$N_2O$ 合用;可辅助用于控制性降压;麻醉恢复快,能立即进行神经功能检查(中断吸入 9.6 分钟睁眼,12.8 分钟回答问话);小儿颅脑血肿常伴脑血流增加,可引起延迟性颅内压升高,不宜使用,成人颅脑血肿不伴脑血流增加,应用异氟烷效果良好;适用于老年、重症或有其他并发症的患者;术中过度通气有利于降低颅压。

**7.体内代谢**

异氟烷化学性质稳定,抗生物降解能力强,体内代谢率极低,仅为安氟烷的 1/10,几乎全部以原形自肺排出。主要经肝微粒体酶催化为氟化物,经尿排出。肝药酶诱导剂在机体内不增加异氟烷的代谢。因此,异氟烷对肝、肾等实质脏器功能影响极小,毒性低于其他氟化麻醉药。

**8.其他**

异氟烷的适应证很广,可以降低或保持儿童的眼压,降低成人的眼压,程度稍弱于安氟烷,适用于眼科手术;不升高血糖,可用于糖尿病患者。

### (三)七氟烷

七氟烷是 1968 年由美国 Baxter Laboratories 的 BMRegan 合成的一系列氟化异丙基甲醚化合物之一。1971 年 Wallin 等人最先报道并于 1975 年发表了有关七氟烷理化、药理学和毒理学的文章。1984 年由池田和之等人进行 I 期临床试验,1986 年完成 III 期临床试验,1990 年在日本正式批准为临床使用。

七氟烷,化学名称为氟甲基-六氟异丙基醚。20 ℃时蒸汽压为 20.9 kPa(156.9 mmHg),25 ℃时为 26.3 kPa(197.0 mmHg)。此药无色透明,具有特殊的芳香气味,无刺激性,可溶于乙醇、乙醚、氯仿石油联苯胺及汽油,难溶于水。在空气中无可燃性,在氧和 $N_2O$ 混合气体中燃烧性小,临床使用安全。在光、热(50 ℃)、强酸下稳定,不需添加稳定剂。为安全起见,仍宜避光、密封保存。与 $N_2O$ 合用可以增强镇痛效果,与静脉麻醉药复合可使麻醉更趋于平稳。

Hanaki 等在 120 ℃高温下,使钠石灰与七氟烷反应 3 小时,钠石灰中的碱基可使七氟烷降解,最多分解出 5 种产物,按气相色谱中峰值出现的先后顺序,依次命名为 P1～P5。①P1:氟甲基二氟(三氟甲基)乙烯醚,为七氟烷的脱羟基氟化产物。②P2:氟甲基甲氧二氟(二氟甲烯)乙醚。③P3:氟甲基甲氧二氟(三氟甲基)乙醚。④P4 与 P5:氟甲基甲氧二氟(三氟甲基)乙烯醚,有相同的质谱峰,可能为同一结构的顺式和反式。

钠石灰分解七氟烷的过程推测如下:七氟烷水解时,碱(钠石灰)使七氟烷的醚键裂开,产生羧酸和乙醛。两个乙醛分子反应生成甲醇,甲醇在碱的作用下,与 P1 反应生成 P3(甲基化产物),P3 进一步水解氟化为 P2,P4 和 P5。

使用紧闭和半紧闭装置进行的研究表明,在紧闭条件下,随着麻醉时间的延长,室温在 40 ℃时产生 P1,浓度将逐渐升高,达到坪值后不再增加并略有下降;而 45 ℃以上产生 P3,则呈线性升高。加入二氧化碳到装置中,可使产物浓度增加 2～3 倍。如果用半紧闭装置,则只有 P1 可被质谱仪测到。P1 的结构式为 $CF_2＝C(CF_3)OCH_2F$,与七氟烷中的杂质成分相同,具有刺激性气味,有一定的毒性。临床七氟烷麻醉中的降解产物浓度尚未引起肝肾功能损害,可用于紧闭式麻醉。但使用时应注意:避免钠石灰温度过高;每次麻醉前应更换新的钠石灰,以免干燥的钠石灰使降解产物增加;吸入七氟烷的浓度不宜过高;慎用于肝肾功能不全的患者。

七氟烷的优点归纳为血/气分配系数低,无刺激性,不燃不爆,麻醉诱导平稳迅速,维持平稳,苏醒快,麻醉深度易调控,合用肾上腺素不诱发心律失常,在小儿、齿科、门诊手术麻醉领域有独特价值。七氟烷的缺点主要有:对患有肝、肾功能不全、冠心病、先天性肌病、高热、颅内高压患者,恶性高热易感患者和肥胖患者应慎用七氟烷。对七氟烷的具体临床评价如下。

**1.麻醉可控性**

血/气分配系数 0.63,接近 $N_2O$ 的 0.47,麻醉诱导、苏醒迅速平稳,很少有兴奋现象,恶心、呕吐不常见,偶见一过性躁动。七氟烷的麻醉深度易调节。麻醉后清醒时间成人平均为 10 分钟,小儿 8.6 分钟。对小儿麻醉、门诊手术麻醉、齿科手术麻醉以及做一些特殊检查时的患者更具有优越性。

**2.麻醉强度**

油/气分配系数 53.9,MAC 为 1.71％～2.6％,与其他强效吸入麻醉药相比,麻醉效能稍弱。合用 $N_2O$ 可使七氟烷的 MAC 显著降低。根据 Katoh 的结果,吸入 63.5％的 $N_2O$,七氟烷的 MAC 从 1.71％下降至 0.66％。

**3.心血管抑制作用**

(1)对血流动力学的影响:降压作用较异氟烷弱,心率亦较异氟烷慢。七氟烷呈剂量依赖性抑制心肌收缩力,降低动脉压,扩张外周血管,由于此时压力感受器反射功能不像吸入氟烷时那样受抑制,所以对心率影响小,仅使每搏量和心排血量轻度减少。当交感兴奋使动脉压升高,心率加快时,七氟烷可抑制血管运动中枢。临床上在紧张、疼痛等应激状态及心力衰竭等交感神经兴奋的患者,应用七氟烷可以出现血压下降和心率减慢。另外,七氟烷与异氟烷具有几乎相同的冠状血管扩张作用,可使冠状血管的自我调节能力减弱。但当吸入5%七氟烷时又可以增加冠脉血流量与心排血量的比值,尽管冠脉灌注压降低,可以出现"过度灌注"的状态。

(2)心律失常:吸入七氟烷时,对房室传导以及普肯耶纤维传导的抑制作用与吸入异氟烷一样,因此,肾上腺素诱发性心律失常发生率较低。难以发生因折返心率产生的快速心律失常,以及因肾上腺素明显增加后负荷而产生的自主神经中枢功能亢进和心肌 $\alpha_1$ 受体及 $\beta_1$ 受体的激活,可以用于嗜铬细胞瘤手术。七氟烷引起心律失常的阈值在氟烷和异氟烷之间,和硫喷妥钠合用时可降低阈值。

(3)与尼卡地平的相互作用:二氢吡啶类钙离子拮抗剂尼卡地平有很强的末梢血管扩张作用及冠状动脉扩张作用,心肌收缩力减弱和收缩减慢作用较弱,与七氟烷合用时安全性高于其他同类药物。七氟烷可以抑制尼卡地平引起的血压下降及伴随的压力容量反射介导的收缩加速和收缩力增强作用,且尼卡地平能显著增加七氟烷原有的心肌收缩力减弱和收缩减慢作用。但同时尼卡地平强力的末梢血管扩张作用导致后负荷降低,在七氟烷醚负性收缩力作用下,心排血量反而增加。因此,在合适的麻醉深度下,七氟烷合用 $10\sim15~\mu g/kg$ 尼卡地平不会抑制心脏功能,并有减少心肌耗氧,解除冠脉血管痉挛的作用。

(4)左室功能对前、后负荷改变时的反应:心脏在高浓度七氟烷麻醉时对前负荷的增大可以很好地调节,但在后负荷急剧增大时则出现明显的泵功能降低。从七氟烷对循环抑制的程度及其恢复速度来看,它是一种对循环系统调节性佳的麻醉药。

4.对呼吸的影响

七氟烷对呼吸道刺激较小,与氟烷一样可以平稳地进行面罩麻醉诱导。

(1)呼吸抑制:与氟烷不同的是随着麻醉的加深,七氟烷可以使潮气量减少却不发生代偿性的呼吸次数增加,使得分钟通气量减少;另一方面,停止吸入七氟烷后,由于血/气分配系数低,呼吸抑制会很快恢复,这一特点有利于防止麻醉并发症。

(2)低氧性肺血管收缩:动物实验证明,七氟烷对麻醉时低氧血症相关的低氧性肺血管收缩无抑制作用。

(3)气管扩张作用:与氟烷、安氟烷一样,随着用量的增加,七氟烷可以抑制乙酰胆碱、组胺引起的支气管收缩,对哮喘患者有效。

5.对运动终板的影响

七氟烷有一定的肌肉松弛作用,可以增加并延长非去极化肌松药的作用,大大减少肌松药的用量,并且这种作用在停止吸入七氟烷后会很快恢复原来的阻滞时间。这一特点有利于在手术结束时,只要暂时增加七氟烷的吸入浓度而不用追加肌松药,即可获得较好的肌松效果,并可以减少术后呼吸抑制的发生。

6.颅内压和脑电图的改变

由于七氟烷在麻醉诱导中血中浓度增加迅速,此时可出现正常状态下看不到的明显的慢波,应注意不要认为这是异常的脑电波。即使动脉血中麻醉药浓度相同,也可因麻醉诱导速度不同而出现不同的脑电波形,尤其是在动脉血药浓度上升最快的 $1\sim3$ 分钟时出现的节律性慢波。七氟烷是一种痉挛性麻醉药,但其痉挛诱发性极弱,相当于安氟烷和异氟烷之间,略接近于安氟烷。此外,七氟烷增加颅内压及降低脑灌注压的作用弱于氟烷。应用七氟烷时,脑血流量不增加,甚至减少,脑耗氧量下降,颅内压不增加,可用于神经外科手术。

### 7.体内代谢

七氟烷比其他挥发性麻醉药在血液和脂肪中的溶解度低,进入机体的麻醉药量小,虽然分解代谢率较高,代谢产物的绝对量与其他麻醉药相差不多。七氟烷经尿排出的代谢产物有葡萄糖醛酸六氟异丙醇(几乎无毒性)和无机氟,尿无机氟排泄量是甲氧氟烷的 $1/4\sim1/3$。七氟烷对肝血流减少的倾向小,对肝组织细胞能量状态的影响也很小。与氟烷、安氟烷等挥发性麻醉药相比,它对肝、肾的影响小,术后极少数病例发生肝功能损害、少尿、尿素氮、肌酐升高和肌红蛋白尿等,与七氟烷的关系尚有待于进一步调查。但对妊娠数周的患者;1个月以内接受过全身麻醉,且有肝损害者;对卤素麻醉药过敏,有恶性高热倾向者应慎用。

### (四)地氟烷

1959年至1966年 Terrell 等人共合成了700多种化合物,其中第635个即为地氟烷。由于合成时用氟元素有爆炸危险,并且地氟烷的蒸汽压接近1个大气压,不能使用标准的蒸汽罐,因此在当时并未能被推广使用。因为门诊以及一些特殊类型的手术要求术后快速苏醒,而地氟烷的血/气分配系数为0.42,在现有吸入麻醉药中最小,所以近年来又对地氟烷进行了一系列的研究。1988年9月在加州大学首次通过鉴定,1990年初 Jones 首先在临床试用。

地氟烷结构式为 $CHF_2-O-CHF-CF_3$;与异氟烷 $CHF_2-O-CHCl-CF_3$ 相似,都是甲基乙醚的卤素化合物,只是在 α-乙基部分用氟替代了氯。氟的卤化作用可以降低血液和组织的溶解度,并且,氟化改变了地氟烷的沸点、蒸汽压和稳定性,增强了地氟烷分子的稳定性,增强了其抗生物降解和抗碱性降解作用,如钠石灰或钡石灰。在 $40\sim60$ ℃,测不出地氟烷由钠石灰引起的裂解,在80 ℃时有轻微的降解。相反,异氟烷在60 ℃时可测出降解,在80 ℃时每小时降解12%。地氟烷无色透明,具有刺激性气味。分子量:168;沸点:22.8 ℃,较异氟烷的沸点(48.5 ℃)低得多,接近室温,蒸汽压在22 ℃时为88.5 kPa(663.75 mmHg),因此需装在专用的蒸发器中使用:该蒸发器应具有电加温的直接读数,使蒸发器温度保持在 $23\sim25$ ℃,流量计上蒸汽输出刻度单位为 mL/min。地氟烷蒸发器输出的浓度接近于蒸发器上所指示的刻度,不论室温如何或所用的气体流量如何。地氟烷理化和生物性质稳定,室温下,临床使用浓度的地氟烷不燃烧,不爆炸。

地氟烷是一种强效吸入麻醉药,它的优点可归纳为血液和组织溶解度较低,可以迅速调节麻醉深度,麻醉诱导苏醒快,药物摄入和洗脱迅速,麻醉恢复质量高,体内代谢率极低,可迅速有效地控制血流动力学的变化,耐受性好,适用于低流量麻醉环路。地氟烷的缺点:对呼吸道有刺激性,不宜作为小儿麻醉的吸入诱导药,可使非外科应激所致的短暂性白细胞计数升高,恶性高热易感患者应慎用地氟烷。对地氟烷的具体临床评价如下。

### 1.麻醉可控性

血/气分配系数0.42,在现有吸入麻醉药中最小,也是地氟烷一个最突出的优点。麻醉诱导和苏醒均很迅速,可以精确地控制肺泡浓度,迅速调节麻醉深度。地氟烷麻醉的患者对命令反应的时间较异氟烷的患者约快一倍,这增加了麻醉的安全性。麻醉后早期和后期的恢复均较快,主观和客观测定的恢复结果均提示其恢复速度比异氟烷快两倍。术后心理活动和认知功能恢复快,主观功能(如嗜睡、笨拙、疲惫或模糊)受损轻。

**2.麻醉强度**

在一定范围内,麻醉强度随着分子量的增加而增大,因此,地氟烷的麻醉强度小于异氟烷,约为异氟烷的1/5。地氟烷的油/气分配系数是18.7,MAC随着年龄的增长而下降,并且与刺激方式有关。类似于其他强效麻醉药,体温降低以及使用其他抑制性药物如$N_2O$、芬太尼或咪达唑仑能降低MAC。地氟烷麻醉效能虽然较低,但其MAC值仍允许使用高浓度氧气,即使同时使用$N_2O$。清醒MAC是指50%患者或志愿者对命令有适当反应时的浓度($MAC_{awake50}$)。地氟烷的$MAC_{awake50}$值在20~30岁的受试者中为2.5%,大约是同一年龄组MAC值的1/3。由于停止吸入麻醉后,脑分压降至$MAC_{awake50}$水平以下,患者才会清醒,因此,$MAC_{awake50}$与MAC的比值越小,所需的恢复时间越长。另外,研究显示,$MAC_{awake50}$也是一个记忆消失的浓度(分压,因为该浓度的定义为一个大气压时的百分比),由以上两点,可以认为地氟烷是一种强效遗忘麻醉药,其遗忘强度是氧化亚氮的2倍。

**3.心血管抑制作用**

(1)对血流动力学的影响:对机体循环功能影响较小。地氟烷抑制心血管功能和心肌收缩力的作用呈剂量依赖性,但较异氟烷为弱,可以使心肌顺应性、体血管阻力、每搏指数和平均动脉压下降。建议低血容量、低血压、重症和衰弱的患者使用地氟烷时应减量。地氟烷/$N_2O$复合麻醉有利于减轻对心脏和循环的抑制。与异氟烷相似,当每搏量减少时,心率增加,因此心排血量无明显减少,可以保证重要脏器的灌注,并且当麻醉时间达到7小时以后,心血管系统可以产生耐受性。与异氟烷一样,地氟烷可以扩张冠脉,引起明显的舒张期冠脉血流速率增加,血管阻力下降,这主要是受代谢产物的调节,对冠脉的直接扩张作用很小,以维持心肌氧供需平衡。地氟烷是否存在引起"冠脉窃血"的潜在作用尚未被完全排除。

(2)对交感活性的影响:地氟烷对迷走神经的抑制大于对交感神经的抑制,存在明显的交感兴奋作用。高浓度吸入地氟烷或突然增加吸入浓度时,较异氟烷更易出现明显的交感活性增强,心率、血压短暂(2~4分钟)而急剧升高,尤其在嗜铬细胞瘤手术中需引起注意。以下方法可阻止应激反应:①初始浓度设置在2%~6%(合并使用$N_2O$时,浓度可以低于此值)。②按每次0.5%~1%的幅度增加浓度;③在增加吸入浓度前静脉注射阿片类药物,如芬太尼。④预先给予短效的$\beta_1$受体阻滞剂。由于地氟烷对交感神经和自主神经抑制较异氟烷轻微,有助于术中维持稳定的血压和外周血管阻力。⑤心律失常:地氟烷麻醉时对心律的影响很小,并且不能增加血中儿茶酚胺的浓度,但在深麻醉时可以出现心律失常。研究证明:吸入1~1.3 MAC地氟烷的同时,给予低浓度的肾上腺素(7 μg/kg)不会诱发心律失常;给予高浓度的肾上腺素(7~13 μg/kg)则有25%以上的患者发生心律失常,如结性心律失常。

**4.对呼吸的影响**

单独吸入4%~11%地氟烷可以进行麻醉诱导,但由于对呼吸道有刺激作用,可以出现咳嗽、兴奋、屏气、分泌物增多、喉痉挛、呼吸暂停和低氧血症等不良反应,应合并使用芬太尼、咪达唑仑或异丙酚等静脉麻醉药物以减轻呼吸道反射和刺激作用。儿童不宜使用地氟烷诱导。与氟烷、异氟烷相似,地氟烷可产生剂量依赖性呼吸抑制,使潮气量减少,并抑制机体对动脉血二氧化碳分压增高的通气反应,抑制程度与吸入浓度相关。

**5.对运动终板的影响**

地氟烷有显著的肌肉松弛作用,可以引起剂量相关性神经肌传递减少。神经-肌肉阻滞作用较其他的氟化醚类吸入麻醉药强,能为各种操作提供满意肌松,利用地氟烷可以完成喉镜检查。

地氟烷可以增加并延长非去极化肌松药的作用,使用时应减少肌松药的用量,其增强泮库溴铵与琥珀胆碱的程度与异氟烷相似。当地氟烷排出时,其加强肌松的作用消失,证实了使用肌松药的安全性。

6.颅内压和脑电图的改变

对脑血管的作用与异氟烷相似,地氟烷可使脑血管阻力和脑组织氧代谢率下降,脑血流量增加,颅压和脑脊液压力增加,其程度与剂量相关。0.5~1.5 MAC 的浓度可以增加颅内压,抑制脑血管自动调节功能。地氟烷麻醉时的脑电图与异氟烷麻醉时相似,两药在低浓度(亚 MAC)时均引起低电压-快波活动增强,在出现暴发性抑制的麻醉深度(≥1.24 MAC)时变为高电压-慢波活动,深麻醉(>1.5 MAC)时,暴发性抑制可能变为连续性(等电位脑电图)。因此,地氟烷不适用于有颅高压症状的颅内占位病变患者的麻醉。在深麻醉和低碳酸血症时,不具有致癫痫作用。并且,地氟烷在麻醉期间能维持脑血管对二氧化碳增高的反应性。

7.体内代谢

氟元素替代氯元素使得地氟烷理化性质更为稳定,在体内几乎无分解代谢,生物转化率仅为异氟烷的 1/10(异氟烷的代谢率为 0.2%),是已知体内生物转化最小的吸入麻醉药。患者麻醉3.1 MAC 或志愿者麻醉 7.4 MAC,未发现血清无机氟化物增加。同样,尿中无机氟化物或有机氟化物变化也很小或无变化。地氟烷麻醉后测定血液和尿显示有微量三氟醋酸,与异氟烷相同,三氟醋酸与变态反应介导的氟烷肝毒性有关,但因为含量极低,发生肝损伤的概率几乎不存在。因此,地氟烷的肝、肾毒性极低或没有,对肝、肾功能损害的患者不需要调整给药浓度。

8.其他

与所有另外的麻醉药一样,非外科应激所致的短暂性白细胞计数升高已见报道;在易感的动物模型,地氟烷可以触发骨骼肌代谢亢进,导致氧耗增加,引起恶性高热的一系列临床症状,但在人体尚未发现,但对于已知恶性高热易感者,不应使用地氟烷。

9.地氟烷的优缺点

与其他挥发性吸入麻醉药相比地氟烷更加接近理想的吸入麻醉药。地氟烷的血气分配系数只有 0.42,决定了其诱导和苏醒的速度最快。地氟烷在体内的代谢率为 0.02% 远低于七氟烷的 5% 和异氟烷的 0.17%。地氟烷不与钠石灰发生反应。地氟烷的缺点在于其不良的气味,使得其不适合于进行麻醉诱导。

**(五)氙气吸入麻醉**

氙是和氦、氖、氩、氪、氡等元素一样的惰性气体,近年来发现氙气具备理想吸入麻醉药的许多特性。1898 年 Ramsay 和 Travis 发现氙气,1980 年 Lachmann 和 Erdmann 首次将氙气常规应用于临床麻醉;1995 年 Messer Medical、Dräger 和一个氙麻醉学家组成的小组提出了"氙气麻醉方案";1998 年 Messer Medical 启动了氙作为吸入麻醉剂的研究过程;2001 年氙气作为药物进入市场。氙气具有以下化学和药理学特点:①高度的化学稳定性;②不会与手术材料发生反应;③不燃不爆;④在血液和组织中的溶解度小;⑤无代谢产物;⑥组织器官毒性小;⑦氙在空腔器官聚集小于氧化亚氮。

氙气作为麻醉剂有以下特点:①麻醉效能高;②诱导和苏醒迅速;③具有镇痛效应;④对心功能无明显影响,血流动力学稳定;⑤不影响肺胸顺应性,对呼吸道无刺激性。

1.氙气理化性质

氙在元素周期表中为零族第 54 号元素,最外层电子轨道处于饱和状态,呈电中性,分子量为131.2,比重为 5.887 g/L,约为空气的 4 倍,大气中含量为 0.086 ppm,熔点为 −111.9 ℃,沸点为 −107.1 ℃,无色无味,化学性质稳定,不与其他物质发生反应,不燃不爆,几乎不在体内生物转化。血气分配系数为 0.14,新近认为其血气分配系数为 0.115。氙气在水中的溶解度为 0.085～0.096/L。

2.氙气麻醉作用机制

虽然氙是一种无活性的惰性气体,不会与其他的元素形成共价结构(特殊条件除外),但邻近的分子可使氙巨大的电子外壳极化和扭曲,这种电子轨道结构上的变形扭曲使氙气可与蛋白质结合或发生相互作用,例如肌红蛋白以及脂质双分子层,特别是脂质双分子层的极化端。氙气具有与细胞蛋白质和细胞膜结构相互作用的能力可能是其麻醉效应的基础。氙对细胞膜的作用类似于挥发性麻醉药,可抑制细胞膜 $Ca^{2+}$ 离子泵,神经元 $Ca^{2+}$ 浓度增加,兴奋性改变。氙还可通过抑制 N-甲基-天门冬胺酸受体,抑制脊髓后角神经元对伤害性刺激的感受,临床使用时具有一定的镇痛效应。

3.氙气麻醉对机体的影响

(1)中枢神经系统:氙气的 MAC 为 0.71,麻醉作用较氧化亚氮强,吸入低浓度的氙气即可提高患者的痛阈、延长对听觉刺激的反应时间,对中枢神经系统的作用表现为兴奋和抑制双重作用,其中枢抑制作用强于氧化亚氮。但当氙气吸入浓度＞60％时,可使脑血流增加,禁用于有颅内高压症状的患者。

(2)循环系统:吸入氙气不改变心肌电压依从性离子通道,对肾上腺素诱发的心律失常无易化作用,氙气吸入麻醉对心肌收缩性无影响,且由于氙的镇痛作用使应激反应降低,有利于心血管稳定,可减少术中镇痛药用量。已有研究表明,氙气对肠系膜血管阻力无明显影响。

(3)呼吸系统:对呼吸道无刺激性。气管插管后可用 70％氙气＋30％氧气维持麻醉,由于氙气血气分配系数低,排出迅速,自主呼吸恢复较快。吸入氙气对胸肺的顺应性影响小,用于老年人以及慢性肺疾病的患者具有一定的优越性。

(4)其他:氙气性质稳定,但氙气能潴留于内脏中空器官、肠腔以及脂肪组织中,因而肠梗阻患者应禁止使用。

4.麻醉实施

采用循环紧闭式环路低流量麻醉可减少氙气的消耗,降低麻醉成本。氙气的利用效率很低,例如使用 0.5 L/min 的新鲜气流给患者吸入 70％氙气 2 小时,输送到患者呼吸系统的氙气实际上不到 20％,80％以上的氙气都被作为废气排到大气中。为减少浪费,麻醉期间最好采用电子监控系统持续监测呼吸回路中氙气浓度。需要注意的是由于氙气的密度较高,可能会降低某些呼吸流量计的准确性。

实际临床应用时,麻醉诱导期必须首先用高流量的纯氧洗出机体组织内的氮气,持续时间至少 5 分钟,同时静脉使用芬太尼 3 μg/kg、异丙酚 2 mg/kg 和肌松药。气管插管后,将导管与麻醉气体输送系统连接,1.5 分钟后使氙气浓度达到 40％～45％的镇静催眠浓度,8 分钟后将浓度提高到 60％～70％。在手术切皮前追加适量的芬太尼。

5.氙气麻醉的应用前景

氙气吸入麻醉药最大的缺点是代价昂贵,由于空气中氙的含量低且不能人工合成。世界氙气的年产量约 600 万升,其中可供临床麻醉使用的仅 40 万升,远不能满足临床麻醉的需要,因而氙气麻醉不可能获得广泛的应用。但如果能很好地解决氙气输送系统和再循环系统的技术问题,氙气麻醉在临床的应用前景将更为广阔。特别是对于心脏储备功能较差的患者,氙气可能是更好的可供选择的吸入麻醉药。

（周宁博）

## 第三节　麻醉性镇痛药

麻醉性镇痛药通常是指作用于中枢神经系统能解除或减轻疼痛,并改变对疼痛的情绪反应,剂量过大时可产生昏睡的药物。麻醉性镇痛药在临床麻醉中应用很广,可用于术前用药、麻醉辅助用药、复合全麻、术后镇痛以及其他疼痛治疗。以往的麻醉性镇痛药以阿片类药物为主,经典代表是吗啡。近年的研究发现,除阿片受体外,中枢神经系统还可通过其他机制产生镇痛效应,从而研发出一些非阿片类中枢性镇痛药,其中已在临床广泛应用的是曲马多和右美托咪定。

### 一、阿片类药的药理基础

#### (一)构效关系

吗啡及其他有镇痛作用的阿片生物碱都具有Ⅰ、Ⅱ、Ⅲ 3个环构成的氢化菲核作为基本骨架。吗啡的环Ⅰ的 3 位和环Ⅲ的 6 位分别有一个羟基,具有重要的药理作用。3 位羟基被甲氧基取代,成为可待因;3 位和 6 位羟基均被甲氧基取代,成为蒂巴因,就改变了药物的性能。环Ⅰ与环Ⅲ之间有氧桥相连。此氧桥如被破坏,就形成阿扑吗啡,失去其镇痛效能而产生很强的催吐作用。环Ⅱ9 位与 13 位之间有乙基胺链相连。吗啡的镇痛性能取决于 $\gamma$-苯基-N-甲基哌啶的存在。这也是许多的镇痛药所共有的基本结构。此结构的 N 上的甲基被烯丙基取代,即生成具有拮抗作用的药物,如烯丙吗啡。

#### (二)阿片受体

自 1973 年以来,相继发现在脑内和脊髓内存在阿片受体。这些受体分布在痛觉传导区以及与情绪行为相关的区域,集中分布在大脑导水管周围灰质、内侧丘脑、杏仁核和脊髓罗氏胶质区等部位。1975 年以来又先后发现体内有几种内源性阿片样肽( $\beta$-内啡肽、脑啡肽、强啡肽)是这些受体的内源性配基。阿片受体和内源性阿片样肽的发现,为解释麻醉性镇痛药的药理作用提供了理论依据。

目前所知阿片受体有 $\mu$、$\kappa$、$\delta$、$\sigma$ 和 $\varepsilon$ 5 种,其中 $\sigma$ 受体是否为阿片受体尚无定论,因为未找到其内源性配基。另外,$\mu$、$\delta$ 和 $\kappa$ 受体又分别分为 $\mu_1$,$\mu_2$,$\delta_1$,$\delta_2$,$\kappa_1$,$\kappa_2$,$\kappa_3$ 等亚型。阿片受体激动后作用见表 3-10。

20 世纪 90 年代分子生物学家 Evans 等和 Kieffer 等同时克隆成功 $\delta$ 受体,随后又克隆成功 $\kappa$ 受体和 $\mu$ 受体,分别命名为 DOR、KOR 和 MOR。但上述两种命名法都未提供这些受体的性质。1996 年国际药理学联合会(IUPHAR)提出了受体命名的原则:受体应按其内源性配基命名,并按通过克隆化和氨基酸序列证实其存在的时间顺序用数字角码表示。根据这一原则,所有阿片样物质作用的受体都应称为 OP;$\delta$ 受体于 1992 年最早克隆成功,命名为 $OP_1$,随后于 1993 年和 1995 年相继克隆成功 $\kappa$ 受体和 $\mu$ 受体,分别命名为 $OP_2$ 和 $OP_3$。

表 3-10　阿片受体激动后作用

| | 受体 | 作用 |
|---|---|---|
| μ | $\mu_1$ | 脊髓以上镇痛、镇静、催乳素分泌 |
| | $\mu_2$ | 呼吸抑制、心动过缓、欣快感、瘙痒、缩瞳，抑制肠蠕动、恶心、呕吐 |
| κ | | 脊髓镇痛、镇静、致幻作用、利尿(抑制抗利尿激素释放) |
| δ | | 脊髓镇痛，呼吸抑制、缩瞳、调控 μ 受体活性 |
| σ | | 呼吸增快、心血管激动(心率增快,血压升高)、致幻作用、瞳孔散大 |
| ε | | 激素释放 |

　　脑内不同部位的阿片受体可能与麻醉性镇痛药的不同作用有关;孤束核及其附近区域的受体可能与呼吸抑制、镇咳和恶心、呕吐有关;蓝斑等部位的受体则可能与依赖性有关。阿片受体分类及激动效应见表 3-11。

表 3-11　阿片受体分类及激动效应

| 受体 | $\mu(OP_3)$ | $\delta(OP_1)$ | $\kappa(OP_2)$ |
|---|---|---|---|
| 内源性配体 | β-内啡肽 | 内啡肽 | 强啡肽 |
| | 内吗啡肽 | Met-脑啡肽 | |
| 激动剂 | 吗啡 | DPDPE | 丁丙诺啡 |
| | 芬太尼 | δ 啡肽 | 喷他佐辛 |
| | 哌替啶 | | |
| 拮抗剂 | 纳洛酮 | 纳洛酮 | 纳洛酮 |
| | 纳曲酮 | Naltrindole | |
| 激动效应 | 脊髓以上镇痛 | 脊髓镇痛 | 脊髓镇痛 |
| | 呼吸抑制 | 呼吸抑制 | 镇静 |
| | 镇静 | 缩瞳 | 致幻作用 |
| | 欣快感 | | 利尿 |
| | 瘙痒 | | |
| | 缩瞳 | | |
| | 抑制胃肠蠕动 | | |
| | 恶心、呕吐 | | |
| | 依赖性 | | |
| | 催乳素分泌 | | |

　　近年的研究证明,麻醉性镇痛药也可能对外周的阿片受体产生特异性抗伤害效应。这些受体原来是没有活性的,在炎性组织的特殊条件下经受构形改变而有活性。炎症时的低 pH 通过增加阿片受体与神经元膜上 G 蛋白结合而增强阿片样物质的激动效应;同时炎症破坏神经束膜的屏障作用,使阿片样物质更易接近神经元的阿片受体。

**(三)麻醉性镇痛药的分类**

1.按药物的来源分类

(1)天然的阿片生物碱:如吗啡、可待因。

(2)半合成的衍生物:如二乙酰吗啡(海洛因)、双氢可待因。

(3)合成的麻醉性镇痛药。按其化学结构不同又分为:①苯基哌啶类,如哌替啶、苯哌利定、芬太尼族;②吗啡南类,如羟甲左吗南;③苯并吗啡烷类,如喷他佐辛;④二苯甲烷类,如美沙酮。

2.按药物与阿片受体的关系分类

(1)阿片受体激动药:主要激动 $\mu$ 受体,如吗啡、哌替啶、芬太尼等。

(2)阿片受体激动-拮抗药:又称部分激动药,主要激动 $\kappa$ 受体和 $\sigma$ 受体,对 $\mu$ 受体有不同程度的拮抗作用,如喷他佐辛、丁丙诺啡、布托啡诺、纳布啡、地佐辛等。

(3)阿片受体拮抗药:主要拮抗 $\mu$ 受体,对 $\kappa$ 受体和 $\delta$ 受体也有一定的拮抗作用,如纳洛酮、纳曲酮、纳美芬等。

区别阿片受体激动药和拮抗药的一个有用的体外试验指标是钠指数。在存在钠离子的条件下,拮抗药与受体的结合力加强,而激动药的结合力则减弱;激动药的钠指数高,而拮抗药的钠指数低。钠指数是指在有和无钠离子的条件下 $IC_{50}$ 的比值,$IC_{50}$ 是表示药物与受体的亲和力的指标,即对高度选择性配基产生 50% 抑制的浓度。

**(四)临床应用**

理想的阿片类药物应包括以下特点:①起效迅速,作用消失快;②药效强,量效关系明显;③无蓄积作用;④使用方便,可多途径给药;⑤不依赖于肝肾功能;⑥代谢产物无活性;⑦不良反应小;⑧药物依赖的可能性小;⑨有拮抗药。目前尚无完全理想的麻醉性镇痛药。

麻醉性镇痛药主要用于镇痛,尤其适用于严重创伤、手术后疼痛,以及急性心肌梗死等引起的急性疼痛。临床麻醉中,这类药以往主要用于麻醉前用药,使患者镇静,减少麻醉药需要量,有利于加深麻醉。现在认为除非患者有急性疼痛,不必术前常规应用。目前这类药主要作为静脉复合麻醉或静吸复合麻醉的组成部分。

随着脊髓胶质区中阿片受体的发现,又提出了椎管内给药的途径。小剂量注入硬膜外或蛛网膜下间隙,可产生显著的镇痛效应,适用于术后镇痛和癌症患者镇痛。此种给药途径的常见并发症是尿潴留和皮肤瘙痒。最重要的并发症是延迟性呼吸抑制,虽然发生率不高(0.25%~0.5%),但却难以预防或预测,且有时可造成严重后果,以致在很大程度上限制了这种镇痛方法的应用。

**(五)耐受性和依赖性**

所有的阿片受体激动药(吗啡、哌替啶等)短期内反复应用均可产生耐受性,需要逐渐增加剂量方可产生原来的效应。既往的解释是阿片受体平时处于基础水平的内源性阿片样肽作用之下,当连续给予阿片受体激动药之后,阿片受体受到"超载",通过负反馈机制使内源性阿片样肽的释放减少,甚或停止,阿片受体为了补偿内源性阿片样肽的减少,就需要更多的阿片受体激动药才能维持原来的镇痛效应,这样就产生了耐受性。同时,由于内源性阿片样肽减少,就对药物产生了依赖性。如果突然停药,内源性阿片样肽来不及释放补充,就出现戒断综合征,表现为烦躁不安、失眠、肌肉震颤、呕吐、腹痛、散瞳、流涎、出汗等。阿片受体激动——拮抗药(如喷他佐辛等)很少产生耐受性和依赖性。近年来认识到所有阿片受体都是由 G 蛋白介导,通过与第二信使 cAMP 偶联而产生效应。长期接受阿片类药后,G 蛋白-cAMP 系统发生适应,逐渐上调,形成稳态。当骤然撤药时,上调的 G 蛋白-cAMP 系统失去阿片类药的抑制而导致稳态失衡,G 蛋白-cAMP系统急剧增高,引发 cAMP 依赖蛋白激酶(PKA)的活性升高;随之一些 PKA 底物蛋白(如儿茶酚胺生物合成的限速酶酪氨酸羟化酶)的磷酸化增加,从而出现一系列的戒断症状,尤以去甲肾上腺素能系统紊乱为明显。还有人提出,长期应用吗啡后有抗阿片样物质释放到脑脊液,导致阿片受体上调,产生耐受性和依赖性。抗阿片样物质中最重要的是缩胆囊肽,它是胃肠道分泌的八肽激素,可能是通过负反馈机制产生的内源性拮抗阿片受体的物质。

近年的实验和临床研究表明,对无疼痛的个体长期给予阿片类药可产生耐受性,而对慢性疼痛患者,只要按时给药,不让疼痛反复出现,并不会产生耐受性,临床上见到的需增加剂量的现象,并不是由于产生真正的耐受性所致,而是由于伤害性增加所致。但有关耐受性问题,还存在不同的观点,有待进一步研究。

## 二、阿片受体激动药

阿片受体激动药是指主要作用于 $\mu$ 受体的激动药。其典型代表是吗啡。自从哌替啶合成以来,又相继合成了一系列药物,其中在临床麻醉应用最广的是芬太尼及其衍生物。

### (一)吗啡

吗啡是阿片中的主要生物碱,在阿片中的含量约为 10%。临床所用的制剂为其硫酸盐或盐酸盐。

**1.药理作用**

(1)对中枢神经系统的作用:吗啡的主要作用是镇痛,作用于脊髓、延髓、中脑和丘脑等痛觉传导区阿片受体而提高痛阈,对伤害性刺激不再感到疼痛。吗啡对躯体和内脏的疼痛都有效;对持续性钝痛的效果优于间断性锐痛;疼痛出现前应用的效果较疼痛出现后应用更佳。在产生镇痛作用的同时,还作用于边缘系统影响情绪区域的受体,消除由疼痛所引起的焦虑、紧张等情绪反应,甚至产生欣快感。环境安静时,患者易于入睡,脑电图上表现为 $\alpha$ 快波被较慢的 $\delta$ 波取代。

吗啡有缩瞳作用,是由于动眼神经 Edinger-Westphal(埃-魏)核中自主神经成分受激动的结果。瞳孔呈针尖样是吗啡急性中毒的特征性体征。吗啡作用于延髓孤束核的阿片受体,抑制咳嗽;作用于极后区化学感受器,可引起恶心、呕吐,尤其在用药后不卧床时更易发生。

吗啡对脊髓的多突触传导途径有抑制作用,而对单突触传导途径则有兴奋作用,因而脊髓反射和肌张力可增强。在维持通气的情况下,吗啡本身使脑血流量减少,颅内压降低;但在呼吸抑制而致 $PaCO_2$ 升高的情况下,脑血流量增加,使颅内压增高。

(2)对呼吸的作用:吗啡有显著的呼吸抑制作用,表现为呼吸频率减慢。潮气量变化则依给药途径而异:静脉注射后一般都减少;其他途径给药时先增加后减少。呼吸频率减慢但潮气量增加时,分钟通气量仍可正常;而潮气量减少时,则分钟通气量亦随之下降。呼吸抑制程度与剂量相关,大剂量可导致呼吸停止,这是吗啡急性中毒的主要致死原因。吗啡对呼吸的抑制,主要在于延髓呼吸中枢对二氧化碳的反应性降低;其次在于脑桥呼吸调整中枢受抑制。此外,吗啡还降低颈动脉体和主动脉体化学感受器对缺氧的反应性。

吗啡由于释放组胺和对平滑肌的直接作用而引起支气管痉挛,对支气管哮喘患者可激发哮喘发作。

(3)对心血管系统的作用:治疗剂量的吗啡对血容量正常者的心血管系统一般无明显影响,对心肌收缩力没有抑制作用。有时可使心率减慢,可能与延髓迷走神经核受兴奋和窦房结受抑制有关。由于对血管平滑肌的直接作用和释放组胺的间接作用,可引起外周血管扩张而致血压下降,这在低血容量患者或用药后改为直立位时尤为显著。

大剂量吗啡(1 mg/kg)对正常人的血流动力学无明显影响,而对有瓣膜病变的心脏病患者,由于外周血管阻力降低,后负荷减小,心脏指数可增加,但由于外周血管扩张,血压可下降。

(4)对消化系统的作用:吗啡由于对迷走神经的兴奋作用和对平滑肌的直接作用,增加胃肠道平滑肌和括约肌的张力,减弱消化道的推进性蠕动,从而可引起便秘。吗啡可增加胆道平滑肌张力,使 Oddi 括约肌收缩,导致胆道内压力增加。

(5)对泌尿系统的作用:吗啡可增加输尿管平滑肌张力,并使膀胱括约肌处于收缩状态,从而引起尿潴留。动物实验中,吗啡可增加下丘脑-垂体系统释放抗利尿激素(ADH),使尿量减少。但人体试验证实,在没有疼痛刺激的情况下,吗啡并不引起 ADH 释放。

(6)其他作用:吗啡可引起组胺释放而致皮肤血管扩张。吗啡由于兴奋交感神经中枢,促使肾上腺素释放,引起肝糖原分解增加,导致血糖升高。吗啡可抑制 ACTH 的释放。由于体温调节中枢受抑制,加上外周血管扩张,体热丧失增加,体温可下降。

2.体内过程

吗啡肌内注射后吸收良好,15～30 分钟起效,45～90 分钟产生最大效应,持续约 4 小时。静脉注射后约 20 分钟产生最大效应。吗啡与血浆蛋白结合率约 30%(23%～36%),大部分分布到各实质性脏器和肌肉组织,分布容积大(3.2～3.7 L/kg)。吗啡的亲脂性很低,只有极小部分(静脉注射后不到 0.1%)透过血-脑屏障而到达中枢神经系统,但由于与阿片受体的亲和力强,可产生强效镇痛作用。小儿的血-脑屏障更易被透过,故小儿对吗啡的耐量小。吗啡可透过胎盘而到达胎儿。

吗啡主要在肝脏经受生物转化,60%～70%与葡萄糖醛酸结合,5%～10%脱去甲基后形成去甲吗啡。吗啡的 6 位和 3 位羟基与葡萄糖醛酸结合而形成两个葡糖苷酸,其中 6 位羟基形成的葡糖苷酸(M-6-G)约占 80%,具有镇痛和呼吸抑制作用,尤其在口服吗啡或多次应用后在镇痛和延迟性呼吸抑制的发生中起一定作用。吗啡的代谢物主要从尿排出,7%～10%随胆汁排出。此外,不到 10%以原形随尿排出。吗啡的消除半衰期为 2～4 小时,清除率为 14.7～18 mL/(kg·min)。老年人的清除率约减少一半,故用量须适当减少。

3.临床应用

(1)镇痛:成人 0.1 mg/kg,稀释后缓慢静脉注射或 5～10 mg 肌内注射;小儿 0.01～0.02 mg/kg,稀释后缓慢静脉注射或 0.1～0.2 mg/kg 肌内注射;成人椎管内镇痛为每次 2～4 mg。

(2)麻醉前给药:多用于有急性疼痛的患者。成人术前肌内或皮下注射 5～10 mg。

(3)复合全麻的辅助用药:大剂量吗啡(1 mg/kg)静脉输注曾用于复合全麻下施行冠脉搭桥和瓣膜置换术。因血流动力学的干扰明显,近年已被芬太尼及其衍生物取代。

(4)心源性哮喘:成人 5～8 mg,肌内注射或缓慢静脉注射。临床上常用于治疗急性左心衰竭所致急性肺水肿,以减轻呼吸困难,促进肺水肿消失。降低呼吸中枢对肺部传入刺激的敏感性,反射性呼吸兴奋;降低外周阻力,减轻心脏负担。

吗啡禁用于下列情况:①支气管哮喘;②上呼吸道梗阻;③严重肝功能障碍;④伴颅内高压的颅内占位性病变;⑤诊断未明确的急腹症;⑥待产妇和哺乳妇女;⑦1 岁以内婴儿。

阿片的另一制剂阿片全碱是阿片的全部水溶性生物碱的混合物,约含 50%无水吗啡。阿片全碱 20 mg 所含的吗啡约相当于硫酸吗啡 13.3 mg。由于其镇静作用较吗啡强,英国常将其作为麻醉前用药。

4.急性中毒及其处理

应用过量吗啡可造成急性中毒,其突出表现是,昏迷、严重呼吸抑制和瞳孔针尖样缩小。此外,还可有血压下降、体温下降,以及缺氧所致的抽搐,最后因呼吸麻痹而致死。

对吗啡急性中毒的解救,首要的是气管插管,行人工通气,补充血容量以维持循环,并给予特异性拮抗药纳洛酮。

**(二)哌替啶和苯哌利定**

哌替啶和苯哌利定都是苯基哌啶的衍生物。哌替啶的商品名杜冷丁,化学名 1-甲基-4-苯基哌啶-4-羧酸乙酯,苯哌利定又名菲诺哌啶,化学名 1-(3-羟基-3-苯基丙基)-4-苯基哌啶-4-羧酸乙酯,两药的化学结构很相似。

**1.药理作用**

哌替啶和苯哌利定的作用都与吗啡相似。哌替啶的镇痛强度约为吗啡的 1/10。肌内注射哌替啶 50 mg,可使痛阈提高 50%;肌内注射 125 mg,使痛阈提高 75%,相当于吗啡 15 mg 的效应,其作用持续时间为吗啡的 1/2~3/4。苯哌利定的镇痛强度为哌替啶的 50~100 倍,静脉注射后作用持续 30~60 分钟,但其残存的镇痛作用可持续 4~6 小时。这两药的镇静作用较吗啡稍弱,也可产生轻度欣快感。反复使用也容易产生依赖性。

这两药对呼吸都有明显的抑制作用,其程度与剂量相关。哌替啶有奎尼丁样作用,降低心肌的应激性。对心肌有直接的抑制作用,尤其在代偿机制受到削弱的情况下更为明显。对血压一般无明显影响,但有时可因外周血管扩张和组胺释放而致血压下降,甚至引起虚脱。心率可增加,可能与其阿托品样作用有关。苯哌利定也使血压轻度下降,心率轻度增快或减慢。两药的其他作用,如引起呕吐、抑制胃肠蠕动、增加胆道内压力等,与吗啡相似,但较弱。

**2.体内过程**

哌替啶可经肠道吸收,但其生物利用度仅为肌内注射的一半。肌内注射后 5~15 分钟血浆浓度达峰值。与血浆蛋白结合率为 60%,其余迅速分布至各脏器和肌肉组织,分布容积达 3.8 L/kg。此药也可透过胎盘。哌替啶主要在肝脏进行生物转化,约 90% 水解而成为哌替啶酸,再脱去甲哌基成为去甲哌替啶,后者再经水解而成为去甲哌替啶酸,然后随尿排出。少量以原形从尿中排出,其排出的量与尿的 pH 有关:当尿 pH 正常时,一般不到 5%;当尿 pH 降至5 以下时,则可增加到 25% 左右。哌替啶清除率 10.4~15.1 mL/(kg·min),消除半衰期 2.4~4.4 小时,也有报告长达6~8 小时。苯哌利定进入体内后约有 50% 在肝内进行生物转化,形成哌替啶和哌替啶酸,哌替啶再按上述方式转化,然后随尿排出,另有 50% 以原形从肾脏排出,其清除率为 13±0.9 mL/(kg·min),消除半衰期为 193 分钟。

**3.临床应用**

哌替啶和苯哌利定的临床用途和禁忌证与吗啡基本相同。在临床麻醉中哌替啶较吗啡更常作为辅助用药。最初实施神经安定镇痛时是采用苯哌利定与氟哌啶醇合用,组成所谓Ⅰ型神经安定镇痛(NLA),现已少用。苯哌利定分次静脉注射可用于心脏手术的复合全麻,效果与芬太尼相似。

**4.不良反应**

大剂量哌替啶常先引起中枢神经系统兴奋现象,表现为谵妄、瞳孔散大、抽搐等,可能是由于其代谢物去甲哌替啶大量蓄积所致。

接受单胺氧化酶抑制药(如异烟肼等)的患者应用哌替啶,可产生严重反应,表现为严重的高血压、抽搐、呼吸抑制、大汗和长时间昏迷,甚或致死。其原因可能是单胺氧化酶抑制药抑制体内单胺氧化酶活力,使哌替啶及其代谢物去甲哌替啶的降解受到抑制,从而引起毒性反应。

### (三)芬太尼类

芬太尼类药的药效和药代学参数见表 3-12。芬太尼、阿芬太尼、舒芬太尼及瑞芬太尼的时量相关半衰期如图 3-1 所示。

表 3-12 芬太尼类药的药效和药代学参数

| 药名 | 效能 | 分布容积(L/kg) | 清除率 mL/(kg·min) | 清除半衰期(小时) |
|---|---|---|---|---|
| 吗啡 | 1 | 3.2~3.7 | 14.7~18 | 2~3 |
| 哌替啶 | 0.1 | 3.8 | 10.4~15.1 | 2.4~4 |
| 芬太尼 | 100(75~175) | 4.1 | 11.6~13.3 | 4.2 |
| 舒芬太尼 | 500~1 000 | 1.7 | 12.7 | 2.5 |
| 阿芬太尼 | 25 | 0.86 | 6.4 | 1.2~1.5 |
| 瑞芬太尼 | 134 | 0.39 | 41.2 | 9.5 min |

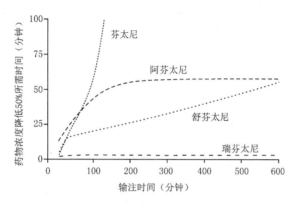

图 3-1 芬太尼、阿芬太尼、舒芬太尼及瑞芬太尼的时量相关半衰期

1.芬太尼

芬太尼合成于 1960 年,属于苯基哌啶类药物,是当前临床麻醉中最常用的麻醉性镇痛药。临床所用的制剂为其枸橼酸盐。

(1)药理作用:临床上芬太尼的镇痛强度为吗啡的 75~125 倍,作用时间约 30 分钟。芬太尼对呼吸有抑制作用,主要表现为频率减慢。静脉注射后 5~10 分钟呼吸频率减慢至最大限度,抑制程度与等效剂量的哌替啶相似,持续约 10 分钟后逐渐恢复。剂量较大时潮气量也减少,甚至停止呼吸。

芬太尼对心血管系统的影响很轻,不抑制心肌收缩力,一般不影响血压。可引起心动过缓,此种作用可被阿托品对抗。小剂量芬太尼可有效地减弱气管插管的高血压反应,其机制可能是孤束核以及第 9 对和第 10 对脑神经核富含阿片受体,芬太尼与这些受体结合后可抑制来自咽喉部的刺激。芬太尼也可引起恶心、呕吐,但没有释放组胺的作用。

(2)体内过程:芬太尼的脂溶性很强,故易于透过血-脑屏障而进入脑,也易于从脑重新分布到体内其他组织,尤其是肌肉和脂肪组织。单次注射的作用时间短暂,与其再分布有关。如反复多次注射,则可产生蓄积作用,其作用持续时间延长。注药后 20~90 分钟血药浓度可出现第二个较低的峰值,与药物从周边室转移到血浆有关。除肌肉和脂肪组织外,胃壁和肺组织也是贮存芬太尼的重要部位。静脉注射后20分钟,胃壁内含量约为脑内的2倍。胃壁释放出的芬太尼到肠道碱性环境中被再吸收而进入循环;贮存于肺组织的芬太尼,当肺通气灌注比例关系改善后,也被释放到循环中,从而形成第二个峰值。芬太尼主要在肝内经广泛的生物转化,通过去甲基、羟基化和酰胺基水解,形成多种无药理活性的代谢物,随尿液和胆汁排出。不到8%以原形从尿中排出。

(3)临床应用:芬太尼主要用于临床麻醉,作为复合全麻的组成部分;与氟哌利多合用,组成所谓氟芬合剂 NLA。由于此药对心血管系统的影响很小,常用于心血管手术麻醉。

(4)不良反应:快速静脉注射芬太尼可引起胸壁和腹壁肌肉僵硬而影响通气,可用肌松药处理。由于其药代动力学特点,芬太尼反复注射或大剂量注射后,可在用药后3~4小时出现延迟性呼吸抑制,临床上应引起警惕。

芬太尼也可产生依赖性,但较吗啡和哌替啶轻。

2.舒芬太尼和阿芬太尼

舒芬太尼和阿芬太尼都是芬太尼的衍生物,分别合成于1974年和1976年。

(1)药理作用:舒芬太尼和阿芬太尼的作用与芬太尼基本相同,只是舒芬太尼的镇痛作用更强,为芬太尼的5~10倍,作用持续时间约为其2倍,阿芬太尼的镇痛强度较芬太尼小,为其1/4,作用持续时间为其1/3。

此两药对呼吸也有抑制作用,其程度与等效剂量的芬太尼相似,只是舒芬太尼持续时间更长,阿芬太尼持续时间较短。它们对心血管系统的影响很轻,也没有释放组胺的作用。舒芬太尼也可引起心动过缓。此两药引起恶心、呕吐和胸壁僵硬等作用也与芬太尼相似。

(2)体内过程:舒芬太尼的亲脂性约为芬太尼的两倍,更易透过血-脑屏障;与血浆蛋白结合率较芬太尼高,而分布容积则较芬太尼小。虽然其消除半衰期较芬太尼短,但由于与阿片受体的亲和力较芬太尼强,故不仅镇痛强度更大,而且作用持续时间也更长。舒芬太尼在肝内经广泛的生物转化,形成 N-去烃基和 O-去甲基的代谢物,然后随尿和胆汁排出。不到1%以原形从尿中排出。其代谢物去甲舒芬太尼有药理活性,效价约为舒芬太尼的1/10,亦即与芬太尼相当,这也是舒芬太尼作用持续时间长的原因之一。

阿芬太尼的亲脂性较芬太尼低,与血浆蛋白结合率却较高,分布容积不及芬太尼的1/4,消除半衰期为芬太尼的1/3~1/2。尽管阿芬太尼的亲脂性低,但由于其 pKa 为 6.8,低于生理性 pH,故在体内 pH 7.4条件下,85%阿芬太尼呈非离解状态(芬太尼仅为9%),因而透过血-脑屏障的比例也大,起效更迅速。阿芬太尼在肝内迅速转化为无药理活性的代谢物,主要为去甲阿芬太尼,不到1%以原形从尿中排出。

阿芬太尼曾被认为是"短效阿片类药",因为单次注射10~20 μg/kg 只持续10~20分钟,但近年研究表明,长时间输注后其作用持续时间迅速延长。Hughes 等近年提出一个药代动力学新概念——时量相关半衰期(以下称 $t_{1/2c-s}$),即随输注持续时间变化的血药浓度减少50%的时间。芬太尼、阿芬太尼和舒芬太尼输注 4 小时后,其 $t_{1/2c-s}$ 分别为 262.5 分钟、58.2 分钟和 33.9 分钟。这表明阿芬太尼长时间输注后作用持续时间反而比舒芬太尼长。

(3)临床应用:舒芬太尼和阿芬太尼在临床麻醉中也主要用作复合全麻的组成部分。舒芬太尼的镇痛作用最强,心血管状态更稳定,更适用于心血管手术麻醉。阿芬太尼曾被认为可用于持续静脉输注,但长时间输注后其作用时间可延长,故今后可能被瑞芬太尼取代。

3.瑞芬太尼

瑞芬太尼为芬太尼族中的最新成员,最初的代号为 GI87084B,是有酯键的芬太尼衍生物,由于其独特的性能被誉为 21 世纪的阿片类药。

(1)药理作用:瑞芬太尼是纯粹的 μ 受体激动药。以抑制电诱发豚鼠回肠收缩的半数有效量剂量($ED_{50}$)作为激动 μ 受体的效价指标,瑞芬太尼的 $ED_{50}$ 为$(2.4\pm0.6)$nmol/L,与芬太尼[$ED_{50}(1.8\pm0.4)$nmol/L]大致相当,活性高于阿芬太尼[$ED_{50}(20.1\pm1.2)$nmol/L],而低于舒芬太尼[$ED_{50}(0.3\pm0.09)$nmol/L]。临床上其效价与芬太尼相似,为阿芬太尼的 15～30 倍。注射后起效迅速,药效消失快,是真正的短效阿片类药。可增强异氟烷等吸入麻醉药的麻醉效能,降低 MAC,其程度与年龄相关。对 40 岁患者,瑞芬太尼血药浓度 1.2 μg/L 时异氟烷 MAC 降低 50%,32 μg/L 时产生封顶效应。对脑电图的影响与阿芬太尼相似,表现为频率减慢,幅度降低,最大效应时产生 δ 波。

对呼吸有抑制作用,其程度与阿芬太尼相似,但停药后恢复更快,停止输注后 3～5 分钟恢复自主呼吸。可使动脉压和心率下降 20% 以上,下降幅度与剂量不相关。不引起组胺释放。也可引起恶心、呕吐和肌肉僵硬,但在缓慢输注时发生率较低。

(2)体内过程:其稳态分布容积 0.39 L/kg,清除率 41.2 mL/(kg·min),终末消除半衰期 9.5 分钟。其作用消失快主要是由于代谢清除快,而与再分布无关。即使输注 4 小时,也无蓄积作用,其 $t_{1/2C-s}$ 仍为 3.7 分钟。

瑞芬太尼在体内的代谢途径是被组织和血浆中非特异性酯酶迅速水解。其酯链裂解后大部分(>98%)成为酸性代谢物(GR90291),极小部分(1.1%)成为去羟基代谢物(GR94219)。其代谢物 GR90291 的效价仅为瑞芬太尼的 0.1%～0.3%。代谢物经肾排出,清除率不受体重、性别或年龄的影响,也不依赖于肝肾功能。即使在严重肝硬化患者,其药代动力学与健康人相比无显著差别,只是对通气抑制效应更敏感,可能与血浆蛋白含量低、不结合部分增加有关。

(3)临床应用:由于其独特的药代动力学特点,瑞芬太尼更适用于静脉输注。控制速率输注时,可达到预定的血药浓度。临床初步研究表明,消除切皮反应的 $ED_{50}$ 为 0.03 μg/(kg·min),消除各种反应的 $ED_{50}$ 为 0.52 μg/(kg·min)。用于心血管手术患者,其清除率在心肺转流后无改变。其缺点是手术结束停止输注后没有延续的镇痛效应,可在手术后改用镇痛剂量输注。

制剂为每小瓶含瑞芬太尼(冻干制剂)5 mg 和甘氨酸 15 mg,由于甘氨酸对脊髓有一定的毒性,禁用于椎管内注射。

### 三、阿片受体激动-拮抗药

阿片受体激动-拮抗药是一类对阿片受体兼有激动和拮抗作用的药物。这类药主要激动 κ 受体,对 σ 受体也有一定的激动作用,而对 μ 受体则有不同程度的拮抗作用。由于对受体的作用不同,这类药与纯粹的阿片受体激动药相比有以下一些区别:镇痛强度较小;呼吸抑制作用较轻;很少产生依赖性;可引起烦躁不安、心血管兴奋等不良反应。根据其拮抗作用的程度不同,这类药中有些药物(如喷他佐辛、丁丙诺啡、纳布啡等)主要用作镇痛药,另一些药物(如烯丙吗啡)主要用作拮抗药。

#### (一)喷他佐辛

喷他佐辛商品名镇痛新,为苯吗啡烷类合成药。

喷他佐辛的镇痛强度为吗啡的 1/4～1/3,即此药 30～40 mg 相当于吗啡 10 mg。肌内注射后 20 分钟起效,持续约 3 小时。此药不产生欣快感,剂量较大时反可激动 σ 受体而产生焦虑、不安等症状。由于它兼有弱的拮抗效应,很少产生依赖性。

此药的呼吸抑制作用与等效吗啡相似,主要也是使呼吸频率减慢。对心血管的影响不同于吗啡,可使血压升高,心率增快,血管阻力增高和心肌收缩力减弱,故禁用于急性心肌梗死时镇痛。对胃肠道的影响与吗啡相似,但较少引起恶心、呕吐,升高胆道内压力的作用较吗啡弱。没有缩瞳作用。

口服后容易吸收,但通过肝脏的首过消除大,生物利用度仅 20%。口服后 1～3 小时、肌内注射后 15～45 分钟达血浆峰浓度,与血浆蛋白结合率 35%～64%。此药亲脂性较吗啡强,在体内分布广泛,分布容积 3 L/kg。容易透过血-脑屏障,也可透过胎盘。此药主要在肝内经受生物转化,其甲基氧化成醇,再与葡萄糖醛酸结合,代谢物随尿排出。5%～25% 以原形从尿排出,不到 2% 随胆汁从粪便排出。消除半衰期 2～3 小时。

对大剂量喷他佐辛引起的呼吸抑制和中毒症状,不能用烯丙吗啡对抗,但可用纳洛酮对抗。

喷他佐辛主要用于镇痛。临床麻醉中与地西泮合用,可实施改良法神经安定镇痛,但由于此药可引起烦躁不安、血压升高、心率增快等不良反应,已很少应用。

### (二)地佐辛

地佐辛主要通过激动 κ 受体产生镇痛作用,其镇痛强度、起效时间和作用持续时间与吗啡相当。对 μ 受体具有激动和拮抗双重作用,使呼吸抑制和成瘾的发生率降低。

地佐辛在人体内吸收、分布迅速,表观分布容积大、半衰期长、清除慢。当稳态血药浓度超过 5～9 ng/mL 时,产生缓解术后疼痛的作用;当平均峰浓度达到 45 ng/mL 时则出现不良反应。出现最大镇痛作用的时间比血药浓度达峰时间晚 11～60 分钟。肌内注射 10 mg 达峰时间为 10～90 分钟,平均血药浓度为 19 ng/mL。5 分钟内静脉注射 10 mg,平均终末半衰期为 2.4(1.2～7.4)小时,平均分布体积为 10.1 L/kg,平均全身清除率为 55 mL/(kg·min)。剂量超过 10 mg 时,呈非线性代谢。静脉注射 5 mg,10 mg,剂量与血药浓度成正比,但静脉注射 >11 mg 后与 5 mg,10 mg 相比,血清浓度时间曲线下面积(AUC)大 25%,全身清除率低 11%。所用剂量的 2/3 是由尿排泄,其中有 1% 为原形药,剩余的是葡萄糖苷酸的共轭物。静脉注射 10 mg 后肝硬化患者的全身清除率没有变化,但分布容积与半衰期比正常者增加 30%～50%。因为地佐辛主要是以葡萄糖苷酸的共轭物由尿排泄,肾功能不全者应减量和谨慎使用。

地佐辛可用于需要阿片类镇痛药治疗的各种疼痛。应根据患者的体重、年龄、疼痛程度、身体状况及服用其他药物的情况调整剂量。肌内注射:推荐成人单剂量为 5～10 mg,必要时每隔 3～6 小时给药一次,最高剂量每次 10 mg,最多不超过 100 mg/d。静脉注射:初剂量为 5 mg,以后 2.5～10 mg/(2～4)h。地佐辛也可用于麻醉镇痛和术后镇痛。

主要的不良反应为:①恶心、呕吐、镇静及注射部位反应,发生率为 3%～9%。②头晕发生率在 1%～3%。③单次用药组:轻度恶心发生率为 1.4%。④用药一周:轻至中度的呕吐、恶心和头晕发生率 29.4%。⑤出汗、寒战、脸红、低血压、便秘、尿潴留、瘙痒、红斑等发生率 <1%。未明确因果关系的不良事件有碱性磷酸酶及血清谷丙转氨酶升高、打嗝、耳充血、耳鸣。

使用时注意事项:地佐辛含有焦亚硫酸钠,硫酸盐对于某些易感者可能引起致命性变态反应和严重哮喘。具有阿片拮抗剂的性质,对麻醉药有躯体依赖性的患者不推荐使用。对于脑损伤、颅内损伤或颅内压高的患者,如有呼吸抑制,可能会升高脑脊液压力。患有呼吸抑制、支气管哮喘、呼吸道梗阻的患者要减量。经过肝脏代谢和肾脏排泄,肝、肾功能不全者应用本品应减量。

18 岁以下患者用药的安全性和有效性尚未确定。老年人应减少最初剂量,随后剂量个体化。

**(三)布托啡诺**

布托啡诺为吗啡喃的衍生物,作用与喷他佐辛相似。其激动强度约为喷他佐辛的 20 倍,而拮抗强度为其 10～30 倍。由于对 σ 受体的亲和力低,很少产生烦躁不安等不适感。其镇痛效价为吗啡的 4～8 倍,哌替啶的 30～40 倍。其作用持续时间与吗啡相似,肌内注射 2 mg 可维持镇痛 3～4 小时。

此药也有呼吸抑制作用,但较吗啡为轻,且在 30～60 μg/kg 剂量范围内并不随剂量加大而加重。对心血管的影响轻微,很少使血压下降,有时反使血压升高。

布托啡诺肌内注射后吸收迅速完全,与血浆蛋白结合率为 65%～90%。在肝内经生物转化,形成羟基布托啡诺,大部分随胆汁排出,部分从尿中排出。清除率为 3.8 L/(kg·min),消除半衰期为 2.5～3.5 小时。

此药口服后生物利用度仅 5%～17%。最近提出可采用经鼻给药途径,生物利用度可增加到 48%～70%。经鼻给药后的血药浓度-时间曲线与静脉注射和肌内注射后的曲线相似,表明不经过肝脏首关代谢,也不在鼻黏膜代谢。经鼻给药后吸收迅速,15 分钟内产生镇痛效应,30～60 分钟达峰浓度。每 6 小时给药一次,48 小时达稳态浓度,相当于单次给药的 1.8 倍。

临床上主要用于手术后中度至重度疼痛。经鼻给药的剂量为 1～2 mg,以喷雾法经一个鼻孔给 1 mg;严重疼痛时经另一鼻孔再给 1 mg。其效果与肌内注射哌替啶相比,无显著差别。一般以不超过 3 天为宜,以免鼻黏膜受刺激而充血。

**(四)丁丙诺啡**

丁丙诺啡是真正的 μ 受体部分激动药,可产生封顶效应。此药为长效和强效镇痛药,其镇痛强度约为吗啡的 30 倍,即此药 0.3 mg 相当于吗啡 10 mg。由于对 μ 受体亲和力强(约为吗啡的 50 倍),从 μ 受体释出慢,故其作用持续时间长,至少维持 8 小时,甚至可长达 18 小时。由于对 μ 受体有很强的亲和力,可置换结合于 μ 受体的麻醉性镇痛药,从而产生拮抗作用。此药不引起烦躁、不安等不适感。

此药的呼吸抑制作用与吗啡相似,但出现较慢,肌内注射后 3 小时出现最大呼吸抑制效应,持续时间也较吗啡为长。纳洛酮对其呼吸抑制只有部分拮抗作用。对心血管的影响与吗啡相似,使心率减慢,血压轻度下降,对心排血量和外周血管阻力无明显影响。

此药肌内注射后吸收迅速,注射后 5 分钟血药浓度与静脉注射后相似。由于亲脂性强,进入体内后迅速分布到脑和其他组织,分布容积 1.5～2.8 L/kg,与血浆蛋白结合率为 96%。在体内只有 1/3 在肝内经受生物转化,代谢物随尿和胆汁排出,约 2/3 未经代谢以原形随胆汁由粪便排出。清除率 13～19 mL/(kg·min),消除半衰期约 3 小时。

此药主要用于手术后镇痛,肌内注射 0.3 mg 可维持镇痛效果 6～8 小时。临床麻醉中有人试用此药替代芬太尼施行复合全麻,但并无突出的优点,故未得到广泛应用。

**(五)烯丙吗啡**

烯丙吗啡又名 N-烯丙去甲吗啡,商品名 Lorfan,其化学结构是吗啡的 N-甲基被烯丙基取代。

此药的镇痛强度与吗啡相似,但不产生欣快感,而且由于对 σ 受体有强的激动效应,反可引起烦躁不安等不适感,故临床不将它作为镇痛药应用。此药也有呼吸抑制作用,相当于等效吗啡的 74%,使分钟通气量减少约 36%,但持续时间较吗啡短。

烯丙吗啡可拮抗阿片受体激动药的作用,包括镇痛、欣快感、呼吸抑制、瞳孔收缩等作用,但对镇痛作用拮抗不完全,其拮抗效价大体是烯丙吗啡 1 mg 拮抗吗啡 3~4 mg。对于麻醉性镇痛药成瘾者,烯丙吗啡激发戒断症状,故可用于麻醉性镇痛药成瘾的诊断。对于喷他佐辛和其他阿片受体激动-拮抗药引起的呼吸抑制,烯丙吗啡不仅无拮抗作用,反可使之加重。对于巴比妥类和全身麻醉药所致的呼吸抑制,烯丙吗啡也无拮抗作用,而且由于其本身的呼吸抑制作用,还可使之加重。

此药经皮下注射后吸收迅速,15~30 分钟血药浓度即达峰值。易于透过血-脑屏障,皮下注射后 90 分钟脑内浓度为相同剂量吗啡的 3~4 倍。其药效持续时间为 1~4 小时。此药也在肝内经生物转化,大部分与葡萄糖醛酸结合后随尿排出,小部分以原形从尿中排出。

此药主要用于阿片受体激动药急性中毒的解救。临床麻醉上用于复合全麻结束时拮抗阿片受体激动药的残余作用以恢复自主呼吸。一般先静脉注射 10 mg 或 150 $\mu g/kg$,10 分钟后再注射首次剂量的一半。由于此药兼有激动阿片受体的效应,近年来已被纳洛酮取代。

## 四、阿片受体拮抗药

阿片受体拮抗药本身对阿片受体并无激动效应,但对 $\mu$ 受体有很强的亲和力,对 $\kappa$ 受体和 $\delta$ 受体也有一定的亲和力,可移除与这些受体结合的麻醉性镇痛药,从而产生拮抗效应。当前临床上应用的阿片受体拮抗药,主要是纳洛酮,其次是纳曲酮和最近合成的纳美芬。

### (一)纳洛酮

纳洛酮又名 N-烯丙去甲羟基吗啡酮,与羟基吗啡酮的关系恰如烯丙吗啡和吗啡的关系。

纳洛酮拮抗麻醉性镇痛药的强度是烯丙吗啡的 30 倍,不仅可拮抗吗啡等纯粹的阿片受体激动药,而且可拮抗喷他佐辛等阿片受体激动-拮抗药,但对丁丙诺啡的拮抗作用较弱。静脉注射后 2~3 分钟即可产生最大效应,作用持续时间约 45 分钟;肌内注射后 10 分钟产生最大效应,作用持续时间为 2.5~3 小时。

此药的亲脂性很强,约为吗啡的 30 倍,易于透过血-脑屏障。静脉注射后脑内药物浓度可达血浆浓度的 4.6 倍,而吗啡脑内浓度仅为血浆浓度的 1/10。因此纳洛酮起效迅速,拮抗作用强。此药的分布容积为 1.81 L/kg,与血浆蛋白结合率为 46%。主要在肝内经生物转化,与葡萄糖醛酸结合后随尿排出,清除率为 14~30 mL/(kg·min),消除半衰期为 30~78 分钟。由于在脑内的浓度下降迅速,故药效维持时间短。

纳洛酮是目前临床上应用最广的阿片受体拮抗药,主要用于:①拮抗麻醉性镇痛药急性中毒的呼吸抑制;②在应用麻醉性镇痛药实施复合全麻的手术结束后,用以拮抗麻醉性镇痛药的残余作用;③娩出的新生儿因受其母体中麻醉性镇痛药影响而致呼吸抑制,可用此药拮抗;④对疑为麻醉性镇痛药成瘾者,用此药可激发戒断症状,有诊断价值。

由于此药的作用持续时间短暂,用于解救麻醉性镇痛药急性中毒时,单次剂量拮抗虽能使自主呼吸恢复,一旦作用消失,可再度陷入昏睡和呼吸抑制。为了维持药效,可先静脉注射 0.3~0.4 mg,15 分钟后再肌内注射 0.6 mg,或继之以静脉输注 5 $\mu g/(kg·h)$。

应用纳洛酮拮抗大剂量麻醉性镇痛药后,由于痛觉突然恢复,可产生交感神经系统兴奋现象,表现为血压升高、心率增快、心律失常,甚至肺水肿和心室纤颤,须注意。

近年来的研究提出,创伤应激可引起 β-内啡肽释放,并认为休克时心血管功能障碍与 β-内啡肽的作用有关,因而提出了应用纳洛酮治疗休克的可能性。动物实验虽有支持这一理论的报道,但临床效果并不满意。

最近还有人用纳洛酮解救酒精急性中毒,取得突出的效果。静脉注射 0.4～0.6 mg 后几分钟即可使意识恢复。其作用机制可能是乙醇的某些代谢物具有阿片样作用,而纳洛酮可拮抗这些代谢物。

**(二)纳曲酮**

纳曲酮的化学结构与纳洛酮相似,只是 N 上烯丙基被环丙甲基取代。

此药基本上是纯粹的阿片受体拮抗药,其拮抗强度在人体中约为纳洛酮的 2 倍,作用持续时间可长达 24 小时。

口服后吸收迅速,1 小时血浆浓度达峰值,生物利用度为 50%～60%。与血浆蛋白结合率为 20%。分布容积为 16.1 L/kg。生物转化途径主要是还原后再与葡萄糖醛酸结合,最后从尿中排出。口服后消除半衰期为 4～10 小时,其差别与个体之间肠肝再循环的变异有关。

此药主要用于阿片类药成瘾者的治疗,先停用阿片类药 7～10 天,再试用纳洛酮证实不再激发戒断症状后可开始用纳曲酮治疗。由于此药目前只有口服制剂,临床麻醉中无应用价值。

**(三)纳美芬**

纳美芬是纳曲酮的衍生物,与后者的区别是 6 位的氧被亚甲基取代。

纳美芬是纯粹的阿片受体拮抗药,与阿片受体激动药竞争中枢神经系统中 $\mu$、$\delta$、$\kappa$ 受体的作用位点,本身无激动作用。其 6 位的亚甲基基团不仅增加其效价和延长其半衰期,而且增加其口服的生物利用度。其效价在猕猴中为纳洛酮的 16 倍,在大鼠中为纳曲酮的 12 倍,纳洛酮的 28 倍。临床观察表明,纳美芬 0.4 mg 拮抗吗啡的呼吸抑制效应与纳洛酮 1.6 mg 的效果相同或更佳。其作用持续时间为纳洛酮的 3～4 倍。作用持续时间与剂量相关:0.5 mg 至少维持 2 小时,1 mg 维持 4 小时,2 mg 维持 8 小时以上。

此药对小鼠、大鼠和兔的毒性很低,治疗指数约为 5 000。人对纳美芬的耐受良好,即使剂量增至 12～24 mg,也只产生头沉、视力模糊、讲话费力等轻度不良反应,而临床最大剂量为 1～2 mg,表明此药的安全性很大。

静脉注射后,血浆浓度呈三相方式下降。先经数分钟的快分布相,再经慢分布相(0.9～2.5 小时),最后经终末相,其消除半衰期为 8.2～8.9 小时。稳态分布容积甚大,达 485 L±123 L,表明其分布广泛。清除率为 60～65 L/h,相当于肝血流量的 70%,表明口服后首过代谢明显。口服后生物利用度为 40%～56%。其主要代谢途径是在肝脏与葡萄糖醛酸或硫酸结合后从尿中排出,约 5% 以原形由尿排出。

此药在临床上尚处于试用阶段,主要用于拮抗麻醉性镇痛药。临床麻醉时为拮抗麻醉性镇痛药的残余作用,可先静脉注射 0.25 $\mu$g/kg(心脏病患者可从 0.1 $\mu$g/kg 剂量开始),每 2～5 分钟注射一次,直到出现疗效为止,总量一般不超过 1 $\mu$g/kg。用于麻醉性镇痛药急性中毒的救治,先静脉注射 0.5 mg/70 kg,2～5 分钟后增至 1 mg/70 kg,总量不超过 1.5 mg/70 kg。临床上还将此药试用于酒精中毒及酒精成瘾的治疗。

## 五、非阿片类中枢性镇痛药

近年来合成的新型镇痛药曲马多和 $\alpha_2$ 受体激动药属于非阿片类中枢性镇痛药。它们的镇痛作用机制与阿片类药不完全相同。

### (一)曲马多

**1.药理作用**

曲马多虽然也可与阿片受体结合,但其亲和力很弱,对 $\mu$ 受体的亲和力相当于吗啡的 $1/6\,000$,对 $\kappa$ 和 $\delta$ 受体的亲和力则仅为对 $\mu$ 受体的 $1/25$。可以完全拮抗吗啡抗伤害效应的剂量的纳洛酮,只能使曲马多抗伤害效应减少 $45\%$。因此对曲马多的镇痛作用不能完全用阿片受体机制来解释。现知曲马多具有双重作用机制,除作用于 $\mu$ 受体外,还抑制神经元突触对去甲肾上腺素和 5-羟色胺的再摄取,并增加神经元外 5-羟色胺浓度,这归因于曲马多是一消旋混合体,其(＋)对映体对 $\mu$ 受体有较强的亲和力,并抑制单胺下行性抑制通路,影响痛觉传递而产生镇痛作用。此双重作用机制对 5-羟色胺再摄取有更强的抑制作用,而(－)对映体对去甲肾上腺素的再摄取有更强的抑制作用。

临床上此药的镇痛强度约为吗啡的 $1/10$。口服后 $20\sim30$ 分钟起效,维持时间为 $3\sim6$ 小时,肌内注射后 $1\sim2$ 小时产生峰效应,镇痛持续时间 $5\sim6$ 小时。其镇痛作用可被纳洛酮部分地拮抗。此药不产生欣快感,镇静作用较哌替啶稍弱,其镇咳作用约为可待因的 $50\%$。治疗剂量不抑制呼吸,大剂量则可引起呼吸频率减慢,但程度较吗啡轻。

对心血管系统基本无影响,静脉注射后 $5\sim10$ 分钟产生一过性心率增快和血压轻度增高,不引起缩瞳,也不引起括约肌痉挛,无组胺释放作用。

动物实验证明,此药仅产生轻微耐受性和依赖性。临床观察表明,产生依赖性的危险很小,约为 $1/10$ 万。

**2.体内过程**

曲马多口服后可迅速而几乎完全吸收(至少 $90\%$)。口服后 2 小时血药浓度达峰值。单次服药后生物利用度 $65\%\sim68\%$,显著高于吗啡;多次服用后增至 $90\%\sim100\%$。对组织的亲和力高,表观分布容积 203 L(静脉注射)$\sim$306 L(口服),与血浆蛋白结合率约为 $20\%$。

此药在肝脏内降解,口服后约 $85\%$ 被代谢,先经 N-或 O-脱甲基,然后与硫酸或葡萄糖醛酸结合。代谢物中只有一个(O-去甲曲马多)有药理活性,对 $\mu$ 受体的亲和力约为曲马多的 200 倍。口服后约 $90\%$ 代谢物经肾脏排出,其余随粪便排出。消除半衰期为 $5\sim6$ 小时。肝、肾功能障碍时,消除半衰期延长约 1 倍。同时服用卡马西平,消除半衰期缩短约 $50\%$。

**3.临床应用**

曲马多主要用于急性或慢性疼痛。用于手术后中度至重度疼痛,可达到与吗啡相似的镇痛效果;由于不产生呼吸抑制作用,尤其适用于老年人、心肺功能差的患者以及日间手术患者。口服后效果几乎与胃肠道外给药相等。成人常用剂量为口服 50 mg;必要时可增加到 100 mg。由于维持时间长,每天 $2\sim3$ 次即可。静脉注射针剂 100 mg,每次 $50\sim100$ mg。术后镇痛负荷剂量 50 mg,持续静脉输注 $20\sim40$ mg/h。

### (二)$\alpha_2$ 受体激动剂

近年来,$\alpha_2$ 肾上腺素能受体激动剂是发展最快的药物之一,并在临床麻醉中开始广泛使用。其早期的代表药为合成于 1962 年的可乐定。20 世纪末,OrionPharma(芬兰)公司和 Abott(美国)公司合作研制开发了新型 $\alpha_2$ 肾上腺素能受体激动药——盐酸右美托咪定(DEX)注射液,于 2000 年 3 月在美国首次上市,其为 $\alpha_2$ 肾上腺素能受体激动药美托咪定的右旋异构体。

**1.药理作用**

$\alpha_2$ 肾上腺素能受体激动药具有镇静、抗焦虑、催眠、镇痛和解交感作用,临床上常用于增强麻醉药的作用,稳定血流动力学。

脑与脊髓的阿片受体和 $\alpha_2$ 肾上腺素能受体是疼痛调节的主要位点,$\alpha_2$ 肾上腺素能受体激动药的镇痛作用机制与 $\mu$ 受体激动药类似,二者可激活相同的信号转导通路,引起神经细胞膜钾通道开放,使突触后神经元细胞超极化,从而对伤害性刺激无应答,有效阻止疼痛通路的传导。此外,还抑制脊髓 P 物质释放,并可与胆碱能、嘌呤及 5-羟色胺疼痛系统相互作用。许多研究表明,全身和椎管内应用 $\alpha_2$ 受体激动药具有抗伤害性刺激作用,能减轻动物对强刺激的行为反应。脊髓中有肾上腺素能和 5-羟色胺能下行抑制系统,该抑制系统起源于脑干,其神经细胞体有下行轴索直达脊髓背角表面层,当激活则释放去甲肾上腺素,去甲肾上腺素主要激活突触后 $\alpha_2$ 肾上腺素能受体从而抑制伤害细胞的冲动释放。实验证明椎管内应用可乐定能加强全身或椎管内应用阿片类药的抗伤害刺激作用,而且纳洛酮仅能拮抗阿片类药物的镇痛作用,而对可乐定的镇痛作用无影响。同样在脊髓以上部位应用可乐定就不能产生抗伤害刺激或镇痛作用,由此说明,可乐定的镇痛作用局限于脊髓,且仅能用相应的 $\alpha_2$ 受体拮抗剂拮抗。在硬膜外腔注射可乐定后并不降低脊髓血流,因此,可乐定的镇痛作用与脊髓缺血无关。因此,将 $\alpha_2$ 肾上腺素能受体激动药用于治疗疼痛时,硬膜外和鞘内注射较静脉给药更为可取。

与阿片类药物不同,右美托咪定不引起动物痛觉过敏,停药后也无异常疼痛。已发现,阿片成瘾者在戒断期间蓝斑核肾上腺素能神经元发放冲动速度加快,每次冲动引起的去甲肾上腺素释放量增加,去甲肾上腺素外溢也增加。可乐定能通过激活蓝斑核神经元突触前膜的 $\alpha_2$ 受体,反馈性抑制去甲肾上腺素释放,从而抑制高度活动的蓝斑核肾上腺素能神经元,使阿片戒断综合征得以安全有效治疗,而且无欣快感。因此,$\alpha_2$ 肾上腺素能受体激动药可用于阿片类药物快速脱毒、可卡因戒断症状以及长时间镇静引起的医源性苯二氮䓬类药和阿片类药物的耐受。

2.体内过程

该药具有广泛的首关效应,口服生物利用度很低,肌内或静脉注射生物利用度为 73%,透皮贴剂生物利用度为 88%。经皮下或肌内注射给药后快速吸收,达峰时间为 1 小时。

静脉输注右美托咪定后镇痛效应的起效时间为 30 分钟,用药后 15~30 分钟血浆肾上腺素水平达到最大限度降低,最大心血管效应时间为 60~90 分钟。

肌内注射右美托咪定后镇痛效应维持时间为 2.5 小时,静脉注射后降压与镇静作用持续时间达 4 小时。

右美托咪定几乎完全被生物转化,极少以原形从尿和粪便中排出。右美托咪定的终末清除半衰期大约为 2 小时,清除率大约为 39 L/h。持续输注 10 分钟的时量相关半衰期为 4 分钟,输注 8 小时为 250 分钟。肾功能受损者清除半衰期延长。

3.临床应用

右美托咪定一般不单独应用提供镇痛,常与其他镇痛药物联合应用,右美托咪定与不同的阿片类药物联合应用可以减少阿片类药物的消耗量,降低疼痛强度,延长术后首次使用镇痛药的时间。

(1)超前镇痛:多数研究认为,麻醉前 10 分钟静脉输注右美托咪定 0.5~1 $\mu g/kg$,能够产生明显的超前镇痛作用,减少术后阿片类镇痛药物的消耗量,减少恶心、呕吐及寒战等不良反应。

(2)术中镇痛:右美托咪定术中持续输注可以减少麻醉性镇静药及镇痛药的用量,对抗阿片类药物引起的肌肉强直、减轻气管插管及拔管的应激反应,可明显改善麻醉苏醒过程。根据不同的手术刺激及患者的个体差异,推荐输注速度 0.2~0.7 $\mu g/(kg \cdot h)$,负荷剂量可依据患者情况。需要注意的是,长时间输注此药可产生体内蓄积,引起苏醒延迟,应于手术结束前 30~40 分钟停止输注以避免出现苏醒延迟情况。接受全凭静脉麻醉（TIVA）的患者，术中右美托咪定持续输注，明显降低手术的应激反应，可以与硬膜外联合全身麻醉的效应相媲美。另外，脊麻下进行膝关节置换术的患者术中应用右美托咪定进行镇静，能够产生术后镇痛效应，对此类患者实施多模式镇痛管理提供了又一种选择。

（3）术后镇痛：具体如下。

1）静脉镇痛：研究发现，使用静脉装置进行术后镇痛的患者，右美托咪定与阿片类药物联合应用，采取不同的药物配比方案，均取得了明显的镇痛效果。联合用药术后 24 小时额外镇痛药的用量比单药组降低，同时自术后 2 小时起，复合组患者的 VAS 评分明显降低，术后恶心、呕吐的发生率也低于单药组。

2）硬膜外阻滞：$1.5~\mu g/kg$ 的右美托咪定混合 150 mg 左丁哌卡因于 100 mL 生理盐水，用于剖宫产术后患者自控硬膜外镇痛（PCEA），右美托咪定组 PCEA 药液消耗量与补救镇痛率明显降低，镇痛满意度升高，头晕和尿潴留的发生率降低，未见硬膜外镇痛有关低血压、心动过缓和呼吸抑制。在儿童骶管阻滞时加入 $0.5\sim2~\mu g/kg$ 不等的右美托咪定，与不同的长效局部麻醉药联合，可降低局麻药的 $EC_{50}$ 和 $EC_{95}$，延长麻醉的镇静和镇痛时间，未见明显不良反应和神经系统并发症。

3）区域阻滞：拟行肩关节手术的患者进行臂丛神经阻滞，将 $0.5~\mu g/kg$ 右美托咪定，无论与长效局麻药罗哌卡因联合应用于臂丛或溶于 50 mL 生理盐水中静脉输注，与生理盐水对照组相比，均能够延长臂丛阻滞的镇痛时间，不影响运动阻滞时间。之前的研究也发现将 $1~\mu g/kg$ 右美托咪定与 2％利多卡因及 0.75％罗哌卡因混合液进行锁骨上臂丛神经阻滞，可降低 VAS 评分，显著延长上肢手术后镇痛时间，提高镇痛效果，未见不良反应发生。

4）皮下镇痛：加拿大学者报道了一位晚期宫颈癌患者，随着病情进展出现顽固的盆腔神经性疼痛和精神错乱，使用美沙酮、加巴喷丁、氯胺酮、极量羟吗啡酮及舒芬太尼，均不能缓解，经持续皮下输注右美托咪定，滴定至疼痛缓解，患者安静地度过了生命的最后时期。国内学者将右美托咪定 $200~\mu g$ 复合芬太尼 0.5 mg 用于腹腔镜结直肠癌根治术后皮下镇痛，不仅减少了阿片类药物的用量及恶心呕吐的发生率，还提高了术后睡眠质量。

右美托咪定作为一种新型高选择性 $\alpha_2$ 受体激动剂，作用于脑和脊髓的 $\alpha_2$ 受体，具有中度的镇痛作用。术前术中应用可以减轻麻醉手术引起的应激反应，维持循环稳定，减少麻醉药用量。与阿片类药物或局部麻醉药联合应用对疼痛有很好的治疗效果。但右美托咪定的相关不良反应也不容忽视，其在疼痛治疗方面中应用的有效性和安全性还需要更多的临床研究予以证实。

（丁尚超）

# 第四章

# 临床麻醉的监测技术

## 第一节　神经-肌肉传递功能监测

在现代全麻中,几乎不可避免地需要使用肌松药,除此以外,临床麻醉中所应用的诸多静脉与吸入全麻药、局麻药和其他药物如抗生素、抗癫痫药、钙通道阻滞药等,均可对神经-肌肉传递功能(NMT)造成多部位、多环节的影响。采用各种手段对此影响的性质与程度进行评估,即为神经-肌肉传递功能监测。若将监测方法仅限于评价肌松药的神经-肌肉阻滞性质与效能,则称为肌松效应监测。事实上,当今临床麻醉中所应用的 NMT 监测方法,均是以判断肌松药的神经-肌肉阻滞性质与程度而设计的,监测的是神经-肌肉兴奋传递的最终结果,而不是其中间环节。应用肌松药时,通过 NMT 监测,能为合理用药提供科学依据,在术毕有助于判断肌松药作用有无残留、指导使用拮抗药、区别中枢性与周围性呼吸抑制延长和确定神经-肌肉阻滞的类型等。本节拟就常用的 NMT 监测方法的使用、临床意义及优缺点进行阐述。

### 一、NMT 监测的原理

神经-肌肉兴奋传递自运动神经产生冲动开始,经递质释放,形成终板电位与去极化,电-钙离子耦联及钙离子-收缩耦联,最终激发肌肉收缩。NMT 监测是根据此兴奋-收缩耦联过程,人为用神经刺激器刺激运动神经,使其产生冲动,检测效应部位-肌纤维反应。肌纤维的反应主要分为两类:①肌肉机械收缩力反应;②肌肉的反应性复合动作电位。检测肌肉机械收缩力反应是通过各种换能器,将收缩力转变为电信号,经微电脑放大,数字化处理后显示在荧光屏上或打印记录。若检测肌肉反应复合动作电位,则直接经前置放大器将信号放大,其他步骤与检测肌肉收缩力相同。目前临床使用的 NMT 监测仪,无论如何更新改型,均为检测上述两种肌纤维反应。其他 NMT 监测虽可监测神经-肌肉兴奋传递的其他过程,但设备昂贵、操作复杂,而不能用于临床。

理想的 NMT 监测仪器应设备精巧、操作简便灵活、实用性强、精确度与敏感性高;同时可将其所致的不舒适感减轻到最低程度。根据现代电子计算机的发展趋势,达到此目标虽属易事,如提高精确度与敏感性只需适度增加刺激电流、延长刺激时间或适量加快刺激频率,但所致的疼痛与不舒适感亦随之加重。因此,目前 NMT 监测的改进重点是神经刺激方法与刺激参数,以减轻疼痛与不适。

## 二、神经刺激器与电刺激参数

### (一)神经刺激器

神经刺激器是临床常规应用的肌松药作用监测装置,能输出不同强度和不同频率的电刺激。为确保刺激电流能安全地作用于人体,又能提高监测效果,神经刺激器发出的电刺激脉冲需预先设置参数。刺激电流、电压呈恒速线性输出,不受其他电器干扰。为安全起见,神经刺激器最好能以电池作为电源,输出线路与电极有极性标志,并设有警报系统。另外,要求手提轻便,操作简单,控制钮易调节,能安全固定在输液架或麻醉机上。

### (二)电刺激参数

#### 1.刺激电流和电压强度

神经刺激器输出的电压应限制在 $300\sim400$ mV,常用 $100\sim150$ mV。当皮肤阻抗为 $0\sim2.5$ kΩ 时,输出的最大刺激电流为 $60\sim80$ mA,一般常用 $20\sim50$ mA。但末梢较冷或油脂类物质多时,皮肤阻抗增大,当 $>5$ kΩ 时,则输出电流减少,对刺激的反应降低。为克服上述缺点,神经刺激器应有电流水平指示及低电流报警,以避免判断错误。

根据神经刺激器输出刺激电流的大小,分为超强和亚强刺激电流两类。超强刺激电流的确定应在使用肌松药前进行,一般从 $2\sim10$ mA 开始,其后按 $2\sim5$ mA 递增,直到诱发的肌肉收缩或肌电反应连续3次接近于前一次刺激的反应值,3次差值均在 $10\%$ 以内,此时所需输出的刺激电流值即为超强刺激。意味着凡能去极化的神经,肌肉单元均已被激活,其反应已达最高的饱和状态,如继续增大刺激电流,诱发反应亦不会再增加。

临床监测中,为减少误差,一般在自动校准所需刺激电流基础上再增加 $10\%\sim20\%$,而且其后的监测便以此值为准,不宜随便更换。应用肌松药前超强刺激所致的肌肉收缩力或肌电反应值便设定为术前的参照值。应用肌松药后,肌肉麻痹或收缩减弱,如超强刺激程度不变,则所测得的肌肉收缩力或肌电反应强弱就能表示神经-肌肉阻滞的程度。肌松监测中常用的超强刺激电流为 $40\sim60$ mA。超强刺激可引起患者明显的不适感,尤其是清醒或麻醉后苏醒及 ICU 患者。为减少或避免超强刺激所引起的不适感,监测非去极化阻滞可用亚强刺激电流。亚强刺激是指刺激电流低于超强刺激且不引起神经-肌肉的最大反应。非去极化阻滞时,应用 4 次成串刺激(TOF)和双重爆发刺激(DBS)。判断肌松性质与程度的主要指标为 TOF 中第 4 次颤搐反应高度与第 1 次之比($T_4/T_1$,TR)和 DBS 中第 2 个短强直刺激反应高度与第 1 组之比值($D_2/D_1$)的大小。欲获 TR、$D_2/D_1$ 值,不需在应用肌松药前获得 $100\%$ 参照值,只要在非去极化阻滞与恢复期计算 TR 和 $D_2/D_1$ 即可,故超强刺激并非必需。非去极化阻滞期间,在亚强刺激下,于较大电流范围内均可引出 TR、$D_2/D_1$ 衰减。但最佳亚强刺激电流水平一般为 $20\sim30$ mA。低于 10 mA 则无法测出 TR 和 $D_2/D_1$,高于 35 mA,不适感明显。

#### 2.刺激电流输出的方式

刺激电流输出方式分为两种:即经自动校准输出与人为手控校准输出。经自动校准输出的刺激电流一般为超强刺激。由于肌肉机械收缩力型肌松监测仪的稳定性不如肌电图型,超强刺激开始后的 $8\sim12$ 分钟,肌肉的收缩力对超强刺激的反应增强,$100\%$ 的参照值波动范围很大。因此,在临床监测中,为获得稳定可靠的数据,应以超强刺激开始后 $8\sim12$ 分钟内所测得的神经-肌肉反应作为参照值。人为手控输出刺激电流时,为减轻清醒患者的恐惧和不适感,可加大增益、增加刺激脉冲时间、减小刺激电流,以求获得 $100\%$ 参照值。

3.刺激频率

NMT 监测所应用的刺激频率通常用赫兹（Hz）表示，常用刺激频率为 0.1～100 Hz。0.1 Hz 表示每 10 秒出现一次刺激；10 Hz 表示每秒 10 次刺激。根据不同的刺激频率及刺激脉冲数量与间隔时间，可组成各种不同的 NMT 监测方法。

当刺激电流确定后，在 0.1～50 Hz 的频率范围内，刺激频率愈快，接头前膜释放的乙酰胆碱愈多，肌肉收缩程度愈大，但所致的肌肉疼痛愈重。另外，高频刺激能加快肌肉疲劳和增加局部血流，使肌松药更快地到达被刺激的肌肉。

4.刺激脉冲波形与宽度

神经刺激器发出的刺激脉冲波形应是单矩形波（即方波）。双相波形则可反复激发运动神经，引起爆发性动作电位，增强了刺激反应，能低估神经-肌肉阻滞的程度，所以一般不用。刺激脉冲波形宽度，即刺激脉冲持续时间，常用 0.2～0.3 ms。刺激脉冲持续时间与神经-肌肉的反应强度成正比，即持续时间越长，刺激神经-肌肉的反应越强。但不能超过 0.5 ms，如果超过 0.5 ms，可诱发出第二个动作电位，引起类似双相刺激波形的作用，使运动神经出现爆发性动作电位。

刺激脉冲的持续时间可自动校准确定或人为手控。在应用肌松药前进行对照值校准时，如不能达 100% 对照值，可将刺激持续时间由 0.2 ms 延长至 0.3 ms。

5.刺激脉冲的间隔时间

每次或每几次刺激脉冲间应有一定的时间间隔，以便使神经-肌肉接头的功能恢复至正常稳定状态。刺激电流确定后，间隔时间的长短视刺激频率的快慢而定。刺激频率相对较慢时，间隔时间可相应缩短；反之，则可相应延长。如每次或几次刺激脉冲间无时间间隔，刺激时神经-肌肉接头前膜所消耗的乙酰胆碱尚未补充至正常，可人为造成肌肉收缩衰减，导致对 NMT 或肌松程度与性质的错误判断。

6.增益的确定

增益即可控放大倍数，功能齐全的肌松自动监测仪应可进行自动校准与人工手控确定刺激参数。应用肌松药前行 100% 对照值自动校准时，增益亦随之确定。如用手控调校 100% 对照值，可适当减小刺激电流，增大增益，以减轻患者的不适感。

## 三、神经刺激的部位和电极

### （一）神经刺激的部位

从原则上而言，位于体表的运动神经均可作为刺激部位。但在临床麻醉中，腕部、肘部尺神经最为常用，其次为腕部正中神经、胫后神经、腓神经、面部运动神经。测试电极或加速、压电传感器放在上述运动神经所支配的肢端或肌肉上。刺激电极放置在运动神经走向的皮肤上，电极间最适合的距离应为 2 cm，短于此距离电极间易相互干扰。若超过 3 cm，不易获得超强刺激电流或 100% 参照值。

刺激部位应远离术野，如果采用目测法或触感法评估诱发反应的强弱，刺激部位必须靠近麻醉医师。采用上肢或腿部肌肉，不应将血压计袖带放置在同一肢体。在上运动神经元损伤患者，不能采用患侧肢体进行监测。下面就常用监测部位的优缺点及注意事项进行介绍。

1.尺神经

因为尺神经在许多手术中最易接近，另外由于其支配肌肉有其解剖学特点，所以是最常用的肌松监测部位。尺神经支配拇内收肌、小指内收肌和第一掌间背侧肌。最常监测拇内收肌的收缩力,容易进行观察、测量和定量。因该肌肉位于刺激部位的对侧,所以对肌肉几乎无直接刺激作用,可低估神经-肌肉阻滞的程度。在使用肌电图监测时,宜选用其他肌肉。

(1)可在腕部或肘部进行尺神经刺激。在腕部刺激可引起拇指内收和其余四个手指的屈曲。在肘部刺激尺神经能致手内收,并有可能将手指活动错误理解为神经-肌肉反应。采用机械收缩力法或肌电图法测定诱发反应时,刺激电极应靠近腕部,以限制手部活动。在小儿为避免直接刺激肌肉所致的干扰,宜选用肘部电极。

(2)在腕部,两电极通常放置在前臂远端尺侧,远端电极放在距近端腕横纹1 cm的尺侧屈腕肌桡侧,近端电极置于远端电极近侧2～3 cm处。在肘部,电极应放置在肱骨上髁内侧的切迹上。需特别注意防止电极引起的直接尺神经压迫。

(3)采用非肌电图性监测时,将诱发反应监测局限于拇内收活动极为重要。如果观察其他手指,不能保证完全性间接反应,可低估神经-肌肉阻滞的程度。

(4)使用肌电图监测时,记录电极可放置在小指内收肌(小鱼际)、拇内收肌(大鱼际)或第一掌间背侧肌表面。掌侧皮肤出汗时,其电阻可变化;在体力劳动患者,因皮肤角化可导致电阻增加。在出汗和皮肤角化情况下,对手背侧电阻的影响轻于掌侧,宜选用掌间背侧肌进行监测。为记录掌间背侧肌的反应,应将记录电极阳极放置在食指和拇指间的指蹼,参照电极放置在食指根部。表面电极固定简单、保持位置容易,且很少受手部运动的干扰。

(5)监测小鱼际肌电图时,两电极放置于掌侧小鱼际隆起部,或者将记录电极阳极放置在小鱼际隆起部,参照电极放置在环指第二节底部或小指指根部。应用小鱼际肌的优点是无须牢固的手部固定,因为其很少受运动干扰。另外,小鱼际隆起部内腔宽大、表浅,记录电极和肌肉之间的组织量少,降低了测定干扰的可能性。但是,潜伏期短可产生刺激干扰。

(6)如果监测大鱼际肌电图,记录电极放置在鱼际隆起部和中指或示指的远端指骨表面或者是拇指指根侧面。存在问题包括正中神经刺激所致的干扰大鱼际肌较小鱼际肌明显,持续性拇指内收可使肌肉更加靠近皮肤,活动性降低。

2.正中神经

正中神经较尺神经粗大,但不如尺神经表浅。可在腕部对其进行刺激,电极放置在尺神经刺激部位的内侧,能诱发拇指内收和监测鱼际肌的肌电图信号。

3.胫后神经

刺激胫后神经时,电极放置在胫骨内踝后部和跟腱前部。刺激产生大拇趾跖屈。如果监测肌电图,记录电极放置在足底面的拇短屈肌或跖骨间肌表面,参照电极放置于大拇趾。虽然此部位不常用,但有许多优点,尤其在小儿患者及其上肢需行其他监测或创伤性穿刺、手部不易接近或因其他原因(如手离断、烧伤和感染)不能使用时。但在外周血管疾病、代谢性神经病变或足畸形患者,诱发反应的质量降低。

4.腓神经

刺激腓神经时,电极放置在腘窝附近靠近腓骨颈的部位。刺激产生足部背屈活动。

5.面神经

当上肢和下肢不易接近时,可用面神经监测神经-肌肉阻滞。但是,面神经与膈肌一样,对肌松药相当耐受。用面神经刺激监测处理神经-肌肉阻滞时,在相同反应下,其肌松强度大于肢体神经刺激监测。因此,用面神经刺激评估神经-肌肉阻滞恢复时应特别注意,虽刺激反应已完全恢复,但仍可有明显的神经-肌肉阻滞作用存在。刺激面神经有助于确定肌松药在颌部、喉部肌肉和膈肌的起效时间。刺激面神经时,电极放置方法有三种。

(1)阴极放置在耳垂下部的前面,另一电极放置于耳垂后面或下面。刺激此部位时,肌肉收缩是刺激神经的结果,而非直接肌肉刺激。

(2)阴极放置在耳垂前面,阳极放置在对侧眉毛侧沿,此种电极放置方式,在对侧为直接肌肉刺激,同侧为间接肌肉刺激。

(3)一电极放置在眼外眦侧下方,另一电极可放置在耳垂前部或外眦外侧 2 cm 或外眦上方 2 cm 处,此种电极放置方式产生直接肌肉刺激。

**(二)神经刺激电极**

常用电极有两类:表面电极与针形电极。表面电极用于经皮电刺激;针形电极用于皮内电刺激。一些简单神经刺激器直接连接有球型或片状金属电极,两电极相距约 3 cm,虽然使用方便,但与患者皮肤接触效果差,有致烧伤的可能。

1.表面电极

可为重复使用的导电橡胶电极或一次性预涂导电膏型氯化银电极,后者使用最广泛。表面电极多为粘贴型,使用方便、操作简单、无创伤、患者舒适且乐于接受。

表面电极的实际导电面直径一般为 7~8 mm。橡胶电极随着使用时间延长,阻抗愈来愈大。因此,老化电极应及时更换。粘贴部位的皮肤用有碾磨作用的细砂轮或其他脱脂清洁剂与用具(如乙醇、细纱布)清理干净,以减少皮肤的阻抗。当应用表面电极无法获得超强刺激或 100% 对照值时,应及时更换针形电极。

当电极导电面积增大时,电极皮肤阻抗降低,可引起皮肤烧伤和疼痛。另外,也可使获得超强刺激更为困难。所以在不同年龄患者,应使用不同型号的电极。外周神经刺激专用电极不仅在厚度上有别于心电图电极,而且电极上涂有维持皮肤表面 pH 值的化学缓冲剂,所以两种电极不能互换使用。

2.针形电极

虽然市售有神经刺激器的专用针形电极,但也能用短细的不锈钢注射针头或针灸针代替。专用针形电极表面附有特殊涂料,以减少组织反应。针形电极仅需插至皮下,不能直接接触神经干。插入过深可导致直接肌肉刺激和/或神经损伤。针形电极刺入皮下的角度应与神经干平行,以防机械性刺激和/或损伤。电极插入皮下后,用胶布将其固定,因电极头端移动可影响监测结果。

针形电极能明显降低电极皮肤阻抗,尤其适宜在皮肤增厚、末梢较冷和水肿的情况下使用,如肥胖、甲状腺功能低下和肾衰竭的患者。

针形电极的缺点包括:①使用不当可出现断针、感染和神经损伤;②在清醒患者放置可出现不适感;③电流过高可致烧伤。

## 四、电刺激的类型和方式

**(一)单次颤搐刺激**

1.基本技术

应用单次超强刺激,频率 0.1~1.0 Hz,刺激时间 0.2 ms。一般每隔 10~20 秒刺激一次,以便使神经-肌肉终板功能恢复至稳定状态。电刺激的频率越快,肌肉收缩幅度降低越明显,贮存的乙酰胆碱消耗也越快,衰减与频率呈正比,频率达 1 Hz 时,超强刺激的时间可缩短。所以在较快频率刺激下,因为肌颤幅度的衰减,可过高估计神经-肌肉阻滞的程度。

2.临床意义

单次颤搐刺激监测的临床意义包括:①用于粗略判断程度较深的神经-肌肉阻滞,包括去极化与去极化阻滞程度,帮助确定第一次给药后的效果是否满意,应否再追加药物及多次给药的时机。②用于判断呼吸抑制的原因是中枢性或外周性。

3.单次颤搐刺激的优缺点

单次颤搐刺激需要在用肌松药前测定反应对照值,用药后测定值以对照值的百分比来表示神经-肌肉功能的阻滞程度(表 4-1)。其优点是简单及可用于清醒患者,并能做反复测试。缺点是敏感性较差,终板胆碱能受体有 75%～80% 被阻滞时,颤搐反应才开始降低;90% 受体被阻滞时,颤搐反应才完全消失。因此,即使单次颤搐刺激恢复到对照水平,仍有可能存在非去极化肌松药的残余作用。另外,单次颤搐刺激只能监测神经-肌肉阻滞的程度,而不能辨别神经-肌肉阻滞性质属去极化阻滞或非去极化阻滞。

表 4-1　颤搐高度与肌松程度之间的关系

| 与对照值比较(%) | 肌松程度 |
| --- | --- |
| 100 | 无肌松现象 |
| 50 | 轻度肌松,VT 和 Vr 减少 |
| 40 | 轻度肌松,可施行不需充分肌松的手术 |
| 25 | 中度肌松,腹肌松弛,可行腹部手术 |
| 5 | 横膈无活动,下颌及咽肌松弛,可施行气管插管 |
| 0 | 横膈活动完全消失,呼吸停止 |

### (二)四次成串刺激

1.基本技术和特征

连续给予四次为一组的超强刺激,频率为 2 Hz,矩形波。每个刺激脉冲宽度 0.2～0.3 ms。两组刺激间隔为 10～30 秒,以免影响四次颤搐刺激的幅度。常用自动肌松监护仪的 TOF 刺激间隔为 12 秒,这种频率足可以使神经-肌肉接头处的乙酰胆碱排空,且可防止易化现象。应用中,在给肌松药前先测定对照值,四次反应颤搐幅度相同,即 TOF 比率($T_4/T_1$ 比率)＝100%。

2.临床意义

(1)鉴别神经-肌肉阻滞的性质:应用去极化神经-肌肉阻滞药物后,四次刺激反应高度同等降低,无衰减现象。应用非去极化肌松药时,出现颤搐幅度降低,第四次颤搐反应首先发生衰减,第一次颤搐反应($T_1$)最后发生衰减。

(2)观测去极化阻滞向脱敏感阻滞(Ⅱ相阻滞)转变:应用去极化肌松药中,$T_4/T_1$ 比率大于 0.9 或接近 1.0。如 $T_4/T_1$ 比率小于 0.7,提示已发生脱敏感阻滞;当 $T_4/T_1$ 比率在 0.5 以下并有强直后增强时,肯定已发展为脱敏感阻滞。

(3)根据 TOF 比率和对 TOF 刺激的反应次数,可以判断非去极化阻滞的深度和恢复。随非去极化阻滞程度逐渐加深,四次刺激反应可按 4、3、2、1 的顺序消失。$T_4$ 消失相当于单次刺激时肌颤搐抑制的 75%;$T_3$ 消失相当于 80%～90% 抑制;$T_2$ 消失相当于 90% 以上的抑制;$T_1$ 至 $T_4$ 的四次反应全部消失则为 100% 抑制。

在深度非去极化肌松药阻滞的恢复中,四次成串刺激的反应则按1、2、3、4的顺序出现,TOF比率恢复至0.6以下,有明显的肌肉收缩无力,由此所致的通气指标、气道保护功能不能满足机体的基本需要。TOF比率恢复至0.7时,通气指标可接近或达到正常值,能满足机体的基本需要,但咳嗽、吞咽等气道保护功能仍有不同程度的减弱,尤其是老年、儿童及体质衰弱者。TOF比率恢复至0.9时,虽通气功能和气道保护功能均已基本恢复正常,但仍可有部分患者主诉眼睑下垂、视力模糊等。TOF比值恢复与临床征象的关系见表4-2。

表 4-2　TOF 比值恢复与临床征象的关系

| TOF 比值(%) | 临床征象 |
| --- | --- |
| 25 | $T_4$ 出现,肌松作用开始恢复,可以用拮抗药 |
| 40 | 不能抬头和举臂 |
| 50 | 开始睁眼、伸舌 |
| 60 | 能咳嗽、抬头和举臂 3 秒,肺活量及用力吸气负压仍低于正常 |
| 70~75 | 能咳嗽、完全睁眼和伸舌,抬头举臂 5 秒 |
| 80 | 肺活量、用力吸气负压及呼气流速基本正常,神经-肌肉功能恢复正常 |

在临床麻醉中,可根据不同部位的肌松要求,掌握用药剂量。一般情况下,阻滞深度至少要使 $T_4$ 消失;对于腹部手术给药剂量应达 $T_3$ 或 $T_2$ 不再出现;需要深层暴露、肌肉极度松弛或控制呼吸的患者,必要时应增量至 $T_1$ 仅有微弱反应(<5%)。若 $T_1$ 亦不出现,说明神经-肌肉接头已全部阻滞,通常没有必要达此深度。

术毕多以 TOF 比率大于 0.7 作为 NMT 恢复的指标或全麻后拔除气管导管的指征。主要是因为此时的通气功能可维持机体在静息条件下的生理需要,并非 NMT 的完全恢复。一般认为,神经-肌肉接头处只需 25%~30% 的乙酰胆碱受体即可维持正常的传递功能,而肌松药只有占据 70% 以上的受体才能表现出肌肉松弛作用,所以,即使 TOF 比率恢复至 1.0,仍可存在药物的残余作用。

3.TOF 刺激监测的优缺点

(1)优点:①对残余的神经-肌肉阻滞较单次颤搐刺激敏感;②无须与术前对照值比较,深度阻滞时尚可免去计算的麻烦;③能对神经-肌肉阻滞进行准确的动态性定量监测,且可反复进行。

(2)缺点:①不适于监测深度神经-肌肉阻滞,当 $T_4$ 消失或 $T_1$ 低于对照值的 10%~20% 时,TOF 比率则无法计算,即等于零。较此水平更深的非去极化阻滞或琥珀胆碱引起的脱敏感阻滞,则不能进一步用数字监测表示;同样,去极化阻滞的程度大于零的水平时,亦不能定量表示。②监测神经-肌肉阻滞后恢复过程的敏感性较强直刺激低,即神经-肌肉接头处的受体被药物占据 70% 时,TOF 比值即可≥70%。③TOF 的超强刺激能引起清醒患者不适和恐惧感。④用目测法或感触法不能准确评估衰减的程度,如 TOF 恢复至 0.4~0.7 时,目测法或感触法几乎辨别不出衰减。

**(三)强直刺激**

1.基本技术和特征

当刺激频率增加时,肌肉可以发生强直收缩。强直刺激频率一般为 30、50、100 或 200 Hz。目前临床上常采用 50 Hz 持续 5 秒的强直刺激,因为以 50 Hz 的频率进行强直刺激所诱发的肌肉收缩力相当于人类自主用最大力所能达到的肌肉收缩程度。超过 50 Hz 时肌肉不能迅速作出反应,故临床不常用。超强刺激时的超强刺激电流为 50~60 mA。

在 NMT 正常情况下进行强直刺激时,开始因运动神经末梢释放大量乙酰胆碱,故强直刺激反应能力较强直刺激前增强。此后由于可动员的乙酰胆碱的补充速度慢于可立即释放乙酰胆碱的释放速度,其释放量开始减少,所以强直刺激反应程度较开始时略低,但仍可很好维持在较高水平或高于刺激前,不发生衰减。

2.临床意义

强直刺激是测定肌松药有无残留较为敏感的方法。与单次刺激联用,按照单次刺激-强直刺激-再单次刺激的顺序给予刺激,可鉴别非去极化与去极化阻滞。

(1)非去极化阻滞:非去极化阻滞及琥珀胆碱引起Ⅱ相阻滞时,强直刺激开始,神经末梢释放大量乙酰胆碱,神经-肌肉功能阻滞被部分拮抗,肌肉收缩反应增强。然后,乙酰胆碱释放量下降,肌松作用增强,出现衰减现象。

持续的强直刺激,正常人也可能出现肌张力或颤搐幅度递减,这属于生理性疲劳现象,不应视为异常。非去极化阻滞出现的递减现象,应发生在强直刺激后的 0.5 秒内才有诊断意义。

强直刺激时有相当数量的乙酰胆碱被动员出来,蓄积在神经末梢。若再给予单次刺激,则蓄积的乙酰胆碱立即释放至神经-肌肉接头处发挥作用,使颤搐幅度显著增加,称为强直后易化现象。未给肌松药的患者强直刺激后再给予单次刺激也往往有肌收缩力增强的现象,称为强直后增强。需注意,只有肌颤搐幅度增强 1 倍以上才能认为是 FTF。FTF 的持续时间取决于神经-肌肉阻滞的深度,一般 60 秒消失。非去极化阻滞时,抗胆碱酯酶药如新斯的明,依酚氯铵能对抗其作用,使肌肉收缩力和肌电振幅增加。

(2)去极化阻滞:在去极化阻滞下进行强直刺激时,尽管乙酰胆碱因大量释放而减少,但接头前膜乙酰胆碱释放的正反馈效应不能被常用量的去极化肌松药所阻断或影响很小,所以乙酰胆碱的动员、补充速度能显著增快,致使可立即释放的乙酰胆碱量能得到及时补充,故强直刺激反应可维持而不出现衰减。临床上利用神经-肌肉对强直刺激反应有无衰减及强直后易化现象,监测神经-肌肉阻滞性质,判断其属去极化阻滞或非去极化阻滞。抗胆碱酯酶药能加强去极化肌松药的肌松作用。长时间、大剂量、重复应用去极化肌松药如琥珀胆碱,可转变为脱敏感阻滞,则出现非去极化阻滞的特征。临床上可静脉注射依酚氯铵5 mg 进行鉴别。

3.影响因素

(1)刺激频率:对强直刺激的反应可受刺激频率的影响,频率越高、持续时间越长、强直刺激越敏感。100~200 Hz 的强直刺激,甚至很少量的肌松药,在其他神经-肌肉接头功能检查均正常的情况下,也能显示出肌收缩力衰减的现象。而用较低频率,例如 30 Hz,则不出现。但频率过高反而会发生强直后抑制,不再出现易化现象。200 Hz 的强直刺激已接近神经-肌肉传导的不应期,故频率应以此为限。一般认为,临床应用宜在 100 Hz 以下。频率过高能过高估计神经-肌肉阻滞的程度。

(2)刺激持续时间:强直刺激的持续时间极为重要,因为刺激持续时间越长,颤搐衰减越明显,一般不应超过 5 秒。在非去极化阻滞下,仅需 1~2 秒的强直刺激即可出现衰减。

(3)其他:在较强的吸入麻醉药作用下,即使未用肌松药,在如此高频率刺激时也会出现衰减。因此,在测试肌松药残余作用时,应对其结果做全面分析,才能得出正确结论。

4.强直刺激的优缺点

(1)优点:①能区别两类不同性质的神经-肌肉阻滞;②敏感性高,如在单次颤搐刺激下,需要占据75%的受体才可测出颤搐衰减;在 50 Hz 强直刺激下,占据 60% 以上的受体即可出现衰减;在 100 Hz 的强直刺激下,50% 以上的受体被占据即可发生衰减;③用目测法或感触法能较准确辨别其反应能否维持及有无衰减。

(2)缺点:①强直刺激可致较难忍受的疼痛,清醒或麻醉后苏醒的患者不愿接受;②在神经-肌肉阻滞后恢复的中晚期,强直刺激可拮抗药物所致的神经-肌肉阻滞,混淆掩盖恢复的速度;③强直刺激后,NMT 需一段时间才能恢复正常,因此每次强直刺激间至少需间隔 6~10 分钟,故此法不宜做连续动态监测,也不宜用于中、短效肌松药的恢复监测;④与其他刺激方法联合应用,易影响其监测结果。

**(四)强直刺激后计数**

1.基本技术

在外周神经-肌肉深度非去极化阻滞时,经单次颤搐刺激和 TOF 刺激监测为零,在此无反应期,先给1 Hz单次颤搐刺激 1 分钟,然后用 50 Hz 强直刺激 5 秒,3 秒后再用 1 Hz 单次刺激共 16 次,记录强直刺激后单次颤搐反应的次数,称 PTC。每隔 6 分钟进行一次。PTC 与 $T_1$ 开始出现时间之间的相关性很好,可以预计神经-肌肉收缩功能开始恢复的时间。PTC 数日越小,表示阻滞程度越深,一般 PTC 少于 10 次时 TOF 刺激反应消失。

2.临床意义

(1)主要在深度非去极化阻滞下对单次颤搐刺激与 TOF 刺激无反应时用于监测阻滞深度。由于强直刺激可影响去极化神经-肌肉阻滞的恢复过程,故应用去极化肌松药致深度神经-肌肉阻滞不能进行监测。

(2)PTC 为 5~10 可视为深度神经-肌肉阻滞。

(3)通过观察 PTC 与强直刺激后颤搐高度及 TOF 刺激反应出现时间之间的关系,可以判断神经-肌肉阻滞后开始恢复的时间。

3.强直后单爆发刺激(PTB)

(1)刺激方法:该方法于 1995 年由 Saitoh 等设计报道。具体方法:用 50 Hz 的强直刺激持续 5 秒,超强刺激电流为 50 mA;3 秒后给予单短爆发刺激,刺激频率为 50 Hz,超强刺激电流为 50 mA;由 3 个刺激脉冲组成,每个刺激脉冲宽度 0.2 ms,脉冲间隔 20 ms。

(2)临床意义:主要用于监测 PTC 不能测出的深度非去极化阻滞。如在应用大剂量非去极化肌松药后,虽经 PTC 监测无反应,为防止深部手术刺激出现体动反应,即可行 PTB 检测。

4.PTC 的优缺点

(1)优点:主要优点是可定量监测 TOF、单次颤搐刺激不能检测的深度神经-肌肉阻滞。

(2)缺点:①由于每次 PTC 间至少需间隔 6 分钟,所以不能连续观察深度神经-肌肉阻滞的动态过程,尤其是单次静脉注射中、短效非去极化肌松药时,应用 PTC 监测的时间较短,往往仅一次。②仅能用于深度非去极化阻滞的监测,而不能用于去极化肌松药所致的深度神经-肌肉阻滞。③与强直刺激一样,不宜在清醒患者或麻醉后苏醒的患者应用,因为其可能导致较强的疼痛和不适感。

**(五)双重爆发刺激**

1.基本技术和方法

双重爆发刺激(DBS)由两组短暂的强直刺激组成,两组间的间隔时间为 750 ms,各组中脉冲间隔时间为 20 ms,刺激脉冲宽度 0.2 ms,超强刺激电流 50 mA,亚强刺激电流 20~30 mA。正常情况下,肌肉对 DBS 中两组短强直刺激反应强度相等。神经-肌肉存在非去极化阻滞时,第二组短强直刺激反应出现衰减,依据衰减程度判断残余阻滞。

根据两组短暂强直刺激所含刺激脉冲数不同,分为不同的 DBS。如两组各含 4 个刺激脉冲,称为 DBS 4.4,各含 3 个刺激脉冲,称为 DBS 3.3;第一组含 3 个刺激脉冲,第二组含 2 个者为 DBS 3.2;相应的脉冲数为 4 个与 3 个,则称为 DBS 4.3。经临床研究证明,DBS 3.3 与 TOF 比率的相关性最好;DBS 3.2 检测残余神经-肌肉阻滞的能力最强。临床多用 DBS 3.3,其次为 DBS 3.2。

2.临床意义

主要用于监测残余非去极化阻滞。在非去极化肌松药的恢复期,当 TOF 刺激已不能检测出衰减时,可应用 DBS 做进一步测定。由于 DBS 中两组短强直刺激所致的肌肉收缩反应能清晰分开,即使用目测法或触感法,也能辨别第二次收缩反应是否存在衰减,且敏感性较 TOF 刺激高。如当 TOF 比率恢复至 0.4~0.7 时,采用 DBS 目测法或触感法,仍有 72%~83% 的比例能判断出存在衰减。

采用 DBS 自动检测法时,可计算 DBS 中第二组强直刺激反应高度($D_2$)与第一组($D_1$)的比值,即 $D_2/D_1$。如小于 1,则说明存在衰减,主要用于 TOF 比率恢复至 1.0 后继续监测残余肌松作用。

DBS 监测也能用于术中肌松监测。在超强和亚强刺激电流下,TOF 比率和 $D_2/D_1$ 比率之间具有高度相关性。

3.优缺点

(1)优点:①采用目测或感触法时,DBS 检出残余肌松的敏感性较 TOF 刺激敏感;②DBS 后,NMT 恢复正常所需时间较强直刺激短,两次 DBS 之间只需间隔 15~20 秒,所以能对非去极化肌松药的恢复过程进行连续动态观察;③在 20~30 mA 的亚强刺激电流下,DBS 能较超强刺激具有更高的残余肌松检出率,从而减轻了患者的不适感;④能用目测或感触法敏感辨别第二次收缩反应是否存在衰减,只需一神经刺激器即可,具有简便实用的特点。

(2)主要缺点:对清醒患者的不适感强于 TOF 刺激。

## 五、神经-肌肉阻滞的临床估测法

### (一)神志清醒的患者

可观察有无自主动作的能力。常采用的试验有以下几种。

1.抬头试验

抬头试验是最常用的试验方法,一般以患者抬头离开枕头持续 5 秒作为神经-肌肉阻滞的恢复指标,此法被认为是临床估测法中最敏感的指标。抬头能持续 5 秒,TOF 比率在 0.8 以上,最大通气负压超过 -3.3 kPa(-25 cmH$_2$O),肺活量达对照值的 83% 以上,潮气量大于 7 mL/kg。

2.握力试验

与患者握手,观察其握力是否恢复到一定程度。此法需凭医生的主观感觉,缺乏客观指标。必要时令患者握气球或水球,经过压力传感器记录握力的大小,但应有对照值,故操作复杂。

3.下肢抬高试验

抬高下肢离开手术台面或床面持续 5 秒以上,临床意义同抬头试验。

4.抬下颌试验

嘱患者自主抬起下颌,判断颌面肌张力是否恢复。

5.观察眼肌张力

检测眼睑是否下垂,能否自行睁眼,观察抬举眼睑的力量和两眼球的协调动作。因非去极化肌松药首先作用于眼部和头面部小肌肉,恢复时则在最后,故眼肌张力是观察肌松作用是否消失的一个较为灵敏的指标。

6.吸气负压试验

闭合口鼻后,令患者用力吸气,测定呼吸道内所产生的负压,吸气力应至少达 60 cmH$_2$O。

### (二)神志尚未恢复的患者

观察胸式和腹式呼吸是否恢复正常,应特别注意胸廓扩张的幅度和肋间肌的牵拉力量。肌松作用尚有残留时呼吸浅而弱,胸廓扩张无力,可能伴有气管拖拉或叹息状呼吸。此与呼吸道梗阻有显著不同,后者辅助呼吸肌也同时参加运动,显示出呼吸困难状;而前者呼吸甚为平静,但有时不易与中枢性呼吸抑制相区别。

判断呼吸肌肌力强弱的一个简单方法是用吸痰管通过气管导管刺激气管和隆突区,观察患者的咳嗽动作。如果咳嗽有力,肋间肌能明显地牵拉肋骨,而且能连续咳嗽数次,则表示肌力已基本恢复。

在观察呼吸肌肌力恢复的方法中,较为客观且有数字指示者是用仪器测定通气量。将通气量计与密闭口罩、麻醉机或气管导管相连,便能直接读出数值。潮气量和每分通气量应达到或接近正常水平。神志清醒患者,有条件时尚可测定吸气与呼气流速、肺活量和时间肺活量。

如果以上各项试验基本满意,还可采取撤离麻醉机试验,以进一步观察和确认。即麻醉结束后,令患者呼吸空气 15 分钟,注意有无发绀和二氧化碳蓄积的表现。然后再拔去气管导管,继续观察 15 分钟,必要时测定血气,或给皮肤以疼痛刺激,注意呼吸能否立即加深加快。若观察30 分钟无异常,便可返回病房。

## 六、诱发反应的评估方法

### (一)目测

目测是最简单的诱发反应评估方法。主要优点是携带放置方便,无须测电极与回路。在神经刺激下,通过目测可确定 TOF 刺激的反应次数,TOF 或 DBS 刺激有无衰减、强直刺激后有无易化现象以及强直后计数等。为改善目测结果的准确性,可使用增强肌肉对神经刺激反应的装置,如肌缩观测仪。该装置通过牵拉被刺激的肌肉能增强其对神经刺激的反应,使不易观察的微弱颤搐反应增强,从而有益于目测评估。但是研究发现,通过目测准确评估 TOF 比率或将单刺激高度与其对照值相比较十分困难。

虽然在较低电流刺激下,可更准确目测 TOF 刺激的衰减程度,但仍与实际肌松程度存在差别。另外,目测结果与使用者的技术熟练程度也有明显关系,且可掺杂过多的人为主观因素。因此,目测法仅可作为较粗糙的监测手段选用。

### (二)感触法

感触法要求观察者将手指放在被刺激的肌肉上,给予微小前负荷并感知肌肉收缩强度。当用 TOF 刺激评估神经-肌肉阻滞时,此法较目测法更敏感。在 TOF、DBS 和强直刺激下,感触法能用于判断反应的出现和消失以及有无衰减。也能用于测定强直后计数。如果对 TOF 刺激仅有 1 次反应,能估计 TOF 比率。但是在 TOF 比率超过 40% 以后,即使熟练的观察者用此法判断颤搐衰减也十分困难。另外,此法也不能准确测定单颤搐抑制的程度。

### (三)肌机械图(Mechanomyogram,MMG)

用神经刺激器刺激运动神经,诱发所支配的肌肉收缩,肢端运动产生力量。力-传感器固定在被测肢端如前臂,使大拇指运动所产生的力量始终较精确地对着力-传感器长轴,收缩力作用于力-传感器内的应变元件,其电阻值随力的大小发生相应的改变。利用收缩力引起应变元件电阻值的变化,调制电路的输出,从而得到与收缩力变化相应的信号,经肌松自动监测仪内的模数转换器将电信号转换成数字信号,再经微电脑进一步处理,将所测收缩力的大小以数字或图形式显示和打印出来。

值得注意,此种监测方法不能受肢体移位与自主运动的干扰,一旦改变受检肢端与力-传感器长轴的关系,使力-传感器受力方向发生成角改变,则会严重影响监测结果的准确性。因此,应用此法监测时需将受检肢体做良好的固定。为提高力-传感器型肌松自动监测仪的精确度,减少受检肢端移位对检测结果的影响,常可加用方位传感器。此种传感器为一种变感抗型或变容抗型换能器,以力-传感器的长轴为基点,将受检肢端的偏移多少转变为电信号的大小,与力-传感器的信号一起传给微电脑进行综合、滤过和处理。

为使测量准确,重复性好,肌肉的收缩必须是等长的,因而需给被测肢端加上一定的前负荷(50~300 g)。如拇指一般加 200~300 g,可以使肌肉在收缩前处于等长状态,前负荷较低或无前负荷均可使肌肉产生的收缩力降低,影响测定的准确性。另外,还应注意在开始刺激的 8~12 分钟内,肌肉对超强刺激反应增加,所以需在稳定后才做对照测定。

### (四)加速度仪

加速度仪是近年来开始应用的一类新型 NMT 监测仪。其主要改变系加速度传感器,实质上是力-传感器的改良,间接反映肌肉收缩力。基本原理是根据牛顿第二定律,即力等于质量和加速度的乘积。因质量不变,力的变化与加速度呈正比,即加速度可以反映力的变化。

测定时,用电刺激运动神经,受检部位肌肉不仅产生收缩力,而且产生加速度,肌肉收缩力与加速度成正比。加速度传感器内有一压电陶瓷晶片,晶片的两侧为电极,如固定在大拇指指端腹侧,大拇指的运动移位产生加速度,作用于压电陶瓷晶片,传感器产生电压变化。大拇指的加速度与传感器的电压变化成比例,由此将加速度转变为电压性电信号,经微电脑处理转换为数字显示并打印。

加速度换能器的体积为 11 mm×26 mm×25 mm,使用尺神经、拇内收肌单位监测时,除需用胶布将换能器牢固粘贴在大拇指指端腹侧外,还需将其他 4 指和前臂用弹性绷带固定在木板上,另用两个橡胶电极置于尺神经表面。刺激方法与神经刺激器相同,技术要求恒流(60 mA),阻抗<5 kΩ,脉冲时间4.2~4.3 ms,重复刺激无危险。

用加速度仪监测 NMT 的精确度与肌机械图测定相似,而且换能器不易受外界影响,无须预置前负荷,操作简单,固定方便。但须注意,用加速度仪测定的 TOF 对照值往往较力移位换能器高。在研究小剂量非去极化肌松药产生的轻度神经-肌肉功能阻滞时,不能与力移位换能器直接进行比较。另外,临床应用表明用加速度仪所测数据的稳定性不如肌电图型监测仪。

### (五)肌电图

刺激运动神经时,除非存在一定程度的神经-肌肉阻滞,否则所支配的肌细胞产生双相动作电位,在所刺激的肌肉表面放置电极能测得众多动作电位的总和,即复合动作电位。此可用于评定相应肌肉的电反应。

肌电图(electromyography,EMG)测定时电极可放置在许多部位,如手部、腕部、前额或足底,但以刺激手部尺神经为主。测定时,沿神经通路放置两个刺激电极进行神经刺激,刺激条件类似于其他监测方法。为记录肌电反应,需放置另三个电极,其中两个为接受电极(感受和记录电极），一个为接地电极。将主动接受电极放置在肌肉运动区，将无关电极或参考电极放置在肌腱或肌肉附着部位能获得最佳信号。接地电极的作用是减轻刺激干扰，应放置在刺激电极和接地电极之间。为获得较好结果，校正前电极至少应与皮肤接触15分钟，简单固定肢体和持续拉紧所记录的肌肉能减少运动干扰。

诱发的肌电图信号经滤过、整流和放大，然后以极慢速率显示和/或记录数字和图形。肌电图型 NMT 监测仪能自动设定超强刺激和确定对照反应。按预设间隔进行神经刺激，能自动测定反应强度并将其与对照值相比较。另外，大部分肌电图型 NMT 监护仪能自动调节增益。

当单一脉冲反应超过预定值和打印机进行持续记录时，监护仪有报警信号提示。许多肌电图型 NMT 监护仪设置有安全系统，能对监护仪的功能失常、脱连接、皮肤电阻增加、超强刺激消失等进行报警。

在非去极化神经-肌肉阻滞下，动作电位的幅度降低。用 TOF 刺激诱发连续反应，动作电位幅度出现衰减。恢复中，TOF 比率能大约达100%，但动作电位幅度不能完全恢复至对照值。虽肌电图型肌松监护仪的准确性高，但仍不及肌机械图。需注意，在非去极化阻滞下，肌电图和肌机械图型肌松监护仪的结果具有相关性，在去极化阻滞下，两者之间的关系极为复杂，甚至呈矛盾结果。

与肌机械图监测相比，肌电图监测具有以下优点：①在被监测的肌肉附近无须安装大量设备，无传感器定位所致的问题；②刺激电极能在患者进入手术室前安装；③测定肌电图的部位多，能安装在不适宜使用肌机械图监测的部位，如胫后神经和面神经，刺激部位不需靠近麻醉医师；④可用于婴幼儿；⑤可用于监测深度神经-肌肉阻滞，如在对 TOF 刺激的反应低于测定阈值时。

肌电图型肌松监测仪的缺点：①对电干扰敏感；②在不同部位诱发的肌肉反应各异；③仪器结构复杂，操作技术要求高，需特别保养。

## 七、NMT 监测在围术期的应用和注意事项

### (一)NMT 监测的合理临床应用

1.监测前的准备工作

(1)麻醉诱导前应将表面电极放置在选定的神经表面，并将其与神经刺激器相连接。如果应用肌电图监测，接受电极至少应在麻醉诱导前15分钟放置。

(2)电极放置部位应干燥，必要时需进行局部备皮处理。电极不能放置在瘢痕组织、病变组织或皮肤红斑区。合适的皮肤处理能降低其阻抗，如果皮肤表面附有一层具有绝缘作用的坏死细胞和油脂，即使最好的电极也不能达到满意刺激。可用脱脂剂如乙醇、丙酮或乙醚擦拭皮肤，干燥后用纱布轻轻摩擦皮肤表面，直至局部皮肤稍红。

(3)应保证电极导电膏湿润。放置电极中，防止导电膏外溢和电极板相互重叠十分重要。电极间导电膏相互桥接可发生短路，引起刺激能力下降，参照值校准失真或无法校准。固定电极板后，用胶带压迫电极中心部位，以保证导电膏与皮肤有良好接触，导线与电极扣连接后，将导线在局部打圈，折成一环状襻，并用胶带固定，以防其移位。

(4)应用机械图型与加速度型肌松自动监测仪时，受检部位需良好固定，既不易移位，又松紧合适。尤其是采用机械图型监测时，若固定不当，所检测数据波动过大，使检测者难以置信。例如，加速度传感器或力传感器所需的指环应连接在大拇指上，其余四指需妥善固定并与大拇指分开一定距离，以免影响大拇指的运动速度或收缩力，但其余四指又不能拉扯过紧，过紧亦影响拇

指运动。

2.监测仪的调整和对照值的确定

麻醉诱导后和应用肌松药前,打开神经刺激器,观察刺激的颤搐反应,以对 NMT 监测系统功能的完整性做最后检查。应用 0.1 Hz 的单次颤搐刺激,调整神经刺激器达超强刺激。逐渐增加神经刺激器的电流输出,直至颤搐反应不再随刺激电流增加而增加。如果电流输出增加至 50～70 mA 仍未达到最大刺激,应检查电极位置和极性是否正确以及电极是否干燥。检查导线连接。如果仍未达到最大刺激,应换用针形电极。达最大刺激后,应再增加刺激电流 10%～20%。

通过观察诱导反应波形(近似正弦波)的质量,调整肌电图电极于正确位置。调整增益,使波形占据整个范围。对照值的校准宜在全麻诱导后静脉注射肌松药前进行。若将对照值校准时机选在全麻诱导前,患者处于清醒状态下,所需刺激电流和增益小,术中维持既定肌松程度所需肌松药因此而减少。术毕并无肌松药的残余作用,但因全麻药或意识状态的影响,常使颤搐反应高度不能恢复至麻醉前对照值。如在全麻诱导及意识消失后静脉注射肌松药前校准参照值,要将已下降的颤搐高度提高至 100%,所需刺激电流与增益较诱导前清醒状态下大,术中维持既定肌松程度所需肌松药增多,术毕颤搐反应不能恢复至麻醉前对照值的发生率下降。

3.监测部位和神经-肌肉阻滞强度

神经-肌肉阻滞在膈肌和面部、喉部以及下颌部肌肉的起效较手部快,与四肢肌肉相比,膈肌、声带和面部肌肉对肌松药更为耐受。另外,咬肌对肌松药较手部肌肉敏感。

与外周肌肉监测相比,监测面部肌肉反应更能确切反映气道肌群神经-肌肉阻滞效应的起效和程度。外周肌肉监测可低估神经-肌肉阻滞在气道肌群的起效速率和过高估计其肌松程度,从而使应用的肌松药剂量虽足以消除肢体肌肉反应,但不能完全阻滞声带和膈肌活动。

无论刺激何种部位神经,插管中一般主张采用 0.1 Hz 的单颤搐刺激监测,应在颤搐反应消失后才开始置喉镜和插管操作。需注意插管反应不仅取决于神经-肌肉阻滞程度,而且取决于麻醉深度。如在满意麻醉深度下,即使未达完全性肌松,也可顺利完成插管。

应用足量肌松药后,神经刺激反应消失,反应消失的持续时间与所使用的肌松药种类和剂量有关。一般来讲,剂量越大,非去极化肌松药的作用时间越长。然后刺激反应出现并逐渐增强,直至完全恢复。在首次剂量肌松药的作用出现一定程度恢复后,如颤搐高度恢复至 5%～10% 才可以确认患者对所用肌松药无异常反应。

4.术中肌松监测

手术中监测的目的是维持满意的肌松程度和保证麻醉后的理想恢复。术中所需的神经-肌肉阻滞程度取决于多种因素,包括手术类型、麻醉方法和麻醉深度。术中患者的保暖措施十分重要,尤其是监测神经-肌肉反应的外周区。温度降低可影响神经传导功能和增加皮肤电阻。

在麻醉维持中,将患者的神经刺激反应与临床肌松情况相比较十分必要。因为外周肌肉和腹部肌肉的肌松程度可能存在差别。如果手术医师认为肌松程度不满意,麻醉医师应检查麻醉深度是否满意和神经刺激器工作状态是否正常。必要时,可将电极放置在使用者前臂,用低电流刺激以检查其工作状态。如果上述检查结果均满意,可逐渐增量肌松药,直至达手术所需的良好肌松作用,并将此时的神经刺激反应程度作为维持手术肌松的参照指标。

TOF 刺激是麻醉维持中监测神经-肌肉阻滞最常用的方式。应用非去极化肌松药时,对 TOF 刺激的反应出现衰减,随阻滞程度加深,第 4 次反应首先消失,然后为 3、2、1 次反应。当 TOF 刺激监测的是外周神经时,保持腹部肌肉松弛至少需维持 1 次颤搐反应;如果无颤搐反应出现,无须追加肌松药;在平衡麻醉下,出现第 2 次反应能保持满意腹部肌松。在吸入麻醉下,即使出现第 3 次反应,腹部肌松也可处于满意状态。在上腹部或胸部手术中以及术中需要膈肌麻痹时,要维持较深程度的神经-肌肉阻滞。

在麻醉开始的数分钟内,即使未用肌松药,也会出现肌电图波的幅度降低和潜伏期缩短。在以麻醉性镇痛药为主的平衡麻醉中和吸入麻醉中,均出现此种现象。所以监测单次颤搐抑制可引起结果失真。

肌松药常常在一些不需肌松的手术中应用,如眼部手术或声带激光手术,其目的是防止患者出现肌肉活动和保证术野安静。为达到膈肌完全性麻痹,神经-肌肉阻滞程度应达到对眦无反应的深度。具体方法为:在强直刺激后有反应出现时,单次追加短效肌松药。

5.肌松监测和术毕的残余肌松拮抗

一旦不再需要肌松时既停药。随着肌力的恢复,对 TOF 刺激的反应逐渐出现。如手术结束时存在残留神经-肌肉阻滞作用且术后无维持肌松的必要,应使用抗胆碱酯酶药进行拮抗。转复非去极化神经-肌肉阻滞的速度与转复时神经-肌肉阻滞的程度呈负相关。当 TOF 刺激颤搐反应已恢复至 1 次或 1 次以上时,转复多能迅速完成。在深度神经-肌肉阻滞下,如对 TOF 刺激无反应,即使应用大剂量拮抗药,完全转复也很困难。

大量资料证实,在肢体肌肉应用机械力图监测下,TOF 比率大于 0.7 示神经-肌肉阻滞的满意恢复。睁眼无力、视物模糊和吞咽困难消失则需更高的 TOF 比率。不幸的是,应用目测法或触感法仅能准确测定小于 0.4 的 TOF 比率。DBS 测定残余肌松的衰减较敏感,可酌情选用。另外,采用机械力图型肌松监测时,用 100 Hz 的强直刺激 5 秒,无衰减示 TOF 比率已超过 0.75。

单次颤搐刺激不能用于观察肌松药的恢复,因为其颤搐反应达 100% 恢复时,其他试验方法仍能检测出残余神经-肌肉阻滞。对 50 Hz 的强直刺激无衰减同样也不是神经-肌肉阻滞满意恢复的最佳指标。不宜采用面部肌肉检测神经-肌肉阻滞的满意恢复,因为面部肌肉颤搐反应满意恢复时,肢体肌肉的 TOF 比率仍明显低下,且有呼吸功能障碍。应用肌电图监测时,由于残余麻醉药的影响,$T_1$ 值通常不能恢复至麻醉前对照水平,但应保证 TOF 比率恢复至 0.9 以上。

采用目测法或感触法时,若 TOF 刺激的四次反应相等,宜采用 50 Hz 的强直刺激。对强直刺激无衰减且无强直后增强现象虽能说明无明显残余肌松作用,但需注意目前仍没有一种神经刺激方式能通过目测或感触反应评估法准确排除残余神经-肌肉阻滞的存在与否。必要时,可联合使用多种临床评估方法。

总之,无论采用何种评估方法,在应用肌松药的患者,麻醉医师应保证术后肌张力能恢复至足够程度,以保证上呼吸道通畅和通气满意。

6.术后期监测

假如术中未用神经刺激器,术后期监测极具诊断价值。TOF 比率小于 0.7 和/或强直刺激时发生衰减或出现强直后增强现象均示存在残余肌松作用,需酌情进行处理。如果术后患者已清醒,宜选用亚强刺激法,不仅能减轻神经刺激所致的不适感,而且可改善目测评估法的准确性。

**(二)各种刺激方式间的相互影响**

为准确判断神经-肌肉阻滞程度及充分逆转肌松药的残余作用,单一刺激方式常常不能达此目的,需联合应用多种刺激方式。但应注意鉴别,以进一步提高检测的准确性。

1.强直刺激与单次刺激

在肌松药的恢复过程中,50 Hz 与 100 Hz 的强直刺激能增加单次刺激颤搐反应的高度,其影响时间持续 11 分钟左右,个别甚至长达 30 分钟,造成恢复或完全恢复的假象。即加快单次颤搐刺激反应高度 25%～75% 的恢复速度,实乃强直刺激后易化作用所致,在临床监测中应予以注意。

2.强直刺激与 TOF、DBS

50 Hz 与 100 Hz 的强直刺激后 2 分钟再行 TOF、DBS,分别使 $T_1$ 增高 38% 和 50%,TOF 比率增高 83% 和 107%,$D_2/D_1$ 比率增高 176% 和 275%。说明强直刺激频率越快,对 TOF、DBS 的影响愈大。但强直刺激对 TOF 和 DBS 影响的持续时间较单次颤搐刺激短,一般在 6 分钟内,故强直刺激后至少应间隔 6 分钟方能施 TOF 或 DBS,以减少前者对后者的影响。

3.强直刺激之间

50 Hz 与 100 Hz 的强直刺激之间,即使仅间隔 1 分钟,相互之间的影响亦很小,基本无临床意义。

4.DBS 与 DBS 和 DBS 与 TOF 之间

两次 DBS 之间如间隔 20 秒以上,相互之间基本无影响;DBS 后 15～20 秒再行 TOF 刺激,相互之间影响较小,无重要临床意义。

**(三)NMT 监测的并发症和不良影响**

1.烧伤

据报道在使用带球形金属电极和能产生极大输出电流的神经刺激器时,以及强直刺激中,可发生皮肤烧伤。而应用表面电极则无皮肤烧伤的可能,但电极放置部位可出现红斑。皮肤烧伤的可能原因:①电极相互重叠,导电膏在两电极间扩散,使两电极形成短路;②使用针形电极时刺激电流过高。

2.感觉异常

在应用机械性 NMT 监测方法的患者,已有发生拇指感觉异常的报道。所以,监测中应避免压迫神经。

3.针形电极所致的并发症

包括针形电极刺伤神经、动脉和其他组织以及局部感染、出血、疼痛等。

4.疼痛

在清醒患者,神经刺激器产生的超强刺激电流和强直刺激能导致较难忍受的疼痛。所以在麻醉诱导前或麻醉后苏醒期,应使用较低刺激电流和避免使用强直刺激。

(程　瑶)

# 第二节　呼吸功能监测

## 一、呼吸频率、呼吸运动和呼吸音

**(一)呼吸频率**

正常成人静息状态下呼吸为 16～18 次/分,新生儿约 44 次/分,随着年龄增长而逐渐减慢。

1.呼吸过速

指呼吸频率超过 24 次/分,见于发热、疼痛、贫血、甲亢及心力衰竭等。一般体温升高 1 ℃,

呼吸增加 4 次/分。

2.呼吸过缓

指呼吸频率低于 12 次/分,呼吸浅慢见于麻醉药或镇静剂过量和颅内压增高等。

3.呼吸深度变化

呼吸浅快见于呼吸肌麻痹、肺部疾病、腹压增高等;呼吸深快见于剧烈运动时,可引起呼吸性碱中毒;严重代谢性碱中毒时可出现深而慢的呼吸,见于酮症酸中毒及尿毒症酸中毒等,称为库斯莫尔(Kussmaul)呼吸。

4.潮式呼吸和间停呼吸

由于呼吸中枢兴奋性降低引起,见于中枢系统疾病如脑炎、颅内压增高、巴比妥中毒等。

**(二)呼吸运动**

呼吸运动是通过膈肌和肋间肌的收缩和松弛来完成的。正常情况下吸气为主动运动,呼气为被动运动。男性和儿童以腹式呼吸为主,女性以胸式呼吸为主。实际上该两种呼吸运动均不同程度同时存在。肺、胸膜或胸壁疾病可使胸式呼吸减弱而腹式呼吸增强;腹膜炎、大量腹水、妊娠晚期时,腹式呼吸减弱,胸式呼吸增强。

1.呼吸困难

患者主观感觉为通气不足,表现为呼吸费力,严重时鼻翼翕动,张口呼吸,甚至辅助呼吸肌亦参与运动。上呼吸道梗阻时,吸气时出现胸骨上窝、锁骨上窝及肋间隙向内凹陷,称为"三凹征"。因吸气时间延长,又称吸气性呼吸困难。下呼吸道梗阻患者,因气流呼出不畅,呼气用力,呼气时间延长,称为呼气性呼吸困难。心源性呼吸困难,表现为端坐呼吸并伴有呼吸音的变化。

2.咳嗽、咳痰

咳嗽、咳痰是一种保护性反射,借咳嗽反射将呼吸道内的分泌物或异物排出体外。麻醉过程中发生咳嗽、咳痰时,应分析发生的原因,除患者呼吸系统病变外,还与麻醉过浅、吸入药物刺激、误吸、呼吸道出血等有关。急性肺水肿时,咳粉红色泡沫痰。

**(三)呼吸音**

听诊的顺序从肺尖开始,自上而下分别检查前胸部和背部,而且要在上下、左右对称的部位进行比较。必要时可嘱患者进行较深的呼吸或咳嗽数声后听诊。

呼吸音的监测在于监听呼吸音的强度、音调、时相、性质的改变,鉴别正常与病理性呼吸音及其部位,如哮鸣音、水泡音、捻发音、胸膜摩擦音等。患者与麻醉机接通时,可经气管导管、螺纹管、呼吸囊进行监听,判断呼吸有无异常及有无痰液等。

## 二、肺容量和通气量

**(一)肺容量**

肺的总气量可分为 4 个基础容积:潮气量(VT)、补吸气量(IRV)、补呼气量(ERV)与残气量(RV)。由两个或两个以上基础容积之和组成另外 4 种容量:深吸气量(IC)、肺活量(VC)、功能残气量(FRC)与肺总量(TLC)。静息状态下,上述 8 项的测定不受时间限制。

1.VT

在平静呼吸时,每次吸入或呼出的气量,成人约 500 mL。潮气量与呼吸频率决定每分通气量,潮气量小则要求较快的呼吸频率才能保证足够的通气量。

2.IRV

在平静吸气后,再用力吸气所能吸入的最大气量,反映肺胸的弹性和吸气肌的力量。成年男性约2 100 mL,女性约 500 mL。

3.ERV

在平静呼气后,再用力呼气所呼出的最大气量,反映肺胸的弹性和胸腹肌的力量。立位时大于卧位。成年男性约 900 mL,女性 600 mL。

4.RV

补呼气后肺内不能呼出的残留气量。

5.IC

平静呼气后能吸入的最大气量。IC=VT+IRV。IC 与吸气肌的力量大小、肺弹性和气道通畅度都有关系,是最大通气量的主要来源。成年男性约 2 600 mL,女性约 2 000 mL。

6.FRC

平静呼气后肺内存留的气量,FRC=ERV+RV。正常男性约 2 300 mL,女性约 1 600 mL。

7.VC

最大吸气后能呼出的最大气量,VC=IC+ERV。分为吸气肺活量、呼气肺活量和分期肺活量,正常此三者均相等。阻塞性肺疾病患者吸气肺活量大于呼气肺活量,分期肺活量大于一次肺活量。VC 因年龄、性别、身高而异,可有 20% 的波动,同一人前后测定误差为 $\pm5\%$。

8.TLC

深吸气后肺内含有的总气量,TLC=VC+RV。

肺量计测定方法:测定前首先向受试者说明试验的目的和方法,以取得合作,让受试者安静休息15 分钟。测定时受试者取坐位或仰卧位,但需注明,以便复查时采取相同的体位。受试者含上口器,夹上鼻夹,注意防止漏气。肺量计最初从低速开始运转,待受试者逐渐适应。当潮气曲线稳定并可看到呼气末基线成为一直线时,让受试者深吸气,从而得出深吸气量;恢复平静呼吸,当基线平稳后,从平静呼气做最深呼气,得出补呼气量。上述试验可重复测定以求得最高值。最后让受试者做深吸气后继而做最大呼气,最大呼气动作约需 5 秒完成,以保证得到最大测定值,即为肺活量。

**(二)肺通气量**

肺通气包括肺泡通气和无效腔通气。肺泡通气指吸入肺泡内并与血液进行气体交换的气量。无效腔通气包括解剖无效腔和肺泡无效腔(也称生理无效腔)。解剖无效腔量指从口腔到呼吸性细支气管以上部分。肺泡无效腔量是指通气良好而血液灌注不良,不能进行充分气体交换的肺泡部分。正常人肺泡无效腔量极小,可忽略不计。因此生理无效腔量基本等于解剖无效腔量。解剖无效腔量一般变化不大(支气管扩张除外),故生理无效腔量变化主要反映肺泡无效腔量变化。

生理无效腔量的增大见于各种原因引起的肺血管床减少、肺血流量减少或肺血管栓塞。肺泡通气量减少见于肺通气量减少和/或生理无效腔增大。

1.每分通气量(MV 或 VE)

潮气量与呼吸频率的乘积。正常值 6~8 L/min,MV>10 L/min 为通气过度,$PaCO_2$ 降低;MV<3 L/min为通气不足,$PaCO_2$ 上升。

2.肺泡通气量(VA)

VA 指在吸气时进入肺泡的有效通气量。VA=(VT-VD)×F(呼吸频率),VD 为无效腔量。深而慢的呼吸显然较浅而快的呼吸对 VA 更有利。

**3.用力肺活量(FVC)**

FVC 即以最快的速度所做的呼气肺活量。正常人 FVC≈VC,男 3 900 mL,女 2 700 mL。若 FVC<VC,表明有气道阻塞。

**4.用力肺活量**

占预计值百分比(FVC%)超过 80% 为正常,同一人前后误差<5%,正常 FVC 在 3 秒内呼出 98% 以上,阻塞性通气功能障碍呼出时间延长,限制性通气功能障碍呼出时间缩短。

**5.第一秒最大呼出量(FEV1.0)**

FVC 测定中第一秒内用力呼出的气量。男 3 200 mL,女 2 600 mL。FEV1.0<1 200 mL 说明有阻塞性通气功能障碍。

**6.第一秒最大呼出率(FEV1.0%)**

FEV1.0% 即呼出气占 FVC 的百分比。正常 FEV1.0%>76%、FEV2.0%>89%、FEV3.0%>92%。FEV1.0%<60% 为阻塞性通气功能障碍。

**7.最大呼气中期流速(MMEF)**

FVC 测定中提取从 25%~75% 的那一段中容量变化的流速,使用单位是 L/s。平均值男性为3.37 L/s,女性为 2.89 L/s。MMEF 能反映小气道通气状况,为测定气道阻塞的敏感指标。

**8.最大通气量(MYV)**

MYV 指每分钟用力呼出和吸入的最大气量。一般以测定 15 秒的最大通气量乘以 4 得出,平均值男性104 L,女性 82.5 L。主要用于估计通气储备功能。MVV 实测值占预计值 80% 以上为正常。阻塞性通气功能障碍 MVV 明显下降,限制性通气功能障碍 MVV 可稍下降。

**9.通气储备百分比(MVV%)**

MVV%=(MVV−V)/MVV×100,正常 MVV%≥93%。低于 86% 为通气功能不佳,胸部手术需慎重;低于 70% 为通气功能严重受损,为胸部手术禁忌。身体虚弱或有严重心肺疾患者不宜进行这项检查。

**(三)肺功能的简易测定**

1.屏气试验

先令患者深呼吸数次,深吸一口气屏住呼吸,正常人可持续 30 秒以上。呼吸、循环功能差者,屏气时间少于 30 秒。

2.吹气试验

患者深吸气后,将手掌心对准患者的口,让患者尽快将其呼出,如果感觉吹出气体有力,流速快,且能在大约 3 秒内呼尽,则肺功能正常。常用以下方法。

(1)火柴试验:将点燃的火柴置于患者口前一定距离,让患者用力将火柴吹灭。如不能在 15 cm 距离将火柴吹灭,则可估计 FEV1.0%<60%,FEV1.0<1.6 L,MVV<50 L。

(2)蜡烛试验:与火柴试验相似,患者如能将 90 cm 以外点燃的蜡烛吹灭,估计呼吸功能正常。

(3)呼吸时间测定:置听诊器于患者的胸骨上窝,令患者尽力呼气,然后测定呼吸时间。如果超过7秒,估计 FEV1.0%<60%,FEV1.0<1.6 L,MVV<50 L。

## 三、呼吸力学

### (一)顺应性

顺应性(compliance,C)反映肺与胸廓弹性特征,定义为"单位压力改变时的容积改变",单位为 $L/cmH_2O$,据所测部位及方法不同分类如下。

1.胸廓顺应性(Cc)

跨胸壁压即胸膜腔内压力与胸廓容积的变化的比值。在潮气量范围内测定正常值是 $0.2 L/cmH_2O$。食管内压力可反映胸膜腔内压力的变化,故可用食管内压力代替胸膜腔压力测定 Cc。

2.肺顺应性(Cl)

胸膜腔内压与气道出口(如口腔内)之压力差与潮气量比较,正常值为 $0.2 L/cmH_2O$。

3.总顺应性(Cr)

指肺与胸廓整体的顺应性。$1/Cr=1/Cc+1/Cl$,正常值为 $0.1 L/cmH_2O$。

4.静态顺应性(Cst)

静态顺应性(Cst)指在压力与容量改变静止的瞬间所测得的两者之间关系,完全反映了肺与胸廓的弹性回缩特征。在不同的肺容量水平测定其值不同。

5.动态顺应性(Cdyn)

动态顺应性(Cdyn)指在呼吸周期中连续、动态地测量压力与容量变化之间关系所得的结果,除了反映肺与胸廓的弹性回缩特征,还受气流产生阻力等因素的影响。正常肺的 Cdyn 与 Cst 几乎相同,但肺疾病患者气道阻力增加或肺顺应性下降时,其 Cdyn<Cst。

6.比顺应性

比顺应性指某肺容积下的顺应性与该肺容积的比值,同一肺的比顺应性始终不变。胸廓或肺组织病变致扩张受限,则顺应性和比顺应性降低。

### (二)最大吸气力(IF 或 MIP)和最大呼气力(EF 或 MEP)

最大吸气力或最大呼气力即最大吸气或呼气时的气道内压力。IF 为负值,EF 为正值,用于估计呼吸肌的肌力。

### (三)呼吸功(WOBP)

呼吸功即呼吸时所做的机械功。呼吸功=压力×容积,即胸腔内压力差与肺容量的乘积。或通过积分测得压力-容量环内的面积亦可表示。静息状态下呼吸功正常值为 $0.246(kg·m)/min$(或 $0.3～0.6 J/L$)。任何使肺弹性或通气阻力增加者,均可导致呼吸功增加。

### (四)肺动力功能监测

1.肺顺应性

在机械通气患者中,气道峰压是呼吸器克服气道阻力和肺、胸廓顺应性的反应。当气道阻力增加或肺顺应性下降时,峰压上升。此外,吸气流速、型式、潮气量、气管导管内径大小亦有影响。将呼吸器停止在吸气末,则得到平台压,这个压力用于克服肺与胸廓的弹性回缩力。用潮气量除以峰压与 PEEP 之差即为肺的动态顺应性。潮气量除以平台压与 PEEP 之差即为肺的静态顺应性,正常值为 $60～100 mL/cmH_2O$。有肺浸润性病变、肺水肿、肺不张、气胸、支气管内插管或任何引起胸廓顺应性减少的患者,其静态顺应性下降。

2.肺活量(VC)和最大吸气力(IF)

在 ICU 患者,当 VC 达到 10 mL/kg,IF$<-1.96$ kPa($-20$ cmH$_2$O)时,患者可以脱机。

3.自发性 PEEP

自发性 PEEP 又称内生性 PEEP(PEEPi)。由于气体滞留肺内,致肺叶过度膨胀,多因呼气时间相对不足或动态气流受限所致。PEEPi 过高可引起肺的气压伤,影响静脉回流,增加自主呼吸患者呼吸做功。

4.气道压力波形

机械通气时可得到吸入及呼出气流图、压力容积环、流速容积环等直观的波形图。参考这图形变化,可调节机械通气参数至最佳状态,以减少气道阻力,避免不必要的 PEEP 及降低呼吸功等。

5.呼吸功(WOBP)

通过测定气道内气流量和食管内压力变化计算或根据压力容积环面积估计。

## 四、无创脉搏-血氧饱和度

脉搏式氧饱和度仪除可测定指端、耳垂外周循环的血氧饱和度(SpO$_2$)外,同时可得出血管容量曲线,从而测出脉率。

### (一)原理

根据 Beer 定律,血红蛋白吸收光线的能力与其含氧浓度相关,氧和血红蛋白吸收 660 nm 波长的可见红光,而还原血红蛋白吸收 940 nm 波长的红外线。用发光二极管发射出上述两种波长光线,通过动脉床,随着动脉波动吸收不同光量,从而可用来监测 SpO$_2$ 及脉搏。

### (二)影响测定结果的因素

1.SpO$_2$

多数情况下,SpO$_2$ 读数是正确的,但有些情况下会出现误差,如严重低氧。当 SpO$_2<70\%$ 时,其测定数据可能不准;肢体活动接触不良时发生误读;异常血红蛋白血症,如碳氧血红蛋白或正铁血红蛋白异常增多;某些色素,如藏青、蓝色、洋红等,皮肤颜色太黑或黄疸,以及涂有黑、绿、蓝的指甲油等会影响 SpO$_2$ 读数;严重贫血(血红蛋白$<50$ g/L)及末梢灌注差(如低血压、低温)时由于信号较弱,亦可出现误读。在临床上应仔细辨别,尽量减小误差。

2.Pleth 脉搏

氧饱和度仪监测心率是通过每分钟指脉搏容积图波峰数而得出的,若波峰信号太低,往往影响计数。常见于室温或体温下降、血压下降,以及各种原因引起的外周血管收缩等;若使用大小不合适的探头,或探头固定不当,以及探头位置移动等,均可影响脉率的准确性。

## 五、呼气末二氧化碳

呼气末二氧化碳浓度(CETCO$_2$)或分压(PETCO$_2$)属无创监测,不仅可监测通气,亦可反映循环功能和肺血流情况。

### (一)(ETCO$_2$)监测原理

肺泡 CO$_2$ 浓度受 CO$_2$ 的产量、肺泡通气量和肺血流灌注量的共同影响。呼出气依次为机械无效腔气和解剖无效腔气,最后才是肺泡气。CO$_2$ 的弥散能力强,肺泡和动脉血 CO$_2$ 很快完全平衡,故正常人 PETCO$_2\approx$PaCO$_2$,但在病理状态下,受肺泡通气与肺血流(V/Q)及分流(Qs/

Qt)变化的影响，$PETCO_2$ 就不能代表 $PaCO_2$。

$CO_2$ 监测仪分为旁流型和主流型，利用红外线传感器测定呼出气红外线衰竭程度，从而测出 $CO_2$ 波形及 $CETCO_2$ 或 $PETCO_2$。质谱仪可用于测定 $PETCO_2$ 及其他呼出气成分和含量，如挥发性麻醉药浓度，能连续反映呼出气中各种气体的浓度变化，所需气体样本量亦小，可惜价格偏高。

**(二)影响因素**

1.影响 $PETCO_2$ 的因素

见表 4-3。

表 4-3　影响 $PETCO_2$ 的因素

| $PETCO_2$ 值变化 | $CO_2$ 产量 | 肺换气 | 肺血流灌注 | 机械故障 |
| --- | --- | --- | --- | --- |
| 升高 | 高代谢危象 | 肺换气不足 | 心排血量增加 | $CO_2$ 吸收剂耗竭 |
| | 恶性高热 | 支气管插管 | 血压急剧升高 | 新鲜气流不足 |
| | 甲亢危象 | 部分气道阻塞 | | 通气回路故障 |
| | 败血症 | 再吸入 | | 活瓣失灵 |
| | 静脉注射碳酸氢钠 | | | |
| | 放松止血带 | | | |
| | 静脉 $CO_2$ 栓塞 | | | |
| 降低或缺如 | 低温 | 过度换气 | 心排血量降低 | 吸收回路脱落 |
| | | 呼吸停止 | 低血压 | 导管漏气 |
| | | 气道严重阻塞 | 循环血量减少 | 通气回路失灵 |
| | | 气道导管误入食管 | 肺动脉栓塞 | |
| | | | 心搏骤停 | |

2.影响 $Pa\text{-}ETCO_2$ 的因素

心肺功能正常的患者 $Pa\text{-}ETCO_2$ 约为 0.1 kPa，VD/VT 改变、V/Q 比例失调和 Qs/QT 增大均可影响 $Pa\text{-}ETCO_2$。VT 越大，$Pa\text{-}ETCO_2$ 越小，但右向左分流的心脏患者 $Pa\text{-}ETCO_2$ 不受 VT 影响。致 $Pa\text{-}ETCO_2$ 增加的原因有以下几点。

(1)呼吸系统：致 VD/VT 或 QS/QT 增加的因素均可致 $Pa\text{-}ETCO_2$ 增加，此时 $PETCO_2$ 不能反映 $PaCO_2$。常见因素有肺部疾病如肺不张、肺实变、ARDS、肺水肿和气胸等；手术体位如侧卧位开胸手术、俯卧位等；呼吸频率过快；机械通气气道压过高、高频通气(>60 次/分)等；呼吸机机械故障或回路新鲜气流不足造成 $CO_2$ 重复吸入。

(2)循环系统：肺血流减少，肺血流分布不均或肺血管阻塞时，V/Q 比例失调，$PET\text{-}CO_2$ 降低，$Pa\text{-}ETCO_2$ 增大。见于心搏骤停、肺栓塞、严重低心排患者等。

(3)年龄：随着年龄增大，肺泡无效腔量增多，$PETCO_2$ 降低，$Pa\text{-}ETCO_2$ 增大。

(4)碳酸酐酶抑制剂：如乙酰唑胺等抑制碳酸酐酶，肺泡上皮和血液中 $HCO_3^-$ 不能转变为 $CO_2$，致 $PETCO_2$ 降低，$PaCO_2$ 升高，$Pa\text{-}ETCO_2$ 增大。

**(三)临床意义**

1.监测通气功能

无明显心肺疾病患者，$PETCO_2$ 在一定程度上可反映 $PaCO_2$，正常 $CETCO_2$ 为 5%，而 1%

约等于1 kPa(7.5 mmHg),因此 PETCO$_2$ 约为 5 kPa(38 mmHg)。通气功能改变时,Pa-ETCO$_2$即可发生变化。

2.维持正常通气

全麻期间或呼吸功能不全使用呼吸机时,可根据 PETCO$_2$ 来调节通气量,避免发生通气不足或过度,造成高或低碳酸血症。

3.确定气管导管的位置

肯定看到导管在声门内、有 PETCO$_2$ 的波形、有正常的顺应性环(PV 环)为确定气管导管内的公认准则。

4.及时发现呼吸机的机械故障

如接头脱落、回路漏气、导管扭曲、气道阻塞、活瓣失灵等。

5.调节呼吸机参数和指导呼吸机的撤除

如调节通气量;选择最佳 PEEP;当自主呼吸时 SpO$_2$ 和 PETCO$_2$ 保持正常,即可撤机。

6.监测体内 CO$_2$ 产量

体温升高、静脉注射大量 NaHCO$_3$、松止血带及恶性高热使 CO$_2$ 产量增多,PETCO$_2$ 增大。

7.了解肺血流变化

CO$_2$ 波形上升呈斜形或 Pa-ETCO$_2$ 增大,提示肺泡无效腔量增加或肺血流量减少。

8.监测循环功能

休克、心搏骤停时,血流减少或停止,CO$_2$ 浓度迅速降至零,CO$_2$ 波形消失。当 PETCO$_2$>2.0 kPa(15 mmHg)时,表示肺已有较好血流。提示胸外按压有效,复苏成功。

(翟欣荣)

# 第三节　循环功能监测

循环功能监测是麻醉医师围术期工作的重要组成部分。在围术期,患者的循环系统不仅要受到麻醉药的影响,而且还会受到外科手术的影响。早期麻醉医师仅仅依靠直观感觉(如呼吸模式、肌张力、瞳孔、体动和皮肤颜色)来判断麻醉深度和患者的循环状态。随着科学的发展,循环监测技术得到突飞猛进的发展,现在人们可以利用这些技术来早期、准确地判断患者的循环功能,指导临床操作和用药。无论监测仪器如何先进,有经验和有责任心的麻醉医师是提高患者安全性的根本保障。本节重点介绍循环监测领域的临床实用技术和方法。

## 一、心电图监测

心电图(electrocardiography,ECG)是最早进入监测领域的近代监测方法。1906 年,Einthoven 用电流计测量心脏跳动过程中产生的电流,从而首次发明了 ECG。直到 20 世纪50 年代,商品化的 ECG 才被用于手术室。20 世纪 60 年代后期 ECG 在手术室内得到普遍应用。如今连续 ECG 监测已成为所有麻醉和外科手术中的常规监测。

美国麻醉医师协会(ASA)的基本术中监测标准要求:任何接受麻醉的患者,从麻醉开始至离开手术室前,均应进行连续 ECG 监测。开展围术期 ECG 监测可早期发现和诊断心律失常、传导异常、心肌缺血、心肌梗死、心房和心室肥厚、起搏器功能、预激、药物毒性（如地高辛、抗心律失常药、三环类抗抑郁药等）、电解质紊乱（如钙、钾离子异常等）及其他因素（如心包炎、低温、肺栓塞、脑血管意外和颅内压增高等）导致的心脏电活动异常。

### （一）心脏传导系统的解剖和生理

起源于窦房结的心脏冲动快速通过心房到达房室结。正常时,冲动在房室结有 0.04～0.11 秒的延迟,然后通过希氏束和蒲肯野纤维使心室去极化。正常起源于窦房结的冲动使整个心肌去极化至少需0.2 秒。心肌不同部位的动作电位(AP)各有其特点。各种 AP 的特殊相的产生与离子通道(尤其是钠、钙离子通道)的激活和灭活有关。

在窦房结细胞,4 相表现为膜电位进行性增高导致舒张期去极化,这是由于钠、钙离子自主内流进入窦房结细胞所致。这种反复的舒张期去极化使窦房结细胞具有起搏功能,而心室肌无此功能。

### （二）ECG 复合波的组成

ECG 的轨迹是描述心脏在除极和复极过程中产生电压的总和。电流朝向电极的表示为正电流(波形向上),电流远离电极的表示为负电流(波形向下)。

一个心动周期的标准 ECG 由 P 波、QRS 复合波和 T 波组成,这些波形被规律性出现的时间间隔分开。

P 波代表心房去极化。QRS 复合波代表心室去极化。心房复极波由于隐藏在 QRS 复合波内,所以难以发现。T 波代表心室复极。PR 间期代表窦房结冲动使心房除极、通过房室结到达心室传导系统所需时间。Q-T 间期代表电-收缩间期和心律变异。ST 段代表心室去极化完成至复极开始之间的间期。

### （三）心电监测电极放置部位皮肤的准备

适当的皮肤准备有助于减少 ECG 干扰,改善用于监测或诊断目的的 ECG 信号的质量。用乙醇和棉棒小心地擦去放置电极部位皮肤表面层,这样有助于减少皮肤电阻和便于电极粘贴。皮肤上的毛发应刮除以利于电极粘贴和减轻去除电极时患者的不适。湿性或油性皮肤在粘贴电极前应清洁干燥。如果电极可能会由于消毒液或其他液体的浸透而松脱,则应在电极表面粘贴防水胶布。

### （四）3 导联和 5 导联 ECG 电极的放置

3 导联 ECG 的 3 个电极分别放在双上肢和左下肢,用于监测标准肢体导联(Ⅰ、Ⅱ、Ⅲ)。如在右下肢加用一个参比电极,可获得加压肢体导联(aVR、aVL、aVF),并可进行计算机心律失常分析。5 导联ECG 的4 个电极分别放在左、右肩部和左、右大腿部。V5 电极放在左腋前线第五肋间隙。

临床医生通过这 5 导联 ECG 可监测 7～12 个不同的 ECG 导联(Ⅰ、Ⅱ、Ⅲ、aVR、aVL、aVF和 6 个胸前导联)。虽然许多手术室使用 3 导联 ECG,但 5 导联 ECG 更为优越,因为它使心电监测更完善。如果只有 3 导联 ECG,那么用改良的双极肢体导联帮助诊断特殊异常是没有问题的。一般认为在 40 岁以上近一年未做过 ECG 的患者,有心脏病症状和体征的患者,有心肌缺血、心律失常和安装过起搏器的患者术中需要 12 导联 ECG 监测。

### （五）侵入性 ECG 导联

1.心房电图(atrial electrogram,AEG)

在体表 ECG 无法检测到心房电活动的情况下,侵入性导联可有效解决这一问题。电极可以放置在心脏的内表面或外表面,亦可放置于食管或右心房内,这样得到的 ECG 就是心房电图。与体表 ECG 命名不同,心房电图中单极、双极分别指记录装置中侵入性电极的数量。

心房电图中心房波(A 波)与 QRS 复合波的大小变异很大,因而要区别心房波和 QRS 复合波相当困难。虽然单极心房电图记录的心室电活动波形与体表 ECG 相似,但是心房波波幅高大。采用双极导联,尤其是在两电极间的距离较近时,几乎记录不到心室的电活动。如果同时进行体表 ECG 的记录则有助于解决此潜在的问题。因为通过比较心房电图和体表 ECG 记录的时相即能鉴别 QRS 复合波。大多数新的心房电图监护仪可允许同时记录 2 个以上的导联,而大多数的 ECG 机则可满足同时记录 3 个以上的导联。

如果不能同时记录心房电图与体表 ECG,且房室率不同步时,将前后记录到的心房电图与体表ECG 的图形进行比较也可将心房电图中的 QRS 复合波区别出来。另外,在双极心房电图描记无 QRS 复合波时,断开一个电极的连接使其成为单电极心房电图即可描记出明显的 QRS 复合波。

一般情况下双极心房电图较为常用。因为双极心房电图不仅能记录到较大的心房波,而且必要时可改为单极心房电图记录。另外,其侵入性电极的导线能与监护仪的选配部件相连通,通过提供各种更易辨认的 QRS 复合波和心房波,有助于心律失常的诊断。

在心房电图记录中,电极导线、电极的连接和表面电极的放置取决于采用的导联系统(3 导联或 5 导联)以及心房电图监测仪是单导联性或双导联性。

2.食管导联

由于食管远端接近心房(尤其是左心房),因而将电极置入食管可增强对心脏电活动的检测,在麻醉中应用十分方便。食管电极最易探测 P 波,被用于鉴别各种心律失常(如房颤和房扑)。虽然将电极放置在左心室水平有助于后壁心肌缺血的检测,但不常用。根据电极插入食管的深度,可反映心脏不同部位电位的变化见表 4-4。

食管电极种类很多,通常是将一个或两个导电的金属电极放置在类似鼻胃管的橡胶管中或固定在管外壁上,亦可采用患者可吞入的丸形电极和心内起搏电极。目前已有带有 2 个电极的食管听诊器,两电极分别安置在距听诊器远端 7 cm 和 20 cm 的部位,远端的电极通常靠近左心室后壁。

表 4-4　食管电极符号的意义

| 符号 | 电极距闭孔距离(cm) | 反映电位变化的部位 |
| --- | --- | --- |
| E30 | 30 | 心房上 |
| E32 | 32 | 心房水平 |
| E34 | 34 | 心房水平 |
| E36 | 36 | 心房水平 |
| E38 | 38 | 心房水平 |
| E40 | 40 | 心室水平 |

电极的位置应由满意的心房波而定。一般情况下,单极电极放在离门齿或鼻孔 30~40 cm 的地方。而双极电极的位置会因两电极之间的距离不同而需反复调整。呼吸和食管的蠕动可使食管导联出现低频的噪音干扰,增强滤波器功能有助于信号的稳定。带有宽幅低频滤波器的监护仪用于这种记录形式较理想。

3.心腔内电极

虽然很少有人为检测心律失常而将导管置入心脏或中心静脉,但心脏病患者放置中心静脉导管(CVP)或肺动脉导管(PA)的确很多。若将电解质溶液或金属导丝放在管腔内,就可借此导管直接记录到心脏内的电活动。当然,要把从导管远端得到的信号加工处理为心房电图是一个复杂的过程。

高张盐水(≥3%)与8.4%碳酸氢钠的导电性能优于生理盐水,当噪音明显或信号质量差时提示导管内需补充电解质溶液。充灌电解质溶液的导管末端连接有金属接头,金属接头内亦装满电解质溶液。电极导线与金属接头之间的连接可采用双头绝缘接线夹。如果采用插入式电极,亦可采用具有金属插件的塑料连接器,这样可避免使用绝缘接线夹。记录完毕应将导管内的电解质溶液彻底冲洗干净,以防微电击造成的损伤。将金属导丝穿出导管末端亦可直接进行心腔内的电活动记录,当导丝穿出绝缘的导管时描记的波幅明显增大。用于这种用途的金属导丝必须柔软,通常呈"J"形,导丝与记录导线之间的连接亦可由绝缘接线夹完成。不记录时应将导丝退回导管内或将导丝从导管中撤出,以防止心脏穿孔、心律失常及微电击等危险情况发生。

4.血管内ECG(intravascular electrocardiography,IVECG)

血管内ECG是心腔内ECG的一种特殊形式,只是漂浮导管的球囊在右心房内,方法与心腔内ECG相似。记录的图形是导管经中心静脉进入右心房时的ECG,P波的改变可作为导管位置的指示。最常用的记录方法是将侵入性电极与C电极的导线连接,其余导联为标准四肢导联。

5.心内膜电极

通过起搏导线或特殊漂浮导管使金属电极与右心房的心内膜接触,即可记录到心房电图。如果电极未与心房内膜接触,即能记录到心腔内的心房电图。

6.心外膜电极

在心脏手术时,可将起搏导线贴附于心外膜(如右心室或右心房)。然后将导线引出体外即成为心外膜电极。导线的体外部分必须绝缘化,通常是将其放置在橡胶手套中。这种方法并发症很少,不需要时即可将导线拔出。将心房导线用绝缘接线夹与电极导线连接即可行心房电图描记。利用这种导线亦可进行超速起搏治疗一些折返引起的心律失常,虽然上述的其他侵入性电极也有类似的功能,但均不如心外膜导线有效。

应用心外膜电极可准确地区别和诊断不同程度的心肌缺血和梗死,能在缺血和坏死区域获得典型的ECG表现。而在临床上应用体表电极很难获得如此典型的ECG。

7.侵入性电极的安全保障

当侵入性电极在心内构成电流回路时,所造成的心脏的微电击可引起心室纤颤。ICU或手术室有大量的用电设备,所有用电仪器的漏电均可造成对心脏的微电击。为防止使用侵入性电极时该事故的发生,需注意以下问题:①使用侵入性电极时一切不必要的电器均应拔掉插头而不是仅关掉开关;②电极导线与连接导线应有良好的绝缘,且应避开与金属或电器的接触;③患者的身体不应与金属接触;④监护仪漏电应小于10 μA;⑤记录心房电图时最好使用电池电源;⑥检查电手术装置的接触电极与患者身体的接触情况以及能否正常工作;⑦电极导线与监护仪导线之间加干扰过滤保护装置;⑧尽量减少电手术装置的使用。

**(六)干扰术中ECG监测的因素**

ECG监测中的干扰可导致错误诊断。在临床工作中,下列情况可能对ECG监测具有干扰作用。①ECG导线或电极松动或连接不当;②电极放置或粘贴不当:如毛发、烧伤组织、皮肤准备不足、胶布、电极松动等；③体动：如寒战、颤抖、外科操作或膈肌运动等；④手术室设备的干扰：如电刀、体外循环机、激光设备、冲洗或吸引设备、诱发电位监测设备、电钻和电锯等；⑤患者与外科医师、护士或麻醉医师的接触。

### (七)术中 ECG 的诊断与监测模式的区别

诊断模式用 ST 段和 T 波分析使缺血的诊断更精确。诊断模式将频率在 0.14 Hz 以下信号滤除，但经常导致明显的基线漂移和干扰。监测模式用于滤除引起 ECG 基线漂移和干扰的信号，这一模式滤除所有频率在 4.0 Hz 以下的信号，这有助于消除大部分手术室内的干扰。监测模式可人为地导致 ST 段和 T 波的抬高或降低。

### (八)术中 ECG 监测的潜在危险

如果患者没有很好的接地装置，当电极出现短路时可能会导致患者电休克或烧伤。新式的 ECG 监护装置有患者隔离装置，所以很少有此类危险，而老式 ECG 机则不然。

### (九)计算机化 ECG 分析的新进展

计算机化的 ECG 分析正被用于探测心律失常和心肌缺血。ST 段监测模式是一个计算机自动监测设备，其通过连续 ECG 监测中几个导联的 ST 段与基础 ST 段值比较来判断心肌缺血。

## 二、心脏功能监测

心脏有效的射血是维持血液循环的基础，心脏每搏量(stroke volume,SV)是心脏活动的总体表现，而前负荷、后负荷和心肌收缩力是影响心功能的主要因素。下面介绍可用于围术期临床的监测方法。

### (一)前负荷

1.左心室舒张末容量(left ventricular end diastolic volume,LVEDV)

当心室功能受损后，首先出现的代偿就是心腔扩大，因此 LVEDV 的增高在非瓣膜患者是表示心肌收缩力下降的重要间接指标。最近由于经食管超声心动图在围术期临床的普及使用，使得连续实时地监测 LVEDV 成为可能。通过连续动态观察左心室短轴的变化，应用标准公式可计算出左心室容量的变化。另一个在临床使用的监测方法是电阻抗导管法，通过在左心室放置一根导管连续测量左心室血液的阻抗变化并将此变化转换成容量的变化，通过计算机整合成实时的压力-容量环。

2.左心室舒张末压(left ventricular end diastolic pressure,LVEDP)

无论在设备要求和技术条件方面，测量 LVEDV 要显得复杂一些。人们试图通过测定 LVEDP 或其替代指标来反应 LVEDV。在临床大多数情况下，LVEDP 是通过漂浮导管获得的。在心脏外科有时直接通过左心房放置一导管通过二尖瓣到达左心室测定 LVEDP。即使可获得准确的 LVEDP，LVEDV 与 LVEDP 的关系还受心室顺应性的影响。在临床，心肌肥厚、心肌缺血、心内右向左分流、主动脉瓣狭窄、高血压、正性肌力药、心肌纤维化、心包填塞等可使左心室顺应性下降，而主动脉瓣反流、二尖瓣反流、血管扩张药的使用及心脏扩大可增加心室的顺应性。在有上述干扰因素存在时，LVEDP 不能很好地反映 LVEDV 的改变。

3.中心静脉压(central venous pressure,CVP)

在临床大部分情况下，我们仅能获得 CVP 的数据，如何通过它反应 LVEDV 呢？在满足下列条件的情况下，CVP 可用于估计 LVEDP：①三尖瓣、肺动脉瓣、二尖瓣功能正常；②无右心功能不全；③呼吸系统和肺血管无异常。在无三尖瓣功能和右心室顺应性异常时，CVP 可反映右心室前负荷。

## (二)后负荷

左心室后负荷是指左心室射血所遇到的阻抗($R＝\Delta P/\Delta Q$,R 为阻抗,$\Delta P$ 为主动脉内压力变化,$\Delta Q$ 为主动脉内流量变化),它由血管阻力和血液流变学性质所决定,不受心功能的影响。在临床不能直接测定左心室后负荷,而往往通过动脉压和体循环阻力和室壁张力来反映左心室后负荷。

1.平均动脉压(mean arterial pressure,MAP)

动脉压主要决定于小动脉阻力,但也受前负荷和心肌收缩力的影响。临床观察发现 MAP 与左心室射血阻抗有良好的相关性,因而被普遍用于简单评价心脏后负荷。

2.体循环阻力(systemic vascular resistance,SVR)

SVR 是一计算值。$SVR＝[(MAP－RAP)\times 80]/CO$。式中 MAP 为平均动脉压,RAP 为右心房压,CO 为心排血量。

3.室壁张力或应力

室壁张力或应力是决定心肌耗氧的重要指标。

## (三)心肌收缩力

心肌收缩力是评价心功能的最重要指标,目前临床常用的评价心肌收缩力的评价指标是 SV、心排血量(cardiac output,CO)、射血分数(ejection fraction,EF)、每搏功(stroke work,SW)、心室做功曲线、室壁运动等。

1.SV

前负荷、后负荷和心肌收缩力的改变都可影响 SV,SV 在围术期常可通过 TEE 测得,也可通过心排血量和心率计算,正常值为 60～70 mL。

2.CO

能影响 SV 和心率的因素均可影响 CO。围术期常用的测定方法有漂浮导管热稀释法、连续心排血量测定和 TEE 测定。

(1)热稀释法 CO 测定:是目前临床应用最广的测定方法。其原理是通过放置的漂浮导管近端的房孔注入一定量已知温度的生理盐水,位于肺动脉内导管远端的温度感受器感知注入盐水引起的温度变化,通过计算机标准化处理得出 CO 值。

临床很多因素可影响 CO 测定的准确性。①盐水温度和容量:当注射盐水容量为每次 10 mL时,使用冰盐水和室温盐水对测定结果无影响;注射盐水容量为每次 5 mL 时,应使用冰盐水。②注射速度和间隔时间:注射盐水时应在 2～4 秒内匀速注入,两次注射之间应间隔 60～90 秒。③注射时漏液、速度不均或间隔过短将影响测定结果。④呼吸周期:由于呼吸周期通过改变肺血管阻力从而影响肺血流,所以临床应在呼吸周期的固定点来测定 CO,一般选择在吸气末或呼气末。⑤重复测定:即使严格操作,由于肺血流的不均一性,每次测定都存在差别,因此临床上一般重复测定 3 次取平均值,以提高准确性。

通过观察热稀释曲线的波形形态,剔除有可能是操作不当引起的误差。如在 3 个波形中有 1 个形态和值与其他有非常明显的差别($>15\%$)应考虑是误差所致而给予剔除,同时补测 1 次。引起热稀释曲线幅度减低的因素:①CO 非常高或注射盐水容量过少、盐水温度与体温差减小;②热敏探头位置不当或血栓形成;③存在三尖瓣、肺动脉瓣反流或心内分流等;④热敏探头故障、导管常数选择不当和非匀速快速快速输液。

(2)连续心排量测定:目前在围术期可通过特制的漂浮导管和连续 CO 测定仪能方便地获得连续的 CO 数据,下面简单地介绍这一系统。

连续 CO 测定漂浮导管是在传统的漂浮导管基础上加以改进而完成的,其在导管前部相当于右心室的部位有一加热器,通过开关每 6 秒向血中释放 7.5 W 的热能(量子化释放)加热周围的血液,该部分血液在经右心室流向肺动脉时,热量被稀释,使右心室排入肺动脉的血液温度升高,位于导管尖端的热敏探头感知这一温度变化,利用稀释原理计算出 CO。该种导管操作方法和传统肺动脉导管一样,不增加操作复杂性。导管和监测仪连接后,几分钟内即显示第一次心排血量测定值,以后每隔 30～60 秒显示一次新的测定值,屏幕显示为前 3～6 分钟的 CO 平均值。由于该装置每 6 秒就可获得一个 CO 数据,显示的 CO 是多个(5～10 个)CO 测定值的平均值。因此,可实时、准确地反应 CO 改变。

(3)阻抗法无创 CO 测定:利用在心脏搏动时胸阻抗产生的搏动性变化,在颈部和胸部各放一对电极,并持续通入一小的电流测量胸阻抗。在心脏收缩期测得的胸阻抗的最大变化率与 SV 和心室射血时间成正比。电极位置、胸内液体量、血球压积是影响测定准确性的主要因素,因而限制其在临床的广泛应用。

(4)经食管超声和多普勒技术:术中放置食管超声探头可在多平面水平结合多普勒技术测得 CO。二尖瓣、主动脉瓣是常用的监测平面,另外也可在主动脉、肺动脉和肺动脉瓣水平监测,影响测定结果的主要因素是探头位置(如探头超声波方向与血流方向角度过小)和所用平面截面积测定的准确性。

3.EF

EF 是临床广泛应用的评价心肌收缩力的指标。正常时 EF 为 55%～65%。在心功能正常时,EF 受前、后负荷的影响较少,心肌收缩力受损时后负荷的增加和前负荷的减少可明显影响 EF 值。一般认为 EF<40%时,提示可能有心肌收缩力受损。目前术中监测 EF 值的常用方法是 TEE。

4.心功能曲线

心功能曲线是指心室前负荷与心室做功指数之间关系的曲线。它主要反映心肌收缩力,但也受负荷影响。

5.室壁运动

TEE 在术中的应用为监测心肌局部和整体室壁运动提供了实时动态观察的方法。在局部心肌缺血时,该部位的心肌运动减弱,通过观察心肌运动减弱的程度和范围可以评价缺血区域的大小和其对心功能的影响程度。在左心室短轴平面,通过动态观察短轴缩短的速率可评价心功能的即时改变。

**(四)超声心动图在循环功能监测中的应用**

1.超声心动图的种类

(1)M 型超声心动图:显示方法系将接收到的回声转换成光点,形成光点扫描,显示在示波屏上。示波屏上从上向下代表被检结构位置与胸壁之间的距离,示波屏上的水平方向代表时间,此光点在示波屏上能自左向右自行扫描。当探头固定在胸壁某探测点时,可测得该处的"距离-时间"曲线,即为超声心动曲线,是一种单声束超声心动图,仅能观察到此声束所经过的一条线上解剖结构的活动情况,亦称"一维超声"。在全面反映组织结构的空间方位上有一定的局限性,但根据曲线图上界面活动所经历时间和距离,能准确地反映心脏、大血管上某一特定点的活动轨迹,从而计算其活动幅度、活动速度等一系列参数。

(2)二维超声心动图(2DE):用各种切面的方式直观地显示心脏、大血管与其解剖结构相一致的每一平面的形态及其活动,可直接观察到心脏各腔室的大小、瓣膜活动的形态及心脏各部分的解剖结构有无缺损或畸形等。

常规的2DE检查须根据心脏的解剖定位,运用一定的操作手法,规范出20个标准切面。其中最常用的切面有胸骨旁长轴切面、胸骨旁主动脉根部短轴切面、胸骨旁左心室短轴切面、心尖四腔心切面和心尖两腔心切面。

临床上通过二维超声心动图检查可取得以下信息:①了解心脏各腔室及大血管内径的大小、心室壁、室间隔及大血管壁的形态、厚度及活动幅度;②了解心脏各瓣膜的形态异常及活动异常;③了解心脏及大血管畸形的部位及程度;④检查心腔内肿瘤及血栓;⑤心功能测定;⑥测定心包积液等。

(3)多普勒(Doppler)超声心动图:是用超声技术测定心脏及大血管内血流情况的一种方法,可无损伤地测定心脏及血管内任何一点的血流方向、速度和性质,从而判断心内分流和瓣膜狭窄排血量、心内分流量及瓣膜反流量。

多普勒超声检查采用的物理学原理是:入射超声在遇到微小障碍物时会发生散射,此小障碍物又成新的声源,向四周发射超声波。利用这一原理,如将探测仪的两个晶体相对地放在血管两侧,与血流呈45°,从一个晶体发出一定频率的声束通过血管壁至血流,此信号可产生逆向的电压效应,被对侧的晶体所接受。当有血液流动时,声波移动,频率发生变化,产生了发出的声波频率与接收频率间差,此即多普勒频移。根据多普勒频移大小计算出血流量。

临床上,将多普勒超声心动图用于心瓣膜病及先天性心脏病,测定其反流及分流情况,不仅能明确有无病变,而且能在病变程度上加以判断,作出定量诊断。另外,还能进行心功能测定。

(4)三维超声心动图:利用计算机技术,根据心室的实际形态,连续截取不同旋角的二维平面,通过图像的数字化,再重建心室的三维实时图像,在此基础上测算的心室容量有更好的相关性。目前三维超声可显示心腔容量的大小、心室壁局部及整体的运动,并可进行各项心功能参数的测算。最新的三维超声心动图尚能显示某些先天性畸形如房间隔缺损和室间隔缺损的整体轮廓。

用超声技术显示心脏立体结构的同时,若加入时间参数,即为动态三维超声或四维超声;加入血流因素与彩色血流显像或与声学造影共同显示,称多维或五维超声心动图。

(5)血管内超声显像系统(intravascular ultrasound system,IVUS)是一种将先进的计算机处理技术与高频超声装置相结合应用在疾病诊断上的新技术,运用安装在心导管尖端的微型超声探头,从管腔或心腔内观察血管或心内结构的形态学改变。此微型超声探头为高频换能器,发射并接收高频超声,可得到极高分辨率的图像,并能显示组织的微细结构。临床主要用途如下:①IVUS能精确地测量血管腔的狭窄性损害,并能敏感地检出冠状动脉早期粥样硬化病变和粥样斑块内的组织成分,包括钙化及坏死。②在介入性治疗中,IVUS能指导操作的进行,增加成功率,缩短操作时间,能即刻评定疗效。在冠心病的介入性治疗中,IVUS对选择适应证、确定治疗方式、评价疗效及监测并发症均具有十分重要的价值。③在手术中进行心功能监测。将IVUS导管放在左心室内,能对左心室壁各节段的心肌的活动状态做连续监测以评价心功能。

2.经食管超声心动图

将超声探头放在食管内,对心脏大血管进行检查是心脏超声显像技术领域的一大进展。目前所用的经食管超声心动图(transesophageal echocardiography,TEE)多采用二维超声心动图和脉冲多普勒血流计联合应用,并与心电图相结合,利用心电图确定心脏机械收缩时相,二维超声心动图测定瓣环口面积,多普勒血流计测定经过该瓣环口的血流速度,从而计算出每搏量,然后与心率相乘获得心排血量。亦可用 M 型超声心动图来测定心脏的最大和最小径,然后按公式计算心排血量。

(1)TEE 探头:需与设置完善的心脏超声显像仪连接,才能通过食管得到 M 型、二维及彩色多普勒超声显像。TEE 探头是一根像胃镜一样可屈的内腔镜,直径 1 cm,长 100 cm,不必配备纤维光学装置及吸引器。探头顶部长 1.9 cm(单平面探头)或 2.9 cm(双平面探头),宽 1.4 cm,在顶部侧面装有超声探头,内含 48～64 片晶体片。探头基部(手柄)有两个可转动的旋钮,能调节探头顶部做前后向 90°及侧向 70°的转动,转动的目的是寻找合适的图像并使探头紧贴食管壁以得到最清晰的图像。

根据 TEE 探头头顶部晶体片装置的不同而有单平面、双平面及全平面等不同类型的 TEE 探头。①单平面探头:为单一的由一定数量晶体片组成的探头,主要显示心脏及主动脉的横截面。将探头适当转动亦能测得一定范围的长轴切面。②双平面探头:探头顶部有两套晶体片装置,位于顶部最远端的晶体片装置显示短轴切面,在其后方的晶片装置显示长轴切面,较单平面者操作简便,只要按动键钮即可。③全平面探头:顶部呈椭圆形,中部膨大,最大宽度 16.7 cm,可做 0°～180°来回旋转,获得横切、纵切的连续切面。在探头基部手柄处有调节其转动的旋钮,可控制晶体片做±180°的转动,使超声束在±360°的全方位内检查心脏结构,有利于立体地理解心脏病变的空间解剖关系。

(2)TEE 探头的插入:检查前患者需禁食 4～6 小时,肌内注射地西泮 10 mg 以减少患者对检查的紧张感。清醒患者可用 1%利多卡因溶液做咽喉喷雾麻醉,然后令患者取左侧卧位,颈部略微弯曲,臂部和屈曲的膝关节可增加患者体位稳定,义齿应取下。将超声耦合剂均匀涂抹在超声探头和管体前段上,经咬口器将探头插入患者食管,根据咽腔与食管的解剖特点,将探头保持于咽及食管中线位置,在向前插入 TEE 探头的过程中,令患者做吞咽动作。

插入方法如下。①手指导引法:操作者将左手食指放在患者舌后部,略向下压,使咽部转变处略变直,使探头易进入咽腔,用另一手将 TEE 探头在导引手指旁沿口腔中线送入,从导引手指的触觉可感知探头已进入食管。②调节导引法:操作者调节 TEE 探头手柄上的转轮,将控制左右向方位的转轮固定在中线位置,再调节控制前后向方位的转轮。操作开始时,当探头在舌面上时将前端稍向前弯曲,使探头较易通过咽部转弯处,当感知探头已进入下咽腔时调节探头回到中间偏后弯曲,使其易于进入食管。③采用标准的电视内镜做食管插管法:探头经咬口器进入下咽部,从电视中看清进入镜头的每一部位的解剖结构,术者边看边操作,调节手柄上的转轮,使探头顶部能完全进入食管。此法是 TEE 探头的最佳插入方法。④对于全麻患者,可在直接喉镜直视下将食管探头插入下咽部进入食管。

当探头进入食管后,一般距门齿 30 cm 处即可在超声仪示波屏上看到主动脉短轴切面,此为TEE 探头到位的标记。根据检查的目的,逐步调节探头的深度和探查的平面,进行详细观察。在操作过程中须进行血压、心率和 $SpO_2$ 监测。

(3)TEE 检查的标准解剖学切面:在 TEE 检查中,通过调节探头在食管中的深度和方向,可获得一系列从心底至心尖的图像(表 4-5)。

表 4-5　TEE检查的标准解剖学平面

| 切面名称 | 观察部位 | 插入深度（cm） | 详细内容 |
|---|---|---|---|
| 心底短轴 | 肺动脉主干 | 25 | |
| | 左心房相关结构 | | 肺静脉 |
| | 主动脉根部 | | 冠状动脉、肺动脉瓣和肺静脉 |
| | 主动脉瓣 | | 主动脉瓣尖、左心房、房间隔、三尖瓣 |
| 心底四腔 | 左心室流出道 | 30 | 左心室、左心房、主动脉瓣 |
| | 四心腔 | | 左心房、右心房、左心室、右心室、二尖瓣、三尖瓣、房室间隔 |
| | 冠状窦 | | |
| 左心室短轴 | 二尖瓣 | 35 | |
| | 中乳头肌 | | 观察右心室 |
| | 心室尖 | | |
| 左心室长轴 | 心尖长轴 | 40 | 左心室流出道 |
| | 钝角长轴 | | 从心尖钝角发出的胸骨旁长轴纵切面图像 |
| 主动脉切面 | 在胸腔后部观察 | 30～35 | 使 TEE 探头旋转 180° |
| | 降胸主动脉 | | |

1）心底短轴切面：TEE 探头进入食管后，大约在 25 cm 深度处，探头位于左心房的后方，可观察大血管和心房，并能清楚观察主动脉瓣尖。所以在此切面可评估主动脉瓣的解剖和功能。当瓣膜开启和关闭时，瓣膜尖应是一条细线。在收缩期完全向主动脉壁方向开放，在舒张期则呈完全闭合状。

稍微后退 TEE 探头，在大部分患者可观察到左冠状动脉主干和右冠状动脉。虽然检测冠状动脉粥样硬化斑块十分困难，但易发现冠状动脉的动脉瘤样扩张。

2）心底四腔切面图：从心底短轴切面向下进一步插入 TEE 探头并稍伸展其头部，大约在 30 cm 深度处，可获得不同的四腔图，能观察各心腔的纵轴切面。除部分心房壁外，几乎能看到四心腔的全貌。在此水平，容易发现房间隔和室间隔缺损，能准确了解房室瓣的解剖和功能情况，并能观察到冠状窦。

3）左心室短轴切面：TEE 探头的插入深度大约为 35 cm 时，TEE 探头位于心室水平（在一些患者，探头可能已进入胃中），可获得不同的左心室短轴切面图。在左心室功能正常的情况下，所有在左心室短轴切面观察到的心内膜均为一完整的环形图像，而心外膜则为不完整的环形图像（偶尔亦可完整）。

在二尖瓣水平的左心室短轴切面，能观察瓣膜的解剖和形态。在心室中部水平，能观察到左心室垂直轴旁的两个乳头肌。中乳头肌的短轴切面能在环形切面上显示两乳头肌，是最常用于定量或定性评价左心室整体或局部功能的切面。在此切面也可观察到右心室，右心室的图像呈十字形状或三角形。

4）左心室长轴切面：当 TEE 探头插入深度大约为 40 cm 时，使探头部分弯曲可获得左心长轴切面图像。在此深度，探头弯曲并向左旋转可获得从心脏钝角部位发出的左室长轴图像。

5）主动脉切面：当 TEE 探头在食管内的插入深度为 30～35 cm 时，向后旋转探头 180°能观察到胸主动脉降部切面。能观察到大部分胸主动脉,包括主动脉根部、主动脉瓣上 $2\sim3$ cm的升主动脉、主动脉及胸主动脉等。

(4)TEE的临床应用:TEE在临床上不仅可以测定心排血量,还可监测前、后负荷,心肌收缩功能如射血分数(EF)、心肌缺陷、局部心室壁的异常活动等。尤其适宜于术中监测。

(5)TEE检查中的注意事项:TEE是属无创性监测,但由于探头需进入食管,对食管组织有损伤的可能。因此,临床应用时必须严格掌握适应证,有食管静脉曲张、食管炎和食管狭窄患者都应视为禁忌证。除操作时动作要轻柔外,还需注意以下问题。①对于合作欠佳患者或插入过程中患者感到疼痛或不适时,操作应即停止,以免损伤食管黏膜。②对心脏扩大患者,尤其是二尖瓣病变时左心房巨大,TEE探头在食管内移动时,由于刺激位于其前方的左心房,易产生各种心律失常。③有报道TEE检查后发生感染性心内膜炎,故对已行人工瓣膜替换术患者,或临床有各种感染或疑有感染性心内膜炎者,术前须应用抗生素以预防感染。④肺气肿及肺功能不全患者,操作时易出现心律失常及低氧血症,故须慎用。⑤偶可发生呕吐、支气管痉挛、假性室壁瘤破裂等。

## 三、体循环压力监测

### (一)动脉血压监测

动脉血压是心室射血和外周阻力两者相互作用的结果,而大血管的弹性回缩可使心室的间断性射血变为动脉内的持续血流,同时还能缓冲血压的变化。影响动脉血压的因素有每搏量、心率、外周血管阻力、大动脉的弹性和体循环血容量与血管系统容量的比。一般情况下,收缩压的高低受每搏量和大血管弹性影响较大,而舒张压的高低受心率、外周血管阻力的影响较大。大血管弹性减弱,脉压增大。在临床工作中,动脉血压可通过无创和有创性监测的方法进行测定。无创血压测量在临床上应用广泛,大家都甚为熟悉,在此仅做简单介绍。相比无创性血压监测而言,有创血压监测可为临床提供更多的信息。

1.动脉血压的无创性间接测量法

临床上常用方法有袖带测压法和超声波法。

(1)人工袖带测压法。①搏动显示法:使用弹簧血压表观察指针摆动最大点称收缩指数,显示的收缩压略高于听诊法。袖套充气后,压迫动脉,受压动脉近端的微小搏动,传向弹簧血压表,使指针摆动。而当袖套内压力降低到收缩压时,脉搏波由远端动脉传导,摆动幅度突然停止再增大,收缩压多数情况下接近直接读数,而舒张压则很难由搏动显示法精确定点。显然,真正的舒张压应在最大摆动点和袖套压力波动明显下降点之间,实际上最大摆动点可能就是平均动脉压。临床上常用此法测定收缩压,而舒张压只能是粗略估计。②听诊法:临床最常应用的方法。利用柯氏音原理进行血压测量的方法。柯氏音是血压计袖套放气后在其远端听到的声音,其第一相为清晰响亮的强音;第二相为柔和的连续低杂音;第三相低杂音消失,出现类似第一相的强音;第四相音调突变为减弱的闷浊音;第五相全部声音消失。将听诊器头放置于肘窝动脉搏动处,将袖带充气,使血压高于动脉收缩压,阻断动脉回流,然后慢慢放气,当初次听到血流通过声音(即柯氏音第一相)时,此时的压力即为收缩压;声音变调(柯氏音第四相)时,此时的压力读数为舒张压。③触诊法:袖带充气后,缓慢放气至动脉搏动出现时的压力读数即为收缩压,当放气至动脉搏动呈水冲性质,以后突然转为正常时的压力读数为舒张压。此法所测血压值较听诊法低,一般不常用,但在低血压、休克患者和低温麻醉中听诊有困难时,可用触诊法。④电子血压计:动脉搏动的震荡波经换能器转化,以数字显示收缩压、舒张压和平均动脉压。此法使用方便可自动充气、放气,还能记录波形和数据,可用于各种情况,但所测数值易受外界因素干扰,所以在临床中应仔细鉴别。

使用袖带测压法时,为能得到准确数据,应注意以下事项:①袖套宽度一般应为上臂周径的1/2。小儿袖套应覆盖上臂长度的2/3。袖套过宽,读数值相对过低,袖套过窄读数值偏高。②放气速度应为2~3 mmHg/s。放气过快,灵敏度差;放气过慢,易出现听诊间歇,所测值偏低。③听血压时,在动脉音初出现的压力水平以下1.3~5.3 kPa(10~40 mmHg)出现一个无音阶段,即为听诊间歇。可误将听诊间歇以后出现的动脉音误认为柯氏音第一相。听诊间歇多见于高血压动脉硬化性心脏病、主动脉瓣狭窄等。④肥胖患者即使使用标准宽度袖带,血压读数仍偏高,此与部分压力作用于脂肪组织有关。

(2)超声波测量血压法:将超声探头放置于动脉搏动处,传递动脉壁搏动经换能器转换间接测量血压的一种方法。此法适用于婴儿麻醉,但在临床中应用并不广泛。

间接血压监测的正常值随年龄、性别、精神状态、体位和活动情况而变化。临床中间接血压测量的动脉血压组成如下。①收缩压:主要代表心脏收缩力和心排血量;②舒张压:主要与冠状动脉血流有关,因为冠状动脉灌注压=舒张压=肺毛细血管楔压;③脉压:收缩压与舒张压的差,正常值为4~5.3 kPa(30~40 mmHg),代表每搏量和血容量;④平均动脉压:心动周期的平均血压。

(3)自动连续无创血压计:过去连续测压主要依赖动脉置管的直接测压,近年来在无创法中突起了一支新军,它可以使用无创法自动连续地测量动脉血压。目前主要有3项技术:①Penaz测定法;②动脉张力测量法;③动脉波推迟检出法。

2.有创直接动脉测压法

(1)适应证:①严重创伤和多脏器功能衰竭,以及其他血流动力学不稳定患者的手术;②大量出血患者手术,如巨大脑膜瘤切除和海绵窦瘘修复术;③各类休克患者的手术。严重高血压、危重患者手术;④术中需进行血液稀释、控制性降压的患者;⑤低温麻醉的患者;⑥需反复抽取动脉血做血气分析等检查的患者。

(2)禁忌证:①Allen试验阳性者禁行同侧桡动脉穿刺;②局部皮肤感染者更换测压部位;③凝血功能障碍者为其相对禁忌证。

(3)置管部位:虽然动脉压随血管分支而逐渐降低,但在大血管内的压力下降极小,所以理论上任何一支管径大于3 mm的动脉血管都可作为监测部位,如桡动脉、尺动脉、肱动脉、腋动脉、股动脉、足背动脉、颞动脉等。

(4)桡动脉穿刺:桡动脉穿刺途径常选用左侧桡动脉。在腕部桡侧腕屈肌腱的外侧可清楚地摸到桡动脉搏动。由于此动脉位置浅表、相对固定,因此穿刺插管比较容易。桡动脉穿刺测压前需常规进行Allen's试验,以判断尺动脉掌浅弓的血流是否足够。

工具。①聚四氟乙烯套管针:成人选用18~20 G,小儿选用22~24 G;②固定前臂用的托手架及垫高腕部用的垫子(或纱布卷);③消毒用棉球、碘酒、乙醇;④冲洗装置:接压力换能器的DOM、三通开关、延伸连接管及输液器和加压袋等,用每毫升含肝素2~4个单位的生理盐水冲洗,以便保持测压系统通畅;⑤电子测压系统。

操作方法:①患者仰卧,左上肢外展于托手架上,腕部垫一纱布卷,使腕背伸,拇指保持外展。常规消毒铺巾,清醒患者在腕横线桡动脉搏动的表面用少量局麻药做浸润麻醉,直达血管两侧,以预防穿刺时发生动脉痉挛。②定位：在桡侧屈肌腱和桡骨下端之间纵沟中，桡骨茎突上下均可摸到搏动；术者扪及桡动脉搏动，食指在远端轻轻牵拉，穿刺点在搏动最明显处的远端0.5 cm。③套管针与皮肤呈45°，对准中指摸到的桡动脉搏动方向，当针尖接近动脉表面时刺入动脉，直至针尾有鲜红的血流溢出为止；然后将穿刺针尾压低至10°，向前推动穿刺针1～2 mm，使穿刺针尖完全进入动脉管腔；将套管送入动脉，抽出针芯，即穿刺成功。④如无血流出，将套管压低呈30°进针，并将导管缓缓后退，直至尾端有血畅流为止，然后将导管沿动脉平行方向推进。⑤排尽测压管道通路中的空气，边冲边接上连接管，装上压力换能器和监测仪，调整好零点，加压袋压力保持26.6 kPa（200 mmHg）。⑥将穿刺针用胶布固定于腕部，以防针滑出。去除腕下垫子，用肝素盐水冲洗1次，保持导管畅通，或以每分钟2～4滴的速度连续冲洗管道。

（5）动脉压波形的变化及意义：在不同的动脉段记录血压时，可以看到从主动脉到外周小动脉，收缩压逐渐增高而舒张压逐渐降低，平均压也逐渐降低。这是由于动脉波动沿动脉管壁传导过程中在动脉分支处发生折返与后来的动脉波发生叠加的结果。另外，通过动脉波形可以粗略估计循环状态。在心室快速射血期，动脉血压迅速上升，管壁被扩张，形成动脉波形的上升支。上升支的斜率和幅度受心排血速度、心排血量和大血管弹性的影响。心排血速度快、心排血量大，则上升支的斜率和幅度增大；大动脉硬化时其弹性贮器作用减弱，上升支的斜率和幅度也增大。在心室射血后期，射血速度减慢，进入大动脉的血量少于流至外周的血量，大动脉开始回缩，动脉血压也逐渐降低，形成动脉波形的前段。随后心室舒张，动脉血压继续下降形成下降支的其余部分。在舒张期，由于主动脉瓣的关闭，在下降支中形成一个切迹。动脉波形下降支的形态可大致反映外周阻力的大小。外周阻力大时，下降支下降速度较慢，切迹位置较高；而外周阻力小时，下降支的下降速度较快，切迹位置较低。在主动脉瓣关闭不全时，动脉波形的上升支和下降支速度均增快，切迹不明显或消失。

（6）影响直接动脉压测定准确性的因素：①动脉留置针的位置不当或堵塞。当留置针针尖端贴壁或管腔内血栓形成导致管腔部分堵塞时，动脉波形的收缩压明显下降，平均压变化较小，波形变得平坦。如管腔完全堵塞，波形消失，此时由于肝素冲洗液袋中的压力作用于压力传感器，使其显示的压力逐渐增高。因此，在压力监测时，观察压力数据的同时，应观察压力波的形态，出现波形形态异常应及时查找原因，并予以及时排除。②压力传递和转换系统：动脉压力波是由不同频率的压力波组成的复合波，其频率范围一般为1～30 Hz，大部分波的频率在10 Hz以内。如何真实和准确地将这些波传递至传感器并将其全部有效地转换成电信号，有赖于压力传递和转换系统的材料和组成。任何一个物体都有其固有频率，当压力测定系统的固有频率在动脉压力波的频率范围内时，由于共振作用使测得的压力增高。压力套装内充填的液体对压力波动有消减作用，其指标用 ξ 表示。ξ 的最佳值为 0.4～0.6，ξ 值过小使测得的收缩压偏高（大于4 kPa）；而 ξ 值过大可过低估计收缩压和过高估计舒张压。平均动脉压对固有频率和善的变化相对不敏感。在临床实践中可通过快速充压试验来测定测压系统的固有频率和善。一般临床所用压力套装的誊为 0.2～0.4，固有频率为 20～40 Hz。坚硬的管壁、最小体积的预充液体、尽可能少的三通连接和尽可能短的动脉延长管均可提高测定的准确性。管道内的气泡可降低系统的固有频率。目前的大多数厂家都使用高频波滤过技术以排除高频电信号的干扰。③传感器和仪器故障：在测定过程中有时会由于传感器和仪器故障使压力突然发生改变而导致临床上的慌乱，此时首先应结合其他指标，快速估计患者临床状态，同时观察传感器的平面和快速重新调整零点，判断传感器和仪器工作状态，最终作出判断，切勿盲目处理导致意外。

(7)临床并发症:置管远端动脉栓塞是最主要的并发症,定时用肝素盐水冲洗管道或采用连续冲洗压力套装可减少这一并发症发生。另外血管周围的神经损伤也是操作并发症之一。

### (二)中心静脉压监测

中心静脉压(central venous pressure,CVP)是位于胸腔内的上、下腔静脉或右心房内的压力。CVP监测在临床上应用广泛,是评估血容量、右心前负荷及右心功能的重要指标。

**1.适应证**

主要适应证:①休克、脱水、失血、血容量不足等危重患者的手术麻醉;②颅内较大、较复杂的手术;③术中需大量输血、血液稀释的患者;④麻醉手术中需施行控制性降压、低温的患者;⑤心血管代偿功能不全或手术本身可引起血流动力学显著变化的患者,如施行脑膜瘤、脑动脉瘤、脑室和脑干肿瘤手术的患者;⑥脑血管舒缩功能障碍的患者。

**2.禁忌证**

主要包括:①凝血功能严重障碍者避免进行锁骨下静脉穿刺;②局部皮肤感染者应另选穿刺部位;③血气胸患者避免行颈内及锁骨下静脉穿刺。

**3.置管部位**

围术期监测CVP最常用的部位是右侧颈内静脉,因为其解剖位置较固定,在头部易于接近,操作成功率高,并发症少。左侧颈内静脉为第二位选择,因为其置管到位率低,并发症多(胸导管损伤、左胸膜顶穿破等)。在缺血性脑血管病,疑有颈动脉狭窄和施颈动脉内膜剥脱术的患者,宜选用锁骨下静脉或股静脉穿刺插管。

**4.操作方法**

(1)颈内静脉穿刺插管:具体如下。

1)解剖特点:颈内静脉从颅底颈静脉孔内穿出,在胸锁关节处与锁骨下静脉汇合成无名静脉入上腔静脉。在颈部颈内静脉全程由胸锁乳突肌覆盖。上段颈内静脉位于颈内动脉后侧、胸锁乳突肌胸骨头内侧;中段位于颈内与颈总动脉前外侧下行、胸锁乳突肌锁骨头前缘的下面;下段位于胸锁乳突肌胸骨头与锁骨头构成的颈动脉三角内。右侧胸膜圆顶较左侧低,右侧颈内静脉的穿刺点到乳头的连线几乎与颈内静脉的走行平行。另外,右侧颈内静脉比左侧粗,容易穿刺,且不会有穿破胸膜和胸导管之危险,故临床上多选右侧颈内静脉穿刺插管。

2)穿刺工具:18 G穿刺针,16 G(成人用)单腔套管针(长约15 cm),J型导引钢丝(长30~45 cm),中心静脉导管。

3)穿刺入路:依据颈内静脉与胸锁乳突肌之间的相互关系,可分别在胸锁乳突肌的前、中、后3个方向进针。临床中以中间入路较为常用。

4)操作技术:患者取去枕平卧位,头后仰并转向穿刺对侧。常规消毒、铺巾,清醒患者施以局麻后穿刺。①中间入路:穿刺点定位于胸锁乳突肌下端胸骨头和锁骨头与锁骨上缘构成三角的顶点、环状软骨水平处。此点位置高,偏离颈动脉,较为安全。左手食指定点,右手持针,进针方向与胸锁乳突肌锁骨头内缘平行,针尖对准乳头,指向骶尾外侧,针轴与额平面呈45°~60°,进针深度与患者颈部长短和胖瘦有关,瘦小、短颈和小儿患者较表浅,一般为2.5~3.5 cm,针尖不宜超过锁骨,边进针边抽回血,抽到静脉血后,减小穿刺针与额平面角度(为30°)。当血液回抽和注入通畅时,固定穿刺针,将套管针外套管插入颈内静脉,或插入导引钢丝,经钢丝置入导管。一般成人从穿刺点到上腔静脉右心房开口处约10 cm,回抽血液通畅,用肝素生理盐水冲洗,接上中心静脉测压装置测压或输液,用导管固定夹固定好,覆盖敷料。此法穿刺易成功,可经导管快速输液、输血或给药;并发症少,相对较安全,并可经导管鞘插入肺动脉漂浮导管。②前入路:穿刺点定位于胸锁乳突肌中点,针干与额平面呈30°~45°,针尖指向乳头,在胸锁乳突肌中段后面进入颈内静脉。此路进针基本上可避免发生气胸,但易误伤颈总动脉,故在穿刺时操作者应用左手中、食指在中线旁开约3 cm处(胸锁乳突肌前缘)向内推开颈总动脉。可减少误伤发生。③后入路:穿刺点定于胸锁乳突肌的外侧中、下1/3交点或锁骨上2~3横指处。穿刺时肩部垫高,头尽量转向对侧,针干一般保持水平位,进针方向在胸锁乳突肌的后面指向胸骨柄上窝。此法进针不宜过深,否则易损伤颈总动脉。

(2)锁骨下静脉穿刺插管:具体如下。

1)锁骨下静脉的解剖特点:锁骨下静脉是腋静脉的延续,起于第一肋骨的外侧缘,成人长3~4 cm,直径为1~2 cm。其前面为锁骨内侧缘,后面为前斜角肌,下面是第一肋骨上缘。锁骨下静脉越过第一肋上表面,然后向内、向下和轻度向前跨越前斜角肌,与颈内静脉汇合。静脉最高点在锁骨中点略向内侧,此处静脉上缘可高出锁骨上缘。左侧位时锁骨下静脉位于锁骨下动脉的前方略向下,其间有厚0.5~1 cm的前斜角肌分开,从而使穿刺时损伤锁骨下动脉的机会减少。

2)进针入路:文献报道经锁骨上或锁骨下有7种径路可用于锁骨下静脉穿刺。临床中较常采用锁骨下入路。

3)锁骨下入路穿刺方法:患者取仰卧位,去枕头低15°。穿刺点位于锁骨中、内1/3交界处下方1 cm,右手持针保持注射器和穿刺针与额面平行,左手示指放在胸骨上凹处定向,穿刺针指向内侧稍上方,紧贴在锁骨后,对准胸骨柄上切迹进针。进针深度一般为3~5 cm,穿刺针进入静脉后即可抽到回血。旋转针头使斜面朝向尾侧,以便导管顺利转弯,通过头臂静脉进入上腔静脉。此法优点为可长时间留置导管,导管容易固定护理,颈部活动不受限制等。其缺点为并发症多,容易穿破胸膜,有出血和血肿时不易压迫止血。

4)锁骨上入路穿刺方法:患者仰卧,垫高肩部,头转向对侧,尽量挺露出锁骨上窝。穿刺点位于胸锁乳突肌锁骨头外侧缘、锁骨上约1 cm处,针干与锁骨呈45°,针干保持水平或略向前偏15°指向胸锁关节进针,通常进针1.5~2.0 cm即可进入静脉。此法进针方向偏离锁骨下动脉与胸膜,因此安全性好,穿刺成功率较颈内静脉高。而且可长时间置留导管,导管容易固定和护理,颈部活动不受限制。

5.CVP压力波形的组成

CVP基本反映右心房内压的变化,一般由a、c、x、v、y 5个波组成。

(1)a波:位于ECG的P波之后,反映右心房收缩功能,其作用是在右心室舒张末期向右心室排血。

(2)c波:位于QRS波之后,是由于右心室收缩,三尖瓣关闭并向右心房突入,而导致右心房压一过性增高。

(3)x波:在c波之后,随着右心室的继续收缩,右心房开始舒张,使右心房压快速下降所致。

(4)v波:位于x波之后,是由于右心房舒张,快速充盈的结果。

(5)y波:位于v波之后,是由三尖瓣开放,右心房血快速排空所至。

6.CVP压力波形变化的临床意义

(1)在窦性心动过速时,a、c波融合;心房纤颤时a波消失。

(2)在右心房排空受阻,如三尖瓣狭窄、右心室肥厚、急性肺损伤、慢性阻塞性肺疾病、肺动脉高压时,a 波增大;三尖瓣反流时 v 波增大。

(3)右心室顺应性下降时 a、v 波增大。

(4)在急性心包填塞时 x 波变陡峭,而 y 波变平坦。

7.临床并发症

误穿动脉导致血肿。一般误穿动脉时,拔出针头压迫 5～10 分钟可减少血肿的发生。左侧颈内静脉穿刺时易误伤颈动脉窦、胸导管和胸膜顶。另外如操作不熟练还可损伤臂丛神经、膈神经和颈段脊髓。在置管过程中,如导引钢丝或导管放置过深进入右心房或右心室可导致心律失常。操作不当或长时间留置导管可导致导管周围局部或全身感染。

## 四、肺循环监测

### (一)肺动脉漂浮导管的放置

肺循环的监测一般是通过放置肺动脉漂浮导管来完成的。漂浮导管一般通过颈内静脉或锁骨下静脉在压力波形的指导下放入。

### (二)通过漂浮导管可获得的临床信息

1.直接获得的信息

直接获得的信息包括肺动脉收缩压、舒张压、平均压、肺毛细血管嵌顿压、右心房内压、右心室内压、心排血量。在一些特殊的漂浮导管还可连续测定混合静脉血氧饱和度。

2.间接获得的信息

间接获得的信息包括心指数,体、肺循环阻力,左、右心室做功指数,每搏指数,混合静脉血气,全身氧供、氧耗及氧摄取率,肺内或心内分流等。

### (三)如何判断导管的正确位置

导管尖端进入肺动脉后在压力显示屏上可出现典型的肺动脉压力波形,导管继续进入可出现嵌顿波(随呼吸波动,类似中心静脉波),放开气囊后出现典型的肺动脉波。此时缓慢向气囊充气,同时观察压力波形改变,当充气至给定体积时(一般成人的漂浮导管为 1.5 mL,小儿漂浮导管为 0.5～1.0 mL)应正好出现嵌顿波,否则应调整位置。

除导管深度外,导管尖端在肺内的位置对测定结果影响也较大。由于导管是通过血流冲击而到达肺动脉远端的,因此其常位于血流丰富的肺区域,只有导管尖端所在的肺血管内压较少受肺泡内压影响时,所测结果才比较准确。在临床如果发现下列情况,表明导管尖端不在最佳肺区域:①肺动脉嵌顿压大于肺动脉舒张末压;②肺动脉嵌顿压曲线为一直线;③在使用 PEEP 时,肺动脉嵌顿压增加大于 50% 的 PEEP 值;④当导管嵌顿时从尖端的孔内不能回抽出血液;⑤在侧位胸片上导管尖端应位于左心房水平以下。

### (四)并发症和注意事项

临床调查表明,在使用漂浮导管监测时可发生许多并发症,现在将其归为 3 类:穿刺并发症、置管并发症和使用中的并发症。

1.穿刺并发症

使用漂浮导管监测时穿刺并发症与 CVP 监测相似。

2.置管和拔管并发症

在置管和拔管过程中,漂浮导管要通过右心房、三尖瓣、右心室、肺动脉瓣和肺动脉,在其行进过程中可损伤上述结构,导致心律失常,传导阻滞,瓣膜、心肌和肺动脉穿孔,甚至导管在心腔内打结。而上述并发症是难以预计和避免的,临床应用中应高度警惕。

3.漂浮导管使用中的并发症

在使用过程中,最严重的并发症是肺动脉破裂和出血,这一般是由于导管插入过深和气囊过度充气所造成的。临床应在压力波形监测下指导充气,且充气持续时间一般不应长于 30 秒,在心功能不全和肺动脉高压的患者应尽量缩短充气时间。另外,导管壁血栓形成、肺栓塞、感染、心内膜炎可见于长期留置导管的患者。

由于漂浮导管在使用上的局限性和高的并发症发生率,其临床使用价值越来越小,而逐渐被 TEE 等其他技术所取代。

## 五、混合静脉血氧饱和度监测

混合静脉血氧饱和度($S\bar{v}O_2$)可以反映组织氧摄取情况,可通过计算动-静脉氧分压差来估计心排血量(CO)。20 世纪 80 年代初曾在漂浮导管的基础上加上光纤部分做 $S\bar{v}O_2$ 测定,现已与连续心排血量测定(CCO)同时进行。

### (一)$S\bar{v}O_2$ 的生理和病理生理

氧运输量决定于氧含量($CaO_2$)与 CO,而 $CaO_2$ 的变化一般不会太大,因此 CO 是氧运输的主要决定因素。机体的氧耗量($VO_2$)可以从动脉血 $CaO_2$ 减去静脉血的氧含量($CvO_2$)估算。由于血中氧溶解量很少,故氧含量主要是血红蛋白(Hb)结合的氧量。影响 $VO_2$ 的因素有 3 种:血红蛋白量、动脉血氧饱和度($SaO_2$)及 CO。机体的代偿机制有两个,第一是增加 CO;第二是从毛细血管中摄取更多的氧。正常的 $SaO_2$ 为 97%,动静脉血氧饱和度差为 22%,而心功能有很大的代偿潜力。正常人在活动时可以通过增加 CO 来供氧,同时组织摄取氧量也有所增加,所以运动时 $S\bar{v}O_2$ 可以下降至 31%,动静脉血氧饱和度差可以从 22% 增加到 66%。血红蛋白量下降也是影响 $VO_2$ 的一个因素,贫血患者常常是通过增加 CO 来代偿。如 $SaO_2$ 下降至 38%,$VO_2$ 仍能通过代偿而维持正常。所以在慢性肺部疾患中,虽然 $PaO_2$ 及 $SaO_2$ 较低,也可能不发生乳酸酸中毒。

### (二)$S\bar{v}O_2$ 监测技术

在肺动脉漂浮导管内安装光导纤维即成为能够持续监测 $S\bar{v}O_2$ 的光纤肺动脉导管。早期监测仪采用两个波长的光束(660 nm 和 805 nm),测出的结果呈两条弧形曲线,经过微机处理才使其成为一条平滑的曲线,但其值常较标准值高。目前连续心排血量加 $S\bar{v}O_2$ 测定的导管仍采用两个光束,并改用丙烯酸系纤维,不吸水,不会引起漂移。同时在曲线拟合方法采用分段法,其精确度有所提高。

### (三)影响 $S\bar{v}O_2$ 的因素

$S\bar{v}O_2$ 的变化主要取决于 4 个因素:CO、$SaO_2$、血红蛋白和全身耗氧的变化,凡是影响此 4 种因素的各种原因均能引起 $S\bar{v}O_2$ 的明显改变(表 4-6)。

增高(80%~90%)或减少(<60%)氧供增加氧耗减少或氧供减少氧耗增加心排血量增加、吸入氧浓度提高、低温、脓毒血症、麻醉状态、应用肌松药贫血、心排血量降低(低血容量、心源性休克)、低氧血症(通气不足、窒息、通气血流比失调、肺内分流、心内右向左分流、肺水肿)、发热、寒战、抽搐、疼痛、活动增多。

表 4-6　引起 $S\bar{v}O_2$ 改变的常见原因

| $S\bar{v}O_2$ 的改变 | 产生机制 | 原因 |
|---|---|---|
| 增高 | 氧供增加 | 心排血量增加。吸入氧浓度提高 |
| （80%～90%） | 氧耗减少 | 低温、脓毒血症、麻醉状态、应用肌松药 |
| 减少 | 氧供减少 | 贫血、心排血量降低（低血容量、心源性休克）、低氧血症（通气不足、窒息、通气血流比失调、肺内分流、心内右向左分流、肺水肿） |
| （<60%） | 氧耗增加 | 发热、寒战、抽搐、疼痛、活动增多 |

### （四）麻醉中连续监测 $S\bar{v}O_2$ 的意义

**1.连续反映 CO 的变化**

影响 $S\bar{v}O_2$ 的四个因素中，全身耗氧量、$SaO_2$ 和 Hb 在短时间内一般是相对恒定的。所以，短时间内 $S\bar{v}O_2$ 的变化一般直接反映了 CO 的变化。

**2.反映全身供氧和耗氧之间的平衡**

正常的 $S\bar{v}O_2$ 值（60%～80%）正好在血红蛋白氧离曲线的陡直段。因此，决定 $S\bar{v}O_2$ 4 个因素中任一因素的微小变化能在 $S\bar{v}O_2$ 值上明显地反映出来，所以连续监测 $S\bar{v}O_2$ 有助于麻醉医师有效地防治组织缺氧。

**3.确定输血指征**

手术中和手术后，在 CO、体温和 $SaO_2$ 相对稳定时，$S\bar{v}O_2$ 反映了 Hb 浓度是否能满足血液向组织供氧，从而帮助医护人员确定输血的必要性。现在欧美国家输血指征一般为 $S\bar{v}O_2$<50%，Hb<70 g/L。

## 六、组织循环的监测

早期发现和预防组织缺血、缺氧是循环监测的主要目的之一，但目前还没有一种理想的早期发现组织缺血、缺氧的方法。静脉血气、血乳酸测定虽然在一定程度上可反映组织缺血、缺氧情况，但还不够及时和准确。$S\bar{v}O_2$ 虽然能连续实时反映组织氧的摄取情况，但它不能直接反映组织是否缺血、缺氧。远红外分光光度法可实时连续观察组织氧的供应，但仅限于被观察的局部。目前临床比较可靠的早期观察组织缺血、缺氧的方法有氧供－氧耗法（$DO_2I$-$VO_2I$）和胃肠张力计法。

### （一）氧供-氧耗法

氧供（$DO_2I$）＝CI×（Hb×13.4×$SaO_2$＋0.003×$PaO_2$）。

氧耗（$VO_2I$）＝CI×[Hb×13.4×（$SaO_2$－$S\bar{v}O_2$）＋0.003×（$PaO_2$－$P\bar{v}O_2$）]。

$DO_2I$ 正常值为400～600 mL/(min·m²)。$VO_2I$ 正常值为150～220 mL/(min·m²)。

在正常状态下人体 $DO_2I$ 与 $VO_2I$ 存在一定的关系，当 $DO_2I$ 在一定范围变动时机体通过增加氧摄取率以保持 $VO_2I$ 恒定，机体无缺氧。当 $DO_2I$ 降至一定值（氧供临界值）时，机体 $VO_2I$ 随 $DO_2I$ 的下降而下降，缺氧敏感组织出现缺氧，机体存在氧债，此期被称为氧供依赖期。临床通过增加 $DO_2I$ 观察 $VO_2I$ 的改变来早期发现患者是否有氧债。在患者代谢率或氧需求相对稳定的情况下，通过治疗增加 $DO_2I$ 后，患者的 $VO_2I$ 随之增加，表明患者在治疗前存在组织缺氧。如增加 $DO_2I$ 后，患者的 $VO_2I$ 维持不变，说明患者不存在组织缺氧，不需要增加 $DO_2I$。

### (二)胃肠张力计法

胃肠道血管网的解剖学特点使其成为对全身缺血、缺氧最敏感的器官。当人体发生缺血、缺氧时(如各种休克),胃肠道血管首先收缩和动静脉短路开放,以保证重要脏器的血液供应,其结果导致胃肠道黏膜缺血、缺氧,无氧代谢增加,其生成的乳酸与 $HCO_3^-$ 中和形成大量 $CO_2$。同时由于胃肠道血流减少,生成的 $CO_2$ 不能快速通过血流带走,其黏膜内 $CO_2$ 浓度增加并向胃肠道内扩散,使其腔内 $CO_2$ 增加。基于这一原理,Fiddian Green 建立了胃张力计法监测胃黏膜缺血。其利用一特制带硅胶囊的导管,将其放入胃腔,从导管向囊内注入 $2\sim3$ mL 的生理盐水,待平衡 $60\sim90$ 分钟后抽取盐水测其 $CO_2$ 浓度,用 Henderson-Hasselbalch 方程[$pH=6.1+lg$ $(HCO_3^-)/(PiCO_2\times0.03)$,式中 $HCO_3^-$ 为动脉血碳酸氢根浓度,$PiCO_2$ 为胃内 $CO_2$ 浓度]求出胃黏膜内的 pH 值,以此值预计胃黏膜应激性溃疡的发生。以后此方法被越来越多用于监测临床早期组织缺氧,并指导治疗和判断预后。胃黏膜内 $pH>7.35$ 者无明显组织缺血缺氧,预后明显好于胃黏膜内 $pH<7.35$ 者。但此方法平衡时间长,且有时动脉血 $HCO_3^-$ 并不能代替胃黏膜内 $HCO_3^-$,所以在一些临床状态下不能准确反映机体的真实改变。

(翟欣荣)

# 第四节　血气分析监测

呼吸和代谢紊乱是外科患者常见的生理功能紊乱。血气分析结果对这些生理功能紊乱的诊断具有决定性意义,而且还能为这些患者的治疗提供客观依据。

## 一、血气分析仪简介

血液的气体张力和酸碱度等各项参数都是通过血气分析仪测定的。最早的血气分析仪是根据Astrup的酸碱平衡基本理论,由丹麦的 Racliometer 公司生产的。该种血气分析仪 pH 值是用电极直接测定,而二氧化碳分压($PaCO_2$)是将血液同 4% 和 8% $CO_2$ 平衡后测定 pH 值,然后从 pH-logPCO$_2$ 图上查得 $PCO_2$ 值,因而称为 Astrup 血液平衡仪。以后,经过不断的研究发展,生产出了三电极血气分析仪,到 20 世纪 70 年代生产出了全自动血气分析仪。

目前的血气分析仪都是电脑控制的自动分析仪。目前,国内使用的血气分析仪主要有 Coming 公司的 178 型和 288 型,丹麦的 Radiometer 公司生产的 ABL 系列,瑞士及奥地利生物医学仪器公司的AVL 系列和美国 Technicon 公司的 BG 系列自动血气分析仪,其中有些型号还可同时测定电解质。

血气分析仪直接测定的指标只有 pH 值、$PCO_2$ 和 $PO_2$,再加上用比色法测定的血红蛋白,其余参数都是通过计算得来。pH 值的测定原理是电位差法,用平面型玻璃电极,以甘汞电极为参比电极,氯化钾为盐掺消除界面的电位差,使玻璃电极上的敏感玻璃两侧的氢离子电位差反映全血的 pH 值。$PCO_2$ 测定原理是一个 pH 电极和外面一个电极套构成 $CO_2$ 电极,电极套的顶端有一层可更换的以聚四氟乙烯为材料的 $CO_2$ 透气膜。在电极套和 pH 电极之间有以碳酸氢钠为主的电解质溶液,在血气分析时,血液内的 $CO_2$ 可穿过透气膜,溶解在碳酸氢钠溶液中导致溶液的 pH 值发生改变,这一改变可由 pH 电极测得,由于它和 logPCO$_2$ 成函数关系,故可求得

$PaCO_2$ 值。测定 $PO_2$ 的氧电极采用极化电极法,氧电极以封闭在玻璃中的铂丝作为阴极,阳极为银/氯化银电极,玻璃柱有一有机玻璃外套,一端是以聚丙烯为材料的 $O_2$ 透气膜,有机玻璃套与玻璃柱之间有缓冲液,电极膜在测量室内和血液接触后,$O_2$ 和 $CO_2$ 可透过该膜进入缓冲液中,$CO_2$ 即为其缓冲。铂阴极上有外加极化电压,$O_2$ 即在铂阴极表面被还原,同时在阳极产生电子。这一电极电流的大小同溶液中 $PO_2$ 高低有关,因此根据电流大小就可计算出 $PO_2$ 值。电极测出 pH 值、$PCO_2$ 和 $PO_2$,以及比色法测出的血红蛋白值,经计算机计算而获得一系列酸碱平衡参数。因此,血气分析仪的主要构成包括电极、测量室、电化学转换系统、电极定标的有关装置以及程序控制板。程序控制板是血气分析仪的心脏,它控制血样本从样本进口进入仪器后的一系列严格的程序,使血气分析完全自动化完成。再加上显示屏、打印机和恒温装置,大体构成了血气分析仪的主要部分。

## 二、血液标本的采集和保存

在血气分析中,血液标本的采集和保存是否恰当对测定结果有较大影响。除了有特殊的需要或在特殊的情况下,血气分析都是采动脉血作为标本。

### (一)采血部位的选择

理论上从全身任何动脉采集的动脉血都能用于血气分析,但在临床实践中,多采用外周浅表易于扪及、大小合适、针头易于进入的动脉血管。动脉供血区域侧支循环丰富,如果发生动脉痉挛或栓塞,不至于造成组织缺血。桡动脉最符合以上条件,因此也是临床上用于采血做血气分析的最常见部位。如果桡动脉无法穿刺,足背动脉、胫后动脉、颞浅动脉(主要用于婴儿)、肱动脉和股动脉都能用于穿刺采血。但在凝血功能异常的患者,肱动脉和股动脉穿刺应为禁忌,因为这些血管位置较深,穿刺后不能有效地压迫止血,容易造成出血、血肿等并发症,另外,任何经外科手术重建的血管,都不应用于动脉穿刺。

### (二)经桡动脉穿刺采血的操作要点及注意事项

(1)患者手掌向上,手腕稍微过伸位,扪及桡动脉。需注意手腕过度伸展则有可能使桡动脉搏动减弱,甚至消失。

(2)穿刺部位的皮肤消毒。

(3)用 1% 利多卡因浸润穿刺点,以减轻穿刺时患者的疼痛。如不做局部麻醉,穿刺时患者可能因疼痛和紧张出现过度通气或摒气,这将影响到 $PCO_2$ 的测定值,进而影响到其他结果。

(4)采血最好用 5 mL 玻璃空针。因为若使用塑料空针,由于 $O_2$ 能透过塑料弥散,可能使 $PaO_2$ 的测定值假性降低,尤其是当 $PaO_2$ 分压高或标本保存时间长时,$O_2$ 的丢失更多。

(5)由于血气分析使用的是全血,抽出的血必须抗凝。肝素是血气分析唯一可用的抗凝剂,其他如草酸盐、乙二胺四乙酸和枸橼酸盐等抗凝剂均不适用。将肝素用生理盐水配制成 $1\,000 \times 10^3$ U/L 的溶液,采血前先抽取少量肝素液至针管内,然后弃去针管内多余的肝素溶液。

(6)用 22 号针头,取同血管纵轴约 30° 穿刺动脉,这个穿刺角度能最大限度减少不经意伤及下面骨膜引起疼痛的次数。

(7)只要进入动脉,血液在压力作用下将自动进入空针,注意不要用负压去抽取血液,取血量至少 2 mL。

(8)获得血标本后,立即排出空针内的小气泡,取掉针头,用橡皮帽封住针管,以确保血标本闭气。

(9)轻轻转动标本 5～15 秒,以使肝素同血液充分混合。对穿刺部位加压 5 分钟,如穿刺在肱动脉进行,加压时应以不能扪及桡动脉为有效。

(10)血标本应立即放入含有氯化钠冰水的容器中,使标本迅速冷至 4 ℃以下,立即送检。在临床实践中,考虑到仪器的误差和临床对血气分析的要求,一般而言,从采集标本到完成测定时间不超过 30 分钟,大体上不会对临床诊断造成太大影响。

(11)在血气分析的送检单上应注明抽血的时间、抽血时的情况,如 $FiO_2$、通气参数、患者的体位等,以供结果分析时参考。

**(三)影响测定结果准确性的因素**

(1)使用塑料空针,在 $PO_2$ 高时,氧能透过塑料弥散进入大气。另外,空针内的小气泡常难以排尽。由于塑料空针的针芯不能平滑地移动,采血时常需主动抽吸,这样就有可能采到静脉血。

(2)如采血时,用负压抽吸,血液内的气体就有可能溢出成为气泡,如排除这些气泡,测定的血气张力就可能假性降低。

(3)血液被肝素液稀释不影响 pH 的测定结果,但能降低测定的 $PCO_2$,以及计算的碳酸氢钠值。影响程度直接同稀释程度相关。

(4)如果血液标本不在取出后 1 分钟内测定或不立即降温至 4 ℃以下,测得的 $PO_2$ 和 pH 值将降低,而 $PCO_2$ 升高,这是由于氧被白细胞、血小板和网织红细胞所利用。在白细胞增多症或血小板增多症患者,这种影响将较为明显。

(5)血标本中混入气泡会引起血中的 $CO_2$ 逸出进入气泡(大气中 $PCO_2$ 接近于 0),而 $PO_2$ 趋向于 20 kPa[在一个大气压下 $PO_2$ 接近 20 kPa(150 mmHg)]。因此血标本中出现气泡肯定要影响最终结果的分析。在采集血样本时,针管内绝对避免出现气泡是很难做到的,所以采血后要及时排除气泡并采取闭气措施。

(6)温度的影响:温度会影响 pH、$PCO_2$ 和 $PO_2$ 的测定值。患者体温高于 37 ℃,每增加 1 ℃,$PaO_2$ 将增加 7.2%,$PaCO_2$ 增加 4.4%,pH 值降低 0.015;体温低于 37 ℃时,对 pH 和 $PaCO_2$ 影响不明显,而对 $PaO_2$ 影响较显著。体温每降低 1 ℃,$PaO_2$ 降低 7.2%。因此,如患者体温有变化,必须在化验单上注明患者的实际体温,实验室测定时即可应用仪器中的“温度校正”按钮校正到患者的实际温度,这样测定结果才会准确,如果送检时不注明患者的体温,则这一校正需要由医师自己进行。

## 三、血气分析常用指标的正常值及意义

**(一)血液酸碱度(血 pH)**

血液酸碱度指血浆中 $H^+$ 浓度的负对数值,是反映人体酸碱状况的重要指标。血液的 pH 受酸碱平衡中的呼吸成分和代谢成分的双重影响,是一个综合指标。动脉血 pH 的正常值为 7.35～7.45,pH 值小于 7.35 属酸中毒,pH 大于 7.45 属碱中毒。

**(二)动脉血二氧化碳分压($PaCO_2$)**

动脉血二氧化碳分压指动脉血中物理溶解的 $CO_2$ 所产生的压力。正常 4.7～6.0 kPa(35～45 mmHg),平均值 5.3 kPa(40 mmHg)。机体 $CO_2$ 产量、肺通气或肺换气发生改变都有可能引起 $PaCO_2$ 的变化。$PaCO_2$ 升高超过 6.0 kPa(45 mmHg),说明有 $CO_2$ 潴留。其原因:①$CO_2$ 生成增加,如在发烧等高代谢状况下;②肺每分通气量降低,如麻醉药和肌松药对呼吸的

抑制,机械通气时,通气量不足;③肺部气体交换障碍,如无效腔通气量增加。$PaCO_2$ 降低小于 4.7 kPa(35 mmHg),说明通气过度而使 $CO_2$ 排出过多或 $CO_2$ 生成减少。$CO_2$ 生成减少最常见的原因是低温,低温情况下机体代谢率降低,$CO_2$ 生成减少。另外,代谢性酸中毒或碱中毒引起的生理性代偿,也可能导致肺通气量增加或减少,分别引起低碳酸血症或高碳酸血症。

### (三)动脉血氧分压($PaO_2$)

动脉血氧分压是动脉血中物理溶解的 $O_2$ 所产生的压力。正常 10.6～13.3 kPa(80～100 mmHg),在正常人,$PaO_2$ 随年龄的增加而进行性降低,见表4-7。

$PaO_2$ 是反映机体氧供的重要指标,血液向组织供氧并不直接取决于血氧饱和度的高低,而是直接同 $PaO_2$ 的高低有关。因为氧从毛细血管中向组织弥散的推动力就是血液和组织间的氧分压差,当 $PaO_2 < 2.67$ kPa(20 mmHg)时,血液和组织间的氧分压差消失,组织就失去了从血液中摄取氧的能力。

表 4-7　各年龄组 $PaO_2$ 的正常值范围[kPa(mmHg)]

| 年龄(岁) | 正常值范围 | 均数 |
|---|---|---|
| 20～29 | 11.2～13.9(84～104) | 12.5(94) |
| 30～39 | 10.8～13.4(81～101) | 12.1(91) |
| 40～49 | 10.4～13.1(78～98) | 11.7(88) |
| 50～59 | 9.9～12.5(74～94) | 11.2(84) |
| 60～69 | 9.5～12.1(71～91) | 10.8(81) |

$PaO_2$ 的高低主要同 $FiO_2$、肺部通气/血流比率和气体弥散的有效性有关。在 $FiO_2$ 降低(如在高原条件下)、肺部通气/血流比明显失调(如肺不张与肺萎缩)或气体经过肺的弥散发生障碍(如 ARDS、肺水肿)等情况下,均可引起 $PaO_2$ 降低。在正常人,通气量的变化对 $PaO_2$ 的影响不明显,也不可能因通气量的不足而造成低氧血症。但在临床麻醉中,静脉给予麻醉性镇痛药和镇静药后,可能引起患者的每分通气量发生迅速、明显的变化,由于人体内氧的贮备很低,通气的突然抑制常导致严重的低氧血症,通气不足是麻醉中发生低氧血症的重要原因。

### (四)标准碳酸氢盐(SB)和实际碳酸氢盐(AB)

SB 或 AB 是反映代谢性酸碱失衡的指标。SB 是指在标准条件[全血在 37 ℃,血红蛋白完全氧合及 $PCO_2 = 5.33$ kPa(40 mmHg)]下所测得的血浆 $HCO_3^-$ 的含量,排除了呼吸因素的影响,正常 22～26 mmol/L。AB 为患者血中直接测得的实际存在的 $HCO_3^-$ 值,与 SB 的不同之处在于可受呼吸因素的影响。正常人两者无差异,两者的差值可反映呼吸对血浆 $HCO_3^-$ 影响的程度。如 SB>AB 表示 $CO_2$ 排出增加;AB>SB 表示有 $CO_2$ 潴留。SB>27 mmol/L 提示存在代谢性碱中毒的可能;SB<22 mmol/L 提示代谢性酸中毒的可能,但是必须和 BE 联系起来分析。

### (五)碱剩余(BE)和标准碱剩余(SBE)

BE 是指在 $PaCO_2 = 5.33$ kPa(40 mmHg)、37 ℃条件下,全血用强酸或强碱滴定,使血样本的 pH 值达到 7.4 所需的酸或碱的量。正常值(0±3)mmol/L。BE 是酸碱平衡中代谢成分的指标,不受呼吸因素的影响。后来有人发现在 $PCO_2$ 为 9.3 kPa(70 mmHg)时,体外实验证实由于 $HCO_3^-$ 向细胞间液转移,故实际上的 BE 会低于计算值,故提出了以整个细胞外液(包括血液)计算 BE 更为合理。这大致相当于血液中血红蛋白 50 g/L 时的 BE 值。这就是 SBE 的由来。在有的血气分析报道中,SBE 表示为 BEecf(细胞外液 BE),而 BE

表示为 BE-B(全血 BE)。SBE 的参考范围为 $-2.3\sim+2.3$ mmoL/L。SBE$>2.3$ mmol/L 为代谢性碱中毒,SBE$<2.3$ mmol/L 为代谢性酸中毒。

**(六)血浆 $CO_2$ 总量($T\text{-}CO_2$)**

$T\text{-}CO_2$ 是指存在于血浆中一切形式的二氧化碳的总和,它包括了 $HCO_3^-$、$CO_2$(血中溶解的部分),氨甲酰 $CO_2$、$H_2CO_3$ 等四个主要成分。由于后两部分含量很少,可以忽略不计,因此,它主要还是反映了碳酸盐缓冲系统。与 $HCO_3^-$ 相同,它也受 $PCO_2$ 和氧饱和度的影响,其参考值为 $24\sim32$ mmol/L。

**(七)缓冲碱(BB)**

BB 是指血液中具有缓冲作用的阴离子总和,包括血中 $HCO_3^-$、血红蛋白(Hb)、血浆蛋白和 $H_2PO_4^-$。全血 BB 正常值为 $45\sim55$ mmol/L,平均为 50 mmol/L。它较全面地反映了体内碱储备的总量,但受血浆蛋白和 Hb 及呼吸因素的影响。代谢性酸中毒时,BB 减少;代谢性碱中毒时,BB 增加。

**(八)氧总量($C\text{-}O_2$)**

$C\text{-}O_2$ 指血液中所含氧量的总和,即除了溶解于血液中的氧量外,还包括与血红蛋白相结合的氧量,其计算公式如下。

$C\text{-}O_2=(1.34\times Hb\times SaO_2)+0.003\,15\,PO_2$ 式中 1.34 代表每克血红蛋白 100% 饱和时所能结合的氧量,0.003 15 是氧的溶解常数,$PO_2\times0.003\,15$ 即为物理溶解的氧量。在一定范围内,$CO_2$ 同 $PO_2$ 成正比关系,即随着 $PO_2$ 增高,$C\text{-}O_2$ 也增加,但是当血氧分压超过 13.3 kPa(100 mmHg)以后,与血红蛋白相结合的氧量并不随着氧分压的增高而继续增加,此时全血含氧量的增加主要靠血浆内物理溶解氧量的增加。

**(九)血氧饱和度($SaO_2$)**

$SaO_2$ 是指动脉血中血红蛋白被氧饱和的程度,其值等于血红蛋白的氧容量与氧含量之比乘以 100%。

$$SaO_2=\frac{Hb\ 氧含量}{Hb\ 氧容量}\times100\%$$

成年人 $SaO_2$ 的正常值为 92%~99%。血红蛋白和氧的结合与氧分压的高低直接相关,二者的关系构成特殊的"S"形曲线。在曲线上段的平坦部分,$PaO_2$ 从 13.3 kPa(100 mmHg)降至 9.33 kPa(70 mmHg),$SaO_2$ 仅减少 5%,这一特性使由于各种原因使 $PaO_2$ 轻度下降时,$SaO_2$ 不至明显下降,从而可维持全身组织的氧供。在曲线陡直部分,$PaO_2$ 从 5.33 kPa(40 mmHg)降至 4.0 kPa(30 mmHg),$SaO_2$ 降低达 15%~20%,说明在低 $PaO_2$ 情况下,$PaO_2$ 稍有降低即有大量氧自血红蛋白释出,这对组织氧的供应十分有利。从监测角度看,尽管 $PaO_2$ 对缺氧的判断更为敏感,但在氧分压降至可能导致机体缺氧的范围内,$SaO_2$ 变化非常剧烈,因此,$SaO_2$ 作为机体氧合功能的监测指标,仍有其特殊的价值。

血红蛋白同氧的亲和力受多种因素影响。血红蛋白同氧的亲和力增高时,氧解离曲线左移,血红蛋白易结合氧,但不易释放氧,此时,尽管 $SaO_2$ 较高,同样可能造成组织缺氧;血红蛋白同氧的亲和力下降时,氧解离曲线右移,血红蛋白易释放氧,有利于组织的供氧。影响血红蛋白同氧的亲和力的因素见表 4-8。

表 4-8　影响血红蛋白同氧亲和力的因素

| 亲和力增加 | 亲和力降低 |
| --- | --- |
| 碱中毒 | 酸中毒 |
| 低碳酸血症 | 高碳酸血症 |
| 温度降低 | 温度升高 |
| 2,3-DPG 减少 | 2,3-DPG 增加 |

#### (十)肺泡-动脉氧分压差[$P_{(A-a)}O_2$]

[$P_{(A-a)}O_2$]表示肺泡内氧与动脉内氧分压的梯度,是判断肺换气功能是否正常的一项重要指标。[$P_{(A-a)}O_2$]对判断患者有无缺氧及估计缺氧的原因比 $PaO_2$ 更有意义。

#### (十一)阴离子隙(AG)

AG 是指血浆中非常规测定的阴离子量,包括各种有机酸,如乳酸、β-羟丁酸、丙酮酸、乙酰乙酸及无机酸和蛋白。是由血浆中可测定的主要阳离子($Na^+$)与可测定的主要阴离子($HCO_3^-$、$Cl^-$)的相差数计算而来:$AG = (Na^+ + K^+) - (HCO_3^- + Cl^-)$。正常值 8～16 mmol/L,平均 12 mmol/L。计算 AG 对鉴别代谢性酸中毒的类型,识别混合性酸碱失衡,特别是三重酸碱失衡有重要的临床意义。在不少血 pH、$HCO_3^-$"正常"的危重患者,AG 明显升高成了诊断代谢性酸中毒的唯一依据。AG 升高的代谢性酸中毒,是由于血浆中非常规测定的阴离子产生增多所致,故又称"获酸性代酸"。AG 正常,可以是正常酸碱状态,也可以是"失碱性代酸",是由于机体 $HCO_3^-$ 丢失过多所致。AG 缩小可见于低蛋白血症、电解质测定误差等。

### 四、酸碱失衡的诊断

酸碱失衡是临床上常见的继发于各种疾病的病理生理过程,能否正确判断和及时处理,对整个病程的转归至关重要。酸碱失衡的诊断,除了依靠病史、临床表现外,动脉血气分析对于确定酸碱平衡是否紊乱、是何种类型、有无代偿及代偿的程度等都有重要的作用。单纯性酸碱失衡,尤其是改变典型时判断比较容易。如已发生完全代偿,继发性改变和原发性改变就易混淆。已代偿的代谢性酸中毒与代偿的呼吸性碱中毒单从血气结果就难以区别,在遇混合型酸碱失衡时则更加复杂,以下简介用血气分析结果判断酸碱失衡的原则和方法。

#### (一)判断酸碱失衡应掌握的原则

1.酸碱失衡原发因素的分析

应结合病史,根据呼吸性指标($PaCO_2$)和代谢性指标($HCO_3^-$)与血液 pH 值的关系进行判断。如病史中有胃肠液丢失、胰液丢失或严重腹泻,当 $HCO_3^-$ 的变化与 pH 值改变方向一致时,如 $HCO_3^-$ 降低、pH 值降低或 $HCO_3^-$ 增高、pH 增高提示原发性酸碱失衡为代谢性酸中毒或碱中毒,此时呼吸性指标的变化为代偿性的。如怀疑患者有通气功能障碍,$PaCO_2$ 的变化与血 pH 值的变化方向不一致,如 $PaCO_2$ 增高、pH 值降低或 $PaCO_2$ 降低、pH 值增高,则提示原发性酸碱失衡为呼吸性酸中毒或碱中毒,此时代谢性指标($HCO_3^-$)的变化为代偿性改变所致。原发因素的确定常需结合 $PaCO_2$ 和 $HCO_3^-$ 变化的幅度,pH 值的变动及是否符合代偿规律和代偿限度来判断。

2.血 pH 值正常不能排除酸碱失衡的存在

由于在酸碱失衡时,机体要发生代偿,或者是发生的酸碱失衡是混合性的,这些都可使 pH

值保持在正常范围内。pH 值正常有三种可能的情况:正常酸碱平衡、代偿性酸或碱中毒或混合性酸碱中毒。

3.急性或慢性酸、碱失衡的判断

必须根据病史、动态血气监测以及相应酸碱失衡的代偿时限,才能得出正确的结论。当病程短,反映原发性因素的指标($PaCO_2$、$HCO_3^-$)明显异常,而反映代偿性变化的指标改变轻微,血 pH 值改变明显时,提示急性酸碱失衡;若病程长,超过相应的酸碱失衡代偿时限,反映原发性因素及代偿变化的指标均明显异常,但 pH 值变化不大,则提示为慢性酸碱失衡。

4.混合性酸碱平衡紊乱的判断

混合性酸碱失衡是指同一患者有两种或两种以上的单纯型酸碱平衡紊乱同时存在。由于在同一患者身上不可能同时有 $CO_2$ 过多和过少,因此除呼吸性酸中毒和呼吸性碱中毒不能同时存在外,其余任何两种单纯型酸碱平衡紊乱均可分别组合成混合性酸碱平衡紊乱。在临床上,混合性酸碱平衡紊乱并不少见,并且易与单纯性酸碱平衡紊乱相混淆,此时除结合临床分析外,更重要的是动态观察血气的变化,才能作出正确的诊断。一般是根据单纯型酸碱平衡紊乱判断规则,结合相应的代偿预计公式或诊断图进行诊断,如酸碱失衡已达代偿时限,但另一指标未发生代偿性变化或变化程度达不到代偿能力的最低水平,或超过代偿能力的最高水平,均属于混合性酸碱失衡。

5.结合其他实验室检查,并考虑到治疗因素的影响

酸碱平衡紊乱与电解质紊乱是互为因果的关系,在测定血气分析的同时,必须测定电解质,才能正确地判断酸碱紊乱的原因和类型。治疗因素也可能使酸碱失衡发生变化,例如慢性呼吸性酸中毒时,体内 $CO_2$ 潴留,$HCO_3^-$ 代偿性增高,当用呼吸机辅助通气时,由于 $CO_2$ 的排出而使 $PaCO_2$ 迅速下降,而肾代偿性排泄 $HCO_3^-$ 较缓慢,使血浆 $HCO_3^-$ 与 $PaCO_2$ 比值增大,从而合并代谢性碱中毒。

**(二)判断酸碱失衡类型的常用方法**

1.采用酸碱失衡代偿预计公式

单纯性酸碱失衡的代偿预计公式及代偿时限是鉴别单纯性酸碱失衡的类型、判断有无混合性酸碱失衡的数字化依据。酸碱失衡代偿预计公式及代偿时限在酸碱失衡的床旁诊断中有着很大的临床实用价值。

2.酸碱图

酸碱图是根据不同类型的酸碱平衡紊乱时动脉血 pH、$HCO_3^-$ 及 $PaCO_2$ 三个变量的变化关系绘制成的坐标图。

3.AG 测定

对于可能合并 AG 增大型代谢性酸中毒的混合型酸碱平衡紊乱,也可通过测定 AG 来进行诊断。若有 AG 增大,则合并代谢性酸中毒。对于 AG 正常型代谢性酸中毒,AG 测定则无诊断意义。

# 五、血气分析的临床应用

## (一)低氧血症的诊断

迄今为止,血气分析仍是判断患者氧合是否充分的最重要并具有决定性意义的方法。$PaO_2$ 是决定血氧饱和度的重要因素,反映血氧合状态较敏感。临床上低氧血症的诊断以及严重程度

的判断,也是根据 $PaO_2$ 的高低并参考 $SaO_2$ 的值做出的,见表 4-9。

表 4-9　低氧血症的分级

| 分级 | $PaCO_2$[kPa(mmHg)] | $SaO_2$(%) |
| --- | --- | --- |
| 轻度 | 6.7~10.7(50~80) | >80 |
| 中度 | 4.0~6.7(30~50) | 60~80 |
| 重度 | <4.0(<30) | <60 |

$PaO_2$ 降低固然可导致组织缺氧,但在耗氧量增加或一些危重患者组织对氧的摄取或利用发生障碍时,即使 $PaO_2$ 正常,组织同样也可能发生缺氧。因此,在危重患者,常用动-静脉氧分压差[$P_{(a-v)}O_2$]来反映组织对氧的摄取利用情况。在无明显动静脉分流的情况下,$P_{(a-v)}O_2$ 增加说明组织摄氧增加,而差值减小则说明组织摄氧受阻。因此,静脉血氧分压及因此得来的 $P_{(a-v)}O_2$ 可以作为组织缺氧程度的一个指标。

### (二)了解肺通气和肺换气情况

在麻醉和手术过程中,血气分析是准确判断患者肺通气和换气情况的最有效的方法。除患者原有肺部疾患外,各种麻醉方法和麻醉药物,手术体位以及手术操作均会影响患者的呼吸功能。虽然有脉搏血氧饱和度($SpO_2$)、呼气末 $CO_2$ 分压($PETCO_2$)等无创性方法可用于患者的持续监测,但由于方法学本身的一些限制(如易受各种因素干扰,不能测定血氧分压等),使其在呼吸监测中的作用有限。血气分析由于能准确了解患者的氧合和 $CO_2$ 排出情况,并且有助于分析通气异常的原因,故其在呼吸监测中的作用仍是不可替代的。

$PaCO_2$ 是反映肺通气情况的有效指标,在通气量不足或无效腔量过大的情况下,常导致 $CO_2$ 排出障碍,$PaCO_2$ 升高。而在每分通气量过大时,常导致 $PaCO_2$ 过低,长时间低碳酸血症可引起神经-肌肉兴奋性升高,导致肌强直、脑血管收缩、脑血流量减少、中枢神经系统功能障碍;还可导致血乳酸增加和低钾血症,有导致严重心律失常的危险。因此,不能忽视低碳酸血症的不利影响。测定 $PaCO_2$ 能准确地了解肺通气是否恰当,并做出相应的处理。

根据肺泡气体公式计算出肺泡氧分压($PAO_2$),然后计算出肺泡-动脉氧分压差[$P_{(A-a)}O_2$],是了解肺换气功能的简单和较为准确的方法。在存在解剖性右向左分流、严重的通气/血流比率失调和肺弥散功能障碍时,$P_{(A-a)}O_2$ 增加,临床上常表现出低氧血症。因此,测定 $P_{(A-a)}O_2$ 常能帮助鉴别低氧血症的原因。由于 $PaO_2$ 和 $PAO_2$ 值均受 $FiO_2$ 的影响,使不同 $FiO_2$ 时测得的 $P_{(A-a)}O_2$ 比率值有所不同,现有人主张采用 $PaO_2/PAO_2$ 比率反映肺换气功能。健康人在任何 $FiO_2$ 时 $PaO_2/PAO_2$ 均大于 0.7,在麻醉情况下略有降低。如 $PaO_2/PAO_2$ 比率明显降低,说明存在肺换气功能障碍。

全麻结束后能否拔出患者的气管内导管,虽然必须根据多方面的因素来决定,如患者清醒、自主呼吸恢复且交换量充足、反射恢复、咽喉反射活跃,循环功能稳定等,但最重要并且具有决定意义的条件仍是血气分析的结果。一般认为患者吸入空气时 $PaO_2$>9.33 kPa(70 mmHg),$PaCO_2$<6 kPa(45 mmHg),才能拔出气管内导管。血气值达不到上述要求应暂缓拔管,并作辅助或控制呼吸。对有肺部疾患,术前检查证实已有肺功能损害的患者,在血气分析指导下拔管,对确保患者的安全有重要意义。

### (三)指导机械通气

机械通气患者,特别是有肺功能异常的患者,血气分析是确定通气是否恰当的必不可少的重要方法。在机械通气过程中,潮气量、通气频率、吸/呼比率、通气方式以及 $FiO_2$ 的选择和调整,都应以血气分析的结果为依据,才能使患者处于一个恰当的通气状态。虽然在通气过程中可以应用 $SpO_2$、$PETCO_2$ 等监测,但这些都不能完全取代血气分析,其结果应与血气分析结果进行比较。

长期机械通气支持的患者在撤离机械通气的过程中,一般是采用不断降低间歇指令通气的频率,降低呼气末正压和 $FiO_2$ 的方法逐渐脱机。在每次调整通气参数前后,都应做血气分析了解患者对降低通气支持的反应,一般要求 $FiO_2$ 在 0.4 或更低的情况下,$PaO_2$ 应大于 9.33 kPa (70 mmHg)才能进一步降低通气支持,直至患者完全脱离呼吸机。所以,血气分析对于患者平稳、安全地脱离呼吸机是必不可少的重要措施。

**(四)术前肺功能评估**

在患有慢性肺部疾患的患者,在开胸手术前应进行肺功能检查。如检查表明肺功能中度以上损害,则还应做脉血气分析,帮助肺功能评估。如在静息、呼吸空气的情况下,$PaO_2 < 6.67$ kPa (50 mmHg),说明患者肺功能已无力承担开胸手术(除非手术治疗能改善患者的通气功能);如 $PaCO_2 > 6.0$ kPa(45 mmHg),表明患者肺功能损害严重,或有肺部进展性疾病,肺的通气储备功能很弱,术后并发症的发生率及出现呼吸衰竭的可能性大大增加,无论何种手术,均为手术的相对禁忌证。

对全肺切除的患者,术前应常规进行总肺功能及动脉血气的测定。当 $FEV_1$(第 1 秒用力呼气容积)小于 2 L,$FEV_1/FVC$(1 秒用力呼气容积占用力肺活量比值)小于 50%,MV(每分通气量)小于预计值的 50%,$PaCO_2$ 大于 6 kPa(45 mmHg)时,表明全肺切除术后风险较大,一侧肺切除后所余肺组织难以维持机体的正常呼吸功能。

**(五)酸碱失衡的诊断**

酸碱失衡是外科患者常见的代谢紊乱。特别是在一些危重、急诊患者,需要立即手术治疗原发疾病,而这些患者经常有程度不同的酸碱失衡,不可能等待酸碱失衡纠正后才进行麻醉手术。应在麻醉和手术的同时纠正酸碱失衡。虽然可以根据病史和临床表现大致估计患者有酸碱失衡存在,但酸碱失衡的确认、失衡的类型和严重程度只有通过血气分析才能明确诊断。因此,应在麻醉和手术过程中做血气分析,了解酸碱失衡的类型和严重程度,并进行相应的治疗,以保证麻醉和手术安全进行。

# 六、持续动脉血气分析

持续动脉血气分析是将血气分析探头经动脉内导管放入动脉血管内,持续测定血液 pH 值、$PaO_2$ 和 $PaCO_2$ 的变化。传统的血气分析方法是间歇采集动脉血,在体外做血气分析,在抽取血标本和得到分析结果之间常有不同程度的延误,因而不能及早发现病情的变化,并做出及时处理。持续动脉内血气分析就是为克服传统血气分析的这一缺陷而发展起来的。现在,越来越多的危重患者都做动脉置管,做持续动脉血压监测,这使得通过动脉导管做持续动脉血气监测变得更为容易。

**(一)持续动脉血气监测的原理**

1.测定原理

在体内测定动脉血的 pH、$PaO_2$ 和 $PaCO_2$ 的程序同常规血气分析一样。其主要差异是持续动脉血气测定的传感器是用光学原理,而常规血气分析的传感器是电化学原理将血液中的

[H⁺]和气体浓度转化成电信号。因此,常规血气分析的换能器被称为"电极",而在持续动脉血气分析仪,其换能器被称为"光学传感器"或"Optodes"。二者的工作原理有根本的不同。

光学传感器内有一含指示剂(也称染料)的测定室,指示剂同测定物(此时为 $O_2$、$CO_2$ 和 $H^+$)反应后,能够改变穿过测定室光线的波长或强度,光学探测器测得返回光线的变化,就可据此计算出被测定物的浓度。根据对入射光线影响的不同,光学传感器主要采用两种测定技术。

(1)吸收技术:指示剂和被测定物反应后,将吸收入射光线中一些特定波长的光线,吸收程度同被测定物的浓度成比例关系,因而从测定室返回的光线的强度将有所不同。这种光线强度的改变由光学探测器测定,并由电子系统将其转化为电信号,经计算机计算后数字显示测定值。

(2)荧光技术:采用的指示剂为荧光染料,同被测定物反应后,能被入射光线激发,发射一种波长不同于入射光线的光子,这种光子的波长和强度同被测定物的种类和浓度有关,同样经光学探测器测定和电子系统的转化、计算,得出被测定物的浓度。

2.测定传感器

(1)pH 传感器:使用的指示剂染料具有弱的电解性,这使指示剂在溶液中能以酸和碱的形式存在。根据 Henderson-Hasselbalch 公式:$pH=pKa-\log[HA]/[A^-]$,$[HA]$ 和 $[A^-]$ 的相对多少就确定了溶液的 pH 值。采用吸收技术的传感器,$[HA]$ 和 $[A^-]$ 同指示剂结合后,分别吸收不同波长的光线,测定返回的光线后就能确定 $[HA]$ 和 $[A^-]$ 的量,从而计算出 pH 值。采用荧光技术的 pH 传感器,以酸或碱的形式存在的荧光染料指示剂被不同波长的光激发,但激发出的光线以相同的波长返回,通过测定两种返回光线的比率确定 pH 值。

(2)$CO_2$ 传感器:$PCO_2$ 的测定原理是使用一种对 pH 敏感的染料作指示剂,测定同血液平衡的碳酸氢溶液中的 $[H^+]$ 改变。传感器用仅能透过 $CO_2$ 的膜同血液隔开。$PCO_2$ 同碳酸氢溶液的 pH 有关:$(CO_2+H_2O \rightleftharpoons H_2CO_3 \rightleftharpoons H^+ +HCO_3^-)$,通过测定 $[H^+]$ 而确定 $PCO_2$。荧光和吸收技术都能用于 $PCO_2$ 的测定。

(3)$O_2$ 传感器:测定 $PO_2$ 最成功的技术是荧光技术。染料指示剂相对较稳定。同氧反应将会降低其荧光强度,荧光强度的减弱程度同氧的浓度成比例关系。以不同波长反射回由光学探测器所接收,由此测得 $PO_2$。

**(二)临床持续血气分析仪**

目前用于临床的持续血气分析仪有 CDI1000 型持续血气分析仪(3M-cardiovascular devices inc)和较新型 PB3300 型持续血气分析仪。一台完整的持续血气分析仪包括测定探头、相关的光学和电子设备、校正装置以及显示和打印设备。测定探头由三个独立的光学传感器和一个热电偶组成。三个传感器分别是 pH、$CO_2$、和 $O_2$ 传感器,热电偶测定血液温度变化,用于测定时的温度校正。持续血气分析仪的温度校正不同于传统血气分析仪,后者的血气测定是在固定的 37 ℃时进行,而持续血气监测仪是在患者实际血液温度下测定,然后根据计算图表将其校正到 37 ℃时的值。

测定探头的直径等于或小于 620 $\mu m$,能通过 20 号动脉内置管放入动脉内,并能保证血管壁和探头之间有足够的间隙,以保证采血和准确的持续动脉压监测。仪器的光学设备包括光源、传送光线的光缆和光学探测器。光源能按传感器的需求发射不同波长的光线,以激发传感器中的指示剂染料。传送光线的光缆,能将激发光波送到传感器,并将传感器反射回的光线传送到光学探测器。光缆采用光导纤维,由于其良好的光导性,光线能够传送很长距离,在光导纤维弯曲时,光的强度几乎没有损耗,保证了测定的准确性。光学探测器测定返回光线的波长和强度。电子设备包括光电换能器和微处理器等。光电换能器将测得的光学信号转变为电信号；微处理器将接收的电信号计算和校正，得出 pH、$PCO_2$ 和 $PO_2$ 值。另外还有显示器和打印机，以数字形式显示血气分析结果。

校准装置是气体张力校准仪。能对三个光学传感器进行自动校准。校准仪内含的缓冲溶液，经一小管通入已知浓度的 $O_2$ 和 $CO_2$ 混合气体，平衡后将测定探头插入进行校准。校准采用两点法，首先进行低点校准，$CO_2$ 和 $O_2$ 浓度分别是 8.4% 和 14%，校准时间约为 15 分钟。探头插入动脉内后仍可根据使用者的决定进行校准，此时采用的标准为体外血气分析仪测得的数据。

### (三)持续动脉血气分析的准确性

判断持续动脉血气分析的准确性对于确定该项技术的价值和能否用于临床患者的诊断和治疗是必需的。作为一项新技术，其准确性的估计从三个方面进行。

1.体外试验

将持续动脉血气分析的探头放入人工肺机的动脉端，用 CDI1000 持续血气分析仪测定 pH、$PaCO_2$ 和 $PO_2$。选用的 $CO_2$ 分压范围为 $0 \sim 133.0$ kPa$(0 \sim 1\,000$ mmHg$)$。$O_2$ 分压范围为 $0 \sim 26.7$ kPa$(0 \sim 200$ mmHg$)$。作为标准的血气分析值，pH 值用供研究用的 pH 测定仪测定，其准确度为 $\pm 0.01$ pH 单位。$PCO_2$ 和 $PO_2$ 值根据血液 $CO_2$ 和 $O_2$ 的浓度，已知的大气压、饱和水蒸气压计算得来，将测定值和标准值做回归分析。结果表明，所有三个分析指标均有良好的相关关系，$r > 0.99$。光学传感器的测定值和标准值之差，pH 值为 $-0.000\,4$，$PCO_2$ 为 0.15 kPa$(1.096$ mmHg$)$，$PO_2$ 为 0.04 kPa$(0.326$ mmHg$)$。在 12 小时的测定期间，测定结果都相当稳定，因而证明此项技术用于体外血气测定相当准确和稳定。

2.动物体内试验

已在多种动物体内进行。通过改变吸入气 $O_2$ 和 $CO_2$ 浓度和通气频率使动脉血的 $PCO_2$ 和 $PO_2$ 值发生变化，静脉滴入碳酸氢钠或盐酸而改变血液 pH 值。用传统血气分析方法和光学传感器同时测定血气值，以比较持续动脉血气分析的准确性。一项在狗体内进行的，共抽取 663 个血标本的研究表明，传统血气分析测定结果和体内持续测定值的差值平均数：pH 值为 $-0.02 \pm 0.03$；$PCO_2$ 是 $0.14 \sim 0.51$ kPa$[(1.05 \pm 3.80)$ mmHg$]$；$PO_2 < 20.0$ kPa$(150$ mmHg$)$ 时为 $(0.53 \pm 1.73)$ kPa$[(3.97 \pm 13.00)$ mmHg$]$，$PO_2 > 20.0$ kPa$(150$ mmHg$)$ 时差值增加，这可能同传统血气分析采用的 Clark 电极在高氧分压时准确度降低有关。

3.临床人体试验

持续血管内血气分析由于处于临床试验阶段，操作和条件的控制尚无统一规范，故目前的临床试验结果显示出有较大的差异。一些临床应用的结果表明，光导传感器测定值同传统血气分析相比，准确度高，二者的相关性较好。在临床麻醉患者使用的研究表明，持续血气分析值同传统血气分析测定值的差值均数：pH 值为 $-0.032 \pm 0.042$，$PCO_2$ 为 $(-0.50 \pm 0.62)$ kPa$[(-3.77 \pm 4.65)$ mmHg$]$，$PO_2$ 为 $(-1.20 \pm 3.09)$ kPa$[(-9.03 \pm 23.2)$ mmHg$]$，所有三个指标都低于传统方法测定值，估计和测定期间从动脉导管持续滴入肝素液，导致局部血液稀释所致。在手术过程中，一例明显的空气栓塞和一例单肺通气时即将发生的低氧血症均最先由动脉内光学传感器发现，明显先于其他监测指标，如 $SpO_2$、$PETCO_2$ 和 CVP 监测。因此，虽然持续动脉血气分析的准确度仍有待于提高，但其用于麻醉和危重患者监测的优越性和价值是非常明显的。而另一些结果表明，光导传感器用于体内测定其准确性和可靠性明显降低。分析可能原因是探头表面有血凝块或纤维蛋白沉积，由于局部代谢耗氧和释放 $CO_2$，导致测得的 pH 值、$PaO_2$ 降低，$PaCO_2$

升高;另外,探头尖端可能接触到血管壁,因而测得的 $PO_2$ 为组织和血液 $PO_2$ 的平均值。对探头进行校准或移动探头位置,常可使测定的准确性提高。这些都表明光学传感器在血管内测定血气的误差是探头位于血管内,探头同血管内环境间的相互作用造成的。因此,目前各生产持续血气分析仪的制造商都在致力于解决这种探头和血管环境间的相互作用问题,以提高测定的准确度和可靠性。

实验和临床研究证实,光学传感器在体外测定,其准确度和可靠性完全比得上传统血气分析仪。而在体内应用所碰到的问题多是由于探头和血管局部环境相互作用的结果,而非此项方法原理和技术本身的原因。当这些体内干扰的问题解决后,持续血管内血气监测将代表危重患者监测技术水平的巨大进步,能在床旁持续显示患者的血气数据,其时间仅为数秒钟,必将明显提高危重患者的监测和治疗水平。

(翟欣荣)

# 第五节　麻醉气体浓度监测

## 一、氧气与二氧化碳浓度监测

### (一)氧浓度监测

#### 1.极谱电极法

基于氧能接受一个电子的特性,在一个塑料硬管的探测端用复合透气塑料膜与外界隔开,管内安置一个铂丝阴极和一个银阳极,电极浸入电解液中。使用时将探测端插入气路内,在两极上加以极化电压(630～640 mV)。氧透过塑料膜进入电解液中,氧在阴极接受电子被还原(阴极:$O_2+4H^++4e^-\rightarrow2H_2O$),银在阳极放出电子被氧化(阳极:$4Ag+4Cl^-\rightarrow4AgCl+4e^-$),这种电子传递形成外回路电流,电流大小与氧分压成正比。电流信号经电子系统处理后显示氧浓度,并设上下限报警。反应较快,在高湿度环境(如呼吸道)也很准确,不受 $CO_2$ 和 $N_2O$ 影响,受机械通气时的正压影响极小。缺点是每3年换1次电极,每年换1次膜,每3～5月换1次电解液。

#### 2.化学电池法

基于氧能接受一个电子的特性,用透气塑料膜使一个化学电池与外界隔开,氧透入后在金阳极接受电子被还原(阳极缺少电子)同时在铅阴极被氧化(阴极有多余的正电子),产生电位差,所形成的氧化电流与氧分压成正比。优点为非常简便、稳定,无须外界电源和预热,不受湿度和麻醉气体影响,校正容易,反应时间6秒,准确性0.1%。缺点是凡在有氧的环境中电池持续工作,其寿命取决于氧浓度和暴露时间的乘积。随着电池衰老反应时间延长逐渐耗竭,需每年更换一个。

#### 3.顺磁反应法

与其他气体相比,氧分子有强烈的顺磁反应性,当其与磁场的磁性相同时氧体积收缩,磁性相反时氧体积膨胀。将气样与参比气(空气)两条管道引入迅速通断的强磁场缝隙,由于磁场对氧分子的作用力,两管之间产生交替的压差,用灵敏的压差传感器探测,转换成直流电压信号,后者与氧和参比气的分压差成正比。经电子系统处理,以数字和波形显示。反应快,小于470毫秒。其优点是稳定,不受麻醉气干扰,无须经常保养,耐用,价廉。缺点是需耗气样约 150 mL/min,不适于紧闭麻醉。

### (二)二氧化碳浓度监测

1943 年 Luft 创用红外线测量 $CO_2$ 浓度。基于 $CO_2$ 能吸收特定波长(430 nm)红外线的特性,将气样送入一个透明的样品室,一侧用红外线照射,另一侧用光电换能元件探测红外线的衰减程度,后者与 $CO_2$ 浓度成正比。所测信号和一个参比气(空气或氮气)信号比较,经电子系统放大处理后用表针或数字、图形显示 $CO_2$ 浓度。气样的采取有两种形式,一种称旁气流式,即用细长管从气道抽取气样送入测试室,不同的仪器采气量不同,50~500 mL/min。另一种称主气流式,将测试室串入气道内,不消耗气样,但增加气道无效腔,需在气管插管下使用。两种形式反应都很快,能测每次呼吸的 $CO_2$ 浓度。气样均须除湿,旁气流式用过滤器,主气流式用加温至 40 ℃。

## 二、吸入麻醉药浓度监测

### (一)吸入麻醉药监测技术

1.多道质谱仪

通过采集患者的呼吸气体进入质谱仪分析。质谱仪可接收分析各种气体分子,测定吸入和呼出气中氧化亚氮、二氧化碳、氧、氮、氟烷、安氟醚以及异氟醚的浓度。

2.红外线吸收

采用红外线吸收法测定吸入麻醉药的浓度较为常用,根据所测定的不同药物选择不同的波长,通常可测定氟烷、安氟醚、异氟醚、氧化亚氮、二氧化碳等。新的吸入麻醉药地氟烷和其他吸入麻醉药具有相似的红外吸收的特点,可用红外分析仪进行测定。$N_2O$ 所用红外线波长为 390 nm,卤素麻醉药为 330 nm。一次只能用一种卤素麻醉药,否则结果不准确。

3.Raman 散射原理

利用物质分子对光散射的原理,该仪器可应用于激光散射测定呼吸和麻醉气体。入射光通过气体分子时,根据物质的分子特点可产生特定的散射光频率偏移。Raman 分析仪可分析各种质谱仪能测定的气体。

4.其他方法

快速气相色谱仪、紫外光吸收等。

5.吸入气体监测以及呼气末气体监测

在低流量或循环紧闭麻醉时,监测吸入气体的浓度可以及时了解进入患者体内的药物状况。而测定呼气末吸入药的浓度,可以更为准确地了解患者脑部的药物浓度。分析吸入和呼出气药物的浓度变化趋势,可了解麻醉药在体内的摄取和分布情况,对临床麻醉医师调控理想的麻醉深度十分有益。

### (二)吸入全麻的新趋势及对最低肺泡有效浓度的争议

多年来人们一直采用最低肺泡有效浓度(MAC)来评估吸入全麻的深度,然而近年来林重远教授等对吸入全身麻醉的作用机制、药物在体内摄取过程提出了新的看法,他认为:①吸入麻醉药的体内摄入过程是在一定吸入浓度之下,体内摄入量不会因时间的延长而改变很多。②吸入麻醉药透过肺泡的体内摄取过程是依照 Fick 的原理,也就是说体内摄取量取决于吸入浓度。③过去所用的 MAC 观念不能代表麻醉深度,因为肺泡浓度(MAC)无法代表动脉血中浓度和脑内浓度。④MAC 定义内并未包含任何时间的观念,如要肺泡浓度、动脉血浓度、脑部浓度都达到一个相同点时,一定不能忽略时间因素。⑤近年研究显示,吸入药物的肺泡浓度与动脉血浓度并不完全等同,其次,血中浓度与脑部浓度达到平衡需要较长的时间。鉴于上述的论点,林重远提倡以新的观念"有效血液浓度"来代替既往的 MAC。

林重远提出:利用 Fick 原理,可以采用一个不采血即可得到混合静脉血的方法,把肺简单化之后体内的摄取率在口部可以算是 CI－CE,即吸入与呼出浓度之差。在肺泡膜的水平体内摄取率是利用 Fick 的原理,膜的透过率是 DAK/X×(CI－CB)。CI 和 CB 分别代表吸入气和混合静脉血中麻醉药浓度。把 DAK/X 当作膜系数 M 时,可改写成 M×(CI－CB)。因为前面两方程式代表体内的摄取率在不同水平的关系,连结之后成为(CI－CE)＝M(CI－CB)。

改写把 M 提出时,成为 M＝(CI－CE)/(CI－CB)。

当功能残气量(FRC),洗入过程(Washing)完成时,CB 可视为"0",M＝1－CE/CI。

混合静脉血中浓度应为 CB＝[CI(M－1)＋CE]/M。

也就是在麻醉任何时间点,可以由吸入呼出浓度差,得到混合静脉血中浓度。通常膜的系数虽然随着不同的吸入麻醉剂而改变,但同一吸入麻醉药物的膜系数是固定的,如异氟醚、安氟醚是 0.4,氟烷是 0.5,地氟烷为 0.2。如此,吸入麻醉药所需深度就与静脉醉药一样可以用有效血液浓度来表示。

(程　瑶)

# 第五章

# 神经外科麻醉

## 第一节　颅脑外伤手术麻醉

### 一、颅脑外伤患者的病理生理

颅脑外伤按其病理生理过程可分为原发性损伤和继发性损伤。受伤的瞬间,先为不同程度的原发性损伤,然后继发于血管和血液学的改变而引起脑血流减少,从而导致脑缺血和缺氧,脑水肿,颅压增高,进一步发生脑疝,导致死亡。因此,临床上需要对继发性损伤病理生理过程进行干预,防止其进一步发展加重损伤。

#### (一)脑血流的改变

研究证明,脑外伤患者在创伤急性期即可发生脑血流的变化。严重脑外伤患者约30％在外伤后4小时内发生缺血性改变。目前认为,这种外伤后缺血性改变是一种直接的反应性变化,而非全身性低血压所致,尽管后者可加重缺血性改变。

#### (二)高血压和低血压

由于原发性损伤之后,脑的顺应性发生改变,甚至有颅内出血、颅压增高,无论高血压还是低血压都将加重脑损伤。由于自身调节功能损害,低血压造成脑灌注压减少,导致脑缺血;而高血压可造成血管源性脑水肿,进一步升高颅压,引起脑灌注压降低。在自身调节功能保持完整的情况下,低血压可引起代偿性脑血管扩张,脑血容量增加,进而使颅压增高,造成脑灌注压进一步降低,产生恶性循环,又称为恶性循环级联反应。

#### (三)高血糖症

在脑缺血、缺氧的情况下,葡萄糖无氧酵解增加,产生过多的乳酸在脑组织中蓄积,可引起神经元损害。

#### (四)低氧血症和高二氧化碳血症

低氧血症和高二氧化碳血症都可引起颅脑损伤患者脑血管扩张、颅压增高、脑组织水肿,从而可加重脑损伤。

#### (五)脑损伤的机制

脑损伤的机制主要是在脑缺血的情况下激活了病理性神经毒性过程,包括兴奋性氨基酸的释放、大量氧自由基的产生、细胞内钙超载、局部 NO 产生等,最终引起脑水肿加重和神经元不可逆性损害。

### (六)脑水肿

外伤后脑水肿和脑肿胀使脑容量增加、颅压增高,导致继发性脑损害,重者发生脑疝,甚至死亡。脑水肿分为五种情况:血管源性、细胞毒性、水平衡性、低渗性和间质性。

1.血管性脑水肿

脑组织损伤可破坏血-脑屏障,致使毛细血管的通透性与跨壁压增加,以及间质中血管外水潴留,从而造成血管源性脑水肿。由于组胺、缓激肽、花生四烯酸、超氧化物和羟自由基、氧自由基等引起内皮细胞膜受损,激活内皮细胞的胞饮作用和内皮结合部的破裂,使毛细血管通透性增加。其次,研究发现体温升高、高碳酸血症可使内皮细胞跨膜压增高,导致毛细血管前阻力血管松弛,使脑水肿发生率和范围增加。另外,蛋白分子电负荷的改变使血管外水潴留。由于清蛋白为阴离子蛋白,容易通过受损的血-脑屏障,然后由外皮细胞清除。相反,IgG 片段为阳离子蛋白,则黏附于阴离子结合部位,而潴留于间质中。临床上脑出血、慢性硬脑膜下血肿和脑肿瘤附近的水肿,均属于血管源性水肿。

2.细胞毒性水肿

细胞毒性水肿的主要机制是在脑血流减少的情况下,能量缺乏使细胞膜泵(Na,K-ATP酶)功能受损,进而引起一系列的生化级联反应,使细胞外钾增加,细胞内钙增高,膜功能损害可引起细胞不可逆性损伤。由梗死造成的局灶性或全脑缺血、低氧,均可导致细胞毒性水肿的形成。

3.流体静力性水肿

由于跨血管壁压力梯度增加,使细胞外液积聚。脑血管自身调节功能受损,可引起毛细血管跨壁压急剧增加。如急性硬脑膜外血肿清除后使颅内压突然下降,导致脑血管跨壁压突然增加,出现一侧脑半球弥漫性水肿。

4.渗透压性水肿

严重血浆渗透压降低和低钠血症是渗透性脑水肿的主要原因。脑胶体渗透压超过血浆渗透压,水分即被吸收入脑。当血清钠浓度低于 125 mmol/L 时可引起脑水肿。此外,由于性激素的不同,在同一血清钠浓度时,女性较男性更易发生脑水肿。

5.间质性脑水肿

阻塞性脑积水、脑室过度扩大可使脑脊液-脑屏障破裂,导致脑脊液渗透到周围脑组织并向脑白质细胞外蔓延,在临床上可出现一种明显的非血管性脑水肿,即间质性脑水肿。这类水肿一旦发生,可导致脑缺血和神经元损害。

颅脑外伤初期由于静脉容量血管的扩张,脑血容量增加而出现脑肿胀,而不单是脑组织含水量的增加。其神经源性因素包括脑干刺激和脑循环中释放血管活性物质等。因此,早期的脑水肿主要由于脑血管自身调节功能下降,而脑干损害则影响动脉扩张,或静脉梗阻导致充血性或梗阻性脑水肿。如处理不当或不及时,在脑外伤的后期,随着脑水肿加重,颅内高压,脑灌注压下降,引起脑缺血,生化级联反应发生改变,发生复合性脑水肿,即血管性和细胞毒性脑水肿。

## 二、麻醉处理要点

### (一)术前准确评估

由于颅脑外伤病情严重,麻醉医师应首先确保患者的呼吸道通畅,供氧应充分,及时开放静脉通路,以稳定循环,为抢救赢得时间,然后在极短的时间内迅速与家属沟通,了解相关病情,并掌握生命体征和主要脏器的功能情况,了解患者既往有无其他疾病,受伤前饮食情况,有无饮酒过量等。目前心肺功能状况,有无合并其他脏器损伤。脑外伤患者常因颅内压增高而发生呕吐,甚至误吸,所以这类患者均应视为饱胃患者,在插管前和插管时都应防止误吸。

### (二)麻醉前合理用药

颅脑外伤患者一般不用术前镇静药,只给阿托品或东莨菪碱等抗胆碱药即可。无论何种镇静药都可引起患者呼吸抑制,特别是患者已存在呼吸减弱、呼吸节律异常或呼吸道不畅,即使少量的镇静药也可能造成呼吸抑制,使动脉血中二氧化碳分压增加,引起颅压增高。对于躁动的患者,一定要在密切监护情况下方可给予镇静。

### (三)术中密切监测

术中常规监测有心电图(ECG)、脉搏血氧饱和度($SpO_2$)、呼气末二氧化碳分压($PETCO_2$)、体温、尿量、袖带血压。必要时还应进行动脉有创测压、动脉血气分析和电解质分析。怀疑血流动力学不稳、估计失血较多或术中可能大出血,应行深静脉穿刺置管。为操作和管理方便,穿刺点以选择股静脉为宜。

### (四)麻醉诱导

颅脑外伤患者的麻醉诱导非常关键,诱导过程当中血流动力学的急剧变化将会加重脑损伤;颅脑外伤患者常常饱胃,诱导过程中发生误吸,会使病情复杂化;颅脑外伤患者常合并其他部位脏器的损伤,如颈椎损伤、胸部损伤、肝脾破裂等。此外,颅脑外伤的老年患者可合并严重的心肺疾患。因此,如不加考虑,贸然进行常规诱导,势必酿成大祸,引发纠纷。

对于全身状况较好、无其他合并症的单纯脑外伤患者,麻醉诱导用药可以选丙泊酚、咪达唑仑、芬太尼和非去极化肌松药。丙泊酚作为目前静脉麻醉药的主打药物,也适用于脑外伤患者,可降低颅压和脑代谢率,并能清除氧自由基,对大脑有一定的保护作用。应用咪达唑仑可减少诱导期丙泊酚的用量,对减少患者医疗费用有积极作用,同时也降低因单纯应用丙泊酚所引起的低血压发生率。若患者血容量明显不足,可单独应用咪达唑仑,避免应用丙泊酚引起严重低血压而加重脑损伤。咪达唑仑和丙泊酚的用量一定要个体化,一般情况下可用咪达唑仑4~8 mg,丙泊酚30~50 mg。肌松药以非去极化肌松药为宜,如必须选用去极化肌松药,应注意有反流与误吸、增高颅压和导致高血钾的可能。非去极化肌松药以中、长效为主,如罗库溴铵(0.6~1 mg/kg)、维库溴铵(0.1 mg/kg)、哌库溴铵(0.1 mg/kg)。麻醉用药的顺序对诱导的平稳也有影响,先给予芬太尼(1.5 $\mu$g/kg),后给咪达唑仑,再给肌松药,30秒后给丙泊酚。这种给药方法既可避免丙泊酚注射痛刺激,又能使各种麻醉诱导用药的作用高峰时间叠加一致,可减少气管内插管应激反应。气管内插管前采用2%利多卡因行气管表面麻醉,可使插管反应降到理想程度,最大限度地维持麻醉诱导平稳。

对于全身状况较差、合并其他脏器损伤或伴有其他合并症的患者,麻醉诱导应当慎重。

(1)对病情危重、反应极差或呼吸微弱甚至停止的患者,可直接或气管表面麻醉下插管。

(2)对于发生过呕吐的患者,应在吸引清除口咽部滞留物后,再进行诱导用药,在面罩加压控制呼吸之前,应由助手压迫喉结,防止胃内容物再次溢出加重误吸,在气管内插管成功后,用生理盐水灌洗,尽可能吸引清除误吸物,以利于气体交换。

(3)对其他合并症的患者,特别是心功能较差,甚至心力衰竭患者,首先应用强心药,选择诱导药物,如采用咪达唑仑、依托咪酯等,配合适量的芬太尼和肌松药。

（4）合并其他脏器损伤的患者，尤其是内脏大出血者，应进行积极的抗休克治疗，在血压回升、心率接近正常的情况下，谨慎地进行麻醉诱导与气管内插管，以免延误手术时机。诱导用药应选择对血压影响轻且对大脑有保护作用的药物，如咪达唑仑，即使这样，用药量也应减少，以避免血压剧烈波动。

### （五）麻醉维持

颅脑外伤的患者一般都存在不同程度的颅内压增高，因此，麻醉维持一般不单独采用吸入全身麻醉，目前较多采用静脉复合全身麻醉或静脉吸入复合麻醉。静脉复合全身麻醉的维持采用静脉间断注射麻醉性镇痛药和肌松药，持续泵入静脉全麻药。麻醉性镇痛药以芬太尼为主，有条件的可用舒芬太尼和阿芬太尼，哌替啶较少使用。麻醉性镇痛药的用量一般应根据患者的实际情况决定，切忌量大，静脉全麻药也是如此。肌松药应选择对颅内压影响小的阿曲库铵、维库溴铵和哌库溴铵等。静脉全身麻醉药目前最为常用的是咪达唑仑和丙泊酚。丙泊酚优势更为明显，因手术医师希望术后能尽早评估患者的神经系统功能，丙泊酚起效和苏醒都快，而且还有脑保护作用，故选用丙泊酚更为有益。

静脉吸入复合麻醉维持是在静脉复合麻醉的基础上增加了气管内挥发性麻醉药的吸入。静脉复合麻醉的维持同上不再赘述。应该注意的是吸入麻醉药的选择，吸入麻醉药有脑血管扩张作用，异氟烷扩张作用最弱，适合应用。

### （六）术中管理

颅脑外伤患者容量管理非常重要。临床上常用脉搏、血压、尿量等指标进行监测。需要注意的是脑外伤患者常用脱水剂，用尿量判断液体平衡情况不准确。最好监测中心静脉压，尤其是合并内脏出血休克者。在液体种类上，晶体液以乳酸钠林格液、平衡盐液和生理盐水为好，应避免应用含糖液。有大出血者，紧急时可选用胶体液，如羧甲淀粉、琥珀酰明胶、羟乙基淀粉等。颅脑外伤患者血-脑屏障可能存在不同程度的损害，羟乙基淀粉有预防毛细血管渗漏的作用，从理论上讲，输注羟乙基淀粉可能优于其他血浆代用品。术中应注意失血量估计的准确性，适量输血，防止血液过度稀释，术中血细胞比容最好维持在 0.30 左右。

术中保持过度通气，维持呼气末二氧化碳分压 $4.0\sim4.7$ kPa（$30\sim35$ mmHg），有利于颅压的控制。术中除了密切监测患者生命体征外，还应观察手术步骤，对手术的进程有所了解。因为脑外伤患者由于颅压升高，致交感神经兴奋性增高、血中儿茶酚胺上升，易掩盖血容量不足，一旦开颅剪开脑膜，容易发生低血压，严重者可致心搏骤停。此外，麻醉医师在观察手术操作期间，应结合所监测的生命体征指标变化，及时与手术医师沟通，并根据术中生命体征变化，作出准确的判断和正确的解释及处理。

### （七）麻醉恢复期的管理

麻醉恢复期的管理非常重要，不能掉以轻心。麻醉医师应根据病情进行相应的处理。早期拔除气管内插管，有利于手术医师及时进行神经系统检查，对手术效果作出及时评估。但必须掌握拔管时机，若患者出现不耐管倾向，且呼之睁眼，可给予少量丙泊酚，吸净气管内和口腔内分泌物后，拔除气管内插管。应尽可能避免麻醉过浅和拔管时剧烈呛咳，以免由此而引起颅内压增高和颅内创面出血。

对术前情况较差、多脏器损伤或有其他严重合并症者，尤其是昏迷患者，宜保留气管导管或做气管切开，以利于术后呼吸道管理，有条件者护送专科 ICU 或综合 ICU。

### 三、麻醉注意事项

颅脑外伤患者麻醉一个最为关键的问题是,一定不能只注意颅脑外伤的情况而忽略了对其他脏器外伤的观察,以免贻误治疗,导致不良后果。入室后开放两条静脉通路,以备快速输血、输液,抢救休克和大出血。

无论哪种麻醉方法,麻醉诱导时都应防止误吸,以免使病情复杂化。手术过程中避免使用增高颅压的药物,控制呼气末二氧化碳分压,维持患者一定程度的过度通气。术中应注意患者水、电解质的情况,特别是患者大量应用脱水剂,极易引起水、电解质紊乱,液体量可以略欠一些,切不可过量,必要时输血,避免应用含糖液体。术中注意避免血压剧烈波动而诱发脑血管痉挛,加重脑损伤,影响术后神经功能的恢复。

脑外伤患者术后切不可盲目拔除气管导管,严重的脑水肿或脑干损伤,随时可能发生呼吸暂停,甚至死亡危险。

(刘　嫔)

# 第二节　颅内肿瘤手术麻醉

## 一、颅内肿瘤患者的病理生理

颅内肿瘤按部位可粗略分为大脑半球肿瘤、小脑肿瘤和脑干肿瘤,后两者位于颅后窝,又统称为颅后窝肿瘤。病理报告以神经胶质瘤、脑膜瘤多见,余为转移瘤、结核瘤等。患者可能患病数年无临床症状,随着占位病变体积的增大出现颅压升高的症状,伴视力、嗅觉障碍、偏瘫、失语等。与麻醉有关的颅内肿瘤的病理生理变化主要是肿瘤占位引起的颅压增高,颅内压是指颅内容物对颅腔壁产生的压力,临床上一般通过测量脑脊液压力了解颅压的变化情况,颅内压力正常是维持脑功能正常运转所必需的。

### (一)颅压的调节

颅内容物主要有脑组织、脑脊液和血液3种成分,正常情况下,其中一种成分增加,其他两种成分则相应减少,机体通过自动调节维持颅压在一定限度之内[成人$0.7\sim2.0$ kPa($5\sim$ 15 mmHg),儿童$0.5\sim1.0$ kPa($4.0\sim7.5$ mmHg)]的正常平衡状态。颅内肿瘤引起颅内容物的增加,早期可通过自动调节维持正常的颅压,随着颅内肿瘤体积增大,超过代偿限度颅内压即增高。有时颅内肿瘤(如颅后窝病变)体积虽然很小,但也可引起颅内压增高,这主要是因为肿瘤位置引起脑脊液回流受阻、脑积水所致。

### (二)脑脊液对颅压的调节作用

由脉络丛生成的脑脊液时刻在进行着新陈代谢变化,包括生成、循环和吸收。颅内压的变动可受脑脊液分泌、循环、吸收的影响,在颅内压的调节中起重要作用。当颅压增高时,脑脊液回吸收增加,而且一部分脑脊液受挤压流入脊髓蛛网膜下腔,使颅内容物总体积减小,有利于颅压降低。

### （三）脑血流对颅压的调节

颅压的变化直接影响脑血流，颅压增高，脑血流减少，而脑静脉系统的血液受挤压而排出增多，脑血容量减少，因而颅压可以降低。正常情况下脑血流的调节主要通过动脉血管口径的变化来实现的，其影响因素有二氧化碳分压、动脉血酸碱度、温度等。临床上通常采用过度通气来降低二氧化碳分压，以使脑血管收缩，脑血流减少，达到降低颅压的作用，为手术提供良好的手术野。

颅压的调节有一定的限度，在这个限度之内，颅内对容积的增加有一定的代偿力，这种代偿力表现在脑脊液被挤压至脊髓蛛网膜下腔，脑部血液减少与脑组织受压向压力低处转移，以达到机体承受的病理平衡，故这个限度的极限称为临界点。超过临界点即失代偿，这时颅内容物微小的增加，可使颅内压急剧增加，加重脑移位与脑疝，发生中枢衰竭。

## 二、麻醉处理要点

### （一）术前准备

颅内肿瘤手术一般都是择期手术，有足够的时间进行术前准备。麻醉医师所要做的是麻醉前认真访视患者，了解病史，包括既往史、手术史等，特别是与麻醉有关的心、肺合并症，肝、肾功能情况。

### （二）麻醉前用药

成人一般在麻醉前 30 分钟肌内注射苯巴比妥 0.1 g，东莨菪碱 0.3 mg。

### （三）术中监测

术中监测见颅脑外伤患者麻醉处理要点中的术中监测。

### （四）麻醉方法

颅内肿瘤患者麻醉方法有局部麻醉、局部麻醉加神经安定镇痛术、全身麻醉。随着时代的进步，人们对麻醉的要求也越来越高，一方面，患者要求术中舒适而无恐惧，另一方面，随着显微手术的不断开展，手术医师要求良好的手术野。因此，目前所有的颅内肿瘤患者均在全身麻醉下进行手术。麻醉诱导目前可选用的药物很多，如咪达唑仑、丙泊酚、依托咪酯、羟丁酸钠等；肌松药可选择阿曲库铵、维库溴铵、哌库溴铵等；麻醉性镇痛药可选芬太尼、舒芬太尼、吗啡等。

### （五）麻醉维持

见颅脑外伤患者麻醉处理要点中的麻醉维持。

### （六）术中管理

颅内肿瘤患者术前常用脱水剂，因而术前常常血容量不足，术中还要丢失一部分血液，特别是手术较大时，有效循环血容量不足将更为明显，术中液体管理非常重要，最好监测中心静脉压，以指导输液。液体种类根据患者具体情况选用晶体液和胶体液，晶体液以乳酸钠林格液为主，不用含糖液，胶体液有聚明胶肽、琥珀酰明胶、羟乙基淀粉等。对体质较好的患者，可采用大量输血补液，尿量保持 30 mL/h 即可。以免肿瘤切除后，正常脑组织解除压迫，出现脑组织严重水肿，加重脑损害。呼吸管理见颅脑外伤患者麻醉处理中的术中管理。

### （七）麻醉恢复期

麻醉恢复期的管理要求与颅脑外伤患者相同。

## 三、麻醉注意事项

此类患者由于术前使用脱水剂，往往伴有电解质紊乱，所以术前一定要化验电解质，以利于术中选择液体种类,保持电解质平衡。

颅内高压的处理非常重要,处理不妥病死率很高。在麻醉诱导后应立即静脉注射20%甘露醇1 g/kg,最好在剪开脑膜前输完,并配合过度通气,保持一定的麻醉深度,最大限度地降低颅压,以利手术的进行。

对出血多的手术,如脑膜瘤多沿大静脉窦发展,极易侵犯静脉窦,血运非常丰富,麻醉前一定要有充分的估计,多开放几条静脉通路,以备能快速输液输血。术中在分离肿瘤前进行控制性降压,注意降压的幅度,根据需要动脉压若降至8.0 kPa(60 mmHg)以下时,切不可时间过长。麻醉力求平稳,无缺氧及二氧化碳蓄积。

颅后窝肿瘤手术麻醉比较复杂,手术体位常有坐位、俯卧位、侧卧位。坐位时术中易发生气体栓塞,为预防气体栓塞,术中禁用$NO_2$与过度通气及控制性降压,可采用呼气末正压通气。下肢用弹力绷带,防止淤积性血栓形成。变动体位时要慢,避免血流动力学急剧改变。常规监测$PETCO_2$、$SpO_2$、心电图、中心静脉压(CVP),必要时置右心房导管及超声多普勒气体监测仪或食管超声心动图,可动态反映心内的气泡;一旦检出气泡立即通知术者关闭空气来源、右心房抽气、左侧垂头足高位、加快输液,必要时给予心肌变力性药物支持。

脑干是颅后窝内极为关键的结构,手术期间生命中枢受到刺激易出现呼吸节律和心率变化,因此,对机械通气的患者应加以注意。对保留自主呼吸的患者,应密切注意呼吸节律的变化,出现异常及时通知手术医师,以减轻对脑干的牵拉刺激。还应该注意的是脑干手术时应保证手术野安静,避免麻醉减浅出现呛咳,最为稳妥的方式是应用肌松药,进行机械通气。

(刘　嫔)

# 第三节　癫痫及非癫痫手术麻醉

## 一、癫痫患者非癫痫手术的麻醉

### (一)术前准备

(1)抗癫痫药:多数是肝代谢酶促进剂(酶促),长时间使用后肝药酶的活性增加,与麻醉性镇痛药和镇静药有协同作用。对造血功能有一定的抑制,术前应查血常规、凝血功能。抗癫痫药物应服药至术前一晚,必要时加用镇静药。

(2)若手术当天麻醉前有癫痫发作者应延期手术,除非是抢救性急诊手术。

### (二)麻醉要点

1.首选全身麻醉

癫痫患者非癫痫手术的麻醉首选全身麻醉,尤其是癫痫发作较频繁者。某些下腹部、四肢等中小手术也可选用椎管内麻醉或神经阻滞。全身麻醉宜采用静脉诱导,静吸复合麻醉维持。易致惊厥的氯胺酮、羟丁酸钠、普鲁卡因和恩氟烷等禁忌单独使用。去极化肌松药与抗癫痫药之间无协同作用。抗惊厥药物可明显缩短维库溴铵神经-肌肉阻滞作用的时效,而且服用抗惊厥药物时间越长,对非去极化肌松药影响就越大。所以对围术期服用抗惊厥药物的患者,术中肌松药的需要量增加。

2.麻醉管理

麻醉期间特别要重视避免缺氧、二氧化碳蓄积和体温升高等易诱发癫痫发作的病理因素。在麻醉苏醒期,要密切注意癫痫发作的可能。必要时在手术结束时预防性给予抗癫痫药。术后患者进食后要及早恢复术前的抗癫痫治疗。

## 二、癫痫患者癫痫手术的麻醉

### (一)术前准备

术前抗癫痫药物原则上必须停用,由于脑电图会受药物的影响,尤其是抗癫痫药可抑制癫痫波的发放,影响术中对病灶部位的判断。癫痫发作频繁者应逐渐停药,避免突然停药导致癫痫持续状态,如果手术当天有癫痫发作,延期手术。

### (二)麻醉方法

麻醉方法首选全身麻醉。苯二氮䓬类、巴比妥类药物对癫痫波有明显的抑制作用,不宜用于癫痫患者。丙泊酚在小剂量时可诱发广泛的棘波,在大剂量时抑制棘波,但由于其作用时间较短,常用于麻醉诱导。临床常用的诱导方法为芬太尼 $2~\mu g/kg$、丙泊酚 $2~mg/kg$、维库溴铵 $0.1~mg/kg$ 快速诱导气管插管。吸入麻醉药中异氟烷、七氟烷和地氟烷在吸入浓度低于 $1.0~MAC$ 时对脑电图影响小,无致痫作用,可用于麻醉维持。癫痫手术结束时常规使用抗癫痫药,以防发生惊厥。

### (三)监测

癫痫患者行手术治疗时,术中常需行脑电图监测,通过对棘波出现频率和波幅变化的观察来确定癫痫源灶、指导切除范围及判断手术效果。要求所使用麻醉药及方法既不抑制病理性棘波,又不诱发非病理性的棘波样异常波。为了避免颅骨和头皮对脑电信号的衰减,术中常放置硬脑膜外或大脑皮质电极,监测脑电图的变化。

### (四)唤醒麻醉

手术过程要求患者在清醒状态下配合完成某些神经测试及指令动作的麻醉技术,主要包括局部麻醉联合镇静与唤醒全身麻醉技术。唤醒麻醉应保证合适的镇静与镇痛深度、稳定的血流动力学与安全的气道管理,使患者可以在清醒状态配合完成运动、感觉与语言功能的测试,在脑功能区癫痫手术中应用广泛。技术要点如下。

(1)采用短效快速苏醒麻醉药丙泊酚与瑞芬太尼,插入喉罩或气管导管,维持血浆靶控药物浓度:丙泊酚 $2\sim3~\mu g/mL$、瑞芬太尼 $2\sim4~ng/mL$。唤醒麻醉中使用右美托咪定有许多优点。

(2)术前不用长效镇静药,术中注意保暖,预防患者清醒后寒战。

(3)运动与感觉功能定位时患者采取平卧位或侧卧位。语言功能定位时,一般采用右侧卧位,头略后仰,头架固定。

(4)在切皮、分离骨膜和硬膜时,应予以充分的局部浸润麻醉,以保证术中镇痛效果。

(5)皮质暴露后,调整麻醉药血浆靶控浓度:异丙酚 $0.5~\mu g/mL$、瑞芬太尼 $0.8~ng/mL$,直至患者清醒。

(6)患者清醒程度满意后,进行皮质电刺激功能区定位。唤醒时间 $10\sim50$ 分钟。待皮质电刺激完成后,可加深麻醉,再次插入气管插管或喉罩。

(刘　嫔)

# 第四节　帕金森病手术麻醉

## 一、术前准备

术前充分评估患者的病情,包括步态异常、颈部强直和吞咽困难。了解抗帕金森病药物使用情况,如美多巴或苯海索应继续服用至术前。

## 二、监测

除一般监测外,帕金森病患者长时间大手术应做动脉穿刺置管测压和颈内静脉置管测定中心静脉压,定期动脉血气分析。使用左旋多巴的患者应重点监测心电图,积极防治心律失常。由于帕金森患者体温调节异常,容易发生低体温,故长时间大手术应监测体温,注意保温。

## 三、全身麻醉诱导

全身麻醉诱导应注意:①评估有无颈部强直和困难气道,采取应对措施。②帕金森病患者常有吞咽功能障碍,易引起反流误吸,严格术前禁食,快速顺序诱导。③常用静脉麻醉药、麻醉性镇痛药、非去极化肌松药及吸入麻醉药均可用于帕金森患者。④避免应用诱发和加重帕金森病症状的药物,如麻黄碱、氟哌利多、甲氧氯普胺、氟哌啶醇、利血平、氯胺酮、氯丙嗪等药物。

## 四、麻醉管理

长时间外科手术中,由于治疗药物左旋多巴的半衰期极短(1～3小时),为了使患者在围术期保持体内稳定的左旋多巴药物浓度,在术中可通过鼻饲加倍剂量的美多巴或苯海索,并维持至术后2天。

术毕拔管前应确保肌松药作用已完全消失。拔管时应注意防止呕吐和误吸。避免使用新斯的明,因其使乙酰胆碱积聚,从而加重帕金森病。术后应尽快恢复服用抗帕金森病药物。

（刘　嫔）

# 第六章

# 心外科麻醉

## 第一节　先天性心脏病手术麻醉

### 一、先天性心脏病的病理生理

先天性心脏病(简称先心病)种类繁多,同种病变之间的差别也很大。病理生理取决于心内分流和阻塞性病变引起的解剖和生理变化。从血流动力学角度可以分以下四种类型:分流性病变、梗阻性病变、反流性病变和混合性病变。

#### (一)分流性病变

分流性病变的病理生理特点是在体循环和肺循环之间存在交通,通过交通产生分流。分流可能是某种病变的主要表现,也可能是减轻某种严重病变症状的代偿现象。分流包括心内分流(如房、室间隔缺损)、心外分流(如动脉导管未闭和体肺侧支)。分流的流速取决于分流两端的压力梯度和相关的血管床血管阻力,而分流量的大小取决于解剖缺损的大小。①非限制性分流:解剖缺损较大,两端压力梯度较小,分流量的大小主要由影响分流的血管床的阻力决定。②限制性分流:解剖缺损较小,分流量较为固定,血管床阻力对分流的影响不明显。

#### (二)梗阻性病变

梗阻性病变可发生在主动脉和肺动脉的瓣膜上、瓣膜或瓣膜下。无论左侧还是右侧心室流出道发生梗阻性病变,都会引起相应心室的肥厚和扩大。心肌肥厚则需氧量增加,最后发展到冠状动脉供血不足,可导致心肌缺血。①右侧梗阻病变:早期即发生肺血流减少和可能出现低氧血症。长期低氧引起凝血功能异常和侧支循环的形成等。②左侧梗阻病变:表现为心排血量下降和体循环灌注不足,长期可引起左心室肥厚导致心肌缺血或纤维化。任何影响心率和容量的因素,都可能诱发心肌缺血和心搏骤停。③动力性梗阻和固定性梗阻:动力性梗阻(右室流出道梗阻和肥厚性心肌病)的心肌收缩性降低可以减轻梗阻的程度。固定梗阻(肺动脉闭锁或瓣膜狭窄)的程度不受心肌收缩性的影响。

#### (三)反流性病变

反流性病变可以是先天的,如艾伯斯坦畸形、房室通道缺损和二尖瓣裂等,但更常见的是因先天性心脏病变而带来的继发改变。长期的容量和压力负荷引起心脏解剖和生理改变,导致瓣膜反流。反流量的大小取决于心脏的前负荷、后负荷和心率。

### (四)混合性病变

混合性病变是先天性的缺陷引起氧合血和非氧合血在心腔或大血管内混合,如三尖瓣闭锁、单心室、共同动脉干和肺静脉畸形引流等。由于存在非限制性的血流交通,肺血管阻力和体循环血管阻力则明显影响分流量。

## 二、麻醉前准备

### (一)术前禁饮食

(1)小于 6 个月患儿,可在术前 4 小时喂奶和固体食物,术前 2 小时喂清水。

(2)6 个月至 3 岁患儿,可在术前 6 小时喂奶和固体食物,术前 2～3 小时喂清水。

(3)3 岁以上患儿,术前 8 小时可食奶和固体食物,术前 3 小时喝清水。

### (二)手术室内准备

1.麻醉操作时室内温度

麻醉操作使小儿身体大部分暴露在空气中,半岁以内小儿应使室内温度保持在 23 ℃以上,变温毯保温,新生儿最好使用保温气毯。

2.麻醉相关仪器准备

麻醉机、吸引器、监护仪和急救设备(如除颤器)常规检查、待用。

3.呼吸参数设定

潮气量 10～12 mL/kg。呼吸次数:新生儿 30～35 次/分,2 岁以内 25～30 次/分,2～5 岁20～25 次/分,5～12 岁18～20 次/分。

### (三)气管插管准备

经鼻气管插管易于固定,便于口腔护理,患儿易于耐受,可用于带管时间长的患儿。但操作要轻柔,以免鼻腔出血。注意鼻道的清理,避免鼻内容物堵塞和污染气管导管。经口腔插管适合带管时间短的患儿。低压气囊导管对于预防术后肺内感染和避免气管压伤更为有利。

1.导管内径选择

早产儿 2.5～3.0 mm;新生儿 3.0～3.5 mm;1～6 个月 3.5～4.0 mm;6 个月至 1 岁 4.0～4.5 mm;1～2 岁为4.5～5.0 mm;2 岁以上可以按 4＋年龄/4 计算。

2.鼻腔插管深度

(1)早产儿:鼻翼至耳垂的距离＋2;0～4 岁为 10＋体重(kg)/2;4 岁以上为 14＋年龄/2。

(2)气管导管上有刻度,点状线一般为鼻插管和口插管深度之间的标记。

(3)口腔插管深度为鼻腔插管深度减 2 cm。

(4)气管导管插入后要在听诊双肺呼吸音对称后方可固定。

3.插管物品准备

(1)气管导管:准备所插导管和上、下 0.5 号的气管导管各 1 根。

(2)吸痰管两根:粗的插入导管内作为引导管,细的用来气管内吸痰。

(3)喉镜、镜柄和插管钳;润滑油和棉签等。

4.插管后处理

用吸痰管排除胃内气体;双眼涂抹眼药膏保护眼睛。

**（四）常规准备的紧急用药**

山莨菪碱（2 mg/mL）、10％葡萄糖酸钙、异丙肾上腺素（4 μg/mL）、麻黄碱（1.5 mg/mL）、去甲肾上腺素（4 μg/mL）或去氧肾上腺素（40 μg/mL）。

## 三、麻醉管理

**（一）基础麻醉**

患儿接入手术室后一般采取以下两种方法使其安静入睡：①先面罩吸入 8％的七氟烷诱导入睡，然后降低吸入浓度至 5％，保持气道通畅。②氯胺酮 5～7 mg/kg 和阿托品 0.01～0.02 mg/kg 或长托宁 0.02～0.04 mg/kg 混合肌内注射。然后连接心电图、脉搏血氧饱和度和无创血压袖带监护，再立即进行动脉和外周静脉穿刺置管。

**（二）麻醉诱导**

（1）诱导药物：患儿开放静脉后可开始静脉诱导。常用药物有咪达唑仑、维库溴铵、芬太尼和地塞米松等。

（2）面罩通气时，可以根据病种和患儿当时状态选择吸入氧浓度。新生儿和左向右分流量大的患儿尽量避免吸入纯氧，依赖动脉导管循环的患儿可吸入低浓度氧或空气。

（3）气管插管：插管动作要轻柔，注意小儿最狭窄处在声门下，送入导管困难时，及时更换小0.5 号气管导管。

**（三）麻醉维持**

（1）麻醉用药：可以间断给予阿片类药（芬太尼、舒芬太尼）、肌松药（维库溴铵、哌库溴铵等）和镇静药（咪达唑仑等），或经体外循环机给予异氟烷。

（2）一个月以上的小儿在体外循环中可用丙泊酚（200 mg）加氯胺酮（50 mg）静脉输注。

**（四）特殊注意事项**

（1）存在心内分流病变，尤其是右向左分流，在静脉给药时，要注意排气避免气栓。

（2）高危出血风险或预计时间较长的体外循环手术，建议准备血小板。

（3）先心病小儿静脉注射肝素后，动脉和静脉血的 ACT 值在一定时间内存在很大差别，故 ACT 测定应以静脉血为准。

（4）常温非体外全麻手术，常规准备自体血回输装置。

## 四、呼吸管理

（1）可以采取容控或压控通气模式，吸呼比 1：（1～2），气道压力不宜超过 3.0 kPa。

（2）发绀患儿吸入氧浓度 80％以上；严重左向右分流患儿吸入氧浓度 50％以下。

（3）欲行体-肺动脉分流术者，在避免缺氧的情况下，尽量吸入 30％～50％的低浓度氧，以观察和比较分流前后的氧供情况。

（4）增加肺血管阻力、轻度高碳酸血症、调节通气量使呼气末 $CO_2$ 分压在 6.0～7.3 kPa（45～55 mmHg）、吸入低浓度氧或空气。

（5）降低肺动脉压力吸入高浓度氧、轻度过度通气、呼气末 $CO_2$ 分压维持在 3.3～4.0 kPa（25～30 mmHg）等。

（6）体外循环期间静态膨肺，气道压力维持在 0.5～0.8 kPa（3.8～6.0 mmHg），氧流量 0.3～0.5 L/min，氧浓度 21％。

(7)开始通气前气管内吸痰,开放升主动脉适时膨肺,但压力不宜超过 3.0 kPa(22.5 mmHg)。明显肺不张时,膨肺偶可达到 4.0 kPa(30 mmHg),但要避免肺损伤。

## 五、循环管理

### (一)心率和心律

1.维持循环稳定的参考心率

(1)体外循环前:新生儿 150 次/分以上;6 个月以内婴儿在 130 次/分以上;2 岁以内小儿 120 次/分以上;3 岁以内小儿在 110 次/分以上;5 岁以内小儿在 100 次/分以上。

(2)体外循环后:新生儿 160 次/分以上;6 个月以内婴儿在 140 次/分以上;3 岁以内小儿在 130 次/分以上;5 岁以内小儿在 110 次/分以上。

2.安装临时起搏器

药物不能维持满意心率,往往需要安装临时起搏器。

(1)窦性心动过缓时,起搏电极放置在心房外膜,可维持满意的心排血量。

(2)心房和房室传导阻滞时,电极需放置在心室外膜。

(3)瓣膜反流时,需要安装双腔临时起搏器,心房和心室均需放置起搏电极。

3.室上性心动过速治疗(小儿心脏手术中较易发生)

(1)喷洒冰水在窦房结区,有时可以暂时缓解。

(2)适当牵拉窦房结区,可以部分中止发作。

(3)使用去氧肾上腺素、腺苷(50 μg/kg)、美托洛尔等治疗。

(4)顽固性室上性心动过速,可持续静脉输注艾司洛尔[负荷量:250～500 μg/kg;维持量:50～300 μg/(kg·min)]。

(5)严重影响循环时,可以电击(同步或非同步)除颤复律。

### (二)体外循环前重症小儿维持循环稳定

(1)发绀患儿可以给予 5%碳酸氢钠(2 mL/kg)+5%葡萄糖液共 50 mL 输注。

(2)低血容量者,可以适量补充 5%清蛋白和洗涤浓缩红细胞。

(3)肺内分流过多者,外科适当束缚肺动脉,增加体循环流量。

(4)肺血过少者,以补充容量为主,适当增加外周血管阻力。

(5)必要时补充钙剂和持续输注正性肌力药(如多巴胺)支持。

### (三)脱离体外循环机困难的处理

1.重度肺动脉高压

(1)适当过度通气,不使用 PEEP;吸入 NO。

(2)通过中心静脉输注血管扩张药,降低肺动脉压;左房管输注血管加压药物,提高灌注压。

(3)适当给予碳酸氢钠维持血液偏碱状态。

(4)维持足够的右室前负荷。

2.左心功能异常

(1)根据左房压缓慢还血,维持较快的心率,降低左室前负荷。

(2)在使用其他血管活性药基础上,可以经左房管加用肾上腺素输注。

(3)心律存在问题时使用双腔起搏器为宜。

**(四)重症患儿体外循环后循环维持**

(1)根据心脏饱满程度和左、右房压回输机器血。

(2)鱼精蛋白中和后最好使用洗涤后的红细胞。

(3)通气调整肺循环血管阻力。

(4)使用正性肌力药或其他血管活性药。

(5)必要时持续输注葡萄糖酸钙(5～10 mg/h)。

**(五)体外循环后早期反常性血压**

(1)部分患儿体外循环后出现主动脉压和外周动脉压反转现象,术后可以持续数小时而逐渐恢复正常。

(2)停机过程中外周动脉压过低时,要进行主动脉根部测压:①当主动脉根部压与外周动脉压差别大时,先缓慢还血以补充容量,不急于加大正性肌力药的剂量。如果还血主动脉根部压力增高,左房压也升高,而外周动脉压无变化时,有可能主动脉插管过粗,需尽快调整停机,拔出主动脉插管。②主动脉根部压与外周动脉压均低时,输血后左房压升高,往往存在心功能异常,需调整呼吸循环状态,加大正性肌力药物的支持。

## 六、凝血管理

**(一)鱼精蛋白中和肝素**

(1)鱼精蛋白和肝素之比为(1～1.5)mg∶100 U。

(2)重度肺动脉高压者可经主动脉根部或左房管推注鱼精蛋白,亦同时可推注葡萄糖酸钙(15～30 mg/kg)。

(3)静脉推注鱼精蛋白要缓慢,一旦推注过程中血压逐渐下降,暂停推注鱼精蛋白。心率未减慢者可首选推注钙剂和小量回输机血。伴心率有减慢者,首选山莨菪碱处理,必要时给予小量肾上腺素。

**(二)改善凝血功能(重症手术和长时间体外循环手术)**

(1)手术切皮前即持续输注抑肽酶和乌司他丁。

(2)推注鱼精蛋白后,立即开始输入血小板和血浆。

(3)渗血明显多时,可使用凝血酶原复合物和纤维蛋白原等。

(4)输入洗涤的机器剩余血,而非肝素化的机血。

## 七、其他管理

**(一)手术室内吸入 NO 的注意事项**

(1)有效吸入浓度 10～80 ppm,吸入接口在气管导管与螺纹管的弯接头处。

(2)NO 流量＝吸入浓度×分钟通气量/NO ppm(NO 入口呼吸环路内时)。

(3)NO ppm 为 NO 钢瓶内的浓度。

(4)新鲜气体流量不得小于 2 倍分钟通气量,以保证有毒气体 NO 的排除。

(5)如存在心肌抑制和顽固性低血压,需立即停止吸入 NO。

**(二)微量泵输注常用药液的配制(50 mL 液体所含药量 mg)**

(1)多巴胺/多巴酚丁胺:体重(kg)×3。

(2)肾上腺素:体重(kg)×0.3。

(3)异丙肾上腺素:体重(kg)×0.03。

(4)硝酸甘油:体重(kg)×0.9(新生儿 kg×3)。

(5)米力农:体重(kg)×0.6/0.9/1.2[负荷量体重(kg)×(25~50)$\mu$g,需在复温时经体外循环机注入]。

### (三)药物输入速度计算

(1)当 50 mL 药液中药物含量是体重(kg)×3 mg 时,泵入 1 mL/h 相当于输入速度:
$1 \mu g/(kg \cdot min) = kg \times 3(mg) \div 50(mL) \div 60(min) \div kg \times 1\,000(\mu g)$。

(2)其他按配制的倍数不同,用上式依次推算。

### (四)补充碳酸氢钠的计算方法

(1)补碱按细胞外液总量来补充:即补碱量(mmol)=体重(kg)×ΔBE×0.2。

(2)1 g NaHCO$_3$=12 mmol HCO$_3^-$;1 g NaHCO$_3$=20 mL 5‰NaHCO$_3$。

(3)故补 5‰的碳酸氢钠量(mL)=体重(kg)×ΔBE×0.2×20/12=体重(kg)×ΔBE/3。

### (五)补充氯化钾的方法

(1)低钾小儿补钾量安全范围:0.2~0.5 mmol/(kg·h)。

(2)小儿钾浓度:>3.0 mmol/L 不主张积极补钾。

(3)50 mL 不同浓度的溶液含钾量:3‰,2 mmol;6‰,4 mmol;9‰,6 mmol;12‰,8 mmol;15‰,10 mmol;30‰,20 mmol。

(4)安全补钾速度简易用法:30‰KCl 每小时泵入毫升数≤体重数;15‰KCl 每小时泵入毫升数≤2 倍体重数。


## 八、不同病种先心病的麻醉

### (一)动脉导管未闭(PDA)

1.病理生理

(1)分流量的大小取决于导管的直径和体血管阻力(SVR)与肺血管阻力(PVR)之比值(SVR/PVR)。

(2)动脉导管分流,使主动脉舒张压降低,心肌灌注减少。

(3)主动脉分流使肺血增多,左室舒张末容量增大,导致左室扩张、肥厚和舒张末压力升高。

(4)当左房压增高时导致肺水肿,肺血管阻力增高,从而右心负荷增加。

2.外科处理

(1)小婴儿常温全身麻醉下导管结扎或切断缝合术,左后外侧切口。

(2)年龄大的合并严重肺动脉高压的患者,一般在体外循环下正中切口行导管闭合术。

(3)大部分单纯 PDA 可以在放射科介入封堵。

3.麻醉管理

(1)同时监测右上肢和股动脉血压,辅助判断主动脉缩窄和避免外科误操作。

(2)常温全麻结扎动脉导管时,可用硝普钠控制性降压,平均动脉血压可暂时维持在 5.3~6.7 kPa(40~50 mmHg)。

(3)深低温低流量体外循环经肺动脉缝闭时,采取头低位,避免主动脉进气和利于头部灌注。

### (二)主-肺动脉间隔缺损

1.病理生理

(1)与动脉导管未闭相似。

(2)分流直接从主动脉灌入肺动脉,缺损较大,分流量多。

(3)缺损较大时,早期即出现充血性心力衰竭。

(4)肺动脉高压和肺血管阻塞性病变发生早。

2.外科处理

(1)体外循环下缺损修补。

(2)深低温停循环。

3.麻醉管理

(1)小婴儿体外循环前控制肺血流,使氧饱和度维持在 $80\%\sim85\%$。

(2)体外循环前控制肺血流量呼吸管理外,外科可临时环缩肺动脉,增加肺血管阻力。

(3)术前存在营养不良和肺血管病变严重者,麻醉诱导时吸 80% 以上浓度的氧,呼吸管理要避免诱发肺动脉高压危象。

(4)体外循环后要降低肺血管阻力,镇静、适当过度通气。

(5)使用硝酸甘油、米力农,必要时吸入 NO。

### (三)共同动脉干

1.病理生理

(1)主动脉和肺动脉共干,同时给冠状动脉、肺动脉和体循环动脉供血。根据肺动脉在共干上的发出位置不同分为 4 型。一组半月瓣连接两个心室。

(2)新生儿初期,随着 PVR 的下降,肺血流逐渐增加,最后导致充血性心力衰竭(CHF)。

(3)肺静脉血和体循环静脉血通过室间隔缺损不同程度双向混合。

(4)肺血过多,心脏做功增加,舒张压降低,容易发生心肌血供不足。

(5)婴儿早期即可发生肺血管梗阻性病变。

2.外科处理

(1)由于肺动脉高压出现早,新生儿期是外科手术的最佳时间。

(2)从共干根部离断肺动脉,修补共干;修补室间隔缺损;使用带瓣同种血管重建右室-肺动脉通道。

(3)术后早期死亡率 $5\%\sim18\%$。

(4)由于残余室缺和共干瓣膜狭窄或反流,可能出现右心功能不全。

(5)由于修补室缺或右室切口,易发生完全性右束支阻滞、完全性房室传导阻滞、房室交界性心动过速等心律失常。

3.麻醉管理

(1)体外循环前的管理与主-肺动脉间隔缺损相似。

(2)存在 CHF 可使用正性肌力药支持。

(3)使用大剂量芬太尼麻醉(大于 $50~\mu g/kg$),以保持血流动力学稳定。

(4)术中尽量维持 Qp/QS 平衡,避免过度通气和吸入高浓度氧。

(5)当平衡难以调整时,手术者可暂时压迫肺动脉来限制肺血流,以改善体循环和冠状动脉灌注。

(6)已经有明显肺动脉高压的较大婴儿,麻醉中吸入氧浓度可提高到80%以上。

(7)体外循环后,大部分患儿需要正性肌力药支持,降低心脏前后负荷,维护左右心脏的功能。

(8)由于此类患儿常合并有 DiGeorge 综合征,静脉持续输注钙剂有利于维持循环稳定。

(9)体外循环后,要适当过度通气,纯氧通气,纠正酸中毒和吸入 NO。

(10)术后镇静和机械通气至少24小时,以避免发生肺动脉高压危象。

**(四)房间隔缺损(ASD)**

1.病理生理

(1)分流量取决于缺损的大小和右室与左室的相对顺应性。

(2)右室容量超负荷,导致右室肥厚,顺应性逐渐下降。

(3)肺血增多,随年龄增长,肺血管发生病变。

(4)分流量大的发生房性心律失常的比例增加。

(5)肺动脉高压发生较晚,一般10岁以内没有症状,很少发展为 Eisenmenger 综合征。

2.外科处理

(1)常规外科治疗体外循环下房间隔直视修补。

(2)杂交手术右侧胸部切口显露右心房,在食道超声的引导下,经右房直接将封堵器置于缺损处。

(3)部分 ASD 可以在放射科介入封堵。

3.麻醉管理

(1)由于婴幼儿期很少有心肺功能改变,所以麻醉无特殊要求。

(2)体外循环后不可以参考中心静脉压值回输液体,以免发生急性肺水肿。

(3)杂交手术是常温全麻下进行,注意保温,准备自体血回输装置。

(4)放置封堵器过程中,位置不当时可引起二尖瓣位置异常,血压会发生明显变化。

(5)无特殊情况,一般不需使用正性肌力药和血管活性药。

(6)可以手术室内气管拔管。

**(五)室间隔缺损(VSD)**

1.病理生理

(1)缺损分四种类型:膜周型、肺动脉干下型、肌型和混合型。是最常见的先天性心脏病(占20%)。

(2)缺损大小与临床症状相关。肺血多,常表现左心室肥厚。

(3)心脏杂音由大变弱甚至消失,是肺动脉压进行性增高的发展过程。

(4)限制性 VSD 分流量取决于缺损的大小和左右室间压力差。

(5)非限制性 VSD 分流量仅依赖于 PVR/SVR 之比,左右室间无压差。

(6)15%的患者在20岁左右发展为不可逆的严重肺血管梗阻性病变。

(7)非限制性 VSD 婴儿在生后3个月内可发生 CHF。

2.外科处理

(1)正中或右侧胸部切口,体外循环直视下 VSD 修补。

(2)杂交手术正中切口开胸,在 TEE 的引导下,直接经右心室放入封堵器。

3.麻醉管理

(1)非限制 VSD 小婴儿麻醉管理,体外循环前要适当限制肺血流,避免肺损伤和体循环灌注不足。

（2）严重肺动脉高压患儿要防止 $PaCO_2$ 增高，以避免肺动脉压进一步升高，肺血流减少。脱离体外循环机困难时，首先排除外科因素（残留 VSD 和存在 PDA），联合使用正性肌力药和血管活性药。留置左房管为脱离体外循环时泵入药物使用。术后早期加强镇静镇痛，降低肺血管的反应性。

（3）房室传导阻滞时有发生，常用山莨菪碱和异丙肾上腺素治疗，必要时使用临时起搏器。

（4）有明显心室肥厚和扩大者，常需使用多巴胺、多巴酚丁胺、米力农和硝酸甘油等药物。

### (六)心内膜垫缺损

1.病理生理

（1）可分为部分、过渡和完全三型。常伴发各种综合征，如唐氏综合征、Noonan 综合征和 Elisvan Creveld 综合征。

（2）部分型心内膜垫缺损（PECD）发生 CHF 取决于左向右分流量和二尖瓣反流程度。

（3）过渡型的症状相对最轻。

（4）完全型心内膜垫缺损（TECD）为非限制性，早期即可出现肺动脉高压或 CHF。

2.外科处理

（1）PECD 可在 2～5 岁时修补，手术与房间隔缺损类似，二尖瓣反流纠正如何影响术后效果。

（2）TECD 最佳手术期为 3～6 个月，较为安全，控制 CHF，防止发生肺血管梗阻性病变和减轻瓣环扩张。

（3）根治手术：体外循环下闭合房间隔和室间隔缺损，修复两个房室瓣。对反复肺内感染和解剖上不能做双心矫治的，先行肺动脉环缩手术，再择期二期手术。

3.麻醉管理

（1）体外循环前控制肺血流，限制吸入氧浓度和防止过度通气。

（2）TEE 评估矫治后房室瓣功能和心室功能。

（3）术中放置左房测压管，指导容量管理和使用正性肌力药等血管活性药物。

（4）体外循环后肺动脉高压的处理：吸入 100% 的氧，过度通气，用大剂量阿片类药加深麻醉，吸入 NO。适当给予碳酸氢钠可以降低肺动脉压力。对于吸入 NO 无反应的肺动脉高压，可能对硫酸镁有效，初始剂量 20 mg/(kg·h)。

（5）大部分脱离体外循环时需要正性肌力药支持。

（6）脱离体外循环机困难，可以从左房管使用缩血管药物，而右房管使用血管扩张药。

（7）对于有房室瓣反流和残余 VSD，使用米力农和降低后负荷。

（8）房室传导功能异常者，使用房室顺序性起搏对于减少房室瓣反流和改善心脏功能有益。

### (七)右室双出口

1.病理生理

（1）大动脉转位型（Taussig-Bing 畸形）肺动脉下 VSD，伴有或不伴有主动脉狭窄。表现类似伴有 VSD 的大动脉转位（TGA）。肺血流增加，易发生 CHF 和肺血管病变。

（2）伴大 VSD 型主动脉下 VSD，不伴有肺动脉狭窄。由于肺血管阻力低，故肺血过多。

（3）法洛四联症型主动脉下 VSD，伴有肺动脉狭窄。肺血流梗阻为固定性。

2.外科处理

(1)室间隔修补＋将肺动脉与左室连通＋大动脉调转术。

(2)室间隔修补＋将主动脉与左室连通。

(3)姑息手术 Block-Taussig 分流术;肺动脉环缩术。

(4)单心室矫治分期双向格林和全腔静脉与肺动脉吻合术。

3.麻醉管理

(1)肺血过多者应注意避免降低肺血管阻力,维持脉搏氧饱和度在 $80\%\sim85\%$。

(2)肺血少者应注意改善肺血流,避免增加肺血管阻力。

(3)围术期肺动脉高压者需过度通气、吸入 $100\%$ 的氧、适当碱化血液、深镇静和保持肌松。

(4)及时诊断和处理心律失常。

(5)常需使用正性肌力药物支持。

**(八)肺静脉畸形引流**

1.病理生理

(1)部分性肺静脉畸形引流。病理生理变化与单纯的房间隔缺损类似。左向右分流导致肺血增加,右房和右室扩大,肺动脉扩张。分流量大小取决于参与畸形引流的肺静脉支数,畸形引流的肺叶,肺血管阻力和右心房室的顺应性。

(2)完全性肺静脉畸形引流。完全性肺静脉畸形引流分四型:心上型,心内型,心下型和混合型。肺血管梗阻性病变发生早。伴有梗阻的肺静脉畸形引流,患儿生后的第一周即出现明显的发绀和呼吸窘迫,需紧急外科治疗。无梗阻的肺静脉畸形引流,肺血过多,轻微发绀。氧饱和度一般为 $85\%\sim90\%$。右侧房室扩张,限制性的卵圆孔(或房间隔缺损)供给左心容量,左心发育小。室间隔向左侧移位,导致左室心排血量进一步减少。

2.外科处理

(1)部分性肺静脉畸形引流无症状和无房间隔缺损,分流量少,可不手术。左向右分流量较大,Qp∶Qs大于 2∶1,需要外科手术治疗。反复肺内感染,尤其是伴有"镰刀"综合征的,需要外科手术治疗。

(2)完全性肺静脉畸形引流有梗阻的一旦诊断明确,需要急诊外科手术治疗。无引流梗阻伴有限制性房水平分流的,需要行房间隔切开或球囊扩张术,以及药物治疗,在 1 岁内择期行矫治术。

(3)有非限制性房水平分流的,可择期 1 岁内行矫治术。

(4)部分患者可能需要深低温停循环下行修补术。

(5)外科手术一般是切开和扩大肺静脉畸形连接处,与左心房吻合。

3.麻醉管理

(1)部分性肺静脉畸形引流的麻醉类似于肺血多的 ASD。

(2)完全性肺静脉畸形引流:体外循环前吸入 $100\%$ 的氧,过度通气,纠正代谢性酸中毒,使用正性肌力药维持循环稳定。体外循环后吸入 NO,降低肺血管阻力。防止肺动脉高压危象(过度通气,吸入 $100\%$ 的氧,碱化血液,充分镇静和肌松)。严重肺动脉高压可以使用硫酸镁和前列腺素 $E_1$。体外循环后,避免左房压过高,维持低水平血压有助于防止未适应的左心过度负荷所致损伤。术前存在肺水肿,体外循环产生的炎性反应,采用压力控制通气的方式,给予适当变化的 PEEP,改善肺的顺应性。使用正性肌力药物如多巴胺,多巴酚丁胺和肾上腺素等,使用降低肺血管阻力和体循环阻力药物如米力农、硝酸甘油和酚妥拉明等,减少心脏做功和增加心排血量。使用药物或临时起搏器最佳化心率和节律,减轻左室负荷。

### (九)主动脉瓣狭窄

1.病理生理

(1)重度的主动脉瓣狭窄常与左心发育不良并存。

(2)重度单纯的主动脉瓣异常新生儿常有心内膜下纤维弹性组织增生(开始于胎儿期)。心肌的舒张功能下降,使左室舒张末容积减少,射血分数降低。

(3)中等程度的主动脉瓣狭窄,左心明显肥厚扩大。

(4)跨瓣压差大于6.7 kPa(50 mmHg)的为重度,常表现呼吸困难,代谢性酸中毒和心源性休克。

2.外科处理

(1)新生儿重度主动脉狭窄需要急诊经皮球囊扩张术才能存活,等待进一步的外科治疗。

(2)非重度狭窄的年长患儿一般可行主动脉瓣修补或置换(Ross手术)。

3.麻醉管理

(1)心肌肥厚,注意维持心肌氧供与氧耗的平衡。

(2)避免心动过速,以免影响心脏舒张期充盈。

(3)积极处理心律失常,心房功能的异常严重影响心排血量,可以静脉注射利多卡因,冷盐水心脏表面刺激和超速起搏处理心律失常,严重影响循环的心律失常,需紧急电转复。

### (十)主动脉瓣下狭窄

1.病理生理

(1)主动脉瓣下狭窄常在生后1年内发现,是进行性发展的疾病。

(2)梗阻程度与年龄相关。

(3)50%的患儿伴有主动脉反流。

2.外科处理

(1)手术切除纤维性隔膜或狭窄环。

(2)由于病情发展较快,且易发生主动脉瓣反流,故多主张早期手术治疗。

(3)术后易发生轻度主动脉瓣反流,狭窄复发率较高。

3.麻醉管理

(1)管理类似于主动脉瓣狭窄。

(2)降低心肌氧耗,维持氧供需平衡。

(3)保证心脏的前后负荷,避免低血压的发生。

### (十一)主动脉瓣上狭窄

1.病理生理

(1)常合并脏器动脉狭窄,部分患者合并Wiliam综合征(智力低下、特殊面容和高钙血症)。

(2)狭窄部常累及冠状动脉窦,易造成冠状动脉缺血,有猝死的危险。

2.外科处理

切开升主动脉狭窄内膜,自体心包加宽补片。

3.麻醉管理

麻醉管理同主动脉瓣狭窄。

**(十二)主动脉缩窄**

1.病理生理

(1)典型的主动脉缩窄位于左锁骨下动脉远端到动脉导管开口的周围。

(2)严重主动脉缩窄在生后的最初几周内可出现呼吸困难和呼吸衰竭。狭窄远端体循环低灌注、代谢性酸中毒。动脉导管的闭合可以导致左室后负荷急剧增加,引起 CHF 和心源性休克。

(3)中度缩窄出现症状较晚,逐渐出现缩窄近端体循环高血压和左心功能不全。

2.外科处理

(1)左侧开胸主动脉修补左锁骨下动脉片翻转成形术;缩窄切除端端吻合术;人工补片主动脉成形术等。

(2)并发症术后高血压;残余狭窄或再复发;截瘫;动脉瘤形成。

3.麻醉管理

(1)新生儿最初几天,由于动脉导管未闭,上、下肢的压差不明显。

(2)新生儿左室衰竭需静脉持续输注前列腺素 $E_1$ 来维持动脉导管开放。

(3)重度狭窄的小儿术前需要气管插管机械通气,以减轻心、肺做功。

(4)减少肺血的呼吸管理(高二氧化碳通气、限制吸入氧浓度)。

(5)纠正酸中毒和使用正性肌力药来维护心脏功能。

(6)常温全身麻醉,术中监测右侧上肢动脉压和下肢股动脉压。

(7)术中心温度不宜超过 37.5 ℃,且可以适度降温至 35 ℃。

(8)动脉阻断或钳夹动脉前,静脉注射肝素 200 U/kg(ACT＞200 秒),并使用自体血回收装置。

(9)动脉阻断或钳夹后,注意控制血压和维护心脏功能。

(10)术后早期可出现高血压,持续 2 周左右,可使用血管扩张药和 β 受体阻滞药。

**(十三)主动脉弓中断**

1.病理生理

(1)分型。①A 型:中断末端紧靠左锁骨下动脉远端。②B 型:中断位于左锁骨下动脉和左颈总动脉之间。③C 型:中断位于无名动脉和左颈总动脉之间。

(2)新生儿早期可无症状,一旦动脉导管闭塞,则出现 CHF 和代谢性酸中毒。

(3)27％的患儿合并 DiGeorge 综合征(低钙血症、胸腺缺如、面部发育异常)。

2.外科处理

(1)深低温体外循环。

(2)深低温停循环＋区域性脑灌注。

(3)一期手术根治。

3.麻醉管理

(1)一经诊断静脉持续输注前列腺素 $E_1$,使用正性肌力药和利尿药。

(2)麻醉选择以大剂量阿片类药为主,维持循环的稳定。

(3)动脉压选择左、右上肢和下肢同时监测。

(4)使用血液回收装置、新鲜冰冻血浆和血小板。

(5)体外循环后需要正性肌力药物支持。

(6)DiGeorge综合征体外循环后需要补充较大剂量钙。

**(十四)三尖瓣下移(Ebstein 畸形)**

1.病理生理

(1)三尖瓣瓣叶下移至右室腔,右房扩大,右室房化,右室腔发育异常。可发生右心功能不全。常有卵圆孔未闭和房间隔缺损,可产生右向左分流。

(2)新生儿早期血流动力学不稳定,随着肺动脉阻力的降低,可有改善。

(3)易发生室上性心律失常、右束支传导阻滞和预激综合征(10%～15%)。

2.外科处理

(1)三尖瓣成形术适合前瓣叶发育好、右室腔发育尚可者。

(2)Starnes 手术适合重症新生儿。扩大房间隔缺损,闭合三尖瓣口,建立体肺分流。

(3)严重右心系统发育不良,可行分期单心室生理根治术或一个半心室矫治术。

3.麻醉管理

(1)维持前负荷,避免心肌抑制和外周血管扩张。

(2)麻醉以大剂量阿片类药(芬太尼)为主,辅以低浓度异氟烷。

(3)体外循环前易发生室上性心律失常,有时需要紧急建立体外循环。

(4)由于右心房室严重扩张肥厚,体外循环后易发生室性心律失常,故可预防性持续输入利多卡因或胺碘酮。

(5)使用正性肌力药米力农、多巴酚丁胺等改善右心功能。

(6)术后早期充分镇静和镇痛。

**(十五)法洛四联症**

1.病理生理

(1)病理解剖特点:非限制性室间隔缺损;右室流出道梗阻(RVOT);主动脉骑跨;右室肥厚。

(2)RVOT 程度不同,表现为发绀轻重有别,梗阻轻的可无发绀。

(3)缺氧发作与 RVOT 梗阻性质有关:动力性梗阻是由于漏斗部肥厚和心室异常肌束形成。漏斗部痉挛引起急性的肺血减少,低氧的静脉血分流至体循环,表现缺氧发作。固定性梗阻由肺动脉瓣增厚、发育不良和二瓣化导致肺血减少引起。

(4)肺动脉瓣完全梗阻(肺动脉瓣闭锁)时,肺血流来源于 PDA、支气管动脉和体肺侧支。

(5)常有主肺动脉或分支不同程度的发育不良。

(6)常合并畸形房间隔缺损,动脉导管未闭,完全性的心内膜垫缺损,多发室间隔缺损。

(7)少见合并畸形永存左上腔,冠状动脉起源异常和左、右肺动脉起源异常。

2.外科处理

(1)姑息手术:体-肺动脉分流术。

(2)根治手术。

(3)问题和并发症:室缺残余漏;房室传导阻滞;右室流出道残余狭窄;灌注肺和低心排血量综合征。

3.麻醉管理

(1)缺氧发作防治:术前避免过度控制液体摄入,麻醉前2～4小时可以喝适量的清水。发绀较重者,麻醉诱导后,经静脉持续输入碳酸氢钠1～2 mL/(kg·h)。5%清蛋白(20%清蛋白10 mL＋林格液30 mL)扩充容量。心率过快,氧饱和度迅速降低时,可用艾司洛尔(10 mg/mL)

单次静脉注射,剂量0.5～1.0 mg/kg;氧饱和度迅速降低,心率快,血压也明显降低时,可用去氧肾上腺素(20 μg/mL),单次静脉注射1～10 μg/kg。

(2)麻醉管理原则:使用降低心肌兴奋性的麻醉药物,吗啡类药麻醉为主。避免使用明显降低外周血管阻力药物。手术使右心室解剖发生改变,功能受到影响,常需要正性肌力药支持。心室压力测定收缩压RV/LV>0.7,常需要重新进行右室流出道的疏通。体外循环时间较长时,肺血管阻力增加,可采取降低肺血管阻力的处理。由于右室流出道的疏通和肺血管阻力较低,以及左室术前发育较差,体外循环后,左房压有时偏高。此时一般需要微量泵持续输注肾上腺素,根据左房压适当限制循环容量。术前发绀较重者,体外循环后渗血可能较多,常需输入血浆、血小板和止血药等促进凝血功能。对房室传导紊乱者,需要安置临时起搏器。

### (十六)大动脉转位(TGA)

1.病理生理

(1)循环特点:肺循环与体循环关系为平行循环,而非顺序循环。两循环之间的交通有房间隔、室间隔或动脉导管未闭,是患儿赖以生存的条件。两循环之间的交通通常为双向分流。

(2)分类。①室间隔完整TGA(TGA-IVS):若限制性的房水平分流量,可影响动脉氧饱和度。在伴有非限制性的PDA时,动脉氧饱和度较高,但容易发生CHF。在伴有ASD和PDA分流不能满足机体氧需时,患儿表现为酸中毒和循环衰竭。②室间隔缺损TGA(TGA-VSD):房水平的混合是左房到右房;室水平的混合是从右室到左室,但也存在双向分流;易发生CHF。一般4～6周肺血管阻力达到生后最低,故是有症状CHF期。伴有主动脉梗阻的易早期发生肺血管病变。③室间隔缺损和解剖左室流出道梗阻TGA(TGA-VSD/LVOTO):常伴有室间隔缺损,LVOTO限制肺血流,并决定肺循环和体循环血流的平衡。梗阻导致肺血减少可发生发绀。

2.外科处理

(1)TGA-IVS:应在生后三周内行解剖矫治术(ASO);酸中毒,循环衰竭患儿需要机械通气和持续静脉输注前列腺素$E_1$维持动脉导管开放,球囊房间隔扩开术为增加房水平的血混合。以上处理无效,提示存在肺动脉高压,需急诊外科治疗。三周以上则根据术中测压结果决定一期手术或二期手术。左室收缩压大于右室收缩压的60%,则行一期手术。左室收缩压占右室收缩压的50%～60%,一期手术后可能需要辅用ECMO治疗。左室收缩压小于右室收缩压的50%,则行二期手术治疗:一期行肺动脉环缩术,同时加做改良的BT分流术,训练左室功能。在训练1～2周内尽快行二期矫治术(ASO)。

(2)TGA-VSD:6个月内行ASO和VSD修补术。6个月以上导管检查评估肺血管阻力决定是否可行ASO手术。

(3)TGA-VSD/LVOTO:根据年龄和狭窄程度决定做REV、Nikaidoh和Rasteli手术。

3.麻醉管理

(1)ASO手术:多为新生儿和婴儿手术,注意保温,避免酸中毒。前列腺素$E_1$使用直到开始体外循环。避免使用对心脏功能抑制作用较强的药物。体外循环后避免高血压,收缩压维持在6.7～10.0 kPa(50～75 mmHg)。尽量低的左房压0.5～0.8 kPa(4～6 mmHg),来维持适当的心排血量。维持较快心率,避免心动过缓。体外循环后需要正性肌力药和血管活性药的支持。

(2)REV、Nikaidoh和Rasteli手术:一般为TGA(VSD和LVOTO),患儿年龄相对较大,心脏功能较好。手术难度大,时间较长,创伤面大,渗血较多,需要输入血小板、凝血酶原复合物和血浆等。备洗红细胞机,在鱼精蛋白中和后使用。需要血管活性药支持,多巴胺和多巴酚丁胺等。较易发生肺动脉瓣反流,给予降低肺血管阻力处理(呼吸管理和药物)。

(3)肺动脉环缩术+BT 分流术:常温全麻下手术,备自体血回输装置。动脉压力监测在非锁骨下动脉分流侧(一般在左侧)或股动脉。环缩后右室收缩压为主动脉收缩压的 60%~80%。需要正性肌力药支持。

### (十七)矫正性大动脉转位

1.病理生理

(1)心房与心室连接不一致和心室与大动脉连接不一致。

(2)常合并畸形:室间隔缺损,肺动脉瓣狭窄伴解剖左室流出道狭窄,以及三尖瓣畸形导致的解剖右心室房室瓣反流。

2.外科处理

(1)功能性矫治术纠正伴随的其他畸形(如室间隔缺损)。

(2)解剖矫治术包括双调转手术(心房调转+动脉调转;心房调转+Nikaidoh 手术)和双调转+双向格林手术。

3.麻醉管理

(1)解剖矫治术手术时间较长,调整好麻醉深度。

(2)食管超声和压力测定可以发现腔静脉和肺静脉梗阻。

(3)放置房室顺序起搏电极,在术中和术后心率和循环的维持起重要作用。

(4)手术开始即持续静脉微量泵输入抑肽酶和乌司他丁,停机后输入血小板和血浆等促进凝血功能。

### (十八)左心发育不良综合征

1.病理生理

(1)二尖瓣狭窄或闭锁,左心室严重发育不良,主动脉瓣狭窄或闭锁,主动脉根部细小。

(2)体循环血运来源于未闭的动脉导管。生后肺血管阻力的降低,使体循环灌注受损。

(3)体循环阻力代偿增高,肺血容量进一步增加。代谢性酸中毒和器官功能紊乱。

(4)肺充血和组织低灌注,可导致突然的动脉导管闭合。患儿常常在生后 1 个月内死亡。

2.外科处理

(1)介入治疗(替代 Norwood Ⅰ):包括动脉导管放置支架,然后适当扩大房间隔缺损以改善体循环血供,待患儿 6 个月后再行 Norwood Ⅱ、Ⅲ 期手术。

(2)Norwood Ⅰ 期手术:一般在生后 1 个月内进行;手术将房间隔切开;近端肺动脉与升主动脉吻合,同种血管补片扩大主动脉弓。体肺分流(或右室-肺动脉人工血管),需要深低温停循环(18~20 ℃)。

(3)Norwood Ⅱ 期手术:在 Norwood Ⅰ 期手术后,在生后 4~10 个月进行双向 Glenn 或 Hemi-Fontan 手术。

(4)Norwood Ⅲ 期手术:在 Norwood Ⅱ 期手术后,在生后 18~24 个月进行全腔肺动脉吻合术或 Fontan 手术。

(5)心脏移植能根治本病,供体心脏包括整个动脉弓,但供体来源有限。

3.麻醉管理

(1)持续静脉输入前列腺素 $E_1$[0.02~0.1 $\mu g/(kg \cdot min)$]直到开始体外循环。

(2)麻醉诱导开始即给予正性肌力药支持心脏功能[多巴胺 2~5 $\mu g/(kg \cdot min)$,肾上腺素

$0.02\sim0.05\ \mu g/(kg\cdot min)]$。

(3)动脉监测避免使用右侧桡动脉(体肺分流影响测压)。

(4)麻醉以吗啡类药为主,小量的镇静药为辅。

(5)体外循环开始至术后恢复期,适当使用α受体阻滞药改善体循环的器官灌注。

(6)$SvO_2$的监测对于调整体肺循环的平衡和器官灌注至关重要。

(7)体外循环后改变体循环血管阻力更容易调整$Qs/Qp$。

(8)维持较高血红蛋白,满足器官的氧供。

(9)停体外循环早期使用新鲜血浆和血小板促进凝血功能。

4.ECMO使用

(1)排除外科原因,经过调整体肺循环的平衡和使用正性肌力药均不能满足脏器的氧供。

(2)脑氧饱和度持续低于40%,$SvO_2$低于30%。

(3)一般ECMO术后支持时间48～96小时。

### (十九)单心室

1.病理生理

(1)一个心室腔通过两个房室瓣或共同房室瓣与两个心房连接。

(2)体循环和肺循环的静脉血在心室水平完全混合。

(3)SVR与PVR的平衡和心排血量影响脏器的氧供。

(4)肺血过多时,氧饱和度>85%,肺顺应性减低,心室扩张,低心排血量。

(5)肺血过少时,氧饱和度<75%,发绀,心肌缺氧,心排血量减少。

2.外科处理

(1)肺动脉束带术:适用于肺血多者,减少肺血,为后期手术治疗做准备。

(2)体肺分流术:适用于肺血少者,增加肺血,为后期手术做准备。

(3)双向Glenn手术:上腔静脉与肺动脉端侧吻合,减轻单心室的容量负荷。

(4)全腔静脉-肺动脉吻合术:在双向Glenn手术的基础上,使用外管道使下腔静脉和主肺动脉端端吻合。生理水平上达到根治的目的。

3.麻醉管理

(1)双向Glenn手术:一般不需要体外循环辅助,常温,全身麻醉。颈内静脉穿刺点要尽量取高位,留置双腔套管不宜过深,以避免影响手术操作。双腔套管用于测压和术后持续输入硝酸甘油,降低肺动脉压。股静脉留置双腔套管,为输入血管活性药(多巴胺)和备快速输液使用。阻断血管前给予肝素$(200\sim400\ U/kg)$,吻合结束后鱼精蛋白可以按$1:(0.5\sim0.8)$的比例中和。上腔静脉阻断期间,尽管经导管引流上腔血至右心房,但上腔静脉压仍然较高$2.7\sim5.3\ kPa(20\sim40\ mmHg)$,故应维持较高体循环压力,以保障脑灌注。备自体血简易回输装置;术中失血较多时,从股静脉快速输血补液。手术开始后即经股静脉泵入多巴胺$2\sim3\ \mu g/(kg\cdot min)$,在体循环压力低时可增至$5\sim8\ \mu g/(kg\cdot min)$。吻合后,需要输入5%清蛋白、血浆和红细胞提高上腔静脉压(肺动脉压)在$1.9\sim2.1\ kPa(14\sim16\ mmHg)$,以维持循环的稳定。呼吸管理降低肺血管阻力,必要时吸入NO。

(2)全腔静脉-肺动脉吻合术:体外循环辅助或非体外循环下常温全身麻醉完成手术。体外循环辅助下吻合术麻醉管理较容易。非体外循环下手术需颈内静脉和股静脉均留置套管,为使用血管活性药和快速输血补液用。呼吸管理降低肺血管阻力,必要时吸入NO。吻合后需要输入 5%清蛋白、血浆和红细胞提高静脉压(肺动脉压)在 1.9~2.1 kPa(14~16 mmHg),以维持循环的稳定。

(周宁博)

# 第二节　心脏瓣膜病手术麻醉

心脏瓣膜病是多见病,发病原因较多,包括风湿性、非风湿性、先天性、老年性退变以及冠状动脉硬化等,其中以风湿病瓣膜病最为常见。在初发急性风湿热的病例中,有 50%~75%(平均 65%)患者的心脏受累;余 35%虽当时未见心脏明显受累,但以后 20 年中约有 44%仍然发生瓣膜病。在 20~40 岁人群患心脏病者,约 70%为风湿性心脏病。成人风湿性心脏病中,1/3~1/2 病例可无明显风湿病史。风湿热后可累及心脏瓣膜,甚或侵犯其附属结构(包括瓣膜环、腱索、乳头肌),主要病理改变为胶原纤维结缔组织化和基质部非化脓性炎症。

## 一、病情、病理特点与估计

### (一)二尖瓣狭窄

正常二尖瓣瓣口面积为 4~6 cm²,瓣孔长径为 3~3.5 cm,静息时约有 5 L 血液在心脏舒张期通过瓣口。

(1)风湿性瓣膜病变包括前后瓣叶交界粘连、融合;瓣膜增厚、粗糙、硬化、钙化、结疤;腱索缩短、黏着;左房扩大血液潴留。风湿性炎症也可使左房扩大,左房壁纤维化及心房肌束排列紊乱,导致传导异常、并发心房颤动和血栓形成。房颤使心排血量减少 20%;血栓一般始于心耳尖,沿心房外侧壁蔓延。

(2)瓣口缩小可致左房压上升,左房扩张;由于左房与肺静脉之间无瓣膜,因此肺静脉压也上升而迫使支气管静脉间交通支扩大,血液从肺静脉转入支气管静脉而引起怒张,可能发生大咯血。同时肺毛细血管扩张淤血及压力上升,导致阻塞性肺淤血、肺顺应性下降、通气/血流比减少,血氧合不全,血氧饱和度下降。肺毛细血管压超过血胶体渗透压 2.7~3.7 kPa(20~28 mmHg),可致肺间质液淤积而出现肺水肿。

(3)肺静脉高压先引起被动性肺动脉压上升,以后肺小动脉痉挛,属代偿性机制;但随时间延长,肺小动脉由功能性痉挛演变为器质性改变,包括内膜增生、中层增厚、血管硬化和狭窄、肺血管阻力增加、肺血流量减少,肺循环阻力增高可高达接近体循环压力,右心负荷增加,肺动脉干扩大,右室肥厚扩大,右房压上升,甚者可致三尖瓣相对关闭不全而导致右心衰竭及外周静脉淤血;另外由于心肌炎或心肌纤维化也可导致右心功能不全。

(4)二尖瓣狭窄患者的左室功能大部分保持正常,但 1/3 患者的射血分数低于正常;由于右室功能不全,或室间隔收缩力减低,也影响左心功能,长期的前负荷减少可使左室心肌萎缩和收缩力减低。

(5)二尖瓣狭窄的病理生理特点:左室充盈不足,心排血量受限;左房压力及容量超负荷;肺动脉高压;右室压力超负荷致功能障碍或衰竭;多伴心房颤动,部分有血栓形成。

### (二)二尖瓣关闭不全

二尖瓣结构包括瓣叶、瓣环、腱索、乳头肌、左房和左室。

(1)二尖瓣任何结构发生病变时,即可引起二尖瓣关闭不全。主要系风湿热引起的瓣膜后遗症,包括瓣叶缩小、僵硬、瘢痕形成;瓣环增厚、僵硬;腱索缩短,融合或断裂;乳头肌结节变和淀粉样变、缩短、融合、功能失调。此外,当二尖瓣后叶粘着于二尖瓣环而与左房相连,导致左房扩大可牵引后叶移位而发生关闭不全。左室扩张使乳头肌向外下移位,导致二尖瓣环受牵拉和扩张,也可发生反流。

(2)二尖瓣关闭不全时,左室收缩期血液除向主动脉射出外,部分血液反流回左房,重者可达100 mL,因此左房容量和压力增高;最初左心泵功能增强,肌节数量增加,容量和重量增大。左房扩大时,75%发生心房颤动。一旦左室功能下降,每搏量减少,反流增剧、肺淤血,可引起肺动脉高压、右室过负荷及心力衰竭。

(3)临床症状主要来自肺静脉高压和低心排量。在慢性二尖瓣关闭不全时,只要维持左心功能,左房与肺静脉压可有所缓解,临床症状较轻。急性二尖瓣关闭不全时,由于发病急而左房、左室尚未代偿性扩大,此时容易出现左房功能不全,左室舒张末压增高和左房压顺应性降低,临床上可早期出现肺水肿。急性二尖瓣关闭不全多因腱索或乳头肌断裂或功能不全引起。腱索断裂可在原有瓣膜病基础上发生;也可因二尖瓣脱垂、外伤及感染性心内膜炎引起;也可因冠心病供血不足、心肌梗死引起。

(4)二尖瓣关闭不全的病理生理特点:左室容量超负荷;左房扩大;右心衰竭、肺水肿;左室低后负荷;多伴有心房颤动。

### (三)主动脉瓣狭窄

正常主动脉瓣口面积3～4 cm²,孔径为2.5 cm。主动脉瓣狭窄可因风湿、先天畸形或老年退变而引起。

(1)风湿炎症使瓣叶与结合处融合,瓣沿回缩僵硬,瓣叶两面出现钙化结节,使瓣口呈圆形或三角形,在狭窄的同时多数伴有关闭不全。

(2)瓣口狭窄后,左室与主动脉压差>0.7 kPa(5 mmHg)(系正常值);随着狭窄加重,压差也增大,重者可>6.7 kPa(50 mmHg)。由于左室射血阻力增加,左室后负荷加大,舒张期充盈量上升,心肌纤维伸展、肥大、增粗呈向心性肥厚,心脏重量可增达1 000 g,致心肌耗氧增加,但心肌毛细血管数量并不相应增加。因左室壁内小血管受到高室压及肥厚心肌纤维的挤压,血流量减少;左室收缩压增高而动脉舒张压降低,可影响冠状动脉供血,严重者可因心肌缺血而发作心绞痛。

(3)当左室功能失代偿时,心搏量和心排血量下降,左室与主动脉间压差减小,左房压、肺毛细血管压、肺动脉压、右室压及右房压均相应升高,临床上可出现低心排血量综合征。

(4)如果伴发心房颤动,心房收缩力消失,则左室充盈压下降。

(5)主动脉狭窄的病理生理特点为排血受阻,左室压超负荷,心排血量受限;左室明显肥厚或轻度扩张;左室顺应性下降;心室壁肥厚伴有心内膜下缺血;心肌做功增大,心肌需氧增高。

### (四)主动脉瓣关闭不全

主动脉瓣或主动脉根部病变均可引起主动脉瓣关闭不全。

(1)慢性主动脉瓣关闭不全的60%～80%系风湿病引起,瓣叶因炎症和肉芽形成而增厚、硬化、挛缩、变形;主动脉瓣叶关闭线上有细小疣状赘生物,瓣膜基底部粘连。其他病因有先天性主动脉瓣脱垂、主动脉根壁病变扩张、梅毒、马方综合征、非特异性主动脉炎以及升主动脉粥样硬化等。

(2)主动脉瓣关闭不全时，左室接纳从主动脉反流的血液每分钟可达2~5 L之多，致使舒张期容量增加，左室腔逐渐增大，肌纤维被动牵长，室壁增厚，左室收缩力增强，左室收缩期搏出量较正常高，此时左室舒张末压可暂时不上升。但一旦左心失代偿，即出现舒张末压上升，左室收缩力、顺应性及射血分数均下降；左房压、肺小动脉楔压、右室压、右房压均随之上升，最后发生左心衰竭、肺水肿，继后出现右心衰竭。因主动脉舒张压下降可直接影响冠脉供血，可出现心绞痛症状。

(3)急性主动脉瓣关闭不全可因感染性心内膜炎、主动脉根部夹层动脉瘤或外伤引起，由于心脏无慢性关闭不全过程的代偿性左室心肌扩张和肥厚期，因此首先出现左室容量超负荷，最初通过增快心率、外周阻力和每搏量取得代偿，但心肌氧耗剧增；随后由于左室充盈压剧增，左室舒张压与主动脉压差缩小，收缩压及舒张压均下降，同样冠脉血流量也下降而致心内膜下缺血加重，最后出现心力衰竭。

(4)主动脉关闭不全的病理生理特点为左室容量超负荷；左室肥厚、扩张；舒张压下降，降低冠状动脉血流量；左室做功增加。

### (五)三尖瓣狭窄

三尖瓣狭窄多系风湿热后遗症，且多数与二尖瓣或主动脉瓣病变并存，由瓣叶边沿融合，腱索融合或缩短而造成。其他尚有先天性三尖瓣闭锁或下移 Ebstein 畸形。

(1)因瓣口狭窄致右房淤血、右房扩大和房压增高。由于体静脉系的容量大、阻力低和缓冲大，因此右房压在一段时间内无明显上升，直至病情加重后，静脉压明显上升，颈静脉怒张，肝大，可出现肝硬化、腹水和水肿等体循环淤血症状。

(2)由于右室舒张期充盈量减少，肺循环血量、左房左室充盈量均下降，可致心排血量下降而体循环血量不足。

(3)由于右室搏出量减少，即使并存严重二尖瓣狭窄，也不致发生肺水肿。

### (六)三尖瓣关闭不全

三尖瓣关闭不全多数属于功能性，继发于左心病变和肺动脉高压引起的右室肥大和三尖瓣环扩大，由于乳头肌、腱索与瓣叶之间的距离拉大而造成关闭不全；因风湿热引起者较少见。①其瓣膜增厚缩短，交界处粘连，常合并狭窄；因收缩期血液反流至右房，使右房压增高和扩大。②右室在舒张期尚需接纳右房反流的血液，因此舒张期容量负荷过重而扩大。③当右室失代偿时可发生体循环淤血和右心衰竭。

### (七)肺动脉瓣病变

肺动脉瓣狭窄绝大多数属先天性或继发于其他疾病，常与其他瓣膜病变并存，且多属功能性改变，而肺动脉瓣本身的器质性病变很少；因风湿热引起者很少见。在风湿性二尖瓣病、肺源性心脏病、先心病 VSD、PDA、马方综合征、特发性主肺动脉扩张、肺动脉高压或结缔组织病时，由于肺动脉瓣环扩大和肺动脉主干扩张，可引起功能性或相对性肺动脉瓣关闭不全。因瓣环扩大，右心容量负荷增加，最初出现代偿性扩张，失代偿时可发生全身静脉淤血和右心衰竭。

### (八)联合瓣膜病

侵犯两个或更多瓣膜的疾病，称为联合瓣膜病或多瓣膜病。

(1)常见的原因是风湿热或感染性心内膜炎，往往先只有一个瓣膜病，随后影响到其他瓣膜。

例如风湿性二尖瓣狭窄时,因肺动脉高压而致肺动脉明显扩张时,可出现相对性肺动脉瓣关闭不全;也可因右室扩张肥大而出现相对性三尖瓣关闭不全。此时肺动脉瓣或三尖瓣本身并无器质病变,仅只是功能及血流动力学发生变化。又如主动脉瓣关闭不全时,由于射血增多可出现主动脉瓣相对性狭窄;由于大量血液反流可影响二尖瓣的自由开放而出现相对性二尖瓣狭窄;也可因大量血反流导致左室舒张期容量负荷增加,左室扩张,二尖瓣环扩大,而出现二尖瓣相对性关闭不全。

(2)联合瓣膜病发生心功能不全的症状多属综合性,且往往有前一个瓣膜病的症状部分掩盖或减轻后一个瓣膜病临床症状的特点。例如二尖瓣狭窄合并主动脉瓣关闭不全比较常见,约占10%。二尖瓣狭窄时的左室充盈不足和心排血量减少,当合并严重主动脉瓣关闭不全时,可因心排血量低而反流减少。又如二尖瓣狭窄时可因主动脉瓣反流而使左室肥厚有所减轻,说明二尖瓣狭窄掩盖了主动脉瓣关闭不全的症状,但容易因此而低估主动脉瓣病变的程度。又如二尖瓣狭窄合并主动脉瓣狭窄时,由于左室充盈压下降,左室与主动脉间压差缩小,延缓了左室肥厚的发展速度,减少了心绞痛发生率,说明二尖瓣狭窄掩盖了主动脉瓣狭窄的临床症状,如果手术仅解除二尖瓣狭窄而不矫正主动脉瓣狭窄,则血流动力学障碍可加重,术后可因左心负担骤增而出现急性肺水肿和心力衰竭。

### (九)瓣膜病合并冠心病

部分瓣膜病患者可并存冠心病,因此增加了单纯瓣膜手术的危险性。有学者采取同期施行二尖瓣手术与冠脉搭桥手术,占15%～20%。有医院曾对550例瓣膜病患者于术前施行冠状动脉造影检查,结果并存冠状动脉50%以上狭窄者占13.8%,其中发生于40～49岁者占8.8%,50～59岁者占12.8%,60～69岁者占20.9%。可见在瓣膜手术前如果未发现冠心病,则十分危险。有学者曾遇1例二尖瓣置换术后收缩无力,不能有效维持血压,经再次手术探查证实右冠状动脉呈索条状,当即施行右冠状动脉搭桥,术后心脏收缩恢复有力,顺利康复。为保证术中安全和术后疗效,对瓣膜病患者凡存在心绞痛史、心电图缺血性改变、年龄50岁以上者,术前均应常规施行冠状动脉造影检查。

### (十)瓣膜病合并窦房结功能异常

多次反复风湿热链球菌感染,可形成慢性心脏瓣膜病,部分可合并心房颤动,有的可合并窦房结功能异常。对CPB瓣膜手术患者在麻醉诱导前,将心电图二级食管电极经鼻腔置入食管,以观察P波最大的位置,测定三项指标:窦房结恢复时间(SNRT),正常为<1 500毫秒;校正窦房结恢复时间(CSNRT),正常为<550毫秒;窦房结传导时间(SACT),正常为<300毫秒。如果出现上列任何一项异常者,即可判为窦房结功能异常,且这种异常往往在CPB手术后仍然保持。风湿性瓣膜病患者即使术前为窦性心律,但由于麻醉药物的影响以及手术致心肌损伤等原因,常会出现窦房结功能异常。因此,术中保护窦房结功能具有重要性,可采取下列保护措施:①维持满意的血压,以保证窦房结供血。②手术操作尽量避免牵拉和压迫窦房结组织,特别在处理上腔静脉插管或阻断时尤需谨慎。③缩短阻断心脏循环的时间。④在阻断心肌血流期间要定时充分灌注停跳液,以使心肌均匀降温,可保护窦房结组织。

## 二、手术前准备

### (一)患者的准备

#### 1.心理准备

瓣膜成形术或瓣膜置换术都使患者经受创伤和痛苦;置换机械瓣的患者还需要终身抗凝,给患者带来不便。这些都应在术前给患者从积极方面解释清楚,给以鼓励,使之建立信心,精神安定,术前充分休息,做到在平静的心态下接受手术。

2.术前治疗

(1)除急性心力衰竭或内科久治无效的患者以外,术前都应加强营养,改善全身情况和应用强心利尿药,以使血压、心率维持在满意状态后再接受手术。

(2)术前存在呼吸道感染或局灶感染者需积极防治,手术应延期进行。

(3)长期使用利尿药者可能发生电解质紊乱,特别是低血钾,术前应予调整至接近正常水平。

(4)重症患者在术前3～5天起应静脉输注极化液(含葡萄糖、胰岛素和氯化钾)以提高心功能和手术耐受力。

(5)治疗药物可根据病情酌情使用,如洋地黄或正性肌力药及利尿药可用到手术前日,以控制心率、血压和改善心功能。但应注意,不同类型的瓣膜病有其各自的禁用药,如β受体阻滞药能减慢心率,用于主动脉瓣或二尖瓣关闭不全患者,可能反而增加反流量而加重左心负荷;心动过缓可能促使主动脉瓣狭窄患者心搏骤停。二尖瓣狭窄合并心房颤动,要防止心率加快,不应使用阿托品;主动脉瓣狭窄患者不宜使用降低前负荷(如硝酸甘油)及降低后负荷(钙通道阻滞剂)的药物以防心搏骤停。

(6)术前合并严重病态窦房结综合征、窦性心动过缓或严重传导阻滞的患者,为预防麻醉期骤发心脏停搏,麻醉前应先经静脉安置临时心室起搏器。

(7)对药物治疗无效的病情危重或重症心力衰竭患者,在施行抢救手术前应先安置主动脉内球囊反搏(IABP),并联合应用正性肌力药和血管扩张药,以改善心功能和维持血压。

3.麻醉前用药

除抢救手术或特殊情况外,应常规应用麻醉前用药,包括术前晚镇静安眠药。手术日晨最好使患者处于嗜睡状态,以消除手术恐惧。麻醉前用药不足的患者其交感神经处于兴奋状态,可导致心动过速等心律失常,同时后负荷增加和左心负担加重,严重者可因之诱发急性肺水肿和心绞痛,从而失去手术机会。一般麻醉前可用吗啡 0.2 mg/kg,东莨菪碱 0.3 mg;如若患者心率仍快,麻醉后可再给东莨菪碱。

**(二)麻醉前考虑**

1.二尖瓣狭窄手术

(1)防止心动过速,否则舒张期缩短,左室充盈更减少,心排血量将进一步下降。

(2)防止心动过缓,因心排血量需依靠一定的心率来代偿每搏输出量的不足,若心动过缓,血压将严重下降。

(3)避免右侧压力增高和左侧低心排血量,否则心脏应变能力更小,因此对用药剂量或液体输入量的掌握必须格外谨慎。

(4)除非血压显著下降,一般不用正性肌力药,否则反而有害;有时为保证主动脉舒张压以维持冠脉血流,可适量应用血管加压药。

(5)房颤伴室率过快时,应选用洋地黄控制心率。

(6)保持足够的血容量,但又要严控输入量及速度,以防肺水肿。

(7)患者对体位的改变十分敏感,应缓慢进行。

(8)术后常需继续一段时间呼吸机辅助通气。

2.二尖瓣关闭不全手术

(1)防止高血压,否则反流增加,可用扩血管药降低外周阻力。

(2)防止心动过缓,否则反流增多。

(3)需保证足够血容量。

(4)可能需要用正性肌力药支持左室功能。

3.主动脉瓣狭窄手术

(1)血压下降时,可用血管收缩药维持安全的血压水平。

(2)除非血压严重下降,避免应用正性肌力药。

(3)避免心动过缓,需维持适当的心率以保证冠脉血流灌注。

(4)避免心动过速,否则增加心肌氧需而形成氧债。

(5)保持足够血容量,但忌过量。

(6)对心房退化或丧失窦性心律者应安置起搏器。

4.主动脉瓣关闭不全手术

(1)防止高血压,因可增加反流。

(2)防止心动过缓,否则可增加反流和心室容量及压力,同时降低舒张压而减少冠脉供血。

(3)降低周围阻力,以降低反流量。

(4)需保证足够的血容量。

5.多瓣膜病或再次瓣膜置换手术

(1)麻醉诱导应缓慢,用芬太尼较安全,需减量慎用吸入麻醉药。

(2)因粘连重,手术困难,出血较多,需维持有效血容量。

(3)心脏复苏后多数需正性肌力药及血管扩张药支持循环。

(4)注意维持血清钾在正常浓度,预防心律失常。

(5)术后约1/3患者需安置心脏起搏器。

6.带起搏器手术患者

对瓣膜病合并窦性心动过缓、房室传导阻滞患者,术前多已安置起搏器;对部分双瓣置换或再次瓣膜置换手术患者也需安置起搏器;某些先天性心脏病如二尖瓣关闭不全、法洛四联症等手术也需安置起搏器。起搏器可受到外界的干扰和影响,包括非电源及电源因素。非电源因素如血液酸碱度、血内氧分压及电解质变化,都影响起搏阈值。电源因素如雷达、遥测装置、高频装置等电磁波的干扰。术中应用电烙是常规止血方法,对已安置起搏器的患者术中原则上应避用电烙止血,以防发生心室颤动或起搏器停止工作,但不易做到,故需加强预防措施。①手术全程严密监测心电图,尤其在使用电烙时需提高警惕。②开胸过程或安置起搏器前仔细充分止血,以减少以后使用电烙的次数。③使用电烙前暂时关闭或移开起搏器,尽量缩短电烙的时间。④万一发生心律失常,首先停用电烙,如仍不恢复则心内注药,按摩心脏,电击除颤。

**(三)麻醉药物选择**

镇痛安眠药,吸入麻醉药及肌肉松弛药对心脏及血管都产生各自不同的作用。对瓣膜病患者选择麻醉药物应作全面衡量,考虑以下几方面问题:①对心肌收缩力是抑制还是促进。②对心率是加快还是减慢;某些病例因心率适度加快而可增加心排血量;心率减慢对心力衰竭、心动过速或以瓣膜狭窄为主的病例可能起到有利作用,但对以关闭不全为主的瓣膜病则可增加反流量而降低舒张压,增加心室容量和压力,使冠状动脉供血减少。③是否扰乱窦性心律或兴奋异位节律点,心律失常可使心肌收缩力及心室舒张末期容量改变,脑血流及冠状血流出现变化,见表 6-1。④对前负荷的影响,如大剂量吗啡因组胺释放使血管扩张,前负荷减轻,对以关闭不全为主的瓣膜病则可能引起低血压;对以狭窄为主的瓣膜病也应维持一定的前负荷,否则也可因左室充盈不足而减少心排血量。⑤用血管收缩药增加后负荷,对以关闭不全为主的瓣膜病可引起反流增加和冠脉血流减少,从而加重病情,此时用血管扩张药降低后负荷有利于血压的维持。⑥对心肌氧耗的影响,如氯胺酮可兴奋循环,促进心脏收缩及血压升高,但增加心肌氧耗,选用前应衡量其利弊。

表 6-1　心律失常对脑血流及冠状血流影响

| | 减少脑血流量(%) | 减少冠脉血流量(%) |
| --- | --- | --- |
| 房性或室性期前收缩 | 8～12 | 5～25 |
| 室上性心动过速 | 14 | 35 |
| 心房颤动伴室率快 | 23 | 40 |
| 室性心动过速 | 40～75 | 60 |

## 三、麻醉管理

### (一)麻醉诱导

瓣膜病患者都有明显的血流动力学改变和心功能受损,麻醉诱导必须谨慎操作,要严密监测桡动脉直接测压、心电图和脉搏血饱和度。选择诱导药以不过度抑制循环、不影响原有病情为前提:①对轻及中等病情者可用地西泮、咪达唑仑、依托咪酯、芬太尼诱导;肌松剂可根据患者心率选择,心率不快者可用泮库溴铵,心率偏快者用阿曲库铵、哌库溴铵等。②对病情重、心功能Ⅲ～Ⅳ级患者,可用羟丁酸钠、芬太尼诱导,不用地西泮,因可引起血压下降。③对心动过缓或窦房结功能差者,静脉注射芬太尼或羟丁酸钠可能加重心率减慢;对主动脉瓣关闭不全患者可引起血压严重下降,也影响冠状动脉供血而发生心律失常,因此可改用小剂量氯胺酮诱导,对维持血压和心率较容易。④最好应用气相色谱-质谱仪检测血中芬太尼浓度。我们曾用诱导剂量芬太尼 20 $\mu$g/kg和泮库溴铵 0.2 mg/kg,即使不用其他辅助药也能满意完成诱导,注入后 1 分钟测得的血芬太尼浓度为 52.6 ng/mL。据报道,血芬太尼浓度≥15 ng/mL 时,血压升高及心动过速的发生率小于 50%。

### (二)麻醉维持

麻醉维持可采用以吸入麻醉为主,或以静脉药物为主的静吸复合麻醉。①对心功能差的患者以芬太尼为主,用微量泵持续输注,或间断单次静脉注射用药。②对心功能较好者,以吸入麻醉药为主,如合并窦房结功能低下者可加用氯胺酮。③诱导持续吸入 1%恩氟烷,有学者曾采用 NORMAC 吸入麻醉药浓度监测仪观察,1 小时后呼出气恩氟烷浓度平均 0.61%,吸入 2 小时后平均 0.71%;CPB 前平均 0.77%,CPB 结束时平均仅 0.12%,此时临床麻醉深度明显减浅。如果采用芬太尼 50 $\mu$g/kg 复合吸入异氟烷麻醉,并采用膜肺 CPB（45±8.9）分钟,异氟烷的排出浓度低于 0.1%。提示采用膜肺排出异氟烷的速度远较鼓泡式肺者为缓慢。④在静脉注射芬太尼 20 $\mu$g/kg 诱导后,血芬太尼浓度立即达到 52.6 ng/mL,随后用微量泵持续输注芬太尼,劈胸骨前血芬太尼浓度为 23.6～24.1 ng/mL,转流后降为（3.6±0.8）ng/mL,较转流前下降 72%。可见无论吸入麻醉药或静脉麻醉药,经体外转流后其血内浓度都急剧下降,提示麻醉减浅。因此,在体外转流前、中、后应及时加深麻醉,静脉麻醉药可直接注入 CPB 机或经中心静脉测压管注入;吸入麻醉药可将氧气通过麻醉机挥发罐吹入人工肺。

### (三)减少术中出血措施

瓣膜置换手术的出血量往往较多,应采取减少术中出血措施,尽量少用库血。①测试单瓣置换手术的库血输注量平均 860 mL,如果施行自体输血,平均仅需库血 355 mL;双瓣置换手术需输库血平均 1 260 mL,如果施行自体输血,平均仅需库血 405 mL。②如果采用自体输血结合术中回收失血法,则库血输注量可更减少。在麻醉后放出自体血平均每例(540±299)mL,术中回收出血,再加 CPB 机余血经洗涤后回输,平均每例输注自体血(777±262)mL,围术期输注库血量可减少 52.5%。③CPB 前及中应用抑肽酶,也可显著减少术中出血,效果十分明显。

## 四、术后急性循环衰竭并发症

复杂心脏 CPB 手术后,容易突发急性心脏功能衰竭或血容量急剧减少,循环难以维持,患者生命难以保证,其中严密监测、尽早发现、抓紧抢救是手术成功的关键。

### (一)CPB 手术后的临床监测与早期诊断

对下列临床监测情况需高度重视:①精神状态异常,表现为烦躁、躁动、精神恍惚、反应淡漠甚至昏迷。②肢体紧张度异常或瘫痪。③皮肤颜色变暗甚至青紫。④心电图示心率减慢或心律失常,甚至呈等电位直线。⑤尿量减少或无尿。⑥动脉压急剧下降或脉压很小,需首先排除测压管道不通畅、凝血或误差等情况。⑦中心静脉压突然降低或严重升高,需首先排除液体未输入或输入过多过速。⑧检查心脏起搏器或辅助循环装置的工作是否正常,排除其故障。⑨胸腔引流液突然急剧增加,鉴别引流液性质是否与血液接近。⑩血红蛋白浓度明显下降;血清钾很低或很高;血气 pH 下降,呼吸性或代谢性酸中毒;ACT 显著延长等。

### (二)急性循环衰竭的抢救措施

心搏骤停或严重心低排综合征的临床表现为无脉搏、无呼吸、无意识状态,提示血液循环已停止,全身器官无灌流,首先大脑受到缺血严重威胁。因此,必须采取紧急抢救措施,包括:①尽早心肺复苏(CPR),施行有效胸外心脏按压、人工呼吸及应用针对性药物。②主动脉内球囊反搏(IABP),常用于瓣膜术后急性心低排综合征,以支持心脏充盈,减少心肌氧需,增加冠脉灌注,从而改善血流动力学及心肌供血。尽早开始是抢救成功的关键。③急症体外循环再手术,常用于瓣膜术后出血,常见左房顶破裂,左室后壁破损,瓣周漏、卡瓣等情况。有学者在 1984—1995 年期间共施行 CPB 手术 18 513 例,其中急症 CPB 抢救手术 130 例,占 0.7%。Rousou 在 1988—1993 年间 3 400 余例 CPB 手术中,有 16 例急症 CPB 抢救再手术,存活率 56.3%,以往 13 例只施行 CPR 抢救,存活率仅 15.4%。提示及时采用 CPB 再手术抢救可明显提高生存率。④在心脏或肺脏功能严重衰竭时,应用体外膜肺氧合(ECMO)抢救有具有明显提高生存的效果,可使肺脏和心脏做功减少,全身供血恢复,不致缺氧,文献有使用 ECMO 长达 1 个多月而获得成功的报道。

(周宁博)

## 第三节　冠心病手术麻醉

### 一、病理生理简述

因冠状动脉粥样硬化及冠状动脉痉挛引起的缺血性心脏病,简称冠心病,我国 40 岁以上人群中的患病率为 5％～10％。

**(一)心脏代谢的特点**

(1)心肌耗氧量居全身之冠,静息时可达 7～9 mL/(100 g·min)。

(2)冠脉血流量大,静息时成人 60～80 mL/(100 g·min),最高达 300～400 mL/(100 g·min)。

(3)毛细血管多,与心肌纤维比例达 1:1。

(4)心肌富含肌红蛋白,每克心肌含 1.4 mg,从中摄取大量氧。

(5)心肌富含线粒体,对能量物质进行有氧氧化而产生 ATP,当心肌耗氧量增加时,氧摄取率并不增加,而是靠增加冠脉血流量来补充氧,如果后者未能相应增加,即可出现心肌缺氧;心肌也可从脂肪酸、葡萄糖、乳酸等获取部分能量物质。

(6)一旦心肌缺血,供应心脏的血流不能满足心肌代谢需要时即可引起代谢紊乱,主要是高能磷酸化合物生成明显减少,而代谢中间产物在心肌中堆积,从而引起心肌损伤。

**(二)心肌氧供需失衡**

冠状动脉粥样硬化以及各种原因引起冠状动脉损伤时,冠状动脉狭窄、血栓形成、血流受阻、血流量下降、含氧量下降。增加心肌耗氧的因素如下:①心率加快,增快次数愈多,耗氧量愈大,且因心室舒张期缩短,可影响血液充盈和心肌灌注。②心肌收缩力增强,耗氧量增加。③心室壁收缩期或舒张期张力增加,都使氧耗量上升。

**(三)冠心病心肌功能、代谢与形态改变**

(1)冠脉供血不足区域的局部可表现收缩期膨出,由此降低心功能。缺血时间越长,膨出范围越扩大,心肌收缩舒张越降低,可致心泵功能减弱,心排血量减少,严重者出现心力衰竭;95％心肌梗死局限于左室的某部位,承受收缩期高压力和较大的血流剪切应力冲击。

(2)心肌缺血时,心肌高能磷酸化合物减少,缺血 15 分钟时 ATP 下降 65％,缺血 40 分钟时下降 90％以上;同时细胞膜离子通透性改变,$K^+$ 外流,$Ca^{2+}$、$Na^+$、$Cl^-$ 等内流入细胞,导致膜电位消失。

(3)心肌坏死时,心肌细胞内的各种酶释入血循环;其中心肌肌钙蛋白(cTn)与 CK-MB 是心肌梗死标志物,尤其是 cTn 具有高度灵敏性和特异性。据此,可对心肌梗死做出确诊。心肌肌钙蛋白 I(cTnI)可在 3～6 小时从血中检出,持续 7～10 天;心肌肌钙蛋白 T(cTnT)在 6 小时检出,敏感性稍差,持续 10～14 天。CK-MB 是心肌坏死的早期标志物,在梗死发生 4 小时内其水平升高,峰值出现在 18～24 小时,3～4 天恢复正常。CPK 正常值上限为总 CPK 的 3％～6％;6～9 小时的敏感性可达 90％,24 小时后敏感性接近 100％。

(4)传统血清酶化验包括谷氨酸酰乙酸转氨酶(SGOT,SGPT),乳酸脱氢酶(LDH),肌酸激酶(CK)等;血脂代谢检查包括胆固醇、低密度脂蛋白和高密度脂蛋白等,均证明与冠心病的发病与程度密切相关。冠心病发病率和病死率与胆固醇含量高、低密度脂蛋白含量高及高密度脂蛋白含量低呈正相关。此外,乳酸产生增多可出现心肌酸中毒、糖酵解增强和脂肪氧化障碍,也有诊断价值。

(5)心肌缺血时,心肌细胞线粒体肿胀,出现无定形致密颗粒、肌膜破裂、胞核溶解和消失、心肌坏死。根据缺血程度心肌细胞坏死可表现为可逆或不可逆性变化。病理可分心肌透壁性梗死和非透壁性梗死,后者仅累及心内膜下层。

**(四)心肌梗死过程中的并发症**

(1)心律失常检出率64.3%,包括各种心律失常,如室上性、室性心动过速,房性、室性心动过缓,以及一度至三度房室传导阻滞。

(2)心功能不全的程度取决于梗死面积大小。梗死面积占左室心肌25%以上者,20%~25%可出现心力衰竭;梗死面积≥40%可出现心源性休克,发生率10%~15%。

(3)心脏组织破损可能在心肌梗死后1周发生,常见室间隔穿孔,多数因前降支闭塞引起,因右冠状动脉及左旋支闭塞也可引起。室间隔穿孔尤其在老年合并高血压者,突然的左向右分流可导致血流动力学骤变,左心负荷增加而发作急性肺水肿甚至左心衰竭。如因右冠脉后降支供血不足,由其单独供血的后内侧乳头肌可发生断裂,从而引起急性二尖瓣严重反流,发生率25%~50%,死亡率48%。

(4)室壁瘤可因心肌梗死区的心肌收缩力降低,或愈合期纤维组织替代心肌组织,在心脏收缩压力的作用下梗死区组织膨出而形成室壁瘤,发生率10%~38%,可能继发室壁瘤破裂,好发部位在左室前壁或心尖侧壁,如果破口小或有血栓与心包粘连,可形成假性室壁瘤。

(5)由心肌梗死区内膜面可出现血栓形成,多见于前壁和心尖部梗死病例,常于心肌梗死后10天内发生;血栓脱落可引起脑动脉、肺动脉、肢体及内脏血管栓塞,发生率为5%左右。

(6)心脏破裂可因急性心脏压塞而猝死,占心肌梗死死亡率的3%~13%,常发生在心肌梗死后1~2周,好发部位在左室前壁下1/3处。

## 二、术前评估与准备

**(一)临床征象与检查**

(1)手术前应了解患者的心理状态、对手术的理解程度与疑虑问题;属何种精神类型,乐观开朗与悲观脆弱对术后康复有密切关系。手术可诱发精神失常,冠心病手术也不例外,何况还有CPB的不利因素。1999年调查398例CPB手术,术后第1天的神经精神并发症总发病率为35.4%,术后10天仍为5.5%。398例中,101例为冠心病手术,占25.4%,术后第1天发生神经精神并发症者为45.5%,10天为7.9%,且其严重程度远比先心病和瓣膜病者为高。

(2)心脏功能评估可按常规分级:Ⅰ级,体力活动不受限,一般活动无症状;Ⅱ级,一般活动引起疲劳、心悸、呼吸困难或心绞痛,休息时感觉舒适;Ⅲ级,轻活动即感心悸、呼吸困难、心绞痛,休息后缓解;Ⅳ级,休息时也有症状或心绞痛。

(3)在常规12导联心电图中,心肌梗死可出现有Q波及无Q波两种特征:有Q波提示透壁性心肌梗死,无Q波表示为非透壁性或心内膜下心肌梗死;T波、ST-T段及R波常出现改变,或呈传导异常。但心电图在相当一部心肌梗死患者仍属正常,因此不能完全根据心电图改变来判断病情。

(4)射血分数(EF):有整体射血分数和局部射血分数之分。整体射血分数指左室或右室收缩期射出的血量占心室舒张末期容量的百分比,是临床常用的心功能指标,主要反映心肌收缩力,在心功能受损时它比心排血量指标敏感。成人正常左室射血分数(LVEF)为 60%±7%,右室射血分数(RVEF)为48%±6.0%。一般认为 LVEF<50%或 RVEF<40%即为心功能下降。心肌梗死患者若无心力衰竭,EF 多在 40%~50%;如果出现症状,EF 多在 25%~40%;如果在休息时也有症状,EF 可能<25%。EF 可通过左室导管心室造影获得,也可通过超声心动图、核素心脏池造影、超高速 CT 和磁共振检查获得。

(5)心脏舒张功能是心室耗能量的主动过程,用心室顺应性表示。左室舒张功能失调是冠心病早期征象,先于收缩功能减退出现,对了解心功能有帮助,可通过多普勒超声和核素检查,或左心导管检查获得。

(6)冠状动脉造影:目前还是最为重要的诊断手段,可提供明确而具体的病变程度和部位。通过计算血管直径可了解其截面积(狭窄程度)。如血管直径减少 50%,其截面积减少 75%;直径减少 75%,截面积减少达 94%。

(7)X 线检查:可了解肺部及心脏扩大等情况。心脏扩大者,70%以上患者的 EF<40%。

(8)心肌梗死后血液生化标志物:在近年已采用以蛋白质量为主的检测,取代了以往以酶活性为主的检测。

**(二)手术危险因素**

影响手术效果的危险因素如下:①年龄大于 75 岁。②女性,冠脉细小,吻合困难,影响通畅率。③肥胖。④EF<40%。⑤左冠状动脉主干狭窄>90%。⑥术前为不稳定性心绞痛,心力衰竭。⑦合并瓣膜病、颈动脉病、高血压、糖尿病、肾及肺疾病。⑧心肌梗死后 7 天内手术。⑨PTCA后急症手术。⑩再次搭桥手术或同期施行其他手术。

**(三)术前治疗与用药检查**

据统计,自 1974—1997 年共施行冠心病搭桥手术 1 401 例,其中术前并存陈旧性心肌梗死者占66.9%;吸烟及肺功能低下占 49.7%;高血压占 47.1%,糖尿病占 12.2%。冠心病搭桥手术前应对这些并存症予以积极治疗和准备。

(1)重点保护心肌功能,保证心肌氧供需平衡,避免心绞痛发作。常用药物如下:①硝酸酯类,如硝酸甘油。②钙通道阻滞剂,如硝苯地平、尼卡地平、尼莫地平、地尔硫䓬、维拉帕米等。③β 肾上腺素能受体阻断药,如普萘洛尔、美托洛尔、艾司洛尔等。

(2)术前对中、重度高血压患者应采取两种以上降压药治疗,包括利尿剂、β 受体阻断剂、钙通道阻滞剂、血管紧张素转换酶抑制剂、α 受体阻断剂等,应一直用到手术前,不宜突然停药,否则反可诱发心肌缺血、高血压反跳和心律失常。

(3)糖尿病患者:在我国因冠心病而死亡者占 22.9%,比非糖尿病的冠心病患者高 5~10 倍。糖尿病合并高血压者约有 50%并存自主神经病态,使心脏对血管容量变化的代偿能力降低,临床表现心血管系不稳定。①糖尿病主要有两型:胰岛素非依赖型糖尿病,可通过控制饮食或服降糖药治疗,但术前 12 小时应停止服药;胰岛素依赖型糖尿病,术前需用胰岛素治疗,手术治疗的标准为无酮血症酸中毒,尿酮体阴性,空腹血糖小于 11.1 mmol/L,尿糖阴性或弱阳性,24 小时尿糖定量 5~10 g。采用胰岛素治疗者应尽量避用 β 受体阻断药,否则可因 α 受体兴奋反而抑制胰岛素分泌,糖耐量更趋异常,诱发或加重低血糖反应。②高血糖可使缺血性脑损伤恶化,增加糖尿病手术患者的死亡率。缺血细胞以葡萄糖无氧代谢为底物,产生大量乳酸,使细胞 pH 下降,使细胞膜损伤增大。高血糖可影响伤口愈合,影响白细胞的趋化、调整和吞噬作用,术后康复受影响。③术前、术中及术后应重复检查血糖，根据血糖值给胰岛素：胰岛素（IU/h）＝血糖（mg/dL）÷150。也可先用微量泵按 5％葡萄糖 1.0 mg/(kg·min)（相当于1.2 mL/(kg·h)）输注，然后根据血糖测定值加用相应的胰岛素（表 6-2）。此外，每输入 1 L 葡萄糖液加入 KCl 30 mmol，以补偿钾的细胞内转移。输注胰岛素前先冲洗输液管道以减少管道吸收胰岛素，保证剂量准确。④长期应用鱼精蛋白锌胰岛素的糖尿病患者，CPB 术后应用鱼精蛋白时有可能发生变态反应，重者甚至死亡。因此，应先用小剂量鱼精蛋白拮抗试验，即将鱼精蛋白 1～5 mg 缓慢在 5 分钟以上注入，观察无反应后再缓慢注入预计的全量。

表 6-2　糖尿病患者调整胰岛素标准

| 血糖值（mg/dL） | 胰岛素输入量[IU/(kg·h)] | 血糖值（mg/dL） | 胰岛素输入量[IU/(kg·h)] |
| --- | --- | --- | --- |
| 200～250 | 0.015 | 300～350 | 0.045 |
| 250～300 | 0.030 | 350～400 | 0.060 |

注：1 mg/dL＝0.055 mmol/L。

（4）对吸烟者，术前应禁烟 2 个月以上。如果合并呼吸系统感染，先积极治愈后再手术。

（5）冠心病患者常长期使用一系列治疗药物，术前应进行检查。①服用阿司匹林或含阿司匹林药者，术前 1 周应停止使用，以免手术中渗血加剧。②术前必须抗凝者，改用肝素一直到术前。③术前洋地黄治疗者，除合并心动过速不能停药外，最好在术前 12 小时停用。④长期使用利尿药者，最好在术前数天起停药，以便调整血容量及血钾。⑤口服降糖药者，至少自术前 12 小时起停药。⑥慢性心力衰竭或肝脏淤血者，常缺乏凝血因子，术前给予维生素 K 或新鲜冷冻血浆补充。

## 三、麻醉管理

### （一）麻醉原则

用于冠心病手术的麻醉药应具备以下特点：不干扰血流动力学、不抑制心肌、不引起冠状动脉收缩，不经肺、肝、肾脏排出，无毒性，麻醉起效快、消失也快，兼有术后镇痛作用，但目前尚无完全符合上述特点的麻醉药。因此，需严格掌握冠心病麻醉特点（即保持氧供耗平衡，避免氧供减少，氧耗增加），采取合理复合用药原则来完成手术。有学者观察到，冠脉搭桥患者进手术室时的心肌缺血发生率为 28％～32.5％，麻醉诱导期为 46％～48％，心肺转流前为 39.3％，转流后为 32.1％。提示掌握冠脉搭桥手术的麻醉具有相当的困难性。

### （二）麻醉前用药

对冠心病患者必须尽量做到减轻其恐惧不安心理，给予安慰和鼓励，以防血压升高、心率加快甚至诱发心绞痛。术前晚睡前应给催眠药。术日晨可用地西泮 5～10 mg 口服，或咪达唑仑 5～10 mg 肌内注射，吗啡 0.05～0.2 mg/kg 和东莨菪碱 0.2～0.3 mg 肌内注射。对心脏储备能力低下的患者吗啡用量应适当减少。东莨菪碱需慎用于 70 岁以上老人，因可能引起精神异常。术前尚需根据病情给予抗高血压药、抗心绞痛药如阿替洛尔、异山梨酯、合心爽、硝酸甘油等。

### （三）CPB 冠脉搭桥手术的麻醉

患者平卧变温毯手术床，面罩吸氧，安置心电图、脉搏氧饱和度、桡动脉测压、中心静脉压等监测。必要时做肺动脉插管监测。

（1）麻醉诱导药可选用咪达唑仑、地西泮、依托咪酯、芬太尼等。单纯吸入麻醉药或静脉麻醉药往往不能减轻围术期应激反应,加用芬太尼可弥补此缺陷,用量为 $10\sim20$ $\mu g/kg$。应用较大剂量芬太尼的同时或先后,应注射肌松药,以防胸腹肌僵直不良反应。肌松药常用哌库溴铵(阿端),维库溴铵等。

(2)如果手术在小切口或胸腔镜下施行,要经右颈内静脉置入两个带球囊导管,一个为术中施行冠状静脉窦逆灌心停跳液使用;另一个插入肺动脉供监测压力用;麻醉维持可用较大剂量芬太尼 $20\sim40$ $\mu g/kg$,辅以异丙酚微量泵持续输注或间断静脉注射,或再吸入低浓度异氟烷或恩氟烷。随着体外转流时间延长,往往血压逐渐升高,可经心肺机或中心静脉管注射地西泮、异丙酚、氯胺酮、乌拉地尔、尼卡地平或其他短效降压药处理。

(3)观察发现:在 CPB 手术中的血流动力学可维持平稳,但 CPB 中及后的机体氧代谢有明显改变,表现氧耗上升、氧摄取率和乳酸浓度明显升高,脑氧饱和度明显降低,这与非生理性灌注CPB 带来的应激反应和炎症反应有关。

(4)在停 CPB 后常出现心率加快、心排血量增加、氧供氧耗与氧摄取率都明显上升,乳酸浓度继续升高,提示机体尚处于氧债偿还阶段。因此,冠心病搭桥 CPB 手术前后必须保证足够的通气和供氧,维持满意的血压,停 CPB 后及时恢复血红蛋白浓度和血细胞比容,保证足够的血容量,维持中心静脉压平稳,需要时应用硝酸甘油,以维护心脏功能。

**(四)非 CPB 下冠脉搭桥手术的麻醉**

1967 年,非 CPB 下左乳内动脉与左前降支搭桥手术获得成功,由于其操作技术较难、手术条件要求较高,开展较缓慢,直到 20 世纪 90 年代中期随着手术技术和器械条件等的进步,非CPB 下搭桥手术今已有迅速发展。北京阜外医院在 1996 年完成首例非 CPB 搭桥手术,其麻醉处理与 CPB 搭桥手术者基本相同:①以静吸复合或静脉复合麻醉为主,由于无 CPB 刺激,芬太尼用量可减少,总量 $5\sim30$ $\mu g/kg$,辅以吸入低浓度麻醉药或静脉短效麻醉镇痛药。②为手术游离乳内动脉方便,有时需用双腔支气管插管施行术中单肺通气。③以往为提供心跳缓慢的手术操作条件,常用腺苷、钙通道阻滞剂或 β 受体阻滞药,以控制心率在 $35\sim60$ bpm;如今已采用心脏固定器,而不再需要严格控制心率,由此提高了麻醉安全性。④手术在吻合血管操作期间往往都出现血压下降,以吻合回旋支时最为明显。⑤搭右冠状动脉桥时常出现心率增快,同时肺毛细血管楔压上升,中心静脉压增高,左、右心室每搏做功指数减少,提示左及右室功能减弱,需应用α肾上腺素受体激动剂如去氧肾上腺素或去甲肾上腺素等调整血压,但乳酸含量仅轻微增高,脑氧饱和度无明显变化。提示非 CPB 手术中的氧代谢紊乱和缺氧程度比 CPB 手术者轻,术毕可早期拔管。⑥有学者采用硬膜外麻醉-全麻联合麻醉,认为可阻断心胸段交感神经,利于减轻应激反应,减少全麻药用量,且又可施行术后镇痛,但应注意有发生硬膜外血肿的可能。⑦近年在非 CPB 下还开展 $CO_2$ 激光、钬激光和准分子激光穿透心肌打孔再血管化术,使心腔内血液经孔道灌注心肌以改善缺氧。主要适用于因冠脉病变严重无法接受冠脉搭桥手术者、PTCA 者、全身状况很差者,或作为冠脉搭桥手术的一种辅助治疗。

**(五)危重冠心病患者的辅助循环**

冠心病患者心脏功能严重受损时,需依靠辅助循环措施,以减少心脏做功,提高全身和心肌供血,改善心脏功能,使用率为 1%～4%。北京阜外医院自 1974—1998 年共施行冠脉搭桥手术1 704 例,其中25 例(1.5%)术后需行左心机械辅助(22 例为左心辅助+IABP,3 例为单纯左心辅助),辅助时间最短30 分钟,最长 72 小时,平均(568±918)分钟。经辅助循环后 19 例(76%)脱离 CPB 机,其中 12 例(48%)出院。辅助循环的成功主要取决于其应用时机,以尽早应用者效果好。适应证为术前心功能不全，严重心肌肥厚或扩张；术中心肌缺血时间＞120分钟；术终心脏指数＜2.0 L/(m²·min)；术终左房压＞2.7 kPa(20 mmHg)；术终右房压＞3.3 kPa(25 mmHg)；恶性室性心律失常；术终不能脱离CPB。

常用的辅助循环方法有以下几种。①主动脉内球囊反搏(IABP)：为搭桥手术前最常用的辅助循环措施，适用于术前并存严重心功能不全、心力衰竭、心源性休克的冠心病患者，由此可为患者争取手术治疗创造条件。将带气囊心导管经外周动脉置入降主动脉左锁骨下动脉开口的远端，导管与反搏机连接后调控气囊充气与排气，原理是心脏舒张期气囊迅速充气以阻断主动脉血流，促使主动脉舒张压升高，借以增加冠脉血流，改善心肌供氧；心脏收缩前气囊迅速排气，促使主动脉压力、心脏后负荷及心排血阻力均下降，由此减少心肌耗氧。②人工泵辅助有滚压泵、离心泵两种。滚压泵结构简单，易于操作，比较经济，缺点是细胞破坏较严重，不适宜长时间使用。离心泵结构较复杂，但细胞破坏少，在后负荷增大时可自动降低排出量，生理干扰较轻，适用于较长时间使用，但也只能维持数天。③心室辅助泵有气驱动泵和电动泵两型。气驱动型泵流量大，适于左、右心室或双心室辅助，但泵的体积大，限制患者活动。近年逐渐采用可埋藏型电动型心室辅助泵，如Heartmate(TCI)和Nevacor，连接在心尖以辅助左心功能。④常温非CPB搭桥手术中，有时出现心率太慢和血压太低而经药物治疗无效者，可继发循环衰竭，此时可采用微型轴流泵，根据阿基米德螺旋原理采用离心泵驱动血液以辅助循环，常用Hemopump和Jarvik泵。在轴流泵支持下施行常温冠脉搭桥手术，可比CPB下手术的出血少，心肌损伤轻。轴流泵的优点是用患者自体肺进行血液氧合；不需要阻断主动脉；不存在缺血再灌注损伤；降低心脏负荷，减少心肌耗氧，增加心肌血流，增强心肌保护；减少肝素用量，减少手术出血。但轴流泵本身在目前尚需继续探索和改进。

## 四、术后管理

### (一)保证氧供

(1)维持血压和心脏收缩功能，必要时辅用小剂量儿茶酚胺类药。同时保证足够的血容量，使CVP维持满意水平。应用小剂量硝酸甘油，防止冠脉痉挛和扩张外周血管。

(2)维持血红蛋白浓度，手术顺利者维持8 g/dL和血细胞比容24%水平，可不影响氧摄取率、混合静脉血氧张力及冠状窦氧张力。但在：①心功能不全，无力提高心排血量或局部血流。②年龄＞65岁。③术后出现并发症而增加机体耗氧。④术后需机械通气辅助呼吸等严重情况时，血红蛋白浓度应维持10 g/dL和血细胞比容30%或更高。

(3)维持血气及酸碱度正常，充分供氧，监测pH，调整呼吸机参数使血气达到正常水平。积极治疗酸中毒、糖尿病及呼吸功能不全。

### (二)减少氧耗

(1)保持麻醉苏醒期平稳，避免术后期过早减浅麻醉，应用镇静镇痛药以平稳渡过苏醒期。

(2)预防高血压和心动过速，针对性使用α受体阻断剂，β受体阻断剂，钙通道阻滞剂等短效药。如果仍出现血压升高，试用小剂量硝普钠，但应注意术后患者对硝普钠较敏感，需慎重掌握剂量。心率以控制在小于70 bpm，其心肌缺血率约为28%，而心率高于110 bpm者则可增至62%。

### (三)早期发现心肌梗死

冠脉搭桥患者围术期心肌缺血率为36.9%～55%，其中6.3%～6.9%发生心肌梗死。临床上对小范围局灶性心肌梗死不易被发现;大范围者则引起低心排血量综合征或重度心律失常,其中并发心源性休克者占 15%～20%,病死率高达 80%～90%;并发心力衰竭者为 20%～40%。早期发现心肌梗死具有重要性,其诊断依据有以下几点。①主诉心绞痛:无原因的心率增快和血压下降。②心电图出现 ST 段及 T 波改变,或心肌梗死图像。③心肌肌钙蛋白(cTn)、CK-MB、肌红蛋白(Myo)、核素扫描$^{99m}$Tc-焦磷酸盐心肌热区心肌显像可支持早期心肌梗死的诊断,有重要价值。

### (四)术后镇痛

心脏手术后创口疼痛不仅患者痛苦,更可引起机体各系统一系列病理生理改变,例如:①患者取强迫体位,导致肌肉收缩,肺活量减少,肺顺应性下降,通气量下降,容易缺氧和 $CO_2$ 蓄积。②患者不能有效咳嗽排痰,易诱发肺不张和肺炎。③患者焦虑不安、精神烦躁、睡眠不佳,可使体内儿茶酚胺、醛固酮、皮质醇、肾素-血管紧张素系统分泌增多,引起血管收缩、血压升高,心率加快、心肌耗氧增加;还可引起内分泌变化,使血糖上升,水钠潴留、排钾增多。④引起交感神经兴奋,使胃肠功能抑制,胃肠绞痛、腹胀、恶心、尿潴留等。综上所述,对冠脉搭桥手术后施行镇痛具有极重要意义。

临床习用肌内注射吗啡施行术后镇痛,存在不少缺点需要改进。1999 年 Loick 等报道70 例搭桥手术后,用三种术后镇痛方法(25 例用硬膜外腔给镇痛药,24 例用静脉持续输注镇痛药,21 例用常规肌内注射吗啡法)作为对照,以血流动力学、血浆肾上腺素、去甲肾上腺素、氢皮质酮,心肌肌钙蛋白 T、心肌酶和心电图等作为观察指标,比较其心脏缺血发生率,对照组>70%,静脉持续镇痛组 40%,硬膜外镇痛组为 50%,提示镇痛组的各指标变化均明显低于对照组,证明术后镇痛可减少心肌缺血改变,提高冠心病手术疗效。近年开展芬太尼或吗啡患者自控镇痛(PCA)法,患者根据自己的感受而按需用药,用药量减小,效果更好。

(周宁博)

# 第四节　体外循环麻醉

体外循环指将血液从上下腔静脉或右心房引流出来,经氧合器完成气体交换,进行氧合与排除 $CO_2$,再将氧合好的血液泵入动脉的人工循环。在体外循环下可以阻断心脏与大血管血流,切开心脏及大血管,进行心血管直视手术。体外循环自 1953 年成功应用于临床以来,已广泛应用于各种心血管手术、心肺移植、介入支持治疗、中毒抢救等方面。

## 一、基本装置

体外循环基本装置包括灌注泵、氧合器与变温器、回流室、过滤器、超滤器等。其基本原理是未氧合的静脉血通过上下腔静脉插管或右房管从上下腔静脉或右心房以重力引流的方式至静脉回流室,经滚压泵或离心泵抽吸进入变温器与氧合器(变温器一般和氧合器制作成一个整体),完成气体交换和血液变温,氧合后的血液经动脉滤器滤除栓子,经动脉管道与动脉插管进入人体动脉,完成人工血液循环。

### (一)灌注泵

灌注泵包括滚压泵和离心泵,一般以滚压泵为主,为体外循环的动力部件,相当于人工心脏的作用,驱动引出体外的静脉血液单向循环至体内动脉系统。常用的滚压泵由泵头和泵管组成,泵头的转子松紧适度地挤压泵管驱使血液单向流动,其流量即人工心排血量=每分钟转头的转速×每转泵管的排空容积。滚压泵的主要缺点是容易引起血液的挤压破坏。离心泵的最大优点是减少血液成分破坏和大量空气栓塞的危险,可较长时间转流,其工作原理是由旋转磁场驱动泵头中的磁性椎体旋转,依靠离心力驱动血流沿椎体表面流动。

### (二)氧合器

氧合器包括鼓泡式氧合器和膜式氧合器(简称膜肺)。氧合器一般与变温器制作成一个整体,起到血液氧合、排除 $CO_2$ 的气体交换与血液降温或复温作用,相当于人工肺。鼓泡式氧合器将氧气发散成微小气泡,在氧合室内与血液充分混合成微小血泡,血液与氧气直接接触完成氧合,同时进行血液变温,再经过特制的祛泡装置成为含氧丰富的动脉血流入储血器。其特点是结构简单、氧合性能好和价格低,缺点是由于血、气直接接触,易引起血液蛋白变性,血细胞破坏。目前临床上一般使用膜式氧合器。膜式氧合器通过特制的高分子薄膜或中空纤维管分隔血液与氧气,依靠薄膜或纤维管壁对气体的弥散作用完成对血液的气体交换,进行血液氧合,排除 $CO_2$,同时完成变温过程。膜式氧合器中的血、气不直接接触,无须祛泡过程,对血液破坏少,性能优于鼓泡氧合器,临床上已几乎完全取代鼓泡式氧合器。

### (三)过滤器

体外循环中会产生许多栓子,包括血栓、气栓、组织碎片、赘生物、滑石粉、小线头等。体外循环动、静脉系统均安装有过滤器,静脉系统过滤器主要对库血、心内外吸引来的血液以及预充液体进行过滤,动脉过滤器一般置于灌注泵之后,作为体外循环的最后一道安全屏障,可以显著减少心血管手术的脑部及全身栓塞并发症。

### (四)超滤器

体外循环常用超滤器来排除多余的水分或进行血液浓缩。超滤器一般由聚丙烯树脂或醋酸纤维素膜组成半透膜,入血口接体外循环动脉端,出血口接体外循环静脉端,由于半透膜两端存在静水压差,从而产生超滤液。婴幼儿手术一般采用改良超滤,为一种在体外循环结束后仍可以进行超滤的方法。其方法为血液通过动脉插管引出,经过超滤器超滤后,最终回流入右心房;或血液经滚压泵从下腔静脉引出,经过超滤器超滤后回流入上腔静脉。

## 二、机器预充及稀释度

转流前,体外循环的部分管道必须使用液体或血液充满,包括静脉引流管、氧合器、灌注泵管以及动脉管道等,充分排除管道内气体,防止气体栓塞,这部分液体及血液即预充液,这一过程叫机器预充。预充液的量除了与体外循环管道的粗细、长短有关外,还与氧合器的类型、型号有关,氧合器贮血器内最低安全液面所需的液体量是预充液的主要部分。

可作为预充的液体有 5％葡萄糖、生理盐水、乳酸林格液等晶体液和血浆、清蛋白、胶体羟甲淀粉、库血或自体血等。取何种液体和预充多少量,按患者的年龄、体重、术前血红蛋白浓度、预计的血液稀释度而定。多采用中度稀释,使患者转流后血细胞比容达到 20％～25％,或血红蛋白达到 70～80 g/L。血液稀释不仅可以节约用血,降低血液黏滞度,改善微循环,增进组织灌注,而且可以减少血细胞破坏、血栓形成及全身栓塞症状,降低脑血管并发症的发生率。成人一般完全采用晶胶体液混合预充即可,小儿一般需要一定比例的晶胶体液与血液混合预充,以避免血液过度稀释。

### 三、体外循环环路

体外循环环路如图 6-1 所示。

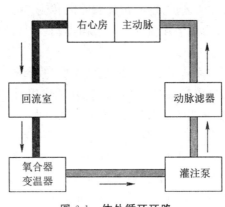

图 6-1　体外循环环路

### 四、监测

体外循环中应密切监测灌注流量、灌注压力与动脉压力、中心静脉压力、鼻咽温度与直肠温度、尿量、血液平面、动脉血气、电解质及酸碱平衡、胶体渗透压、肝素抗凝等。

#### (一)生理指标的监测

1.动脉压力

动脉压力是反映血容量、有效灌注流量和血管阻力三者关系的一个指标,与组织灌注密切相关。在体外循环中,平均动脉压一般维持在 6.7～10.7 kPa(50～80 mmHg),高龄、高血压、糖尿病、颈动脉狭窄等患者应维持较高的动脉压力,婴幼儿及儿童一般维持在 4.0～9.3 kPa(30～70 mmHg)。转机中,动脉压力过高可加重溶血或脑出血,可采用加深麻醉、扩张外周血管等处理;动脉压力过低时,应增加灌注流量、停用扩血管药或使用缩血管药物如去氧肾上腺素处理。

2.中心静脉压

在体外循环中,由于落差虹吸效应,静脉引流通畅时,中心静脉压一般为零或负值。如果中心静脉压增加,如上腔静脉插管过深可以导致脑静脉回流不畅致脑水肿,下腔静脉插管过深可以导致肝静脉或下半身静脉回流不畅,导致腹腔脏器水肿。

3.温度

一般监测鼻咽温度与直肠温度,也可以监测鼓膜、膀胱等部位的温度。鼻咽温近似脑温,直肠温近似中心温度。体外循环一般需要将机体降至适当温度,以降低组织代谢率。机体代谢与体温直接相关,体温每下降 7 ℃,组织代谢率下降 50%。临床一般将低温分为浅低温(28～32 ℃)、深低温(20～27 ℃)与超深低温(11～20 ℃)。

4.尿量

体外循环要求尿量一般＞1 mL/(kg · h)。转机时间过长,血细胞溶解破坏可致血红蛋白尿,尿液呈淡红色至棕褐色,需要用碳酸氢钠碱化尿液,以防肾小管堵塞。

**(二)灌注指标的监测**

**1.灌注流量**

灌注流量即人工心排血量,成人高流量为>2.4 L/(min·m²),中流量为1.8~2.4 L/(min·m²),低流量为<1.8 L/(min·m²);也可按体重计算,<50 mL/(kg·min)为低流量,>80 mL/(kg·min)为高流量。婴幼儿高流量可达3.5 L/(min·m²)或150~200 mL/(kg·min),而成人很少超过3.0 L/(min·m²)或100 mL/(kg·min)。

**2.泵压**

泵压指动脉供血管路的压力,一般主泵压应<26.7 kPa(200 mmHg)为宜,成人的停搏液灌注管路压力为32.0 kPa(240 mmHg)左右,儿童为20.0 kPa(150 mmHg)左右。应注意转中泵压突然增加,一般与主动脉插管位置不当或插入主动脉夹层、动脉管路扭曲有关,应及时处理,避免泵管破裂发生危险。

**3.氧合器血平面**

氧合器血平面反映体内容量平衡,应特别注意氧合器血平面排空致空气栓塞。

**4.肝素抗凝与鱼精蛋白拮抗**

体外循环一般需要使用肝素3 mg/kg静脉注射抗凝,使激活全血凝固时间>480秒。转中由于肝素代谢,应定时检测激活全血凝固时间,维持其在480秒以上。体外循环结束后,应使用鱼精蛋白中和肝素,用量一般为肝素总量的1.0~1.5倍,使激活全血凝固时间回复至基础值水平。体外循环后,将氧合器和管道内剩余血回输时也需用鱼精蛋白3~5 mg/100 mL拮抗。

**5.血气酸碱电解质分析**

在体外循环中,应维持血气酸碱电解质均在正常范围,避免缺氧、代谢性酸中毒、高钾血症或低钾血症、低钙与低镁等的发生。注意血糖、乳酸水平的变化,如果乳酸水平持续增高,说明体外循环中组织灌注不充分,应积极调整。静脉氧饱和度应维持在70%~80%。

## 五、体外循环基本方法

体外循环一般根据手术部位及手术种类采用相应的体外循环方法,包括完全体外循环与部分体外循环。①完全体外循环指患者的心脏及肺完全停止工作,患者完全依靠体外循环提供气体交换与血液循环灌注,包括浅低温体外循环、深低温停循环或深低温低流量体外循环以及常温体外循环。②部分体外循环指在体外循环辅助下维持患者自主心跳,维持自主循环、患者的自主循环与体外循环同时并存的一种状态。常见于体外循环主动脉阻断前、主动脉开放后至停机前的一段时间,称为并行循环,也可在体外循环不阻断主动脉维持心脏自主跳动下进行房间隔缺损修补、动脉导管未闭结扎等手术。部分体外循环还包括左心转流等。

**(一)浅低温体外循环**

浅低温体外循环为最常用的体外循环方式,体外循环中鼻咽温维持在28~32 ℃,适用于大多数心血管手术。成人灌注流量为50~80 mL/(kg·min),维持动脉压力在6.7~10.7 kPa(50~80 mmHg),血红蛋白稀释至60~80 g/L,10~15 kg儿童的灌注流量一般为125 mL/(kg·min),15~30 kg儿童为100 mL/(kg·min),35~50 kg儿童为75~80 mL/(kg·min),小儿灌注压力可稍低于成人,血细胞比容维持在25%左右,停机时血细胞比容达到30%左右。体外循环中一般使用α稳态管理,不必向体外循环中吹入$CO_2$,即pH稳态管理。心脏停搏液采用晶体停搏液或含血停搏液,根据手术种类以及医院习惯具体使用。

### (二)深低温停循环或深低温低流量体外循环

许多手术需要在无血流条件下进行,则需要深低温停循环,一般包括新生儿和婴幼儿复杂心内畸形、成人主动脉弓部手术以及胸主动脉手术。体外循环中一般将鼻咽温慢慢降至20~22℃,然后停止体外循环。应注意停循环期间重要脏器如脑、脊髓、肾脏功能保护,如头部重点低温,放置冰帽,脊髓蛛网膜下腔穿刺脑脊液引流,静脉注射甲泼尼龙15 mg/kg,降温、复温均匀等。小儿深低温停循环时间一般不超过60分钟,成人不超过45分钟。为缩短停循环时间,减少术中重要脏器损伤,在深低温停循环时,成人常同时采用右锁骨下动脉或腋动脉插管低流量选择性脑灌注,以及下半身通过股动脉插管分别灌注的方法。

### (三)常温体外循环

常温体外循环时,需维持患者体温接近正常。由于没有低温保护作用,常温体外循环需要维持较高的灌注流量与灌注压力,以满足机体代谢需要。其主要优点是能减少低温对凝血系统的影响,减少机体缺血再灌注损伤等。

### (四)左心转流

左心转流适合胸主动脉瘤手术,或左心功能不全时行左室辅助左心减压等。维持患者自主心跳,上半身血流由患者自主循环供应,下半身血流由体外循环供应,经左房插管→回流室→动脉泵→变温器→动脉滤器→股动脉。由于左房血为氧合血,故一般不用氧合器。肝素用量为3 mg/kg。

## 六、体外循环及麻醉处理

体外循环中应维持患者全身灌注满意,维持血气、酸碱、电解质及渗透平衡。一般在心包切开后静脉注射肝素3 mg/kg,使激活全血凝固时间达到480秒以上才能开始转机。由于体外循环预充液对麻醉药物浓度具有稀释作用,体外循环开始前应加深麻醉,一般在转机前给予地西泮0.2 mg/kg或咪达唑仑0.1 mg/kg,芬太尼10~20 μg/kg,非去极化肌松药如维库溴铵0.2 mg/kg等。体外循环中可以经体外循环回路给予吸入麻醉药维持麻醉。转中一般维持平均动脉压在6.7~10.7 kPa(50~80 mmHg),高龄、高血压、糖尿病、颈动脉狭窄等患者应维持较高的动脉压力,婴幼儿及儿童一般维持平均动脉压在4.0~8.0 kPa(30~60 mmHg)。转机中动脉压力过高可加重溶血或脑出血,可采用加深麻醉、扩张外周血管等方法处理,动脉压力过低可增加灌注流量,停用扩血管药或使用缩血管药物如去氧肾上腺素处理。心脏复跳后,辅助循环时间一般为主动脉阻断时间的1/5~1/3。辅助足够时间后,待动脉灌注流量减至15~20 mL/(kg·min),心脏前负荷适度,心肌收缩有力,心电图基本恢复正常或术前状态,鼻咽温度为37℃,直肠温度为36℃,末梢温暖,血红蛋白浓度>80 g/L,血气、酸碱、电解质正常,即可缓慢停机。当自主循环满意,拔除上下腔插管或右房管、左心引流管,术野无明显出血后,使用1.0~1.5倍肝素量的鱼精蛋白中和肝素,拔除主动脉插管。

## 七、体外循环的并发症

### (一)中枢神经系统损伤

中枢神经系统损伤包括脑梗死、脑缺氧,术后认知功能障碍,脊髓缺血致截瘫、偏瘫等,与体外循环中栓子、脑灌注压力、流量异常,深低温停循环脊髓缺血缺氧再灌注损伤有关。

（二）肺损伤

肺损伤包括体外循环后肺不张、灌注肺、膈神经与膈肌功能受损，与体外循环中肺萎陷导致肺泡表面活性物质合成减少、手术刺激压迫肺脏、体外循环中各种炎性因子激活、膈神经损伤及膈肌功能下降有关。

（三）肾损伤

肾损伤包括体外循环后急性肾功能不全或肾衰竭、需要透析治疗等，与体外循环中灌注压过低、术后低心排血量等有关。

（四）消化系统并发症

消化系统并发症包括应激性溃疡、肠出血、肝功能障碍等，与体外循环中灌注压力过低、消化系统缺血缺氧有关。

（五）凝血功能障碍

凝血功能障碍与体外循环激活凝血、纤溶系统，导致红细胞、血小板与凝血因子大量破坏消耗有关，临床表现为术中术后出血增加。

（梁晓雨）

# 第七章

# 胸外科麻醉

## 第一节　食管手术麻醉

食管起自颈部环状软骨水平,终止于 $T_{11}$ 或 $T_{12}$ 胸椎,直径约 2 cm,长 25 cm。在颈部位于气管后,进胸后微向左侧移位,在主动脉弓水平又回到正中,在弓下再次向左移位并通过膈肌。行程中有 3 个狭窄,分别位于颈部环状软骨水平、邻近左侧支气管水平与穿过膈肌水平。食管外科将食管人为地分为 3 段。即环状软骨水平至进胸水平($C_6 \sim T_1$)为颈段食管,胸廓内部分($T_{1 \sim 10}$)为胸段食管,膈肌水平以下为腹段食管。

食管手术的麻醉应考虑患者的病理生理、并存的疾患与手术性质。大部分食管手术操作复杂。术前反流误吸造成呼吸功能受损伤,食管疾病本身影响进食造成营养不良。食管疾患常伴吞咽困难与胃食管反流,因而气道保护是食管手术麻醉应考虑的重点。

### 一、麻醉前评估

食管手术术前访视中应注意的问题主要有以下三方面:食管反流、肺功能与营养状况。

#### (一)反流误吸

食管功能障碍易引起反流,长期的反流易导致慢性误吸。对有误吸可能的患者应进行肺功能评价并进行合理治疗。反流的主要症状有胃灼热、胸骨后疼痛或不适。对反流的患者麻醉时应进行气道保护。行快速诱导时应采用环状软骨压迫的手法,或采用清醒插管。麻醉诱导时采用半坐位也有一定帮助。

#### (二)肺功能

食管疾患引起反流误吸的患者多存在肺功能障碍。恶性食管疾患的患者常有长期吸烟史。对这些患者应行胸部 X 线检查、肺功能检查与血气分析了解肺功能状况。术前应行胸部理疗、抗生素治疗、支气管扩张药治疗,必要时可使用激素改善肺功能。

#### (三)营养状况

食管疾患因吞咽困难导致摄入减少,加上恶性疾患的消耗,患者有不同程度的营养不良。营养不良对术后恢复不利,因此术前应改善患者的营养状况。

## 二、术前用药

食管手术术前药的使用原则与一般全身麻醉术前药的使用原则相同。由于反流误吸的可能增加,这类患者术前镇静药的用量应酌情减量。由于手术刺激造成分泌的增加,抗胆碱药(阿托品 0.4 mg 或胃肠宁 0.2 mg 肌内注射)的使用非常必要。为防止误吸还应使用抗酸药(西咪替丁或雷尼替丁)与胃动力药。

## 三、监测

手术需要的监测水平主要根据患者病情、手术范围、手术方式以及手术中发生意外的可能性大小确定。麻醉医师的经验也是决定监测水平的影响因素。常规监测心电图、血压与血氧饱和度。应建立可靠的静脉通道。对需要长时间单肺通气的患者与术中术后需要严密观察心血管功能的患者应行有创血压监测。液体出入量大以及手术对纵隔影响明显的应考虑中心静脉置管。

## 四、内镜食管手术的麻醉

大部分食管手术术前需要接受胃镜检查明确病变的位置与范围。在食管狭窄病例,胃镜检查还能起到扩张性治疗的作用。

电子胃镜诊断性检查的麻醉并不复杂,大多数病例仅在表面麻醉下接受胃镜检查。由于患者存在一定程度的吞咽困难,胃镜检查中镇静药的使用应谨慎。使用镇静药一定要保留患者的气道保护性反射。

对不能配合表面麻醉的患者与行普通胃镜检查的患者多实施全身麻醉。选择较细的气管导管固定于一侧口角一般不妨碍胃镜检查。根据气管插管的难易程度可选择清醒插管与静脉快速诱导插管。麻醉维持可采用吸入麻醉、静脉麻醉或静脉吸入复合麻醉,为保证患者制动,可采用中短效肌肉松弛药。手术结束后拮抗肌肉松弛药,待患者完全清醒后拔管。

胃镜检查术后疼痛很轻,术后镇痛的意义不大。对反流明显的患者应采用半坐位。

病情严重不能耐受手术的患者,为解决吞咽问题可采用食管支架技术。食管支架的放置不需开胸,一般在胃镜辅助下放置。食管异物的取出同样多在胃镜辅助下实施,不需开胸。

## 五、开胸食管手术的麻醉

食管手术采用的手术入路较多,腹段食管手术仅通过腹部正中切口即可,麻醉原则与腹部手术麻醉相同。大部分食管手术为胸段食管手术,需要开胸,部分手术甚至需要颈胸腹部联合切口。由于左侧主动脉的干扰,食管手术多采用右侧开胸。为创造理想的手术野,减轻对肺的损伤,麻醉一般采用单肺通气。

对一些肺功能差不能耐受开胸的患者可采用颈部与腹部联合切口的术式。经颈部与膈肌食管裂孔游离食管并切除。但此术式游离食管时对后纵隔的刺激可导致明显的循环功能抑制,游离食管还可能造成气管撕裂,因此临床上应用较少。

食管切除后一般以胃代替。在胃不能与食管吻合的情况下需要与空肠或结肠吻合,使手术难度增加,手术切口自然需要开胸与开腹联合。空肠一般用于游离移植,需要显微外科参与。代结肠的位置可以在皮下,胸骨后或胸内肺门前后。

开胸食管手术的麻醉一般采用全身麻醉。应根据手术范围与患者病情选择使用麻醉药。范围大的手术还可考虑胸部硬膜外麻醉辅助全身麻醉及用于术后镇痛。

麻醉诱导应充分考虑误吸的可能，做好预防措施。为方便手术操作，开胸手术应尽量使用隔离通气技术。

手术中麻醉医师应了解外科医师的操作可能带来的影响，并与外科医师保持密切交流。手术操作可能导致双腔管或支气管堵塞囊位置改变影响通气，对纵隔的牵拉与压迫可导致循环功能的剧烈变化。手术中遇到上述情况，麻醉医师应及时提醒外科医师，双方协作尽快解决问题。

手术近结束时应留置胃管，胃管通过食管吻合口时应轻柔，位置确定后应妥善固定，避免移动造成吻合口创伤。留置胃管的目的在于胃肠减压，保护吻合口。

### 六、麻醉恢复

由于存在误吸的可能，拔管应在患者吞咽、咳嗽反射恢复，完全清醒时进行。因此，拔管前应拮抗肌肉松弛药，有良好的术后镇痛。

拔管时机的选择需考虑患者病情与手术范围。术前一般情况好，接受内镜检查、憩室切除等短小手术的患者多在术后早期拔管。气管食管瘘手术后气道需要一段时间的支持，因此拔管较晚。为促进呼吸功能恢复，拔管前应有良好镇痛。

对于不能短时间内拔管的患者应考虑将双腔管换为单腔管。换管一般在手术室进行，换管要求一定的麻醉深度。采用交换管芯的方法较简便，一些交换管芯还能进行喷射通气。有条件时亦可在气管镜帮助下换管。

### 七、术后并发症

食管手术后并发症主要来自三方面，术前疾病影响导致的并发症、麻醉相关并发症与手术相关并发症。

（1）术前因反流误吸造成肺部感染、继发性哮喘使肺功能降低的患者术后拔管困难。营养不良的患者肌力恢复慢易造成术后脱机困难。

（2）麻醉相关的并发症主要为麻醉诱导与拔管后的误吸。应掌握严格的拔管指征。拔管时患者应清醒，能排除分泌物，有良好的镇痛作用。拔管时采用半坐位利于引流，可减少误吸的发生。术后疼痛影响分泌物排除造成局部肺不张、肺炎时可能需要再次插管进行呼吸支持。

（3）手术相关并发症与手术方式有关。术后吻合口瘢痕形成可导致食管狭窄，可采用扩张治疗。胃镜检查可能导致食管穿孔，食管穿孔引起纵隔炎可能危及患者生命，应禁食禁水并静脉注射抗生素治疗，必要时行食管部分切除。食管切除手术的术后并发症还包括吻合口漏。

（梁晓雨）

# 第二节　气管手术麻醉

气管、支气管与隆突部位的疾患经常需要手术治疗。这些部位手术的麻醉有一定特殊性，麻醉医师必须了解该部位疾病的病理生理与手术特点，以制订麻醉计划。本节不包括气管切开手术的麻醉。

气管手术麻醉中应用的通气方式可总结为以下 5 种:①经口气管插管至病变气管近端维持通气,该法适用于短小气管手术。由于气管导管的存在,吻合气管时手术难度增加。插入气管导管时对病变的创伤可能导致呼吸道急性梗阻。②间断喷射通气,经口插入细气管导管或手术中放置通气导管至远端气管或支气管行喷射通气。该法利于手术操作,但远端通气导管易被肺内分泌物阻塞,喷射通气还可能造成气压伤。③高频正压通气,该法与间断喷射通气类似。④体外循环,由于需要全身抗凝,可能导致肺内出血,现基本不用。⑤手术中外科医师协作在远端气管或支气管插入带套囊的气管导管维持通气。该法目前应用最普遍。

## 一、气管疾患

先天性疾患、肿物、创伤与感染是气管疾患的常见病因。先天性疾患包括气管发育不全、狭窄、闭锁与软骨软化。肿物包括原发肿物与转移肿物。原发肿物以鳞状细胞癌、囊腺癌与腺癌多见。转移肿物多来自肺癌、食管癌、乳腺癌以及头颈部肿瘤。创伤包括意外创伤与医源性创伤。气管穿通伤与颈胸部顿挫伤可损伤气管,气管插管与气管切开也可造成气管损伤。气管手术中居首位的病因是气管插管后的气管狭窄,气管肿物次之。

## 二、近端气管手术的麻醉

近端气管切除重建手术一般采用颈部切口与胸部正中切口。由于手术操作使气管周围支持组织松弛,在气管插管未通过气管病变的情况下可能引起气道完全梗阻。麻醉诱导插管后静脉吸入复合维持麻醉。暴露病变气管后向下分离,切开气管前 10 分钟停用氧化亚氮。于气管前贯穿气管全层缝一支持线,缝支持线时气管导管套囊应放气以防损伤。在气管切口下 2 cm 处穿结扎线,切开气管后外科医师将手术台上准备好的钢丝强化气管导管插入远端气管。连接麻醉机维持麻醉与通气。病变气管切除后,以缝合线牵拉两气管断端,麻醉医师通过患者头颈部俯屈可帮助两气管断端接近。如果切除气管长,两气管断端不能接近,应行喉松解使气管断端接近。气管断端采用间断缝合,所有缝合线就位后彻底吸引气管内的血液与分泌物,快速拔出远端气管的气管导管,同时将原经口气管插管管口越过吻合口,麻醉与通气改此途径维持。缝合线打结后应检查是否漏气。气管导管交换中应防止气管导管进入一侧支气管。

手术结束待患者完全清醒后拔除气管导管。由于手术室条件好,气管导管最好在手术室拔除。吻合口水肿较常见,因而拔管前应准备纤维气管镜与其他再插管的物品。拔管后气道通畅,病情稳定后应送入 ICU 继续严密观察。ICU 应做好再插管的准备。为减轻吻合口张力,患者应保持头俯屈体位。

## 三、远端气管与隆突手术的麻醉

靠近隆突部位的气管切除与隆突成形术一般采用右侧开胸入路,必要时行左侧单肺通气。麻醉的一般原则与近端气管手术相同。手术中通气可以采用全程单肺通气与部分单肺通气。全程单肺通气采用单腔气管导管或双腔管行支气管插管。部分单肺通气则需要手术中交换气管导管,即开始行双肺通气,暴露病变气管后手术台上行支气管插管后单肺通气。病变切除吻合口缝合线就位后拔除支气管插管,同时将主气管内的气管导管向下送入支气管,吻合完毕再将气管导管退回主气管内。手术结束后拮抗肌肉松弛药,待自主呼吸良好,患者清醒后在手术室拔管。拔管时同样应准备纤维支气管镜等再插管的设备。

### 四、术后恢复

气管手术后患者应在 ICU 接受密切监护。进入 ICU 后最好行胸部 X 线检查以排除气胸。患者应保持头俯屈的体位减轻吻合口张力。面罩吸入湿化的高浓度氧气。隆突手术影响分泌物排出，必要时可使用纤维支气管镜辅助排痰。术后吻合口水肿可引起呼吸道梗阻，严重时需要再插管。由于体位的影响，ICU 插管最好使用纤维支气管镜。术后保留气管导管的患者应注意气管导管的套囊不应放置于吻合口水平。需要长时间呼吸支持的患者可考虑气管切开。

靠近喉部位的气管手术后易出现喉水肿，表现为呼吸困难、喘鸣与声嘶。治疗可采用改变体位（坐位）、限制液体、雾化吸入肾上腺素等措施，喉水肿严重时需要再插管。

术后疼痛治疗的方案应根据手术方式、患者痛阈与术前肺功能确定。近端气管手术的术后镇痛可采用镇痛药静脉注射、肌内注射以及患者自控给药的方式。远端气管与隆突手术的术后镇痛可选择硬膜外镇痛、胸膜内镇痛、肋间神经阻滞镇痛与患者自控镇痛等方式。

患者在 ICU 过夜，病情稳定后可返回病房。

（梁晓雨）

## 第三节　肺切除手术麻醉

### 一、术前准备

肺切除术常用于肺部肿瘤的诊断和治疗，较少用于坏死性肺部感染和支气管扩张所引起的并发症。

#### （一）肿瘤

肺部肿瘤可以是良性、恶性或者为交界性。一般情况下，只有通过手术取得病理结果才能明确肿瘤性质。90％的肺部良性肿瘤为错构瘤，通常是外周性肺部病变，表现为正常肺组织结构紊乱。支气管腺瘤通常为中心型肺部病变，常为良性，但有时亦可局部侵袭甚至发生远处转移。这些肿瘤包括类癌、腺样囊性癌及黏液表皮样癌。肿瘤可阻塞支气管管腔，并导致阻塞远端区域反复性肺炎。肺类癌起源于 APUD 细胞，并可分泌多种激素，包括促肾上腺皮质激素（ACTH）、精氨酸加压素（AVP）等。类癌综合征临床表现不典型，有时更类似于肝转移征象。

肺的恶性肿瘤可分为小细胞肺癌（占 20％，5 年生存率为 5％～10％）和非小细胞肺癌（占 80％，5 年生存率为 15％～20％）。后者包括鳞状细胞癌（表皮样癌）、腺癌和大细胞（未分化）癌。上述肿瘤均最常见于吸烟者，但腺癌也可发生于非吸烟者。表皮样癌和小细胞肺癌常表现为支气管病变的中央型肿瘤；腺癌和大细胞肺癌则更多表现为常侵犯胸膜的周围型肿瘤。

#### 1.临床表现

肺部肿瘤的临床症状有咳嗽、咯血、呼吸困难、喘鸣、体重减轻、发热及痰液增多。发热和痰液增多表明患者已出现阻塞性肺炎。胸膜炎性胸痛或胸腔渗出表明肿瘤已侵犯胸膜；肿瘤侵犯纵隔结构，压迫喉返神经可出现声音嘶哑；侵犯交感神经链可出现霍纳综合征；压迫膈神经可使膈肌上升；如压迫食管则出现吞咽困难，或出现上腔静脉综合征。心包积液或心脏增大应考虑肿瘤侵犯心脏。肺尖部(上沟)肿瘤体积增大后可因侵犯同侧臂丛的 $C_7 \sim T_2$ 神经根分支,而导致肩痛和/或臂痛。肺部肿瘤远处转移常侵及脑、骨骼、肝脏和肾上腺。

肺癌尤其是小细胞肺癌,可产生与肿瘤恶性扩散无关的罕见症状(癌旁综合征),其发生机制包括异位激素释放及正常组织和肿瘤之间的交叉免疫反应。如果异位激素分泌促肾上腺皮质激素(ACTH)、精氨酸加压素(AVP)及甲状旁腺素,则分别会出现库欣综合征、低钠血症及低钙血症。Lambert-Eaton(肌无力)综合征的特征是近端性肌病,肌肉在反复收缩后肌力增强(不同于重症肌无力)。其他的癌旁综合征还有肥大性骨关节病、脑组织变性、周围性神经病变、移动性血栓性静脉炎及非细菌性心包炎。

2.治疗

手术是可治性肺部肿瘤的治疗选择之一。如果非小细胞肺癌未侵及淋巴结、纵隔或远处转移,则可选择手术切除;相反,小细胞肺癌很少选择手术治疗,因为确诊时几乎无可避免地出现转移,小细胞肺癌多选用化疗或化疗与放疗结合治疗。

3.肿瘤的可切除性或可手术性

肿瘤的可切除性取决于肿瘤的解剖学分期,而肿瘤的可手术性则取决于手术范围和患者的生理状况。确定肿瘤的解剖学分期有赖于胸片、CT、支气管镜和纵隔镜等检查结果。同侧支气管旁和肺门淋巴结转移的患者可接受切除手术治疗,但同侧纵隔内或者隆突下淋巴结转移者的切除手术则受到争议。对于斜角肌、锁骨上、对侧纵隔或对侧肺门淋巴结转移者,一般均不予手术切除。如无纵隔转移,则有些医疗中心亦对肿瘤采取包括胸壁在内的扩大性切除;同样,无纵隔转移的肺尖部(上沟)肿瘤经过放疗后亦可手术切除。手术范围的确定原则是既要达到最大限度地治疗肿瘤,亦要保证手术后足够的残肺功能。在第5肋或第6肋间隙经后路开胸实施肺叶切除术是大多数肺部肿瘤选择的手术方式;对于小的周围型肺部病变或肺功能储备差的患者可选择肺段切除和肺楔形切除手术。如肿瘤侵犯左、右主气管或肺门则需实施患侧全肺切除术。对于近端型肺部病变及患者肺功能较差者可选择袖状肺切除术来取代全肺切除术,即切除受累的肺叶支气管及部分左或右主支气管,并在切除后将远端支气管与近端支气管进行吻合。肿瘤累及气管时可选考虑实施袖状肺切除术。肺叶切除术的死亡率为 2%～3%,而全肺切除术的死亡率为 5%～7%。右全肺切除术的死亡率较左全肺切除术高,可能是因为右侧手术切除了更多的肺组织。胸部手术后发生死亡大多数是心脏原因引起。

4.全肺切除术的手术原则

全肺切除手术可行性虽然是一个临床问题,但术前肺功能检查结果可为手术方式的选择提供初步的参考意义,根据术前患者肺功能受损程度可预测患者手术风险大小。表7-1列出了实施全肺切除术患者术前肺功能检查中各指标的意义。如果患者虽未达到上述标准但又需施行全肺切除术,则应进行分区肺功能检查。评价全肺切除术可行性的最常用指标是术后第1秒用力呼气量预计值($FEV_1$),如果 $FEV_1$ 预计值>800 mL 即可手术。在第1秒用力呼气量中各肺叶所占的比例与其血流量百分数有很好的相关性,而后者可用放射性核素($^{133}Xe$、$^{99m}Tc$)扫描技术进行测量,术后 $FEV_1$ =剩余肺叶的肺血流量百分数×术前总 $FEV_1$。

一般来说,病肺(虽无通气但有血流灌注)切除后不仅不会影响患者的肺功能,反而还可改善血氧饱和度。如术后第1秒用力呼气量($FEV_1$)预计值小于 800 mL 但还需行全肺切除术,术前应评价残肺的血管能否耐受相对增加的肺血流,但目前尚无此类评价。如果患者术前肺动脉压超过 5.3 kPa(40 mmHg)或氧分压低于 6.0 kPa(45 mmHg),则不易行全肺切除术;此类患者可行患侧肺动脉阻塞介入治疗。

表 7-1　全肺切除术患者术前肺功能检查中各指标的意义

| 检查 | 患者高危因素 |
| --- | --- |
| 动脉血气 | $PCO_2 > 6.0$ kPa(45 mmHg)(呼吸空气)；$PO_2 < 6.7$ kPa(50 mmHg) |
| $FEV_1$ | < 2 L |
| 术后预计 $FEV_1$ | < 0.8 L 或 < 40%(预计值) |
| $FEV_1 / FVC$ | < 50%(预计值) |
| 最大呼吸容量 | < 50%(预计值) |
| 最大氧耗量 | < 10 mL/(kg · min) |

注：$FEV_1$，第 1 秒内用力呼气量；$FVC$，用力呼吸容量。

全肺切除术后的并发症常涉及呼吸和循环系统，术前有必要对这两个系统的功能进行评价。如患者能登上 2～3 层楼而无明显气喘则提示其可耐受手术，不需其他进一步检查。患者活动时的氧耗量可作为预测术后患病率和死亡率的有用指标，如氧耗量大于 20 mL/kg 的患者术后发生并发症的可能性较小；如氧耗量低于 10 mL/kg 的患者手术后患病率和死亡率则极高。

**(二)感染**

肺部感染常表现为肺部单个结节或空洞样病变(坏死性肺炎)。为了排除恶性病变或明确感染类型，临床上常需实施开胸探查术。而对于抗生素治疗无效、反复性脓胸及大咯血等空洞性病变可行肺叶切除术。产生此类表现的肺部感染既可能是细菌(厌氧菌、支原体、分枝杆菌、结核)引起的，也可能是真菌(组织胞质菌、球孢子菌、隐球菌、芽生菌、毛霉菌及曲霉菌)引起的。

**(三)支气管扩张**

支气管扩张是一种支气管长期扩张状态，是支气管长期反复感染和阻塞后的终末表现。常见病因有病毒、细菌和真菌等感染，误吸胃酸及黏膜纤毛清除功能受损(黏膜上皮纤维化及纤毛功能异常)。扩张后支气管的平滑肌和弹性组织被富含血管的纤维组织代替，故支气管扩张患者容易咯血。对于保守治疗无效的反复大量咯血且病变定位明确后可手术切除病变。如果患者的病变范围较大则可表现为明显的慢性阻塞性通气障碍特征。

## 二、麻醉管理

**(一)术前评估**

接受肺组织切除术的患者大部分有肺部疾病。吸烟对慢性阻塞性通气障碍和冠心病患者均是重要的危险因素，接受开胸手术的许多患者常合并存在这两种疾病。术前实施心脏超声检查不仅可评估患者的心脏功能，同时可确定是否有肺心病的证据(右心扩大或肥厚)；如果在心脏超声检查时应用多巴酚丁胺可有助于发现隐匿性冠心病。

对于肺部肿瘤患者应仔细评估肿瘤局部扩张引起的局部并发症和癌旁综合征。术前应仔细审阅胸片、CT 及磁共振等检查结果。气管或支气管的偏移会影响气管插管和支气管的位置。气道受挤压的患者麻醉诱导后可能会引起通气障碍。肺实变、肺不张及胸腔大量渗液均可导致低氧血症，同时应注意肺大疱和肺脓肿对麻醉的影响。

接受胸科手术治疗的患者术后肺部和心脏并发症发生率均增加。对于高危患者而言，如果术前准备充分在一定程度上可减少术后并发症。外科手术操作或肺血管床面积减少致右心房扩张均可导致围术期心律失常,尤其是室上性心动过速。这种心律失常的发生率随年龄和肺叶切除面积的增加而增加。

对于中、重度呼吸功能受损的患者术前应慎用或禁用镇静药。虽然抗胆碱类药物(阿托品0.5 mg或格隆溴铵 0.1～0.2 mg 肌内注射或静脉注射)可使分泌物浓缩及增加无效腔,但可有效地减少呼吸道分泌物,从而可提高喉镜和纤维支气管镜检查时的视野质量。

**(二)术中管理**

**1.准备工作**

对于心胸手术来说,术前的准备工作越充分,就越能避免发生严重的后果。其中最常见的包括肺功能储备差、解剖上的异常、气道问题和单肺通气时患者很容易出现低氧血症,事先通盘考虑必不可少。另外,对于基本呼吸通路的管理,还需要事先准备一些东西,比如说各种型号的单腔和双腔管、支气管镜、CPAP、大小型号的麻醉插管的转换接头、支气管扩开器等。

如果手术前准备从硬膜外给患者使用阿片类药物,那么应该在患者清醒时候进行硬膜外穿刺,这比将患者诱导之后再进行操作要安全。

**2.静脉通路**

对于胸科手术,至少需要一条畅通的静脉通路,最好是在手术侧的深静脉通路,包括血液加温器,如果大量失血还需要加压输液装置以保证快速补液。

**3.监测**

一侧全肺切除的患者、切除巨大肿瘤特别是肿瘤已经侵犯胸壁的患者和心肺功能不全的患者需要直接动脉测压,全肺切除或巨大肿瘤切除的患者可以从深静脉通路放置 CVP 监测,CVP可以反映血管容量、静脉充盈状态和右心功能,可以作为补液的一个指标。肺动脉高压或左心功能不全的患者可以放置肺动脉导管,可以通过影像学保证肺动脉导管没有放置到要切除的肺叶里面。要注意的是不要将 PAC 的导管放置到单肺通气时被隔离的肺叶里面,这样会导致显示出的心排血量和混合静脉血氧气张力不正确。在肺叶切除患者中要注意 PAC 的套囊会明显增加右心的后负荷,降低左心的前负荷。

**4.麻醉诱导**

对于大多数患者,面罩吸氧后使用快速静脉诱导,具体使用什么药物由患者术前的状态决定。在麻醉深度足够之后使用直视喉镜,避免支气管痉挛,缓和心血管系统的压力反射,这可以通过诱导药物、阿片类药物或两者同时使用来实现。有气道反应性的患者可以用挥发性吸入药物来加深麻醉。

气管内插管可以在肌松剂的帮助下进行,如果估计插管困难,可以准备支气管镜。尽管传统的单腔管能适用于大多数的胸科手术,单肺通气技术还是使得它们变得更容易。但如果外科医师的主要目的是活检而不是切除,采用单腔管更合理,可以在气管镜活检之后再放置双腔管代替单腔管。人工正压通气可以帮助防止肺膨胀不全,反常呼吸和纵隔摆动,同时还能帮助控制手术野以利于手术完成。

**5.体位**

在诱导、插管、确定气管导管的位置正确之后,摆位前还要保证静脉通路的通畅和监护仪的正常工作。大多数的肺部手术患者采用后外切口开胸,术中患者侧位,正确的体位很重要,它能避免不必要的损伤和利于手术暴露。患者下面的手臂弯曲,上面的手臂升到头上,将肩胛骨从手术范围拉开。在手臂和腿之间放置体位垫,在触床的腋窝下放置圆棍,保护臂丛,同时还要小心避免眼睛受压,避免损伤受压的耳朵。

6.麻醉维持

现在使用的所有麻醉方法都可以保证胸科手术的麻醉维持,但是大多数的麻醉医师还是使用一种吸入麻醉药(氟烷、七氟烷、异氟烷或地氟烷)和一种阿片类药物的复合麻醉。吸入麻醉药的优点在于:①短期的剂量依赖式的支气管扩张作用。②抑制气道反应。③可以吸入高纯度的氧气。④能快速加深麻醉。⑤减轻肺血管收缩带来的低氧血症。吸入麻醉药在浓度变化小于1 MAC 的范围对 HPV 影响很小。

阿片类药物的优点在于:①对血流动力学影响很小。②抑制气道反应。③持续的术后镇痛效应。如果术前已经使用了硬膜外的阿片类药物,那么静脉使用要注意用量,以免引起术后呼吸抑制。一般不推荐使用氧化亚氮,因为这会使吸入氧气的浓度下降。与吸入性麻醉药一样,氧化亚氮会减轻肺血管收缩带来的低氧血症,而在一些患者中还会加剧肺动脉高压。去极化肌松药的使用在麻醉维持过程中能保持神经肌接头的阻断作用,这有效地帮助外科医师将肋骨牵开。在牵开肋骨的时候要保持最深的麻醉深度。牵拉迷走神经引起的心动过缓可以通过静脉使用阿托品来解除。开胸时静脉回心血量会因为开胸侧的胸腔负压减少而下降,这可以通过静脉补液速度得到纠正。

对于一侧全肺切除的患者要严格控制输液量。输液的控制包括基本量的补充和失血的损耗两个方面,对于后者通常输注胶体液或是直接输血。侧位的时候输液有一个"低位肺"现象,就是指在侧位的时候液体更容易在重力的作用下向位于下面的肺集中。这个现象在手术中尤其是在单肺通气的时候会增加下位肺的液体流量并加重低氧血症。另外,不通气肺由于外科操作的影响,再通气的时候容易发生水肿。

在肺叶切除中,支气管(或残存的肺组织)通常会被一个闭合器分离。残端通常要在3.0 kPa(22.5 mmHg)的压力下检验是否漏气。在肋骨复位关胸的时候,如果使用的是单腔管,手动控制通气可以帮助避免使用肋骨闭合器的时候损伤肺边缘。在关胸前,要手动通气并直视观察确认所有的肺已经充分膨开。随后可以继续使用呼吸机通气直至手术结束。

### (三)术后管理

1.一般管理

大多数患者术后都会拔管以免肺部感染。有些患者自主呼吸未恢复不能拔除气管导管,需要带管观察以待更佳的拔管时间。如果使用的是双腔管,术毕的时候可以换成单腔管进行观察。如果喉镜使用困难可用导丝。

患者术后一般在 PACU、ICU 观察病情。术后低氧血症和呼吸性酸中毒很常见。这通常是由外科手术对肺造成的压迫或由于疼痛不敢呼吸引起的。重力作用下的肺部灌注和封闭侧肺的再通气水肿也很多。

术后约有3%的患者出现出血,而死亡率占其中的20%。出血的症状包括胸腔引流的增加(>200 mL/h)、低血压、心动过速和血小板容积下降。术后发生室上性心律失常很多,需要及时处理。急性右心衰竭可以通过降低的心排血量和升高的 CVP、血容量减少和肺动脉楔压的变化表现出来。

常规的术后管理包括右侧半坡位的体位、吸氧(40%~50%)、心电监护、血流动力学监测、术后的影像学检查和积极的疼痛治疗。

2.术后镇痛

肺部手术的患者术后使用阿片类药物镇痛和与之相关的呼吸抑制的平衡是一个矛盾。对于进行胸科手术的患者而言,阿片类药物比其他的方法具有更好的镇痛效果。注射用的阿片类药物静脉给药只需要较小的剂量,而肌内注射则剂量要大得多。另外,使用患者自控镇痛(PCA)也是个不错的办法。

长效的镇痛药,例如0.5%的罗哌卡因(4～5 mL),在手术切口的上下两个肋间进行封闭也能收到很好的镇痛效果。这可以在手术中直视下进行,也可以在术后操作。这个方法还能改善术后的血气结果和肺功能检查,缩短住院时间。如果略加以变化,还可以在术中采用冰冻镇痛探头,在术中对肋间神经松解进行冰冻,达到长时间镇痛的效果。不足的是这种方法要在24～48小时之后才会起效。神经的再生在一个月左右。

硬膜外腔注射阿片类药物同时使用局麻药也有很好的镇痛效果。吗啡5～7 mg与10～15 mL盐水注射可以维持6～24小时的良好镇痛。腰段硬膜外阻滞的安全性更好,因为不容易损伤脊髓根,也不容易穿破蛛网膜,但这只是理论,只要小心操作,胸段硬膜外阻滞同样是安全的。当注射亲脂性的阿片类药物如芬太尼时,从胸段硬膜外腔注射比腰段具有更好的效果。有些临床医师提议多使用芬太尼,因为这种药物引起的迟发性呼吸抑制较少。但不管是从哪个部位注射药物进行镇痛,都要密切监测以防并发症。

有些学者提出了胸膜腔内镇痛的方法,但遗憾的是,临床看来这并不可行,可能是由于胸管的放置和胸腔内出血。

3.术后并发症

胸科手术的术后并发症相对多见,但大多数都是轻微的,并可以逆转。常见血块和黏稠的分泌物堵塞呼吸道,会引起肺膨胀不全,所以需要及时吸痰,动作轻柔。严重的肺膨胀不全表现为一侧肺或肺叶切除后的支气管移动和纵隔摆动,这时候需要治疗性的支气管镜,特别是如果肺膨胀不全合并大量的黏稠分泌物。一侧肺或肺叶切除之后还常常导致小的裂口存在,这多是由于关胸不密合引起的,多在几天内自动封闭。支气管胸膜瘘会导致气胸和部分肺塌陷,如果在术后24～72小时发生,通常是由于气管闭合器闭合不牢所致。迟发的则多是由于闭合线附近气管组织血运不良发生坏死或是感染所致。

有些并发症少见但需予以足够的重视,因为它们是致命的,术后出血是重中之重。肺叶扭转可以在患侧肺叶部分切除,余肺过度膨胀时自然发生,它导致肺静脉被扭转,血液无法回流,很快就会出现咯血和肺梗死。诊断方法是靠胸片发现均匀的密度增高以及支气管镜下发现两个肺叶的开口过于靠近。在手术侧的胸腔还可能发生急性的心脏嵌顿,这可能是由于手术后两侧胸腔的压力差造成的严重后果。心脏向右胸突出形成嵌顿会引起腔静脉的扭转从而导致严重的低血压和CVP的上升,心脏向左胸突出形成嵌顿则会在房室结的位置造成压迫,导致低血压、缺血和梗死。心脏X线片的表现是手术侧的心影上抬。

纵隔手术的切除范围大,会损伤膈神经、迷走神经和左侧喉返神经。术后膈神经损伤会表现为同侧的膈肌抬高影响通气,全胸壁切除同样会累及部分膈肌造成类似的结果并合并连枷胸。肺叶切除一般不会导致下身瘫痪。低位的肋间神经损伤会导致脊髓缺血。如果胸腔手术累及到硬膜外腔,还会产生硬膜外腔血肿。

### (四)肺切除的特殊问题

#### 1.肺大出血

大量咯血指的是 24 小时从支气管出 $500 \sim 600$ mL 的血量,所有咯血病例中只有 $1\% \sim 2\%$ 是大咯血。通常在结核、支气管扩张、肿瘤或是经气管活检之后发生。大咯血是手术急症,大多数病例属于半择期的手术而非完全的急诊手术,即便如此,死亡率还是高达 $20\%$ 以上(如果用内科药物治疗,死亡率高于 $50\%$)。必要时可对相关的支气管动脉进行栓塞。最常见的死亡原因是气道内的血块引起的窒息。如果纤维支气管镜不能准确定位,那么患者有必要进入手术室行刚性气管镜检查。可以人工堵塞支气管暂时减缓出血或使用激光对出血部位进行烧灼止血。

患者需要保持侧卧位,维持患侧肺处于独立的位置达到压迫止血的目的,要开放多条大容量静脉通路。麻醉术前药一般不需给予清醒患者,因为他们通常都处于缺氧状态,保持持续吸入纯氧。如果患者已经插管,可以给予镇静药帮助患者预防咳嗽。另外,套囊或其他的气管栓子要放置到肺被切除后。如果患者还没有实行气管插管,那就行清醒下气管插管。患者通常会吞咽大块的血块,所以要把他们当作饱胃的患者来处理,插管时要取半右上位并持续在环状软骨上加力。双腔管有助于分隔患侧肺和正常肺,还能帮助将两侧肺独立切除互不干扰。如果放置双腔管困难,也可以放置大管径的单腔管。Univent 管是内带可伸缩的气管套囊的单腔管,也可应用。如果气管腔有大块的血栓,可以考虑使用链激酶将其溶解。如果有活动性的出血,可以使用冰盐水使其流速减慢。

#### 2.肺大疱

肺大疱可以是先天的,也可以继发于肺气肿。大型的肺大疱可以因为压迫周围肺组织从而影响通气。最大的麻醉风险来源于这些肺大疱的破裂形成张力性气胸,这可以发生在任意一侧肺。诱导期间保持患者的自主通气直到双腔管套囊已将两侧肺隔离。许多患者无效腔增大,所以通气是要注意防止二氧化碳蓄积。氧化亚氮要避免使用,因为那会导致肺大疱破裂,表现为忽然出现的低血压、支气管痉挛和气道压峰值的升高,需要立即放置胸腔引流管。

#### 3.肺脓肿

肺脓肿源于肺部感染、阻塞性的肺部肿瘤和全身性感染的散播。麻醉要点是尽快隔离两侧肺以免感染累及对侧。静脉快速诱导、插入双腔管保持患侧肺的独立,立即将两侧套囊充气,保证在翻身摆体位的时候脓肿不会播散。在术中对患侧肺多次吸引也可以尽量减少对侧肺的感染机会。

#### 4.支气管胸膜瘘

支气管胸膜瘘继发于肺切除术、肺部气压伤、肺脓肿穿破和肺大疱破裂。绝大多数患者采用保守治疗,只有胸腔引流和全身的抗生素治疗失败的患者需要手术治疗。麻醉的重点是考虑患者的通气障碍、必要时使用正压通气、可能存在的张力性气胸和肺脓肿对对侧肺的污染。肺脓肿由于多在瘘口附近,所以术后很快就会被吸收。

有些临床学者建议如果存在大的瘘就在清醒时插入双腔管,或是经静脉快速诱导插管。双腔管可以隔离两肺、可以对健侧肺单肺通气,对于麻醉处理很有帮助。术后可以在条件允许时拔管。

(梁晓雨)

# 第四节 先天性膈疝手术麻醉

## 一、病理及临床特点

(1)先天性膈疝的发病率约为1/4 000。

(2)膈疝分型:①后外侧型膈疝约占80%,经Bochdalek孔疝出,又称胸腹裂孔疝,多为左侧,疝入物多为胃、小肠、结肠、脾和肝左叶等腹腔脏器。②食管裂孔型占15%~20%,一般较小,不损害肺功能。③Morgagni裂孔型约占2%。

(3)新生儿期膈疝临床表现为呼吸急促和发绀,哭吵或喂奶时加剧。哭吵时患侧胸腔的负压加大,使更多的腹腔脏器疝入胸腔,造成呼吸极度窘迫。

(4)消化系统症状比较少见,疝入胸腔内的肠管嵌闭或伴发肠旋转不良时出现呕吐。

(5)体格检查:患侧胸部呼吸运动明显减低,呼吸音消失,纵隔移位,心尖冲动移向对侧。当较多的腹腔内脏进入胸腔内,呈现典型的舟状腹。

(6)胸部X线摄片:需与先天性肺叶气肿相鉴别。

(7)伴随畸形:①肠旋转不良(40%);②先天性心脏病(15%);③泌尿系统异常;④神经发育异常;⑤Cantrell五联症(包括脐膨出、前侧膈疝、胸骨裂、异位心、室间隔缺损等心内缺损)。

(8)手术治疗为经腹径路行内脏复位和修补膈缺损。

## 二、术前准备

(1)护理患儿时将其置于半卧位和半侧卧位。可以插入鼻胃管持续低压吸引,以防止胸腔内的内脏器官充气加重对肺的压迫。

(2)对呼吸困难的患儿应给予气管内插管及机械通气治疗。使用肌松药便于控制呼吸,减少挣扎,降低氧耗,同时使气道压力下降,减轻肺损伤。

(3)避免气道压力过高,防止发生张力性气胸。

(4)高频通气可能促进气体交换,减少气道压力的波动。

(5)通过过度通气、持续输注芬太尼、吸入一氧化氮,降低肺血管阻力。

(6)术前建立可靠的静脉通路,首选上肢外周静脉。

(7)注意保暖,密切监测患儿的中心体温变化。

## 三、麻醉管理

(1)采用静吸复合麻醉方法。麻醉诱导和维持可给予芬太尼。吸入低浓度的异氟烷或七氟烷。氧化亚氮使肠管扩张,损害肺功能,故不宜使用。

(2)采用氧气/空气混合通气,纯氧通气有引起早产儿晶状体后纤维增生的危险。

(3)术中监测气道压力,吸气峰压一般不超过2.5~3.0 kPa(25~30 cmH$_2$O)。

(4)动脉穿刺置管连续监测血压并及时进行血气分析。颈内静脉置管监测中心静脉压并指导补液治疗。

（5）膈疝修补后不要即刻张肺，以免造成肺损伤。

（6）术后送 ICU 继续呼吸治疗，其中部分患儿可能需要较长期的呼吸机支持。

（梁晓雨）

# 第五节　纵隔肿瘤手术麻醉

上、前、中纵隔的汇合处正好位于上腔静脉中段、气管分叉、肺动脉主干、主动脉弓以及心脏的头侧面。对于成人，这个区域的大部分肿瘤是支气管肺癌和淋巴瘤的肺门淋巴结转移；而婴幼儿多为良性的支气管囊肿、食管重叠或者畸胎瘤。这个区域的肿瘤可以引起气管隆嵴处的气管支气管树、肺动脉主干及心房（和上腔静脉）的压迫和阻塞。胸部 CT 是最重要的诊断方法，因为它可以确定这些关键组织的压迫程度和大小。纵隔肿瘤麻醉中最常见的并发症为气道压迫，一篇综述中 22 例患者有 20 例出现气道梗阻。虽然气道梗阻是最主要的症状，但常常此时其他两到三个器官也有不同程度受压和存在并发症的潜在可能性，麻醉中如不特别注意，也没有丰富经验，每一个并发症都有可能危及生命，引起急性衰竭和死亡。总之，纵隔肿瘤麻醉的主要处理原则如下：尽可能选择局部麻醉；全麻前尽可能进行化疗或放疗；如果必须全麻，应用纤维支气管镜检查气管支气管，并且清醒插管并保持自主呼吸。下面将分别讨论主要并发症及其麻醉管理。

## 一、气管支气管压迫

大部分引起气道梗阻的前纵隔肿瘤源自淋巴组织，但是也有一部分源自囊液瘤、畸胎瘤、胸腺瘤和甲状腺瘤等良性病变。在进行化疗或放疗之前应做组织学诊断。大部分有气道梗阻的纵隔肿瘤患者，首先需要面临诊断手术的麻醉（如颈部或斜角肌的淋巴活检、霍奇金病的开腹活检）。重要的是，术中出现严重气道问题的患者不是术前均有呼吸道受压症状。

这些患者的麻醉管理有两点要优先考虑：①第一，肿瘤压迫气道常常可危及生命，因为压迫阻塞通常发生在气管分叉处，位于气管导管的远端，打断自主呼吸可导致气道梗阻。对于有气管压迫和扭曲的患者，气管插管时，若导管口贴在气管壁上或者导管通过狭窄部分时，管腔被完全堵塞或形成一锐角，均可引起气道完全阻塞。考虑到全麻存在潜在的致死性气道阻塞可能，因此手术时尽量首选局部麻醉。②第二，淋巴瘤对化疗或放疗的反应通常极佳，胸片显示治疗后肿瘤显著缩小，症状也有所好转。有些患者即使不活检，其细胞性质也有较大可能预知。因此，如有可能，淋巴瘤患者应在全身麻醉前进行化疗或放疗。

如果肿瘤位于上、前和中纵隔，患者表现呼吸困难和/或不能平卧而需活检，则尽可能选择局麻。如细胞类型对化疗或放疗敏感，在进一步外科治疗前，应先行化疗或放疗。经过这些治疗后，应仔细复习肿瘤的放射学表现，并对肺功能做出动态评估。

如果患者没有呼吸困难且能平卧，应做 CT 扫描、流速-容量环以及超声心动图检查以评估肿瘤的解剖和功能位置。如果三种检查结果之一呈阳性，即使没有症状，活检时也应选择局麻。

如果使用全麻，那么诱导前应在局麻下以纤维支气管镜对气道进行评估。纤维支气管镜外套加强型气管导管，在纤维支气管镜检查完以后，插入气管导管。全麻诱导采用半斜坡卧位。整个手术保留自主呼吸,避免使用肌松剂,以防胸腔内压力波动过大,使已软化的气管支气管系统发生塌陷。在场人员应该具备快速改变患者为侧卧或俯卧位的能力。应随时准备好一硬质通气支气管镜,以通过远端气管和隆突部位的梗阻,同时应备好体外循环相关人员和设备。

术后前几个小时,必须严密观察患者,因器械操作后肿瘤水肿而体积增大,有可能发生气道阻塞而需再次插管和机械通气。

## 二、肺动脉和心脏的压迫

纵隔肿瘤压迫肺动脉和心脏的情况非常罕见,因肺动脉干部分被主动脉弓和气管支气管所保护。

肺动脉压迫的处理原则与气管支气管压迫一样。因这类患者需诊断性操作(如组织活检),故大多数患者是第一次施行麻醉。这些患者的术前评估同支气管压迫患者。若知道细胞类型或高度怀疑,首先可考虑放疗;若可能,所有诊断性操作应在局麻下进行,若患者要求全麻或患者在仰卧位、坐位、前倾位甚至俯卧位时症状加重,期间可考虑给予全麻,并且整个过程中保留自主呼吸,维持良好的静脉回流、肺动脉压和心排血量。可考虑增加容量负荷和给予氯胺酮等来维持静脉回流、肺动脉压和心排血量。术前也需备好体外循环。

## 三、上腔静脉综合征

上腔静脉综合征是由上腔静脉的机械阻塞引起。上腔静脉综合征的发生原因按发病率多少包括:支气管肺癌(87%)、恶性淋巴瘤(10%)、良性病变(3%)如中心静脉高价营养管、起搏器导管产生的上腔静脉血栓、特发性纵隔纤维化、纵隔肉芽肿以及多结节性甲状腺肿。上腔静脉综合征的典型特征包括由于外周静脉压增加[可高达 5.3 kPa(40 mmHg)]引起上半身表浅静脉怒张;面颈部、上肢水肿;胸壁有侧支循环静脉和发绀。静脉怒张在平卧时最明显,但大多数病例在直立时静脉也不会像正常人一样塌陷。颜面部水肿明显,眼眶周围组织肿胀以至于患者不能睁开双眼,严重的水肿掩盖了静脉扩张症状。大部分患者有呼吸道症状(呼吸急促、咳嗽、端坐呼吸),这是由于静脉淤血和黏膜水肿阻塞呼吸道引起,这些均是预后不良的征兆。同样地,患者精神行为改变也是脑静脉高压和水肿特别严重的征象。发展慢的上腔静脉阻塞,症状出现也较隐蔽;急性阻塞时,所有的症状进展极明显。上腔静脉综合征最典型的放射学特征为上纵隔增宽。静脉造影可以确诊(但不是病因学诊断),病因学诊断可通过开胸探查、胸骨切开、支气管镜、淋巴活检等方式来确诊。

大部分伴有上腔静脉综合征的恶性肿瘤患者可先行化疗和放疗(指未完全阻塞的患者)。但是,对于完全阻塞或几乎完全阻塞的患者(通常表现为脑静脉高压和/或呼吸道阻塞的症状),以及经放疗、化疗后无效的患者,应考虑行旁路术或采用正中胸骨切口手术切除病变。这种手术通常非常困难,因为组织分界不清,解剖变形,中心静脉压异常高以及出现不同程度纤维化。

拟行上腔静脉减压术的患者麻醉前评估应包括仔细的呼吸道检查。面颈部的水肿同样可以出现在口腔、口咽部和喉咽部。另外,呼吸道还可能存在外部的压迫和纤维化,正常运动受限,或存在喉返神经损害。如果疑有气道压迫,应行 CT 扫描。

为减轻气道水肿,患者以头高位护送到手术室。在麻醉诱导前,所有患者均行桡动脉穿刺置管。根据患者情况术前可从股静脉置入中心静脉导管或肺动脉导管,至少应在下肢建立一大口径静脉通道。术前用药仅限于减少分泌物。麻醉诱导方法取决于气道评估结果。如果诱导前患者必须保持坐位才能维持呼吸,那么应选择使用纤维支气管镜或喉镜清醒插管。

术中最主要的问题是出血。相当多的失血是由于中心静脉压太高。由于术野组织的解剖变形,手术相当困难,随时可能发生动脉出血。因此,当胸骨切开时手术室内应有备血。

术后,特别是纵隔镜、支气管镜检后上腔静脉的压迫并没解除,则可能发生急性呼吸衰竭而需气管插管和机械通气。这种急性呼吸衰竭的机制还不清楚,但最可能的原因是,上腔静脉综合征可引起急性喉痉挛和支气管痉挛,呼吸肌功能受损(恶性病变患者可能对肌松药有异常反应),肿瘤加重了气道的阻塞。因此,这些患者在术后几小时应密切监护。

(梁晓雨)

# 第八章

# 普外科麻醉

## 第一节　甲状腺手术麻醉

甲状腺是重要的内分泌腺之一,主要分泌甲状腺激素,对机体的代谢、生长发育、神经系统、心血管系统和消化系统等具有重要的作用。甲状腺的功能受诸多因素的调节,甲状腺激素分泌增加或减少均可导致机体内分泌代谢紊乱。一些甲状腺疾病可通过手术治疗,许多手术患者也可伴随甲状腺功能障碍,故应了解甲状腺解剖生理特点和甲状腺手术的麻醉特点,选择适当的麻醉方法和麻醉药物,保证患者术中安全,防止各种并发症发生。

### 一、甲状腺解剖生理特点和手术麻醉特点

#### (一)甲状腺的解剖和生理特点

人类甲状腺起源于第一对咽囊之间的内胚层,胚胎第 5 周在咽底壁出现一正中突起,即为甲状腺原基,以后逐渐向下凹陷形成甲状腺囊,并向下发展至颈前方。甲状腺位于颈前下方软组织内,大部分位于喉及气管上段两侧,其峡部覆盖于第 2～4 气管软骨环的前面。有时甲状腺向下深入胸腔,称为胸骨后甲状腺,当其肿大时,常压迫气管引起呼吸困难。甲状腺由许多球形的囊状滤泡构成。滤泡衬以单层上皮细胞,滤泡细胞分泌甲状腺素和三碘甲状腺原氨酸,二者释放进入血液后,即组成甲状腺激素。而滤泡旁细胞则分泌降低血钙水平的激素,即降钙素。

甲状腺激素的主要生理功能:①促进细胞内氧化,提高基础代谢率,使组织产热增加。甲状腺激素能促进肝糖原酵解和组织对糖的利用;促进蛋白质的分解,如骨骼肌蛋白质分解,出现消瘦和乏力;并增加脂肪组织对儿茶酚胺和胰高血糖素的脂解作用,加快胆固醇的转化和排泄。正常的基础代谢率为±10%。②维持正常生长发育,特别对脑和骨骼发育尤为重要。甲状腺功能低下的儿童,表现为智力下降和身材矮小为特征的呆小病。③甲状腺激素能增强心肌对儿茶酚胺的敏感性。④甲状腺功能亢进时可出现易激动,注意力不集中等中枢神经系统兴奋症状。⑤甲亢时食欲亢进,大便次数增加,此与胃肠蠕动增强及胃肠排空加快有关。

#### (二)甲状腺手术麻醉特点

甲状腺手术麻醉方法的选择应考虑以下几个因素:①甲状腺疾病的性质和手术范围。②甲状腺功能状况。③有无声带麻痹,气管、大血管和神经受压及对通气功能影响。④患者全身状况

及其他并发症。⑤患者的精神状况和合作程度。

对于不伴有呼吸道压迫症状的甲状腺功能亢进的患者,可采用局部浸润麻醉或颈丛神经阻滞,对病情复杂或伴有全身器质性疾病或不合作者选用气管内全身麻醉。

## 二、甲状腺肿瘤手术

甲状腺肿瘤包括甲状腺囊肿、甲状腺良性肿瘤及恶性肿瘤。甲状腺良性肿瘤包括甲状腺腺瘤、良性畸胎瘤等,多发生于20～40岁的女性,病理变化主要包括滤泡性和乳突状腺瘤及不典型腺瘤,以滤泡性腺瘤最常见。多数患者无任何症状或稍有不适而被发现颈部肿物,多数为单个、表面光滑、边界清楚、无压痛、可随吞咽上下移动,罕见巨大瘤体可产生邻近组织器官受压。部分甲状腺腺瘤可发生癌变,癌变率为 10%～20%,因此,主张早期手术治疗。对于单个小瘤体,可采用局部浸润或颈丛神经阻滞,或颈部硬膜外阻滞,必要时静脉辅助镇静或镇痛药物。术中保持患者清醒以利于配合手术医师检查声带功能,避免喉返神经损伤。

甲状腺恶性肿瘤主要包括:①乳头状腺癌(60%～70%),好发于年轻女性,且易发生颈部淋巴结转移,患者多无自觉症状,且生长缓慢,故一般就诊较晚。②滤泡状腺癌(约占 20%),可发生于任何年龄,但以年龄较大者多见。多为单发,边界不清,较少发生淋巴结转移,多经血液转移到肺和骨骼。此类患者需行原发病灶切除及颈部淋巴结清除术,故常选用气管内麻醉。③未分化癌(10%～15%),常见于老年人,恶性程度甚高,极易发生颈部淋巴结和血液转移。可广泛侵犯周围邻近组织和器官,患者常伴有呼吸困难、吞咽困难、颈静脉怒张等。一般选择放射治疗。对某些晚期患者,由于局部压迫症状严重,如出现严重呼吸困难,需要手术治疗以解除气管压迫,一般在表面麻醉下行清醒气管插管,保持呼吸道通畅后再施行手术。

## 三、甲状腺功能亢进症手术

甲状腺功能亢进症是由各种原因导致正常甲状腺素分泌的反馈机制失控,导致循环中甲状腺素异常增多而出现以全身代谢亢进为主要特征的疾病总称。根据引起甲状腺功能亢进的原因可分为原发性、继发性、高功能腺瘤三类。原发性甲状腺功能亢进症最常见,其发病机制目前认为可能是一种自身免疫性疾病。患者年龄多在 20～40 岁,甲状腺弥漫性肿大,两侧对称,且常伴有眼球突出。

### (一)麻醉前评估

麻醉前访视患者时,可根据其症状、体征及实验室检查评估其甲状腺功能亢进症的严重程度。

1.临床表现

(1)性情急躁,容易激动,失眠,双手平行伸出时出现震颤。

(2)食欲亢进,但却体重减轻、怕热、多汗、皮肤潮湿。

(3)脉搏快而有力(休息及睡眠时仍快),脉压增大,病程长者可出现甲亢性心脏病,严重病例可出现心房颤动,甚至充血性心力衰竭。

(4)突眼征常发生于原发性甲状腺功能亢进症患者,双侧眼球突出、眼裂开大,上下眼睑不能完全闭合,以致角膜受损,严重者可发生溃疡甚至失明。

(5)甲状腺弥漫性对称性肿大,严重者可压迫气管等,但较少见,可扪及震颤,并闻及血管杂音。

(6)内分泌紊乱,无力、易疲劳等。

2.特殊检查

(1)基础代谢率:常用计算公式为基础代谢率=(脉率+脉压)-111。测定时应在完全安静、空腹时进行(一般是早晨清醒后未起床时),正常值为±10%,增高 20%～30% 为轻度甲亢,30%～60% 为中度,60% 以上为重度。

(2)甲状腺摄$^{131}$I率测定:正常甲状腺 24 小时内摄取$^{131}$I量为人体总量的 30%～40%,如果 2 小时内甲状腺摄取$^{131}$I量超过人体总量的 25%,或 24 小时超过人体总量的 50%,且吸$^{131}$I高峰提前出现,均可诊断甲亢。

(3)血清 $T_3$、$T_4$ 含量测定:甲亢时,血清 $T_3$ 可高于正常 4 倍左右,而 $T_4$ 仅为正常值的2倍半。

(4)促甲状腺素释放激素(TRH)兴奋试验,静脉注射 TRH 后,促甲状腺激素不增高,则有诊断意义。

3.病情评估

根据上述临床表现及特殊检查以及是否曾发生甲状腺危象等可以对病情严重程度进行评估。一般应经过一段时间抗甲状腺功能亢进药物治疗,待病情稳定后才考虑手术,否则,围术期间易发生甲状腺危象。如果甲状腺功能亢进症症状得到基本控制,则可考虑手术,具体包括:①基础代谢率小于+20%。②脉率小于 90 次/分,脉压减小。③患者情绪稳定,睡眠良好,体重增加等。

**(二)麻醉前准备**

1.药物准备

药物准备是术前降低基础代谢率的重要措施。有两种方法:①先用硫脲类药物降低甲状腺素的合成,并抑制机体淋巴细胞自身抗体产生,从而控制因甲状腺素升高而引起的甲亢症状。待甲亢症状被基本控制后,改用碘剂(Logul液)1～2 周,再行手术。②开始即服用碘剂,2～3 周后甲亢症状得到基本控制,便可进行手术。

硫氧嘧啶类药物包括甲硫氧嘧啶和丙硫氧嘧啶,每天 200～400 mg,分次口服,咪唑类药物,如甲巯咪唑、卡比马唑每天 20～40 mg,分次口服。碘剂含 5% 碘化钾,每天3次,第 1 天每次 3 滴,以后每天每次增加 1 滴,至每次 16 滴为止。由于抗甲状腺药物能引起甲状腺肿大和动脉性充血,手术时易出血,增加了手术的困难和危险,因此服用后必须加用碘剂2周,使甲状腺缩小变硬,有利于手术操作。必须说明的是,碘剂的作用在于抑制蛋白水解酶,减少甲状腺球蛋白的分解,从而抑制甲状腺素的释放,并减少甲状腺的血流量。但停用碘剂后甲状腺功能亢进症状可重新出现,甚至比原来更严重,因此,凡不准备实施手术者,不要服用碘剂。对于上述两种药物准备无效者或不能耐受者,现主要加用β受体阻断药,如普萘洛尔。普萘洛尔能选择性地阻断各种靶器官组织上的β受体对儿茶酚胺的敏感性,而改善甲状腺功能亢进症的症状,剂量为每 6 小时口服一次,每次 20～60 mg,一般 1 周后心率降至正常水平,即可施行手术。由于普萘洛尔在体内的有效半衰期不足 8 小时,所以最后一次口服应在术前1～2 小时,手术后继续服用 1 周左右。患哮喘、慢性气管炎等患者忌用。

2.麻醉前用药

根据甲状腺功能亢进症状控制的情况和将采用的麻醉方法综合考虑,一般来说,镇静药量较其他病种要大。可选用巴比妥类或苯二氮䓬类药物,如咪达唑仑 0.07～0.15 mg/kg。对某些精神高度紧张拟选择气管内麻醉的患者,可加用芬太尼 0.1 mg、氟哌利多 5 mg 肌内注射,具有增强镇静、镇痛、抗呕吐的作用。为了减少呼吸道分泌物,可以选用 M 受体阻滞药,一般选用东莨菪碱。应该强调的是,对于有呼吸道压迫或梗阻症状的患者,麻醉前镇静或镇痛药应减少用量或避免使用。

### (三)麻醉方法的选择

#### 1.局部浸润麻醉

局部浸润麻醉对于症状轻,病程短或经抗甲状腺药物治疗后,病情稳定,无气管压迫症状,且合作较好的患者可采用局部浸润麻醉,特别适用于微创手术。选择恰当浓度的局麻药,一般不加肾上腺素,以免引起心率增快,甚至心律失常。充分皮内、皮下浸润注射,虽然可完全消除手术所致疼痛刺激,但由于甲状腺功能亢进症患者精神紧张状态确非一般,加上甲状腺手术体位和术中牵拉甲状腺组织引起不适反应,术中必须静脉注射镇痛或镇静药,故现在已极少采用局部浸润麻醉于甲状腺功能亢进症患者。

#### 2.颈丛神经阻滞或连续颈部硬膜外阻滞

颈丛神经阻滞的麻醉效果较局部浸润麻醉优良,一般可获得较好的麻醉效果,但仍未摆脱局部麻醉的缺点,如手术牵拉甲状腺时患者仍感不适,此外,若手术时间较长者,麻醉作用逐渐消退,需要加用局部浸润麻醉或重新神经阻滞等。颈部硬膜外阻滞能提供最完善的镇痛效果,同时因阻滞心脏交感神经更利于甲状腺功能亢进患者,可用于防治甲状腺危象,更适用于手术前准备不充分的患者。术中可适量辅以镇痛药及镇静药,如芬太尼及氟哌利多等,以减轻术中牵拉甲状腺所致的不适反应。手术中可能因硬膜外阻滞平面过广、静脉辅助药作用等出现呼吸抑制。故麻醉期间需严密观察患者呼吸功能变化,避免呼吸道梗阻及窒息发生,同时准备气管插管用具。

#### 3.气管内麻醉

气管内麻醉是目前采用最广泛的麻醉方法,适合甲状腺较大或胸骨后甲状腺肿,伴有气管受压、移位、术前甲状腺功能亢进症状尚未完全控制或精神高度紧张不合作的患者。气管内麻醉能确保患者呼吸道通畅,完全消除手术牵拉所致的不适,增加了手术和麻醉安全性。不足之处是术中无法令患者配合以确定是否损伤喉返神经,此外,若患者术中发生甲状腺危象则体征可能不够明显,必须予以重视。总之,应根据病情选择合理的麻醉药物和麻醉诱导方式并完成气管内插管术,且采用必要的监测技术,使患者平稳渡过手术期。

(1)全身麻醉诱导和气管插管术:困难气管内插管常发生于甲状腺手术患者,麻醉前应有足够的思想和技术准备,包括准备不同内径的气管导管、不同型号的喉镜,甚至纤维支气管镜。对于有呼吸道压迫症状者,宜选择表面麻醉下清醒气管内插管。对于大多数甲状腺功能亢进症患者,若症状控制较好,且不伴有呼吸道压迫症状者,可采用快速诱导气管内插管。但必须注意,凡具有拟交感活性或不能与肾上腺素配伍的全麻药,如乙醚、氟烷、氯胺酮均不宜用于甲状腺功能亢进患者。其他药物,如硫喷妥钠、异丙酚、琥珀胆碱、恩氟烷、异氟烷等均可选用。麻醉诱导过程中充分吸氧去氮,诱导务必平稳,避免屏气、呛咳,插管困难者可借助插管钳、带光源轴芯或纤维支气管镜等完成气管插管。有气管受压、扭曲、移位的患者,宜选择管壁带金属丝的气管导管,且气管导管尖端必须越过气管狭窄平面。完成气管插管后,应仔细检查气管导管是否通畅,防止导管受压、扭曲。甲状腺手术操作不仅可使声带及气管与气管导管壁彼此摩擦,而且可直接损伤气管壁,易引起喉头气管炎症,导致声嘶、喉痛,甚至喉痉挛、喉水肿而窒息。另一方面术后创面出血也可压迫呼吸道,这些因素均可导致患者术后呼吸道梗阻。

（2）全身麻醉维持：恩氟烷、异氟烷、地氟烷、七氟烷、芬太尼、维库溴铵、罗库溴铵等，对甲状腺功能几乎无影响，且对心血管功能干扰小，对肝、肾功能影响小，可优先考虑使用。至于麻醉作用较弱的药物，如氧化亚氮、普鲁卡因，对甲状腺功能亢进的患者可能有麻醉难以加深的可能，必须增加其他药物或复合以恩氟烷或异氟烷吸入或异丙酚静脉点滴。一组来自因垂体瘤所致的继发性甲状腺功能亢进症的研究表明，麻醉维持选择较高浓度异丙酚 $8\sim10$ mg/(kg·h)，可达到较恰当的动脉血浓度（$2\sim4$ μg/mL），此时异丙酚的清除率也较高（2.8 L/min）。而乙醚、氟烷和氯胺酮则禁用或慎用于甲状腺功能亢进患者。

（3）气管拔管：手术结束后待患者完全清醒，咽喉保护性反射业已恢复后方可考虑拔除气管导管。由于出血、炎症、手术等诸因素，拔除气管导管后，患者可突然发生急性呼吸道梗阻。为预防此严重并发症，必须等患者完全清醒后，首先将气管导管退至声门下，并仔细观察患者呼吸道是否通畅，呼吸是否平稳，如果情况良好，则可考虑完全拔除气管导管，并继续观察是否出现呼吸道梗阻。一旦出现呼吸道梗阻，则应立即再施行气管插管术，以保证呼吸道通畅。

## 四、并发症防治

### （一）呼吸困难和窒息

呼吸困难和窒息多发生于手术后 48 小时内，是最危急的并发症。常见原因如下：①手术切口内出血或敷料包扎过紧而压迫气管。②喉头水肿，可能是手术创伤或气管插管引起。③气管塌陷，由于气管壁长期受肿大甲状腺压迫而发生软化，切除大部分甲状腺后，软化之气管壁失去支撑所致。④喉痉挛、呼吸道分泌物等。⑤双侧喉返神经损伤。临床表现为进行性呼吸困难，发绀甚至窒息。对疑有气管壁软化的患者，手术结束后一定待患者完全清醒，先将气管导管退至声门下，观察数分钟，如果没有呼吸道梗阻出现，方可拔管。如果双侧喉返神经损伤所致呼吸道梗阻，则应行紧急气管造口术。此外在手术间或病房均应备有紧急气管插管或气管造口的急救器械，一旦发生呼吸道梗阻甚至窒息，可以及时采取措施以确保呼吸道通畅。

### （二）喉返神经或喉上神经损伤

喉返神经或喉上神经损伤手术操作可因切断、缝扎、牵拉或钳夹喉返神经后造成永久性或暂时性损伤。若损伤前支则该侧声带外展，若损伤后支则声带内收，如两侧喉返神经主干被损伤，则可出现呼吸困难甚至窒息，需立即行气管造口以解除呼吸道梗阻。如为暂时性喉返神经损伤，经理疗及维生素等治疗，一般 $3\sim6$ 个月可逐渐恢复。喉上神经内支损伤使喉部黏膜感觉丧失而易发生呛咳，而外支损伤则使环甲肌瘫痪而使声调降低，一般经理疗或神经营养药物治疗后可自行恢复。

### （三）手足抽搐

手足抽搐因手术操作误伤甲状旁腺或使其血液供给受累所致，血钙浓度下降至 2.0 mmol/L以下，导致神经-肌肉的应激性增高而在术中或术后发生手足抽搐，严重者可发生喉和膈肌痉挛，引起窒息甚至死亡。发生手足抽搐后，应立即静脉注射 10% 葡萄糖酸钙 $10\sim20$ mL，严重者需行异体甲状旁腺移植。

### （四）甲状腺危象

在甲亢未经控制或难以良好控制的患者，由于应激使甲亢病情突然加剧的状态即为甲亢危象。可发生于各个年龄组的患者，以老年人多见。甲亢危象是一种危重综合征，危及甲亢患者的生命，常因内科疾病、感染、精神刺激、分娩、手术、创伤、[131]I治疗、甲状腺受挤压等原因而诱发。

其发生率可占甲亢患者的 2%~8%,死亡率高达 20%~50%。围术期出现高热(>39 ℃)、心动过速(>140 次/分,与体温升高不成比例)、收缩压增高、中枢神经系统症状(激动、谵妄、精神病、癫痫发作、极度嗜睡、昏迷)以及胃肠道症状(恶心、呕吐、腹泻、黄疸)等,应警惕甲亢危象的发生。与手术有关的甲亢危象可发生于术中或术后,多见于术后 6~18 小时。由于甲状腺危象酷似恶性高热、神经安定药恶性综合征、脓毒症、出血及输液或药物反应,应注意鉴别。术后甲亢危象的患者临床常表现为烦躁不安、神志淡漠,甚至发生昏迷。少数患者临床表现不典型,可表现为表情淡漠、乏力、恶病质、心动过缓,最后发展为昏迷,称为淡漠型甲亢危象,临床应高度警惕。

(1)预防措施:充分有效的术前准备是预防围术期甲亢危象的关键。应用抗甲状腺药物进行对症治疗和全身支持疗法。

(2)静脉滴注 10%葡萄糖液和氢化可的松 300~500 mg。

(3)明确诊断后即经胃管注入甲巯咪唑,首剂 60 mg,继用 20 mg,每 8 小时一次。抗甲状腺药物 1 小时后使用复方碘溶液(Lugol 液)5 滴,每 6 小时一次,或碘化钠 1.0 g,溶于 500 mL 液体中静脉滴注,每天1~3 g。

(4)有心动过速者给予普萘洛尔 20~40 mg 口服,每 4 小时一次。艾司洛尔为超短效 β 受体阻断药,0.5~1 mg/min 静脉缓慢注射,继之可根据心率监测,泵注维持治疗。严重房室传导阻滞、心源性休克、严重心力衰竭、哮喘或慢性阻塞性肺疾病患者忌用。有心力衰竭表现者可使用毛花苷 C 静脉注射,快速洋地黄化有助于治疗心动过速和心力衰竭,亦可应用利尿剂和血管扩张药(如尼卡地平、乌拉地尔)降压和降低心脏负荷。

(5)对症处理:保持呼吸道通畅,增加吸入氧浓度,充分给氧。高热者积极降温,必要时进行人工冬眠,抑制中枢及自主神经系统兴奋性,稳定甲状腺功能,降低基础代谢率。冬眠药物可强化物理降温效果,但应避免水杨酸盐降温,因大量水杨酸盐也会增加基础代谢率。纠正水、电解质和酸碱平衡。注意保证足够热量及液体补充(每天补充液体 3 000~6 000 mL)。

(6)若应用上述治疗措施仍不见效,病情恶化时,可考虑施行换血疗法、腹膜透析或血液透析。

**(五)颈动脉窦反射**

颈动脉窦是颈内动脉起始处的梭形膨出,在窦壁内富含感觉神经末梢,称之为压力感受器。甲状腺手术刺激该部位时,可引起血压降低,心率变慢,甚至心搏骤停。术中为了避免该严重并发症发生,可采用局麻药少许在颈动脉窦周围行浸润阻滞,否则一旦出现,则应暂停手术并立即静脉注射阿托品,必要时采取心肺复苏措施。

(程　瑶)

# 第二节　甲状旁腺手术麻醉

## 一、甲状旁腺的解剖和生理

甲状旁腺来源于内胚层,上下甲状旁腺分别发生于第Ⅳ和第Ⅲ咽囊。一般情况下,共 4 个甲状旁腺,它们通常位于甲状腺的外科囊内,紧密附着于左右两叶甲状腺背面的内侧。每个甲状旁腺的体积长5~6 mm,宽3~4 mm,厚2 mm,重30~45 mg。甲状旁腺的血液供应一般来自甲状腺下动脉。甲状旁腺分泌甲状旁腺素,其生理作用是调节体内钙磷代谢,与甲状腺滤泡旁细胞分泌的降钙素一起维持体内钙磷平衡。

## 二、甲状旁腺的病理生理

引起原发性甲状旁腺功能亢进的甲状旁腺病变有腺瘤(约占85%)、增生(约占14%)、腺癌(约占1%)。甲状旁腺功能亢进在临床上可分为三种类型:①肾型甲状旁腺功能亢进,约占70%,主要表现为尿路结石,与甲状旁腺功能亢进时尿中磷酸盐排出较多,有利于尿石形成有关。②骨型甲状旁腺功能亢进,约占10%。表现为全身骨骼广泛脱钙及骨膜下骨质吸收。X线片显示骨质疏松、变薄、变形及骨内多个囊肿。患者病变骨常感疼痛,易发生病理性骨折。③肾骨型甲状旁腺功能亢进,约占20%,为二者的混合型。表现为尿路结石和骨质脱钙病变。此外,有部分患者可合并消化性溃疡、胰腺炎和胆石症,严重者可出现甲状旁腺危象。

## 三、甲状旁腺功能亢进手术的麻醉

### (一)病因及分类

甲状旁腺激素(PTH)的分泌量主要受血钙水平的反馈调节。甲状旁腺功能亢进症(甲旁亢)是指由PTH分泌量过多导致高钙血症、低磷血症、骨质损害和肾结石等综合病症,可分原发性和继发性两种。原发性甲旁亢由甲状旁腺本身病变引起的PTH过度分泌,以高钙血症和低磷血症为特征。甲状旁腺本身病变包括甲状旁腺腺瘤(80%)和增生(15%),甲状旁腺癌罕见,其中90%以上伴发甲旁亢。甲状旁腺囊肿更罕见,占甲状旁腺肿瘤的1.5%~3.2%。多见于35~65岁人群,女性为男性2~3倍,尤其是绝经后妇女更易发生。继发性甲旁亢是由于各种原因所致的低钙血症,刺激甲状旁腺,使之增生肥大,分泌过多PTH,常见于慢性肾功能不全、维生素D缺乏、骨软化症等。尚有异位甲旁亢,由甲状旁腺以外的组织分泌PTH或类似活性物质而引起。肺、胰腺、乳腺癌和淋巴组织增生性疾病的组织是常见的异位病灶。

### (二)临床表现、诊断及治疗

常见的甲旁亢症状有倦怠、四肢无力等神经-肌肉系统症状;食欲缺乏、恶心、呕吐、便秘、胃十二指肠溃疡等消化系统症状;烦渴、多尿、肾结石、血尿等泌尿系统症状;骨痛、背痛、关节痛、骨折等骨骼系统症状。伴随症状有皮肤瘙痒、痛风、贫血、胰腺炎和高血压,但也有少数患者无症状。

甲旁亢起病缓慢,早期往往无症状或仅有非特异的症状,诊断主要依据临床表现和实验室检查,高钙血症、低磷血症和高尿钙是诊断甲旁亢的主要依据。近年来,采用PTH的测定有助于判断高钙血症是否由甲状旁腺功能亢进所引起。

手术切除过多分泌PTH的肿瘤或增生的甲状旁腺组织是治疗甲旁亢最有效的手段。

### (三)术前评估与准备

(1)肾脏功能损害是甲旁亢患者常见的严重并发症。约65%的甲旁亢患者合并肾结石(磷酸盐或草酸盐),约10%的甲旁亢患者有肾钙盐沉着症。因此,有80%~90%的甲旁亢患者有不同程度的肾功能损害。术前应注意血尿素氮、肌酐及尿比重,以评估肾功能损伤情况及相应的电解质失衡对心血管系统的影响,如高血压、室性心律失常、QT间期缩短等。

(2)甲状旁腺功能亢进患者多因长期厌食、恶心、呕吐和多尿等原因导致严重脱水和酸中毒,术前应尽可能予以纠正。

（3）术前应注意预防和处理高钙血症危象，通常甲旁亢患者必须先行内科治疗，给予低钙、高磷饮食，控制高钙血症，将血钙降至 3.5 mmol/L 以下的安全水平，并以钠制剂拮抗钙的作用。高钙血症易导致心律失常，在降低钙浓度的同时应给予相应治疗。

（4）由于 PTH 可动员骨钙进入血液循环，造成骨组织内钙含量下降，引起骨质疏松，同时患者亦可能存在病理性骨折，因此在搬运、安置患者体位及麻醉插管操作时，应注意操作轻柔，避免给患者造成意外伤害。

### （四）麻醉选择与术中管理

甲旁亢患者手术麻醉对麻醉药物和麻醉方法的选择没有特殊要求，主要根据患者自身的病理生理改变和手术情况决定。对定位明确、无异位甲状旁腺、无气管压迫患者，身体状况较好可选用局麻或颈神经丛阻滞。对于全身情况差、严重肾功能不全、电解质紊乱或心功能障碍患者，局麻和颈丛阻滞影响更小。对探查性手术或多发性肿瘤，以及有气管压迫与恶心、呕吐的患者，宜选择全身麻醉。气管内插管全身麻醉具有保持气道通畅，充分给氧和防止二氧化碳蓄积的优点。

麻醉方法和管理基本类同于甲状腺手术，但应考虑此类患者多有肾功能不全，因此在选择麻醉药物时应注意到患者的肾功能状态，由于氟元素对肾脏有毒害作用，不宜使用异氟烷、七氟烷。甲旁亢患者多有肌无力症状，由于高钙血症可引起神经-肌肉接头对去极化肌松药敏感，对非去极化肌松药存在抵抗现象，故有肌张力降低的患者，应酌情减少肌肉松弛药的使用剂量。首次肌松效应不易预测，可以小剂量用药并根据肌松效应来决定临床用量，建议使用周围神经刺激器监测神经-肌肉接头功能，以指导肌松剂的应用。因为术中需仔细分离和鉴别甲状旁腺腺体或肿瘤，有时甚至需打开纵隔探查和等待病理报告，时间冗长，注意全麻维持的平稳。

术中牵扯气管，在颈动脉窦附近操作时，患者可出现血压下降及心率减慢须暂停手术，在其附近用局麻药封闭，同时适当加深麻醉，静脉注射阿托品，遇有严重低血压时，可用血管收缩药如麻黄碱。术中应加强监测，严密观察病情变化，尤其是加强心血管功能、心电图的监测，但心电图监测 QT 间期并不是血钙浓度改变的可靠指标。术中应注意观察患者的呼吸、心律变化，维持水、电解质平衡。

术中需做好高钙血症危象的预防和急救准备。血钙异常增高是甲旁亢特征性表现的病理生理学基础。在血浆总蛋白为 65 g/L 的患者，血清钙＞3.75 mmol/L 即有诊断意义。血钙达 3 mmol/L 时，一般患者均能很好地耐受。血钙＞3.75 mmol/L 即可发生高钙血症危象。患者出现精神症状如幻觉、狂躁甚至昏迷，四肢无力、食欲缺乏，呕吐，多饮、多尿，抑郁，心搏骤停，广泛的骨关节疼痛及压痛。X 线片可见纤维囊性骨炎、虫蚀样或穿凿样改变。若抢救不力，可发生高钙猝死。因此，血钙＞3.75 mmol/L 时，即使临床无症状或症状不明显，也应当按照高钙血症危象处理。处理措施包括：输液扩容，纠正脱水（补充生理盐水 2 000～4 000 mL/d，静脉滴注）；在恢复正常血容量后，可给予呋塞米 40～80 mg/(2～4)h，利尿并抑制钠和钙的重吸收；应用糖皮质激素；依据生化检测结果，适量补充钠、钾和镁；必要时可行血液透析或腹膜透析降钙。在严重高钙血症或一般降钙治疗无效时，可静脉给予二磷酸盐（如羟乙膦酸钠）或依地酸二钠（EDTA）或硫代硫酸钠等。

### （五）术后处理

（1）术后应注意呼吸道通畅、适当给氧和严密观察病情，以防止喉返神经损伤、血肿压迫等因素导致的术后呼吸道梗阻。

(2)术后2~3天内仍需注意纠正脱水,以维持循环功能的稳定。术后2~3天内继续低钙饮食,并密切监测血钙变化。手术成功者,血磷迅速恢复正常,血钙和血PTH则多在1周内降至正常。

(3)甲旁亢术后亦可并发短暂或永久性的低钙血症,其发生率有报道为13%~14%。血钙于术后1~3天内降至过低水平,患者可反复出现口唇麻木和手足搐搦,应每天静脉补给10%葡萄糖酸钙30~50 mL。症状一般于5~7天改善。若低钙持续1个月以上,提示有永久性甲状旁腺功能低下,则必须按甲状旁腺功能减低症进行长期治疗。

(程 瑶)

# 第三节 乳房手术麻醉

## 一、乳房解剖及生理概要

成年未婚妇女乳房呈半球形,位于胸大肌浅面,在第2~6肋骨水平的浅筋膜浅、深层之间。乳头位于乳房的中心,周围色素沉着区称为乳晕。乳腺有15~20个腺叶,每个腺叶分成很多腺小叶,腺小叶由小乳管和腺泡组成,是乳腺的基本单位。小乳管汇至乳管,乳管开口于乳头。乳腺是许多内分泌腺的靶器官,其生理活动受垂体、卵巢及肾上腺等内分泌腺的影响。妊娠及哺乳期乳腺明显增生,腺管延长,腺泡分泌乳汁。乳房的淋巴网甚为丰富,淋巴液最后输出至锁骨下淋巴结、胸骨旁淋巴结、肝脏及对侧乳房。

## 二、乳房手术的麻醉

乳房的疾病包括多乳头、多乳房畸形、急性炎症、脓肿、囊性增生、良性和恶性肿瘤等。一般根据手术范围、大小及患者全身状况来选择相应的麻醉方法。

### (一)局部浸润麻醉

局部浸润麻醉适用于手术范围小而合作的患者,如乳房纤维腺瘤切除,疑有癌变的乳房肿瘤做活组织病检等。

### (二)硬膜外阻滞

硬膜外阻滞适用于手术范围大或不适宜行全身麻醉的乳癌根治手术患者。一般选择$T_{2~3}$间隙穿刺向头侧置管,若能选择0.25%的罗哌卡因,适当控制容量,则能最大限度地减少对运动神经纤维的阻滞而减轻对呼吸的抑制。尽管如此,麻醉期间必须加强对呼吸功能的监测,避免发生呼吸抑制。

### (三)全身麻醉

对于产后哺乳的妇女所患急性乳腺炎或脓肿,需行切开引流术,可选择全凭静脉麻醉,如异丙酚2~2.5 mg/kg,或氯胺酮2 mg/kg,辅以少许麻醉性镇痛药,如芬太尼2~4 μg/kg静脉注射。麻醉期间保持呼吸道通畅,预防喉痉挛、呼吸抑制等并发症出现。对于乳腺癌根治术,特别是需扩大清扫范围者常选择全身麻醉,静脉快速诱导后插入喉罩或气管导管,控制或辅助呼吸,术中加强对失血量的监测,必要时输血。

若有条件,手术结束后应将患者送至苏醒室密切观察,直至呼吸、循环功能稳定。因乳房手术后有许多因素影响呼吸功能,如高位硬膜外阻滞对呼吸影响,全身麻醉药的残余作用,胸部敷料包扎压迫等均影响患者肺通气与换气功能。此外,必要时可给患者提供 PCA 服务,有利于患者早日康复。

（程　瑶）

# 第四节　急腹症手术麻醉

急腹症主要与炎症,实质脏器破裂,空腔脏器穿孔、梗阻,以及脏器扭转、出血和损伤等有关。这类患者往往起病急、病情危重、病情复杂、剧烈疼痛以及多为饱胃状态,急症手术术前不允许有充裕的时间进行全面检查和麻醉前准备,因而麻醉的危险性大,麻醉并发症发生率高。麻醉处理包括以下五个方面的内容:①对患者病情严重程度进行正确与恰当的评估,并仔细了解各系统和器官的功能状态;②术前采取相应治疗措施改善生命器官功能;③尽量选用患者能承受的麻醉方法与麻醉药;④麻醉全程进行必要监测,并随时纠正生命器官活动异常;⑤积极防治术后并发症。

## 一、急性肠梗阻

任何原因引起肠内容物通过障碍统称肠梗阻,是常见的外科急腹症,主要临床表现为腹胀、腹痛、恶心呕吐、肛门停止排气排便等,按肠壁有无血运障碍分为单纯性和绞窄性肠梗阻。绞窄性肠梗阻应及早手术,如果患者已处于休克状态,必须边抗休克边紧急手术,一旦延误手术时机,纵然手术能切除坏死肠段,严重的感染将使并发症及病死率增加。由于急性肠梗阻患者有呼吸受限,严重水、电解质和酸碱失衡,以及可能发生的感染性休克,术前应尽量纠正,补充血容量,并做胃肠减压,麻醉应选择气管内插管全身麻醉,一般情况好的患者也可选择连续硬膜外阻滞麻醉。术中加强生命体征和血流动力学监测,对严重休克的危重患者,应行中心静脉压和/或直接动脉压监测。麻醉期间要保持呼吸道通畅和有效通气量,预防胃反流和误吸。

### (一)病理生理特点

1.单纯机械性肠梗阻

水、电解质失衡和代谢紊乱是单纯机械性肠梗阻的主要病理生理特点。正常情况下,小肠内的大量液体除少部分是经口摄入外,大部分是胃肠道消化腺的分泌液。据统计,成人每天有 5～10 L 水进入小肠,其中大部分被重吸收,仅 500 mL 或更少的液体进入结肠。因此,一旦小肠出现单纯机械性梗阻,肠腔内大量液体和气体无法向下正常运行,导致梗阻的近端肠腔内容物积聚,梗阻部位越低,内容物积存越明显。虽然高位小肠梗阻的肠腔内积聚液量少,但由于肠腔急性扩张引起的反射性呕吐严重,大量水、$Na^+$、$K^+$、$Cl^-$、$H^+$ 丢失,引起低氯、低钾、代谢性碱中毒和脱水。随着脱水程度加重,患者出现血容量减少、心率增快、中心静脉压降低、心排血量降低和血压下降,进而影响肺脏的通气功能和肾脏的排泄功能,最终引起酸中毒和氮质血症。

2.绞窄性肠梗阻

梗阻的肠壁发生血供障碍称为绞窄性肠梗阻。绞窄性肠梗阻除梗阻本身造成水、电解质丢失外,同时存在血运障碍造成毛细血管通透性增加所致的血浆和血细胞丢失,因而其水电解质丢失、代谢障碍和血流动力学变化比单纯机械性肠梗阻更明显。同时,由于肠黏膜受损,毒素吸收和细菌移位致脓毒症,当梗阻肠壁血供严重受阻时,则发生肠壁坏死、破裂和穿孔,大量细菌和毒素进入腹腔,最终造成多器官功能障碍或衰竭。

3.结肠梗阻

结肠梗阻造成水、电解质丢失一般较机械性小肠梗阻轻。若回盲瓣正常,很少出现逆流性小肠扩张,但易危及肠壁血供,引起绞窄性肠梗阻;若回盲瓣功能不全,可伴低位小肠梗阻的表现。当结肠内积气引起肠壁极度扩张时,易发生穿孔,引起弥漫性腹膜炎。

(二)麻醉前准备

1.纠正水、电解质和酸碱平衡失调

急性肠梗阻患者由于频繁呕吐及大量消化液积存在肠腔内,可引起急性脱水。其所丧失的体液与细胞外液相同,因而血清钠浓度和血浆渗透压仍在正常范围。细胞内液在脱水初期无明显变化,若体液丧失持续时间较长,细胞内液外移,可引起细胞脱水。患者表现为尿少、厌食、恶心、乏力、唇舌干燥、眼球下陷、皮肤干燥松弛等。若短时间内体液丧失达体重的 5%(大约相当于丢失细胞外液 20%),患者会出现脉搏细数、肢端湿冷、血压不稳或下降等血容量不足症状,严重者出现低血容量性休克。高位肠梗阻时丧失大量胃液,$Cl^-$ 和 $K^+$ 丢失可引起低 $Cl^-$ 性和低 $K^+$ 性碱中毒。

术前应针对细胞外液减少程度快速补充平衡盐液或等渗盐水,恢复细胞外液容量。如果患者已有血容量不足表现,提示细胞外液丧失量已达体重的 5%,若体重为 50 kg,可给予平衡盐液或等渗盐水 2 500 mL;如无明显血容量不足表现,可给上述量的 1/3～2/3,同时测定血细胞比容,精确计算补液量,一般血细胞比容每升高 1%,欠缺液体 500 mL。等渗盐水中含 $Na^+$ 和 $Cl^-$各为 154 mmol/L,血清含 $Na^+$ 和 $Cl^-$ 分别为 142 mmol/L 和 103 mmol/L,即等渗盐水中 $Cl^-$ 含量比血清高 50 mmol/L,正常情况下肾脏有保留 $HCO_3^-$ 和排 $Cl^-$ 的功能,$Cl^-$ 大量进入体内后不致引起血 $Cl^-$ 明显升高,但在重度缺水或处于休克状态,肾血流量减少,排 $Cl^-$ 功能受到影响时,如果静脉补充大量等渗盐水可引起高 $Cl^-$ 性酸中毒。常用的平衡盐液有 1.86% 乳酸钠液加复方氯化钠液(1:2)和 1.25% 碳酸氢钠液加 0.9% 氯化钠液(1:2),二者电解质成分与血浆含量相仿,既可避免输入过多 $Cl^-$,又对酸中毒的纠正有一定帮助。但应注意患者处于休克状态,所选用的平衡盐液以醋酸钠复方氯化钠液为佳,乳酸钠复方氯化钠液可增加血中乳酸盐含量,不利于纠正代谢性酸中毒。

慢性肠梗阻患者,由于消化液持续性丧失,缺水少于失钠,故血清钠低于正常范围,细胞外液呈低渗状态,又称低渗性脱水,术前应根据细胞外液缺钠多于缺水和血容量不足的程度,采用含盐溶液或高渗盐水治疗。

2.胃肠减压

通过胃肠减压,吸出胃肠道内的气体和液体,可减轻腹胀,降低肠腔内压力,减少肠腔内的细菌和毒素,改善肠壁血液循环,利于改善局部病变。同时,有效的胃肠减压也是减少围麻醉期呕吐误吸的重要措施之一。

3.抗生素应用

单纯机械性肠梗阻患者一般不需预防性应用抗生素。绞窄性肠梗阻可引起细菌移位,发生严重多菌混合感染,导致败血症、腹膜炎、感染性休克、多器官功能障碍综合征等,所以早期正确地应用抗生素，对降低患者的并发症和病死率有重要意义。选择抗生素的原则是要"早、重、广"，即要在采集血培养标本后 1 小时开始应用抗生素（早），而且要静脉给予抗生素（重），以及要选用能抑制所有可疑菌种的广谱抗生素或多种抗生素联合应用（广）。

### （三）麻醉管理

急性肠梗阻患者若不存在低血容量休克或感染性休克，且低血容量在术前已得到很大程度纠正，可采用连续硬膜外阻滞麻醉，经 $T_9 \sim T_{10}$ 或 $T_{10} \sim T_{11}$ 间隙穿刺，头端置管，可获得较为良好的肌肉松弛和最低限度的呼吸循环抑制，患者术中神志清醒，可避免呕吐误吸，尤其适用于饱胃患者。对有水、电解质和酸碱失衡，腹胀明显，呼吸急促，血压下降和心率增快的休克患者，选用气管内插管全身麻醉较为安全。麻醉诱导和维持过程中应强调预防呕吐误吸，所用药物以不进一步加重循环抑制为宜。硬膜外联合全麻，镇痛、镇静、硬膜外局麻药用量均明显减少，具有镇痛、肌松良好、苏醒快、拔管早、术后镇痛好、便于术后管理及并发症少等优点，但避免硬膜外腔和静脉同时给药，不失为老年高危患者较理想的麻醉方法。

麻醉过程中，对于休克患者，应继续抗休克治疗，以维持心脏、肺脏和肾脏等重要器官的功能，预防急性呼吸窘迫综合征、心力衰竭和肾衰竭。注意输血、输液的速度以及晶体与胶体液的比例，维持合适的血红蛋白浓度和血细胞比容，必要时在中心静脉压和肺动脉楔压指导下补液。对术前应用抗生素的患者，术中应注意抗生素与肌松药相互作用。麻醉苏醒期应避免呕吐和误吸，待患者神志完全清醒、咳嗽吞咽反射恢复、呼吸循环功能稳定，可慎重拔除气管内导管。完善的术后镇痛有利于术后早期胃肠功能恢复，消除腹胀并保护肠黏膜功能，防止细菌移位，促进吻合口愈合。

## 二、急性胰腺炎

急性胰腺炎，尤其重症急性胰腺炎患者起病急、病情重、易并发急性呼吸窘迫综合征和全身多脏器损害，常伴有水、电解质和酸碱失衡，继发出血性或感染性休克，给麻醉管理带来挑战。因此，选择合适的麻醉诱导和维持方案、术中合理的容量复苏和正确选用血管活性药物、采用低潮气量加呼气末正压的通气策略以及维持电解质、酸碱平衡是保证此类患者围术期安全和改善预后的关键。

### （一）病理生理特点

正常的胰腺导管上皮细胞能分泌含高浓度 $HCO_3^-$ 的碱性液体和黏多糖，前者能抑制蛋白酶活性，后者有黏液屏障作用；胰腺腺泡还分泌蛋白酶抑制因子。正常情况下，胰液内的胰蛋白酶原以无活性状态存在，流入十二指肠后，被胆汁和肠液中的肠激酶激活，变为有活性的胰蛋白酶，具有消化蛋白质的作用。在致病因素作用下，胆汁或十二指肠液逆流入胰管，胰管内压增高，腺泡破裂，胰液外溢，大量胰蛋白酶原被激活后变为胰蛋白酶，胰蛋白酶又能激活其他酶，如弹性蛋白酶和磷脂酶 A。弹性蛋白酶能溶解弹性组织，破坏血管壁和胰腺导管，使胰腺充血、出血和坏死。磷脂酶 A 被激活后，作用于细胞膜和线粒体的甘油磷脂，使其分解为溶血卵磷脂，后者可破坏胰腺细胞膜和线粒体膜的脂蛋白结构，致细胞坏死，引起胰腺及胰腺周围组织的广泛坏死。在脂酶作用下，胰腺炎症区、大网膜和肠系膜脂肪液化，产生大量游离脂肪酸，与血液中的钙结合成钙皂，胰岛 α 细胞产生的胰高血糖素能刺激甲状腺分泌降钙素、抑制骨钙释放，使血钙明显降低。由于胰岛 β 细胞受到损害，胰岛素分泌降低，而胰高血糖素分泌增加，致使血糖升高，发病初期更为明显。胰腺局限性或广泛性出血坏死，使大量的胰酶和生物毒性物质通过腹膜后间隙到达盆腔和纵隔造成组织坏死、感染、出血、腹膜炎等。另外,胰酶、生物毒性物质还可通过门静脉和胸导管进入血液循环,激活凝血、纤溶、补体等系统,可导致肝、肾、心、脑等重要器官的损害,如急性呼吸窘迫综合征等,严重者引起多器官功能障碍。

**(二)麻醉前准备**

**1.纠正水、电解质紊乱**

由禁食、胃肠减压及呕吐等所引起的水、电解质紊乱需及时予以纠正,对血容量不足者,应迅速补充液体,可输入晶体和胶体液,纠正低血容量。低血钾时,给予氯化钾静脉滴注。手足抽搐时,给予 10% 葡萄糖酸钙 10~20 mL 静脉注射。伴休克者,可根据中心静脉压和肺动脉楔压积极扩充血容量,必要时给予糖皮质激素。对伴有呼吸窘迫综合征者,及早行气管内插管或气管切开进行人工通气治疗,以减少肺内动静脉分流,同时给予利尿剂减轻肺间质水肿。

**2.麻醉前用药**

一般不主张麻醉前给予镇静、镇痛药物,仅给予抗胆碱药,除能保持呼吸道干燥外,还能解痉止痛、减少胰液分泌及解除胰腺微动脉痉挛而改善胰腺微循环。必须镇静时,镇静剂剂量以不影响呼吸、循环、意识为准,可在麻醉前 30 分钟肌内注射咪达唑仑 2~5 mg。疼痛剧烈时,严密观察病情,可肌内注射盐酸哌替啶 25~50 mg。不推荐应用吗啡,因其会收缩奥迪括约肌,增加胆道压力。饱胃患者,可静脉注射甲氧氯普胺 10 mg;存在休克者,在抗休克治疗的同时,可给予糖皮质激素;应用抑肽酶或乌司他丁,减少胰腺分泌。

**(三)麻醉管理**

对急性轻型胰腺炎(又称水肿性胰腺炎)伴结石患者,可采用连续硬膜外麻醉,经 $T_8$~$T_9$ 间隙穿刺,头端置管,但需小量分次注药,上腹部手术的阻滞平面不宜超过 $T_3$,否则胸式呼吸被抑制,膈肌代偿性活动增强,可影响手术操作;此时,不宜使用较大量镇痛镇静药,否则可显著影响呼吸功能而发生缺氧和二氧化碳蓄积,甚至发生意外。因此,麻醉中除应严格控制阻滞平面外,应加强呼吸监测和管理。

重症急性胰腺炎(又称出血坏死性胰腺炎)患者术前大多并存多脏器功能损害和休克。选择全麻便于呼吸循环管理,麻醉诱导和维持应尽量选择对循环干扰较小的麻醉药物。采用健忘镇痛慢诱导方法可有效抑制气管插管反应,而且可避免快诱导使用大剂量静脉麻醉药而导致诱导期低血压。手术除常规监测项目外还应行有创动脉压和中心静脉压监测。对术前有明显休克患者应在麻醉诱导前行有创动脉压监测,以便实时了解麻醉诱导期循环变化;同时应行脑电双频谱指数监测,以避免麻醉过深抑制循环和术后苏醒延迟。对术前伴有休克者,术中需使用血管活性药物维持循环稳定。去甲肾上腺素的强效 α 效应可增加外周血管阻力,能纠正感染性休克的血管扩张,使心率减慢、尿量和 Cl⁻ 增加,用量从 0.5~1 μg/min 开始,逐渐调节以维护血压稳定。对术前合并有急性呼吸窘迫综合征者,在术中应采用低潮气量加适当呼气末正压,呼气末正压通气压力应根据患者反应逐步增加,以 0.7~2.0 kPa(5~15 mmHg)为宜;潮气量选择 4~6 mL/kg,吸呼比值为 1:2;术中定期监测血气,以便及时调整机械通气参数。术中继续液体治疗,注意胶体与晶体比例适当,由于毛细血管内皮细胞受损,通透性增加,胶体液可渗入肺间质,加重肺水肿,故早期不宜补充过多胶体,以晶体液为主,对伴有感染性休克患者可酌情给予清蛋白、血浆等。在保证血容量足够、血流动力学稳定的前提下,要求出入量呈轻度负平衡(-500~-1 000 mL),并记录每小时尿量。为了促进水肿液的消退,应防止输液过量而加重肺间质和肺泡水肿,在监测中心静脉压或肺动脉楔压下,可给予呋塞米。应注意弥散性血管内凝血发生,及早给予治疗。低氧血症和肺动脉高压可增加心脏负荷,加之感染、代谢亢进等可影响心功能。因此,除了维持血容量正常外,应酌情选用多巴胺、多巴酚丁胺、酚妥拉明、毛花苷 C、硝酸甘油等心血管活性药物治疗。术中监测血糖变化,血糖高者可适量给予胰岛素,以免发生高渗性脱水、高渗性非酮症性高血糖昏迷和酮症酸中毒。

### 三、上消化道大出血

消化道大出血是指呕血、大量黑便、便血,导致血压、脉搏明显变化或血红蛋白浓度降到 100 g/L 以下,或血细胞比容低于 30% 的临床病症。由于患者发病前个体情况不同,有学者提出当患者由卧位改为直立时,脉搏增快 10~20 次/分,收缩压下降 2.7 kPa(20 mmHg)可作为诊断急性大出血的标准。引起上消化道大出血的常见原因为胃十二指肠溃疡出血、门静脉高压引起的食管-胃底静脉曲张破裂出血等,经内科治疗 48 小时仍难以控制出血时,常需紧急手术治疗。

#### (一)患者特点

有效循环血量急剧减少是各种原因所致上消化道大出血的共同特点。如果患者面色苍白、皮肤湿冷、站立时眩晕,表明失血量已达全身总血量的 15%;站立时收缩压下降 2.7~4.0 kPa(20~30 mmHg)表明失血量已达 25% 以上;平卧时出现休克症状时,表明失血已达 50% 或更多。由门静脉高压引起的食管-胃底静脉曲张破裂出血患者还具有以下特点:①均有不同程度的肝硬化;②由于纤维蛋白原缺乏、血小板减少、凝血酶原时间延长、第 V 因子缺乏、纤溶酶活性增强等原因,易发生凝血功能障碍;③腹水造成大量蛋白丢失,加上水钠潴留,患者表现为低蛋白血症。

#### (二)麻醉前准备

麻醉前多有程度不同的出血性休克、严重贫血、低蛋白血症、肝功能不全及代谢性酸中毒等,术前均需抗休克综合治疗,待病情初步纠正后方能实施麻醉。急性失血患者必须迅速扩容以恢复有效循环血量,选择液体的原则是首先补充血容量,其次是提高血红蛋白浓度,最后应考虑凝血功能。总输液量不应受估计失血量的限制,扩容治疗应以能维持动脉压、正常的组织灌注及尿量为依据。失血量在 30% 以下时,用 3 倍失血量的醋酸钠林格液能有效提升血压;失血量超过 30% 时,应补充一定量胶体液,如羟乙基淀粉、明胶等。急性失血性休克患者慎用葡萄糖液,以免引起高渗性昏迷和加重缺血、缺氧性脑损伤。大量输液引起的血液稀释有利于改善微循环和保护肾功能,以往认为血细胞比容在 30% 时最有利于组织血供,近年来认为 20% 尚属安全,但对孕妇及老年人应慎重。在大量失血超过全血量 40% 时,应补充全血或浓缩红细胞,以维持血细胞比容在 20% 以上,或血红蛋白在 70 g/L 以上。大量输入液体或库血可引起血小板减少,血小板数量降至 $50\times10^9$/L 以下时,应补充血小板。

严重循环紊乱患者应监测中心静脉压以指导输液速度和输液量,既往无明显心脏病患者,中心静脉压变化能准确反映血容量状态;有心功能受损者,可监测肺动脉楔压和心排血量,动态观察中心静脉压、肺动脉楔压及心排血量变化更有意义。常规放置尿管监测尿量,既可作为补充血容量的指标,又能早期发现肾衰竭。动脉血气分析可综合评价酸碱平衡状态、呼吸功能及组织氧合情况等,对治疗有重要指导作用。

#### (三)麻醉管理

上消化道大出血患者宜选用气管插管全身麻醉,为避免误吸,应采用清醒气管插管,麻醉维持以不进一步加重循环抑制为前提,麻醉诱导和维持可选用对心肌和循环抑制轻的依托咪酯、氯胺酮、咪达唑仑、芬太尼、氧化亚氮等。对门静脉高压症引起的食管-胃底静脉曲张破裂出血患者，除遵循上述原则外，还应注意以下问题：①避免使用对肝脏有损害的药物，如氟烷或高浓度安氟烷，可用氧化亚氮、七氟烷、地氟烷、氯胺酮、苯二氮䓬类药物等。②肌松药应首选顺式阿曲库铵，因该药在生理 pH 和体温下经霍夫曼消除，不依赖于肝脏或肾脏；维库溴铵主要经胆汁排泄，用于肝硬化患者时效延长；泮库溴铵仅少量经胆汁或肝脏排泄，可适量应用。③麻醉中避免缺氧和二氧化碳蓄积。④适量给予新鲜冰冻血浆、冷沉淀物或血小板，以补充凝血因子。

术中根据患者血压、中心静脉压或肺动脉楔压、尿量等变化，继续输血、输液治疗，维持血压在 12.0 kPa(90 mmHg) 以上，尿量在 30 mL/h 以上和血细胞比容不低于 30%。肝硬化患者术中易发生低血糖，其原因如下：①肝糖原储备少，不易分解为葡萄糖。②肝硬化时胰岛素灭活减少，胰岛素水平相对较高；但由于手术应激，肝硬化后肝细胞的胰岛素受体失灵，不能利用胰岛素，血糖并不降低；一些挥发性麻醉药可抑制胰岛素释放和减少糖原合成，可产生高血糖。肝硬化患者虽然血糖不低，但因肝糖原储备减少，手术时间长时仍应补充适量葡萄糖 0.1～0.2 g/(kg·h)；肝硬化患者常有低血钾，故输入 GIK 溶液较好。低蛋白血症患者可补充清蛋白，使血浆清蛋白高于 25 g/L，以维持血浆胶体渗透压和预防肺间质水肿。

### 四、胃十二指肠溃疡穿孔及胃癌穿孔

多数患者有长期溃疡病史及营养不良等情况，胃肠道穿孔可发展成严重弥漫性腹膜炎，引起剧烈腹痛、大量失液、高热及严重水、电解质和酸碱失衡，发生感染性休克，术前应予以相应处理，除补充血容量、纠酸外，对严重营养不良、低蛋白血症或贫血者，宜适量输血或血浆。围术期重点是预防心、肺等重要脏器出现并发症。

#### (一)病理生理改变

胃十二指肠溃疡或胃癌穿孔后，大量具有化学腐蚀性的胃十二指肠内容物进入腹腔，其成分包括食物、酸性胃液、碱性十二指肠液、胆汁、胰液、胰酶及多种细菌等，迅速引起弥漫性腹膜炎，此期主要是强酸、强碱对腹膜的强烈刺激引起剧烈腹痛和大量渗出，也称为化学性腹膜炎。腹膜大量渗出最终导致低血容量性休克。穿孔数小时后大量细菌繁殖，逐渐出现细菌性腹膜炎，病情进一步发展，感染加重，细菌毒素吸收，在原有低血容量休克的基础上出现感染性休克，最终导致多器官功能障碍。

#### (二)麻醉前准备

1.一般准备

(1)监测患者体温、脉搏、呼吸、血压、尿量，必要时行中心静脉插管监测中心静脉压。

(2)行胃肠减压，避免胃十二指肠内容物继续进入腹腔。

(3)根据可能的病原菌选择有针对性的、广谱的抗生素，必要时复合用药，避免感染加重。

2.液体复苏

胃十二指肠穿孔后，腹腔大量渗液，可出现不同程度的脱水，严重者出现休克。腹膜渗出液的电解质含量与细胞外液相似，平均 $Na^+$ 为 138 mmol/L，$Cl^-$ 为 105 mmol/L，$K^+$ 为 4.9 mmol/L，故输液应以等渗盐水或平衡盐液为主，并根据血压、脉搏、尿量和中心静脉压调整输液速度和输液量以纠正电解质及酸碱平衡紊乱。

#### (三)麻醉管理

(1)对穿孔时间短，进入腹腔的胃十二指肠内容物量少，呼吸、循环功能稳定的患者可采用硬

膜外阻滞麻醉,经 $T_7 \sim T_8$ 或 $T_8 \sim T_9$ 间隙穿刺,头端置管,阻滞范围以 $T_4 \sim L_1$ 为宜。为消除内脏牵拉反应,进腹前可适量给予哌氟合剂。若阻滞平面超过 $T_3$,则胸式呼吸被抑制,膈肌代偿性活动增加,可影响手术操作;此时,如再使用较大剂量辅助药物,可显著抑制呼吸而发生缺氧和二氧化碳蓄积,甚至心脏停搏。因此,麻醉中除严格控制阻滞平面外,应加强呼吸监测和管理。

(2)对于感染性休克、内环境紊乱、饱胃、腹胀或呼吸急促的患者,宜选择气管内插管全麻,便于呼吸管理和充分供氧。积极抗休克治疗,补充血容量,以晶体液为主,适当补充胶体液或血浆,以维持胶体渗透压;对低蛋白血症或贫血患者,适量补充清蛋白或浓缩红细胞。在液体治疗的同时,合理应用血管活性药物(首选去甲肾上腺素),提升动脉压,恢复心肌收缩力,促进血液循环,改善微循环状态,促进组织灌流,保护重要器官和组织功能。必要时应用小剂量糖皮质激素提高对儿茶酚胺的敏感性,缩短休克恢复时间。围麻醉期全面监测呼吸、体温、脉搏氧饱和度、尿量和心电图等各种生理指标,必要时监测有创动脉压和中心静脉压,及时纠正电解质紊乱和酸碱平衡失调以及贫血状态。

## 五、外伤性肝脾破裂大出血

此类患者由于循环血量急剧减少,可呈现不同程度休克。对健康成人,急性失血少于血容量15%,由于周围血管收缩,组织间隙液向血管内转移,以及肾小球滤过率减低使排尿减少等代偿作用,可不发生休克。20%以上的失血,机体为保证心、脑等重要器官血液灌流,肾、肠道、肝、脾及肌肉等处血流量明显减少,低血压和组织灌流不足等相继发生,表现为程度不同的休克。机体对低血容量耐受性差,但对贫血的耐受性却较好,如血容量减少20%以上,可能引起严重后果,但如红细胞减少20%以上,血容量不变,则可不致发生明显生理紊乱。基于这种认识,采用晶体和/或胶体溶液治疗失血性休克取得了良好效果。

对肝脾破裂大出血的患者,必须紧急行手术治疗。急性大出血患者多有饱胃,由于疼痛、恐惧、休克等引起强烈应激反应,使交感神经功能亢进,迷走功能抑制,胃排空时间显著延长,加之没法得知有关进食的信息,因此,该类患者一律按饱胃对待。为防止发生饱胃反流、误吸的危险,提倡快速顺序诱导插管。对这类休克患者,麻醉诱导可待消毒铺巾后进行,以缩短从诱导到开始手术的时间,有利于维持患者血压稳定。患者入室后需立即建立多条大静脉通道,常规放置粗的中心静脉导管,以便建立最快的静脉通路,也可通过监测中心静脉压指导输液,必要时可使用加压输液器加快输液速度。应建立有创动脉血压,及时了解患者循环状况。患者失血较多时,应及时采用自体血液回收、回输,尽量少输或不输异体血,避免异体输血并发症的发生。血红蛋白低于 70 g/L 应输血;失血量>50%时,应补充适量新鲜冷冻血浆来维持血浆胶体渗透压并补充部分丢失的凝血因子。失血性休克造成组织灌流不足,患者大多有较严重的代谢性酸中毒;血液过度稀释可出现低钾血症。动态监测动脉血气可及时了解患者内环境变化,有利于纠正酸中毒、补钾、补钙;还可以了解血红蛋白以指导输血。大出血患者由于低血容量休克,可致心肌缺血,同时伴有代谢性酸中毒,且大量输液输血和术野暴露会造成患者低温,抑制心肌收缩力,引起心律失常,甚至心脏停搏。术中保温和纠正代谢性酸中毒,降低上述风险。失血性休克未控制出血(腹膜后血肿、消化道出血等)时,早期积极复苏可引起稀释性凝血功能障碍;血压升高后,血管内已形成的凝血块脱落,造成再出血;血液过度稀释,血红蛋白降低,可减少组织氧供。为此,应进行控制性液体复苏(延迟复苏),即在活动性出血控制前应给予小容量液体复苏,在短期允许的低血压范围内维持重要脏器的灌注和氧供,避免早期积极复苏带来的不良反应。早期控制性复苏的目标:对于未合并脑损伤的失血性休克患者,最初收缩压应控制在 10.7~12.0 kPa(80~90 mm-Hg),以保证重要脏器的基本灌注。在控制性复苏的基础上尽快止血,待出血控制后再进行积极容量复苏。

应选择对循环抑制轻又能满足手术要求的麻醉方法和药物。以选用全身麻醉为宜。全麻诱导插管应根据具体病情决定,对于昏迷、垂危及饱胃患者,应充分吸氧后在表面麻醉下行气管内插管;对于烦躁不安、不能合作者,可选用对循环影响较小的全麻药,如氯胺酮、依托咪酯或咪达唑仑等,复合小剂量芬太尼和肌松药行气管内插管。以浅麻醉加肌松药维持麻醉为宜,$N_2O$ 复合低浓度吸入全麻药和肌松药较为常用,但应避免发生低氧血症;对休克或低氧血症者,吸入全麻药后,最小肺泡有效浓度明显降低,低浓度吸入即可达到较满意麻醉,应用肌松药可减少全麻药用量及其对循环的影响。对于血压难以维持者,可选用氯胺酮复合小剂量芬太尼和肌松药维持麻醉,但氯胺酮的缩血管及轻度负性心肌力作用对组织灌注也有一定损害,应予以注意。术后镇痛应完善,避免应激反应;预防感染及心、肺、肾等重要脏器的继发性损害。

(程　瑶)

# 第五节　门静脉高压症手术麻醉

## 一、病情特点

门静脉位于两个毛细血管网之间,一端是胃、肠、脾、胰的毛细血管网,另一端是肝小叶内的肝窦,曾形象地被比喻为一棵大树的树干,其根分布在内脏器官,而树冠和树枝则为肝脏和肝内的门静脉分支;门静脉主干是由肠系膜上、下静脉和脾静脉汇合而成,其中 20% 的血液来自脾,门静脉的左右两干分别进入左右半肝后逐渐分支,其小分支和肝动脉小支的血流汇合于肝小叶内的肝窦(肝的毛细血管网),然后汇入肝小叶的中央静脉,再汇入小叶下静脉、肝静脉,最后汇入下腔静脉;门静脉无瓣膜,其压力通过流入的血量和流出阻力形成并维持。门静脉的血流受阻、血液淤滞时,会引起门静脉系统压力的增高。临床表现有脾大和脾功能亢进、食管-胃底静脉曲张和呕血、腹水等,具有这些症状的疾病称为门静脉高压症;门静脉正常压力为 1.3~2.4 kPa(13~24 cmH$_2$O),平均为 1.8 kPa(18 cmH$_2$O),比肝静脉压高 0.5~0.9 kPa(5~9 cmH$_2$O)。门静脉高压症是指门静脉压力超过 2.5 kPa(25 cmH$_2$O),或门静脉和肝静脉压力梯度差大于 1.2 kPa(12.5 cmH$_2$O)时所产生的综合征。

按门静脉阻力增加的部位,可将门静脉高压症分为肝前、肝内和肝后三型。肝内型又可分为窦前、窦后和窦型;肝炎后肝硬化或肝寄生虫病是肝内型常见病因;而肝前型门静脉高压症常见的病因是肝外门静脉血栓形成、先天性畸形(闭锁、狭窄等)和外在压迫(转移癌、胰腺炎等);肝后型门静脉高压症的病因见于巴德-吉亚利综合征、缩窄性心包炎、严重右心衰竭等。

正常的肝窦血管床需要一定压力来维持门静脉血流量,当不同原因引起门静脉血流受阻或流量增加,即导致门静脉压力升高(门静脉高压),可以发生下列病理变化:①脾大、脾功能亢进。门静脉血流受阻后,首先出现充血性脾大。门静脉高压症时,可见脾窦扩张,脾内纤维组织增生,单核吞噬细胞增生和吞噬红细胞现象。临床上除有脾大外,还有外周血细胞减少,最常见的是白细胞和血小板减少,称脾功能亢进。②交通支扩张。由于正常的肝内门静脉通路受阻,门静脉又无静脉瓣,门静脉系与腔静脉系之间存在的交通支大量开放,并扩张、扭曲形成静脉曲张。一般认为存在四个主要的交通支,即胃食管、痔、脐周和腹膜后。在扩张的交通支中,最有临床意义的是在食管下段、胃底形成的曲张静脉,可引起破裂,导致致命性的大出血。③腹水。门静脉压力升高,使门静脉系统毛细血管床的滤过压增加,同时肝硬化引起的低蛋白血症,血浆胶体渗透压下降及淋巴液生成增加,促使液体从肝表面、肠浆膜面漏入腹腔而形成腹水。门静脉高压症时,虽然静脉内血流量增加,但中心血流量却是降低的,继发刺激醛固酮分泌过多,导致水钠潴留而加剧腹水形成。④门静脉高压症时,由于自身门体血流短路或手术分流,造成大量门静脉血流绕过肝细胞或因肝实质细胞功能严重受损,致使有毒物质不能代谢与解毒而直接进入体循环,从而对脑产生毒性作用并出现精神神经综合征,称为肝性脑病。门静脉高压症患者自然发展成为肝性脑病的不到10%,常因胃肠道出血、感染、过量摄入蛋白质、镇静药、利尿剂而诱发。

肝脏是合成几乎所有凝血物质的场所,同时也合成抗凝物质、纤溶酶原。而且肝脏也负责清除激活的凝血因子、纤溶酶原激活物及纤维蛋白降解产物。因此,严重的肝病患者可出现凝血障碍,维生素 K 吸收减少,凝血因子 Ⅱ、Ⅶ、Ⅸ、Ⅹ 的合成减少,纤维蛋白原缺乏,异常纤维蛋白原血症,纤溶亢进,血液中出现抗凝物质;多数门静脉高压症的患者有肝硬化和明显功能损害,表现为血浆清蛋白减少、凝血机制障碍和出血倾向、水钠潴留和腹水。持续门静脉高压导致脾脏淤血肿大、脾功能亢进,从而引起全血细胞减少,使得贫血和出血倾向进一步加重。此外,重症门静脉高压症患者还常并发肾功能不全,导致氮质血症和少尿。长期门静脉高压必有侧支循环形成,出现食道下段和胃底静脉曲张。部分患者曲张静脉破裂出血,可导致严重休克甚至死亡。

## 二、麻醉前准备

非手术治疗仅对一部分患者起到暂时性止血的作用,手术治疗仍是治疗门静脉高压症的主要手段。外科手术的目的是防治食管-胃底静脉曲张破裂所致的大出血,切除巨脾、消除脾功能亢进以及治疗顽固性腹水,并不是从根本上改善肝脏本身的病变。

门静脉高压症的患者手术和麻醉的风险取决于术前肝功能受损的程度。目前肝功能的评估仍多采用 Child 肝功能分级。肝功能 Child 分级与手术的病死率有明显相关性。据统计,门静脉高压症患者行手术治疗,其 Child 分级分别为 A 级、B 级、C 级时,相应的病死率分别为 0～10%、4%～30% 和 19%～76%。但 Child 分级的各项指标仅反映肝功能受损的程度及在静息状态下的代偿能力,不能敏感地预测应激状态下肝脏所必要的储备功能。麻醉前准备应包括以下几个方面。

### (一)加强营养,改善肝功能

(1)给予高热量、多种维生素和低脂肪饮食;如有肝性脑病,宜限制蛋白质摄入。高碳水化合物可提供能量,增加肝糖原贮备,维护肝脏功能。对食欲缺乏的患者可给予葡萄糖、胰岛素和钾(每天 10% 葡萄糖 1 000 mL,普通胰岛素 24 U 和氯化钾 1.5 g,应用 1 周左右)。适当的高蛋白饮食和补充氨基酸可促进肝细胞再生,特别是高百分比的支链氨基酸更为需要。B 族维生素对糖、蛋白质和脂肪代谢具有重要作用,维生素 C 和维生素 E 可增加肝细胞抗氧化能力。大出血后危重患者视具体情况给予肠外和肠内营养支持。维护肝脏功能可使用各种有效的护肝药物,如肝细胞生长因子、肝细胞再生刺激因子、胰高糖素-胰岛素等。

（2）适当纠正低蛋白血症，改善全身状况。最好使血浆总蛋白达 60 g/L，并使清蛋白达 35 g/L 以上。可输注足量血浆或清蛋白。

（3）贫血的原因是多方面的，包括失血、红细胞破坏、骨髓抑制和营养缺乏，应该权衡术前输血的需求和氮负荷的必然增加，大量输血引起的蛋白分解可促使脑病的发生。必要时可在术前数天输新鲜血液，以少量多次输血为宜，争取血红蛋白含量大于 100 g/L。最好输注新鲜的全血，一方面可增加携氧能力，另一方面还可补偿不足的血浆蛋白和可能缺乏的凝血因子。此外，新鲜的全血含有的氨比库血少，可减少因血氨浓度过高而引起肝性脑病的危险。

（4）尽量纠正水、电解质失衡，肝性脑病和营养不良。对于腹水患者，要限制钠的摄入，每天不超过 2 g，在利尿的同时更需要监测和维持水和电解质的平衡。

**（二）预防肝性脑病**

口服液状石蜡、乳果糖缓泻，或使用乳果糖灌肠。对近期有出血患者可用硫酸镁导泻肠内积血。还可使用多巴胺、精氨酸等药物。

**（三）控制腹水**

择期手术，最好待腹水消退两周后再手术。如果是急诊行食道静脉曲张断流术，术前可适量放腹水，但一次放腹水量不要超过 3 000 mL。

**（四）纠正出血倾向和凝血障碍**

对有出血倾向者，应根据病因处理，但不强求纠正到正常。术前 1 周可给予维生素 K，应使用合适的血液制品补充凝血因子，如新鲜冷冻血浆和冷沉淀物；同时还需注意避免使用抗血小板聚集药物，如阿司匹林和吲哚美辛等。术前血小板计数低时应考虑输注血小板。

**（五）预防感染**

门静脉高压症患者的抗感染能力低下，腹水患者又常发生细菌性腹膜炎，所以术前应常规预防性使用抗生素。术前 2 天开始应用抗生素，可口服新霉素 1～1.5 g 或头孢呋辛酯 0.5 g，每 8 小时 1 次，以减少肠道内细菌。还可使用含双歧杆菌的制剂，如回春生、丽珠肠乐等，调节肠道菌群。术前半小时静脉滴注头孢噻肟 1.5 g、甲硝唑 1 g 或头孢哌酮 1 g。

术前应常规行肾功能检查，有胃黏膜病变的可使用 $H_2$ 受体阻滞剂（西咪替丁、雷尼替丁或法莫替丁等）或质子泵抑制剂（奥美拉唑、泮托拉唑、兰索拉唑等），术前晚及术日晨清洁灌肠。术前应用丙酸睾酮和苯丙酸诺龙等促蛋白合成剂。

门静脉高压症的患者术前用药量宜小。短效巴比妥类药如环己巴比妥几乎全在肝内代谢，因此，短效巴比妥类药在肝脏患者应禁用。长效巴比妥类药如苯巴比妥的一部分直接经尿排泄，肝硬化患者的苯巴比妥消除半衰期中度延长，消除率降低 30%。因此，肝脏患者虽然可使用苯巴比妥类药物，但要适当减量。术前可仅给阿托品或东莨菪碱即可。但如患者有发热和心动过速，阿托品就不宜常规使用，但也应做好静脉注射的准备，以便必要时应用。如果患者清醒，且置有食管气囊或牵引，则有相当的疼痛，可用最小量的镇静药或麻醉性镇痛药，分别控制焦虑或疼痛。药物应由静脉小量分次给予，使达到适当缓解的程度为止。吗啡虽然对肝血流量无明显影响，但主要在肝内解毒，临床上常看到肝功能不全患者给小量吗啡后即导致长时间昏睡，因此，禁止使用吗啡或哌替啶。

## 三、麻醉处理

门静脉高压症者，肝功能多有不同程度的损害，可使麻醉药的代谢迟缓，以致麻醉后苏醒延迟或呼吸抑制。因此,在选用麻醉药物及麻醉方法时,应首先明确肝脏病变的程度及肝功能的状态和药物对肝脏的影响。

**(一)麻醉选择**

1.硬膜外阻滞麻醉

硬膜外阻滞麻醉适合全身情况较好、肝功能受损较轻、凝血机制正常的患者。应用时需注意以下方面。

(1)药物宜小剂量分次给药,力求最小有效阻滞平面完成手术。

(2)局部麻醉药中酯类局麻药在血浆或肝内由胆碱酯酶水解,胺类则在肝内代谢。因此,肝功能受损的患者用上述两种药物时应防止过量,用药量需减少 1/3～1/2。

(3)避免影响肝血流的任何因素,保证血流动力学的稳定,严防低血压和缺氧,二氧化碳蓄积。硬膜外麻醉或腰麻时,如果平均动脉压显著下降(正常值 2/3 以下),肝血流量亦可减少;如无血压下降,则肝血流量可有所增加。

(4)有出血倾向者不宜选用,以免发生硬膜外血肿,造成严重后果。

2.全身麻醉

多数情况下,需要选用气管内插管全麻醉。麻醉药物的选用注意以下几点。

(1)禁用有肝损害的药物:门静脉高压症患者有着肝功能低下和分解代谢延迟的病理生理基础,因此,损害肝功能的药物如乙醚、氟烷等应避免应用。

(2)在肝内代谢的药物应减量:临床常用的镇痛、镇静药物多数在肝内代谢,应酌情减量。但瑞芬太尼消除不受肝功能的影响,是门静脉高压症患者较理想的药物。

(3)吸入麻醉药:氟烷明显降低肝血流,而氧化亚氮、异氟烷和恩氟烷均可选用。

(4)肌松药:去极化肌松药有赖于血浆胆碱酯酶和假性胆碱酯酶的分解,严重肝功能减退时此两种酶合成减少,琥珀胆碱作用持续时间可延长 2～3 倍,因此,对于严重肝病患者,去极化肌松药更要减量使用。阿曲库铵不依赖肝脏代谢,是此类患者的首选。

**(二)术中监测**

除监测血压、脉搏、心率、心电图、脉搏氧饱和度和尿量外,最好能监测中心静脉压、连续直接动脉测压,同时还能连续测定动脉血气和电解质。术前大部分患者限制钠的摄入,但术中血容量和尿量的维持更为重要,没有术中精确的监测,很难正确估计血容量状态。静脉液体的使用应以胶体液为主,避免钠超负荷和渗透压增加;如果补液量充足,若尿量持续减少时需要应用利尿剂。

**(三)术中处理注意事项**

肝硬化门静脉高压症患者麻醉管理中的关键是避免肝脏缺血缺氧。肝对缺血缺氧的耐受能力较差,尤其是血液灌注已受到明显不足的硬化肝脏。如果肝血流进一步明显下降,对肝脏的损害更为明显。麻醉过程中任何影响肝血流量的因素都有可能引起肝缺血缺氧。应该注意以下几个方面。

1.充分供氧,防止二氧化碳蓄积

肝脏重量为体重的 2%,耗氧量占总耗氧的 25%,对缺血缺氧极为敏感。当血压降至 8.0 kPa(60 mmHg)时,肝细胞正常生物氧化过程就会停止,脉搏氧饱和度降至 40%～60% 时,肝小叶中心可发生坏死。二氧化碳蓄积可使内脏血管阻力增加,使肝血流量下降,造成肝脏缺氧缺血;二氧化碳蓄积引起高碳酸血症,由于体内酸碱度的改变,影响了肝细胞正常活动所需的

pH,造成细胞内酶的活动障碍,对肝脏功能产生不良影响。在麻醉过程中保证气道通畅,充分供氧和避免二氧化碳蓄积,是保护肝功能的重要措施之一。

2.尽量维持血流动力学稳定,避免低血压

长时间低血压甚至休克是肝细胞严重损害的重要因素。术中引起低血压的因素如下:①门静脉高压症患者凝血功能差,易引起术野出血;②术中游离胃底血管或游离脾脏、分离脾门血管破裂时,常发生急剧出血或广泛渗血,使血压骤降;③硬膜外麻醉阻滞范围过广,血容量相对不足;④放腹水过快,使腹腔压力突然下降,引起内脏血管扩张,也导致低血压。

在麻醉过程中,保证通畅的静脉通路是维持血流动力学稳定的基本保障。输血应以新鲜全血为佳。对有休克的肝功能障碍患者,大量输血易发生枸橼酸中毒,应适当补充钙离子和碳酸氢钠。

3.防治术中低血糖和纠正电解质紊乱

麻醉药会使肝糖原严重损耗而得不到正常利用,加强血糖和电解质的监测,及时纠正低血糖和电解质紊乱有助于稳定血压。

4.术中避免强烈牵拉内脏

腹腔脏器强烈牵拉能引起内脏反射性毛细血管扩张致回心血量减少,心排血量降低,导致肝血流灌注不足。术中操作轻柔是保护肝脏的一项重要内容。

5.术中保持正常的体温

术中由于麻醉药或区域阻滞所引起的血管扩张,散热增加;麻醉状态下中枢抑制、肌肉松弛抑制了代偿性反应,可造成术中体温降低。低温可加重凝血功能障碍,使手术失血增多。

6.苏醒延迟时,及时采取针对性治疗处理

术后若出现苏醒延迟,应警惕肝性脑病的可能,应及时采取针对性治疗处理。

## 四、术后处理

门静脉高压症患者全身情况差,且均有不同程度的肝功能减退,部分患者因大出血行急诊手术,术前难以充分准备。所以要注意密切观察患者病情的改变,加强术后肝功能的维护,预防并发症的发生。

断流术手术范围广,创伤大,且患者已存在有明显的肝功能损害,尤其是急症手术患者,术后的观察要注意以下几个方面:①密切观察体温、呼吸、心率和血压的变化,多数患者术后需要进入重症监护室进行监护治疗。②麻醉清醒后,密切观察神志及反应能力的变化。③定时记录尿量,观察尿色泽变化,及时行尿液检查。④观察胃肠减压管的引流量及性状;急症患者术后即可放出三腔二囊管内的空气,连接胃管减压,若未再出血48～72小时后可拔除。⑤保持腹腔引流管通畅,记录引流液的量及性状。⑥及时测定血红蛋白、血细胞比容、血小板、血浆清蛋白。脾切除的患者,如果血小板大于$80 \times 10^4/mm^3$($80 \times 10^9/L$),应采取抗凝治疗,防止血栓形成。⑦每天查肝肾功能、电解质、血糖和酮体的变化,对怀疑肝性脑病者还应该进行血氨监测,发现异常要及时处理。

(程　瑶)

# 第六节　胆道手术麻醉

胆道疾病以胆石症、胆道肿瘤、先天性胆道疾病等常见。该类患者除合并有肝功能损害以外，常伴有梗阻性黄疸及重要脏器功能改变，手术麻醉风险较大。因此，熟悉黄疸所引起的病理生理学改变及各种胆道疾病的特点，慎重选择麻醉方法及用药，积极预防可能出现的术后并发症，对于保证该类患者安全、平稳度过围术期至关重要。

## 一、黄疸的病理生理学改变

### (一)黄疸对循环系统的影响

人们很早就注意到阻塞性黄疸患者手术后经常容易伴发低血压和肾衰竭，随着对这一现象相关基础和临床研究的深入，肝脏与肾脏之间的关系也有了更进一步的认识。

1.对血管反应性的影响

在体和离体的动物实验均表明，无论是否伴随肝脏疾患，黄疸都有血管扩张的作用。研究发现，使梗阻性黄疸组犬平均动脉压降低至 8.8 kPa(66 mmHg)所需要的出血量是假手术组出血量的一半，出血导致梗阻性黄疸犬的死亡率高达 44%，而假手术组犬的死亡率则为零。需要指出的是，并不是所有的梗阻性黄疸的动物模型都表现为低血压，黄疸大鼠只是在胆管结扎后 1~2 天表现为低血压，而一周以后血压则恢复正常，梗阻性黄疸狒狒也没有表现出低血压。但是尽管基础血压正常，各种实验证明循环系统仍受到损害，梗阻性黄疸大鼠出血 10% 就会发生不可逆的低血压，而正常大鼠则能很好地耐受。这可能与血液淤积在内脏血管，不能够增加有效循环血量有关。

研究表明，高胆汁血症可降低血压和外周血管阻力，这与血管对血管活性物质的反应性下降有关。离体实验中，胆汁酸可降低各种血管的反应性，如门静脉、输精管静脉和后肢静脉等；动脉的反应性也下降。另外，阻塞性黄疸所导致的肝实质性损害也可影响血流动力学，慢性肝病患者常表现为难治性的外周血管对血管活性药物的低反应性，而且这是在该类患者血浆内和尿内的去甲肾上腺素浓度升高的情况下发生的，因此更能证明血管壁的低反应性。这种血流动力学的不稳定性被认为是体内大量的动静脉短路造成的，而一些血管舒张物质等的积聚也是其中一个原因，但目前尚无直接证据表明是其中哪种物质参与了肝脏疾病低血压的发生。近来有研究表明，NO 可能也参与了肝硬化患者的外周血管阻力的降低。

血管反应性下降的细胞机制究竟是什么呢？有研究发现，与假手术组大鼠相比，梗阻性黄疸3 天大鼠对升压刺激(如去甲肾上腺素、电刺激和 $\alpha_1$ 肾上腺素能受体激动剂)的反应性下降。同样，在离体实验中，从梗阻性黄疸大鼠体内分离出的大动脉对 $\alpha_1$ 受体激动剂的反应性也下降，但是对 $\alpha_2$ 受体激动剂的反应性则未见异常，因此，推测 $\alpha_1$ 受体信号转导通路的异常是血管反应性下降的一个原因，主要的影响因素可能是胆汁酸和内毒素，但究竟是受体本身功能的改变还是受体后信号转导的异常(如磷酸化水平改变)尚不明确。也有学者发现，肠系膜血管床 $\alpha_2$ 受体的敏感性降低。近年来，许多研究证实，阻塞性黄疸可导致体内内源性阿片肽和 NO 合成增多，由于NO 是一种重要的扩血管物质和神经递质，而阿片肽也在外周和中枢对心血管系统起着重要的调节作用。有学者通过对胆管结扎犬的肾动脉和肠系膜动脉研究发现,动脉对去甲肾上腺素、5-羟色胺收缩作用的反应性显著减弱,对乙酰胆碱的舒张作用的反应性增强,在去除血管内皮后,这种异常反应则消失,提示血管内皮的改变是血管反应性异常的主要原因。对肠系膜动脉的研究也认为血管平滑肌的功能是正常的,血管内皮的缺陷是主要原因,并且阿片受体拮抗剂和NO合成酶抑制剂可逆转血管功能的异常,提示血管反应性的异常可能与阻塞性黄疸所导致的内源性阿片肽和NO产生过多有关。

2.对心功能的影响

在体研究阻塞性黄疸对左心室功能影响与离体研究的结果不尽相同,这可能与使用的实验动物种类不同、心功能的测定方法不同以及难以区别黄疸本身还是肝损害对心功能的作用有关。

有学者比较了基础状态下和β受体激动剂作用下梗阻性黄疸犬的离体心肌收缩性,发现最大收缩张力变化速率、最大舒张张力变化速率、收缩持续时间均显著降低,但是心功能的损害只表现在对β受体激动剂的反应性上,而对强心苷或者对刺激的变化率是正常的。但也有学者研究发现梗阻性黄疸3天的大鼠心脏的基础收缩指数下降,而对异丙肾上腺素和多巴酚丁胺的反应性未受影响。通过放射配体结合实验研究发现,梗阻性黄疸大鼠心肌细胞膜上的β肾上腺素能受体的数目和亲和力都未发生改变。这两个研究结果的差异可能与梗阻性黄疸的持续时间不同有关。尽管急性梗阻性黄疸动物模型表现为高胆汁血症和急性肝脏损害,但是慢性动物模型更近似于肝硬化和门静脉高压。因此,短时间的梗阻性黄疸可能还不足以使心脏β受体的表达下降。为了单独研究高胆汁血症本身对心脏功能的影响,排除肝实质损害对心脏功能的影响,Green等采用了鹅去氧胆酸(CDCA)模型,通过测定左心室的收缩间隔时间,发现CDCA犬左心室射出前期时间(代表心室压力上升的时间)要长于正常犬,而射出期时间(体现每搏输出量)则缩短,最大收缩张力变化率也降低,而且从CDCA犬上取下的心室肌和从胆总管结扎犬CBDL犬上取下的心室肌比较,都表现为对异丙肾上腺素的收缩反应性下降。

在临床研究方面,Lumlertqul等通过比较黄疸患者心脏和正常人心脏对多巴酚丁胺的反应性后发现,黄疸患者的左室射血分数明显低于正常人,提示黄疸使心脏对正性肌力药物的反应性下降。Padillo等研究发现左心室做功与血浆总胆红素水平呈显著的负性相关关系,而进行胆汁内引流后,阻塞性黄疸患者的心排血量、心指数、每搏输出量以及左心室做功均显著改善,并且引流前后心房利尿肽的变化与心排血量变化之间存在负性相关关系。由于血浆中利尿肽含量的升高是反映左心功能受损的特异性指标,故提示阻塞性黄疸患者的心肌的确受到损害,并且黄疸越深,心肌受损越严重。

许多在体和离体的研究表明,胆汁酸对心脏有负性变时和变力作用,并且有剂量依赖性。Joubert将胆汁酸作用于分离的大鼠动脉,发现胆汁酸可剂量依赖性的抑制动脉收缩次数,并可拮抗异丙肾上腺素的作用。Bogin和Enriquez等学者也证实了胆盐对心脏的负性变时作用。也有研究认为,胆汁是通过刺激迷走神经而产生负性变时作用的,这种作用可以被阿托品拮抗。除了负性变时作用,胆汁对大鼠的乳头肌以及心室肌还有负性肌力作用,这种作用与抑制钙离子内流,缩短动作电位的持续时间有关。

近年来,NO和内源性阿片肽在阻塞性黄疸对心脏的负性变时和变力作用越来越受关注。有研究显示,在体情况下,BDL大鼠的心率显著低于正常大鼠,而离体情况下,BDL大鼠心房的自发心率与对照组无差异,但对肾上腺素正性变时作用的反应性显著下降,若每天给予阿片受体拮抗剂、一氧化氮合成酶抑制剂或者 L-精氨酸处理后,不但在体时可纠正这种心动过缓,离体时也可改善心房对肾上腺素正性变时作用的反应性;而心室乳头肌的基础收缩性以及对 $\alpha$ 和 $\beta$ 肾上腺素能受体激动剂的反应性也得到部分或完全改善。另外,由于 $L$-精氨酸可改善肝脏的损害,因此,肝功能的损害可能也是心动过缓的原因之一。

3.对血容量的影响

Martinez 等应用同位素稀释技术测定了胆管结扎后兔体内的总液体量、细胞外液体量以及血浆容量,发现与假手术组相比,结扎后 6 天总液体量下降 15%,细胞外液体量下降 24%,结扎 12 天后,细胞外液体量进一步下降(35%),而血浆容量下降了 15%。Padillo 等应用生物电阻抗技术测定了阻塞性黄疸患者体内的液体量和分布,发现与正常人相比,细胞内液体量无显著性差别,而总的液体量和细胞外液体量明显降低,并且与阻塞性黄疸的病因是良性还是恶性的无关。而动物和临床研究也都显示,体内与水、盐代谢调节相关的内分泌激素醛固酮、肾素和抗利尿激素显著升高,提示血容量下降。血容量的减少可能与以下一些因素有关。

(1)渴感减退,水的摄入减少。Oms 等应用胆管结扎的兔子研究发现,与假手术组兔子相比,梗阻性黄疸组兔子水的摄入显著减少,而水的平衡(摄入水分与排出水分的差值)也显著下降,同时还发现心房利尿肽显著升高,由于利尿肽在中枢有抑制动物饮水的功能,因此,利尿肽的升高可能是摄入减少的重要原因。

(2)利尿肽和脑利尿肽分泌增加。心房利尿肽和脑利尿肽都具有强大的利钠和利尿作用,并且在中枢内具有抑制动物饮水的功能。Valverde 和 Gallardo 分别在阻塞性黄疸动物和人体上发现,血浆中利尿肽含量显著升高;Padillo 等发现利尿肽和脑利尿肽均显著升高。近年来,有研究显示血浆内的利尿肽和脑利尿肽是诊断无症状左心室功能损害的特异性标志物,因此,阻塞性黄疸引起的心功能损害可能是利尿肽和脑利尿肽升高的主要原因。

(3)胆盐的利尿和促尿钠排泄作用。Topuzlu 等发现给犬静脉内注射胆盐可降低近曲小管钠的吸收,还有实验显示肾内注射胆汁酸可增加钠、钾的分泌和尿的流量,梗阻性黄疸大鼠也有类似现象。临床上观察到的现象似乎也支持胆盐有促尿钠排泄的作用,严重梗阻性黄疸患者的尿钠排泄显著增多,而且在限制钠摄入的情况下仍表现为尿钠排泄增多。

鉴于阻塞性黄疸可导致有效循环血量下降,学者们开始试图通过术前的液体治疗以提高循环系统的代偿能力,提高肾脏灌注,改善肾功能。Williams 等发现术前输血可降低围术期的死亡率;Dawson 通过动物和临床研究认为,甘露醇作为一种渗透性利尿剂,可产生容量扩张、利尿和促尿钠排泄,维持肾脏血流在低灌注水平,防止内皮细胞的肿胀和肾小管的阻塞。但是甘露醇是否对梗阻性黄疸的肾功能损害具有保护作用仍存在争议,Wahbah 等通过随机对照研究发现,预先给予甘露醇、呋塞米或者血管活性药物多巴胺并不能够保护肾功能,而围术期维持足够的血容量是保护肾功能的关键。Parks 等通过前瞻性研究发现,术前若给予充足的液体补充,并控制电解质的平衡可以改善阻塞性黄疸术后肾衰竭的发生率,而与是否应用小剂量的多巴胺无关。但也有临床研究认为,术前给予液体补充血容量,虽然可以改善细胞外液体容量,但不能够改善肾功能。因此,围术期阻塞性黄疸患者的液体治疗方案还有待于进一步研究,但有一点可以肯定,即严密监控围术期的血容量,保持水、电解质的平衡对于保护肾功能至关重要。

4.对自主神经平衡性的影响

为了确定黄疸对自主神经平衡性的影响,俞卫锋等选取了 24 名胆道或其周围肿瘤引起的阻塞性黄疸患者,ASA Ⅰ~Ⅱ级,另外选取 20 名年龄、体重以及性别构成相似的非黄疸患者(慢性胆囊炎或肝血管瘤),ASA Ⅰ~Ⅱ级,作为正常对照组。在其手术开始前,采用改良后的

Oxford 药理学方法测定两组患者的动脉压力反射敏感性(BRS),并通过多元线性相关分析确定可能与吸入全麻药敏感性改变密切相关的肝功能指标,如血浆总胆红素、胆汁酸、清蛋白和丙氨酸转移酶等。为了进一步明确阻塞性黄疸对 BRS 的影响及其影响机制,建立了阻塞性黄疸的SD 大鼠模型(BDL),对清醒阻塞性黄疸大鼠和假手术组大鼠(SHAM)的 BRS 功能和心率变异性(HRV)进行比较。在明确了阻塞性黄疸对动脉压力感受反射敏感性影响的基础上,继续对其敏感性变化的可能机制进行了初步研究:①观察急性高胆汁血症对正常大鼠 BRS 的影响,确定胆汁是否直接影响 BRS;②急性静脉注射非选择性的阿片受体阻断剂纳洛酮和不能透过血-脑屏障的阿片受体阻断剂甲基碘化纳洛酮,观察注射前后,两种阻断剂对 BDL 和 SHAM 组大鼠 BRS 和 HRV 的影响;③从胆管结扎开始,即每天皮下注射纳洛酮和甲基碘化纳洛酮,7 天观察 BDL 和 SHAM 组大鼠 BRS 和 HRV,并取血测定肝功能,取肝脏做病理切片;④通过免疫组化测定动脉压力感受反射中枢内孤束核(NTS)和延髓头端腹外侧部(RVLM)含有神经型一氧化氮合酶(nNOS)神经元的数目,比较 BDL 组与 SHAM 组间的差异,并观察侧脑室内给予NO 供体硝普钠对 BRS 的影响。结果显示,阻塞性黄疸患者的动脉压力感受反射敏感性显著降低,包括交感压力反射功能和迷走反射功能,这一临床现象在 SD 大鼠的阻塞性黄疸模型上得到了进一步证实,并且 BDL 大鼠的自主神经系统功能也显著下降,交感与迷走的平衡失调。相关机制的研究发现,胆汁本身对 BRS 和 HRV 无明显影响,而阻塞性黄疸所导致的肝功能损害、自主神经系统功能失调、内源性阿片肽增加以及动脉压力感受反射中枢 NTS 和 RVLM 含有神经源型 nNOS 神经元数目减少可能与动脉压力感受反射功能的下降有关。另外,丙泊酚对阻塞性黄疸患者血流动力学的抑制作用增强,可能与其交感反射功能下降有关。

**(二)黄疸对麻醉药敏感性的影响**

近来有研究表明,疲劳、抑郁症和瘙痒等胆汁淤积患者常见并发症的产生与患者脑内部分中枢神经递质传导的改变密切相关。而目前对于吸入麻醉药作用机制的研究显示,吸入麻醉药主要是通过干扰中枢神经系统内突触前神经递质的合成、释放和重摄取,或影响突触后膜上离子通道或膜受体的正常功能,从而改变了正常的神经冲动传导,并产生全身麻醉作用。因此,胆汁淤积患者脑内中枢神经递质的改变很可能会影响患者对吸入麻醉药的敏感性。这一假设分别在俞卫锋等对胆道或其周围肿瘤引起的阻塞性黄疸患者的临床研究以及在阻塞性黄疸的 SD 大鼠模型的研究中得到证实。这些研究的主要研究结果如下。

**1.临床研究**

与非阻塞性黄疸患者的地氟烷 MAC-awake(2.17%±0.25%)相比,阻塞性黄疸患者的MAC-awake(1.78%±0.19%)显著降低($P<0.001$),并且阻塞性黄疸患者的 MAC-awake 与血浆总胆红素呈显著性负相关,而与胆汁酸、清蛋白和丙氨酸转移酶无关,即患者血浆胆红素含量越高,MAC-awake 越低。这些结果表明阻塞性黄疸患者对吸入性麻醉药的全麻敏感性升高。

**2.动物实验研究**

与假手术组大鼠相比,各组黄疸大鼠的地氟烷 MACRR 都显著降低($P<0.05$),并且多元线性回归分析显示黄疸大鼠的 MACRR、MAC 与血浆总胆红素呈负相关,而与血浆清蛋白呈正相关。

**3.分子机制研究**

(1)与对照组(假手术组)大鼠相比,阻塞性黄疸大鼠大脑皮质内谷氨酸和甘氨酸的含量显著下降($P<0.05$),而天门冬氨酸、γ-氨基丁酸和谷氨酰胺的含量无明显差异。

（2）阻塞性黄疸大鼠皮质上 NMDA 受体的最大结合容量显著升高（$P<0.05$），亲和力无明显变化。

（3）阻塞性黄疸大鼠皮质 NMDA 受体亚基 NR1、NR2A 和 NR2B 的表达量显著升高（$P<0.05$），而各亚基的磷酸化水平无明显改变。综上所述，阻塞性黄疸可提高机体对吸入麻醉药的敏感性，增强药物的麻醉效能。

## 二、胆石症和胆道肿瘤的手术麻醉

胆石症是指胆道系统（包括胆囊和胆管）内发生结石的疾病，是常见病、多发病。我国胆结石发病率平均为 5.6%，女性明显多于男性，发病率随年龄增长而增高。目前我国的胆结石已由以胆管的胆色素结石为主逐渐转变为以胆囊的胆固醇结石为主。

胆囊结石早期常无明显症状，当胆囊内的小结石嵌顿于胆囊颈部时可引起临床症状，胆绞痛是其典型的首发症状，呈持续性右上腹疼痛，阵发加剧，可向右肩背放射，常伴恶心、呕吐，临床症状可在数小时后自行缓解。若嵌顿不解除则胆囊增大、积液，合并感染时可发展为急性化脓性胆囊炎或胆囊坏疽。肝外胆管结石多数为原发性胆总管结石，典型临床表现是反复发作的腹痛、寒战高热和黄疸，称为夏柯三联征。间歇性黄疸是肝外胆管结石的特点，如果梗阻性黄疸长期未得到解决，将会导致严重的肝功能损害。肝内胆管结石的症状依结石部位不同而有很大差别。位于周围肝胆管的小结石平时可无症状，若结石位于 I、II 级肝胆管或整个肝内胆管，则患者会有肝区胀痛。胆石症可根据典型病史、临床表现、体检和影像学检查确诊。胆石症的治疗方法很多，但以外科手术治疗为主。

胆道肿瘤包括胆囊和胆管的肿瘤，良性肿瘤不常见，多为腺瘤和息肉。常见的恶性肿瘤有胆囊癌、胆管癌和壶腹癌等，其中胆囊癌可占胆道恶性肿瘤的 1/2 左右。胆道恶性肿瘤的治疗原则是早期诊断，及早行根治性切除。手术方式和切除范围依肿瘤部位和癌症分期不同而有很大区别。

### （一）麻醉前准备

（1）重点检查心、肺、肝、肾功能。对合并的高血压、冠心病、糖尿病、肺部感染、肝功能损害等进行全面的内科治疗。

（2）胆石症和胆道肿瘤患者经常伴有胆道梗阻及肝功能损害，梗阻性黄疸可以导致胆盐、胆固醇代谢异常，维生素 K 吸收障碍，使出、凝血发生异常，凝血酶原时间延长。术前应补充维生素 K，纠正凝血功能。由于梗阻性黄疸患者迷走神经张力增高，麻醉和手术过程中容易出现心律失常和低血压，麻醉前应酌情给予阿托品。

（3）胆石症合并感染时可发展为急性化脓性胆囊炎、胆管炎，甚至可导致感染中毒性休克、败血症等。合并感染的患者应做好充分的术前准备，包括行急诊手术的患者，在积极抗感染治疗的同时应尽量纠正休克状态。

（4）如果术前存在水、电解质、酸碱平衡紊乱应予以纠正；一些胆道肿瘤患者营养状况可能较差，术前应该适当改善营养状态。

（5）术前用药：阿托品可使胆囊、胆总管括约肌松弛，可作为麻醉前用药。吗啡、芬太尼等阿片类药物可引起胆总管括约肌和十二指肠乳头部痉挛，使胆道内压上升达 2.9 kPa（300 mmH$_2$O）或更高，且不能被阿托品解除，故患有胆石症和胆道阻塞的患者麻醉前应禁用。肝功能损害严重的患者术前用药需谨慎，此类患者镇静药和阿片受体激动药作用可能增强，有可能引起或加重肝性脑病。胆石症患者中肥胖体型者逐年增多,对这类患者不主张术前应用镇静药和阿片受体激动药,除非在有监测和医护人员看护情况下酌情使用;病理性肥胖患者易发生胃液反流,手术日晨应给予 $H_2$ 受体阻滞剂,提高胃液 pH。

**（二）麻醉方法和麻醉药物的选择**

胆石症和胆道肿瘤手术的麻醉方法、麻醉药种类的选择应结合手术方式、患者术前一般情况、肝功能损害程度及凝血功能等多种因素综合考虑。一般来说可采用全身麻醉、连续硬膜外麻醉或全身麻醉复合硬膜外麻醉。以往国内大多数医院行胆道手术都是以硬膜外阻滞为主,可经 $T_{8～9}$ 或 $T_{9～10}$ 间隙穿刺,向头侧置管,阻滞平面控制在 $T_{4～12}$。但是由于胆石症和胆道肿瘤患者可能有阻塞性黄疸,致使迷走神经张力增加,发生心动过缓;如果硬膜外阻滞平面过高,有可能阻滞心交感神经,使心动过缓更加明显,加之胆囊、胆道部位迷走神经分布密集,且有膈神经分支参与,术中在游离胆囊床、胆囊颈和探查胆总管时,可发生胆-心反射和迷走-迷走反射。患者不仅会出现牵拉痛,而且可引起反射性冠状动脉痉挛,心肌缺血导致心律失常,血压下降,甚至心搏骤停。为防止上述情况发生可以采取一些预防措施,如局部神经封闭,静脉应用哌替啶及阿托品或依诺伐等药物,但应考虑到阿片类药物可引起胆总管括约肌和十二指肠乳头部痉挛的问题。

近十年来,由于上述原因和腹腔镜下胆囊切除手术的开展,全身麻醉或全身麻醉复合硬膜外麻醉越来越多地应用于胆道手术。如果患者一般状况良好,不是病态肥胖者,未合并肝功能损害或阻塞性黄疸时,麻醉方法和麻醉药物的选择无特殊禁忌。如果患者合并阻塞性黄疸或伴有肝功能损害时,应认真选择麻醉用药,原则上禁用对肝功能有损害的药物。全麻药物中吸入麻醉药对肝血流和肝功能的影响大于静脉麻醉药,吸入麻醉药对肝血流和肝功能的影响不仅与麻醉药本身的特性有关,还与肝功能障碍的严重程度、年龄、手术应激及腹腔内手术操作等多种因素有关。大量动物实验和临床观察表明,七氟烷、地氟烷和异氟烷较氟烷和恩氟烷能更好地保护肝血流和肝功能,可用于肝功能损害患者的麻醉。现有的资料提示临床常用的静脉麻醉药,如丙泊酚、氯胺酮、依托咪酯和硫喷妥钠等对肝血流的影响很小,对术后肝功能没有明显影响,但是在肝功能损害严重的患者应注意反复多次给药和持续输注时药物作用时间延长,镇静强度增加。肝功能障碍患者阿片受体激动药的镇静和呼吸抑制作用增强,作用持续时间延长,需谨慎应用。瑞芬太尼的酯键易被血和组织中的非特异性酯酶水解,导致代谢迅速,恢复与剂量和输注时间无关,肝功能障碍不影响瑞芬太尼的清除率。神经-肌肉阻滞药可选用不依赖肝脏消除的阿曲库铵和顺式阿曲库铵。

**（三）术中麻醉管理要点**

（1）常规监测心电图、无创血压、脉搏氧饱和度、呼气末二氧化碳、体温和尿量,有条件的情况下可监测麻醉深度。

（2）胆石症患者属于肥胖体型者,应按照肥胖患者来实施麻醉诱导和麻醉管理。如果患者一般情况差或合并感染,尤其是发展至感染中毒性休克和败血症时,应进行有创动脉血压和中心静脉压监测。麻醉诱导应选择对血流动力学影响小的药物,并遵循小量分次给药的原则,避免血压骤降。术中如果血压过低,应合理应用血管活性药物,尽量维持血压在正常范围,以保证心、脑、肾等重要脏器的灌注。

（3）胆石症和胆道肿瘤患者伴有肝功能损害和梗阻性黄疸时,可以导致胆盐、胆固醇代谢异常,维生素 K 吸收障碍,影响凝血功能;胆道手术可促使纤维蛋白溶酶活性增强,纤维蛋白溶解而发生异常出血;麻醉和手术中因凝血因子合成障碍,毛细血管脆性增加,也促使术中渗血增多,因此术中应密切观察出凝血变化,遇有异常渗血,应及时检查纤维蛋白原、血小板,并给予抗纤溶药物或纤维蛋白原处理。

(4)胆结石和胆道肿瘤造成主要胆管阻塞而使结合胆红素分泌障碍,引起阻塞性黄疸的患者围术期发病率和病死率较高,且术后易伴发急性肾衰竭。术后急性肾衰竭的发生率为 8%~10%,与高胆红素的程度有直接关系,病死率可高达 70%~80%。术中应注意肾脏保护,严密监测尿量,更可靠的方法是采用中心静脉导管或肺动脉导管或经食道超声心动图监测有效血容量和心脏功能,通过增加心排血量来维持肾脏灌注。

(5)胆结石和胆道肿瘤患者常合并阻塞性黄疸,伴有自主神经功能紊乱,胆红素、胆酸均为兴奋迷走神经物质,迷走神经张力增高;胆道炎症及胆管内压力增高也使迷走神经张力增加;加之胆囊、胆道部位迷走神经分布密集,且有膈神经分支参与,手术过程中容易发生胆-心反射和迷走-迷走反射,引起反射性冠状动脉痉挛,心肌缺血导致心律失常,血压下降,甚至心搏骤停。应提醒术者术中做胆囊颈部及三角区神经阻滞,阻滞迷走神经的反射弧以减少胆-心反射和迷走-迷走反射的发生。术中必须严密监测心率、心电图和血压,如果出现 ST-T 改变、心律失常和血压下降应立即提醒术者停止手术,并静脉注射阿托品,必要时加注麻黄素,纠正反射引起的心率减低和血压下降。

(6)肥胖患者在麻醉期间应严密监测,要特别注意加强气道管理,此类患者一旦出现呼吸和心血管系统的紧急情况,处理起来极其困难,因此任何潜在的危险都必须尽早发现并及时解决。

(7)一般情况下,胆道手术出血量不会太多,但是体液丧失比较显著,所以术中应注意补充容量。

(8)腹腔镜胆囊切除术时应该保持足够的肌松程度,由于腹腔镜手术时视野有限或内镜的放大作用而难以正确估计出血量,加之气腹和体位的原因,应该加强血流动力学和呼气末二氧化碳的监测。

**(四)麻醉后注意事项**

(1)术后应密切监测脉搏氧饱和度、心电图、血压、脉搏、尿量,持续鼻管吸氧,直至病情稳定。

(2)危重患者和感染中毒性休克未脱离危险期者,麻醉后应送术后恢复室或重症监护室进行严密监护治疗,直至脱离危险期。

(3)对老年人、肥胖患者及并存呼吸系统疾病者,术后应持续低流量吸氧,严密监测血氧保护度,防止低氧血症和肺部并发症的发生。

(4)术后应适当给予镇痛药物,合并肝功能障碍患者应该尽量避免使用对肝脏有损害的药物。硬膜外镇痛是比较理想的方法,镇痛效果确切,并可促进肠道排气,但有凝血功能异常的患者禁用。病理性肥胖患者术后镇痛尽量选用非阿片类镇痛药,如果选用阿片类镇痛药应使用最低有效剂量。

## 三、先天性胆道畸形的手术麻醉

先天性胆道畸形包括胆道数目和形态的异常,最常见的畸形为先天性胆道闭锁和先天性胆管囊状扩张症。

**(一)常见的先天性胆道畸形**

1.先天性胆道闭锁

先天性胆道闭锁是胆道先天性发育障碍所致的胆道梗阻,是新生儿期严重梗阻性黄疸的常见原因。病变可累及肝内或肝外的部分胆管,也可累及整个胆道,其中以肝外胆道闭锁最为常见。病因尚未明确,目前有 2 种学说:胚胎先天性发育畸形学说和病毒感染学说。临床常根据胆管闭锁的病变范围不同将其分为 3 型,即肝内型、肝外型和混合型,其中肝外型大多可经手术治疗。临床表现如下:①黄疸,进行性梗阻性黄疸是本病的突出表现;②营养及发育不良;③肝脾进行性大,晚期表现为胆汁性肝硬化,门静脉高压,皮肤、黏膜出血倾向,重度营养不良,肝性脑病等,如不治疗可在 1 岁内死亡。本病可根据临床表现、实验室检查和影像学检查得以确诊,本病一经确诊应及早行手术治疗,手术宜在出生后 6～8 周进行,以免发生不可逆性肝损伤。

2.先天性胆管囊状扩张症

先天性胆管囊状扩张症以往称为先天性胆总管囊肿,可发生在肝内、外胆管的任何部分。本病好发于亚洲地区,女性多见。病因尚未明了,可能与以下因素有关:①先天性因素,主要有 3 种学说,即胆管上皮异常增殖学说、胰胆管异常合流学说和神经发育异常学说;②后天性因素;③先天性因素合并后天性因素。

根据胆管扩张的部位、形态和范围,先天性胆管囊状扩张症分为 5 种类型:①Ⅰ型为胆总管囊状扩张;②Ⅱ型为胆总管憩室样扩张;③Ⅲ型为胆总管末端囊肿;④Ⅳ型为肝内外胆管扩张;⑤Ⅴ型为肝内胆管单发或多发性囊性扩张,又称卡罗利病。临床症状多出现在 3 岁左右,典型的临床表现为腹痛、腹部包块和黄疸三联征,但多数患儿就诊时只有其中一个或两个症状,症状多呈间歇性发作。合并感染时症状加重,晚期可出现胆汁性肝硬化和门静脉高压。为避免反复发作胆管炎导致肝硬化,癌变或囊肿破裂引起的胆汁性腹膜炎等严重并发症,本病一经确诊应尽早行手术治疗。

**(二)手术麻醉**

1.病情评估

先天性胆道畸形患者的全身状况通常很差,经常并存营养和发育不良、肝功能损害、出血倾向,有的患者可能合并严重胆管感染、重症黄疸、囊肿破裂引发胆汁性腹膜炎、甚至感染中毒性休克。术前应尽量改善一般状况,重点是改善营养状态和肝功能,控制感染,纠正出血倾向等。

2.术前准备

(1)禁食:患者多数是婴幼儿,与成人相比其代谢率高、体表面积与体重之比较大,更容易脱水,所以可以遵循改良的禁食指南,即小于 6 个月的婴幼儿可在麻醉诱导前 4 小时内禁食奶类和固体类食物,麻醉诱导前 2 小时可饮用不限种类的清液,但临床上更倾向于 6～8 小时不食用奶类和固体类食物,诱导前 4 小时内不饮用清液的原则。

(2)术前用药:小于 6 个月的婴幼儿一般不需要术前用药,较大患儿可根据病情、麻醉诱导方法、患儿和家长的心理状况等来决定是否给予术前药,但合并肝功能损害和严重感染者需谨慎应用术前药。给药途径包括口服、肌内注射或经直肠内灌注等。常用药物有咪达唑仑、地西泮、阿托品、氯胺酮等,可以单独应用,也可联合用药。

3.麻醉方法

由于先天性胆道畸形患者常合并重症黄疸、感染、肝功能障碍并有出血倾向,而且患者多是婴幼儿,所以气管内插管全身麻醉是最常用的麻醉方法。麻醉诱导方法的选择取决于患者的病情、患儿的紧张程度、配合程度、交流能力以及是否饱胃等诸多因素,方法包括面罩吸入诱导、肌内注射诱导、直肠麻醉诱导和静脉诱导等。

**4.麻醉药物的选择**

麻醉药物选择没有特殊禁忌,但应注意以下问题:①先天性胆道畸形患儿常合并肝功能损害,应认真选择麻醉用药,原则上禁用对肝功能有损害的药物。②行先天性胆道畸形手术的患儿年龄往往较小,相当一部分患儿是不足 2 月的小婴儿,肾功能和肝脏代谢功能尚不成熟,要特别注意避免药物过量引起心肌抑制等危险和因血浆药物浓度过高而导致的药物毒性。③婴幼儿对阿片类药物非常敏感,容易引起呼吸抑制。④小儿呼吸频率快,心脏指数高,大部分心排血量分布至血管丰富的器官,加上吸入麻醉药血气分配系数随年龄而有改变,故小儿对吸入麻醉药的吸收快,麻醉诱导迅速,但同时也易过量。

**5.麻醉期间监测**

先天性胆道畸形患者经常合并肝功能损害、重症黄疸和感染等,并且有相当一部分患者是婴幼儿,麻醉期间病情多变,术中术后一定要严密监测。监测项目包括血压和心率、心电图、脉搏氧饱和度、呼气末二氧化碳、体温和尿量。如果患者是婴幼儿,则应加强脉搏氧饱和度、体温和呼气末 $CO_2$ 监测。由于新生儿和婴儿体表面积和体重之比较大,更容易丧失体内热量,加之体温调节能力比较差,术中应保持手术室温度、使用加温设备(如温毯)等,液体和血液制品也应加温后输入,防止术中发生低体温,但同时也应避免麻醉期间体温过高。呼气末二氧化碳可监测术中无通气不足或通气过度,反映肺血流情况,及时发现恶性高热,并对危及生命的情况如气管导管误入食管、气管导管脱出或堵塞、呼吸环路管道脱落等提供早期报警,避免严重并发症的发生。如果患者有严重并发症或手术时间较长、出血较多时应放置中心静脉导管,进行有创动脉血压监测和血气分析,并对存在的水、电解质、酸碱失衡情况做出正确分析和及时处理。

**6.麻醉管理要点**

(1)静脉补液:先天性胆道畸形患者多是婴幼儿,静脉补液应考虑到其代谢率高及体表面积与体重之比较大的生理特点。术中静脉补液应包括:①术前禁食、禁饮所致的液体丢失量;②正常生理需要量;③麻醉和手术所致的液体丢失量。小儿手术麻醉期间损失的是细胞外液,故手术中应输平衡液补充血容量,减少术中及术后发生低血压,减少输血量,维持满意的肾灌注,增加尿量,预防术后肾功能不全。小儿术中是否需输注葡萄糖液至今仍然有争议。有些学者认为手术麻醉的应激反应可使血糖增高,故主张术中不输葡萄糖液而输平衡液。也有学者认为小儿术前禁食有发生低血糖可能,虽然低血糖的发生率并不高,但如仅输平衡液,不能纠正术前偏低的血糖水平及可能产生的脂肪消耗和酮症酸中毒,而输注葡萄糖液可提供热量并预防代谢性酸中毒,主张输注平衡液同时输注葡萄糖液。小儿输液安全界限较小,很易引起输液过量或输液不足,二者均可引起严重后果,术中应严密观察动、静脉压及尿量,随时调整输液量。

(2)先天性胆道畸形患者常合并梗阻性黄疸,伴有自主神经功能紊乱,胆红素、胆酸均为兴奋迷走神经物质,加之胆囊、胆道部位迷走神经分布密集,且有膈神经分支参与,手术过程中容易发生胆-心反射和迷走-迷走反射,引起反射性冠状动脉痉挛,心肌缺血导致心律失常,血压下降,甚至心搏骤停。应提醒术者术中做胆囊颈部及三角区神经阻滞,阻滞迷走神经的反射弧以减少胆-心反射和迷走-迷走反射的发生。术中必须严密监测心率、心电图和血压,如果出现 ST-T 改变、心律失常和血压下降应立即提醒术者停止手术,并静脉注射阿托品,必要时加注麻黄素,纠正反射引起的心率减低和血压下降。

(3)先天性胆道畸形患者常伴有肝功能损害和梗阻性黄疸,导致胆盐、胆固醇代谢异常,维生素 K 吸收障碍,影响凝血功能;胆道手术可促使纤维蛋白溶解活性增强,纤维蛋白溶解而发生异常出血;麻醉和手术中因凝血因子合成障碍,毛细血管脆性增加,也促使术中渗血增多,因此术中应密切观察出凝血变化,遇有异常渗血,应及时检查纤维蛋白原、血小板,并给予抗纤溶药物或纤维蛋白原。先天性胆道畸形患者多是婴幼儿,对出血的耐受力差,术中应密切关注出血量,并应该在麻醉前估计血容量,按体重计算。新生儿血容量为 85 mL/kg,小儿为 70 mL/kg。手术失血<10%血容量可不输血而仅输平衡液;失血>14%血容量应输红细胞混悬液,同时补充平衡液;失血 10%~14%血容量应根据患儿情况决定是否输注血液制品。

7.术后管理和术后镇痛

(1)术后继续密切监测脉搏氧饱和度、血压、脉搏、体温、尿量等,直至病情稳定。

(2)由于先天性胆道畸形患者多是婴幼儿,要特别强调呼吸道管理。苏醒期由于全麻药物、麻醉性镇痛药和神经-肌肉阻滞药的残余作用,可引起呼吸抑制,导致通气不足,并有上气道梗阻和误吸的风险,应严密监测,防止呼吸系统并发症的发生。

(3)适当补充血容量和电解质,维持循环稳定。

(4)先天性胆道畸形手术创伤较大,应重视术后镇痛问题。如果术前放置了硬膜外导管,术后可用硬膜外阻滞镇痛,药物可选择局麻药加阿片类药物;持续静脉输注和患者自控镇痛应该是更常用的方法,多选用阿片类药物,如果疼痛程度较轻,也可选用非甾体抗炎药。在进行术后镇痛期间应严密监测脉搏氧饱和度,防止药物过量或持续输注造成药物蓄积而引起呼吸抑制。

## 四、术后常见并发症的防治

胆道手术常见的麻醉并发症包括呼吸系统并发症、循环系统并发症、神经系统并发症、寒战、恶心、呕吐、肾衰竭、术后疼痛等。

### (一)呼吸系统并发症

胆道疾病患者中肥胖患者和婴幼儿占相当比例,增加了术后呼吸系统并发症的发生概率,常见的并发症如下。

1.低氧血症

由于手术和麻醉的影响,手术后患者常存在不同程度的低氧血症,造成低氧血症的原因如下:①麻醉药物和肌松药的残余作用,抑制了缺氧和高二氧化碳的呼吸驱动,减少功能余气量,削弱了缺氧性肺血管收缩反射;②术后肺不张;③肺水肿;④误吸酸性胃内容物;⑤气胸;⑥各种原因引起的通气不足;⑦肺栓塞。低氧血症的诊断主要通过脉搏氧饱和度及血气分析。临床表现主要有呼吸困难、发绀、意识障碍、躁动、迟钝、心动过速、高血压和心律失常。

2.通气不足

麻醉药物残余作用等,抑制了缺氧和高二氧化碳的呼吸驱动以及肺和呼吸肌功能障碍,是导致通气不足的主要原因。肺和呼吸肌功能障碍的原因包括术前合并的呼吸系统疾病、肌松药的残余作用、镇痛不足、支气管痉挛、气胸等。

3.上呼吸道梗阻

(1)常见原因:①全麻药物和肌松药残余作用所致的咽部阻塞;②喉痉挛;③气道水肿;④声带麻痹。

(2)预防和处理措施:①严密监测脉搏氧饱和度,对于所有全身麻醉下行胆道手术的患者,尤其是肥胖患者和婴幼儿患者,术后都应该给予面罩或鼻导管吸氧。②将患者头部后仰同时抬下颌,调整体位,确保呼吸道通畅,必要时放置鼻咽或口咽通气道。③由麻醉性镇痛药物或肌松药的残余作用所致者,可以谨慎应用拮抗剂进行拮抗。④其他处理措施包括充分湿化吸入的气体、咳嗽、深呼吸和体位引流改善肺不张;胸腔插管引流解决气胸问题;限制液体入量、应用利尿剂、血管扩张剂治疗肺水肿等。⑤对于严重呼吸衰竭者需要行气管内插管,进行机械通气。

### (二)循环系统并发症

循环系统并发症与呼吸系统并发症不同,麻醉因素仅起到很小作用,而与患者本身和手术关系更为密切。

**1.低血压**

全身麻醉术后通常伴有低血容量所致心室前负荷降低、心肌收缩力减弱或体循环血管阻力降低。导致低血容量的原因包括失血、第三间隙液体过度丧失、尿液丧失或脓毒血症导致的血管扩张和毛细血管液体渗漏等。心肌收缩力下降的原因有麻醉药物的残余作用、术前合并心室功能不全或围术期发生心肌梗死等。体循环血管阻力严重降低可见于急性梗阻性化脓性胆管炎或其他感染所致的脓毒血症,也可见于慢性肝功能衰竭。

麻醉医师应该综合分析可能导致低血压的原因,并针对不同原因予以相应预防和处理,具体措施包括补充血容量(静脉输注全血或成分血、晶体液或胶体液)提高心室前负荷、适当应用加强心肌收缩力的药物等,重度感染患者有时在补充血容量并应用强心药物后,仍存在高心排血量、低血管阻力性低血压,应该给予 α-肾上腺素受体激动剂,如去甲肾上腺素或去氧肾上腺素。

**2.高血压**

高血压常发生在术前合并高血压病的患者,尤其是术前停用抗高血压药物者更易发生,其他常见原因有疼痛、尿潴留、液体过荷、高碳酸血症以及围术期应用血管收缩药物等。

预防和处理措施如下:①围术期严密监测血压;②术前控制高血压,并将抗高血压药物持续应用到手术当天,但应注意有的抗高血压药物可能会造成麻醉诱导及术中发生严重低血压,例如血管紧张素转换酶抑制剂,手术当天应该停用;③加强围术期的液体管理,既要充分补充血容量,又要避免发生容量过荷;④合理选择镇痛方法和镇痛药物;⑤围术期加强呼吸管理,避免出现低氧血症和/或高碳酸血症;⑥应用抗高血压药物,常用药物包括 β 受体阻滞剂、钙通道阻滞剂、硝酸甘油等。

**3.心律失常**

常见原因包括水、电解质紊乱(特别是低血钾),酸碱平衡失调,低氧血症和/或高碳酸血症以及术前合并心脏病等。最常见的心律失常是窦性心动过速、窦性心动过缓、室性早搏、室性心动过速和室上性心动过速等。胆道疾病的患者由于经常合并梗阻性黄疸和水电解质紊乱,增加了围术期心律失常的发生率。

防治措施如下:完善术前准备,纠正术前存在的水、电解质紊乱和酸碱平衡失调;围术期加强呼吸管理,避免出现低氧血症和/或高碳酸血症,尤其是婴幼儿患者;严格围术期的液体管理,特别需要注意的是术前合并心脏病的患者和婴幼儿患者,避免出现血容量不足和容量过荷;合理应用抗心律失常药物。

### (三)神经系统并发症

常见的神经系统并发症有意识恢复延迟、嗜睡、定向障碍和躁动等。与术后神经系统并发症相关的常见因素包括:①患者自身因素(年龄、术前是否合并脑功能障碍、教育程度等)。②药物因素,术前长时间应用精神治疗药物、镇静剂和乙醇等;术前用药,主要是东莨菪碱;术中麻醉药和肌松药的残余作用等。③不良刺激,如疼痛,尿潴留,留置的导尿管、胃管和气管内导管等刺激、不适体位等。④术中持续低血压或低氧血症。⑤代谢功能紊乱,严重低血糖或高血糖、严重水、电解质紊乱等。⑥其他原因包括体温过低、脑血管意外、各种原因所致脑水肿、肾上腺皮质功能不全以及肝昏迷等。

预防和处理措施如下:①完善术前准备,纠正术前存在的糖代谢紊乱,水、电解质紊乱和酸碱失衡,术前合并肝功能损害的应该尽量改善肝功能;②加强围术期的监测和管理,合理应用术前药和麻醉药;③对于出现神经系统并发症的患者应该加强护理,积极寻找病因并做相应处理,改善低氧血症和高碳酸血症,适当应用麻醉性镇痛药和肌松药的拮抗剂、补充糖皮质激素,必要时请相关科室处理专科问题等。

### (四)寒战

麻醉后寒战的发生机制不清,可能与下列因素有关:①外界温度降低;②男性;③术前未用抗胆碱药、镇静剂、镇痛药物等;④手术时间长;⑤术中大量输液、输血;⑥应用挥发性麻醉药;⑦术中保留自主呼吸者。

防治措施如下:①围术期进行体温监测,尤其是行先天性胆道畸形手术的婴幼儿患者;②注意保暖,避免输注温度过低的液体和血液及血液制品;③吸氧,防止出现低氧血症;④静脉注射哌替啶、芬太尼或曲马多等。

### (五)恶心呕吐

胆道疾病患者中,肥胖患者和婴幼儿占相当比例,加之腹腔内手术操作对胃肠道和胆道的刺激、腹腔镜胆囊切除术时二氧化碳气腹等因素增加了术后恶心呕吐的发生率。

防治措施如下:①适当禁食;②麻醉诱导面罩加压给氧时采用正确手法,给氧压力不宜过大,尽量避免气体进入胃内使胃过度膨胀;③低氧血症和低血压可引起恶心呕吐,围术期加强呼吸循环的监测和管理,维持呼吸循环稳定;④麻醉恢复期出现呕吐时应该立即采取头低位,并将头偏向一侧,使声门高于食管入口,且呕吐物易于从口角流出;⑤应用止吐药物,常用的有抗 5-羟色胺药、抗组胺药、抗胆碱药等。

### (六)术后疼痛

胆道手术属于上腹部手术,术后疼痛程度较重,应该重视术后镇痛问题。麻醉医师可根据手术方式、麻醉方式和患者的具体情况选择不同的镇痛方法和镇痛药物。需要注意的问题如下:①合并肝功能损害的患者应避免使用对肝脏有损害的药物;②胆石症患者中,肥胖患者较多,对于病理性肥胖患者术后镇痛尽量选用非阿片类镇痛药,如果选用阿片类镇痛药应该使用最低有效剂量,并加强脉搏氧饱和度监测;③先天性胆道畸形的婴幼儿患者使用阿片类镇痛药时应加强脉搏氧饱和度监测,避免发生呼吸抑制。

### (七)肾衰竭

术前合并梗阻性黄疸的患者围术期发病率和病死率较高,且术后易伴发急性肾衰竭。术后急性肾衰竭的发生率为 8%～10%,与高胆红素的程度有直接关系,病死率可高达 70%～80%。术中应注意肾脏保护,避免使用损害的药物,严密监测尿量,更可靠的方法是采用中心静脉导管或肺动脉导管或经食道超声心动图监测有效血容量和心脏功能,通过增加心排血量来维持肾脏灌注。

(程　瑶)

# 第七节　胰腺手术麻醉

## 一、胰腺病理生理特点

### (一)胰腺的解剖与功能

胰腺是人体内最大的腺体,具有外分泌和内分泌两种功能。位于上腹部和左季肋部腹膜后间隙中,全长 15～25 cm,重 70～100 g。其位置相当于 $L_{1\sim2}$ 水平,由右往左分为头、颈、体、尾四部分。形态多为蝌蚪形,弓形次之,其余形状较少。除胰头较扁平外,其余各部大体有三个面,即前面、下面和后面,断面大体为三棱形。由于胰腺位置相对固定,且与脊柱紧邻,容易损伤。大部分血供来自腹腔动脉干的分支,部分来自肠系膜上动脉系统,通过脾静脉、肠系膜上静脉最后汇入门静脉系统。胰腺外来神经支配(胰腺器官外的神经)由迷走神经和内脏神经束组成。目前对通过胰腺的外来神经的走行知之甚少。胰腺内部神经分布(支配腺体的神经纤维)由神经节后的肾上腺素能的神经、神经节前和节后的胆碱能的神经纤维和与其相关的神经节结构即神经元及其感觉神经纤维(传入端)组成。肾上腺素能的神经按通常的形式分布,神经节后的神经纤维(主要源于腹腔及肠系膜神经节)与动脉血供一起进入腺体。这些分泌去甲肾上腺素的纤维主要支配胰腺血管,部分分布至胰岛。胰腺内的胆碱能神经纤维分布也有其特点,具有节前和节后的神经纤维,分泌乙酰胆碱的节后的神经纤维同时支配外分泌和内分泌细胞。肾上腺素能和胆碱能神经纤维都未见有特殊的神经末梢,只能假设它们在末梢或神经走形的沿途释放神经介质。胰腺内还有类似颈动脉窦的感受器。当胰腺内血压降低时,能反射性地通过交感神经引起血管收缩和心跳加快。在胰腺中也有肽能纤维,包含血管活性肠肽、胆囊收缩素、胃泌素类肽、P 物质、内脑磷脂等物质,它们的来源和功能尚待确认。此外,胰腺内还有传导痛觉的纤维,从胰头传入的冲动多引起中上腹部疼痛,而从胰尾传入的冲动则多引起左上腹疼痛。又由于胰腺位于腹膜后,炎症或肿瘤可向后侵及躯体神经而引起严重的背痛。

胰腺外分泌由腺泡和导管细胞每天分泌 700～1 500 mL 胰液,其主要成分是碳酸氢盐和多种消化酶。内分泌由 A、B、D、$D_1$、$A_1$ 等细胞分别产生胰高血糖素、胰岛素、生长抑素、舒血管肠肽及胃泌素等。

### (二)常见的胰腺疾病及病理生理改变

1.急性胰腺炎

急性胰腺炎分急性水肿型和出血坏死型 2 种。其病因如下:①梗阻因素,以胆总管下段结石最为多见;②酒精中毒;③饮食因素;④外伤与手术;⑤血管因素;⑥感染;⑦内分泌和代谢因素;⑧神经因素;⑨药物;⑩其他,如免疫反应、遗传性、特发性等。在正常情况下,奥迪括约肌关闭后,胰管和十二指肠之间为正压力梯度,防止十二指肠内含有已被激活的各种胰酶、胆汁酸、溶血卵磷脂、细菌等反流至胰管。许多炎症细胞参与急性胰腺炎的发生、发展,前炎症细胞因子和趋化因子对局部组织和远处脏器的损伤起着重要的作用。在致病因素作用下,胰管内压增加,分泌增多,胰小管及胰腺腺泡破裂。胰液与胰腺实质和周围组织接触,胰蛋白酶原被激活为胰蛋白酶,使胰腺水肿、出血、坏死。在其自身被激活后,可激活一系列胰酶,如弹力蛋白酶、磷脂酶 A、糜蛋白酶、酯酶、胰血管舒缓素、释放胰肽,使毛细血管扩张,细胞膜通透性增加,影响有效循环血量产生休克。急性重症胰腺炎早期容易并发多脏器功能衰竭,以急性肺损伤为最常见和最严重,是致死的主要原因。其发病机制复杂,中性粒细胞激活、胰酶、氧化损伤、内皮素及炎症介质、P 物质等因素参与其发病。

2.慢性胰腺炎

慢性胰腺炎是由多种原因所致的胰腺弥漫性或局限性炎症。由于炎症持续不断地发展,导致腺体发生了一系列复杂、不可逆的损害,并在临床上表现出进行性的内、外分泌功能减退及多种临床症状。病因有酒精性、特发性、胆石性等。国内的慢性胰腺炎以胆石性最为常见,另外,急性胰腺炎引起的继发性胰腺结构破坏亦可导致慢性胰腺炎。常见的症状有腹痛、发热、黄疸、恶心、呕吐、消瘦、腹泻、腹部肿块等。

3.胰腺内分泌肿瘤

胰腺内分泌肿瘤是一种很少见的疾病,由于胰岛细胞的种类不同而分为不同类型的肿瘤。可分为功能性胰岛细胞瘤与无功能性胰岛细胞瘤,已知的内分泌肿瘤有胰岛素瘤、胃泌素瘤、血管活性肠肽瘤、胰高血糖素瘤、无功能胰岛细胞瘤等。每种细胞均可产生特殊的肿瘤。由于胰岛细胞来自胚胎期的胚层神经外皮,能吸收胺的前体和去羟基化,称 APUD 细胞。起源于 APUD 细胞的肿瘤称 APUD 肿瘤。由于其类型不同而分泌各种不同种类的激素,从而引起各种不同而颇具特色的临床症状。

4.胰腺癌

胰腺癌发病率占全身癌肿的 $1\%\sim4\%$,胰头癌发病率占胰腺癌的 $70\%$,我国近年的发病率有上升趋势,其病因不清,临床上表现为上腹胀痛或绞痛、食欲缺乏、恶心呕吐等消化道症状。癌肿可引起胆管堵塞,$86\%$患者可出现黄疸,是胰头癌重要体征,同时还可有体重减轻、乏力、发热、胆囊及肝脏肿大等,进展期或晚期癌常有胰腺后方胰外神经丛的神经浸润,引起顽固的腰背痛。

**(三)胰腺外科疾病对全身的共同影响**

胰腺外科疾病对全身的共同影响主要包括以下几方面:①黄疸和凝血机能障碍;②进行性全身消耗,重度营养不良及其有关改变;③胰内分泌改变,尤其是血糖的改变,可出现高血糖或低血糖。

1.黄疸

黄疸是一个突出的表现,为无痛性、进行性加重的阻塞性黄疸。病变引起胆胰管梗阻,使胰外分泌液不能进入十二指肠,影响食物的消化吸收,以及脂溶性维生素的吸收,尤其可引起维生素 K 和与它有关的凝血酶原,凝血因子Ⅶ、Ⅸ、Ⅹ的缺乏。长期胆管梗阻造成肝功能的损害或胆汁性肝硬化,手术中易致广泛性出血。这就对手术前的准备提出了更高的要求,并预示着手术和术后可能有较多的困难和危险。减黄手术应在考虑之列。

急性肾功能不全是长期严重阻塞性黄疸患者的又一重要问题。黄疸增加了肾脏对低血压,缺氧的敏感性,加上胆栓在肾实质的存在及其产生的损害,更增加了肾功能不全的危险性。这类患者由于营养不良、消耗、慢性失盐失水,有效血容量不足,对手术中失血,失水更为敏感。这不仅应引起手术中的注意,而且手术前的补充与纠正也十分重要。保护肾脏,观察尿量,准确评估是十分重要的。

2.营养不良

反映机体代谢活动的匮乏与低下,低蛋白、慢性贫血是重要方面。主要是由于持续性疼痛,精神及精力的消耗,摄入量不足,消化吸收障碍,慢性失血等,造成长时间的负氮平衡,从而耐力、抵抗力、免疫力下降,易发生术后并发症如感染、伤口愈合不良、应激反应减弱等。而且,以上因素易引起血管床收缩、内生水增加,而血容量及电解质减少、低钠、低钾、间质水肿等一些病理状态。

3.内分泌改变

胰腺肿瘤或慢性胰腺炎患者常有胰实质损害,而存在胰腺内、外分泌功能改变,高血糖和糖尿病常见,增加了麻醉和手术过程及术后的危险性。应在术前常规检查并给予有效合理的处理。

## 二、术前评估

### (一)术前评估的意义

胰腺切除术不仅是一个外科问题,而且涉及原发病对患者所带来的由局部到全身性的病理生理变化,也就是说,原发病的影响是全身性的。手术后的影响也不单纯是局部的,同时也是全身性的。它既有一般外科的问题,又涉及营养和能源的消化吸收等一些胰外分泌的问题和一些摄取、转化利用等胰腺内分泌的问题。患者除有需行手术治疗的胰腺疾病外,往往还有其他并存疾病或某些特殊情况,这必然引起机体相应的病理生理改变。患者的精神状态、各种麻醉药及麻醉方法都可影响患者生理状态的稳定。麻醉和手术的安危或风险程度,除与疾病的严重程度、手术的创伤大小、手术时间长短、失血多少等因素有关外,在很大程度上主要决定于术前准备是否充分、麻醉方面的考虑和处理是否适合患者的病理生理状况。术前应根据患者病史、体格检查和化验结果,对患者的病情和体格情况进行准确的评估。根据具体病情特点制订合适的麻醉方案。

胰腺疾病常伴有营养不良、糖尿病、低血糖、营养吸收障碍、酮症酸中毒、梗阻性黄疸等伴随症状。胰腺外科手术是普通外科领域中较为复杂、难度较大的手术,手术时间长、切除范围广、消化道重建措施复杂等。手术对患者正常的生理状态影响较大,手术后并发症较多且往往是致命性的,如腹腔内或全身性严重感染、腹腔内出血、应激性溃疡、胰瘘、胆瘘、消化道瘘等,因此,为确保胰腺疾病外科手术的成功和达到预期的治疗目的,必须做好术前访视,对病情做出准确的评估和正确的处理。

### (二)全身情况和各器官系统的评估

1.全身情况

应了解患者的发育、营养、体重等各个方面情况。肥胖对生理有明显的影响,麻醉后易并发肺部感染和肺不张等,还可加重心脏负担,需认真对待。营养不良者对麻醉手术的耐受力低。贫血、脱水者等术前均应适当纠正,维持血细胞比容在30%~35%。

2.呼吸系统功能

肺功能的评估是一项重要的内容,特别是在患者原有呼吸系统疾病时,这种评估显得更为重要。对患者肺功能的评估可为术前准备及术中、术后的呼吸管理提供可靠的依据。一些简易的方法如屏气试验、吹气试验、吹火柴试验、观察患者呼吸困难程度等可用于床旁测试肺功能。急性呼吸系统感染患者应延迟择期手术,急症手术应加强抗感染措施,同时避免吸入麻醉。急性胰腺炎患者可伴有胸腔积液、肺不张和急性呼吸窘迫综合征,可进一步导致呼吸功能衰竭。这些患者术后可能需要机械通气支持呼吸功能。静态肺功能检查主要是通过肺量仪及血气检查来测定患者的通气及换气功能。国内多采用最大通气量占预计值的百分比、残总比和第一秒时间肺活量这三个指标对呼吸功能进行分级评估。新的观点认为,以上检查仅考虑到肺的通气及换气功能对氧供的影响而忽略了心脏在氧供中的作用。为了能客观、准确评估患者的心肺功能,从而提出了心肺联合运动试验简称运动试验。其参照指标重点在于峰值耗氧量、最大氧耗量以及无氧阈的判定上,运动方式以登车为主,无氧阈对心肺功能的评估价值已得到公认,无氧阈的无创测定方法备受关注,通气无氧阈的测定已广泛应用于临床,新近发展起来的还有近红外线技术为无创测定无氧阈又提供了一条新的途径。术前酌情行胸部 X 线检查,动脉血气分析,静态肺功能检查,心肺联合运动试验等。

3.循环系统功能

测定心功能的方法很多,有根据心脏对运动量的耐受程度而进行的心功能分级,也有根据心指数、左室射血分数、左室舒张末期压等客观指标进行的心功能分级,纽约心脏学会(NYHA)心功能分级是被认同的决定大手术预后的独立因素,NYHA Ⅲ、Ⅳ 级患者的术后并发症发生率显著高于 NYHA Ⅰ、Ⅱ 级患者,它可作为术前筛查评估。术前需行心电图,电解质检查,心功能测定,以及病史和体格检查所提示的其他检查。

4.消化系统功能

胰腺癌患者常伴有梗阻性黄疸,高胆红素血症可以导致凝血障碍、肝肾衰竭以及免疫功能损害,对这种患者进行手术治疗,其手术死亡率及并发症的发生率均较高。由于梗阻性黄疸在病理生理方面的特殊性及其对原发疾病临床过程的特殊影响,胰腺疾病伴发梗阻性黄疸的围术期处理既有与其他腹部手术相同的方面,也有其特殊性,应当引起重视。早期研究显示重度黄疸患者采用手术治疗的死亡率可高达 15%～25%,并发症发生率为 40%～60%。另外一些研究表明,胆红素水平超过 342 $\mu$mol/L 的患者进行胰十二指肠切除术,手术死亡率是胆红素水平低于 342 $\mu$mol/L 患者的一倍。造成这种情况的原因很多,但梗阻性黄疸时的高胆红素血症以及其常伴有的内毒素血症是主要的高危因素。胰腺疾病患者电解质紊乱很常见,可有继发性代谢性酸中毒(高钾,继发急性胰腺炎)或碱中毒和肠性失液(低钾和低镁,继发于腹泻和负压吸引),急性胰腺炎时通常钙水平下降(网膜脂肪皂化)和钠上升(脱水)。胃泌素瘤通常有腹泻、严重的消化器官溃疡和胃食管反流。有些胰腺内分泌肿瘤可引起严重的水样泻(达到 20 L/d),术前要积极纠正电解质紊乱。术前应行电解质,血糖,肝功能等检查,以及由病史和体格检查所提示的其他检查。

5.肾功能

由于继发性脱水,要事先评估患者肾功能,同时相应地调整麻醉方案。一般来说,椎管内麻醉对肾功能的影响较全麻的小。术前应检查肾功能,肾脏 B 超,尿常规等。

6.内分泌系统功能

由于缺少胰岛细胞,许多急性胰腺炎患者罹患糖尿病,所以应了解患者所用控制血糖的药物和剂量,麻醉前应使血糖控制在稍高于正常水平,以免麻醉时出现低血糖。如患者使用口服降糖药治疗,在术前宜改用胰岛素。同时注意有无严重的并发症如酮症酸中毒、严重的感染等。胰腺内分泌肿瘤通常表现出多样的Ⅰ型内分泌综合征,具有垂体、甲状腺和/或胰腺腺瘤的特征。内分泌肿瘤能分泌甲状旁腺素、生长激素和促肾上腺皮质激素,可引起 $Ca^{2+}$ 水平上升、肢端肥大症和库欣综合征。胰岛素瘤是最常见的胰腺内分泌肿瘤,可引起严重低血糖,应了解低血糖的发作和控制情况,外科治疗胰岛素瘤也可导致胰岛素的大量释放,建议每 10～15 分钟监测血糖 1 次。这类患者多肥胖,应对其心血管功能和肺功能进行评估。术前应进行电解质、血糖以及内分泌功能等方面的检查。

7.血液系统功能

血细胞比容可假性增高或降低,多继发于血液浓缩或出血。可能出现凝血性疾病、弥散性血管内凝血。术前应检查全血细胞计数、血小板、凝血酶原时间、部分凝血激酶时间、纤维蛋白原等。

**(三)急性胰腺炎严重程度和预后的评价**

急性胰腺炎病情变化快,严重的患者预后不良,但凭临床经验有时很难对病情的严重程度做出正确估计,因此,必须有一个全面的病情评估方法对胰腺炎的严重程度做出及时、准确的评价,用以选择治疗方法和判断患者预后。

1.全身评分系统

(1)Ranson 标准:①标准。入院时,年龄>55 岁;血糖>11.2 mmol/L;白细胞>16.0×10$^9$/L;谷丙转氨酶>250 U/L;乳酸脱氢酶>350 U/L。入院后 48 小时内,血球压积下降>10%;血钙<2.2mmol/L;碱缺失>4 mmol/L;血尿素氮上升>1.79 mmol/L;估计失液量>6 L;PaO$_2$<8.0 kPa。②判定。3 个以上指标阳性为轻症;≥3 个为病重;≥5 个预后较差。

(2)APACHE-Ⅱ评分:用于计分的指标有肛温、平均动脉压、心率、呼吸次数、氧分压、动脉血 pH、血钠、血钾、血肌酐、血球比积、白细胞计数等 11 项。APACHE-Ⅱ评分超过 8 分者,预后不良。

(3)另外还有 Glascow 评分标准和 Bank 分级标准。

2.局部评分系统

(1)Mc Mahon 于 1980 年提出根据腹水的量和颜色评价急性胰腺炎的严重度。

(2)Beger 于 1985 年采用称重手术坏死组织的方法估计胰腺坏死的程度。

(3)Balthazar 和 Ranson CT 分级系统:本分级系统由胰腺的 CT 表现和 CT 中胰腺坏死范围大小两部分组成。①胰腺的 CT 表现:正常,为 A 级,计 0 分;局灶或弥漫性胰腺肿大,为 B 级,计 1 分;胰腺异常并有胰周轻度炎性改变,为 C 级,计 2 分;单一部位的液体积聚(常为肾前间隙),为 D 级,计 3 分;胰周液体积聚及胰周炎性病灶内积气≥2 处,为 E 级,计 4 分。②炎性坏死范围计分:坏死范围无,计 0 分;坏死范围<33%,计 2 分;坏死范围>33%,<50%,计 4 分;坏死范围>50%,计 6 分。③总分=CT 表现(0~4 分)+坏死范围计分(0~6 分),分值越高,预后越差。

3.其他评分方案

如根据急性期反应蛋白或白介素-6、肿瘤坏死因子、白介素-1 或多形核粒细胞弹力蛋白酶等指标来进行评分。

## 三、麻醉方法

胰腺手术的麻醉也像其他手术的麻醉一样,要求保证患者安全,舒适,且能满足腹内操作要求,如肌肉松弛,无痛及消除内脏牵拉的神经反射。由于胰腺本身具有外分泌及内分泌功能,胰腺疾病及手术可影响内环境平衡,造成血糖,电解质及血流动力学改变,而胰腺手术又可能涉及胃肠及胆管系统,操作复杂,有的病情险恶,术后又易并发严重呼吸系统并发症,应激性溃疡出血及感染等,因而胰腺手术麻醉的术中处理相当重要。

**(一)麻醉前准备**

胰腺具有外分泌和内分泌两种功能,胰腺发生病变必定导致相应的生理功能改变及内环境紊乱。因此,需要接受良好的麻醉前准备,尽可能使并存的病理生理变化得到纠正后再行麻醉和手术,以增加安全性。胰腺疾病的病因及病理生理较为复杂,术前必须明确诊断并拟定麻醉方案。如慢性胰腺炎患者由于胰腺功能低下,近40%的患者出现糖尿病,又因外分泌功能不全,机体缺乏必需的胰酶而导致严重的营养不良,术前均需给予营养支持及控制血糖。胰头癌及壶腹癌压迫胆管可出现黄疸,迷走张力增高导致心动过缓并增强内脏牵拉反射,必要时可先行经皮、经肝胆道置管引流,这不仅有助于诊断,而且胆道引流有利于感染控制及减轻黄疸,改善肝功能。

急性出血性胰腺炎往往起病急、病情危重,术前常来不及进行全面检查和充分的术前准备,因而麻醉的危险性大,麻醉并发症发生率高。由于患者多伴有低血容量休克,常丧失有效血容量30%～40%,休克指数大于1,所以应根据中心静脉压和心功能情况,积极进行输液、扩容治疗,改善微循环,纠正酸中毒、电解质紊乱包括低钙血症。待休克好转后尽快实施麻醉和手术,必要时应用正性变力药如多巴胺等。为了抑制胰腺分泌,降低胰酶对胰腺的自溶作用,应禁食并留置胃肠减压管,同时应用 $H_2$ 受体阻滞剂,抑制胰蛋白酶等。争取及早手术,彻底清除坏死的胰腺组织。

胰腺的内分泌疾病也可外科治疗,最常见的为胰岛素瘤。要了解低血糖发生的频率及程度,是否得到有效控制。手术当天应静脉注射50%葡萄糖25 mL以防止低血糖发作,极少数患者还可能并发其他内分泌肿瘤,如甲状旁腺瘤、肾上腺皮质腺瘤、垂体瘤等,称多发性内分泌肿瘤1型,出现高血钙性利尿等症状,也应在术前加以控制。

麻醉前给药:镇静药常用地西泮 0.2～0.4 mg/kg 口服或肌内注射,咪达唑仑 0.1～0.15 mg/kg,休克患者禁用。对黄疸患者及疑奥迪括约肌痉挛者,可使用大剂量抗胆碱药,如阿托品 0.6～0.8 mg 或东莨菪碱 0.4～0.5 mg 肌内注射,有助于解痉及抑制自主神经反射。如患者有腹痛时,还应肌内注射哌替啶 1～1.5 mg/kg。小肠梗阻患者要按饱胃处理,雷尼替丁 50 mg 静脉推注和0.3 M枸橼酸钠30 mL 术前 10 分钟口服。

**(二)麻醉方法的选择**

连续硬膜外麻醉、气管内吸入麻醉或静脉复合麻醉常用于胰腺疾病的各种手术。所有麻醉方式均要求提供良好的腹肌松弛,腹肌松弛不好,不仅腹内手术操作困难,容易误伤临近组织器官,而且也使手术时间延长,术后并发症增多。

1.局部麻醉

曾顾虑危重患者不能耐受全身麻醉而选用局部浸润麻醉及肋间神经阻滞,当然局麻本身对心、肺、脑几乎无抑制,但不能维持良好的通气和供氧。不确切的麻醉效果常难以忍受开腹探查及长时间复杂的手术操作,导致过度的应激反应,更加重病情的恶化。另外,肋间神经阻滞也可发生气胸意外,大量局麻药的应用也可能发生局麻药中毒。局部麻醉下手术也使血糖升高。

2.连续硬膜外麻醉

连续硬膜外麻醉的效应远较局部浸润麻醉为佳,可以达到无痛及肌肉松弛,满足开腹手术的要求。由于上腹部胰腺手术需要高平面阻滞,使呼吸肌运动减弱,影响通气功能。同时阻滞$T_3$～$T_{10}$交感神经扩张内脏血管,容易引起血压下降,麻醉中常需应用麻黄碱及面罩给氧。对休克或呼吸功能不全的患者应禁用。由于硬膜外麻醉对内脏牵拉痛及自主神经反射常不能消除,需辅用适量镇静、镇痛药。

3.气管内插管全身麻醉

气管内插管全身麻醉适用于各种手术,尤其是手术困难以及老年、体弱、体格肥胖、病情危重或有硬膜外阻滞禁忌证患者的最佳选择。全麻的优点是麻醉可控性强,供氧充分,便于对机体生理功能调控。全身麻醉的实施方法,可根据手术需要和患者具体情况选用。临床常用的有吸入麻醉、全凭静脉麻醉和静吸复合麻醉。所以复杂的胰腺手术及危重患者,应选择气管插管全身麻醉,这对抢救危重患者更为有利。必要时术后还可继续应用机械通气维持通气功能。糖尿病患者应用卤类吸入麻醉药或静脉麻醉药本身对血糖几乎无影响,但仍不能阻滞手术应激引起的血糖升高。

### 4.靶控输注

麻醉的发展日新月异,微型计算机的发展促进了技术迅速应用于临床。它是指在输注静脉麻醉药时应用药代动力学和药效动力学原理,通过调节目标或靶位(血浆或效应部位)的药物浓度来控制或维持麻醉在适当的深度,以满足临床要求的一种静脉给药方法。在全身麻醉、区域阻滞麻醉以及术后患者自控镇痛等方面都有广泛的应用。其优点如下:①能迅速达到预期的靶浓度;②增加静脉麻醉的可控性;③可使麻醉诱导平稳,血流动力学稳定;④避免了单次静脉注入的血药浓度波动,也避免了连续静脉输注时的诱导时间长、易蓄积等缺点。目前靶控输注靶控注射泵内置了多种药物的药代-药效学模型,可做多种药物的靶控用药,以瑞芬太尼和丙泊酚的药代动力学特性最为适合,两药被认为是既维持合适的麻醉深度又保持良好的苏醒过程的最佳组合。丙泊酚靶控输注时,患者入睡时平均效应室浓度显示为 $2.0 \sim 2.5 \ \mu g/kg$,当呼唤患者睁眼时,平均效应室的浓度显示为 $1.0 \sim 1.5 \ \mu g/kg$,常选用血浆靶浓度 $3 \sim 6 \ ng/mL$ 诱导和维持,根据手术刺激强度以及患者个体差异进行靶控浓度的调整。瑞芬太尼是哌啶衍生物,对 $\mu$ 阿片受体有强亲和力,而对 $\sigma$ 和 $\kappa$ 受体的亲和力较低。药代动力学属三室模型,它起效快,血浆和效应室平衡半衰期为 1.3 分钟,当瑞芬太尼血浆浓度达到 $5 \sim 8 \ \mu g/L$ 时,作用达到顶峰。消除切皮反应的 $ED_{50}$ 为 $0.03 \ \mu g/(kg \cdot min)$,消除各种反应的 $ED_{50}$ 为 $0.52 \ \mu g/(kg \cdot min)$。作用时间短,时效半衰期与用药总量和输入时间无关。消除半衰期为 $3 \sim 10$ 分钟,清除率约为 $41.2 \ mL/(kg \cdot min)$,主要经血液和组织中非特异性酯酶水解代谢。代谢物经肾排泄,清除率不受性别、体重或年龄的影响,也不依赖于肝肾功能。由于其独特的药动学特点,使其近年来被广泛应用。然而,因其半衰期短,停药后血药浓度快速下降,镇痛作用的持续时间短暂,易导致术后早期疼痛。此外,瑞芬太尼可通过 NMDA 受体的激活产生痛觉敏化作用,因此常有苏醒期躁动发生。舒芬太尼是目前镇痛作用最强的静脉阿片类药物,作用持续时间长,消除半衰期约为 2.5 小时。有学者认为,术毕前 30 分钟使用舒芬太尼能预防瑞芬太尼使用后苏醒期躁动的发生,这可能是由于舒芬太尼的作用时间长,不但发挥了过渡期的替代治疗作用,而且阻断了瑞芬太尼的痛觉敏化作用。近年来大量的临床研究表明,舒芬太尼靶控输注系统亦可安全、有效地用于全麻手术,舒芬太尼 $0.4 \sim 0.8 \ ng/mL$ 靶控输注可保证充分的镇痛和足够的麻醉深度,能有效抑制拔管期应激反应,具有血流动力学稳定、麻醉恢复平稳等特点。在非短小手术,只要合理掌握舒芬太尼的用量和停药时间,不会导致苏醒延迟,因此也可应用于胰腺手术的麻醉。

### (三)麻醉实施

#### 1.全身麻醉

胰腺手术应用全身麻醉多采用静吸复合全麻,要求患者麻醉诱导平稳,镇痛确切,辅用肌松药及气管内机械通气,确保腹肌松弛、气道通畅、充分供氧及避免 $CO_2$ 蓄积,降低术后呼吸系统并发症。应选用对心血管系统和肝肾功能无损害的麻醉药物。

(1)麻醉诱导:静脉快速诱导仍是全身麻醉中最常用的诱导方法,常用咪达唑仑或地西泮、丙泊酚及琥珀胆碱静脉注入便于气管插管。同时注入芬太尼(3～5 μg/kg)可减轻插管引起的心血管反应,遇有低血容量或休克危重患者可用依托咪酯、羟丁酸钠或氯胺酮,对血压影响较小。估计病情危重,手术复杂,时间冗长,也可用大剂量芬太尼和泮库溴铵静脉诱导插管,很少抑制心肌功能。如患者伴有严重腹膜炎时应避免用琥珀胆碱,可用维库溴铵或阿曲库铵等非去极化肌松药代替。遇到急诊饱胃、弥漫型腹膜炎等患者术前必须插入胃管进行有效的胃肠减压,此时宜选用快速诱导气管插管,应用起效快的肌松药,如琥珀胆碱或罗库溴铵。诱导期指压环状软骨的方法亦有阻止胃内容物反流的作用,可适当采用。保持气道通畅,勿将大量气体压入胃内。也可在表面麻醉下先行清醒气管插管,再做诱导。如果患者血容量不足导致休克,在诱导之前应尽快补充血容量以纠正休克。

(2)麻醉维持:麻醉诱导后可继续用上述静脉麻醉药间断或持续静脉给药,维持意识消失及镇痛。但近年来更多的应用强效吸入麻醉药维持麻醉,容易控制麻醉深度。诱导、苏醒迅速,又能抑制内脏牵拉反射。常用安氟烷、异氟烷、七氟烷或地氟烷1～1.3 MAC吸入维持麻醉。可考虑不用 $N_2O$,以减少肠胀气。由于腹部手术需要良好的肌肉松弛,术中应辅用非去极化肌松药,每次按 1/2 诱导剂量追加,肝、肾功能不全患者,剂量应减少,或改用阿曲库铵。麻醉中辅用机械通气或手法控制通气可保证患者良好通气及供氧。一般潮气量应在 8～10 mL/kg,呼吸频率8～12 次/分,术毕必须等呼吸功能恢复正常才能拔管。

2.连续硬膜外麻醉

连续硬膜外麻醉可以达到无痛及肌肉松弛,满足开腹手术的要求,又可用于术后镇痛,已普遍用于腹部手术。呼吸循环功能稳定者,可选用硬膜外麻醉。为了使腹肌松弛,剂量不宜太少,平面不宜过低。胰腺手术的平面应在 $T_{2～4}$ 至 $T_{10～12}$ 范围,常在 $T_{8～9}$ 或 $T_{9～10}$ 间隙穿刺,向头侧置管 3 cm,分次注入 1.6% 利多卡因 15～20 mL 或并用丁卡因配成 0.25% 一起注入。由于高平面阻滞,肋间肌运动受限,咳嗽反射消失,对呼吸功能不全患者可出现缺氧及 $CO_2$ 蓄积,需用面罩给氧及辅助呼吸。由于胸交感神经广泛阻滞,使血管扩张,常在给药后 20～30 分钟出现血压下降及恶心。应准备麻黄碱 5～10 mg 静脉注入。黄疸患者迷走神经兴奋,可出现心动过缓,应静脉注入阿托品 0.5～1 mg。低血容量或休克患者应禁用硬膜外麻醉。腹内高位探查时可以产生牵拉痛,因为迷走神经不能被阻滞所致。长时间复杂手术如 Roux-en-Y 手术等患者常难以忍受不适,过多地应用镇静药和麻醉性镇痛药可导致呼吸抑制及术后严重宿醉现象,所以近年来常用连续硬膜外麻醉复合气管内插管全身麻醉,既能维持呼吸功能正常,又可最大程度减少全身麻醉药的用量,但需注意循环功能的调控。

3.局部浸润麻醉及肋间神经阻滞

局部浸润麻醉不能松弛腹肌,使腹内操作难以进行。肋间神经阻滞可使腹肌有所松弛,但不能消除内脏牵拉反射痛,而且由于局麻药作用时间有限,而过度用药又可能出现局麻药中毒危险,所以麻醉效应常难以满足手术要求。

(四)麻醉监测

胰腺手术是腹部外科中较为复杂的手术,由于手术时间长,失液失血多,有大量液体置换和丢失,易导致低体温,还可能出现血糖的剧烈变化。为了保证患者的安全及手术的顺利进行,麻醉中监测显得十分重要。除常规监测外,常需有创监测,如动脉置管、CVP 或 PA 导管等以指导输液。糖尿病患者多并存冠状动脉粥样硬化,应行心电图监测。间歇性血糖监测对胰腺手术尤为重要,胰腺功能不全引发的高血糖及胰岛素瘤导致的低血糖,均需根据血糖监测有效地控制血糖在 3.9～5.6 mmol/L。同时还应注意监测体温。

### (五)术中处理

**1.输血和输液**

胰腺的血液循环丰富以及止血困难术中易大量渗血导致严重低血压,需要开放可靠而通畅的输液通路,及时补充液体,维持循环功能。同时手术操作复杂、创伤大,手术时间冗长,可有大量体液丢失或创伤组织水肿而成为"隔离体液",不能行使正常细胞外液功能,必须相应补充。在患者入室后即应补充禁食以后丢失的不显性失水量及胃肠减压液量和尿量,可输入低盐或 5％葡萄糖液。

**2.胰岛素的应用**

胰腺手术应重视血糖的控制,不断地监测血糖和尿糖。如血糖大于 10 mmol/L 应给胰岛素 10 U 于生理盐水 100 mL 中,按 10 mL/h 滴注,直至恢复正常。

**3.注意手术操作和牵拉反应**

腹内操作会影响膈肌运动和压迫心脏、大血管,需注意预防和及时解除。腹部器官富有副交感神经支配,手术操作常有内脏牵拉反应。严重迷走神经反射易致血压明显下降、心动过缓,甚至发生心脏停搏,应注意预防和及时处理。

### (六)各种胰腺手术的处理要点

**1.急性胰腺炎手术**

急性胰腺炎患者术前可丢失 30％～40％有效血容量,常出现低血容量性休克,则需输注晶体液和胶体液,如羟基淀粉、琥珀明胶或尿联明胶以恢复有效循环容量。如果效果欠佳还需应用正性肌力药。选用应对呼吸、心血管和肝肾功能影响小的全麻药;加强呼吸功能的监测,积极防治间质性肺水肿;注意肾功能的保护;纠正水、电解质和酸碱平衡紊乱。

**2.胰头癌手术**

胰头癌的手术范围广,包括切除胰头、胃幽门前部、十二指肠的全部、胆总管的下段和附近的淋巴结,再将胆总管、胰管和胃分别和空肠吻合。这是腹部外科最大的手术之一,手术时间长,手术刺激大,麻醉前应做好充分准备,如加强支持治疗,纠正水、电解质和酸碱平衡紊乱,进行维生素 K₁治疗,使凝血酶原时间接近正常等。黄疸患者迷走神经兴奋,可出现心动过缓,应注意预防。麻醉中应注意肝功能的保护。根据血糖水平,应补充胰岛素、氯化钾等,防治高血糖。

**3.胰岛素瘤手术**

胰岛素瘤术中常需依据肿瘤切除前后血糖水平的改变作为手术效果的判断指标之一,要求避免盲目输入含糖溶液。但胰岛细胞瘤患者由于释放胰岛素过多,可能出现意识消失、躁动不安甚至抽搐等低血糖休克征象,所以必须准备50％葡萄糖40～100 mL 以备低血糖时静脉注射,以免影响中枢神经系统功能。患者入室后应立即测血糖,切瘤前每15 分钟测试一次,使血糖维持在2.8～3.9 mmol/L 为宜。通常手术中输晶体液即可维持,如输葡萄糖液常使血糖过高,影响手术效果的判定。切瘤后每 10 分钟监测血糖一次,一般可升高 2 倍。由于钙剂可使胰岛素量增高,血糖下降,所以切瘤前不宜应用钙剂。术中常要求静脉滴注亚甲蓝2.5 mg/kg,以帮助肿瘤定位。但静脉滴注多量亚甲蓝可使黏膜色泽变蓝,易于与缺氧性发绀混淆,应注意鉴别。

## 四、并发症防治

胰腺手术的并发症较多,且往往是致命性的。文献报道其并发症发生率可达 30％～60％。

原因是术前局部与全身改变重而且涉及的问题多,局部结构特殊,手术复杂,术后全身影响广。有胰瘘、胆瘘、低钙血症、腹腔内或全身性严重感染、腹腔内出血、应激性溃疡等,此外,胰腺手术还会带来消化功能以及胰腺内分泌功能的改变。近年来,随着基础研究的深入、新药的开发和应用以及外科手术技巧的不断提高,胰腺手术死亡率和并发症发生率逐渐降低,但这些问题仍是阻碍胰腺外科发展的重要问题,因此,预防胰腺手术并发症的发生显得尤为重要。

**(一)常见的并发症及处理**

术后并发症常是手术失败、患者死亡的主要原因,它除了手术人员的技术能力与经验以外,往往是患者术前全身情况未得到满意纠正的一种结果。而手术并发症的发生,加重了原有的损害,使手术重建得不到所期待的结局。

1.胰瘘

胰瘘是胰腺手术后最常见的死亡原因,胰腺手术尤其是胰十二指肠切除术后都有发生胰漏的可能。胰液漏入腹腔后,腐蚀周围的组织和脏器,可引起难以控制的腹腔感染,如胰液腐蚀腹腔内大血管,则可引起失血性休克,其病死率可高达50%。为预防胰腺手术后胰漏的发生,首先要熟练掌握胰腺的局部解剖关系,手术操作要层次准确、轻柔细致。腹腔引流管是观察腹腔内情况变化的窗口,是诊断吻合口漏和腹腔感染的重要手段。因此,放置适当的腹腔引流管至关重要,并随时注意观察引流液的量和性质,保持腹腔引流管引流通畅以防堵塞。如胰肠吻合口附近的引流量较大,色泽浅淡,无黏性,且淀粉酶含量超过 1 000 U/mL 即可确诊为胰瘘。一旦发生胰漏,即应充分引流,积极治疗。对引流不畅者,应及时调整引流管的部位。必要时行再次手术引流。在引流的同时还要注意患者的营养摄入。可先通过中心静脉导管进行胃肠外营养支持。成人每天所需热量为 124 ~ 145 kJ/kg,氮为 0.2 ~ 0.3 g/kg;热能与氮的比例一般以 (413~620)kJ∶1 g为宜。氨基酸、葡萄糖、脂肪乳剂、维生素、微量元素和电解质混合后使溶液渗透压适宜。生长抑素能减少胰液分泌,每天 0.1~0.3 g,使用 2~3 周即可使瘘口自愈率从 27.3%上升至50%,病死率则降至22%。生长激素有改善蛋白合成和促进组织愈合的作用,与生长抑素和胃肠外营养合用有助于胰瘘的愈合。病情稳定且引流液减少后可改用肠饲。胰腺手术后,加强肠内和肠外营养支持,使用抑酸药物、生长抑制素等以抑制胰腺的外分泌功能,有助于减少胰瘘的发生。近年来,由于手术技巧的不断提高和加强围术期处理,术后发生胰瘘的病例已并不多见。

2.胆瘘

胰十二指肠切除术后胆瘘的发生率较胰瘘低,充分的术前准备有助于降低胆瘘的发生。预防措施包括:①仔细手术操作,应使胆肠吻合口处于无张力状态和保持良好的血供;②胆肠吻合口内支撑管的合理放置也有助于预防胆瘘的发生。胆瘘的发生率现已有所降低,处理也较容易,只要保持通畅的外引流,自愈的机会很大。

3.腹腔感染

胰腺手术后腹腔引流管引流不畅可导致腹腔内感染的发生,甚至形成腹腔脓肿。其主要表现为发热、腹胀和白细胞计数增高等,如未能及时发现和处理,胰液可腐蚀腹腔内血管而引起大出血和脓毒症,常常导致患者死亡。老龄或合并有其他基础疾病的患者,在治疗其合并症的过程中,大量使用激素或其他免疫抑制剂等药物,会增加腹腔内感染的发生。另外,大剂量广谱抗菌药物的不合理使用,增加了二重感染的机会,也可使腹腔感染的发生率增加。因此,术后腹腔引流管的引流通畅和合理使用抗菌药物是预防腹腔感染的有效措施。胰腺癌高龄患者较多,一般情况往往较差,围术期的处理则显得非常重要,行根治性手术的适应证选择要恰当。胰腺手术后要加强术后观察,及早发现问题及时处理,对减少并发症的发生和降低死亡率至关重要。

**4.血容量不足**

血容量不足是胰腺手术过程中出血量大及过多的第三间隙液丢失所致。应注意加强生命体征的监测,有条件者可行中心静脉压、肺动脉压、肺动脉楔压的监测以指导输液,适量补充胶体液。

**5.低钙血症**

脂肪酶的释放可导致网膜的脂肪皂化。应注意监测血钙,并及时补充。

**6.手术后出血**

胰腺手术的出血并发症有 2 类,即腹内出血和消化道出血。术中仔细操作和彻底止血是预防术后出血的基本保证;处理好胰瘘可避免继发性出血;引流通畅能防止腹腔脓毒症后期的腐蚀性出血;加强支持治疗和常规甲氰咪胍类药物的使用有助于减少应激性溃疡出血的发生。腹内出血可从引流管中引出,如果出血量少,可在严密观察下,保守治疗。如果患者表现周围循环不稳定,应行B超检查或腹腔穿刺,必要时应不失时机地进行手术探查。消化道出血有应激性溃疡出血和胰肠吻合口出血。主要来自三个吻合口和胃黏膜,其表现为呕血和黑便。近年来,胰腺术后常规抗酸药物和生长抑素的应用使应激性溃疡出血的发生率明显降低。对多数患者有力的非手术治疗常可以奏效。如果出血量大,必须果断地及时手术。胰肠吻合口出血多为胰腺断面的渗血,是否由于被激活的胰酶作用于创面的结果,尚无定论。如果保守无效,应手术探查。胰瘘发生后通畅的腹腔引流和冲洗可降低胰液腐蚀周围大血管而引起的继发性出血,后者多在术后 2～4 周时发生。术后早期发生的失血性休克常与手术有密切的关系,库存血中凝血因子多已破坏,术中大量输入易造成凝血机制的紊乱,达不到止血目的。因此,最好输注新鲜血或成分输血。

**7.应激性溃疡**

应激性溃疡常称为急性胃黏膜损害。其原因是胃酸、胃蛋白酶对胃壁的损害和胃黏膜屏障功能的破坏,可能与后者的关系更大。临床表现多为上消化道出血,量大时多发生呕血和大量便血。一旦发生出血,通常为持续性。应积极加以预防,可以使用一些抑制胃酸的药物。

**(二)术后对机体的影响**

**1.消化功能的影响**

胰切除术后消化功能的恢复是一个较缓慢的适应过程,主要由于两个方面:一方面是由于胃十二指肠及胰切除术后造成的消化道关系的改变和它们的生理功能的丧失,另一方面是胰腺外分泌功能不足,影响脂肪及蛋白质的吸收。大量的脂肪和蛋白质随粪便排出,形成脂肪泻及肉质泻,粪便量多超过正常的 2 倍,色浅,发亮含有泡沫,有恶臭,在水中漂浮于水面。食入的脂肪有 50%～60% 以及蛋白质的 20%～40% 不经吸收而排出。由于大量氨基酸和胆盐的丢失,有可能引起肝的脂肪性变。除脂肪泻和肉质泻外,患者常有食欲减退和体重减轻等症状。

**2.胰内分泌改变**

胰切除术后还可引起糖尿病,尽管全部胰岛已被切除,但胰岛素的需要量并不很大,一般每天 25～40 U,比严重的糖尿病患者的需要量为低。在原有糖尿病的患者,当全胰切除术后,胰岛素的需要量也并未增加,甚至还有减少的可能。通常认为,在全胰切除术后不仅消除了胰岛素的产生,同时也不再产生胰岛素的拮抗物胰高血糖素,因此胰岛素的要求不是很大。全胰切除术后的患者由于失去了胰高血糖素的拮抗作用,对胰岛素比较敏感,有时给少量的胰岛素就有可能引起低血糖,在治疗时应加以注意。所需的胰岛素量主要是为了防止酮中毒,而不一定将血糖完全控制在正常水平。全胰切除术所涉及的问题很多,其核心是对手术适应证的掌握和手术中的合理抉择,有选择地保留部分胰腺或部分胰组织的移植,可能有助这些情况的改善。

(程　瑶)

# 第八节　脾脏手术麻醉

脾脏是一个免疫器官,胎儿脾脏的造血功能在出生时已被骨髓取代,但体内免疫器官和免疫组织是否能替代脾脏的免疫功能,尚待研究。就单个孤立器官而言,脾脏的作用不如其他一些脏器重要,但在某些特殊的情况下,脾脏的重要性就显示出来了。也就是说,脾脏的功能与其他器官或组织的功能密切联系,其自身病变也常常与其他器官或组织的病变有关并相互作用。

20 世纪 60 年代以来,随着免疫学的进展,已认识到脾脏是体内最大的淋巴样器官,是人体免疫系统的重要组成部分,在体液免疫和细胞免疫中起着重要作用。脾脏直接参与细胞介导免疫调节,它拥有全身循环 T 细胞的 25%;脾脏是产生调理素,血清吞噬作用激素和备解素的重要器官,能有效地过滤和清除侵入血液循环的病原体,具有抗感染、抗肿瘤、增加免疫反应的作用。脾切除后人体免疫系统功能的完整性遭到破坏,对病菌的抵抗能力必然下降,容易发生严重感染。早期充血性脾大也是对机体有益的,肿大的脾可容纳因肝硬化门静脉高压反流的大量血液,发挥了缓冲、分流的作用,从而减少贲门周围静脉破裂大出血的可能。

既往认为治疗脾破裂的首选方法是全脾切除术。随着暴发性脾切除术后感染的报道逐渐增多,这一传统概念受到了挑战。近年来,随着免疫、分子生物学等的发展,以及对脾脏解剖、生理、病理等方面的深入研究,提出了"生理状态下脾应尽量保留,病理状态下脾应合理切除"的观点。根据脾脏的解剖结构和现有止血措施,脾部分切除已可安全进行。

## 一、病情特点及麻醉前准备

脾脏具有免疫、滤血和储血三大功能,脾脏与肝脏、肺脏、肠道、胸腺、淋巴结、内分泌系统等关系密切。脾脏常因多种疾病而需行手术治疗,按病因大体可分为脾脏本身疾病和全身性系统疾病两大类。①脾脏本身疾病:脾破裂、游走脾、脾囊肿、脾肿瘤、肉芽性脾炎和脾脓肿等。②血液系统或造血系统疾患:如特发性血小板减少性紫癜、遗传性球形红细胞增多症、丙酮酸激酶缺乏症、戈谢病、霍奇金病、慢性白血病、再生障碍性贫血、自身免疫性溶血性贫血等。③门静脉高压、脾功能亢进、脾大。

因外伤性脾破裂而行脾脏手术时,患者往往存在程度不等的失血性休克,除应积极治疗失血性休克外,也须注意合并存在肋骨骨折、胸部挫伤、颅脑损伤等并存损伤,以防漏诊而发生意外。由全身其他疾病所引发如门静脉高压症、血液病等,病情往往较重且复杂,术前需做特殊准备,患者对麻醉的耐受能力不一,处理需特别慎重。

### (一)脾破裂

脾脏血供丰富而质脆,是腹部最易受伤的实质性脏器,脾破裂占各种腹部伤的 40%～50%,主要危险是大出血,病死率约 10%,约 85% 为被膜和实质同时破裂的真性破裂,少数为中央型或被膜下破裂,其被膜尚完整,但可在 2 周内突然转为真性破裂而大量出血,称延迟性脾破裂,需警惕。外伤性脾破裂常合并有其他脏器损伤,如肝、肾、胰、胃、肠等,增加围术期处理的难度。自发性脾破裂很少见,多有外伤史,且这类患者的脾脏常有基础病因引起病理性肿大,如有血吸虫病、疟疾或伤寒等。

脾破裂常为紧急手术,一旦诊断明确或有探查指征,原则上应在抗休克的同时尽快行剖腹探查术。术前准备时间较短,但应尽可能地给予补液,必要时输血,防治休克及水电解质紊乱,以提高手术的耐受性。如血压在补液后较稳定,可暂时密切观察采取保守治疗,输血、补液、应用止血药物和抗生素。手术治疗多行脾切除,保脾术仅适用于无休克,一般情况较好的患者。

### (二)血液系统或造血系统疾患

1.特发性血小板减少性紫癜

病因至今未明,大多数患者血液中可检出抗血小板抗体,但缺乏明确的外源性致病因子,因此,又称特发性自体免疫性血小板减少性紫癜。血小板在脾及肝内被巨噬细胞提前破坏,大部分患者破坏的部位在脾脏。该病特点是血小板寿命缩短、骨髓巨核细胞增多,脾脏无明显肿大。

治疗仍以肾上腺皮质激素为首选药物,其作用机制包括:①抑制单核-吞噬细胞系统的吞噬功能,延长与抗体结合的血小板寿命;②抑制抗体生成,抑制抗原抗体反应,减少血小板破坏,增加血小板的有效生成;③促进内皮细胞融合和蛋白质合成,降低毛细血管脆性,通常在给药3~4天后可见出血减轻。泼尼松为第一线用药,常用剂量为 1 mg/(kg·d),分 3 次口服。对有威胁生命的出血患者,可选用泼尼松龙或氢化可的松等静脉给药。多数患者用药后数天出血停止。70%~90%的患者有不同程度的缓解,15%~50%患者血小板恢复正常。

脾切除是治疗本病最有效的方法之一。作用机制是减少血小板抗体生成,消除血小板破坏的场所。其指征如下:①经过皮质激素和各种内科治疗无效,病程超过 6 个月者;②激素治疗虽有效,但对激素产生依赖,停药或减量后复发,或需较大剂量维持才能控制出血者;③激素治疗有禁忌证,或随访有困难者;④有颅内出血倾向,经内科治疗无效者。手术相对禁忌证包括特发性血小板减少性紫癜首次发作,尤其是儿童;患有心脏病等严重疾病,不能耐受手术;妊娠妇女患特发性血小板减少性紫癜;5 岁以下患儿切脾后可发生难以控制的感染。

切脾有效者术后出血迅速停止,术后 24~48 小时内血小板上升,10 天左右达高峰,70%~90%的患者可获得明显疗效,其中约 60%的患者获得持续完全缓解,其余患者的血小板有一定程度上升和出血改善。近年来,对特发性血小板减少性紫癜患者使用腹腔镜脾切除已获成功。部分病例切脾无效或术后数月到数年复发,可能因肝脏破坏血小板或副脾存在,或与脾损伤脾细胞自体移植有关。据报告脾切除后复发患者,副脾的发生可高达 50%。

术前对血小板明显低下者,避免使用抑制血小板功能的药物,如低分子肝素、阿司匹林、双嘧达莫、噻氯匹定、巴比妥类、抗组胺药、前列环素和前列腺素 E、β 受体阻断药、右旋糖酐等。术前用药尽量避免肌内注射。特发性血小板减少性紫癜患者若有危及生命的出血,可通过血小板输注加以控制,但不能预防出血。这是由于患者体内存在自身抗血小板抗体,输入的血小板很快被破坏,经常输注又易产生同种抗血小板抗体,使再次血小板输注无效。故不能轻易给特发性血小板减少性紫癜患者输注血小板,须严格掌握适应证,其适应证如下:①怀疑有中枢神经系统出血者;②血小板数<20×10⁹/L,严重活动性出血者;③脾切除术前或术中严重出血者。为减少术中出血,术前、术后应给激素治疗,对以往长期应用小剂量激素维持者,术前 2~3 天要加大剂量;手术当天及术中视病情追加用量。丙种球蛋白可阻断单核吞噬细胞系统对血小板的破坏过程。由于静脉输注丙种球蛋白多在首次输注 2 天后起效,故可在术前 3~5 天开始应用。

2.遗传性球形红细胞增多症

遗传性球形红细胞增多症是一种常见遗传性红细胞膜先天缺陷疾病,大部分为常染色体显性遗传。典型病例有脾大、黄疸、贫血、球形细胞增多与红细胞渗透脆性增加。本病以幼儿或青少年多见。男女均可发病。脾切除指征:①血红蛋白≤80 g/L 或网织红细胞≥10%的重型。②血红蛋白≤80 g/L、网织红细胞 8%~10%。具有以下一种情况者也应考虑切脾:贫血影响生活质量或体能活动,贫血影响重要脏器的功能,发生髓外造血性肿块。③年龄限制,主张 10 岁以后手术。对于重型遗传性球形红细胞增多症,手术时机也应尽可能延迟至 5 岁以上。

术前准备:术前可因感染、妊娠或情绪激动而诱发溶血或再障危象,患者出现寒战高热、恶心呕吐、严重贫血,持续几天甚至 1~2 周。应控制感染,保持情绪平稳,必要时用镇静药物,贫血严重者需输血治疗。

3.丙酮酸激酶缺乏症

婴儿型多在新生儿期即出现症状,黄疸与贫血都比较严重,黄疸可发生在出生后 2 天内,甚至需要换血。肝脾明显大,生长、发育受到障碍,重者常需多次输血才能维持生命。但随年龄增大,血红蛋白可以维持在低水平,不一定输血。检查可见红细胞较大,非球型。红细胞丙酮酸激酶活性降低,常降至正常值的 30%左右。本病纯合子发病,杂合子不显症状。成人型症状很轻,常被忽视。多于合并感染时才出现贫血。

4.戈谢病

戈谢病是一种常染色体隐性遗传病。该病引起肝脾大,皮肤褐色素沉着和结膜黄斑。葡萄糖脑苷脂在骨髓中贮积,引起疼痛。骨的病变可引起疼痛和关节肿胀。严重的还可出现贫血和白细胞、血小板生成减少,以致皮肤苍白、虚弱、容易感染和出血。

常用治疗及术前准备:对没有神经系统并发症的患者以酶补充疗法最有效。贫血严重时可以输血。手术切除脾脏可以治疗贫血和白细胞或血小板计数减少,也可减轻脾大带来的不适。

(三)门静脉高压、脾功能亢进、脾大

见本章第五节。

## 二、麻醉处理

一般选择气管内插管全身麻醉。无明显休克、凝血功能正常和全身情况尚好的患者可选择硬膜外阻滞。术中需镇痛完善,尤其在游离脾脏、结扎脾蒂等刺激强烈的操作时。脾脏手术易出血或术前血容量已不足,需建立通畅的静脉通路,必要时行中心静脉穿刺置管。

(一)脾破裂

多为急诊手术,常为饱胃患者,有呕吐误吸危险,需准备好吸引器,麻醉前还可予 $H_2$组胺受体拮抗药,能抑制组胺、胃泌素和 M 胆碱能受体激动剂所引起的胃酸分泌,使胃液量及胃液中 $H^+$ 下降,减少反流误吸的危险及误吸严重程度。常用药物有西咪替丁、雷尼替丁、法莫替丁等。

在输血输液的同时紧急剖腹探查,一般在控制脾蒂后,活动性出血能够控制,补充血容量后,血压和脉搏能很快改善;否则提示还有活动性出血。在无腹腔污染时,可行自体血回输,收集腹腔内积血,经洗涤过滤后输入。

(二)血液系统或造血系统疾患

许多长期接受皮质激素治疗的患者,可出现垂体-肾上腺皮质系统抑制,手术及应激时可能出现肾上腺皮质危象,而出现循环衰竭,为防止危象发生,术中需常规补充激素,麻醉手术需严格无菌操作。

糖皮质激素的长期应用可导致患者免疫力低下,增加术后感染机会,包括肺部感染,麻醉结束后及拔管前彻底清除呼吸道的分泌物,术后适当镇痛,并鼓励患者咳痰排痰。

经口气管插管需选用质地柔软的导管、低张力气囊等,插管时需轻巧,防止咽喉、气管黏膜损伤及出血;一般不采用经鼻气管插管,以免鼻黏膜损伤出血不止。麻醉诱导与维持力求平稳,避免血压过高引起颅内出血的危险,特别是血小板计数$<2\times10^9$/L时,可导致自发性出血,特别是颅内出血。

有研究表明,部分吸入麻醉药对血小板凝集及血小板、血栓素 $A_2$ 受体配对亲和力有影响。氟烷在临床使用浓度下有剂量依赖的效果,异氟烷作用较氟烷小;氧化亚氮有骨髓抑制,可引起贫血、白细胞和血小板减少。术中可选用无血小板影响的吸入麻醉药,如安氟烷、七氟烷、地氟烷等。

常用静脉麻醉药、肌松药对血小板无影响或影响轻微。一般认为,血小板计数在 $50\times10^9$/L 以下时不应采用硬膜外麻醉。尽量选择不在肝脏和肾脏中代谢的药物,避免使用对肝脏有损害的药物。但由于超过半数的麻醉药物通过肝脏中降解,故在肝功能不全时,用药量宜适当减少。

加强循环及肝肾功能的监测:术中维持有效的循环血容量,通过心电图、心率、脉搏、血压、中心静脉压、尿量等的监测,避免血容量不足或过多,维持肝肾功能。

由于患者存在贫血、血小板减少,术中可适当补充。血小板由骨髓产生,半衰期9~10天。血小板在采血时破坏达 20%,放置 24 小时后破坏 50%,48 小时后损失达 70% 以上。当出血倾向严重时应输注新鲜血及适量血小板。还可采用自体血液回输减少异体血的输入。

## 三、脾切除术后严重并发症

### (一)门静脉系统血栓

门静脉系统血栓在肝硬化门静脉高压症脾切除术后患者中发生率较高。门静脉系统形成血栓后,肝血流减少,肝功能受损,甚至引起肝功能衰竭;可使门静脉压力进一步升高,产生难治性腹水,可引起食管-胃底曲张静脉破裂出血;还可使肠道静脉回流障碍,出现肠坏死,可导致致命的后果。脾切除后,破坏血小板的因素消除,血小板的数量和质量都会增加。现在认为,术后门静脉系统血栓形成不单纯与血小板的数量有关,可能更与血小板质量有关,还与门静脉系统静脉壁的病理改变、血流动力学改变有关。术后常用抗凝用药有阿司匹林、双嘧达莫、低分子肝素,对术前和术中的要求是,对有出血倾向者,应根据病因适当处理,但不能强求纠正到正常。

### (二)暴发性脾切除术后感染

脾切除后因患者抵抗力下降,易导致感染,甚至发生凶险的暴发感染,病理性脾切除后这种感染发生率及危险性均较外伤性脾切除者为高。随着保留性脾手术在国内外大量开展,这种可能性会减少。

典型的症状是突然发热、寒战、恶心、呕吐,接着有轻微上呼吸道感染。此过程为 12~24 小时,然后突然暴发败血症、休克、播散性血管内凝血和肾上腺功能不全。病死率达 40%~70% 不等。50% 的患者在脾切除后 1 年内发生,这种综合征曾报道晚到脾切除术后 37 年发生。应该终身提防暴发性脾切除术后感染的危险。对任何迟发的感染应该及时治疗,早期有效的治疗能明显减低病死率。

（程　瑶）

# 第九章

# 泌尿外科麻醉

## 第一节 前列腺手术麻醉

前列腺由四个紧密相连的完整区域组成，即前区、外周区、中央区和前列腺前区。每个区又由腺体、平滑肌和纤维组成。所有区都被包在一个包膜里。前列腺血供丰富。动脉和静脉穿过前列腺包膜，在腺体内分支。静脉窦邻近包膜而且非常大。在 40 岁左右，前列腺区的前列腺组织即开始有结节增生，形成中叶、侧叶和后叶，中叶和后叶与尿道梗阻有密切关系。前列腺和前列腺段尿道接受交感和副交感神经的支配，这些神经来自由副交感神经盆丛发出的前列腺丛，而副交感神经盆丛又有下腹丛神经加入，这些脊神经主要来源于腰骶段。

前列腺手术多见于 60 岁以上老年男性患者。近年来，随着前列腺增生（BPH）的发病率逐渐上升，各种治疗 BPH 的式式也在不断地发展和改良。常见的式式有经腹或会阴前列腺切除术（开放手术）、经尿道前列腺电切术（TURP）、经尿道前列腺汽化电切术（TVP）、经尿道前列腺等离子电切术（PKRP）等。目前最常用的是 TURP、TVP、TURP＋TVP 和 PKRP 等式式。但如果腺体过大就须做开腹切除。高龄前列腺增生患者身体的机能呈进行性退化，各器官存在不同程度的病理变化，重要器官的代偿功能下降，对手术、麻醉耐受力差，麻醉风险大。

### 一、经腹前列腺切除术的麻醉

经腹前列腺手术适用于前列腺巨大肿瘤的切除，可在区域阻滞或全身麻醉下进行。这类手术患者多为老年人，且常合并有心脑血管病、糖尿病或慢性肺功能不全等疾病。部分患者还伴有不同程度的尿路梗阻，肾功能不同程度的损害，给麻醉和手术带来一定的困难。

对于一般情况较好的患者，可以考虑在蛛网膜下腔阻滞、硬膜外阻滞或腰-硬联合阻滞麻醉下完成手术。椎管内阻滞的优点不仅在于术后并发症少，而且由于骶部副交感神经亦被阻滞，前列腺部血管收缩，失血得以减少。但对此类患者施行椎管内阻滞时，麻醉平面应严格控制在 $T_{8\sim10}$，否则血流动力学难以稳定。同时术中要保证静脉输液通路畅通，要密切观察失血量及内环境的变化，及时输血、输液补充血容量，以维持血流动力学的稳定。而对于全身情况较差尤其是合并心血管功能不全者，或者合并脊柱畸形以及椎管内麻醉失败者应采用气管内全身麻醉。

经腹前列腺切除手术对患者侵袭性大，手术部位较深，前列腺血运丰富并与周围粘连，术中出血较多。术中失血主要发生于前列腺剥出时，由于失血较为集中，因此可对病情有不同程度的影响。所采用手术方式的不同，失血量也可有明显的差别，例如采用缝合前列腺被膜的术式时，失血量常可较不缝合者显著减少。同时术中还常常挤压前列腺，能使腺体内含有的胞浆素原活化，大量进入血液循环，将血液内的胞浆素原转化为胞浆素，从而产生血纤维蛋白溶解现象，导致术中、术后渗血增多、血压下降。遇此情况时，除彻底电凝或压迫止血外，可输注新鲜血或纤维蛋白原，并给予肾上腺皮质激素处理。术后患者创面都有不同程度的渗血，创面血管即便已有血栓形成，但由于尿内激酶有使溶纤维蛋白系统激活的能力，从而使已形成的凝血块重新溶解，以致形成术后的大量渗血。6-氨基己酸具有抗纤溶作用，因此可以避免尿激酶的不利影响，减少失血量，但近年来由于有前列腺手术使用 6-氨基己酸后发生脑血管栓塞及心肌梗死的报道，已不再强调 6-氨基己酸的应用。实际上，防止术中、术后出血的关键仍在于术中彻底止血。药物止血的理论虽很有吸引力，但实际掌握起来有一定的困难。

## 二、经尿道前列腺电切术的麻醉

经尿道前列腺电切术（TURP）由于有不开刀、创伤小、恢复快、并发症少和安全性大的优点而容易被患者所接受，是治疗前列腺增生症（BPH）的有效方法。但由于此类手术多为高龄患者，机体各重要器官存在不同程度的病理变化，各器官的代偿和贮备功能降低，对手术和麻醉耐受力差，麻醉风险较大。大量临床观察认为，TURP 麻醉不同于一般日常麻醉。因此，术前应详细询问病史，完善各项检查，术前及时处理各种并发症，对于合并心律失常、心力衰竭、高血压、糖尿病及水、电解质、酸碱平衡紊乱的老年患者应先由内科会诊，进行有效的治疗，而后再行手术，可大大提高麻醉和手术的安全性。如对高血压患者行降压治疗，将血压最好控制于 18.7/10.7 kPa（140/80 mmHg）左右才行手术治疗；并发糖尿病患者术前应将血糖控制在 8.3 mmol 以下时再进行 TURP 手术；对有肾功能不全者给予护肾治疗，当血清肌酐水平降至 300 μmol/L 时，再行 TURP 手术治疗。

经尿道前列腺切除可根据病情选择蛛网膜下腔阻滞、硬膜外阻滞、腰-硬联合阻滞、骶管阻滞或全身麻醉下进行。椎管内阻滞可提供良好的肌肉松弛，给术者提供有利操作条件；全身麻醉可以消除患者紧张情绪，亦可提供肌肉松弛条件，利于膀胱适当充盈，便于观察视野。以前 TURP 的麻醉主要是选择硬膜外阻滞，而近年来腰-硬联合阻滞可以同时发挥两种麻醉方法的优点，减少或克服各自的缺点和不足，在临床得到广泛的应用。硬膜外阻滞穿刺点可选择在 $L_1 \sim L_4$ 椎间隙，腰-硬联合阻滞通常选择在 $L_2 \sim L_4$ 椎间隙。局麻药可选择利多卡因、丁哌卡因、罗哌卡因和左旋丁哌卡因等药物。麻醉平面控制在 $T_{10}$ 以下，减少因麻醉平面过高所引起的并发症。椎管内阻滞可增加膀胱的容量，便于手术操作。但椎管内阻滞需要注意：老年患者脊柱僵硬，韧带钙化增加了操作难度；老年人硬膜外间隙的容积较小，椎间孔狭窄，因而麻醉平面易于扩散，要注意剂量的调整；另外，阻滞平面以下小血管张力下降，可能增加术中出血倾向和灌注液吸收倾向。而全麻易掩盖 TURP 综合征等手术并发症，术中、术后麻醉并发症也较多，通常只有在椎管内阻滞失败后才考虑应用。

前列腺切除手术患者的麻醉管理，需重视老年人病理生理特点及合理选择麻醉方法，要加强术中麻醉管理。老年前列腺切除患者麻醉管理有如下特点：手术的全程要加强呼吸、血压、心率、脉搏、血氧饱和度监测。保证整个手术全程吸氧，维持呼吸和循环功能的稳定。老年人由于全身脏器功能减退,术前合并症多,心肺功能储备差,动脉硬化是组织变化的必然趋势,临床表现血压升高,心排血量减少,麻醉危险性增高,尤其是高血压患者,要避免血压大幅度波动。前列腺切除术患者易于发生深静脉血栓,究其原因可能与高龄、合并恶性肿瘤、心脏疾病、静脉曲张和肥胖等因素有关。椎管内阻滞是比较适合老年前列腺切除患者的麻醉方法,椎管内阻滞后由于阻滞了交感神经,血管扩张作用使血流阻力下降,扩容作用能使血液稀释,血液黏滞度下降,使血流加速,有防止红细胞聚集,改善循环功能的作用。此外,椎管内麻醉期间患者可保持清醒合作,而且术中管理方便,有术后恢复快、并发症少的优点。

老年人对失血和失水的耐受性差,应根据术前、术中的病情选择液体种类。入室后尽早补液,可使有效循环血容量增加,并可纠正由于阻滞区域血管扩张引起的血压下降。要结合患者心肾功能状况补充液体,若有心肾功能损害补液切忌过快过量,以防心力衰竭、肺水肿的发生。术中要高度重视呼吸功能的监测。老年人功能残气量增加,肺组织弹性减少,肺顺应性下降,呼吸功能减弱,肺活量减少,对缺氧的耐受性较差。术中尽量少用镇痛、镇静类药物,因为此类药物对呼吸功能有明显影响。术中应保证氧供并重视心率、血氧饱和度监测,防止发生缺氧。维持血压平稳是麻醉处理的关键,血压波动剧烈如不及时处理可造成前列腺手术期间出血增多、心肌缺血,甚至心力衰竭。术中发现病情变化时,要及时果断地采取措施,合理使用血管活性药物,尽量保证手术期间的血压平稳。此外,TURP术后患者常由于伤口疼痛及膀胱痉挛性收缩,强烈的尿急可引起患者的疼痛和烦躁,可引起继发性出血和引流管阻塞,通过静脉或硬膜外镇痛处理,可有效地缓解术后疼痛,且对运动阻滞程度轻,便于术后早期活动,可减少术后压疮和下肢深静脉血栓形成的并发症。

### 三、前列腺癌根治手术的麻醉

前列腺癌在欧美是一常见恶性肿瘤,在我国较少见,但随着人口老龄化,前列腺癌的发病率有上升的趋势。前列腺癌的治疗有根治性手术切除及姑息性治疗(放射治疗、内分泌治疗、化疗及物理治疗)。前列腺癌根治手术的范围包括前列腺体和前列腺包膜,以达到消灭体内所有肿瘤组织的目的。以前常用经会阴前列腺切除术,近年普遍采用耻骨后前列腺癌根治术,前列腺、射精管、贮精囊和部分膀胱颈随同盆腔淋巴结一起切除。但近年来腹腔镜技术用于根治性前列腺癌手术有日渐增多的趋势。前列腺癌根治手术中最常见的问题是术中大量出血。术前自体血采集、使用重组红细胞生成素、术中急性等容性血液稀释都是减少患者对异体血需求的常用方法。早期术后并发症包括深静脉血栓形成、肺栓塞、血肿、浆液瘤和伤口感染,发生率为 0.5%～2%。根治性前列腺手术时患者体位处于仰卧位、背部过伸和耻骨高于头部的特伦德伦伯格体位,此体位易发生空气栓塞。

硬膜外阻滞、蛛网膜下腔阻滞、腰-硬联合阻滞、全身麻醉都可用于这种手术。但目前国内外普遍采用硬膜外阻滞复合全身麻醉这种联合麻醉方式,主要是利用硬膜外阻滞的良好镇痛作用,再加上全麻的辅助或控制呼吸作用,使麻醉更加平稳与安全。既往的研究证实,实施硬膜外阻滞或硬膜外阻滞复合全身麻醉保留自主呼吸时,中心静脉压和外周静脉压低于间歇正压通气的患者,这就是间歇正压通气者的出血量多于自主通气者的原因。与全麻相比,椎管内阻滞或复合全身麻醉可降低患者术后血液的高凝状态,因此可降低术后血栓栓塞的风险。另外,硬膜外阻滞的超前镇痛可降低术后疼痛和对镇痛的要求,也能更好地维持神经内分泌反射的稳态,肠道功能也比全麻恢复快。随着腹腔镜用于根治性耻骨后前列腺切除术的增多,单独椎管内阻滞已无法满足手术和患者的要求,故以选用全麻为宜。术后镇痛对老年患者尤为重要,可使患者早期活动减少术后并发症,促进伤口愈合,缩短住院日和减少经济负担。

(李守华)

# 第二节 尿流改道和膀胱替代手术麻醉

临床上对膀胱癌、无法手术修复的膀胱外翻、晚期神经源膀胱、挛缩的膀胱等施行膀胱切除术,用乙状结肠或回肠重建成贮尿囊替代膀胱,与尿道吻合,使新膀胱贮尿、排空等均接近生理状态。膀胱全切术后尿液的贮存与排出一直是未能满意解决的问题。自从1852年Simon报道输尿管乙状结肠吻合以来,经过一个多世纪的不断改进与创新,特别是1982年Kock用去管重建法制作贮尿囊的可控性膀胱以来,尿流改道与膀胱重建有了跨时代的进步和发展,显著地提高了患者术后生活质量。因膀胱全切、回肠代膀胱术是泌尿外科手术时间较长、创伤大、出血多的手术,如管理不当,手术后期有可能发生创伤失血性休克,对此应做好充分的术前准备,术前要备好充足的血源。手术期间在大量输血、输液补充血容量的同时,纠正酸中毒,补充钙剂,以防治大量输血所致的并发症也至关重要。

## 一、经腹全膀胱切除尿流改道术的麻醉

膀胱癌在我国泌尿系统肿瘤中发病率最高,其预后与肿瘤分期分级密切相关。全膀胱切除是治疗浸润性膀胱癌的金标准,对于广泛性、多发性浅表膀胱癌亦是膀胱切除的指征。尿流改道和全膀胱替代手术是泌尿外科手术较为复杂的手术,故对麻醉的要求亦有一定的特殊性。部分患者术前一般情况较差且多为高龄,对于不能耐受手术者可考虑分期手术(第一期做膀胱全切除及输尿管外置,第二期做膀胱成形),缩短手术时间以保证患者的安全,此类手术多可选择在椎管内阻滞下完成。一般可在 $T_{12}\sim L_1$ 穿刺头侧置管及 $L_{3\sim4}$ 或 $L_{4\sim5}$ 向骶侧置管。当手术限于盆腔时,主要经下管注药,当手术涉及腹腔时,经上管注药,如此使麻醉有效,对患者的影响亦可减少。如果膀胱全切除及尿流改道需要一次完成,则麻醉处理较为复杂。由于手术时间较长(可长达6~10小时),麻醉时间必须满足手术要求。膀胱手术时要求盆腔内神经得到充分的阻滞,而回肠手术时内脏牵拉的刺激较大,要求有足够高的麻醉平面( $T_{4\sim6}$ ),增加管理难度。对于此类患者现多采用全身麻醉,可使这类患者耐受长时间手术并可保证良好的肌肉松弛,但对部分患者的术后恢复存有顾虑。而采用椎管内阻滞联合全身麻醉的方法,近年来应用比较广泛,术中有良好镇痛和肌肉松弛,术后患者恢复也比较迅速。

由于全膀胱切除手术范围较广,术中出血较多,内脏暴露时间长,体液蒸发较多,如未及时补足容量极易发生休克。对此类患者手术时应保证两路以上的输液通道,最好行颈内静脉或锁骨下静脉穿刺置管,术中监测中心静脉压(CVP)以指导输血输液。术中应常规进行呼吸和循环功能、血气和体温的监测,对老年高危患者可考虑进行动脉穿刺置管动脉直接测压和进行动态血气监测。术中要根据出血和实验室检查情况,适时输血和输液,维持机体内环境和体液的平衡。

## 二、腔镜下全膀胱切除尿流改道术的麻醉

中晚期膀胱癌施行腹腔镜全膀胱切除盆腔淋巴结清扫加原位回肠代膀胱手术,是近年来泌尿外科开展的一种全新的手术方式,对麻醉要求较高。腹腔镜下手术并发症比开腹少,但也不可避免地对患者的呼吸和循环功能产生明显的影响。在手术中人工气腹使腹内压升高,膈肌上抬,引起肺泡无效腔量增大,功能残气量降低,肺顺应性下降和气道阻力的增大,易导致高碳酸血症的发生。另外头低脚高仰卧位,也导致通气血流比值失衡,加上超长时间的 $CO_2$ 气腹,常引起 $CO_2$ 吸收增加而出现高碳酸血症。此类患者麻醉应力求平稳,手术时垫高头部以利于脑部血液回流;开放与半开放通气模式可促使 $CO_2$ 的排出,降低血内 $CO_2$ 分压,减轻脑血管扩张。减少晶体液输入,提高胶体渗透压,激素的应用可预防面部和脑水肿,提高患者的耐受性。

老年患者由于对麻醉药排泄缓慢,往往使术后苏醒延迟,因而易出现呼吸抑制,舌后坠,上呼吸道梗阻,造成通气不足而缺氧,所以必须在患者完全清醒、呼吸恢复正常、气道分泌物吸净后才可拔除气管导管。另外,老年人心血管代偿能力较差,易引起直立性低血压,离室搬动时注意防止血压变化。老年人由于对缺氧耐受性差,术后应常规给予吸氧,维持血氧饱和度正常。老年人由于某种原因血管硬化、血流迟滞,血液呈高凝状态,术后应尽早让患者下床活动,避免下肢深静脉血栓形成,栓子脱落导致肺栓塞。

**（李守华）**

# 第三节　输尿管、膀胱、尿道创伤手术麻醉

大多数输尿管、膀胱、尿道创伤手术均可在硬膜外阻滞、蛛网膜下腔阻滞或腰-硬联合阻滞下完成。输尿管上段手术可选 $T_{8\sim9}$ 或 $T_{9\sim10}$ 间隙,向头侧置管,麻醉范围控制在 $T_6\sim L_2$。输尿管下段手术麻醉范围控制在 $T_{10}\sim S_4$,选择 $L_{1\sim2}$ 间隙穿刺,向头侧置管。膀胱手术可选 $L_{1\sim2}$ 间隙,结肠代膀胱手术,穿刺点可选 $T_{11\sim12}$ 间隙,麻醉范围控制在 $T_6\sim S_1$,前列腺手术常选用 $L_{2\sim3}$ 间隙或 $L_{3\sim4}$ 间隙穿刺置管。椎管内麻醉具有镇痛完善、肌肉松弛良好、呼吸循环功能较稳定、对体液超负荷具有良好耐受性、对肾血流影响小等优点。在具体实施中,应注意下列问题:肾功能不全患者局麻药液中不宜加用肾上腺素,否则将导致肾血流量降低;因局麻药主要在血液或肝脏代谢降解,如果并存低蛋白血症,血浆中局麻药与蛋白结合减少,游离成分增高,易出现局麻药毒性反应,因此,需控制局麻药用量。全身麻醉适用于手术范围广、创伤大、出血多的病例。采用气管内全麻应注意:①全麻药对肾功能可能有损害。②肾功能障碍可能影响药物的清除,使药物的时效延长。③要避免气管插管损伤,防止肺部感染等问题。

## 一、输尿管创伤手术的麻醉

输尿管创伤的原因可分为外源性创伤和医源性创伤两大类。单纯的外源性输尿管创伤比较少见,多见于枪弹伤、交通事故、刀刺伤等。常合并有腹腔脏器或全身脏器创伤,有时输尿管创伤易被掩盖。医源性输尿管创伤多见于盆腔及下腹部的开放性手术。特别是输尿管有移位、畸形、广泛粘连、显露不良、出血等情况时更易发生。有时虽未直接伤及输尿管,但破坏了输尿管的血

液供应,也会导致输尿管部分缺血、坏死及穿孔。器械损伤多见于泌尿外科输尿管插管及输尿管镜检术。放射性创伤比较罕见,多见于盆腔肿瘤高强度放射性物质照射后。输尿管创伤后症状和体征常受多种因素影响,如创伤原因、性质、发现的时间、单侧或双侧创伤等,往往易误诊。在处理外伤或在手术中若能及时发现输尿管创伤并及时处理,则效果好,不会遗留后遗症。术后数天或数周发现尿少、血尿、漏尿、肾区胀痛并有叩痛、腰部肌肉紧张等,应考虑输尿管创伤的可能。

输尿管创伤手术治疗的目的为恢复正常的排尿通路和保护患侧肾脏功能。如患者全身情况好,此类手术多可在硬膜外阻滞或蛛网膜下腔阻滞下完成,近年来腰-硬联合阻滞麻醉已广泛应用于此类手术,该麻醉方法具有操作简单,效果确切,根据手术的需要容易调节阻滞平面,对输尿管创伤探查手术不失为一种较好的麻醉方法。硬膜外局麻药可选用 2% 利多卡因、0.75% 罗哌卡因和丁哌卡因等药物,蛛网膜下腔用药可选用 0.5% 丁哌卡因或罗哌卡因,可采用重比重或等比重液。如患者伴有复合伤,全身情况差、病情危重或以探查性质为主的手术则可选用在气管插管全麻下完成。对于患者全身情况危重,休克、脱水、失血严重或合并有其他重要脏器创伤时,应先纠正全身情况及优先处理重要器官的创伤。在处理患者时需遵循"抢救生命第一,保护器官第二"的原则,首先处理威胁生命的创伤。输尿管创伤手术患者往往伴有肾功能损害,在麻醉期间尽量避免应用影响肾功能的药物,以免加重对肾脏的损害。另外,硬膜外腔用药由于腰骶部神经根粗大,宜用较高浓度的局麻药来获得较为满意的效果。在追加硬膜外麻醉时应量足、浓度高,以保证阻滞完善,使麻醉效果满意。

## 二、膀胱创伤手术的麻醉

由于膀胱在骨盆的包围下,一般不易损伤,其大小、形状、位置及壁的厚度均随着储尿量而变化,当膀胱充盈达 300 mL 以上时,高出于耻骨联合上,如下腹部受到外力的作用时,有可能导致膀胱破裂;或当骨盆受到强大外力的作用,导致骨盆骨折时,骨折断端有可能刺破膀胱,使并发膀胱破裂的可能性大大增加。据统计:骨盆骨折与膀胱创伤关系密切,车祸等暴力损伤是膀胱破裂损伤的主要原因,并常伴有合并伤。枪弹伤是造成膀胱破裂损伤的另一原因,同时合并其他脏器损伤。膀胱创伤根据损伤原因分为闭合性膀胱损伤、开放性膀胱损伤和医源性膀胱损伤。有下腹部外伤史、骨盆骨折史、难产、膀胱尿道器械操作后出现出血与休克、排尿困难和血尿、腹膜炎等症状者,应考虑膀胱创伤的可能。膀胱破裂的治疗原则应包括早期的防治休克、急诊手术及后期的膀胱修补等。膀胱破裂处理方式应根据受伤原因和膀胱破裂类型而定。膀胱挫伤仅需留置导尿管数天。

膀胱手术可选用对呼吸、循环影响较小的区域神经阻滞,一般情况下多可满足此类手术的要求。诊断性或手术治疗性膀胱镜检查等这类相对较小的手术,基本上都在门诊手术室实施,蛛网膜下腔阻滞、腰段硬膜外阻滞、骶管阻滞均可获得较理想的麻醉效果。尿道膀胱器械检查操作,尤其是女性患者,通常可在 2% 利多卡因凝胶表面麻醉下进行,而且操作中患者不会出现不适感。椎管内麻醉尤其是硬膜外阻滞或腰-硬联合阻滞,如果阻滞平面、局麻药剂量、注药速度控制适当,则对呼吸、循环功能影响较小,是较好的麻醉方法选择。因椎管内麻醉阻滞平面低,术后肺部并发症比全麻少,而且术中可保持患者清醒,有利于术后精神功能的恢复;此外,椎管内麻醉具有一定扩张肾血管的作用,可增加和改善肾血流,对伴有肾功能障碍或尿毒症者,采用此麻醉方法更为合适。但对于手术复杂涉及范围较大同时伴有全身复合伤以及心、肺功能不全者,选用气管内插管全麻较为安全,有利于术中对呼吸、循环功能的管理。

膀胱创伤手术多在截石位下完成,这种体位对患者心、肺功能皆有不利影响。截石位时横膈凭重力上移,肺脏受挤压,通气功能受到一定影响。心排血量因胸膜腔内压的增高及心脏位置的改变而减少。尤其是肥胖或腹水的患者,这种体位的不利影响更值得注意。患者情况较好者,可考虑采用单纯蛛网膜下腔阻滞、连续硬膜外阻滞或腰-硬联合阻滞。此外,截石位时双腿屈曲外展,时间长久以后静脉血流迟滞,易引起下肢深静脉血栓形成,构成术后肺栓塞的后患。因此,术中应补充适量的液体,使血液不致过于黏稠,避免栓塞的发生。手术结束时,应将下肢缓慢轻巧复位,以免引起血流动力学剧烈波动。对于血压明显下降者,应给予少量血管收缩剂及时处理。

### 三、尿道创伤手术的麻醉

尿道创伤是泌尿系统最常见的损伤,多发生于男性,青壮年居多。若处理不及时或处理不当,会产生严重的并发症或后遗症。女性尿道损伤发生率很低,只有严重的骨盆骨折移位导致膀胱颈或阴道损伤才可产生尿道损伤。尿道内暴力伤常见于医源性损伤,多因尿道器械操作不当造成;尿道外暴力开放损伤常见于火器或利器伤,常发生在尿道阴茎部;尿道外暴力闭合性损伤主要由会阴部骑跨伤和骨盆骨折所致。骨盆骨折所致的尿道损伤最好发于交通事故,骨折端刺伤尿道或骨折导致骨盆变形、牵拉撕裂尿道。尿道损伤的临床表现取决于损伤的部位、程度和是否合并有骨盆骨折及其他脏器损伤。根据外伤史、受伤时的体位、暴力性质、临床表现、尿外渗的部位、直肠指检、X线检查及其他必要的全身检查可明确尿道损伤的部位、尿道损伤的程度及有无其他脏器损伤。

尿道创伤的全身治疗目的是防治休克、控制感染及并发症。对危及生命的合并伤应先处理,等病情稳定后再处理尿道损伤。尿道创伤局部治疗的主要目的是要恢复尿道的连续性、引流膀胱尿液及引流尿外渗。小儿尿道创伤手术常需要在基础麻醉加局麻、区域阻滞或全麻下完成,而成人则可在2%利多卡因凝胶表面麻醉或低位蛛网膜下腔阻滞下完成,尤其是年龄较大或对自主神经反射不敏感的截瘫患者。在良好的麻醉前用药和静脉镇静处理下,表面麻醉可广泛应用于身体状况极差的高龄患者。对于尿道远端的手术,阴茎神经阻滞亦能提供良好的镇痛效果,而且在门诊患者其操作非常简单。阴茎神经阻滞的并发症最少,而且可由各临床科室的手术医师实施。

外伤性后尿道断裂手术时间通常较长,患者要保持截石体位4~5小时之久,对呼吸、循环的影响较大。但需施行此类手术的病例多为年轻人,对体位的适应较老年人强。采用蛛网膜下腔阻滞时,应待阻滞平面固定后再改变体位,以免麻醉平面意外升高。轻比重局麻液的蛛网膜下腔阻滞更为适宜。采用硬膜外阻滞时,导管可于$L_{3\sim4}$或$L_{4\sim5}$向骶侧置入,采用最小剂量使阻滞范围局限于会阴部即可。尿道断裂而行经膀胱及会阴联合修补术时,阻滞平面需达$T_{9\sim10}$并包括全部骶神经,故采用两点连续硬膜外阻滞,导管可由$L_{1\sim2}$向头及$L_{3\sim4}$或$L_{4\sim5}$向骶侧分别置入。对部分病例也可考虑经$L_{2\sim3}$或$L_{3\sim4}$间隙穿刺采用腰-硬联合阻滞,蛛网膜下腔注入长效局麻药丁卡因或丁哌卡因,然后向骶侧置入硬膜外导管,根据麻醉平面和手术时间经导管注入局部麻醉药。对于有椎管内阻滞禁忌证者,应考虑在全麻下完成手术。

(李守华)

# 第四节　肾创伤手术麻醉

## 一、肾创伤的临床分类、诊断及治疗

### （一）肾创伤的分类

肾创伤目前多以 Sargent 分类与美国创伤外科协会分级为诊断标准。Sargent 将肾创伤分为四类。Ⅰ类伤：肾挫伤。Ⅱ类伤：不涉及集合系统的轻微裂伤。Ⅲ类伤：伴有或不伴有尿外渗的深度裂伤及碎裂伤。Ⅳ类伤：涉及肾蒂的损伤。美国创伤外科协会将肾创伤分为五度。Ⅰ度：肾挫伤。Ⅱ度：肾小裂伤。Ⅲ度：肾大裂伤，累及肾髓质，但并未入集合系统。Ⅳ度：肾全层裂伤伴肾盂、肾盏撕裂，肾碎裂、横断及贯通伤。Ⅴ度：肾动脉和静脉主干破裂或肾碎裂及横断同时伴有肾门区肾段动静脉断裂、肾盂撕裂。另外还可以按受伤机制分为以下三种类型。①开放性创伤：多见于刀刺伤，子弹穿透伤，多合并有胸、腹及其他器官创伤。②闭合性创伤：包括直接暴力，上腹部或肾区受到外力的撞击或挤压，如交通事故，打击伤，高空坠落后双足或臀部着地，爆炸冲击波。会伤及肾实质、肾盂以及肾血管破裂，出现肾包膜下、肾周围及肾旁出血。③医源性肾创伤：手术时意外撕裂或经皮肾镜术，体外冲击波碎石术有引起肾创伤的可能。

### （二）肾创伤的诊断及检查

1.外伤史

详尽的外伤史对肾创伤的诊断很有价值，如受伤原因，事故性质，受伤着力部位，伤后排尿情况，有无血尿，昏迷，恶心及呕吐，呼吸困难，休克等。

2.临床表现

（1）血尿：为肾创伤最常见的症状，94.3％～98％的肾创伤患者有肉眼血尿或镜下血尿。

（2）疼痛及肿块：多数患者就诊时有肾区或上腹部疼痛，可放射到同侧背部或下腹部。肾区可触及肿块。

（3）休克：是肾严重创伤及合并有多脏器创伤并危及生命的临床表现。表现为低血容量休克。开放性肾创伤休克发生率高达85％。

（4）合并伤：无论是开放性还是闭合性肾创伤，还可能同时有肝、结肠、肺、胸膜、胃、小肠、脾及大血管损伤。临床表现更严重，病情危重，须及时手术、麻醉进行抢救。

3.实验室检查及影像学检查

（1）尿常规检查：可能表现镜下血尿、肉眼血尿。

（2）血常规检查：动态观察血红蛋白，如果血红蛋白及血细胞比容持续下降说明存在活动性出血，白细胞计数增高，提示合并感染或其他部位有感染灶存在。

（3）血清碱性磷酸酶：在肾创伤后8小时升高有助于诊断。

（4）超声作为闭合性肾创伤的检查方法有助于诊断。CT 及 MRI 诊断肾创伤的敏感度高，可确定肾创伤的程度、范围及肾实质裂伤、肾周血肿的诊断。X 线片可见肾轮廓增大或局部肿大，伤侧膈肌升高。

### （三）肾创伤的治疗

#### 1.非手术治疗

排除了肾蒂伤，肾粉碎伤需紧急手术处理外，轻度的肾挫伤、裂伤的患者，无其他脏器合并伤的可入院观察行保守治疗，卧床休息，观察血压、脉搏、呼吸、体温，动态观察血、尿常规。补充容量、保持足够尿量，应用抗生素预防感染等治疗。

#### 2.手术治疗

对于开放性肾创伤，合并有其他脏器创伤，伴有休克的患者应急症手术进行抢救。闭合性肾创伤一旦确定较严重肾挫伤也须尽早手术探查。手术包括肾修补、肾动脉栓塞、肾部分切除或肾全切除，手术切口可以经腰切口或经腹切口。

## 二、肾创伤手术的麻醉处理

### （一）术前评估及准备

手术前熟悉病史，对创伤患者行头部、胸部、腹部、脊柱及四肢检查，并对呼吸功能、循环功能、肝肾功能、神经系统功能等做相应评估。根据 ASA 评估分级及创伤严重程度分级评估对麻醉的耐受性。麻醉前观察患者的神智、精神状态、血压、心率、呼吸状态注意患者有无烦躁不安、疼痛、出汗、血尿、恶心呕吐等症状。常规行心电图、血常规、尿常规、凝血功能等检查，按急诊手术患者处理。肾创伤后腹膜后肾周血肿会突发破裂危及生命，如救治不当，死亡率很高，术前做好创伤急救准备工作。

### （二）麻醉前用药

严重肾创伤患者，病情变化快，常伴有失血性休克，或合并有其他脏器创伤。因此，术前慎用或禁用镇静、镇痛药物，以免造成呼吸抑制。

### （三）麻醉中监测

麻醉中监测包括心电图、心率、无创血压、脉搏血氧饱和度、呼气末二氧化碳分压、尿量及体温。危重患者行中心静脉导管置入监测中心静脉压，有创动脉压监测。必要时置入肺动脉漂浮导管，监测心排血量（CO），每搏量（SV），心脏指数（CI），肺毛细血管楔压（CWCP），混合静脉血氧饱和度（SVO$_2$）指导目标治疗达到较好氧供（DO$_2$）。

### （四）麻醉方法选择

对于病情较轻的行肾创伤探查术的患者可选择硬膜外麻醉。对于严重肾创伤，合并有其他脏器创伤，伴有失血性休克的患者或急诊探查性质手术患者应选择气管插管全身麻醉。硬膜外麻醉在创伤手术患者实施容易引起明显血流动力学改变，安全性明显低于全身麻醉。肾创伤伴有休克的患者对全身麻醉药耐药性差，因此合理的选择全身麻醉药及剂量非常重要。

### （五）麻醉中药物选择

#### 1.麻醉中常用的依赖肾脏清除的药物

见表 9-1。

#### 2.静脉全麻药

依托咪酯对循环影响轻可作为循环不稳定时麻醉诱导及维持，但休克及低血压患者慎用。丙泊酚有较强的循环功能抑制作用，它通过直接抑制心肌收缩力和扩张外周血管双重作用引起血压下降，因此对有效循环血量不足的患者及老年人用量要减少。丙泊酚用于肾衰竭患者与正常人的总清除率相似，在肾切除的患者中，其清除率也不受明显影响，因此丙泊酚对肾功能影响不大。硫喷妥钠对循环影响较大,不主张用于休克患者,肾功能不全时应慎用。

表 9-1　麻醉中常用依赖肾脏清除的药物

| 依赖 | 部分依赖 |
| --- | --- |
| 地高辛,正性肌力药 | 静脉麻醉药——巴比妥类 |
| 氨基糖苷类,万古霉素 | 肌松药——泮库溴铵 |
| 头孢菌素,青霉素 | 抗胆碱类——阿托品,格隆溴铵 |
|  | 胆碱酯酶抑制剂——新斯的明,依酚氯铵 |
|  | 其他——米力农,肼屈嗪 |

3.麻醉性镇痛药

吗啡主要在肝脏代谢为无活性的葡萄糖苷酸经肾排泄,肾功能不全患者应用镇痛剂量吗啡时,时效不会延长。瑞芬太尼、舒芬太尼、阿芬太尼及芬太尼镇痛作用强,对血流动力学影响轻,是创伤休克患者首选的麻醉药,芬太尼也在肝脏代谢,仅仅 7% 以原形排泄。瑞芬太尼和舒芬太尼的药代动力学和药效动力学在肾功能不全患者与正常人之间无显著差异,瑞芬太尼长时间用于严重肾功能不全的患者也是安全的。

4.吸入麻醉

氧化亚氮、异氟烷、七氟烷和地氟烷无肝肾毒性可安全用于肾脏手术麻醉。Higuchi 报道七氟烷在 >5 MAC 的浓度下维持 1 小时也不增加血浆肌酐的含量。Morio 等研究低剂量七氟烷(0.4%～3.0%)和异氟烷(0.2%～1.5%)麻醉后测出的复合物 A 平均值 1(1.2±7.2)ppm,含量极微,即使用于术前有肾功能不全的患者也影响不大,尿素氮和肌酐值术前和术后无差异。地氟烷稳定性强,用于肾衰竭患者是安全的。

5.肌肉松弛药

箭毒类药物基本上从肾脏排泄,因此肾脏手术麻醉不宜选用。琥珀胆碱及阿曲库铵在体内削除不依赖肝脏和肾脏,可以安全用于肝、肾手术的患者,但在创伤患者使用琥珀胆碱可致一过性的血钾升高,诱发心律失常应慎用。大约 30% 的维库溴铵由肾排泄,研究发现肾功能不全患者使用该药后神经-肌肉阻滞作用时间长于肾功能正常者。泮库溴铵和哌库溴铵也主要由肾脏排泄,因此用于肾功能不良患者时效会延长。胆碱酯酶拮抗剂新斯的明约 50%,溴吡斯的明和依酚氯胺约 70% 在肾脏排泄,致使肾功能不全患者用此药后排泄会延长。

**(六)肾创伤手术的麻醉处理**

创伤患者多为饱胃,如何防止呕吐误吸是麻醉诱导中必须重视的问题。疼痛、恐惧、休克均可使胃排空时间延长,麻醉前应行胃肠减压,准备吸引装置。全麻气管插管最好采用清醒状态下气管内表面麻醉下插管,如果做快速诱导插管,应采取措施预防反流误吸,如压迫环状软骨。

麻醉应维持在合适水平,以减轻应激反应,降低肾素-血管紧张素-醛固酮系统的反应,增加肾脏灌注,保护肾功能。注意术中电解质,酸碱平衡的调节,补充血容量,用血管活性药物稳定血流动力学,提高组织氧供,降低氧耗,长时间低血压和手术时间过长都可导致肾血流量减少而影响肾脏灌注,保持良好的循环功能是保护肾功能的先决条件。肾功能不仅受麻醉药物、手术创伤、低血压、低血容量等因素的影响,还受到合并症如高血压、糖尿病等影响,麻醉中应综合考虑给以相应治疗。

肾创伤伴有低容量性休克患者,应在有创血流动力学监测下指导治疗,如 CVP,有创动脉压,利用 Swan-Gan 导管监测肺毛细血管楔压、心排血量等,及时补充血容量,包括血液、胶体液、乳酸林格液体。琥珀明胶、羟乙基淀粉(6%130/0.4 或 200/0.5),都可安全用于扩容,而不影响肾脏功能。在扩容同时可使用血管活性药物,如多巴胺、多巴酚丁胺、肾上腺素、去甲肾上腺素、去氧肾上腺素等维持较好灌注压。维持 CVP 在 $0.78 \sim 1.77$ kPa($8 \sim 12$ cmH$_2$O),平均动脉压在 8.0 kPa(60 mmHg)以上,混合静脉血氧饱和度大于 70%,心脏指数大于 4.5 L/(min·m$^2$),组织氧供指数大于600 mL/(min·m$^2$)小剂量多巴胺 $1.0 \sim 10$ μg/(kg·min)可激动多巴胺受体产生作用、扩张肾血管、肠系膜血管、冠状动脉血管及脑血管,增加心肌收缩力,提高心排血量和肾脏血流,如果多巴胺对提高血压效果不佳时可用肾上腺素或去甲肾上腺素,呋塞米可增加肾血流量,增加肾脏氧供有利于保护缺血后肾功能损害。

肾创伤手术麻醉中应保持呼吸道畅通,保证足够的通气量,避免缺氧和二氧化碳蓄积,重视动脉血气监测。创伤休克患者术中防止体温过低,注意术中保温。严重创伤患者的呼吸循环功能障碍,肝肾功能继发受损,即使使用较少的麻醉药物,也会使术后苏醒明显延迟,因此应加强术后患者的监护治疗。

(李守华)

# 第五节　肾结石手术麻醉

## 一、肾结石的临床表现、诊断及治疗

### (一)临床表现

肾结石和输尿管结石又称上尿路结石,主要的临床表现为血尿和疼痛,其程度与结石部位,结石大小,有无感染,尿路梗阻有关。肾结石可引起肾区疼痛和肾区叩击痛,活动后出现上腹部或腰部钝痛。输尿管结石可引起肾绞痛,发作时表现为剧烈疼痛,疼痛可在腹部、上腹部或中下腹部,也可以放射至同侧腹股沟,同时伴有恶心、呕吐。肾结石患者大多数有肉眼血尿。如果结石并发肾盂肾炎、肾积脓或肾周脓肿时,患者可有发热,寒战等症状。

### (二)诊断

结合病史、疼痛部位、疼痛性质、有无血尿进行诊断,实验室检查血尿阳性。B 超、泌尿系统 X 线、CT、放射性核素肾显像以及内镜检查有助明确诊断。发生肾绞痛时须与外科急腹症如异位妊娠、卵巢囊肿蒂扭转、急性胆囊炎鉴别诊断。

### (三)治疗

1.药物治疗

药物治疗包括碱化尿液,口服别嘌呤醇、枸橼酸钾、碳酸氢钠以及改变饮食结构有治疗作用。在药物治疗中须大量饮水利尿并控制感染。中草药金钱草、车前子有助于排石。

2.手术治疗

传统的开放性尿路结石手术包括肾实质切开取石、肾盂切开取石、肾部分切除、肾切除、输尿管切开取石。

## 二、术前准备和术前用药

### (一)术前准备

术前常规检查心电图,血常规,尿常规,肝、肾功能,胸部 X 线,凝血功能,电解质及酸碱平衡变化,尿素氮及血肌酐等。全面了解病史,根据全身各器官功能状态评定 ASA 分级,重点了解肾功能及肾结石对泌尿系统及全身影响。对于合并有心脏病、高血压、糖尿病、甲状旁腺机能亢进、肾性贫血、低蛋白血症患者,应给以相关积极治疗以提高麻醉安全性。泌尿系统感染患者术前应用抗生素控制感染。由于肾结石手术多在硬膜外麻醉下完成,采用侧卧位手术,术前应注意患者有无呼吸道感染、肺部疾病,保持良好的呼吸功能。

### (二)术前用药

术前酌情应用镇静,安定类药物使患者安静,消除对手术、麻醉的恐惧、焦虑和紧张心理,取得很好配合。麻醉性镇痛药可用于手术前有明显疼痛症状的患者,抗胆碱药以选择东莨菪碱为宜。

## 三、肾结石手术的麻醉与管理

### (一)麻醉方法选择

传统的肾结石手术体位一般采用侧卧位,患侧在上,选择经腰切口。麻醉方法根据手术部位及方法,患者的全身状况,麻醉医师的经验或习惯及麻醉设备条件来选择。多数肾结石手术可在硬膜外麻醉下完成,且术后尚可进行患者自控硬膜外镇痛。硬膜外麻醉的效果确切不仅能满足手术的要求,而且交感神经阻滞后,肾血管扩张,血流增加,氧供增加,有利于保护肾功能。硬膜外麻醉可选择 $T_{10\sim11}$ 椎间隙穿刺,向头端置管注药。局麻药可选择 $1.5\% \sim 2\%$ 利多卡因或 $0.75\% \sim 1\%$ 罗哌卡因,使阻滞平面达 $T_6 \sim L_2$,有较满意的麻醉效果。对于老年人、小儿,合并有严重心肺疾病的患者,手术难度较大的患者宜选择气管内插管全身麻醉,或全身麻醉联合硬膜外麻醉,全身麻醉用药参照肾肿瘤手术麻醉。

### (二)麻醉中监测

麻醉中应常规监测心电图、无创血压、心率、脉搏血氧饱和度、呼气末二氧化碳分压、中心静脉压和尿量。

### (三)麻醉管理及注意事项

肾结石手术多采用侧卧位,侧卧位时腰部垫高,对呼吸有一定的影响,使下侧肺的肺功能残气量减少,由于重力的影响肺血流也较多的分布于下侧肺,可造成肺通气/血流比值失调。故硬膜外麻醉中必须仔细观察患者呼吸变化,并做好对呼吸急救准备,保证侧卧位时呼吸道通畅。为使椎管内麻醉满意,并减轻手术牵拉反应可使用镇痛、镇静药物,如芬太尼、丙泊酚、咪达唑仑等。实施全身麻醉时选用对肾功能、循环功能影响较小的药物。在麻醉前应建立通畅的静脉通路包括中心静脉导管置入,以保证术中输液和在术中发生大出血时快速补充血容量。围术期肾功能的保护,关键在于维持较好的肾灌注,避免发生低血压,在低血压时及时补充血容量,同时可用麻黄素、多巴胺等提升血压,保证肾脏的灌注。

(李守华)

## 第六节　肾肿瘤手术麻醉

肾肿瘤是泌尿系统常见的肿瘤之一,肾肿瘤的发病率与死亡率在全身肿瘤中占 2% 左右,在我国泌尿外科恶性肿瘤中膀胱肿瘤最常见,肾癌占第二位,肾脏肿瘤多采取手术治疗。肾脏肿瘤可能会并有其他一些合并症,麻醉实施及管理上更有一些特点。

### 一、肾肿瘤的发病原因

肾肿瘤发病的原因与吸烟、肥胖、职业、高血压、输血史、糖尿病、放射、药物、饮酒、饮食、家族史等可能有关。吸烟使肾癌的危险增加 0.03～2 倍,肥胖与肾癌发病也有相关性。焦炭工人,石油工人及印刷工人因接触有害化学物质有增加肾癌发病的危险性。

### 二、肾肿瘤的分类及治疗

#### (一)肾恶性肿瘤

1.肾癌

(1)临床表现及诊断:肾癌又称肾细胞癌,肾癌经血液和淋巴转移至肺、脑、骨、肝脏等,也可直接扩散到肾静脉、下腔静脉形成癌栓。临床表现有血尿、疼痛、肿块,以及发热,夜间盗汗,消瘦,红细胞沉降率增快,肾功能异常。肾肿瘤压迫肾血管,肾素分泌过多会引起高血压,肺转移引起咯血,骨转移可继发引起病理性骨折,脊椎转移引起神经病变等。诊断依靠上述临床表现,以及超声、泌尿系统 X 线平片、CT 及 MRI,选择性肾动脉数字减影进行诊断。

(2)治疗方式:根治性肾切除是肾癌的基本治疗方法。肾动脉造影常用于手术困难或较大的肾癌,在术前造影和进行肾动脉栓塞可以减少术中出血。肾癌有肾静脉和/或下腔静脉癌栓的,术前必须了解静脉内癌栓情况决定手术方式。手术切口采用经腰切口,或经腹腔手术,胸腹联合切口。近年来开展了经后腹膜腹腔镜下行肾癌根治的新方法,对患者创伤小,恢复快。

2.肾母细胞瘤

它是小儿泌尿系统中最常见的恶性肿瘤,临床症状有腹部肿块,腹痛,发热,高血压及红细胞增多症,晚期出现消瘦,恶心呕吐,贫血症状。早期可经腹行肾切除术。

#### (二)肾良性肿瘤

1.肾囊肿

肾囊肿内容物为清亮浆液性液体而不是尿液,肾囊肿一般肾功能正常。如果肾囊肿对肾组织压迫并破坏严重时可出现肾功能改变。肾囊肿压迫肾盏、肾盂、输尿管可引起尿路梗阻,如果肾囊肿增大对肾脏功能有影响可采用手术或经皮腔镜微创手术治疗。

2.肾血管平滑肌脂肪瘤

肾血管平滑肌脂肪瘤又称错构瘤,可通过超声,CT 鉴别诊断,较大的肾血管平滑肌脂肪瘤可突然破裂,出现急腹痛,腹腔内大出血,伴有休克症状,须急诊手术切除或介入性肾动脉栓塞。

3.其他肾良性肿瘤

其他肾良性肿瘤有肾皮质腺瘤、肾嗜酸细胞瘤、肾血管瘤等,应考虑保留肾组织手术,或部分肾切除等。

## 三、肾肿瘤手术的麻醉处理

### (一)术前评估

术前常规对肾肿瘤患者进行评估,对患者呼吸功能,循环功能,肝功能,肾功能进行相应检查。注意肾肿瘤患者术前有无合并冠心病、高血压、糖尿病、贫血、低蛋白血症,有无咯血、血尿、呼吸系统疾病等情况。常规检查心电图,胸部 X 线片,尿常规,血常规,肝、肾功能,凝血功能等。

### (二)麻醉前准备及用药

肾肿瘤手术多为择期手术或限期手术,术前有合并症的应做相应内科治疗,如纠正贫血,控制高血压,纠正低蛋白血症,控制血糖等,术前应用利尿剂,钾制剂的患者应注意纠正电解质紊乱,酸碱失衡。术前适当应用镇静,安定类药物,或麻醉性镇痛药可减轻患者的焦虑及紧张情绪。麻醉前酌情予抗胆碱药以减少麻醉中腺体分泌。肾脏手术前应用抗胆碱药最好选用东莨菪碱,因为东莨菪碱在肾排泄之前几乎完全被代谢,而静脉注射阿托品大致 50% 是以原形从肾排泄。长期服用血管紧张素转换酶抑制剂(ACEI)的患者会增加术后肾功能不全的危险性。

### (三)麻醉方法选择

肾脏肿瘤手术的麻醉根据手术切口可选用硬膜外麻醉,气管内插管全身麻醉或全麻联合硬膜外麻醉。硬膜外麻醉宜选择 $T_{10\sim11}$ 椎间隙穿刺,向头端置管注药,局部麻醉选择 1.5%～2% 利多卡因或 0.75%～1% 罗哌卡因,或以上两种药联合应用。使神经阻滞范围达到 $T_5\sim L_2$,会产生良好的麻醉效果。利多卡因与罗哌卡因都是酰胺类药物,主要在肝脏代谢,仅有少量以原形经肾排泄,有研究证实注射利多卡因或丁哌卡因后,经肾脏以原形排泄的比例分别是 10% 和 16%,因此可安全用于肾功能不全患者的麻醉;为提高椎管内麻醉的满意和减轻术中牵拉反应,术中辅助镇静,镇痛药物,如咪达唑仑 2 mg 静脉注射,咪达唑仑 5 mg/mL 肌内注射;芬太尼 0.05～0.1 mg 静脉注射,或辅助丙泊酚泵注。硬膜外麻醉不仅满足手术要求,而且交感神经阻滞后,肾血管扩张,肾血流增加,在维持较好的血压下有利于肾功能保护。术后还可采用留置硬膜外导管进行患者自控镇痛(PCEA)。非甾体抗炎镇痛药(NSAIDS)如双氯芬酸钠不减少肾血流量,不降低肾小球滤过率,可用于肾脏手术后疼痛治疗,但也有学者执不同观点。

肾癌合并有肾静脉癌栓或上腔静脉癌栓患者,肾上腺手术,老年患者,并存严重心肺疾病,糖尿病患者,凝血功能不良患者宜选择气管插管全身麻醉,或联合硬膜外麻醉。Brodner 推荐在大的泌尿外科手术中全麻并用硬膜外麻醉可降低应激反应,减少儿茶酚胺分泌,改善胃肠功能,促进患者恢复。全身麻醉药物选择可参考肾创伤手术患者麻醉用药。近年来腹腔镜肾上腺和肾肿瘤微创手术的开展,在腹腔镜下阻断肾蒂出血减少,效果好,但这种手术也须在全麻下完成。

### (四)麻醉中监测

麻醉中常规监测心电图、心率、无创血压、脉搏血氧饱和度、呼气末二氧化碳分压、尿量。实施麻醉时应建立通畅的静脉通路,置入中心静脉导管,监测中心静脉压指导输液量和速度很有必要,有创动脉血压在肾肿瘤手术中应当建立,可及时观察术中血压的瞬时变化,有条件的可做动脉血气监测。

肾癌手术时可能会发生癌栓脱落造成肺动脉栓塞导致严重并发症,因此注意心电监测和呼吸功能监测,维持血流动力学稳定。

### (五)麻醉中处理

肾肿瘤手术多采用特殊体位,如侧卧位、侧卧肾垫起位,患者在硬膜外麻醉下采取这种体位多感不舒适,且这种体位对呼吸,循环也有一定影响。因此,硬膜外麻醉时应用辅助药更要注意患者呼吸幅度、频率、血氧饱和度及血压变化。

全身麻醉选用对肾功能、循环功能影响较小的全麻药,术中避免低血压,低血容量。通过已建立的中心静脉导管监测中心静脉压来调整输液量和输液速度,调整好麻醉机呼吸参数维持较好的血氧饱和度和适宜的呼气末二氧化碳分压。

慢性肾功能不全的患者术后肾衰竭发生率高达 10%～15%,因此术中避免低血压和低血容量、保证肾脏血液灌注,术前尿素氮、血肌酐升高预示术后发生肾功能不全可能。肾肿瘤患者,在术中易发生大出血危险,因此,术前应准备好库血,当术中失血量大时注意补充容量和血压维持。

### (六)肾癌并发静脉癌栓手术的麻醉

对于肾癌发生肾静脉和下腔静脉癌栓甚至累及右心房者,手术范围大,术中出血较多,手术和麻醉有较大难度和危险性。Novick 等提出在全身麻醉,体外循环转流下采用深低温停循环取出腔静脉和右心房癌栓。这种手术采取胸正中和腹部正中切口,全身麻醉后肝素化,当 ACT >450 秒,行主动脉插管,右房插管,采用膜式氧合器,用平衡液或胶体预充,建立体外循环,动脉流量维持 50～80 mL/(kg·min),血液降温,阻断升主动脉后灌注冷停跳液使心脏停搏保护心肌。转流中行血液稀释,Hct 维持在20%～25%,当肛温降到 18～20 ℃时,降低动脉灌注流量到 10～20 mL/(kg·min),直到停止转流。深低温下停循环时间可维持在 45～60 分钟,在此期间行肾及癌栓切除手术,肿瘤及癌栓切除后恢复体外循环转流并复温,心脏复跳后维持较好的动脉血压,血气,电解质及酸碱平衡的基础上停止体外循环转流,用鱼精蛋白中和肝素。这种方法对肾癌合并有腔静脉或右房癌栓的患者会取得良好的手术效果。但由于手术时间长,肝素化后术野渗血多,术中输血较多,体外循环转流对机体的影响,以及深低温停循环对中枢神经系统的影响,仍存在不利因素。

### (七)肾肿瘤手术麻醉中输血问题

肿瘤患者往往由于慢性消耗,失血性贫血,低蛋白血症,以及肾癌根治术术中失血较多,需要在手术中输入大量异体血,因此肿瘤手术患者术前备血很重要。但前瞻性研究表明输入同种异体血会抑制机体免疫功能,使肿瘤患者术后肿瘤复发率高,生存期缩短。因此,对肿瘤手术患者应提倡自身输血,自身输血就是将手术患者的自身血液预先采集,或术中失血回收后再回输,而减少异体血的输入,减少输血反应,病毒和感染性疾病的传播,减轻免疫功能抑制。常用的自身输血有:①术前三天或术日采集自身血液,在术中需要时再输入。②术前稀释性自身输血法,麻醉后采集患者自身血,同时补充晶体或胶体维持较好循环容量,术中或术后回输自身血。③术中用血液回收机回收术野自身血,这种回收系统可将血液中 55%～76% 的肿瘤细胞滤除,再回输患者,这种自身输血方法对良性肿瘤患者无疑是有利的。目前对于恶性肿瘤手术不主张术中自体血回输。

(李守华)

# 第十章

# 妇 科 麻 醉

## 第一节　妇科手术椎管内麻醉特点

椎管内麻醉包括硬膜外麻醉、骶管麻醉、脊髓麻醉和腰硬联合麻醉。虽然其操作技术、药物作用部位和用药量及对患者生理影响均有区别,但是椎管内麻醉的作用效果——交感神经阻滞、感觉阻滞和运动阻滞等也有很多相似之处。大部分妇科手术所需要的麻醉镇痛范围,恰好是椎管内麻醉技术基本能够满足其需要的。如果运用合理,椎管内麻醉可以为大多数需要实施手术的妇科患者提供优良的麻醉效果。本节主要讨论椎管内麻醉在妇科临床诊断、手术过程中的应用,管理措施以及对并发症的处理。

### 一、适应证与禁忌证

**(一)适应证**

理论上讲只要椎管内麻醉可以使患者经历妇科手术时免除遭受伤害就是其适应证,这些伤害包括疼痛、操作牵拉引起的不适以及焦虑等不良刺激。

1.下腹部盆腔手术

如经腹子宫切除术、经阴道子宫切除术、卵巢切除术、探查性腹腔手术(盆腔肿物)、经腹子宫纤维瘤剔除术、卵巢癌及子宫颈癌根治术等。

2.会阴手术

如单纯外阴切除术、根治性外阴切除术、阴道前后壁修补术、宫颈环扎术、盆底重建术等。

**(二)禁忌证**

1.绝对禁忌证

(1)患者拒绝。

(2)中枢神经系统疾病,如脊髓和/或脊神经根病变、颅内压增高等。

(3)患者无法配合麻醉椎管内穿刺操作时不动以防出现损伤者。

2.相对禁忌证

(1)穿刺部位有感染、未经治疗的全身性感染(脓毒血症)。

(2)局麻药过敏。

（3）低血容量休克（脊髓麻醉绝对禁忌证）。

（4）有凝血功能障碍或接受抗凝治疗患者。

（5）高血压导致冠心病则慎用脊髓麻醉，收缩压＞21.3 kPa（160 mmHg）和/或舒张压＞13.3 kPa（100 mmHg）的应慎用或不用脊髓麻醉。

（6）精神病、严重神经官能症的患者。

## 二、麻醉处理要点

### （一）椎管内麻醉的优点

虽然实施椎管内麻醉需要麻醉医师具有相应的麻醉操作技术和经验，并且可能引起相关的并发症，但是此项技术却在临床上尤其是妇科临床麻醉得到了广泛的应用，主要是由以下特点决定的。①镇痛确切，阻断手术对患者的伤害性刺激效果好。②肌肉松弛效果良好。③气道管理相对简单，不侵入气道，减少术后肺部并发症。④术后硬膜外镇痛效果好。⑤术后恢复快。⑥手术中患者可以保持清醒。⑦对重要器官功能和内环境干扰轻微，对心肺影响较轻。⑧经济成本低，节约资源。

不可否认，椎管内麻醉也有其不足之处，例如：①患者通常较紧张焦虑。②椎管内穿刺置管属于有创操作，需要一定的临床操作技能。③需要辅助镇静镇痛用药。④气道管理也有顾虑，有导致误吸的风险等。

### （二）妇科手术特点与椎管内麻醉

妇科手术操作部位多位于下腹部或会阴区，所需止痛区域相对较窄，对患者生理功能影响小，椎管内麻醉可以提供满意的止痛和肌肉松弛效果，辅以适当的镇静措施后基本上可以完全抑制手术的伤害性刺激，满足妇科手术大多数情况的麻醉要求。当手术探查时可能会牵拉腹膜，手术刺激范围扩大，则需要足够的麻醉阻滞平面方能避免牵拉反应，获得良好的麻醉效果。因此，实施椎管内麻醉时控制合适的麻醉阻滞平面、适当地使用镇痛镇静剂是麻醉成功的关键。

妇科常见手术多为女性生殖器官异常类疾病，其特殊性主要表现在女性特有的解剖结构及其心理特征对手术的影响。妇科患者大多数年轻，体型偏瘦，实施椎管内穿刺操作比较容易；但是多数女性会对实施麻醉和手术产生特有的心理恐惧，紧张、焦虑，实施麻醉操作时患者可能会因紧张而改变体位，影响操作过程，故在实施麻醉操作时应适当使用安慰性语言使其尽量放松以配合操作，麻醉过程中可能也需要常规使用镇静镇痛药物，以取得良好的麻醉效果，防止因手术操作探查而引起的牵拉反应。而妇科恶性肿瘤患者年龄偏大，会存在各种并发疾病，例如高血压、糖尿病、贫血等，这为麻醉管理增加了难度。子宫、附件等女性特有器官血管丰富，手术容易导致出血较多，麻醉医师应当警惕、关注手术过程中可能出现的紧急情况，随时处理突发事件，保障麻醉安全。

妇科手术常见的体位有仰卧位和截石位，截石位有可能损伤腓总神经，表现为足不能背屈和足背部感觉丧失。髋关节高度屈曲能引起股神经和股外侧皮神经麻痹。闭孔神经和隐神经在截石位也可能被损伤。老年人雌激素水平低下，增加了骨折的可能性，因此在摆放麻醉体位和手术体位时需小心谨慎。

虽然大部分妇科手术可以在椎管内麻醉下完成，但是手术时间、术中需要头低位和无法预知的术中探查等因素限制了脊髓麻醉和硬膜外麻醉的应用。

长期服用避孕药的妇科患者可使血液呈高凝状态，血小板数增高，凝血因子含量增加而抗凝血因子活性降低而形成血栓。肥胖患者凝血功能也存在异常,容易形成深静脉血栓(deep venous thrombosis,DVT),实施手术后如果患者卧床活动少,更加容易形成 DVT,因此临床上通常会对这类患者实施预防性抗凝治疗。麻醉医师在实施麻醉前、麻醉后应当关注这一问题,积极与妇科医师沟通交流,加强术后监护,防止术后发生硬膜外血肿等严重并发症。一般情况下,术前使用低分子量肝素抗凝治疗患者,需要停药 12 小时后方可实施椎管内麻醉;在拔除硬膜外导管后两个小时内,禁忌使用低分子量肝素等抗凝剂。

**(三)麻醉实施**

**1.术前访视**

复习病史、体格检查、询问既往是否有麻醉史、是否仍然服用相关药物如抗凝剂、是否患有常见疾病等,查阅各种检查结果,与妇科医师讨论手术方案,这在不同手术操作方案(例如经腹、经阴道或者腹腔镜下子宫切除)及需要特殊体位时尤其重要。要询问患者的月经周期,这可以了解患者其他病理状态,同时可以排除育龄妇女怀孕,以免因未发现患者早孕期而引起对胎儿的伤害。麻醉手术需要考虑生育期妇女是否怀孕,因为麻醉手术刺激会影响到胎儿的发育,停经或月经周期不规律、使用避孕药育龄女性均应该检查人绒毛膜促性腺激素(human chorionic gonadotropin,HCG)。甲状腺功能减退、高催乳素血症、凝血功能异常和胰岛素代谢异常等各种内分泌疾病和代谢异常容易引起子宫出血时间延长,相应地影响麻醉处理措施。

应该考虑手术对患者的心理影响,术前对于实施手术的恐惧、焦虑,患者可能由于手术涉及私隐部位而产生尴尬甚至内疚感;不孕症患者既往可能接受过大量的检查、治疗和手术,包括输卵管造影、腹腔镜检查、剖腹探查术、输卵管再通和离体受精等,可能表现为情绪复杂;自发性、意外或者治疗性流产的妇女可能会悲痛或者内疚;慢性盆腔疼痛患者可能寄希望于多模式镇痛治疗;便失禁患者可能自觉尴尬,乳腺或者盆腔肿块患者可能顾及毁容或者丧失性功能,这些患者均可能得益于术前的心理与镇痛咨询。

妇科肿瘤患者可能需要额外考虑一些问题,肿瘤可能引起解剖和生理改变,包括肿瘤压迫腹腔动静脉,肿瘤对呼吸的影响、对肝肾功能的影响,肿瘤还可能与周围组织粘连,同时要考虑以前手术并发症、放化疗的影响等情况,化疗可能引起造血功能障碍、抗感染能力下降、恶心呕吐以及心肌和肝肾功能下降。这些患者可能存在贫血、凝血功能异常、血小板功能障碍,恶性肿瘤可能导致高凝状态,要注意预防性抗凝治疗对麻醉的影响。

围术期妇科患者焦虑是常见的,特别是围绝经期妇女情绪更不稳定,最担心手术中疼痛,以及清醒下椎管内麻醉时间镇痛不够。有的即使不痛因感知到的手术操作还存在恐惧心理。特别是在硬膜外麻醉下术中改变手术方式时患者心理上往往都难以接受。因此,麻醉医师应及时了解患者心理和情绪活动,告知麻醉过程,做好患者术前精神准备。否则会因患者焦虑、恐惧、应激产生自主功能的紊乱、心律失常、血压升高、胃肠运动减少、手术期麻醉药需要量增加,这些都不利于术中麻醉管理和术后恢复。此外还要根据各个患者不同情况调整术前用药。

对术前使用抗肿瘤药(如顺铂)、严重糖尿病引起的外周神经病变、恶性肿瘤潜在椎管内转移、术前使用低分子量肝素和强效血小板抑制剂等患者,尽量避免应用椎管内麻醉,预防发生不良事件的风险,诸如硬膜外血肿、神经损伤症状等。

**2.实施椎管内麻醉**

椎管内麻醉前应认真检查麻醉机、氧气源、通气设备、吸引器、抢救药品,要保证设备随时可用,药物齐全。做好常规生命体征监测,特殊患者加用有创动脉、中心静脉压、血气分析等监测。

准备好实施椎管内麻醉的器械和药品,包括皮肤消毒用品(碘酊和70%乙醇),无菌椎管内穿刺器械,局麻药等。

椎管内麻醉方式的选择:椎管内麻醉技术应按管理规范实施,目前常用的麻醉主要有脊髓麻醉、硬膜外麻醉、腰硬联合麻醉和骶管麻醉。

(1)脊髓麻醉(腰麻,蛛网膜下腔麻醉,spinal anesthesia,SA):在无禁忌证的情况下,腰麻可以满足手术时间较短妇科手术的麻醉需要。腰麻的优点是起效快,镇痛效果确切,肌肉松弛效果好,局麻药用量小,毒性反应小。不足之处是单次腰麻的麻醉时间是固定的,如果手术时间较长,则不能满足需要。而细针微导管连续腰麻也由于神经毒性等并发不良事件受到美国FDA的禁止,但欧洲仍然可以使用,国内也未得到广泛的应用。

1)体位:通常采用侧卧位实施椎管内穿刺,特殊情况可以采用坐位或俯卧位,肥胖患者采用坐位更容易确定脊柱中线和穿刺点。取侧卧位时尽量让患者腰背部与手术台垂直,脊柱不要旋转,令患者大腿屈向腹部、头前屈弓背,使前额与膝盖距离最近。该体位可以使脊柱棘突间隙最大程度伸展,利于腰椎穿刺。

2)穿刺:为避免穿刺致脊髓损伤,推荐选 $L_{3\sim4}$ 椎间隙进针,慎用 $L_{2\sim3}$ 椎间隙,禁用 $L_3$ 以上椎间隙进针。椎管内麻醉操作应严格无菌观念,避免消毒液污染穿刺针和局麻药液,因消毒液具有神经毒性。为降低硬膜刺破后头痛的发生率,现在临床上选用的穿刺针多为25~27 G细针代替了普通的9号腰穿针,在针尖的设计上也有斜口式和笔尖式两种,普遍认为笔尖式穿刺针损伤小,有利于降低腰麻后头痛的发生率。

3)正中入路法:常规皮肤消毒铺无菌巾后,穿刺点用0.5%~1.0%普鲁卡因或0.5%~1.0%利多卡因做皮内、皮下、脊上韧带和棘间韧带逐层浸润,并借以判断进针方向。腰穿针在所选椎间隙正中进针,针尾略向尾侧倾斜,逐层穿过皮下组织、脊上韧带、脊间韧带、黄韧带、硬膜外腔、硬膜到达蛛网膜下腔。穿破硬膜时会产生轻微的"突破感",表明针尖到达蛛网膜下腔,拔出针芯,观察针尾有无脑脊液流出。由于细针比较锐利,"突破感"可能并不明显,需在进针过程中停下来拔出针芯观察是否有脑脊液流出,判断是否进入蛛网膜下腔。注意穿刺针越细脑脊液流出速度越慢,有些患者可能需要等待1分钟以上。一旦蛛网膜下腔穿刺成功拔出针芯予以固定,待脑脊液流到针尾后再接上含有局麻药的注射器,并轻轻回抽有无脑脊液回流,确定针尖仍在蛛网膜下腔或者此时用脑脊液稀释局麻药。随后以小于0.5 mL/s的速度推注局麻药,同时需要注意注药速度不能太慢,预防注入的局麻药在局部过于集中引起毒性反应。计算的药量完全注入后再轻轻回抽少量脑脊液,再次确定针尖还在蛛网膜下腔,把回抽的脑脊液再推注回去。操作完毕将穿刺针、注射器、导引针(如果使用)一起拔出。用无菌敷料覆盖并固定于穿刺点。需注意的几点。①如认为到达蛛网膜下腔而没有脑脊液流出,可能与下列原因有关:针尖出口被神经根(马尾)堵塞,可将针旋转90度;针尖开口可能没有完全到达蛛网膜下腔,可再置入1~2 mm;针尖开口不在蛛网膜下腔,需要重新穿刺;若在穿刺过程中遇到骨样组织,首先要确定进针深度,针尾轻轻偏向尾侧,重新进针。如在更深的部位又碰到骨质,很可能是穿刺针碰到下一脊椎的棘突,再将针尾偏向尾侧,重新进针直至成功。如在较浅的部位就遇到骨质,穿刺针可能遇到上一脊椎的棘突,应将针尾向头侧倾斜再次进针。如在同一深度遇到骨质,穿刺针可能偏向中线碰到椎板,这种逐步分析可减少调整的次数。②穿刺过程中遇有异感存在,此时应立即停止进针,将针体固定拔出针芯。若针尾有脑脊液流出,说明针尖已触及马尾神经,针尖位置位于蛛网膜下腔。若针尾没有脑脊液流出,穿刺针可能触及硬膜外腔的神经根,这种异感往往产生于穿刺水平脊神经根支配的皮区,应退出穿刺针重新调整方向穿刺。注意区分将针刺骨质的疼痛和异感的区别。③穿刺针在调整方向时必须将其退至皮下,始终保持针体不要弯曲,否则难以达到正确的穿刺方向。④妇科手术一般在仰卧位或截石位下进行,若行重比重脊髓麻醉时,务必在患者翻身后臀部不宜抬高,避免麻醉平面过度向头端扩散。

4)侧方入路法:在棘突间隙旁约 1cm 处进针,向中间成 15°角,针尖指向间隙中间。穿刺过程中遇到明显阻力可能是黄韧带。若遇到骨质则退针至皮下重新调整方向穿刺。或在穿刺间隙的下一椎体棘突上缘离中线 1cm 处垂直于皮肤进针直达椎板,再将穿刺针退离椎板的上缘按侧方入路法进入蛛网膜下腔。椎板是穿刺有价值的标记,特别在困难穿刺时,借助它能调节进针方向。

5)腰骶部入路法:对于椎间隙钙化融合或者广泛的瘢痕使用上述方法不能进入椎管或因极度肥胖难于选择穿刺位置时可选腰骶部入路(Taylor 入路)穿刺。该法实际上是在 $L_5 \sim S_1$ 椎间隙实施腰麻,穿刺点在髂后上棘最低点向中向下偏 1cm 处,穿刺针向头侧成 $45° \sim 55°$ 角,向头侧、向中间直指 $L_5$ 棘突水平的中线。用正中入路时相同的方法感觉韧带和硬脊膜阻力消失。

6)连续脊髓麻醉:连续脊髓麻醉与"单次"脊髓麻醉技术相似。不同的是要选择能通过微导管的腰麻穿刺针。在穿刺成功后将微导管从穿刺针孔内向头侧或尾侧置入蛛网膜下腔 2~3 cm。像置硬膜外导管一样在穿刺针拔出前绝对禁止单独向外拉扯导管,预防导管切断导致异物滞留在蛛网膜下腔。由于微导管可能增加神经损伤(特别是马尾综合征)发生率,但是具体原因尚不确切,也可能与使用高浓度局麻药(5%利多卡因)有关,所以美国 FDA 已经禁止该项技术用于临床,然而欧洲仍然在临床上使用该技术。目前我国开展的较少。

7)用药:麻醉医师可根据自己的经验和患者手术的临床需要选择腰麻所用局麻药的比重和剂量。临床上使用的局麻药液可分为重比重液、等比重液和轻比重液,目的是选择相应的比重以利药物的弥散和分布从而获得相应的麻醉区域。重比重液比重大于脑脊液,因重力作用容易下沉,向患者体位的低侧扩散,常通过加 5%葡萄糖溶液而获得,重比重液是临床上应用最多的配方。等比重液与脑脊液的比重相等,重力作用不影响其扩散,等比重液在临床上的应用也比较多。轻比重液比重小于脑脊液,因重力作用容易上浮,向患者体位的高侧扩散,但由于轻比重液可能导致阻滞平面过高,目前已很少采用。①重比重液:5%普鲁卡因重比重液配制方法为普鲁卡因 150 mg 溶解于 5%葡萄糖液 2.7 mL,再加 0.1%肾上腺素0.3 mL。利多卡因重比重液常用 2%利多卡因 60~100 mg,加入 5%葡萄糖液 0.5 mL 及 0.1%肾上腺素 0.25 mL 或去氧肾上腺素 3 mg,混匀后即可应用。丁卡因重比重液常用 1%丁卡因、10%葡萄糖液及 3%麻黄碱各 1 mL 配制而成。丁哌卡因重比重液取 0.5%丁哌卡因 2 mL 或 0.75%丁哌卡因 2 mL,加 10%葡萄糖 0.8 mL 及 0.1%肾上腺素 0.2 mL 配制而成。②等比重液:室温下 2.5%普鲁卡因生理盐水溶液、1%丁卡因生理盐水溶液、2%利多卡因、0.5%丁哌卡因或 0.75%丁哌卡因、0.5%罗哌卡因或 0.75%罗哌卡因都可以当作等比重药液使用。③轻比重液:0.1%丁卡因(丁卡因结晶 10 mg + 注射用水 9.5 mL + 0.1%肾上腺素 0.5 mL)、0.125%~0.250%丁哌卡因以及加温的 0.5%丁哌卡因溶液都是轻比重溶液。

8)脊髓麻醉平面的判断和调节:脊髓麻醉起效快、平面易扩散、一般麻醉阻滞平面约在注药后 15 分钟左右固定,如果阻滞范围广则对循环呼吸影响也较大,因此应当根据局麻药比重的不同和手术需求,尽早评估麻醉平面高度并及时调节。测量平面一般常用温度感觉测试和针刺测试痛觉的方法。如果温度感觉难以评估,仍以针刺来评价痛觉。这种早期测试可以证实麻醉出现并提示最终的阻滞平面范围。局麻药的总剂量是决定最终脊髓麻醉范围的主要因素。而浓度和体位又是决定脊髓麻醉扩散的主要因素。脑脊液容量同样对麻醉阻滞平面也有着重要的影响,但是最不容易测量。坐位时注射重比重药液,就会产生"鞍麻"。在标准的仰卧位注射同样的药液,向头侧和骶尾两个方向分布。头侧阻滞平面的高度取决于局麻药向头侧的量,这可能受腰曲和体位的影响。

注射于 $L_2$ 间隙的重比重溶液会下降至较低的骶骨水平以及最靠胸中部的水平。在仰卧位麻醉的情况下,腰椎的脊柱前凸通常减少(箭头),但麻醉药液的扩散通常先于这种减少。将腿放置于截石位也会反转这个弯曲,但很少影响溶液的扩散。值得注意的是在某些特殊情况下即使局麻药作用时间超过60分钟,通过调整体位仍能影响阻滞平面的范围。这就要求在脊髓麻醉或腰硬联合麻醉时,术中改变患者体位时应考虑有产生麻醉阻滞范围过广的可能。等比重局麻药较少受重力影响,不论患者体位如何变换,等比重局麻药从注射部位很少向远端扩散。需强调的是:首先使用的局麻药一定是真正的等比重液;其次等比重局麻药阻滞平面比重局麻药低;最终扩散很少能够预测,变异较大。

其他对阻滞平面影响因素还有穿刺部位、患者年龄、体重、身高等,但这些变量都不是预测阻滞平面的重要和可靠指标。另外脊髓麻醉阻滞平面的持续时间同样也受到使用的局麻药性质、药物剂量大小、阻滞平面高低、局麻药中是否加肾上腺素等因素的影响。

(2)硬膜外麻醉(epidural anesthesia,EA)。硬膜外麻醉与脊髓麻醉有所不同,其区别在于:①硬膜外麻醉可以在任何椎间隙实施穿刺置管,在脊髓终端以上椎间隙穿刺有可能意外穿破硬膜损伤脊髓。②硬膜外间隙在椎管头端终止于硬膜囊附着的枕骨大孔部位,限制了局麻药扩散对高位脑干的麻醉。③若实施连续硬膜外麻醉可延长阻滞时间,控制阻滞平面,术后可进行硬膜外镇痛。④硬膜外麻醉特点呈节段性。⑤起效较慢,与脊髓麻醉相比血流动力学波动较小且缓和。⑥硬膜外麻醉可以避免术后头痛(硬膜穿破例外)。

1)穿刺方法:硬膜外穿刺时患者准备、体位和进针方法与脊髓麻醉基本一致。正中入路法使用 Tuohy 或 Hustead 针进行穿刺。穿刺针要经皮下组织通过棘间韧带。当遇到阻力增加时表明已抵达黄韧带,应抽出针芯。①阻力消失法判断穿刺针到达硬膜外腔:用 3～5 mL 玻璃注射器抽 2～3 mL(含0.1～0.3 mL空气气泡)的生理盐水(或特殊设计的低阻力塑料注射器内含 2～3 mL 空气)。将注射器与硬膜外穿刺针紧密相连,一手缓慢进针,另一只手恒压推注注射器(或一手缓慢间断进针,另一手在间断进针间隙推注注射器)。当穿刺针进入硬膜外腔隙会产生突然阻力消失感。同时注射器内生理盐水(或少量空气)会快速进入硬膜外腔隙。②悬滴法或玻璃接管法判断穿刺针到达硬膜外腔:穿刺针抵达黄韧带即退出针芯,于针尾悬水滴或接内充少许液体的玻璃接管,继续缓慢进针,水滴内移,或被吸入,此时穿刺针已进入硬膜外腔。固定穿刺针,注射器回抽无脑脊液或血液后可置入硬膜外导管,导管置入深度 3～5 cm。导管置入适当位置后要一只手固定导管,另一只手缓慢拔出穿刺针。最后计算确认导管留置在硬膜外腔隙,固定导管。需注意的是,有时导管越过针尖后遇到阻力不能向前推进,很可能穿刺针不在硬膜外腔或在硬膜外腔但针尖位置不当和其他情况如遇到神经根、血管时,就需要连同硬膜外导管一起退出穿刺针重新穿刺。此时千万不要单独向外拔出导管,防止锋利的穿刺针斜面切断导管。旁正中入路在到达黄韧带之前与脊髓麻醉穿刺方法相同,到达黄韧带后与正中入路法相同。

硬膜外导管置入硬膜外腔后,在静脉通路畅通情况下,经导管推注试验剂量局麻药——通常为3～5 mL利多卡因。采取回抽-推药-评估的方法,排除导管在血管内或蛛网膜下腔的情况,确定麻醉效果以判断导管确实在硬膜外腔,需要等待 5～10 分钟。因有时在试验量后硬膜外导管内可回抽到血液回流,故在随后硬膜外给予首次局麻药剂量时,同样需作回抽-推药的步骤,防止局麻药注入血管内;追加剂量是在达到预计阻滞时间的 2/3 时,再给予首次剂量的 1/3～1/2,目的是保证稳定的麻醉平面和持续的麻醉效果。因硬膜外导管在一段时间后仍有可能意外进入蛛网膜下腔,所以在追加局麻药维持麻醉时,也应给予试验量(回抽-推药),避免局麻药大量注入蛛网膜下腔致全脊髓麻醉的严重不良后果。

2)影响硬膜外麻醉范围的因素:穿刺部位、局麻药浓度、容积、患者年龄等均是影响硬膜外麻醉平面和范围的因素。与脊髓麻醉不同,在相同部位进行硬膜外麻醉时所需局麻药的容量要大,在腰段硬膜外麻醉局麻药用量通常是脊髓麻醉的 10 倍。硬膜外麻醉是呈节段性阻滞,阻滞平面是以穿刺点为中心,向头、尾两个方向扩散,一般可以扩散 3 个节段到 6 个节段的范围。大量的临床观察发现,随着年龄的增加,硬膜外阻滞平面的范围增大,这可能与老年患者的椎间孔较窄,硬膜外腔内结缔组织减少,硬膜外腔隙的顺应性降低和椎间孔变小引起局麻药液从椎间孔外流减少有关。关于年龄是否影响硬膜外麻醉持续时间,不同的局麻药的结果不同,因此仍需进一步研究。硬膜外麻醉穿刺部位的选择一般以手术部位的脊神经支配节段分布来决定。妇科手术时实施腰段硬膜外麻醉,常有 $L_5$ 和 $S_1$ 阻滞作用的延迟和不完全。但随着容量的增加(约 20 mL)则骶部阻滞明显改善且头端阻滞平面也可高达 $T_4$～$T_6$ 水平,局麻药的剂量和容量是决定硬膜外阻滞平面和效果的重要因素。相对剂量而言,容量对硬膜外麻醉阻滞平面的影响更重要,但不呈线性关系。据 Erdemir 等报道,在利多卡因 300 mg 的剂量不变的前提下,将容量增加 3 倍(从 10 mL 到 30 mL),阻滞平面只向头侧扩散了 4.3 个节段。患者体位对阻滞平面头端扩散的影响无明显临床意义。肥胖患者对局麻药的需要量较小,腹腔内巨大肿瘤、腹水等腹内压增加者局麻药用量应减少,近来研究发现动脉粥样硬化与硬膜外麻醉平面之间无相关性。总之,临床上使用局麻药时,应充分考虑有使阻滞平面上升倾向的因素(如高龄、肥胖、腹内压增高、身材矮小及穿刺部位较高等),以及手术操作或探查的部位需要麻醉的范围,尽量减少局麻药的剂量。为了满足妇科手术需要,要求阻滞平面和持续时间略大于实际需要。这样对患者、术者和麻醉医师都是较好的选择。

3)硬膜外麻醉常用局麻药。①利多卡因:一般使用浓度为 1.5%～2.0%,显效时间 5～8 分钟,作用时间30～60 分钟。②丁卡因:一般使用浓度为 0.25%～0.33%,显效时间 10～15 分钟,作用时间 45～90 分钟。③布比卡因:一般使用浓度为 0.50%～0.75%,显效时间 7～10 分钟,作用时间 60～150 分钟。④左丁哌卡因:一般使用浓度为 0.50%～0.75%,显效时间和作用时间与丁哌卡因相似。⑤罗哌卡因:一般使用浓度为 0.5%～1.0%,显效时间和作用时间与丁哌卡因相似。

(3)腰麻硬膜外联合麻醉(combined spinal and epidural anesthesia,CSEA):腰硬联合麻醉是蛛网膜下腔和硬膜外麻醉的结合,其方法是使用特制的腰硬联合穿刺针,先按硬膜外穿刺方法置入硬膜外穿刺针,成功到达硬膜外腔后,再往硬膜外穿刺针内放入脊髓麻醉针,刺破硬脊膜到达蛛网膜下腔,经脊髓麻醉针推注局麻药后拔出脊髓麻醉针,然后经硬膜外穿刺针置入硬膜外导管。也可以选择两个椎间隙分别实施腰麻和硬膜外麻醉(相当于双管法硬膜外麻醉的低位管改为腰麻),尤其是在拥有特制可以直接实施椎管穿刺的 25～27 G 细腰穿针时,选择两个间隙穿刺就更加合适,这样就可以更好地把硬膜外麻醉和腰麻结合起来,使麻醉医师工作起来更加得心应手。该方法综合了脊髓麻醉和硬膜外麻醉的优点,即起效迅速、效果确切、肌肉松弛效果好,特别是对妇科盆腔手术时基本上避免了单纯硬膜外麻醉腰骶段阻滞不全的缺点;留置硬膜外导管使麻醉时间的可控性更强,适用于腹部、会阴部联合长时间手术等,同样为术后硬膜外镇痛提供了条件;与单纯硬膜外麻醉相比减少了局麻药的用量,增加了安全性。有三点值得注意:①脊髓麻醉平面确定后无论经硬膜外注入生理盐水或局麻药,均能使阻滞平面升高。这对脊髓麻醉平面不足提供了补救方法。其机制可能是硬膜外隙被液体充填后,压迫硬脊膜使脊髓蛛网膜下腔压力上升,加速脑脊液内局麻药向头侧移动,使阻滞平面上升(即容量效应)。在此提醒硬膜外给药时在脊髓麻醉的基础上应避免平面过高。一般硬膜外给药比正常的剂量少10%~20%。②硬膜外麻醉使用高浓度局麻药,有可能会从脊髓麻醉针穿破的小孔进入蛛网膜下腔。如果在实施腰硬联合麻醉时选择两个椎间隙分别实施腰麻和硬膜外穿刺置管,则这种可能性会变得极其微小。③硬膜外导管从脊髓麻醉针穿破小孔进入蛛网膜下腔是几乎不可能的,但要当心硬膜外穿刺针隐性穿破硬脊膜(未见脑脊液外流),这时硬膜外导管有可能误入蛛网膜下腔。因此,腰硬联合麻醉时硬膜外麻醉注药必须从试验量开始。确定导管不在蛛网膜下腔时,才能推注随后的局麻药。

腰硬联合麻醉虽然是两种技术的组合应用,但两种麻醉方式相互间的影响是无法确定的。腰硬联合麻醉可能存在的缺点:①麻醉操作要比单纯腰麻或者硬膜外麻醉费时,操作步骤相对烦琐。②硬膜外腔注入的局麻药或者硬膜外导管还是有可能渗入或者破入蛛网膜下腔。③临床上硬膜外腔试验剂量的作用变得无法判断,试验剂量的结果变得不可信,因而增加了临床判断的难度,临床上实施起来需要格外谨慎。

腰硬联合麻醉用药基本上同腰麻和硬膜外麻醉用药相似,主要注意事项是要考虑用药剂量要相应降低,防止麻醉平面过高。

(4)骶管麻醉:骶管麻醉需要确定骶裂孔的位置,骶裂孔是骶管下后面的斜形三角形裂隙,是硬膜外间隙的终点,位于骶角之间,上面覆盖骶尾韧带(黄韧带的延伸)。先找到髂后上棘,以其连线作为等边三角形底边,找到骶角,在等边三角形顶点就可以找到骶裂孔的大致位置了。找到骶裂孔后,定位手的食指和中指放于骶角上方,骶管穿刺针以与骶骨约45°角方向穿入,穿刺针进入骶管时,在进针时可以感觉到阻力减小。继续进针直至针尖接触到骨质(骶骨腹侧板背面),然后稍微退针后改变穿刺针方向,减小穿刺针与皮肤的夹角继续进针。在男性患者该角几乎与冠状面平行,女性则要轻微陡峭一点的角度(15°)。在穿刺针改变方向时会再次感觉到阻力消失,此时穿刺针有1~2 cm进入骶管,就不要继续进针了,因为可能会刺破硬膜,也有可能刺入静脉。确认穿刺针置入骶管的一个方法是在骶骨上方触诊同时经穿刺针快速注入5 mL生理盐水,若没有发现中线处膨出,穿刺针位置可能正确,相反,注射生理盐水时中线膨出,穿刺针则不在骶管内。约有20%正常人的骶管呈解剖学异常,骶裂孔畸形或闭锁者占10%,如发现有异常,不应选用骶管阻滞。

确定穿刺针在骶管内后,先抽吸再注入试验剂量,然后才能注入治疗剂量的麻醉剂,因为与腰段硬膜外麻醉一样,穿刺针也可能意外进入静脉或蛛网膜下腔。常用骶管麻醉局麻药有0.8%~1.5%利多卡因或0.25%~0.375%丁哌卡因(左丁哌卡因)20~30 mL。骶管麻醉适用于妇科会阴区手术。

**(四)术中管理**

1.麻醉管理目标

椎管内麻醉术中应给患者辅助应用充分的镇痛镇静剂,减轻患者焦虑,提高患者痛阈,预防牵拉反应,保证麻醉效果,必要时可以使用止呕剂以预防患者由于牵拉、低血压等引起的恶心呕吐,这一措施在妇科手术时尤其重要,因为妇科患者大多存在极重的焦虑感。期望单纯椎管内麻醉就可以解决所有的问题的想法是错误的,不能因为使用了合适的辅助用药就认为椎管内麻醉失败,这是不科学的。单纯的椎管内麻醉是无法胜任控制所有不良反应这一目标的,必须联合用药,才能达到满意的麻醉效果,尤其是妇科患者常常过度焦虑、紧张更有必要实施镇静镇痛。但需要注意的是必须在椎管内麻醉效果确切、麻醉平面足够时方能使用镇痛镇静剂,所用剂量也应该根据患者个体差异分别对待,预防因镇痛镇静剂过量引起呼吸抑制。椎管内麻醉下实施妇科手术需要控制麻醉平面在理想的范围,通常妇科经腹手术麻醉平面上界需达 $T_6$ 水平,下界需要达到 $S_5$ 水平,硬膜外麻醉椎间隙可选择 $T_{12} \sim L_1$ 或 $L_{1 \sim 2}$。经阴道和会阴手术麻醉平面上界需达 $T_{10}$ 水平,下界要达到 $S_5$ 水平,硬膜外麻醉椎间隙可选择 $L_{2 \sim 3}$ 或 $L_{3 \sim 4}$。脊髓麻醉或腰硬联合麻醉穿刺椎间隙应首选 $L_{3 \sim 4}$ 间隙。

2.椎管内麻醉循环管理

腰麻后低血压和心动过缓的发生率分别是 30% 和 13%,大量临床流行病学研究显示,腰麻和硬膜外麻醉后心搏骤停的风险分别是 0.1‰~1‰ 和 0.1‰,椎管内麻醉后心血管改变主要是因为交感传出神经阻滞引起的,全身血管阻力降低,高龄患者降低更多,容量血管扩张,心排血量下降,动、静脉均扩张(静脉影响占优势)引起低血压。腰麻后心率、血压降低如果不积极进行处理,就会引起严重并发症甚至极严重后果,腰麻后心血管事件主要与如下因素有关:①术前心动过缓。②麻醉平面高于 $T_5$ 水平。③腰麻后继发的交感神经和副交感神经平衡被破坏引起迷走神经亢进。④血液重新分布于容量血管,回心血量降低。腰麻后快速处理低血压和心动过缓是维持患者正常状态的关键。椎管内麻醉开始时预防性快速静脉输注晶体液或者胶体液对维持患者血容量有效,有利于维持椎管内麻醉患者血压平稳,但是在术前准备阶段使用晶体液无效,这可能是液体再分布后无益于补充麻醉后容量血管缺失量的原因。应该根据临床实际情况纠正椎管内麻醉后的血压与心率降低,既要考虑到纠正周围血管阻力降低,又要考虑使用药物对心排血量的影响,比如去氧肾上腺素和间羟胺可以有效增加周围血管阻力,但是可能因此增加心脏后负荷,导致心排血量降低,反而无益于纠正循环紊乱。如果心率和外周血管阻力都很低,则每搏量对恢复血压的代偿能力有限。因此在治疗严重低血压时先快速补液同时还需给予血管活性药物。对纠正椎管内麻醉引起的低血压兼有 α 和 β 受体激动作用的药物优于单纯 α 受体激动药。临床常用的是麻黄碱,每次用量 5~10 mg,也可选择小到中等剂量的多巴胺(1~2 mg 静脉注射)。需长时间应用时,多巴胺优于麻黄碱。但必要时单纯 α 受体激动剂(如去氧肾上腺素)在纠正主要由外周血管张力下降引起的低血压可能是较好的选择。如果应用麻黄碱后心率仍然缓慢,则应该静脉给予阿托品对症治疗,0.3~0.5 mg阿托品静脉注射可以用来处理中等程度的心动过缓。麻醉医师确定何时处理椎管内麻醉引起的心血管紊乱,应根据患者心功能储备的耐受力、血压下降速度、对液体治疗的反应以及相对血压、心率安全下限等综合因素给予及时处理。确保患者心率、血压维持在合适和安全范围内,避免剧烈波动,对老年人、患有心血管疾病者尤为重要。

截石位妇科手术在术中可增加下肢的静脉回流,当手术结束后,将下肢恢复到平卧位时同样也可以减少静脉回流,产生突发的低血压,可引起老年人严重的心血管并发症,甚至心搏骤停。术毕应加强监测并将两腿分别缓慢逐渐放置到平卧位,减少血压的剧烈波动。

3.椎管内麻醉呼吸管理

在无呼吸疾病的患者,无论脊髓麻醉还是硬膜外麻醉,若阻滞平面超过 $T_2$ 水平,大部分肋间肌和腹肌松弛,表现为胸式呼吸减弱,腹式呼吸增强,此时肺功能、气体交换和呼吸调控的储备基本可以满足患者代谢需要。肺总体功能得以维持的原因是人体主要呼吸肌——膈肌的神经支配是由颈丛($C_{3\sim5}$)发出的神经完成的。而腹肌和肋间肌等辅助呼吸肌在呼气相起重要作用,故椎管内麻醉阻滞平面过高时呼气峰流速明显降低,有效呼气功能减弱,这就可能影响患者咳嗽功能,从而损伤气道清除分泌物能力,没有并存严重肺疾患的患者可以耐受这些轻微的改变。尽管有时分钟通气量正常或高于正常,患者仍会有呼吸困难不适感觉而十分紧张,这可能是患者呼气时感觉不到胸廓运动或确有呼吸费力所致,只要给予患者解释与安慰可有效减轻不适。若患者说话声音正常,通常提示通气功能正常,若说话声音无力或说不出话,呼吸不适加剧,则必须警惕因呼吸肌或膈肌麻痹引起的呼吸衰竭并且要及时给予面罩供氧和辅助呼吸。然而也有患者由于紧张而过度通气导致 $PCO_2$ 降低,这也可能与椎管内麻醉时胸壁、腹壁本体感受器传入减少有关。椎管内麻醉期间偶尔可能会发生呼吸停止,这可能是由于心排血量下降继发的脑干低灌注引起的,而不是局麻药对脑干的直接作用。呼吸停止者则应及时辅助/控制通气,直至呼吸功能恢复。

4.椎管内麻醉对消化系统、泌尿生殖系统的影响

椎管内麻醉后交感神经阻滞导致胃肠蠕动增强、括约肌松弛,副交感神经亢进引起分泌物增加。麻醉过程中常见的并发症是恶心呕吐,其原因可能有:①严重低血压引起脑供血不足兴奋呕吐中枢。②椎管内麻醉交感神经阻滞,迷走神经相对亢进引起胃肠蠕动增加。③术中手术操作对内脏牵拉刺激。④麻醉使用阿片类药物或过去有眩晕病史者均会使恶心呕吐发生率增加。应针对病因对症处理,如纠正低血压和心率减慢(阿托品常有效),充分供氧,减少刺激和应用小剂量氟哌利多、地塞米松、昂丹司琼(或其他$5-HT_3$受体拮抗剂)等抗呕吐药物。如果麻醉过程中血流动力学稳定,与平均动脉压密切相关的肝脏血流可以得到维持,肾血流和肾功能同样得以维持。脊髓麻醉术后尿潴留的发生率约为15%,因此尿潴留是麻醉医师脊髓麻醉时必须考虑的临床问题。在脊髓麻醉开始60秒后排泄功能就会丧失,直到麻醉感觉平面消退到$S_3$节段才能恢复,使用长效局麻药会使排尿功能恢复时间延长,脊髓麻醉后可能导致尿潴留,膀胱和输尿管内压力增加,年龄、术中液体治疗和手术操作也可能是导致尿潴留的原因。

**(五)妇科椎管内麻醉后常见并发症及处理**

1.局麻药的全身毒性

脊髓麻醉局麻药用量较小,一般不会引起全身性毒性反应。而硬膜外用药量较大,经硬膜外吸收或在血管内注射会引起全身性毒性反应(包括中枢性毒性和心血管毒性)。小剂量局麻药中毒表现为中枢神经抑制,大剂量则使中枢神经系统兴奋和抽搐。但较小剂量局麻药以较快的速度给予则表现为中枢神经系统兴奋。其机制可能与皮质抑制性神经元对局麻药的阻滞效应敏感性较高有关。产生心血管毒性比中枢神经毒性的局麻药剂量大。利多卡因的心血管毒性将引起低血压、心动过缓和缺氧。而丁哌卡因常由于引起顽固的心律失常而致心力衰竭。

(1)局麻药中毒的预防:因局麻药误注入血管是全身毒性的常见原因,那么每次在注射局麻药过程中需经常回抽,防止血管内注射;其次应用小剂量(3 mL)局麻药后观察患者主诉(头晕、耳鸣和口周麻木等),如无不适再分次(5 mL)缓慢推注剩余的局麻药;最后避免超量给予局麻药。

(2)支持治疗:一旦发生中毒应立即停用局麻药,保证患者氧合和通气,严重者可行气管插管进行正压通气。对抽搐发作,静脉应立即注射硫喷妥钠(50~100 mg)或咪达唑仑(2~5 mg)或

丙泊酚(1 mg/kg)控制抽搐。对难以控制的抽搐也可用琥珀胆碱(50 mg)终止抽搐,但必须同时实施控制通气维持患者通气功能。对低血压和心动过缓者可用麻黄碱(10～30 mg)和阿托品(0.4 mg)纠正。对严重心血管抑制和顽固性心律失常,须快速建立氧合通气和心血管功能支持,必要时进行心肺复苏。近年有学者报道静脉输注脂肪乳有益于救治使用局麻药产生心脏毒性的患者,我们在所有抢救措施都实施后仍然无效者可以静脉推注 20％脂肪乳,首次剂量 1 mL/kg,推注时间要 1 分钟以上,间隔 3～5 分钟可以重复给药,总推注剂量不超过 3 mL/kg。如果有效,可以继续以 0.25 mL/(kg·min)的速度维持静脉输注,总剂量不超过8 mL/kg。

2.局麻药的神经毒性

局麻药均有潜在的神经毒性,尤其超过临床应用的浓度和剂量时。有关神经毒性机制尚不明确。目前比较典型的是脊髓麻醉后短暂神经综合征(TNS)。所有局麻药都可能导致 TNS,但 4％利多卡因发生率较高。TNS 的危险因素主要有截石位,特别同时使用利多卡因的门诊患者和肥胖者,可能还有早期活动、针刺外伤、神经缺血、局麻药物分布不均、肌肉痉挛、神经节刺激。虽然局麻药是否加入肾上腺素都不会增加对 TNS 的发生率,但肾上腺素椎管内给药虽不减少脊髓血供,可影响脊神经根的血流。腰段脊神经根位于血-脑屏障之外,脊髓膜套腔或"墨水套腔"之内,此外营养供应并不完全依赖根动脉,其中 58％来源于脑脊液弥散。因而硬脊膜套腔为药物易积聚、沉淀的"易损区"之一,不能排除局麻药伍用肾上腺素对"易损区"的作用。为提高局麻药使用的安全性,减少椎管内麻醉相关并发症,不能常规将肾上腺素加入局麻药中。特别对糖尿病、动脉粥样硬化、肿瘤化疗者、神经已存在外伤、下肢过度外展屈曲、截石体位者、机体严重的内环境紊乱应列为肾上腺素相对禁忌。TNS 临床多表现为中等疼痛、一般 72 小时内可自行缓解恢复,极少数疼痛可长达 6 个月,应与马尾综合征临床表现相区别。预防措施应选用神经毒性较低的局麻药,椎管内尽量不要辅助用药,遵从最低药物有效浓度用药。

3.局麻药的变态反应

局麻药变态反应虽属罕见,却在临床工作中不可忽视。有时甚至发生过敏性休克,这主要见于Ⅰ类(IgE)速发型变态反应。脂类局麻药比酰胺类更易发生。这是因为脂类代谢产物对氨基苯甲酸已被证实是一种抗原。药品中的防腐剂(如对羟基苯酸甲酯和焦硫酸盐)也可能激发变态反应。对应用脂类局麻药必须在使用前进行皮试。麻醉中要做好致命性变态反应的抢救准备。

4.背痛

椎管内麻醉背痛的发生率较全身麻醉明显增加。而硬膜外麻醉又明显高于脊髓麻醉(30％比 11％),且持续时间较长。椎管内麻醉后背痛多呈非特异性的。可能与穿刺针损伤、局麻药物刺激、背部肌肉松弛使韧带拉伸有关。一般通过热敷、休息,通常可以在 1～2 天内背痛缓解。

5.穿刺后头痛

穿刺后头痛是脊髓麻醉常见并发症,各家报道数据不同,以往使用 22 G 斜口穿刺针术后头痛发生率约 40％,使用 25 G 笔尖式细针穿刺后头痛发生率下降到 1％。硬膜外麻醉后发生率较低,但 Tuohy 穿刺针意外穿破硬脊膜,术后头痛发生率高达 52.5％。随年龄增加穿刺后头痛的发生率降低。10 岁以下患者很少发生穿刺后头痛,女性穿刺后头痛发生率比男性高,孕、产妇头痛的发生率比一般人高。

(1)蛛网膜穿破后脑脊液外流,减少了脑脊液浮力对脑组织的支撑作用,使颅内敏感的颅神经受牵拉引起疼痛,有时可引起颅神经麻痹。

（2）由脑静脉扩张引起头痛：脑脊液丢失致颅内压下降，脑静脉扩张引起头痛。

（3）空气相关性头痛：即用空气压力骤减法验证是否进入硬膜外间隙时误入蛛网膜下腔，有78％CT扫描可在脊髓内发现气泡。这种头痛自限性，通常24小时内恢复。穿刺后头痛临床表现：中等程度疼痛，疼痛部位往往多为前额到后枕部，平卧时消失或显著改善。有时伴有颅神经症状，如复视、耳鸣、听力减退、恶心呕吐等。对平卧后头痛不减轻应寻找其他病因（如脑血栓形成、蛛网膜下腔出血、感染、颅内高压等）。2/3的患者穿刺后头痛在一周内自愈，也有持续数月者。正确的治疗包括卧床休息，这只能缓解症状，但不能降低头痛发生率；增加液体入量这种方法的有效性还没有得到证实；口服咖啡因或茶碱300 mg，可减轻症状；硬膜外填充自体血15～20 mL疗效确切。需注意硬脊膜穿刺后应提醒患者避免举重物或计划空中旅行。

6.全脊髓麻醉

全脊髓麻醉是指将超过脊髓麻醉数倍的局麻药误注入蛛网膜下腔引起异常广泛的脊髓阻滞甚至整个脊髓被阻滞，有时脑干也被阻滞，脊髓麻醉和硬膜外麻醉时均可发生。全脊髓麻醉是椎管内麻醉最为严重的并发症之一，如果不能及时发现并正确处理，后果将是极其严重的。硬膜外麻醉时如果大量局麻药注入蛛网膜下腔，阻滞平面迅速扩展，程度严重，持续时间长，通常在注射了试验量后判断硬脊膜是否被穿破比较困难，因此试验量后不仅要观察患者能否"动脚趾"，还应该测试患者骶神经支配节段对急性刺痛的反应。注入追加量后应仔细观察感觉阻滞平面和收缩期血压的变化。全脊髓麻醉临床表现常见的是严重低血压、心动过缓和呼吸停止。呼吸停止可能是延髓呼吸中枢的低灌注、呼吸肌麻痹或脑干呼吸中枢被阻滞所致。必须早期诊断，按心肺复苏步骤及时处理，防止心跳停止和缺氧所致重要器官损伤。治疗包括提高血压、心率，补液，吸氧及辅助通气以及其他必要的循环呼吸支持。只要维持呼吸循环稳定，全脊髓麻醉可以完全恢复而无后遗症。

7.硬膜下腔注射

局麻药通过腰穿针或硬膜外导管被注入硬膜下腔。如果是腰麻剂量则产生广泛的、不完全的神经阻滞。这亦是脊髓麻醉失败的原因之一。如果注射量相当于硬膜外麻醉的剂量，则产生广泛神经阻滞。应高度重视硬膜外麻醉时，延迟15～30分钟后出现比预期阻滞平面广泛的情况、术后硬膜外镇痛、硬膜外镇痛分娩的硬外导管移位可能发生的硬膜下腔注射问题，必须严格遵循使用试验剂量原则、密切监测阻滞平面、患者监护和管理，一旦发生则应给予积极的对症处理并改用其他麻醉方法。

8.神经损伤

椎管内麻醉神经损伤的发生率为0.03％～0.10％。有些病例并不确定与麻醉有关（如手术体位不当，患者有潜在神经病变）。其原因主要有穿刺针或硬膜外导管直接损伤脊髓或神经根、脊髓缺血，误注化学药品或神经毒性药物，大量空气注入硬膜外腔，穿刺引起的蛛网膜下腔和硬膜外腔的感染，还有罕见的硬膜外血肿。临床表现为持续存在的感觉异常、肌力减弱、截瘫和马尾神经损伤（马尾综合征）极少见。肌电图（EMG）有助于评估损伤程度。神经损伤的处理关键是预防，应做到：①正确选择穿刺点，寻找有指导意义的标志。②穿刺点方向不要过偏，尽量近中点穿刺。侧入法避免从椎间孔穿刺。③穿刺过程动作轻柔，与患者沟通，如有异感，停止进针，改变方向重新穿刺。④硬膜外置管缓慢推进，遇有阻力或异感不要硬性置管。⑤严格掌握局麻药伍用肾上腺素的应用指征。⑥注射时有明显疼痛应立即停止注药，避免神经内注射。⑦椎管内用药前必须进行核对，正确后使用，将药物限制在安全剂量范围之内。⑧加强无菌观念，避免穿刺过程和药物污染。⑨加强患者的管理和监测,一旦发生神经损伤应积极针对病因治疗和对症处理,有功能障碍者应早期功能康复锻炼。

9.硬膜外血肿

硬膜外血肿非常少见,发生率＜1/150 000。通常与凝血功能障碍、穿刺困难有关。对麻醉作用消退的患者,疼痛是第一主诉,其次是下肢无力。在硬膜外麻醉的情况下,在预期的时间内麻醉还没有恢复或平面虽然渐退又出现感觉障碍和下肢无力加重或新出现局部麻痹,则应怀疑硬膜外出血或血肿压迫脊髓的可能。术后硬膜外镇痛可掩盖疼痛症状。但目前术后镇痛应用低浓度局麻药复合阿片类药物对下肢运动功能无明显影响。需强调的是硬膜外麻醉虽不是抗凝患者的绝对禁忌证,但必须遵循规范化的硬膜外穿刺、置管、拔管(尤其是时机)操作。术后24小时内定期监测感觉运动功能,尽可能避免硬膜外镇痛。早发现、早诊断对患者预后至关重要。磁共振成像(MRI)和计算机体层X线照片(CT)有助诊断。治疗应选择立即实施椎板切开减压术,如手术延迟超过12小时则可能无法康复。

使用抗凝剂患者的处理原则总结如下。

(1)近期停用华法林患者实施椎管内麻醉需极其谨慎。必须在停用华法林4～5天后,且凝血功能检查国际标准化比率(PT/INR)正常时方可实施椎管内麻醉。同时使用其他抗凝剂(NSAIDs、肝素、低分子量肝素)不影响国际标准化比率却增加出血的风险。如果已经留置了硬膜外导管,同时已经开始口服华法林,则应该按下列情况处理:①拔出硬膜外导管前每天监测国际标准化比率(PT/INR)。②在INR＜1.5时方可拔出椎管内导管。③在导管留置期间和拔除导管后至少24小时内必须监测感觉、运动功能。

(2)使用普通肝素患者的处理原则。如果皮下使用肝素每天两次、总剂量不超过10 000 U,则不是实施椎管内麻醉的绝对禁忌证。大剂量、频繁使用肝素者将增加出血风险,不推荐实施椎管内麻醉。在使用肝素前实施椎管内麻醉可能发生血肿的风险降低。如果患者使用肝素时间超过4天,应当检查血小板计数,以防肝素引起的血小板减少症。推荐严密监测患者神经功能。静脉使用肝素需停药4～6小时方能实施椎管内麻醉,实施麻醉操作前必须确认APTT功能正常。

(3)使用低分子量肝素患者的处理原则。①术前使用低分子量肝素原则:术前使用预防剂量低分子量肝素的患者,椎管内穿刺必须在末次使用低分子量肝素至少12小时后实施。术前使用大剂量低分子量肝素患者,椎管内穿刺必须在末次使用低分子量肝素至少24小时后实施。推荐监测抗凝血因子Xa水平以观察治疗效果,但这不能预测评估椎管内出血的风险。与低分子量肝素同时使用抗血小板制剂或口服抗凝剂增加椎管内血肿的风险。②术后使用低分子量肝素的原则:单次预防性使用时术后首次使用应该在术后6～8小时,首次使用24小时之内不能使用第二次,椎管内导管必须在末次使用低分子量肝素至少12小时后拔除,且拔除导管后至少2小时内不许使用。每天两次中等剂量或治疗剂量的低分子量肝素可以增加椎管内血肿的发病率,术后24小时后方可首次使用低分子量肝素,椎管内导管拔除后2小时内也不许使用低分子量肝素。如果怀疑椎管内穿刺置管操作已经具有损伤性,术后至少24小时后方可使用低分子量肝素,因为损伤性操作增加椎管内血肿的风险。

10.感染

由于皮肤细菌或麻醉操作者引起脑脊液的污染已经有所报道,脊髓麻醉或硬膜外留置导管的使用会增加这种危险,菌血症期间进行腰穿是并发脑膜炎的危险因素。Tede等回顾了1971—1980年间277例菌血症患儿的病例,进行了诊断性腰穿而脑脊液正常的46例患儿中有7例

(15%)发生了脑膜炎,而未行诊断性腰穿的 231 例患儿中仅有 2 例(1%)发生脑膜炎,其差异具有统计学意义。在动物实验中,腰穿前使用抗生素能预防诊断性腰穿诱发的脑膜炎。目前硬膜外或腰硬联合麻醉广泛用于发热的妊娠妇女而罕有不良感染事件的发生,有关人类的数据却相当有限。远离穿刺部位的感染灶在硬膜外或鞘内感染病因学中的重要性尚不十分清楚,但两者在理论上具有相关性。常用 MRI 和 CT 来进行诊断,用腰穿来证实脑膜炎是否存在并确定抗生素的敏感性。对于已经感染人类免疫缺陷病毒(HIV)的患者,腰椎穿刺的问题尚存争议,因40%艾滋病的患者有神经病变的临床表现,而 HIV 早期就感染脑脊液,这就需要进行患者风险评价。硬膜外或脊髓麻醉后硬膜外脓肿可在浅表部位形成,表现为局部组织肿胀、红斑、流脓,常有发热。此时需局部引流并给予静脉抗生素治疗。除非不予处理,否则罕有神经并发症。脓肿也可以在部位较深的硬膜外腔内形成,常在椎管内麻醉数天后发生对脊髓压迫。常伴有背部剧痛,局部压痛,发热和白细胞增多。MRI 可明确诊断。治疗仍然常用外科引流和静脉抗生素联合治疗。

(屈志文)

# 第二节 妇科腹腔镜手术麻醉

自从 20 世纪开始,妇科医师们就开始运用腹腔镜技术进行诊断盆腔疾病,腹腔镜技术便广泛应用于临床诊疗过程中。近年来随着器械和技术的发展,先进的腹腔镜技术已经将目标转向了老年、小儿患者和病情更复杂的患者,相应地也使麻醉技术的复杂程度增加了。一方面,腹腔镜手术操作过程影响心肺功能,另一方面,介绍给患者的信息是腹腔镜安全、简单、损伤小和疼痛轻等优点,而实际上此类手术的麻醉风险并不比其他手术的风险低,相应地增加了一些与腹腔镜相关的特殊问题,这就给临床麻醉提出了更高的要求。本节主要介绍妇科腹腔镜手术技术的发展,人工气腹对机体的生理影响,妇科腹腔镜手术的麻醉及其主要并发症。

## 一、妇科腹腔镜手术技术的发展

早在 1901 年俄罗斯的 Dimitri 就使用内镜技术通过阴道后切口检查了盆腔和腹腔内脏器情况并命名其为腹腔镜,同年,德国的 Kelling 实施了腹腔镜检查的动物实验。1910 年瑞典的Jacobeus首次报道临床真正意义上的腹腔镜检查,此后很多妇科医师和内科医师接受这一技术并在临床广泛开展起来。然而由于其治疗价值受限,很快大家都对此技术失去了兴趣。直到1933 年妇科学家 Fervers 首次成功使用腹腔镜检查实施盆腔粘连电凝松解术,这才使腹腔镜检查的目的开始从单纯的辅助检查转向了实施手术治疗。20 世纪 50 年代后,纤维冷光源技术引入腹腔镜设备使该医疗手段的并发症大幅度降低,在很大程度上促进了腹腔镜技术的发展。1987 年,电视辅助技术首次与腹腔镜相结合令法国医师 Mouret 首次完成了腹腔镜胆囊切除术,并在全球范围得到迅速发展。临床实践证明,腹腔镜技术具有如下优点:降低术后疼痛程度,更好的术后形象效果,更快地恢复到正常状态。由于降低了肺部并发症,更低的术后感染率,对机体干扰小和术后更好的呼吸功能,故缩短了术后留院观察时间。此后,临床上应用腹腔镜技术开展了食管部分切除、迷走神经干切除、圆韧带贲门固定术、先天性肝囊肿开窗引流术、肝脓肿引流术、胃肠吻合术、脾切除术、肾上腺切除术、胆总管探查术、胆总管 T 管引流术、原发性肝癌和肝转移癌切除术、胰十二指肠切除术、结肠切除术、襻状肠造瘘术、疝修补术等各种手术。

虽然 Dimitri 首次实施腹腔镜检查时没有应用人工气腹技术，但是真正意义上的腹腔镜检查却应用了人工气腹技术以便形成手术空间来显露手术野。通常人工气腹使用的气体要求符合如下条件：①不影响术者视野，要求使用无色气体。②不能使用助燃气体以防使用电凝引起组织烧伤。③必须使用非可燃可爆气体。④不易吸收或者吸收后可以迅速排泄。⑤血液中溶解度高。因此，临床上适用于人工气腹的气体是 $CO_2$。目前，临床上也多数应用 $CO_2$ 人工气腹技术实施腹腔镜手术。20 世纪 80 年代德国的妇产科学家 Semm 首先发明了自动充气测压气腹机、吸引-冲洗系统以及模拟训练系统等一系列设备，为腹腔镜技术的推广作出巨大贡献，促进了腹腔镜技术的发展与应用。随着临床上的广泛应用，人们逐渐发现了一些腹腔镜手术时与 $CO_2$ 人工气腹相关的并发症，例如腹腔内充入 $CO_2$ 气体可以造成持久的高碳酸血症和酸血症、膈肌抬高、皮下气肿、肩部酸痛、心律失常、下肢深静脉瘀血和血栓形成、腹腔内脏缺血、空气栓塞等。

为了避免以上 $CO_2$ 人工气腹相关的并发症，20 世纪 90 年代初人们开始研制和开发了免气腹手术器械，以克服气腹的缺陷，使腹腔镜手术的适应证得到进一步扩展。免气腹技术是利用钢条穿过腹壁皮下然后连接机械连动装置提拉起前腹壁，或者是通过电动液压传动装置连接一腹壁提拉器，将全腹壁吊起以形成手术空间。其特点是：手术切口长度以完整取出手术标本为原则，切口与普通腹腔镜手术相同，仅需另作一穿刺孔，甚至可不作穿刺孔，创伤更小，符合微创手术原则；不需要气腹，利用拉钩于腹膜后形成较大的手术空间，避免了气腹并发症以及气腹对下腔静脉和心肺的压迫，对血流动力学影响小；在直视和监视器下手术操作，减少了初学者造成损伤的概率，缩短了学习曲线；能利用手指进行触摸、分离和牵拉组织结构、缝合和止血，初学者易掌握；手术时间明显短于普通腹腔镜手术，手术器械则与开放手术基本相同，减少了普通腹腔镜手术必需的一次性手术材料、器械费用；免气腹腹腔镜手术因其无须腹腔充气而避免了一切气体对人体可能造成的危害，因严重心肺疾病而不能耐受气腹腹腔镜手术的患者可以进行免气腹腹腔镜手术，扩大了腹腔镜手术的适应证。但应认识到免气腹腹腔镜技术上的不足和缺憾，主要表现在手术野的暴露受限，肥胖患者相对禁忌，随着人们对现有的免气腹装置的不断改进，可能研制出更新型方便实用的免气腹装置。

一项对比 $CO_2$ 人工气腹腹腔镜与免气腹腹腔镜手术的临床研究发现，两种方法并发症的发病率分别是 0.07% 和 0.17%，认为虽然免气腹腹腔镜技术可以避免与 $CO_2$ 人工气腹相关的并发症，但是却相应地增加了内脏、血管损伤的发生率。因此 Hasson 认为，免气腹腹腔镜技术尚不能替代人工气腹腹腔镜技术，但是却为符合非人工气腹腹腔镜手术适应证的患者提供了一种微创手术的方法。

妇科腹腔镜检查手术适应证：①异位妊娠、附件扭转等急性腹痛诊断和治疗。应用腹腔镜可以准确定位异位妊娠病灶、是否破裂出血、腹腔积血量等情况，同时可以实施电凝止血、切除病灶，也可以明确附件扭转的原因（多为附件囊肿或良性肿瘤）并进行治疗。②慢性盆腔疼痛的诊断和治疗。可以应用腹腔镜明确盆腔的粘连并进行电凝松解术。③不孕症的诊断和治疗。腹腔镜检查可以明确不孕症的原因是否盆腔粘连、子宫内膜异位症、输卵管闭锁等，实施盆腔粘连松解、输卵管闭锁伞端造口或成形术。④子宫内膜异位症的诊断和治疗。⑤子宫肌瘤的诊断和治疗。可以在腹腔镜下确定子宫肌瘤的大小数目，实施子宫肌瘤切除术或者子宫切除术等。⑥盆腔包块的诊断和治疗。腹腔镜下可以明确盆腔包块的大小、部位，实施卵巢囊肿剥除术、畸胎瘤切除术等。⑦妇科恶性肿瘤的治疗。腹腔镜下可以实施早期宫颈癌、子宫内膜癌、早期卵巢癌手术。⑧盆底疾病和生殖器畸形的诊断和治疗。腹腔镜下可以实施盆底韧带重建术治疗盆腔器官脱垂,实施生殖器畸形矫治手术。

当前腹腔镜手术技术尚存在视野非立体空间图像等一些无法解决的问题,未来腹腔镜技术可能由于三维成像技术和图像导航手术技术的发展得到进一步的发展。

## 二、人工气腹和手术体位对人体生理的影响

如前所述,目前主要使用 $CO_2$ 人工气腹实施腹腔镜手术,在 $CO_2$ 人工气腹期间腹内压力升高、$CO_2$ 吸收、麻醉、体位改变、神经内分泌反应以及患者基本状态之间相互作用,可以导致呼吸、循环系统一系列变化,引起其他系统的常见并发症及不良生理学反应如皮下气肿、影响肝脏代谢和肾脏功能等。

### (一) $CO_2$ 人工气腹和手术体位对心血管系统的影响

$CO_2$ 气腹对循环系统功能的影响主要与腹腔内压力(IAP)升高影响静脉回流从而影响回心血流(前负荷)以及高碳酸血症引起交感兴奋儿茶酚胺释放、肾素-血管紧张素系统激活、血管升压素释放导致血管张力(后负荷)增加有关。气腹期间 IAP 一般控制在 1.6 kPa~2.0 kPa(12~15 mmHg),由于机械和神经内分泌共同介导,动脉血压升高,体循环阻力增加,心脏后负荷加重,气腹可使心排出血量降低 10%~30%,心脏疾病患者心排出血量可进一步下降;另一方面,增加的腹内压压迫腹腔内脏器,使其内部血液流出,静脉回流增加,CVP 升高,心脏前负荷增加,心排血量增加,血压上升。而当 IAP 超过 2.0 kPa(15 mmHg)时,由于下腔静脉受压,静脉回流减少,CVP 降低,心脏前负荷降低,心排血量降低,血压下降。由于 $CO_2$ 易溶于血液,人工气腹过程中不断吸收 $CO_2$,当 $PaCO_2$ 逐渐升高至 6.7 kPa(50 mmHg)时,高碳酸血症刺激中枢神经系统,交感神经张力增加,引起心肌收缩力和血管张力增加,$CO_2$ 的直接心血管效应使外周血管扩张,周围血管阻力下降,引起反射性儿茶酚胺类递质分泌增加,增强心肌兴奋性,可能诱发室上性心动过速、室性早搏等心律失常。在置入腹腔穿刺针或者穿刺套管过程中,人工气腹引起腹膜受牵拉、电凝输卵管刺激、二氧化碳气栓等情况均可引起迷走神经反射,导致心动过缓;而 $CO_2$ 人工气腹引起的高碳酸血症引起交感兴奋儿茶酚胺释放、肾素-血管紧张素系统激活可以导致患者心动过速。$CO_2$ 人工气腹对患者术中循环系统的影响并非表现为前述某一个方面的情况,而是上述各方面因素综合作用的结果。心血管功能正常的患者通常可以耐受人工气腹导致的心脏前后负荷的改变。患有心血管疾病、贫血或低血容量患者可能无法代偿人工气腹 IAP 改变引起的心脏前后负荷改变,人工气腹充气、补充容量和变换体位时需要特别谨慎。IAP 对心脏前负荷的影响还与机体自身血容量状态有关,在手术中由于患者迷走神经过度兴奋,人工气腹 IAP 过高,腹膜牵拉,$CO_2$ 刺激反射性引起迷走神经兴奋,过度的迷走神经兴奋可抑制窦房结,导致脉率及血压下降,高碳酸血症时心肌对迷走神经的反应性增强,如果同时存在低血容量状态,易引起心搏骤停。

腹腔镜手术人工气腹期间患者体位对循环系统的影响比较复杂,头高位时回心血量减少,心排血量下降,血压下降,心指数降低,外周血管阻力和肺动脉阻力升高,这种情况让人容易与麻醉过深引起的指征相混淆,临床麻醉过程中应注意区分。相反,当头低位时回心血量增加,心排血量增大,血压升高,肺动脉压力、中心静脉压及肺毛细血管楔压增高。

### (二)$CO_2$人工气腹和手术体位对呼吸系统的影响

由于腹腔内充入一定压力的$CO_2$可使膈肌上升,肺底部肺段受压,胸肺顺应性降低,通气-血流比失调,气道压力上升,功能残气量(FRC)下降,潮气量及肺泡通气量减少,从而影响通气功能。气腹IAP在1.6 kPa～2.0 kPa(12～15 mmHg)范围内可以使肺顺应性降低30%～50%,使气道峰压和平台压分别提高50%和81%。IAP达3.3 kPa(25 mmHg)时,对膈肌产生30 g/cm²的推力,膈肌每上抬1cm,肺的通气量就减少300 mL。尤其是肥胖患者术前胸廓运动受阻,横膈提升,双肺顺应性下降,呼吸做功增加,耗氧量增多等,加上术中建立气腹,进一步增加腹内压,膈肌上抬明显,使功能残气量明显下降,导致患者出现通气-血流比失衡,甚至带来严重的不良后果。呼吸功能不全的患者则应慎行腹腔镜手术,因呼吸功能不全的患者腹腔镜手术中建立$CO_2$气腹后,肺顺应性降低,潮气量减少,同时易产生高碳酸血症和$CO_2$潴留。人工气腹后,$CO_2$的高溶解度特性,使之容易被吸收入血,加上IAP升高导致的胸肺顺应性下降、心排血量减少致通气-血流比失调,容易形成高碳酸血症。随着气腹时间延长,人体排出$CO_2$的能力减弱,高碳酸血症进一步加剧。此时,呼气末$CO_2$浓度已经不能反映血液的$CO_2$浓度的真实情况。临床上,长时间$CO_2$人工气腹时应当进行动脉血气分析监测。

妇科腔镜手术采用头低脚高位时,可使功能残气量进一步减少,肺总量下降,肺顺应性降低10%～30%,对呼吸系统影响加重。头低位时,腹腔内容物因重力和气腹压的双重作用,可使膈肌上抬,胸腔纵轴缩短,肺活量及功能残气量降低,呼吸系统顺应性下降,气道阻力增大,从而影响患者的通气功能,且随着气腹时间延长,变化越来越明显。

### (三)$CO_2$气腹对肝脏代谢的影响

$CO_2$人工气腹时IAP急剧升高压迫腹内脏器和血管,使血液回流受阻,体内儿茶酚胺递质释放增加,同时$CO_2$气腹引起的高碳酸血症,引起肠系膜血管收缩,使肝血流量减少,肝血流灌注不足是影响肝功能的直接原因。由于肝脏缺血缺氧,使肝细胞内ATP合成下降,引起各种离子出入细胞内外,导致细胞生物膜、细胞骨架及线粒体功能障碍,造成肝细胞损害。另外,手术结束时突然解除气腹,血流再通,内脏血流再灌注,出现一过性充血,在纠正缺血缺氧的同时,亦会产生缺氧-再灌注损伤,不可避免地引起活性氧自由基增多,使磷脂、蛋白质、核酸等过度氧化损伤,进一步造成肝细胞损伤,甚至坏死。

### (四)$CO_2$气腹对肾脏功能的影响

$CO_2$气腹条件下对肾脏功能的影响主要表现在对尿量、肌酐清除率、肾小球滤过率、血肌酐及BUN的影响。$CO_2$人工气腹引起IAP升高,直接压迫肾脏,使肾皮质灌注血流下降,可导致肾脏尿排出量减少。这已在动物实验和临床中得以证实,而且气腹压越高,尿量减少就越明显。$CO_2$气腹还影响肾脏中的激素水平,人工气腹机械刺激导致血浆肾素-血管紧张素系统被激活,引起肾血管收缩,降低肾血流量,影响肾功能。

### (五)$CO_2$人工气腹对颅内压的影响

由于妇科腹腔镜手术$CO_2$人工气腹期间发生的高碳酸血症、IAP升高、外周血管阻力升高以及头低位等因素的影响,引起脑血流量(CBF)增加,颅内压升高。人工气腹期间$CO_2$弥散力强,腹膜面积大,$CO_2$经腹膜和内脏吸收,致血$CO_2$分压及呼气末$CO_2$分压($PETCO_2$)上升,很容易形成碳酸血症,可使CBF明显增加,且随气腹时间延长,CBF增加更加明显,一方面由于$CO_2$吸收引起高碳酸血症,而CBF对$CO_2$存在正常的生理反应性,当$PaCO_2$在2.7～8.0 kPa(20～60 mmHg)范围内与CBF呈直线相关,$PaCO_2$每升高0.13 kPa(1 mmHg),CBF增加1～2 mL/(100 g·min)。

另一方面是腹内压增高刺激交感神经,导致平均动脉压增高,同时伴有微血管痉挛而致血流减少,CBF增加主要体现在局部大血管,形成脑充血,从而使脑组织氧摄取和利用减少。

### (六)$CO_2$气腹对神经内分泌和免疫系统的影响

腹腔镜手术对神经内分泌的影响明显轻于同类开腹手术。$CO_2$气腹可引起血浆肾素、血管升压素及醛固酮明显升高。结合时间-效应曲线分析,可发现上述三者与外周血管阻力(SVR)及MAP变化密切相关;促肾上腺皮质激素、肾上腺素、去甲肾上腺素、皮质醇和生长激素虽有增加,但变化不显著,而且在时间上也晚于血管升压素等;催乳素则依据气腹中是否使用过阿片类镇痛药而有不同改变。腹腔镜手术与开腹手术后白细胞介素均有升高,但开腹手术患者的升高水平比腹腔镜手术患者明显,因此腹腔镜手术免疫抑制程度小。研究表明,$CO_2$具有免疫下调作用。

此外,$CO_2$人工气腹期间易发生皮下气肿,可能因为腹腔镜手术早期,穿刺套管多次退出腹腔,穿刺套管偏离首次穿刺通道致腹腔处有侧孔,腹腔内气体移入皮下所致。

## 三、妇科腹腔镜手术的麻醉

### (一)麻醉前准备

1.麻醉前访视

麻醉医师应该在麻醉前1～2天访视患者,全面了解患者一般状态、既往史、现病史及疾病治疗过程,与妇科医师充分沟通,了解手术具体方案,评估麻醉中可能出现的问题,制订合适的麻醉方案。

(1)详细了解病史、认真实施体格检查:询问患者既往是否有心脏病史、高血压病史、血液系统病史、呼吸系统病史、外伤史、手术史、长期用药史以及药物过敏史等;进行全面的体格检查,重点检查与麻醉相关的事项,如心肺功能、气道解剖和生理状况等。

(2)查阅实验室检查及辅助检查结果:血、尿、便常规,胸透或胸片、心电图;血清生化、肝功能检查;年龄大于60岁者或有慢性心肺疾病者应常规做动脉血气分析、肺功能检查、屏气时间等。查阅相关专科检查结果,了解患者病情。

(3)与患者和术者充分沟通:使患者了解手术目的、手术操作基本过程、手术难度及手术所需要的时间等情况,根据患者病情向术者提出术前准备的建议,例如是否需要进一步实施特殊检查,是否需要采取措施对患者血压、血糖及电解质等基础状态进行调整等。

(4)对患者作出评价:在全面了解患者病情的基础上评价患者ASA分级、评估心功能分级和气道Mallampati分级,制订合适的麻醉方案,向患者交待麻醉相关事项,让患者签署麻醉知情同意书。

2.患者准备

(1)患者心理准备:通过向患者介绍麻醉方法、效果和术后镇痛等情况,尽量消除患者对手术造成痛苦的恐惧、焦虑心理,充分了解患者的要求与意见,取得患者的充分信任,使患者得到充分的放松和休息,减少紧张导致的应激反应。

(2)胃肠道准备:术前访视患者应告知患者术前禁食水时间,以防患者因不知情而影响麻醉。一般情况下,妇科医师会给患者使用缓泻剂以清理胃肠道、防止手术中胀大的肠管影响术野清晰,妨碍手术操作。

3.麻醉器械、物品准备

(1)麻醉机:麻醉前常规检测麻醉机是否可以正常工作,包括检查呼吸环路是否漏气,气源是否接装正确,气体流量表是否灵活准确,是否需要更换 $CO_2$ 吸收剂等。

(2)监护仪:检查监护仪是否可以正常工作,通常要监测血压、心电图、脉搏氧饱和度、呼气末 $CO_2$ 浓度、体温等。

(3)麻醉器具:检查负压吸引设备是否工作正常,检查急救器械和药品是否齐备。在麻醉诱导前准备好麻醉喉镜、气管导管、气管导管衔接管、牙垫、导管管芯、吸痰管、注射器、口咽通气道、吸引器、喉罩等器械物品,并检查所有器械物品工作正常。

**(二)妇科腹腔镜手术麻醉选择**

麻醉医师应当在选择麻醉方式的一般原则的基础上,根据腹腔镜手术的特点、患者体质的基本状态、麻醉设备情况、麻醉医师的技术和临床经验来决定实施麻醉的方案。

1.人工气腹腹腔镜手术麻醉方法选择

(1)全身麻醉:虽然腹腔镜手术对局部的损伤小,但是如前所述人工气腹腹腔镜手术过程中对患者的呼吸循环功能影响较大,因此应该选择全身麻醉实施手术。这样就利于术中患者气道管理,调节合适的麻醉深度,控制不良刺激引起的有害反射,有利于保证适当的麻醉深度和维持有效的通气,又可避免膈肌运动,利于手术操作,在监测 PETCO$_2$ 下可随时保持通气量在正常范围。全身麻醉期间宜应用喉罩或者气管插管进行气道管理,时间短小、术中体位变化不大、采用低压人工气腹技术时,可以在应用喉罩通气道的情况下安全实施手术;而由于气管插管全身麻醉是最确切、安全的气道管理技术,因此目前临床上大多数人工气腹腹腔镜手术都是采用这种气道管理方式,尤其是手术时间长,术中体位变动大的情况更是应该实施气管插管。

(2)椎管内麻醉:椎管内麻醉镇痛确切、肌松效果良好,可以基本满足腹腔镜手术的麻醉镇痛需要,但是 $CO_2$ 人工气腹升高的 IAP、手术操作牵拉腹膜、$CO_2$ 刺激等均可导致迷走神经反射性增强;$CO_2$ 人工气腹期间导致的高碳酸血症也使心肌迷走神经反射增强;椎管内麻醉阻滞部分交感神经,导致副交感神经相对亢进;椎管内麻醉不能满足手术过程中所有的需要,患者舒适度差,可以辅助静脉镇静-镇痛剂,使用不当则会影响到呼吸、循环系统的稳定;上述这些因素都是导致患者术中出现腰背、肩部不适,甚至虚脱、恶心呕吐等症状,使手术无法继续进行,而且这些因素也是麻醉过程中发生不良事件的潜在风险,麻醉管理起来相当困难,因此目前已基本不选择椎管内麻醉实施人工气腹腹腔镜手术。诊断性检查,或短小手术,可考虑选择椎管内麻醉。

2.免气腹腹腔镜手术麻醉方法选择

(1)局麻:如前所述,时间短小的免气腹腹腔镜检查术是采用局麻的适应证。

(2)椎管内麻醉:由于免气腹腹腔镜手术没有人工气腹操作导致一系列的生理学改变,但是要求腹肌松弛度良好,以便腹壁得到充分悬吊,为手术创造良好视野;椎管内麻醉镇痛确切、肌松效果好,术后恢复快,术后恶心呕吐发生率低,因此椎管内麻醉尤其是腰硬联合麻醉是妇科免气腹腹腔镜手术的理想麻醉选择。

(3)全身麻醉:虽然椎管内麻醉可以满足妇科免气腹腹腔镜手术的麻醉要求且有前述的很多优点,但是由于妇科患者大多数存在恐惧、焦虑等情况,很多患者自己选择全身麻醉实施手术,这些患者就是实施全身麻醉的适应证。

**(三)妇科腹腔镜手术麻醉实施**

虽然妇科腹腔镜手术以手术创伤小、对患者生理功能影响小为特点,但我们不可否认的是妇科腹腔镜手术的麻醉并不简单。虽然妇科腹腔镜手术的器械日新月异,随着科技的发展不断地为妇科医师实施手术创造条件,但是我们的麻醉设备和技术却仍然保持其基本面貌没有太大的改变。这就要求麻醉医师认真准备,努力以既往娴熟的技术来满足现代手术的需要。

**(四)妇科腹腔镜手术麻醉监测与管理**

1.妇科腹腔镜手术麻醉监测

妇科腹腔镜手术麻醉过程中在选择了合适麻醉方法的基础上必须进行合理的监测来及时发现异常情况和减少麻醉并发症。妇科腹腔镜手术麻醉时通常需要常规监测心电图、无创动脉血压、脉搏血氧饱和度、体温、气道压、$PETCO_2$、肌松监测、尿量等项目。对于肥胖患者、血流动力学不稳定患者以及心肺功能较差患者,术中需要实施动脉穿刺置管严密监测血压变化、定时监测血气分析。

(1)$PETCO_2$监测是妇科腹腔镜手术麻醉期间最常用的无创监测项目,用以代替$PaCO_2$来评价人工气腹期间肺通气状况。然而应该特别注意的是人工气腹时由于通气/血流不相匹配致使$PETCO_2$与$PaCO_2$之间浓度梯度差异可能增加,此时两者的浓度梯度差已不是普通手术全身麻醉时的两者之间相差$0.4\sim0.7$ kPa($3\sim5$ mmHg),而是因患者心肺功能状态、人工气腹IAP大小等因素而异。因此,我们无法通过$PETCO_2$来预测心肺功能不全患者的$PaCO_2$,故在这种情况下就需要进行动脉血气分析来评价$PaCO_2$以及时发现高碳酸血症。对于肥胖患者、术中高气道压、低氧血症或$PETCO_2$不明原因增高患者,也需要监测动脉血气分析。

(2)妇科腹腔镜手术机械通气时术中监测气道压的变化有利于及时发现IAP过高。当IAP升高时,由于膈肌抬高,胸肺顺应性降低,导致气道压升高,故当术中发现气道压较高时,排除气道梗阻、支气管痉挛等情况后,应当提醒术者注意IAP是否太高。

(3)妇科腹腔镜手术期间应当监测患者肌松状态,术中肌肉松弛,以使腹壁可以有足够的伸展度,令腹腔镜有足够的操作空间,且有清楚的视野,同时可以降低IAP;另一方面,足够的肌松状态也可以确保患者术中不会突然运动,导致意外损伤腹腔内组织器官。

2.妇科腹腔镜手术麻醉管理要点

妇科腹腔镜手术的特点决定了麻醉的特点,除遵循常规的麻醉原则外,尚需针对妇科腹腔镜手术的特点注意相应的特殊问题。一般地,腹腔镜手术麻醉过程中首先要维持手术时适宜的麻醉深度,合适的肌肉松弛状态,以防术中患者突然运动造成腹腔内组织器官损伤。其次,$CO_2$人工气腹腹腔镜手术时,要适当过度通气,以维持体内酸碱平衡状态。第三,妇科腹腔镜手术时体位改变也可能对患者造成一定的影响,应当注意防止体位改变引起的损伤。这里主要叙述$CO_2$人工气腹腹腔镜手术时全身麻醉的管理要点。

(1)麻醉维持:提供适当的麻醉深度,保障循环和呼吸平稳,适当的肌松状态并控制膈肌抽动,慎重选择麻醉前用药和辅助药,保证术后尽快苏醒,早期活动和早期出院。妇科腹腔镜手术时间一般较短,因此要求麻醉诱导快、苏醒快、并发症少。适合于此类手术麻醉维持的药物及方式有:①丙泊酚、芬太尼、罗库溴铵静脉诱导,吸入异氟烷、七氟烷维持麻醉,术中适量追加肌松剂。②丙泊酚、芬太尼、罗库溴铵静脉诱导,静脉靶控输注丙泊酚、瑞芬太尼或者可调恒速输注丙泊酚、瑞芬太尼维持麻醉,术中适量追加肌松剂。③吸入七氟烷麻醉诱导,吸入或者静脉麻醉维持。

(2)妇科腹腔镜手术麻醉循环管理:腹腔镜手术人工气腹IAP在$1.96$ kPa($20$ cmH$_2$O)以下时,中心性血容量再分布引起CVP升高,心排血量增加。当IAP超过$1.96$ kPa($20$ cmH$_2$O)时,则压力压迫腹腔内血管影响右心充盈而使CVP及心排血量降低,麻醉过程中应当考虑这些因素对循环的影响,采取相应的措施。当人工气腹头低位时,要注意由于头低位可能引起回心血量增加,前负荷增加,引起血压升高,并非是麻醉深度不足的表现,不要一味加深麻醉而致麻醉药过量。腹腔镜手术过程中可能由于人工气腹压力升高、手术操作牵拉腹膜等因素,引起迷走神经反射,导致心动过缓,应当及时发现,对症处理。术中根据手术出血量情况适当输血补液,维持患者血容量正常。

(3)妇科腹腔镜手术麻醉呼吸管理:目前,腹腔镜手术多数是在 $CO_2$ 人工气腹下实施的,腹内压升高可致膈肌上抬而引起胸肺顺应性下降,潮气量下降,呼吸无效腔量增大,FRC 减少,$PETCO_2$ 或 $PaCO_2$ 明显升高,BE 及 pH 降低,$PaCO_2$ 增加,加之气腹时腹腔内 $CO_2$ 的吸收,造成高碳酸血症,上述变化在头低位时可更显著。人工气腹后,腹式呼吸潮气量降低,胸式呼吸潮气量与总潮气量比值增加,均说明腹部呼吸运动受限,因此要求人工机械通气实施过度通气。常规实施 $PETCO_2$ 监测,及时调节呼吸参数,使 $PETCO_2$ 维持在 4.7~6.0 kPa(35~45 mmHg)之间。

(4)苏醒期管理:妇科腹腔镜手术结束后早期,即使是已经停止了 $CO_2$ 人工气腹,由于手术过程中人工气腹的作用,患者仍然有可能存在高碳酸血症,这种状态一方面可以刺激患者呼吸中枢,使患者呼吸频率增快,通气量增加,另一方面也导致患者 $PETCO_2$ 升高。如果在此期间由于麻醉药物残留患者呼吸功能尚未完全恢复,通气量不足,更加容易加重高碳酸血症状态,导致严重后果,此时就需要延长机械通气时间,等待患者通气功能完全恢复后方可停止机械通气。术前患有呼吸系统疾患的患者可能无法排出多余的 $CO_2$ 导致高碳酸血症甚至呼吸衰竭。患有心脏疾病的人可能由于腹腔镜人工气腹导致的高碳酸血症而引起血流动力学状态不稳定。麻醉医师必须关注这些腹腔镜手术结束时特有的情况,并且予以及时处理。

(5)术后镇痛:虽然与开腹手术相比,腹腔镜手术后患者的疼痛程度相对轻,持续时间也没有开腹手术疼痛时间长,但是腹腔镜手术后也是相当痛的,因此也需要预防和处理。通常可以使用局麻药、非甾体抗炎药和阿片类镇痛剂来进行处理,可以手术开始前非甾体抗炎药等实施超前镇痛,使用也可以这几种药物联合应用。

3.妇科腹腔镜手术麻醉常见问题及处理

(1)妇科腹腔镜手术过程中可能会出现低血压、心动过缓、心动过速等心律失常、$CO_2$ 蓄积综合征和 $CO_2$ 排出综合征等并发症。气腹后 CVP 升高,肺内分流量增大,下腔静脉受压回流减少,心排血量下降,可致血压下降,$CO_2$ 吸收入血可致总外周阻力增加,通气/血流比例失调,因而可增加心肺负荷。人工气腹吹胀膈肌、手术操作牵拉腹膜,都可能引起迷走神经反射,高碳酸血症心肌对迷走神经的反应性增强,引起心动过缓。气腹压和术中头低位所致的血流动力影响,对心功能正常者尚能代偿,但心血管系统已有损害者将难以耐受。患者存在高碳酸血症可能引起 $CO_2$ 蓄积综合征,使患者颜面潮红、血压升高、心率增快。在 $CO_2$ 快速排出后容易导致 $CO_2$ 排出综合征,使患者血压急剧下降,甚至可能导致心搏骤停。另外,手术期间由于呼吸性酸中毒、缺氧、反应性交感神经刺激都可能导致心律失常。如果术中发生低血压,首先要分辨低血压原因,如果是由于 IAP 过高导致静脉回流减少所致,应提醒妇科医师调整 IAP,如果是由于麻醉深度过深导致低血压则需降低麻醉药用量,在没有查清原因前,可以对症处理。对于心动过缓者,给予阿托品静脉注射对症处理。术中监测 $PETCO_2$,调整呼吸参数,防止 $CO_2$ 蓄积,一旦出现 $CO_2$ 蓄积,在处理时要逐步降低 $PETCO_2$,以防出现 $CO_2$ 排出综合征。

(2)气管导管移位进入支气管:由于人工气腹期间腹腔内压力增加,膈肌上升,肺底部肺段受压,头低位时引起腹腔脏器因重力而向头端移位,使胸腔长径缩短,气管也被迫向头端移位,从而使绝对位置固定的气管导管与气管的相对位置发生改变,原本位于气管内的导管滑入了支气管内,导致单肺通气,患者表现为低氧血症、高碳酸血症、气道压上升,故当人工气腹建立后、体位改变后都要重新确认气管导管位置,以及时发现气管导管进入支气管。相反地,当头低位时,也可能由于重力的原因导致气管导管滑脱,这种情况相对少见。

(3)胃液反流:人工气腹后,因胃内压升高可能致胃液反流,清醒患者常有胃肠不适的感觉,全麻患者则有吸入性肺炎之虑。因此,要求术前常规禁食至少 6 小时,禁水 4 小时,术中经胃管持续胃肠减压。术前应用抗酸药和 $H_2$ 受体阻滞药可提高胃液 pH,以减轻误吸的严重后果。气管插管选用带气囊导管、气腹过程中常规将气囊充足。

(4)术后恶心呕吐:由于女性患者容易发生恶心呕吐、腹腔镜手术人工气腹牵拉膈肌、术中以及术后使用阿片类药物等因素,所以妇科腹腔镜手术后恶心呕吐发生率较高。所以妇科腹腔镜手术以后可以预防性使用止呕药,尤其是术后使用阿片类药物镇痛者更应该使用。甲氧氯普安、氟哌利多以及 5-HT 受体阻滞剂昂丹司琼、阿扎司琼、托烷司琼等均可以降低术后恶心呕吐的发生率。

## 四、妇科腹腔镜手术并发症

与妇科腹腔镜手术有关的并发症因手术的不同和术者的经验而异,麻醉医师必须清楚可能出现的潜在风险,及时发现并处理这些问题,以避免不良后果出现。因此这里有必要叙述妇科腹腔镜手术相关的并发症。

### (一)周围神经损伤

周围神经损伤主要是由于患者长时间被动体位,而患者处于麻醉状态下无法感觉到损伤刺激导致。妇科腹腔镜手术常见神经损伤有臂丛神经、桡神经、坐骨神经、闭孔神经和腓总神经等。臂丛神经损伤多由上臂过度外展所致,桡神经损伤主要是手臂受压所致,预防主要注意手臂外展要适度,使用软垫保护患者肢体,术者操作时身体不能倚靠在外展的手臂上。坐骨神经损伤多数是由于截石位时患者神经受到牵拉引起,腓总神经损伤是由于截石位支架压迫下肢引起,因此手术摆截石位时要使用保护垫,先使膝关节弯曲后再弯曲髋关节,防止髋关节过度外展外旋,避免牵拉神经。

### (二)皮下气肿

皮下气肿是腹腔镜手术最常见并发症之一,多见于年龄大、手术时间长、气腹压力高的患者。主要原因是充气针或穿刺套管于经过皮下组织过程中,有大量 $CO_2$ 弥散入皮下组织所致或气腹针没有穿透腹壁而进行充气所致;另外,腹内压过高、皮肤切口小而腹膜的戳孔较松弛致气体漏进皮下也是其另一诱因;在建立人工气腹时操作不当在气腹针尚未进入腹腔就开始充气,也可能导致气体注入腹膜外间隙,形成气肿。因此,腹内正压应保持适度,以维持在 1.1～2.0 kPa(8～15 mmHg)为佳(因为腹内压保持在 1.8 kPa(13.5 mmHg)时,正好与毛细血管压力相等,而且可以防止空气进入血管形成致命的空气栓塞,同时也可减少出血)。麻醉中一旦发现皮下气肿,应立即观察呼吸情况,首先应排除气胸。如已出现气胸,请术者立即解除气腹,施行胸腔穿刺和胸腔闭式引流术,并通过腹腔镜迅速查看膈肌是否有缺损。发生皮下气肿后体格检查可以发现捻发音,主要最常见于皮肤松弛处,一般不用特殊处理,但应该注意严重的皮下气肿可致高碳酸血症、纵隔气肿、喉头气肿,最严重者可导致心力衰竭。

### (三)气胸、纵隔积气和心包积气

在腹腔镜手术中较易出现气胸,气胸多与手术操作损伤膈肌或先天性膈肌缺损有关,但也有并不存在上述问题而仍然发生气胸的实例,气体通过完好的膈肌进入胸腔的机制目前尚不清楚。也可能人工气腹过程中患者原来患有肺气肿肺大疱破裂导致气胸;头颈部皮下气肿也可能弥散入胸膜腔、纵隔内或者心包形成气胸、纵隔积气或者心包积气。人工气腹过程中,气体也可能经胸主动脉、食管裂孔通过膈脚进入纵隔导致纵隔积气。

气胸表现:气道压升高,不明原因的低氧血症,无法解释的低血压、CVP 上升,听诊患侧呼吸音减弱或者无法听到,X 线辅助检查可以看到患侧肺压缩。一旦术中发现气胸形成,应当立即停止气腹,行患侧胸腔穿刺抽气或者胸腔闭式引流,如果患者生命体征平稳,可以继续实施手术。如果手术结束发现气胸,解除气腹后胸腔内 $CO_2$ 会很快被吸收,如果气体不多,可以严密观察下保守治疗。

纵隔或心包积气表现:清醒患者常感胸闷不适,憋气,胸骨压痛,甚至呼吸困难或发绀,血压下降,颈静脉怒张,心浊音界缩小或消失,X 线胸片可以发现纵隔两旁有透明带。单纯的纵隔、心包积气如果对循环系统影响不大,则不需特殊治疗,可使之自行吸收。如果症状较严重,则需要穿刺抽气或切开减压。

### (四)血管损伤、胃肠损伤、泌尿系统损伤

妇科腹腔镜手术过程中由于各种原因导致腹腔镜器械意外接触、牵拉腹腔内脏器,导致腹腔内血管、组织器官的损伤。此类损失多由于术者在手术开始置入穿刺套管或人工气腹针时不慎引起,也可能是由于术者使用器械方法不当或对组织分辨不清便贸然操作导致的。伤及大血管后可发生危及生命的大出血,伤及内脏器官可引起一系列严重后果,应当予以重视。

### (五)气体栓塞

气体栓塞是人工气腹腹腔镜手术时最严重的并发症之一,妇科宫腔镜手术时的发病率也较高。气体栓塞的主要原因是高压 $CO_2$ 气体经破损静脉血管进入循环系统所致,此时往往伴有穿刺部位出血或手术操作部位出血。出现气栓必须具备三大条件:①有较大的破裂静脉血管裂口暴露在气体中。②静脉破裂口周围有气体存在且气体压力较高。③大量气体主动或者被动地快速进入血管内。

1.形成气体栓塞的途径可能

(1)开始手术建立人工气腹时气腹针不慎置入患者静脉内导致大量气体直接进入血管内。

(2)手术过程中在分离器官周围组织时撕裂了静脉。

(3)手术操作导致腹腔内脏器损伤,气体进入腹腔内脏器血管。

(4)既往有腹腔内手术史患者,手术过程中实施腹腔内粘连松解时撕裂粘连带内血管,气体进入血管内。

2.临床症状与体征

由于气体栓塞的气体量、栓塞部位以及栓塞后时间不同,临床表现也各异,主要症状表现在心血管系统、呼吸系统和中枢神经系统。

(1)静脉气体栓塞的症状:主要表现为头晕、心慌气短、胸痛、急性呼吸困难、持续咳嗽、发绀、血压下降等;常见体征有气促、发绀、肺部湿啰音或哮鸣音、心动过速,心前区听到"磨轮音"是典型的临床特征,但一般属于晚期征象,持续时间也很短,多数不到 5 分钟,只有不到半数的患者才有该项体征;常规监测可能发现的特点:$PETCO_2$ 可能会出现一过性急剧升高,随后急剧下降、

心电图出现非特异性的 ST 段和 T 波改变及右心室劳损的特点,患者可以出现心律失常,甚至是心搏骤停。临床上气体栓塞患者的症状体征多数是不典型的,并非都能表现出来。

(2)反常气体栓塞:临床上发现气体栓塞时气体可以进入左心房和左心室进而出现在体循环动脉系统内,引起动脉气体栓塞,称反常气体栓塞。其原因可能有:①右心内气体由于压力过高可能导致卵圆孔开放而使气体进入左心。②急性大量气体进入静脉后,大量气体跨过毛细血管网进入肺静脉而到达左心。③气体通过肺内动静脉分流通路直接进入左心。进入体循环动脉的气体可能会导致全身各处器官气体栓塞,引起器官缺血梗死,最容易受累的器官是心脏和脑,因为只有脑和心脏对缺氧最为敏感。

3.气体栓塞的诊断

气体栓塞的诊断极其困难,临床上发现时多数已经处于晚期,需要立即抢救。临床上根据术中是否存在静脉气体栓子来源的高危因素、肺栓塞的临床表现、相关的监测手段等综合判断,可得出气体栓塞的诊断。术中突发呼吸困难、心律失常、意识丧失、不明原因的低血压、肺水肿和动脉氧饱和度下降,特别是 PETCO$_2$ 迅速下降时,应充分考虑气体栓塞的可能。经食管超声心动图(TEE)能直接监测发现心房、心室存在的气体,而从中心静脉导管中抽出泡沫性血液则是栓塞的明确证据。TEE 被认为是诊断术中气体栓塞的金标准,证实了许多疑为气栓的病例。但 TEE 设备昂贵、操作复杂,不便于在临床普及。而 PETCO$_2$ 则可在日常麻醉中常规使用,对提示或证实肺栓塞的存在具有高度的可靠性和实用性。获得静脉内存在气体的确切证据是确诊气体栓塞的必要条件,但是未发现静脉内存在气体也不能排除发生过气体栓塞,因为气体尤其是溶解度较高的 CO$_2$ 在体内分布后很快被组织吸收,但是气体栓塞后的一系列病理改变却仍然存在。临床上诊断气体栓塞不能迟疑,一旦怀疑某些表现有可能是气体栓塞引起的,就要及早诊断并作出处理决定,以便提高抢救成功率。

临床上各种监测气体栓塞的手段敏感性不同。①高敏感的监测方法:TEE、心前多普勒超声和经颅多普勒超声可以检测到静脉内尚未引起临床症状的少量气体,肺动脉压监测也是比较敏感的指标,肺动脉压升高可能是静脉气体栓塞首先引起的病理改变。②PETCO$_2$ 是中等敏感的指标,气体栓塞使患者肺循环血量急剧下降,PETCO$_2$ 也急剧下降,这在尚未出现心搏骤停前就会表现出来,但是 PETCO$_2$ 监测并没有特异性,因为休克患者、肺部疾患、术中突然大量失血致低血压都可能引起 PETCO$_2$ 下降,这种情况使麻醉医师难以确定诊断。③心电图、血压、SpO$_2$、心前区听诊以及主观观察患者变化等监测手段发现气体栓塞的敏感性和特异性都很低,依靠这些手段发现患者异常时,气体栓塞已经极其严重,需要立即实施抢救措施。

4.气体栓塞的预防与处理

预防措施:①加强责任心,避免腔镜设备装配错误或排气不彻底;手术操作时谨慎小心,避免粗心操作导致器械损伤腹腔内组织、血管;严格控制 IAP,防止高压气体通过受损血管大量进入静脉;手术操作时按常规操作,避免损伤腹腔内血管。②术中维持麻醉平稳,要做到患者术中不能突然运动,以防引起意外损伤腹腔内脏器、血管,加强术中监测,警惕可能引起气栓的高危手术、麻醉或穿刺操作的影响,并做好处理预案。③一旦发现气体栓塞的症状时,如 PETCO$_2$ 降低、不明原因低血压、呼吸困难等,应及时排查并积极妥善处理。

及时处理对气栓的预后有明显影响。小范围、病情轻的栓塞经积极处理后可自行好转,反之则会遗留神经系统后遗症,甚至导致死亡。由于没有特效的抢救方法,故应采取综合的治疗措施,包括以下几方面。

（1）找出栓塞的原因，立即采取措施阻止气体栓子继续进入体内。停止手术、排尽腹腔内 $CO_2$ 气体，患者左侧卧位或头低位，将栓子局限在右心房或心房与腔静脉的接合处，减少气栓进入肺循环的机会，若有中心静脉导管可经此将气体抽出，但是能够从中心静脉导管抽出气体的成功率是很低的。

（2）对症治疗：吸氧、镇静、控制呼吸，解痉平喘，抗休克、抗心律失常，心力衰竭时给予快速的洋地黄制剂，心律失常给予抗心律失常药物，积极补液，避免血压降低，但需注意不应输液过度，以免导致或加重肺水肿。应用正性肌力药物、强心药物和血管活性药物，如多巴胺、肾上腺素等。使用呼吸末正压通气，以改善氧合状况，纠正缺氧。

（3）抗凝及溶栓治疗。①抗凝：肝素 5 000 U 加入 5％葡萄糖液 100 mL 中静脉滴注，每 4 小时 1 次。亦可选用东菱克栓酶或速避凝等。口服药有噻氯匹定、华法林等。②溶栓治疗：链激酶 50 万单位加入 5％葡萄糖液 100 mL 中，30 分钟内静脉滴毕，此后每小时 10 万单位持续滴注 24 小时；或尿激酶 4 万单位 24 小时内滴毕或每天 2 万单位，连用 10～20 天。

（4）及时采取高压氧治疗：可以减少气体栓子的体积，从而缓解病情，减轻栓塞后并发症，即便对病情较差，甚至气体栓塞较久的病例也应考虑高压氧治疗的可能性。

（5）手术治疗：适用于溶栓或血管升压素治疗仍持续休克者。

（屈志文）

# 第三节　妇科宫腔镜手术麻醉

## 一、宫腔镜手术的特点

宫腔镜检查是采用膨宫介质扩张宫腔，通过纤维导光束和透镜将冷光源经宫腔镜导入宫腔内，直视下观察宫颈管、宫颈内口、宫内膜及输卵管开口，以便针对病变组织直观准确取材并送病理检查，同时也可在直视下行宫腔内的手术治疗。目前比较广泛应用的宫腔镜为电视宫腔镜，经摄像装置把宫腔内图像直接显示在电视屏幕上观看，使宫腔镜检查更方便。

检查适应证：①异常子宫出血的诊断。②宫腔粘连的诊断。③节育环的定位及取出。④评估超声检查的异常宫腔回声及占位性病变。⑤评估异常的子宫输卵管造影（HSG）宫腔内病变。⑥检查原因不明不孕的宫内因素。

治疗适应证：①子宫内膜息肉。②子宫黏膜下肌瘤。③宫腔粘连分离。④子宫纵隔切除。⑤子宫内异物的取出。

宫腔镜有两种基本操作技术接触镜和广角镜，分别取决于镜头的焦距。接触镜通常不需扩张宫颈和宫腔，供诊断用，检查简便但视野有限，亦不需麻醉和监测，可在门诊实施。广角宫腔镜应用复杂精细的设备，通过被扩张的宫颈并需使用膨胀宫腔的膨宫介质，视野满意，便于镜检诊断及手术治疗，因扩张宫颈及宫腔以及手术治疗，都需麻醉和监测。

宫腔镜有直的硬镜和纤维光学可弯软镜，前者有镜鞘带有小孔供膨胀宫腔的膨宫介质或灌流液流通，硬镜主要管道可容手术器械通过，如剪刀、活检钳、手术镜以及滚动式电切刀等。纤维光镜外径细，适用于诊断及活组织检查，尤适用于非住院患者的诊断应用。

### 二、宫腔镜麻醉处理

宫腔镜手术刺激仅限于宫颈扩张及宫内操作。感觉神经支配前者属 $S_{2～4}$，后者属 $T_{10}～L_2$。

麻醉选择取决于：①诊断镜或手术治疗镜用光学纤维镜或是硬镜。②是否为住院患者。③患者的精神心理状态能否合作，患者的麻醉要求。④手术医师的要求和熟练程度。

麻醉可分别选择全身麻醉、区域麻醉（脊髓麻醉、硬膜外麻醉或由手术医师行宫颈旁阻滞）。区域麻醉最大的优点是一旦发生 TURP 综合征和穿孔时便于患者提供主述症状并监测其特有的体征，尤其是稀释性低钠血症时可能发生的意识改变，硬膜外麻醉和宫颈旁阻滞适用于非住院患者，对中老年患者可选择脊髓麻醉，脊髓麻醉后头痛发生率低于青年女性，脊髓麻醉阻滞效果完善，阻滞速度优于硬膜外麻醉。

宫腔镜麻醉和监测一如常规，但更重要的是基于麻醉医师应知晓宫腔镜手术可能发生的不良反应（如 TURP 综合征）和手术操作的并发症，通过分析监测生理参数及其变化，为尽早诊治提供依据，并为手术医师对并发症的进一步手术处理（如腹腔镜手术诊治内出血，必要的剖腹探查等）提供更好的麻醉支持和生理保障。

术中应监测与评估体液平衡情况，有主张在膨宫液中加入乙醇，监测呼出气中乙醇浓度可提示膨宫液吸收程度。对泌尿科应用 5％葡萄糖为冲洗液或进行妇科宫腔镜检查时用膨宫液的患者，术中输液仅用平衡液，定时快速测定血糖浓度（one touch 血糖测定仪），遇血糖升高提示冲洗液或膨宫液吸收，继而测定床边快速生化（I-stat 生化测定仪），测定血液电解质，可早期检出稀释性低钠血症，为防治急性水中毒提供可靠诊断依据。

宫腔镜手术一般耗时不长，被认为是普通手术，而忽视正确安放手术体位——截石位。长时间截石位时膝关节小腿固定不妥可致腓骨小头受压使腓总神经麻痹，术后并发足下垂，妥善的体位安置避免组织受压亦应作为麻醉全面监测项目之一。

新型的宫腔镜已采用高亮度纤维冷光源，通过微型摄像头将宫腔图像借助电视屏幕显示。手术关键是为了宫腔镜能窥视宫腔，常需扩张宫颈，同时应用气体（$CO_2$）或液体作膨宫介质扩张宫腔。随之在术中可能引发有关不良反应和严重并发症。麻醉人员对此应有所认识，除麻醉处理外应进行相应的监测，以行应急治疗。

### 三、宫腔镜的并发症

#### （一）损伤

（1）过度牵拉和扩张宫颈可致宫颈损伤或出血。

（2）子宫穿孔：诊断性宫腔镜手术子宫穿孔率为 4％，美国妇科腹腔镜医师协会近期报道，宫腔镜手术子宫穿孔率为 13％。严重的子宫粘连、瘢痕子宫、子宫过度前倾或后屈、宫颈手术后、萎缩子宫、哺乳期子宫均易发生子宫穿孔。有时子宫穿孔未能察觉，继续手术操作，可能导致严重的肠管损伤。穿孔都发生在子宫底部。同时应用腹腔镜监测可减少穿孔的发生。一旦发生穿孔，应停止操作，退出器械，估计穿孔的情况，仔细观察腹痛及阴道出血。5 mm 的检查镜穿孔无明显的后遗症，而宫腔镜手术时穿孔，则需考虑开腹或腹腔镜检查。近年来使用的电凝器或激光器所致的穿孔，更应特别小心。宫腔电切手术时，通过热能传导可能损伤附着于子宫表面的肠管，或者电凝器穿孔进入腹腔，灼伤肠管、输尿管和膀胱。宫腔镜电切手术时，同时用腹腔镜监测，可协助排开肠管，确认膀胱空虚，减少并发症的发生。宫腔镜下输卵管插管可能损伤子宫角部，$CO_2$ 气体膨宫可致输卵管积水破裂，气体进入阔韧带形成气肿。

**（二）出血**

宫腔镜检术后一般有少量阴道出血，多在 1 周内消失。宫腔镜手术可因切割过深、宫缩不良或术中止血不彻底导致出血多，可用电凝器止血，也可用 Foly 导管压迫 6～8 小时止血。

**（三）感染**

感染发生率低。掌握好适应证和禁忌证，术前和术后适当应用抗生素，严格消毒器械，可以避免感染的发生。

1.膨宫引起的并发症

膨宫液过度吸收是膨宫常见的并发症，多发生于宫腔镜手术，与膨宫压力过高、子宫内膜损伤面积较大有关。膨宫时的压力维持在 13.3 kPa（100 mmHg）即可，过高的压力无益于视野清晰，反而促使液体经静脉或经输卵管流入腹腔被大量吸收。手术时间长，也容易导致过度吸收，导致血容量过多及低钠血症，引起全身一系列症状，严重者可致死亡。用 $CO_2$ 做膨宫介质，若充气速度过快，可引起静脉气体栓塞，可能导致严重的并发症甚至死亡。目前采用专用的充气装置，充气速度控制在 100 mL/min，避免了并发症的发生。$CO_2$ 膨宫引起术后肩痛，系 $CO_2$ 刺激膈肌所致。

2.变态反应

个别患者对右旋糖酐过敏，引起哮喘、皮疹等症状。

（屈志文）

# 第四节　妇科肿瘤手术麻醉

妇科肿瘤根据病理性质分为良性肿瘤和恶性肿瘤，根据肿瘤的发生部位又可分为外阴肿瘤、阴道肿瘤、子宫肿瘤、卵巢肿瘤、输卵管肿瘤、滋养细胞肿瘤等。子宫肌瘤是最常见的妇科良性肿瘤，宫颈癌、子宫内膜癌和卵巢癌则是常见的妇科恶性肿瘤。一般良性肿瘤如外阴乳头状瘤、卵巢囊肿、子宫肌瘤等，手术涉及范围较小，但恶性肿瘤如宫颈癌等根治性手术，手术范围除切除子宫及附件外，还可涉及盆腹腔的其他器官，如直肠、膀胱、输尿管、尿道、大网膜、淋巴结等盆腹腔内的器官组织，这类手术时间长、范围广、创伤大、出血多，对机体内环境干扰大，加之恶性肿瘤患者术前存在严重贫血、营养不良，晚期出现恶病质，某些恶性肿瘤患者术前还可能进行化疗、放疗，患者全身状况差，因此，增加了麻醉的难度和风险。本节主要介绍几种常见妇科肿瘤的病理解剖学特点、手术主要步骤及麻醉特点。

## 一、子宫肌瘤

子宫肌瘤是女性生殖器中最常见的良性肿瘤，也是人体最常见的良性肿瘤之一。多见于 30～50 岁妇女，以 40～50 岁女性发病率最高。子宫肌瘤主要由子宫平滑肌组织增生而成，其间有少量纤维结缔组织，故又称为"子宫纤维肌瘤""子宫纤维瘤"或"平滑肌瘤"。

**（一）子宫肌瘤的分类及其病理解剖学特点**

子宫肌瘤按其生长位置与子宫壁各层的关系可分为壁间肌瘤、浆膜下肌瘤、黏膜下肌瘤 3 种类型。

**1.子宫肌壁间肌**

子宫肌壁间肌最为常见,占总数的 $60\%\sim70\%$ ,肌瘤位于子宫肌层内,周围被肌层所包围。壁间肌瘤常使子宫增大,宫腔弯曲变形,子宫内膜面积增加。

**2.浆膜下肌瘤**

浆膜下肌瘤约占总数的 $20\%$ ,肌瘤向子宫体浆膜面生长,突起于子宫表面。瘤体继续向浆膜面生长时,可仅有一蒂与子宫肌壁相连,成为"有蒂肌瘤",营养由蒂部血管供应。当血供不足时可变性、坏死。或蒂部扭转、断裂,肌瘤脱落至腹腔或盆腔,可两次获得血液供应而形成游离性或寄生性肌瘤。肌瘤还可贴靠邻近的组织器官如大网膜、肠系膜等。有时,可使大网膜随行部分扭转或阻塞而发生组织液漏出,形成腹水,子宫肌瘤的症状因肌瘤生长的部位、大小、生长速度、有无继发变性及合并症等而异,浆膜下子宫肌瘤多以腹部包块为主要症状,极少出现子宫出血、不孕症等。当肌瘤发展增大到一定程度时,可产生邻近脏器压迫症状。

**3.黏膜下肌瘤**

黏膜下肌瘤占总数的 $10\%\sim15\%$ ,肌瘤向子宫黏膜方向生长、突出于宫腔。常为单个,易使宫腔变形增大,多不影响子宫外形。极易形成蒂,在宫腔内犹如异物,可以刺激子宫收缩,将肌瘤推出子宫口或阴道口。

子宫肌瘤常为多发性,并且以上不同类型肌瘤可同时发生在同一子宫上,称为多发性子宫肌瘤。

**(二)子宫肌瘤的手术方式及其特点**

手术治疗是有症状的子宫肌瘤患者的最佳治疗方法。经腹全子宫切除术、次全子宫切除术及子宫肌瘤剔除术是传统的子宫肌瘤手术方式。随着微创外科的发展,近几年国内腔镜手术治疗子宫肌瘤也得到迅速发展,成为治疗子宫肌瘤的手术方式之一。可根据肿瘤的大小、数目、生长部位及对生育的要求,采取相应的手术方式。

**1.全子宫切除术适应证**

(1)子宫出血较多,经药物治疗无效且造成贫血。

(2)子宫达妊娠 3 个月大小,或有明显的压迫症状,如大小便困难、尿频尿急、下肢水肿、腰腿酸痛等症状日趋严重。

(3)子宫肌瘤可疑肉瘤变性。

(4)附件触诊不满意。

**2.子宫切除的方式**

(1)经腹全子宫切除术:经腹全子宫切除术(total abdominal hysterectomy,TAH)是传统的手术方式,适用于肌瘤较大数目较多的患者,可选用下腹部横切口或纵切口。

TAH 操作简单直接,容易掌握,技术及理论成熟且肉眼判断肌瘤恶变可立即扩大手术,减少转移,但 TAH 容易出现一些术后并发症,在处理子宫血管、主韧带、骶骨韧带时,有可能直接损伤膀胱、输尿管、直肠等盆腔脏器。此外,交感和副交感神经经骨盆神经丛到达膀胱,穿过主韧带到 Fran Kenhauser 神经丛,子宫全切术在宫颈旁分离时易损伤这些神经,术后膀胱和肠发生感觉神经整合性改变。

(2)经腹次全子宫切除术:次全子宫切除术又称宫颈上子宫切除术,是将子宫体部切除保留子宫颈的手术,手术适应证大体上同全子宫切除术。做全切或次全切除有时要在开腹探查或手术进行中才能做最后决定,如探查发现子宫颈周围组织有严重粘连,向下剥离时可能损伤直肠、膀胱及输尿管,或引起出血者可行次全子宫切除术。根据病情需要,在不影响切除子宫病灶的情况下,对年轻妇女也可做高位子宫部分切除,能保留部分子宫的生理功能。次全子宫切除术易于操作,出血较少,能保持阴道的解剖学关系,对术后性生活影响较少。

(3)经腹筋膜内全子宫切除术:筋膜内全子宫切除术与全子宫切除术的主要差别在于前者保留包绕和固定子宫颈的韧带、血管、筋膜组织。该术式的优点是:①不需要充分分离膀胱,避免了膀胱损伤。②不切断子宫骶、主韧带及宫旁和阴道组织,维护了盆底支持结构,缩短了手术时间。③保持了阴道完整供血系统,对性功能影响小。手术成败的关键是正确分离宫颈筋膜。

(4)经阴道子宫切除术:经阴道子宫切除术(trans-vaginal hysterectomy,TVH)即从阴道切除子宫,关闭阴道断端。经阴道子宫切除术的优点。①TVH使用特制的专用器械,对手术步骤进行如下简化及改进:一是在分离子宫间隙时采用组织剪尖端紧贴宫颈筋膜向上推进、撑开;二是处理子宫骶主韧带及子宫血管时采用一次钳夹处理;三是处理圆韧带和输卵管、卵巢固有韧带时将过去的分次钳夹改为用固有韧带钩形钳一并钩出,在直视下一次钳夹处理,加上阴式手术无须开、关腹,明显缩短手术时间。②经阴道子宫切除术具有创伤小、手术时间快、术后疼痛轻、肠功能恢复早、术后并发症发生率低、住院时间短及腹壁无切口瘢痕等优点。

(5)子宫肌瘤的内镜手术:近十年来,妇科手术已从经典的剖腹术转向最小损伤的内镜手术。包括宫腔镜黏膜下肌瘤切除、子宫内膜切除和腹腔镜子宫切除等。

宫腔镜下黏膜下肌瘤切除术:宫腔镜下子宫肌瘤挖除术适用于有症状的黏膜下肌瘤、内突壁间肌瘤和宫颈肌瘤。肌瘤的大小、瘤蒂的有无、肌瘤的位置、宫腔的深度都会影响镜下手术的时间,在临床上综合以上因素恰当选择病例和手术方式。宫腔镜手术的优点是不开腹,缩短了术后恢复时间。子宫无切口对未生育者,大大减少了以后剖宫产率。对出血严重又不要求再生育的妇女,可同时行子宫内膜切除术。缺点是手术技术要求高,目前尚不能在基层普及。对于无蒂肌瘤,手术需分期进行,一次难以切除干净。对于壁间肌瘤、浆膜下肌瘤不适用。手术有一定的并发症,可导致子宫穿孔及引起肠管、膀胱的损伤。术中应用膨宫液,液体吸收导致体液超负荷,可能引起肺水肿和电解质紊乱等并发症。

腹腔镜下子宫切除术:随着腹腔镜器械的更新及手术操作技巧的提高,应用腹腔镜行子宫切除有普及的趋势,一些适于阴式子宫切除的病例可借助腹腔镜完成手术。手术类型包括腹腔镜全子宫切除术、腹腔镜阴道上子宫切除术及腹腔镜筋膜内子宫切除术。腹腔镜手术的优点是避免了腹部大切口,并发症少,住院时间短,恢复快。缺点是对手术者技术要求高,手术时间长、费用高;如在术中发现严重盆腔粘连、出血、视野显露困难、恶性病变、膀胱损伤等则需中转开腹,以及术后出现气腹、感染等不良反应。

(6)子宫肌瘤剔除术。子宫肌瘤剔除术的适应证:①单个或多个子宫肌瘤,影响生育。②子宫肌瘤引起月经失调、痛经。③宫颈肌瘤需保留生育功能。此术式的优点:保留生育功能。黏膜下肌瘤或突向阴道的宫颈肌瘤可经宫腔镜或经阴道摘除。对生理影响小。此术式缺点:术后复发率高。子宫肌瘤剔除术后妊娠,发生子宫破裂的风险增加。

**(三)子宫肌瘤手术的麻醉**

1.术前评估与准备

子宫肌瘤是最常见的妇科疾病,子宫切除术也是妇科最常采用的手术方式。麻醉医师麻醉前访视应重点了解患者有无贫血及其程度,是否合并内科疾病,如瓣膜性心脏病、高血压、冠心病、糖尿病。对于重度贫血的患者,术前应将血红蛋白升至 70 g/L 以上。对伴有风湿性瓣膜疾病、冠心病、高血压等患者,应详细了解心血管系统情况,必要时请专科医师会诊,指导术前治疗,改善心脏功能。对糖尿病患者,应详细了解血糖水平、有无酮症酸中毒、水电解质失衡以及有无心、肾功能受损,还应了解采用的治疗方案,尤其要了解胰岛素的使用情况。肥胖患者应充分评估气道和呼吸功能,对于评估为困难气道者,无论是采用全身麻醉或椎管内麻醉,均应按困难气道患者处理,做好困难气管插管的各种准备。

2.常用的麻醉方法及管理要点

(1)局部麻醉和区域阻滞麻醉:可用于浆膜下小型肌瘤的切除术。经腹或腹腔镜子宫肌瘤手术宜选用椎管内麻醉或全身麻醉。

(2)蛛网膜下腔阻滞(腰麻):单次腰麻(0.5%～0.75%丁哌卡因)持续时间为 2～3 小时,可用于子宫肌瘤剔除术、估计手术难度不大、手术时间 2 小时内可完成的子宫全切除术,但为了保证足够的麻醉时间及术后镇痛之需要,目前大多数以腰麻联合硬膜外麻醉取代单次腰麻。伴有高血压、冠心病及心功能差的患者慎用腰麻。

(3)硬膜外阻滞:硬膜外阻滞是子宫切除术传统的麻醉方法,一点法($L_{2\sim3}$向头端置管)或两点法($T_{12}\sim L_1$向头端置管加 $L_{2\sim3}$ 或 $L_{3\sim4}$向尾端置管)连续硬膜外阻滞均可满足手术要求,但麻醉阻滞不全发生率较高,可达 10%,需辅助应用镇静镇痛药。两点法硬膜外阻滞要注意避免局麻药过量所引起的局麻药中毒。

(4)腰麻联合硬膜外阻滞:腰麻联合硬膜外阻滞(CSEA)作为一点穿刺达到两种麻醉效果的技术,操作简便、对患者损伤小、起效迅速、麻醉确切且可行术后镇痛等优点,尤其术中仅需给予少量镇静药,易于保持呼吸通畅。但 CSEA 的应用应注意以下两点:①当硬膜外腔常规注入试验量时,因患者已出现腰麻平面,给硬膜外导管是否误入蛛网膜下腔的判断带来一定的障碍,故置入硬膜外导管后必须回抽有无脑脊液,同时仔细观察麻醉平面的扩散及患者的生命体征。CSEA 针内针技术一个潜在不利因素是硬膜外导管可能通过腰穿针孔进入蛛网膜下腔。②采用 CSEA 时腰麻宜选择低浓度小剂量的局麻药,选择0.375%～0.5%丁哌卡因 7～10 mg,既保留了腰麻起效快、麻醉效果确切、骶神经阻滞完善的优点,又尽量避免了腰麻的各种不良反应如低血压、恶心、呕吐及术后头痛等。随后辅以亚剂量的硬膜外腔局麻药,加强延续了麻醉效果,并可通过硬膜外进行术后镇痛。

(5)全身麻醉:适用于严重高血压、心肺功能较差、凝血功能障碍或椎管有病变的患者。腹腔镜下子宫切除术应首选全身麻醉,以确保麻醉效果和安全。但对患有糖尿病的患者尽可能不采用全麻,因为与椎管内麻醉相比,全麻对患者的血糖及术后恢复的不利影响较大。全麻可采用静吸复合麻醉或者全凭静脉麻醉。对伴有高血压、冠心病等心脏病的患者,尽量避免应用对心肌抑制明显的药物,力求麻醉诱导平稳,避免血流动力学剧烈波动。肥胖患者或其他原因而存在困难气道的患者,无论采用何种麻醉方式,均必须严格按照困难气道的处理原则实施麻醉。

## 二、宫颈癌

宫颈癌是全球妇女中仅次于乳腺癌的第 2 个最常见的恶性肿瘤,在发展中国家的妇女中尤为常见。在 1990 年至 1992 年我国部分地区女性常见肿瘤死因构成中占 4.6%,发病率为3.25/10 万,仍居女性生殖系统恶性肿瘤第 1 位。

### (一)宫颈癌的病理分类及临床分期

宫颈癌的组织类型主要有鳞状细胞癌及腺癌两种。

宫颈癌随着浸润的出现,可表现为四种类型。

**1.糜烂型**

环绕宫颈外口有较粗糙的颗粒状糜烂区,或有不规则的溃破面,触之易出血。

**2.外生型**

癌一般来自宫颈外口,向外生长成息肉、乳头或菜花状肿物。肿瘤体积大,但浸润宫颈组织表浅。可侵犯阴道,较少侵犯宫颈旁组织,预后相对较好。

**3.内生型**

内生型多来自颈管或从外口长出后向颈管内生长。浸润宫颈深部组织,使宫颈增大成桶状或浸透宫颈达宫颈旁组织,预后较差。

**4.溃疡型**

内生或外生型进一步发展,合并感染坏死后可形成溃疡。尤其是内生型,溃疡可很深,有时整个宫颈及阴道穹隆部组织可溃烂、完全消失。

### (二)宫颈癌的治疗

**1.微小浸润癌**

只有在宫颈锥切活检边缘阴性,或子宫颈切除或全宫切除后才能做出宫颈癌Ⅰa1或Ⅰa2期的诊断。如果是宫颈上皮瘤样病变(CIN)Ⅲ级宫颈锥切边缘阳性或浸润癌,需要再做一次宫颈锥切或者按Ⅰb1期处理。

在确定治疗前应该做阴道镜检查排除相关的阴道上皮内瘤变(VAIN)。

Ⅰa1期:推荐经腹或经阴道全子宫切除术。如果同时存在阴道上皮内瘤变,应该切除相应的阴道段。如患者有生育要求,可行宫颈锥切,术后4个月、10个月随访追踪宫颈细胞学抹片。如两次宫颈细胞学抹片均阴性,以后每年进行一次宫颈抹片检查。

Ⅰa2期:Ⅰa2期宫颈癌明确有淋巴结转移可能,治疗方案应该包括盆腔淋巴结切除术。推荐的治疗是改良广泛子宫切除术(Ⅱ型子宫切除术)加盆腔淋巴结切除术。如果没有淋巴血管区域浸润,可以考虑行筋膜外子宫切除术和盆腔淋巴结切除术。

要求保留生育功能者,可选择:①大范围的宫颈锥切活检,加腹膜外或腹腔镜下淋巴结切除术。②广泛宫颈切除术,加腹膜外或腹腔镜下淋巴结切除术。

**2.浸润癌**

Ⅰb1和Ⅱa期(肿瘤直径<4 cm):①早期宫颈癌(Ⅰb1、Ⅱa<4 cm)采用手术或放疗的预后均良好。②手术和放疗联合应用并发症将增加。为了减少并发症的发生,初始治疗方案时应该避免联合应用广泛手术和放射治疗。③手术治疗:Ⅰb1和Ⅱa期(肿瘤直径<4 cm)宫颈癌的标准手术治疗方法是改良广泛子宫切除术或广泛子宫切除术和盆腔淋巴结切除术。年轻患者可以保留卵巢,如果术后需要放疗,应将卵巢悬吊于盆腔之外。对于特殊病例,可以行经阴道广泛子宫切除术和腹腔镜下盆腔淋巴结切除术,加放射治疗或术后辅助治疗。

Ⅰb2和Ⅱa期(肿瘤直径>4 cm),初始治疗措施包括:①放化疗。②广泛子宫切除术和双侧盆腔淋巴结切除术,术后通常需要加辅助放疗。③新辅助化疗(以铂类为基础的快速输注的三疗程化疗),随后进行广泛子宫切除术和盆腔淋巴结切除术加或不加术后辅助放疗或放化疗,手术加辅助放疗。新辅助化疗后广泛子宫切除术加盆腔淋巴结切除术。

3.晚期宫颈癌(包括Ⅱb、Ⅲ、Ⅳa期)

标准的初始治疗是放疗,包括盆腔外照射和腔内近距离放疗联合同期化疗。

**(三)宫颈癌各种手术及麻醉特点**

1.宫颈锥形切除术

宫颈锥形切除术是由外向内呈圆锥形的形状切下一部分宫颈组织。此手术适用于:①原位癌排除浸润。②宫颈重度非典型增生,进一步明确有无原位癌或浸润癌同时存在。③宫颈刮片持续阳性,多次活检未能确定诊断者。此手术尤其适用于要求保留生育能力的年轻患者。全身情况差、不能耐受大手术、病变局限者,也可采用宫颈锥形切除术。

宫颈锥形切除术可选用腰麻、硬膜外麻醉。理论上,完全阻滞骶神经丛即可满足手术要求,但如果为了减轻或消除手术牵拉子宫引起的牵拉反射,阻滞平面应达到 $T_6$ 或适当使麻醉性镇痛药以消除牵拉痛。

2.次广泛性全子宫切除术和广泛性全子宫切除术加盆腔淋巴结清除术

次广泛性全子宫切除术适用于宫颈癌Ⅰa期,子宫内膜癌Ⅰ期以及恶性滋养细胞肿瘤,经保守治疗无效者。有严重心、肝、肾等重要器官疾病不能耐受手术者禁施行此手术。

手术范围:切缘距病灶大于 2 cm,必须游离输尿管,打开输尿管隧道,向侧方分离,切除宫旁组织、韧带及阴道壁 2~3 cm。

广泛性全子宫切除术主要适用于宫颈癌Ⅰb～Ⅱa期,Ⅰa期中有脉管浸润及融合性浸润者,子宫内膜癌Ⅱ期。此手术禁忌证有:①年龄 65 岁以上,又有其他伴发不良因素。②体质虚弱或伴有心、肝、肾等脏器疾病不能耐受手术者。③盆腔有炎症或伴有子宫内膜异位症,且有广泛粘连者。④宫颈旁有明显浸润,或膀胱、直肠已有转移的Ⅱa期以上患者。⑤过分肥胖者。

3.子宫颈癌次广泛性全子宫切除和广泛性子宫切除术加盆腔淋巴结清除术的麻醉

手术切口在脐上 3~5 cm 到耻骨联合,腹腔探查范围广及全腹、盆腔,涉及中胸、腰、骶段脊神经支配区,因此,根据患者情况、手术要求、患者的意愿、麻醉条件及麻醉者的技术水平,可选用全身麻醉、硬膜外阻滞或腰硬联合麻醉。腹腔镜下施行的广泛性全子宫切除术、高龄患者或合并严重心血管疾病的患者,采用全身麻醉较椎管内麻醉更易于维持血流动力学的稳定及充分的氧供。目前尚无足够的临床证据说明全身麻醉与椎管内麻醉对术后患者康复的影响存在差异。椎管内麻醉完全无痛平面要求上至 $T_{5\sim6}$,下达 $S_{3\sim4}$。硬膜外阻滞采用两点法($T_{12}\sim L_1$ 向头端置管加 $L_{2\sim3}$ 或 $L_{3\sim4}$ 向尾端置管)更能确保麻醉平面满足手术要求。麻醉平面小于此范围切皮可以完全无痛,然而腹腔内脏牵拉反应往往较严重,除恶心、呕吐、低血压及心动过缓外,甚至腹肌紧张、鼓肠、牵拉痛,影响术野暴露。遇腹壁厚、骨盆深患者更增加手术困难。测试麻醉平面时如果耻骨联合区皮肤有痛感,常提示骶神经阻滞不完善,牵拉子宫尤其涉及宫颈旁组织时有大、小便感及酸胀不适,致使患者不能安静。盆腔淋巴结清除术野达闭孔,此处神经支配来自 $L_{1\sim2}$ 脊神经,因此,只要子宫提拉时无反应,手术解剖此区时麻醉效果也应满意。

盆腔血管由盆侧壁向正中集中,除子宫动脉外在腹膜外与盆腔之间有丰富的静脉丛,其特点是管腔大、壁薄,因此易发生渗血。麻醉者应注意吸引血量及血染纱布数,粗略估计出血量,及时输血输液,维持有效循环血量。对于高龄、全身情况差的患者,既要维持足够的血容量,但又要避免容量过多而损害心肺功能,此类患者应行中心静脉压监测,以指导液体治疗。

# 三、子宫内膜癌

子宫内膜癌又称子宫体癌是指发生于子宫内膜腺上皮的癌,包括腺癌、棘腺癌、腺鳞癌及透明细胞癌等类型,是女性生殖道常见的恶性肿瘤之一。约占女性总癌症的 7%,占女性生殖道恶性肿瘤的 20%~30%,近年发病率有上升趋势,多见于老年妇女。

**(一)子宫内膜癌的大体病理解剖与病理分级**

1.子宫内膜癌的大体病理解剖

按腺癌的生长方式,病变主要表现局限型和弥漫型。局限型病变局限于一个区域,多位于宫底或宫角处,后壁比前壁多见。肿瘤形成局部的斑块、息肉或结节、菜花,向肌层侵犯较深,有时病灶较小而浅,可于刮宫时被刮去,手术切除子宫标本检查,注意多在宫角处取材。弥漫型肿瘤累及宫腔内膜大部或全部,病灶呈息肉状、乳头状瘤组织,脆灰白,表面可有溃疡坏死,肿瘤可侵及肌层或向下蔓延累及宫颈甚至突出于宫颈外口处。

2.病理分级

根据细胞分化程度,子宫内膜癌又可分为 $G_1$、$G_2$、$G_3$ 三级。

Ⅰ 级($G_1$):高分化腺癌。

H 级($G_2$):中等分化腺癌。

M 级($G_3$):低分化腺癌。

子宫内膜癌发展缓慢,局限在子宫内膜的时间较长,可通过直接蔓延、淋巴道或血行侵犯邻近器官或转移远处器官。

**(二)子宫内膜癌的治疗及手术的麻醉特点**

1.治疗原则

子宫内膜以手术治疗为主,以放射治疗、孕激素治疗及化疗为辅。手术是 Ⅰ、Ⅱ 期子宫内膜癌的主要治疗手段,选择性地辅加放疗。对晚期患者,多数学者倾向于尽量切除病灶,缩小瘤体,再辅加放疗或孕激素治疗。复发性癌可行综合治疗。

2.子宫内膜癌的手术治疗

手术方式:有常规的全子宫切除术常规切除双附件、次广泛性全子宫切除术、广泛性全子宫切除术及盆腔淋巴结清扫术 3 种。目前,人们对子宫内膜癌术式的选择有不同意见。应用最广的是次广泛性全子宫切除术,切除子宫同时,切除一部分宫旁组织和约 2 cm 长阴道穹隆部分。如病变很早,且年龄较大,或合并其他脏器病变,手术耐受性差,可以选择子宫全切加双附件切除术,缩短手术时间。对早期年轻患者,可保留一侧卵巢,但须做楔形切除活检,以排除癌瘤侵犯的可能性。第 3 种手术方式一般用于细胞分化不好,肌层浸润较深或癌瘤已侵及子宫外的病例,因这些情况下,淋巴转移率较高。病变属于临床早期,且仅有浅肌层浸润者,一般不考虑第三种手术,但手术中须探查淋巴结。

3.子宫内膜癌手术的麻醉特点

子宫内膜癌多见老年妇女,因此,对于子宫内膜癌的老年患者,麻醉医师应在麻醉前了解患者的全身情况,尤其要注意患者有无合并重要的心、肺、肝、肾等重要系统疾病。此类患者可能因全身情况差,对手术和麻醉耐受的能力差,因此,选择麻醉时应作出全面的评估。对于情况良好的患者可选用椎管内麻醉,情况差或合并有严重系统疾病患者,采用全身麻醉则更容易维持稳定的血流动力学和充分的氧供。

## 四、卵巢良性肿瘤

卵巢肿瘤是妇科常见病。占女性生殖道肿瘤的 32%,可以发生于任何年龄,但多见于生育期妇女。实性肿瘤较少见,囊性肿瘤多为良性。目前无法预防卵巢肿瘤的发生,但早期发现及时处理,对防止其增长、恶变、发生并发症及保留卵巢功能有重要意义。

**(一)卵巢良性肿瘤常见类型**

良性卵巢肿瘤占卵巢肿瘤的75%,多数呈囊性,表面光滑,境界清楚,可活动。常见类型有以下几种。

**1.浆液性囊腺瘤**

浆液性囊腺瘤约占卵巢良性肿瘤的25%,常见于30~40岁患者,以单侧为多。外观呈灰白色,表面光滑,多为单房性,囊壁较薄,囊内含淡黄色清亮透明的液体,有部分病例可见内壁有乳头状突起,群簇成团或弥漫散在,称乳头状浆液性囊腺瘤。乳头可突出囊壁,在囊肿表面蔓延生长,甚至侵及邻近器官,如伴有腹水者,则多已发生恶变。

**2.黏液性囊腺瘤**

黏液性囊腺瘤占卵巢肿瘤的15%~25%,最常见于30~50岁。多为单侧。肿瘤表面光滑,为蓝白色,呈多房性,囊内含藕粉样黏液,偶见囊壁内有乳头状突起,称乳头状黏液性囊腺瘤,若囊壁破裂,瘤细胞可种植于腹膜及内脏表面,产生大量黏液,称腹膜黏液瘤。

**3.成熟畸胎瘤**

成熟畸胎瘤又称囊性畸胎瘤或皮样囊肿。占卵巢肿瘤10%~20%,占畸胎瘤的97%,大多发生在生育年龄。肿瘤多为成人拳头大小,直径多小于10 cm,单侧居多,约25%为双侧,外观为圆形或椭圆形,呈黄白色,表面光滑,囊壁较厚,切面多为单房,囊内常含皮脂及毛发,亦可见牙齿、骨、软骨及神经组织,偶见甲状腺组织。

**(二)卵巢良性肿瘤的手术治疗**

卵巢肿瘤不论大小,一经确诊,原则上一律行手术治疗。年轻或要求保留生育功能且肿瘤不大者,可行肿瘤剔除(剥出)术,较大肿瘤行患侧附件切除术,术前须排除卵泡囊肿、黄体囊肿、黄素囊肿、巧克力囊肿(即卵巢的子宫内膜异位囊肿)、输卵管伞端积液及输卵管卵巢囊肿(炎症性)等卵巢的瘤样病变。

卵巢良性肿瘤合并蒂扭转、囊内出血、感染、盆腔嵌顿或囊壁破裂者,一经确诊,应立即手术。

大型卵巢囊肿手术时,应尽可能将囊肿完整取出。如有粘连,应仔细分离,避免撕破囊壁。如延长切口仍不能取出时,可穿刺放出部分液体,但必须注意保护,勿使囊液流入腹腔,以防瘤细胞在其他组织上种植或引起化学性腹膜炎。

卵巢良性肿瘤常用术式有以下几种。

**1.卵巢良性肿瘤剔除术**

卵巢良性肿瘤剔除术是指将肿瘤从卵巢中剔除,保留正常卵巢组织,保留其功能的手术。缝合卵巢包膜重建卵巢组织,剔除肿瘤时切忌挤压,以防肿瘤破裂引起瘤细胞种植。

**2.患侧附件切除术**

患侧附件切除术适用于单侧卵巢良性肿瘤,对侧卵巢经查正常,或患者年龄较大(45岁以上),如浆液性乳头状囊腺瘤可行患侧附件切除术。

**3.全子宫及附件切除术**

发生于围绝经期或绝经期妇女患一侧或双侧卵巢肿瘤,则行全子宫及附件切除术。

**4.双侧附件切除术**

绝经期前后的妇女患一侧或双侧卵巢肿瘤而患者全身情况不能耐受手术或子宫周围严重炎

症患者,可行此手术。

### (三)卵巢囊肿蒂扭转

卵巢囊肿蒂扭转是卵巢囊肿的一种常见并发症。多数患者过去在下腹部有中等大小、能活动的肿块,扭转后,突然下腹一侧剧烈疼痛(多为持续性或发作性绞痛),或恶心、呕吐,疼痛有时可恢复。不能恢复的瘤蒂扭转,时间过长,瘤蒂内静脉闭塞,肿瘤充血,继而发生间质出血,且流入囊肿腔内,使囊肿呈紫茄色,还可继发感染或破裂,故一经确诊,应立即手术。

手术特点:主要是蒂的处理与卵巢囊肿有区别。在切除前,应先用弯止血钳夹住扭转蒂的根部正常组织,再行转回扭转的瘤蒂。因为卵巢囊肿扭转后、蒂内静脉淤血,可形成血栓,如不先夹住就复位,有可能造成血栓脱落,引起栓塞危及生命。也可先钳夹根部,不用复位,直接切除。手术步骤按输卵管卵巢切除处理。

### (四)巨大卵巢囊肿手术

卵巢囊肿过大(如近足月妊娠大小)者,完整切除肿瘤要做很大的切口,从大切口突然托出巨大肿物,可因腹内压骤减而使血压下降,甚至休克。经探查无恶性征象时,可先做穿刺放液,然后再手术。用盐水棉垫隔开肠管,在囊壁较厚处先做一个荷包缝合,勿穿透囊壁,在其中心用刀或穿刺器刺入囊腔,连接吸管,吸出囊内液。待瘤体缩小后,将荷包缝合线抽紧结扎,防止液体继续外溢。如无吸引设备,也可用100 mL空针连续抽取囊内液,以缩小囊肿体积。抽液后以中弯止血钳夹住穿刺部位的囊壁,将囊肿托出切口外,进行切除。这样可避免延长腹壁切口,防止腹压骤降所引起的休克。巨大卵巢囊肿可能会压迫腹腔血管,引起仰卧位低血压综合征,这为实施麻醉增加了一系列需要处理的问题(后面详述)。在麻醉手术过程中,应当保证上肢静脉通路通畅。囊肿切除步骤同输卵管、卵巢切除术。

### (五)卵巢良性肿瘤手术的麻醉特点

#### 1.术前评估与准备

卵巢囊肿可发生于任何年龄,其囊肿的大小亦相去甚远,巨大的卵巢囊肿由于腹内压升高而出现相应的脏器受压症状,对心肺功能均构成一定威胁,术前访视应加以重视。卵巢囊肿发生蒂扭转,起病急骤需施行紧急手术,此时患者全身情况及术前准备难以达到通常的要求,所以麻醉医师术前访视应根据患者的特点,给予适当的调整,做好麻醉前的准备。

(1)一般卵巢囊肿的手术:对比较小的囊肿,患者往往因其他疾病就诊时被发现,或在妇科普查时才被发现,此类患者以年轻人居多,无明显的症状。中等大小的囊肿,患者因腰围增粗而被发现,患者多无压迫症状,全身情况较好。此类患者的手术,按麻醉常规准备即可。

(2)巨大卵巢囊肿的手术:巨大卵巢囊肿病程较长,全身状况较差,心肺功能受累较严重,巨大的囊肿充盈整个腹腔内,压力增高致膈肌上升胸腔内容积缩小,潮气量减少,故术前应进行肺功能检查和血气分析。下腔静脉受压,回心血容量减少,下腔静脉回流受阻,导致腹水和下肢水肿。术前应了解心脏功能,常规检查心电图,超声心动图。全身情况较差的如贫血、低蛋白血症,术前应积极纠正。

(3)卵巢囊肿蒂扭转:发生蒂扭转的囊肿一般为中等大小,可以是急性扭转,也可以是慢性扭转。发生急性扭转的患者,起病急骤,腹痛的同时伴恶心呕吐。卵巢囊肿在妊娠及产褥期由于子宫位置的改变也易发生蒂扭转。此类患者饱胃的比例较大,麻醉医师对此类患者应及时进行访视,重点了解患者循环、呼吸、神志及肝肾功能,是否进食,进食时间,做好饱胃患者麻醉的防治措施。

2.麻醉前用药与麻醉选择

麻醉前用药:对于巨大卵巢囊肿患者,术前避免使用阿片类镇痛药,以免加重呼吸抑制。对蒂扭转的急症患者,镇痛、镇静药要避免药量过大,以保持患者的意识和反射,对呕吐严重的给予抗吐药。

麻醉方式应根据患者的情况及手术要求进行选择。

(1)局部麻醉:适用于腹腔镜的检查,或在腹腔镜的检查中进行治疗,如腹腔镜下卵巢囊肿的穿刺,或剔除术。

(2)腰麻:适用于囊肿比较小而又年轻的患者,其手术范围不大,手术需时较短如卵巢囊肿除术,或一侧的输卵管、卵巢切除术。

(3)硬膜外阻滞或腰硬联合麻醉:对切口在脐以下的中等大小囊肿,可采用连续硬膜外麻醉或腰硬联合麻醉。对囊肿较大的患者,因囊肿长期压迫腔静脉,可使硬膜外腔血管扩张,在硬膜外穿刺及置管时易损伤血管,应予以注意,同时硬膜外的局麻药用量应减少。

(4)全身麻醉:对巨大卵巢囊肿,麻醉处理比较困难,采用全身麻醉比较稳妥。全麻药物的选择可根据患者心肺情况来决定。

3.术中管理

对于非巨大卵巢肿瘤情况良好的患者,麻醉则按常规管理即可。对蒂扭转的饱胃患者,术中慎用辅助用药,积极防止呕吐误吸。较大的囊肿,麻醉管理的难易与囊肿的大小直接相关。要注意患者平卧时可出现仰卧位低血压综合征,一旦发生立即手术床向左侧倾斜15°~30°,必要时静脉注射适量麻黄碱。巨大卵巢囊肿,由于腹压升高,胃受压,麻醉诱导易导致反流误吸。麻醉前应置入胃管进行胃肠减压。全身麻醉诱导宜采用表面麻醉下清醒插管或慢诱导气管插管,如采用快速麻醉诱导插管,麻醉前应高流量8 L/min,吸氧3~5分钟,然后采用快速序贯法进行麻醉诱导插管,避免大潮气量辅助呼吸,以防气体进入胃内,增加反流误吸的风险。

术中探查及吸除囊内液时,要注意心率、血压、中心静脉压的变化。防止由于减压过快致腹压骤减,回心血量突然增加而发生肺水肿,故吸放囊液要分次、缓慢减压。当囊肿搬出腹腔时要立即给予腹部加压,可以将囊肿暂放在腹腔或用沙袋给腹部加压,患者采取头低位,以防腹内压骤然消失,腹主动脉的压迫突然解除造成血压骤降。注意术中输液的调整,囊肿减压前后应适当加快输液速度,补充血容量,同时根据中心静脉压随时调整输液速度,适当增加胶体的输入。

因巨大囊肿难以平卧的患者,如诊断明确,可以考虑术前B超引导下行囊肿穿刺,缓慢放液减压后再施行麻醉。

## 五、卵巢恶性肿瘤

恶性卵巢肿瘤是妇科多见的肿瘤之一,其发病率占女性全身恶性肿瘤的5%(仅次于乳腺癌、皮肤癌、胃肠癌、宫颈癌和肺癌),居第6位。在妇科恶性肿瘤中,发病率仅次于宫颈癌和恶性滋养细胞肿瘤,占第三位。由于卵巢位于盆腔深处,故对恶性卵巢肿瘤缺乏早期特异性诊断方法,又无特殊症状,所以当出现症状就诊时多数已达晚期,故其病死率超过宫颈癌和子宫内膜癌病死率的总和,居妇科恶性肿瘤病死率之首。

恶性卵巢肿瘤常见转移部位主要在盆腔器官,其次是腹膜、大网膜及肠壁,远处转移的器官有肝、胆囊、胰、胃肠道、肺、膈肌等。淋巴转移主要在腹主动脉旁及盆腔淋巴结等处。

**(一)卵巢肿瘤的临床分期**

在妇科癌瘤中,宫颈癌及宫体癌首先是局部浸润,继而远处扩散,而卵巢癌的转移,很早就出现盆腔或腹腔内扩散种植,或淋巴结转移。这些部位的转移,在早期无症状和体征,单凭临床检查不易发现。其转移部位及累及的范围也不易确定。因而卵巢癌的准确全面分期需要依靠手术所见和手术时详细探查的结果,而且还要配合病理组织学及细胞学的检查。国际妇产科联盟(FIGO)为取得一个卵巢癌完善的分期标准,曾对不同分期的定义多次反复修改。

**(二)卵巢恶性肿瘤的手术治疗**

目前对恶性卵巢肿瘤多数仍处于确诊晚、治疗效果差的状况,手术治疗仍是恶性卵巢肿瘤首选的方法,无论肿瘤属于早期或晚期都应行手术探查。原则上应尽量将癌瘤切除,强调首次手术的彻底性,但不宜进行不必要的扩大手术范围,术后辅以化疗或放疗。太晚期的患者以姑息性手术为妥。

1.手术适应证

卵巢恶性肿瘤的手术治疗几乎不受限制,初次接受治疗者,都应给予1次手术切除的机会。但对有大量胸腹水、不能耐受1次手术者,应于胸腹水基本控制后再手术;经探查,腹腔广泛种植,原发灶很小或大部分肠管包裹在肿瘤之中、肠系膜缩成一团已分不清,则不宜立即行手术切除。

2.各期卵巢恶性肿瘤的手术范围

一般根据手术分期、患者全身情况、年龄等来决定手术范围。

(1)对Ⅰ、Ⅱa期癌原则上行全子宫、双侧附件、阑尾、大网膜切除。

(2)对Ⅱ期以上的中晚期患者,初治病例应行肿瘤缩减术或细胞灭减术。

肿瘤细胞灭减术是将肉眼所见的肿瘤,包括全子宫和双侧附件、大网膜、阑尾、肠段、腹膜等转移病灶全部切除,还包括腹膜后淋巴结切除。

**(三)卵巢恶性肿瘤手术的麻醉特点**

卵巢恶性肿瘤患者年龄及全身情况个体差异悬殊。30%患者腹部肿块巨大或有大量腹水,近半数患者有化疗、激素或手术治疗史。近半数患者可出现心电图异常,其中心律不齐最为常见。一般病例全身情况尚好,肿瘤亦不太大,手术单纯行全子宫及附件切除或包括部分大网膜切除者,硬膜外麻醉或腰硬联合麻醉基本满足手术的要求。对于需清除腹主动脉旁淋巴结者,如果清除范围只达髂总动脉分叉处,椎管内麻醉平面亦无特殊。但如果若清除范围达肾门区,麻醉平面需相应提高达 $T_{4\sim5}$ 水平,此时可考虑采用两点穿置管($T_{10\sim11}$,$L_{1\sim2}$),推荐采用全身麻醉。

晚期患者全身情况很差,常出现营养不良、贫血、低蛋白血症、腹部膨隆,腹腔内脏受压,肠曲被推向横膈,膈面抬高,膈肌活动受限,肺下叶受压发生盘状肺不张,肺容量减少,顺应性降低。呼吸浅速甚至呼吸困难,不能平卧。心脏被推移,活动受限,可能影响每搏量和心排血量。下腔静脉受压迫致腹壁静脉怒张,甚至波及胸壁静脉,回心血量减少,脉搏细速。反复放腹水可加重低蛋白血症和水电解质的紊乱。有的患者可伴有发热、低血容量。这些状态都给实施麻醉提出了挑战,麻醉前必须充分了解患者病情、准确评估麻醉风险,麻醉过程中必须处理好这些变化与麻醉的关系,尽可能保障麻醉安全。

对于腹腔肿块巨大,伴有大量腹水或呼吸困难不能平卧的患者,麻醉方式宜选用全身麻醉,以确保血流动力学的稳定和充分的氧供,防止低氧血症和高碳酸血症的发生。对曾用化疗药者,要了解用药及剂量,注意化疗药物对心肺等脏器功能的影响以及麻醉药与化疗药的协同作用。

术前曾用皮质激素治疗者,麻醉前及术中、术后均需补充用药,以免引起肾上腺皮质功能低下,导致严重低血压。肿块巨大或伴有大量腹水的患者,在手术吸除腹水或搬出瘤体时,注意维持循环稳定,避免输液过多或过少。输入液体过多过快或麻黄碱多次反复使用,可导致心脏前负荷增加而诱发肺水肿。

## 六、外阴癌

外阴癌是最常见的外阴恶性肿瘤,占外阴恶性肿瘤的95%,平均发病年龄60岁,但40岁以前也可发病。

### (一)外阴癌的病理解剖

外阴是特殊的皮肤区域,可发生性质不同的肿瘤,最常见的是鳞状细胞癌,其次是恶性黑色素瘤、基底细胞癌及腺癌。发生部位以皮肤较黏膜多见,外阴前部较后半部多见。外阴受侵部位以大阴唇最常见,其次是小阴唇及阴蒂。癌瘤可多灶性或在两侧大阴唇对称性生长,称"对称癌",这不是直接接种,而是属于多灶癌或经淋巴转移。根据镜下结构分类如下。

1.外阴原位癌

外阴原位癌有时与宫颈原位癌同时存在,属多灶癌。基底完整,无间质浸润。镜下表皮增厚过度角化,棘细胞层排列紊乱,失去极性。外阴原位癌包括3类特殊原位癌:外阴鲍文病、外阴帕哲特(Paget)病及增生性红斑。

2.外阴镜下浸润癌

上皮内少数细胞侵入间质,侵入深度不超过5 mm,局部基底膜断裂或消失,周围有淋巴细胞浸润。容易继发感染,流脓发臭,触及出血。镜下绝大多数为分化好的棘细胞癌,可见癌巢向间质浸润。分化差的鳞癌生长快,转移早且远。分化良好者生长慢易治愈。

3.外阴浸润癌

外阴浸润癌可继发于白斑、外阴原位癌或没有先驱病变。肉眼见溃疡、结节或菜花型。早期外阴鳞癌小结节状,表面有光滑的皮肤或黏膜。以后皮肤水肿与癌块粘连,继续发展表面破溃坏死脱落形成溃疡,表现为外凸或内陷。

4.基底细胞癌

基底细胞癌早期为表面光滑圆形斑块,表皮菲薄,也可有边缘隆起的侵蚀性溃疡。除个别病例外,一般不发生转移。镜下特征性改变为细胞核大而呈卵圆形或长形,胞质较少,各细胞质界线清,胞核无细胞间桥,无间变,大小不一,无异常核分裂象。

5.外阴腺癌

外阴腺癌一般起源于前庭大腺。

### (二)转移方式

转移方式以局部蔓延与淋巴转移为主,极少血行转移。

1.局部蔓延

外阴部逐渐增大,可沿黏膜向内侵及阴道和尿道,并可累及肛提肌、直肠与膀胱。

2.淋巴转移

外阴有丰富的、密集的毛细淋巴网,错综复杂、互相吻合。大阴唇的淋巴管均沿大阴唇本身向前经阴阜外下转向腹股沟淋巴结。会阴部的淋巴管沿大阴唇外侧斜横向流经大腿部到达腹股沟淋巴结,且一侧癌肿可经双侧淋巴管转移。经腹股沟浅淋巴结转向腹股沟下方的股管淋巴结

（Cloquet 淋巴结），并经此进入盆腔淋巴结。阴蒂部癌可直接至 Cloquet 淋巴结，而外阴后部及阴道下段癌可绕开直接转移到盆腔淋巴结，所以该处癌应清扫盆腔淋巴结。淋巴系统的转移主要是癌栓的转移，而不是渗透作用。外阴癌即使到晚期也很少血行远处转移，少数病例可以转移到远处器官脏器。

### （三）外阴癌的手术治疗

1.癌前病变——白斑

外阴白斑剧烈瘙痒，经常搔破，治疗效果不佳者，应预防性切除。

2.原位癌

由于原位癌多灶性或隐性浸润，应行外阴广泛切除术，术后若浸润，应加双腹股沟淋巴结清扫。

3.镜下浸润癌的治疗

当肿块小于 2 cm，间质浸润 $<$ 5 mm，无脉管浸润者，可以行外阴广泛切除术。否则应行外阴广泛切除加双腹股沟淋巴结清扫。

4.浸润癌

浸润癌应行外阴广泛切除加双腹股沟淋巴结清扫术。当腹股沟管淋巴结（cloquet 淋巴结）转移时，应加盆腔淋巴结清扫术。对侵犯尿道直肠患者，可行部分尿道、直肠切除术。

### （四）外阴癌手术的麻醉特点

根据患者情况及手术要求，外阴手术的麻醉方式可选用椎管内麻醉或全身麻醉。椎管内麻醉应根据手术范围选择相应的穿刺点。如作外阴广泛切除术加双腹股沟淋巴结清扫术，硬膜阻滞平面上达 $T_{10}$，下达 $S_5$ 即可。若需行腹膜外盆腔淋巴结清扫术则阻滞平面需达 $T_{8\sim9}$，方可阻滞腹膜刺激反应。全膀胱切除回肠代膀胱、直肠切除、人工肛门等需同时开腹者，麻醉平面要求与子宫内膜癌相同。如手术广泛、时间冗长，患者难以配合者，可考虑采用全身麻醉，且必须加强呼吸循环的管理。

（屈志文）

# 第十一章

# 产 科 麻 醉

## 第一节  剖宫产手术麻醉

近年来,国内剖宫产率显著增高(25％～50％),剖宫产麻醉是产科麻醉的主要组成部分。麻醉医师既要保证母婴安全,又要满足手术要求、减少手术刺激引起的有害反应和术后并发症,这是剖宫产手术麻醉的基本原则。剖宫产麻醉的特点:其手术与其他专科手术比较相对简单、时间短小,如果不出现并发症则恢复较顺利,但由于麻醉医师面对的是产妇特殊的病理生理改变以及孕妇、胎儿的双重安危,不恰当的麻醉处理可导致严重的甚至致死性的后果,因此,剖宫产手术对麻醉的要求很高,我们对围麻醉期的每一个环节都必须予以高度的重视,如采用的技术方法和药物在使用前应反复权衡,避免或减少使用可能透过胎盘屏障的药物,麻醉方法的选择应力求做到个体化。

剖宫产麻醉要点:①麻醉医师应有足够的经验和预防、处理并发症的能力与条件,以最大限度保证母婴安全。②在妊娠期间孕妇的病理生理发生了一系列明显的变化,必须针对这些变化考虑麻醉处理,做好紧急处理失血、栓塞、呼吸循环骤停等严重并发症的应对措施。③一些妊娠并发症如先兆子痫、子痫、产前与产后出血等增加了麻醉风险,麻醉医师应拓宽知识面,能事先考虑到并有效处理围生期的各种问题。因此,做好剖宫产麻醉的关键是必须通晓产妇的病理生理改变,掌握各种麻醉技术,了解麻醉药物对胎儿的影响,合理选择麻醉方法,并注重围术期麻醉医师、产科医师及相关人员及时有效的沟通与协作,这样才能最大限度地保证母婴安全。

### 一、择期剖宫产麻醉

#### (一)麻醉特点
目前,造成择期剖宫产率升高的原因是多方面的。

(1)选择性剖宫产比率的上升是使剖宫产率增高的原因之一。国外把以社会因素为指征的剖宫产称为选择性剖宫产,即指母体无合并症,缺乏明显的医学指征而患者积极要求的剖宫产。

(2)母婴有异常者,为了确保母婴安全,临床工作中常常放宽了剖宫产的指征,如:①头位难产,包括骨盆狭窄、畸形、头盆不称、巨大胎儿、胎头位置异常等。②瘢痕子宫。③胎位异常,包括臀位、横位等。④中重度妊娠高血压综合征。⑤前置胎盘。⑥妊娠合并症。

（3）剖宫产手术技术和麻醉安全性的提高，使剖宫产率有了不断上升的趋势。

其麻醉特点为：①麻醉医师、产科医师、患者三方都有充足的准备时间，利于术前准备，包括满意的禁食水，良好的术前评估、合理的麻醉选择等。②没有发动宫缩的产妇剖宫产后易出现宫缩乏力，应备好促进子宫收缩的药物及做好补液、输血的准备。

**（二）麻醉前准备及注意事项**

麻醉医师必须深刻地认识到产科麻醉的风险，高度的警惕性与合理的防范措施可确保产科麻醉的安全。

1.术前评估

麻醉医师应全面了解孕产妇有关病史，包括既往史、药物过敏史、实验室检查结果，同时在麻醉前产科医师应监测胎心，预测手术的紧迫程度及胎儿的风险，并同麻醉医师积极沟通母胎的情况，产妇是否合并有严重并发症，如妊娠高血压综合征、先兆子痫、心肝肾功能不良等，并了解术前多科会诊结果、术前用药的效果以指导术中用药，对凝血功能障碍或估计有大出血的产妇应做好补充血容量和纠正凝血障碍的各种准备。麻醉前必须评估凝血功能状态，对凝血功能的评估以及麻醉方法的选择可能是年轻麻醉医师的难点。许多行剖宫产的产妇往往合并凝血功能异常，如妊娠期高血压疾病、子痫、HELLP 综合征（妊娠高血压综合征患者并发溶血、肝酶升高和血小板减少，称为 HELLP 综合征）、预防性抗凝治疗等。评估凝血功能的方法包括实验室检查及临床观察是否有出血倾向的表现，其中实验室检查方法主要有出血时间（BT）、凝血酶原时间（PT）、部分凝血酶原激活时间（APTT）、血小板计数（PC）、国际标准化比率（PT-INR）、血栓弹性图描记法等。只有通过对多种检查结果的综合分析，才能全面评估产妇的凝血功能情况。产妇的血小板由于高凝状态的耗损往往较低，美国麻醉学会（ASA）曾建议血小板计数$<100\times10^9$/L 的产妇尽量避免椎管内麻醉而选择全身麻醉。但国内学者认为血小板计数$<50\times10^9$/L 或出血时间$>12$ 分钟应禁忌椎管内麻醉。血小板计数在 $50\sim100\times10^9$/L 且出血时间接近正常者应属相对禁忌，预计全麻插管困难者可谨慎选用椎管内麻醉，但需注意操作轻柔。另外，如果各项凝血功能的实验室检查结果都正常而且临床上无任何易出血倾向表现者，只要血小板计数$>50\times10^9$/L，也可谨慎选用椎管内麻醉。当然，麻醉方法的选择还与麻醉医师的熟练程度密切相关。

2.术前禁食禁饮

由于产妇胃排空延迟、不完全，对于择期剖宫产产妇必须禁食固体食物 6～8 小时，对于无并发症的产妇在麻醉前 2 小时可以进清液体。由于产妇糖耐量下降，考虑到胎儿的糖供应，术前可补充适量的 5％葡萄糖液。

3.术前用药

目前，剖宫产术前镇静药的应用并不常见，但对于某些具有合并症的产妇，如：先兆子痫或其他原因引起的癫痫样发作、抽搐等，必须给予镇静剂加以控制。对于合并精神亢奋、焦虑过度的产妇在耐心劝解效果不良时可以在严密监测母胎情况下静脉注射咪达唑仑 1.0～2.5 mg。

对于可以选择椎管内麻醉的产妇，不常规给予抗酸剂，选择全麻的产妇为了降低胃内容物的酸度，可在麻醉前给予抗酸剂，临床常用 $H_2$ 受体拮抗剂，如西咪替丁、雷米替丁以减少胃酸的分泌，需要注意的是 $H_2$ 受体拮抗剂不能影响胃内容物本来的酸度，需在麻醉前 2 小时前应用才有效。或者术前 30 分钟内口服枸橼酸钠液 30 mL，效果更佳。

对于易恶心、呕吐的产妇可以麻醉前静脉注射 5-HT 受体拮抗剂如格雷司琼、恩丹西酮等，以预防术中各种原因导致的恶心、呕吐，减少反流、误吸的发生率。

4.麻醉方法的选择及准备

择期剖宫产术的麻醉选择主要取决于产妇的情况,大多数可以选择椎管内麻醉,包括硬膜外麻醉,蛛网膜下腔麻醉或腰麻-硬膜外联合麻醉。对于椎管内麻醉有禁忌证或合并精神病不能合作的患者,可选择全身麻醉。

麻醉前,麻醉医师必须亲自检查麻醉机、氧气、吸引器、产妇及新生儿的急救设备、药物,以便随时取用。根据术前的评估状况,向巡台护士口头医嘱患者所需的套管针型号及穿刺部位,以便输血、补液。备好各项监测手段,包括血压、心电图、脉搏氧饱和度。对于心肺功能障碍、凝血功能障碍等高危产妇应进行有创监测,动态观察动脉压及中心静脉压,以指导术中容量补充,并可以及时进行血气分析,合理调节产妇的内环境稳态。

5.术前知情同意

麻醉医师经过认真的术前评估后,拟定麻醉方案,向产妇简述麻醉过程,以征得其信任与配合,并客观地向患者及其家属交待麻醉风险,以获得理解与同意并签写麻醉同意书。对于选择性剖宫产者,要特别注意意外情况的告知,如麻醉的严重并发症,围生期大出血等。

6.关于预防性扩容

剖宫产麻醉大多数选择椎管内麻醉,椎管内麻醉后,由于交感神经阻滞,血管扩张,相对血容量不足而引起低血压;加之产妇仰卧位时下腔静脉受压,使回心血量下降而发生仰卧位低血压综合征。产妇低血压又会导致子宫血流量下降,引起胎儿缺氧,所以为了减少椎管内麻醉所致低血压的发生,在实施椎管内麻醉前进行预防性扩容治疗是十分必要的。

(1)晶体液的选择:生理盐水虽为等张液,但除含钠离子和氯离子外不含其他电解质,且氯离子含量高于血浆,大量输入可造成高钠血症和高氯血症,现已被乳酸钠林格液取代。

乳酸钠林格液:林格液是在生理盐水的基础上增加了 $Ca^{2+}$、$K^+$ 等电解质,属等张溶液。乳酸钠林格液在此基础上又增加了乳酸钠 28 mmol/L,更接近于细胞外液的组成,但为低 $Na^+$、低渗液。乳酸钠林格液又称为平衡盐溶液,主要用于补充细胞外液容量。输入后在血管内存留时间很短,且还有稀释血液,对红细胞的解聚作用,妊娠末期,产妇自身血容量增多,常合并有稀释性血细胞降低,因此,椎管内麻醉引起的低血压不能完全通过乳酸钠林格液来纠正,相反,大量输注可以降低携氧能力,使剖宫产后肺水肿与外周水肿的危险性增加。

葡萄糖液:葡萄糖液是临床上常用的不含电解质的晶体液,然而,麻醉与手术期间由于应激反应会使血糖增高,若术中输入葡萄糖液,产妇和胎儿都可能发生高血糖,并且出现相关的不良反应,可降低脐动静脉血的 pH 和胎儿的血氧饱和度,出现新生儿反应性低血糖和大脑缺血引起的神经系统功能损伤。因此,剖宫术中基本不用葡萄糖液扩容。

(2)胶体液的应用:剖宫产麻醉前应用胶体液主要是预防低血压,在 Ueyama 的研究中用晶体液(乳酸林格液)与胶体液(中分子羟乙基淀粉)做了扩容效应的比较:当快速输注 1 500 mL 晶体液后 30 分钟,仅 28％的输注量留在血管内,只增加血容量 8％,而心排血量无显著变化。当输注胶体液后,100％留在血管腔内,输入 500 mL 和 1 000 mL 胶体液可分别增加心排血量 15％和 43％,同时降低腰麻引起的低血压发生率达到 17％和 58％。这一研究结果表明若想有效降低低血压的发生率,预防性扩容必须足量到使心排血量增加,选择胶体液可以达到事半功倍的效果。

在剖宫术中目前常用的胶体液有羟乙基淀粉、琥珀酰明胶。临床一般选择晶体液与胶体液的容量比为 2∶1~3∶1,既可有效减少低血压的发生,对产妇和新生儿又不会带来任何不良影响,但研究显示明胶的类变态反应发生率较羟乙基淀粉明显增高。

7.围术期的用药

(1)术前应用地塞米松：择期剖宫产，尤其是选择性剖宫产，多数是在产程未发动、无宫缩情况下进行，容易引起新生儿湿肺等并发症，应用地塞米松预防可减少并发症的发生。地塞米松为糖皮质激素类药物，能刺激肺表面活性物质基因的转录，上调肺表面活性物质 mRNA的表达，并维持其稳定性，从而增加肺表面活性物质产生。此外应用地塞米松可以增加肺表面活性物质 mRNA 的水平，提高肺泡 Ⅱ 型细胞对表面活性物质激动剂如 ATP 的敏感性，且随地塞米松浓度升高敏感性升高。另外它还可通过多种途径促进肺成熟，如通过增加肺组织抗氧化酶活性，增加肺组织抗氧化损伤的能力，上调肺内皮型一氧化氮合成酶表达，增加上皮细胞钠离子通道活性等。而且静脉注射地塞米松有预防恶心、呕吐的作用，研究显示，此作用的最低有效剂量为 5 mg。

(2)预防性应用葡萄糖酸钙：妊娠时子宫肌组织尤其是子宫体胎盘附着部的肌细胞变肥大，胞质内充满具有收缩活性的肌动蛋白和肌球蛋白，进入肌内的钙离子与肌动蛋白、肌球蛋白的结合，引起子宫收缩与缩复，对宫壁上的血管起压迫结扎止血作用，同时由于肌肉缩复使血管迂回曲折、血流阻滞，有利血栓形成致血窦关闭。另外钙离子是凝血因子 Ⅳ，在多个凝血环节上起促凝血作用。尤其是对于术前没发动宫缩但要行选择性剖宫产的患者，由于术后部分患者子宫平滑肌细胞不能及时收缩致产后出血量增多。有研究报道，妊娠晚期选择性剖宫产术前静脉滴注葡萄糖酸钙能有效预防产后出血、降低产后出血发生率。

(3)预防性应用抗生素。关于预防性应用抗生素问题一直有争议，提倡应用者认为：正常孕妇阴道和宫颈内存在着大量细菌，各种菌群保持着相对稳定性，当剖宫产时子宫切口的创伤，手术干扰和出血等可使机体免疫抵抗力下降，为阴道内细菌上行入侵和繁殖创造了机会。细菌一旦入侵后即大量繁殖，其倍增时间为 15～20 分钟。因此选择性剖宫产术后感染实为阴道内潜在病原菌的内源性感染。鉴于选择性剖宫产术前患者并无感染存在，抗生素的使用完全是预防手术创伤而引起的感染，故抗生素应在细菌污染或入侵组织前后很短时间内达到局部组织。术前30 分钟应用抗生素能把大量的细菌消灭在手术前，当手术时药效在血液中已达到高峰。但麻醉医师须了解抗生素与麻醉药物的关系，避免围术期药物的相互作用对母婴安全造成影响。

总之，应高度重视剖宫产麻醉的术前评估与准备工作，产科医师、接产护士、麻醉医师必须训练有素，各负其责并能积极配合，从而避免人为因素、设备因素等造成严重并发症。

**（三）麻醉方法的选择**

择期剖宫产最常用的麻醉方法为椎管内麻醉(腰麻、连续硬膜外麻醉、腰麻-硬膜外联合麻醉)和全身麻醉，只有在极特殊的情况下，选用局部浸润麻醉，每种麻醉方法都有其优缺点，麻醉方法的选择应根据产妇的身体状况、预计剖宫产手术时间、麻醉医师对麻醉技术的熟练程度等决定。尽可能做到因人施麻，在保证母婴安全的前提下个体化地选择麻醉方法、麻醉药物的种类和剂量。

1.椎管内麻醉

因具有镇痛完善、肌松满意、便于术后镇痛、对胎儿影响小等特点，适用于大多数择期剖宫产手术患者。

(1)连续硬膜外阻滞(continuous epidural anesthesia,CEA)：具体如下。

1)连续硬膜外阻滞的特点：①硬膜外阻滞在剖宫产术中镇痛效果可靠，麻醉平面易于控制，一般不超过 $T_6$。②局麻药起效缓慢，血压下降缓慢易于调节，仰卧位低血压综合征的发生率明显低于蛛网膜下腔阻滞。③并发症少,便于术后镇痛。④对母婴不良影响小,由于阻滞区的血管扩张,动静脉阻力下降,可减轻心脏前后负荷,对心功能不全的产妇有利;区域阻滞后可增加脐血流而不增加其血管阻力,对胎儿有利。⑤与全麻相比降低了静脉血栓的发生率。

2)连续硬膜外阻滞的方法。硬膜外隙穿刺采取左侧卧位(或右侧),常用的 CEA 有两种。①一点法:$L_{1\sim2}$ 或 $L_{2\sim3}$ 穿刺置管的连续硬膜外麻醉,麻醉平面上界控制在 $T_{6\sim8}$。优点:减少多点穿刺所造成的穿刺损伤;不足之处在于麻醉诱导潜伏期较长,延长了胎儿娩出时间,对急需娩出胎儿者不利。②两点法:$T_{12}\sim L_1$,$L_{2\sim3}$ 或 $L_{3\sim4}$ 穿刺分别向头尾侧置管进行双管持续硬膜外麻醉。优点在于用药量小,阻滞作用出现快于一点法,但 $L_{2\sim3}$ 或 $L_{3\sim4}$ 易置管困难,可在备好急救药品、静脉通路的前提下行 $T_{12}\sim L_1$ 穿刺向头侧置管,$L_{2\sim3}$ 或 $L_{3\sim4}$ 不置管,单次推入适量局麻药,平卧后了解麻醉平面情况后于 $T_{12}\sim L_1$ 再注入适量局麻药。其优点是用药量小,麻醉阻滞作用出现快,无置管困难发生。通过我们大样本的临床研究显示:硬膜外导管置入的顺畅程度、注入试验量以后导管内是否有回流均与硬膜外麻醉效果有显著的相关性。

3)常用局麻药的选择:由于酰胺类局麻药渗透性强,作用时间较长,不良反应较少,普遍用于产科麻醉。我国目前最常用的局麻药为利多卡因、丁哌卡因、罗哌卡因。①利多卡因:为酰胺类中效局麻药。剖宫产硬膜外阻滞常用 1.5%～2.0% 溶液,起效时间平均 5～7 分钟,达到完善的节段扩散需 15～20 分钟,时效可维持 30～40 分钟,试验量后应分次注药,总量因身高、肥胖程度不同而应有所差异。可与丁哌卡因或罗哌卡因合用,增强麻醉效果、延长麻醉时间。1.73% 碳酸利多卡因制剂,渗透性强,起效快于盐酸利多卡因,适于产科硬膜外麻醉,但其维持时间亦短于盐酸利多卡因。②丁哌卡因:为酰胺类长效局麻药。0.5% 以上浓度腹部肌松尚可,起效时间约18 分钟,镇痛作用时间比利多卡因长 2～3 倍,由于其与母体血浆蛋白的结合度高于利多卡因等因素,相比之下丁哌卡因不易透过胎盘屏障,对新生儿无明显的抑制作用,但丁哌卡因的心脏毒性较强,一旦入血会出现循环虚脱,若出现严重的室性心律失常或心搏骤停,复苏非常困难。因此剖宫产硬膜外麻醉时很少单独使用丁哌卡因,可与利多卡因合用,增强麻醉效果,减少毒性反应。③罗哌卡因:是一种新型的长效酰胺类局麻药,神经阻滞效能大于利多卡因,小于丁哌卡因。起效时间 5～15 分钟,作用时间与丁哌卡因相似,感觉阻滞时间可达 4～6 小时,与丁哌卡因相当浓度、相同容量对比,罗哌卡因起效快、麻醉平面扩散广、运动阻滞作用消退快、感觉阻滞消退慢、肌松效果略弱,但神经毒性、心脏毒性均小于丁哌卡因。在剖宫产硬膜外麻醉中其常用浓度为0.50%～0.75% 的溶液,总量不超过 150 mg,可与盐酸利多卡因合用,但不可以与碳酸利多卡因合用(避免结晶物的产生)。

(2)常见并发症及处理:具体如下。

1)低血压:硬膜外阻滞后引起交感神经阻滞,其所支配的外周静脉扩张,导致血容量相对不足,易发生低血压;如平面高达 $T_{1\sim5}$ 时则阻滞心交感神经,迷走神经相对亢进,出现心动过缓,分钟心排血量下降,进一步引起血压下降;有 90% 临产妇在仰卧位时下腔静脉被子宫压迫,使回心血量减少,即出现仰卧位低血压综合征,表现为血压降低、心动过速或过缓、并伴恶心、呕吐、大汗。如不及时处理,重者会虚脱和晕厥,甚至意识消失。持续低血压将影响产妇肾与子宫胎盘的灌注,对母胎都会带来不良影响,应高度重视,积极防治。

预防性的扩容会减低硬膜外麻醉下低血压的发生率;由于子宫压迫下腔静脉,其回流受限,下肢静脉血通过椎管内和椎旁丛及奇静脉等回流至上腔静脉,使椎管内静脉扩张,硬膜外间隙相对变窄,因此临产妇硬膜外腔局麻药的容量应少于非产妇,且应根据身高、体重做到个体化,少量分次注入直到满意的阻滞平面可降低低血压的发生率;产妇在硬膜外穿刺后向左倾斜 30°体位可避免仰卧位低血压综合征的发生。在扩容的基础上如血压下降大于基础值的 20%,可使用血管活性药物,目前常用静脉注射麻黄碱 5～10 mg,但研究显示,麻黄碱在维持血流动力学稳定的同时却减少了子宫胎盘的血流。2007 ASA 产科麻醉的指南中指出对于不存在心动过缓的患者可以优先使用去氧肾上腺素(0.1毫克/次),因为它可以改善胎儿的基础酸状态。如出现心动过缓,可静脉注射阿托品 0.3～0.5 mg。麻醉中除连续监测心率血压外,产妇应持续面罩吸氧。

2)恶心呕吐:硬膜外麻醉下剖宫产时的恶心、呕吐主要源于血压骤降,脑供氧减少,兴奋呕吐中枢;其次,迷走神经功能亢进,胃肠蠕动增加也增加了此并发症的风险。处理上应首先测定麻醉平面和确定是否有血压降低,并采取相应措施;其次,暂停手术,以减少迷走神经刺激,一般多能收到良好效果。若不能控制呕吐,可考虑使用止吐药氟哌啶醇,甲氧氯普胺或 5-HT$_3$ 受体拮抗剂恩丹西酮、格雷司琼、阿扎司琼、托烷司琼等。

3)呼吸抑制:硬膜外麻醉下剖宫产时的呼吸抑制多数是由于局麻药误入蛛网膜下腔,或局麻药相对容量过大,使药物扩散广泛引起,由此导致麻醉平面过高,胸段脊神经阻滞,引起肋间神经麻痹、呼吸抑制,表现为胸式呼吸减弱,腹式呼吸增强,严重时产妇潮气量不足,咳嗽无力,不能发声,甚至发绀。因此,再次强调注入局麻药时应少量多次给予到满意平面,严密观察心率、血压变化及麻醉平面的扩散范围,能及时避免此并发症的发生。一旦出现呼吸困难处理原则同全脊麻,应迅速面罩辅助或控制通气,直至肋间肌张力恢复为止,必要时行气管内插管机械通气。同时静脉注射血管活性药来维持循环的稳定。

4)寒战:与其他手术相比,剖宫产产妇的寒战发生率较高,可高达 62%。其机制可能为:①妊娠晚期基础代谢率增高,循环加快,阻滞区血管扩张散热增加。②在胎儿娩出后,因腹内压骤降,使内脏血管扩张而散热增多。③羊水和出血带走了大量的热量。④注射缩宫素后,血管扩张等因素而使寒战更为易发。寒战使产妇耗氧量增加,引起产妇不适,重者可导致胎儿宫内窘迫。目前,尚未发现决定寒战反应的特定解剖学结构或生理药理作用部位,可能是神经内分泌及运动等系统共同调节寒战的发生、发展过程。

建议椎管内麻醉下剖宫产产妇应采取保温措施,维持适当的室温,尽可能使用温液体输注,最大限度地减少产妇寒战的发生。寒战发生后,应当常规面罩吸氧,避免因产妇缺氧而导致胎儿宫内窒息的发生,并且及时采取有效的治疗措施。有研究表明,μ 受体激动剂对术后寒战有一定的治疗效应,其中镇痛剂量的哌替啶具有独特的抗寒战效应;有研究证实硬膜外麻醉前静脉注射 1 mg/kg 曲马多可防治剖宫产产妇的寒战,而曲马多的镇静作用较弱且极少透过胎盘,对新生儿基本上无影响,现已有静脉注射曲马多施行分娩镇痛的报道。

5)硬膜外阻滞不充分:剖宫产麻醉在置管时发生异常感觉及阻滞效果不全的发生率显著高于一般人及同龄女性,当硬膜外麻醉后,阻滞范围达不到手术要求,产妇有痛感,肌松不良,牵拉反应明显,其原因有以下几点。硬膜外导管位置不良:包括进入椎间孔、偏于一侧、弯曲等;产妇进行过多次硬膜外阻滞致间隙出现粘连,使局麻药扩散受阻;局麻药的浓度与容量不足。

对于局麻药的浓度与容量不足,可追加局麻药量,静脉使用阿片类药最好在胎儿娩出后给予。Milon 等发现,硬膜外使用 1 μg/kg 或 0.1 mg 芬太尼,可以使产妇疼痛有所改善,芬太尼剂量 <100 μg 时对母婴未见不良影响。如经以上处理后产妇仍感觉疼痛时可视母胎状况改换间隙重新穿刺或改成蛛网膜下腔阻滞或全麻完成手术。

6)局麻药中毒:临产产妇由于下腔静脉受压、回流受限,硬膜外间隙内静脉血管怒张,穿刺针与导管易误入血管,一旦局麻药注入血管后会引发全身毒性反应。早期神经系统表现为头晕、耳鸣、舌麻、多语;心血管系统表现为心率加快、血压增高;呼吸系统表现为深或快速呼吸。血浆内局麻药浓度达到一定水平会出现面肌颤动、抽搐、意识丧失、深昏迷;心血管毒性反应:血压下降、心率减慢、心律失常、甚至心脏停搏。

硬膜外穿刺置管后、给药前应常规回抽注射器,看有无血液回流;给局麻药开始就密切观察产妇以早期发现中毒反应。一旦可疑毒性反应立即停止给药,面罩吸氧的同时注意观察产妇或试验性的再次给予并观察产妇的反应,如确定为全身毒性反应,应拔管重新穿刺。若没有及时发现,出现抽搐与惊厥应立即面罩加压给氧,静脉注入硫喷妥钠、咪达唑仑或地西泮中止抽搐与惊厥。同时边准备心肺复苏边继续行剖宫产术立刻中止妊娠,并做好新生儿复苏准备。

7)全脊麻:全脊麻是硬膜外麻醉中最严重的并发症,若大量局麻药误入蛛网膜下腔,可迅速麻痹全部脊神经与脑神经,使循环与呼吸中枢迅速衰竭,若处理不及时则为产妇致死的主要原因。临床表现为注药后,出现迅速广泛的感觉与运动神经阻滞,意识丧失、呼吸衰竭、循环衰竭。

预防措施:麻醉医师熟练操作技巧,按常规细心操作,以免刺破硬膜,一旦穿破可向上改换间隙,但需注意注入局麻药用量减少,必要时改全麻完成手术。同时要求规范的操作程序,如试验剂量 3～5 mL 后的细心观察,置管、给药前的常规回抽,以及少量间断注药。

处理原则:一旦发现全脊髓麻醉,应当立即按照心肺脑复苏程序实施抢救处理,维持产妇呼吸及循环功能的稳定,若能维持稳定对产妇及胎儿没有明显不利影响。争取同时实施剖宫产术,尽快终止妊娠娩出胎儿。如果心搏骤停发生,施救者最多有 4～5 分钟来决定是否可以通过基本生命支持和进一步心脏生命支持干预使心脏复跳。娩出胎儿可能通过缓解对主动脉、腔静脉的压迫来改善心肺复苏产妇的效果。

(3)腰麻(SA):具体如下。

1)腰麻的特点:①起效快,肌松良好,效果确切。②与硬膜外阻滞相比,用药量小,对母胎的药物毒性作用小。

2)腰麻的方法:左侧(或右侧)卧位,选择 $L_{3～4}$ 为穿刺部位。

3)常用局麻药及浓度的选择:①轻比重液,0.125％丁哌卡因 7.5～10 mg(6～8 mL),0.125％罗哌卡因 7.5～10 mg(6～8 mL)。②等比重液,5％丁哌卡因≤10 mg,0.5％罗哌卡因≤10 mg。③重比重液,0.75％丁哌卡因 2 mL(15 mg)＋10％葡萄糖 1 mL＝3 mL,注药 1.0～1.5 mL(5～7.5 mg),0.75％罗哌卡因 2 mL(15 mg)＋10％葡萄糖 1 mL＝3 mL,注药 2～2.5 mL(10～12.5 mg),临床中轻比重与重比重液常用。

4)常见并发症及处理。①头痛:腰麻常见的并发症,由于脑脊液通过硬脊膜穿刺孔不断丢失,使脑脊液压力降低、脑血管扩张所致。腰麻后头痛与很多因素有关:穿刺针的直径、穿刺方法以及局麻药中加入辅助剂的种类均会影响到头痛的发生率,如加入葡萄糖可使头痛发生率增高,而加入芬太尼(10 μg)头痛发生率则降低。典型的症状为直立位头痛,而平卧后则好转。疼痛多为枕部、顶部,偶尔也伴有耳鸣、畏光。预防措施:尽可能采用细穿刺针(25 G、26 G 或 27 G)以减轻此并发症;新型笔尖式穿刺针较斜面式穿刺针占有优势;直入法引起的脑脊液漏出多于旁入法,所以直入法引起的头痛发生率也高于旁入法。治疗方法主要有去枕平卧;充分扩容,避免应用高渗液体,使脑脊液生成量多于漏出量,其压力可逐渐恢复正常;静脉或口服咖啡因可以收缩脑血管,从而用于治疗腰麻后头痛;硬膜外持续输注生理盐水(15～25 mL/h)也可用于治疗腰麻后头痛;硬膜外充填血法,经上述保守治疗后仍无效,可使用硬膜外充填血疗法。80％～85％脊麻后头痛患者,5天内可自愈。②低血压:单纯腰麻后并发低血压的发生率高于硬膜外阻滞,其机制与处理原则同前所述,麻醉前进行预扩容,麻醉后调整患者的体位可能改善静脉回流,从而增加心排血量,防止低血压。进行扩容和调整体位后血压仍不升,应使用血管加压药,麻黄碱是最常用的药物,它兼有 α 及 β 受体兴奋作用,可收缩动脉血管以升高血压,也能加快心率,一次常用量为 5~10 mg。③平面过广:腰麻中任何患者都可能出现平面过广,通常出现于脊麻诱导后不久。平面过广的症状和体征包括恐惧、忧虑、恶心、呕吐、低血压、呼吸困难、甚至呼吸暂停、意识不清,治疗包括给氧、辅助呼吸及维持循环稳定。④穿刺损伤:比较少见。在同一部位多次腰穿容易损伤,尤其当进针方向偏外侧时,可刺伤脊神经根。脊神经被刺伤后表现为 1 根或 2 根脊神经根炎的症状。⑤化学或细菌性污染:局麻药被细菌、清洁剂或其他化学物质污染可引起神经损伤。用清洁剂或消毒液清洗脊麻针头,可导致无菌性脑膜炎。使用一次性脊麻用具既可避免无菌性脑膜炎,也可避免细菌性脑膜炎。而且局麻药的抽取、配制应注意无菌原则。⑥马尾综合征:通常用于腰麻的局麻药无神经损伤作用,但是目前临床有腰麻后截瘫的报道。表现为脊麻后下肢感觉及运动功能长时间不恢复,神经系统检查发现鞍骶神经受累、大便失禁及尿道括约肌麻痹,恢复异常缓慢。

由于腰麻的并发症多且严重,近年来单独腰麻应用得较少。

(4)连续腰麻:随着微导管技术的出现,使得连续腰麻成为可能。连续腰麻的优点主要是使传统的腰麻时间任意延长;但是连续腰麻不仅操作不方便,而且导管置入蛛网膜下腔较费时、腰麻后头痛的发生率也随之增加,目前在临床上还很少应用。

(5)CSEA:具体如下。

1)CSEA 的特点:CSEA 是近年来逐渐受欢迎的一种新型麻醉技术。其优点:①起效快、肌松满意、阻滞效果好、镇痛作用完善。②麻醉药用量小,降低了药物对母体和胎儿的不良影响。③可控性好,灵活性强,可任意延长麻醉时间,并可提供术后镇痛。④笔尖式穿刺针对组织损伤小,脑脊液外漏少,头痛发生率低。

2)CSEA 的方法。常用的 CSEA 有两种。①单点法(针内针法):左侧(或右侧)卧位,选择 $L_{3~4}$ 进行穿刺,穿刺针进入硬膜外隙后,将腰麻针经硬膜外针内腔向前推进直到出现穿破硬脊膜的落空感,拔出腰麻针芯,见脑脊液流出,将局麻药注入蛛网膜下腔,然后拔出腰麻针,再经硬膜外针置入导管。其不足之处是当发生置管困难时,可能在置管时其麻醉固定于一侧或放弃置管则会出现麻醉平面不够。②双点法:常用 $T_{12}$~$L_1$ 间隙行硬膜外穿刺置管,$L_{3~4}$ 间隙进行腰麻。优点在于麻醉平面易控性好,硬膜外穿刺和腰穿不在同一椎间隙,减少硬膜外注入的局麻药进入蛛网膜下腔的量及导管进入蛛网膜下腔的机会。

3)常用局麻药及浓度选择:常用局麻药的比重、浓度与药量同腰麻所述。

CSEA 在临床应用中的地位及注意事项:①由于其阻滞快速、肌松完善等特点,使 CSEA 优于 CEA,尤其在紧急剖宫产时。②由于其头痛发生率、局麻药的用量、低血压发生率均低于 SA,使 CSEA 的临床应用多于 SA。③CSEA 在临床中应用的比例越来越高,但应注意硬膜外导管可经腰麻针穿破的硬脊膜孔误入蛛网膜下腔,硬膜外给药进行补充阻滞范围或进行术后镇痛时应先注入试验量。④鉴于 CSEA 的患者有截瘫等神经损伤的发生率,建议选择 $L_{3~4}$ 间隙实施腰穿。

2.全麻

(1)全麻的特点:剖宫产全身麻醉最大的优点是诱导迅速,低血压发生率低,能保持良好的通气,便于产妇气道和循环的管理。其次,全身麻醉效果确切、能完全消除产妇的紧张恐惧感、产生理想的肌松等都是区域麻醉无法比拟的,尤其适用于精神高度紧张与椎管内麻醉有禁忌的产妇。其不足在于母体容易呕吐或反流而致误吸,甚至死亡。此外,全麻的操作管理较为复杂,要求麻醉者有较全面的技术水平和设备条件,麻醉用药不当或维持过深有造成新生儿呼吸循环抑制的危险。

在我国,全麻在产科剖宫产术中应用不多,但近几年随着重症产妇的增多,为确保产妇与胎儿的安全,在全麻比例上升的同时,全麻的质量也逐渐在提高。

择期剖宫产采用全身麻醉的适应证:①凝血功能障碍者。②某些特殊心脏病患者,因心脏疾患不能耐受急性交感神经阻滞,如肥厚型心肌病,法洛四联症,单心室,Eisen-menger 综合征,二尖瓣狭窄,扩张型心肌病等。③严重脊柱畸形者。④背部皮肤炎症等不宜行椎管内麻醉者。⑤拒绝区域麻醉者。

全身麻醉对胎儿的影响主要通过 3 条途径。①全麻药物对胎儿的直接作用:目前所用的全麻药物几乎都会对胎儿产生不同程度的抑制作用,其中镇静、镇痛药的作用最明显。决定全麻药物对胎儿影响程度的关键因素除了用药种类和剂量外,主要是麻醉诱导至胎儿娩出时间的长度。Datta 等认为,全麻下胎儿娩出时间>8 分钟时就极有可能发生低 Apgar 评分,因此,应尽量缩短麻醉诱导至胎儿娩出时间,提高手术者的操作水平以缩短切皮至胎儿娩出时间,使全麻对胎儿的影响降到最低点。②全麻引起的血流动力学变化特别是子宫胎盘血流的改变对胎儿氧供的影响:在全麻时,尽管低血压发生率较低,但我们也应该意识到 90% 的临产产妇平卧时子宫都会对腹主动脉、下腔静脉造成压迫,我们在手术前应考虑到体位的问题,避免仰卧位低血压综合征的发生,减少血管活性药物的使用,因为这些药物虽然可以维持血流动力学的稳定但是他们却减少了子宫胎盘的血流。③全麻过程中通气、换气情况的改变所致的酸碱变化及心排血量的变化对胎儿的影响:因产妇的氧耗量增加,功能残气量减少,氧储备量下降,在麻醉诱导前先用面罩吸纯氧或深吸气 5 分钟,以避免产妇及胎儿低氧血症的发生。而且在全麻中应维持动脉二氧化碳分压在 4.27～4.53 kPa(32～34 mmHg),在胎儿娩出前避免过分过度通气,因由此产生的碱血症会使胎盘和脐带的血流变迟缓,并使母体的氧离曲线左移,减少氧的释放,影响母体向胎儿的氧转运。

(2)麻醉方法:产妇进入手术室后,采取左侧卧位或垫高右侧臀部 30°,使之稍向左侧倾斜。连续监测血压、心电图、脉搏血氧饱和度,开放静脉通路,准备吸引器,选择偏细的气管导管(ID 6.5～7.0 mm)、软导丝、粗吸痰管及合适的喉镜,做好困难插管的准备。同时手术医师进行消毒、铺巾等工作准备,开始诱导前,充分吸氧去氮 3～5 分钟。静脉快速诱导,硫喷妥钠(4～6 mg/kg)或丙泊酚(1.0～2.0 mg/kg)、氯琥珀胆碱(1.0～1.5 mg/kg)静脉注射,待产妇意识消失后由助手进行环状软骨压迫(用拇指和中指固定环状软骨,示指进行压迫),待咽喉肌松弛后放置喉镜行气管内插管。证实导管位置正确并使气管导管套囊充气后才可松开环状软骨压迫,此法可有效减少呕吐的发生。麻醉维持在胎儿娩出前后有所不同,胎儿娩出前需要浅麻醉,为满足产妇与胎儿的氧供可以吸入 1:1 的氧气和氧化亚氮,并辅以适量吸入麻醉药(恩氟烷、异氟烷、七氟烷),以不超过 1% 为佳,肌松剂选用非去极化类(罗库溴铵、维库溴铵、顺阿曲库铵),这些药通过胎盘量少。阿片类药对胎儿异常敏感,宜取出胎儿,断脐后应用以及时加深麻醉。娩出胎儿后静脉注射芬太尼(100 μg)或舒芬太尼(10 μg),同时氧化亚氮浓度可增至 70%。手术结束前 5～10 分钟停用吸入药,用高流量氧"冲洗"肺泡以加速苏醒。待产妇吞咽反射,呛咳反射和神志完全恢复后才可以拔除气管内导管。

总之,剖宫产全麻应注意的环节:①仔细选择全麻药物及剂量。②有效防治仰卧位低血压综合征。③断脐前避免过度通气,以防止子宫动脉收缩后继发胎盘血流降低,对胎儿造成不利影响。④认真选择全麻诱导时机(待消毒,铺巾等手术准备就绪后再诱导),以尽力缩短胎儿娩出时间。通过注意各环节,全麻对胎儿的抑制是有可以避免的。

(3)全身麻醉的并发症及处理:具体如下。

1)插管困难:由于足月妊娠后产妇毛细血管充血,体内水分潴留,致舌、口底及咽喉等部位水肿;另一方面脂肪堆积于乳房及面部。这些产妇特有的病生理特点使困难气管插管的发生率大为提高。产妇困难插管的发生率约为 0.8%,较一般人群高 10 倍,Mallampati 气道评分 IV 级和上颌前突被认为是产妇困难气道的最大危险因素。产妇死亡病例中有 10% 没有进行适当的气道评估,随着椎管内麻醉比例的增加,产妇总的病死率有所下降,但全麻病死率几乎没有改变。1979－1990 年的一项麻醉相关的产妇死亡的研究显示,因气道问题死亡占全麻死亡的 73%。问题在于没有足够时间评估气道;意料外的气道水肿;急诊手术;操作者水平所限;对插管后位置确认不够重视等。对策:根据实际情况尽可能全面的评估气道;除常规备齐各型导管、吸引器械等设施外,可能尚需备气道食管联合导管、喉罩等气道应急设施,并做好困难插管的人员等准备,当气管插管失败后,使用面罩正压通气,或能使口咽通畅的仪器保证通气,如果仍不能通气或不能使患者清醒,那么就应该实施紧急气管切开了。

2)反流误吸:反流误吸也是全麻产妇死亡的主要原因之一,急诊手术和困难插管时更容易出现。不做预防处理时,误吸综合征的发生率为 0.064%。在美国,大多数医院碱化胃液已作为术前常规。尽管没有一个药物能杜绝反流,但 30 mL 的非颗粒抗酸剂可显著降低反流后的风险。$H_2$ 受体阻滞剂(如雷尼替丁)虽能碱化胃液但不能立即起效,需提前 2 小时服用,其余对策包括术前严格禁食水;麻醉前肌内注射阿托品 0.5 mg;快速诱导插管时先给小剂量非去极化型肌松药如维库溴铵 1 mg 以消除琥珀胆碱引起的肌颤,避免胃内压的显著升高;诱导期避免过度正压通气,并施行环状软骨压迫闭锁食管;给予 5-HT 受体拮抗剂如格雷司琼预防呕吐。

3)术中知晓:术中知晓是产科全身麻醉关注的另一个问题,部分全麻剖宫产者主诉术中做梦或能回忆起术中的声音,但全麻剖宫产术中知晓的确切发生率目前尚无统计。术中知晓并不一定导致显性记忆,但即便是在没有显性记忆的情况下,隐性记忆也可产生不良影响,甚至是创伤后应激反应综合征。有研究发现,单纯 50% 的氧化亚氮(笑气)并不能提供足够的麻醉深度,术中知晓的发生率可高达 26%。有学者对 3 000 例孕妇辅以低浓度的强效挥发性麻醉药(如 0.5% 的氟烷、0.75% 的异氟烷或 1% 的恩氟烷或七氟烷),可使知晓发生率降至 0.9%,同时不增加新生儿抑制。娩出后适当增加笑气和挥发性麻醉药的浓度,给予阿片类或苯二氮䓬类药物以维持足够的麻醉深度也可降低知晓的发生率。

4)新生儿抑制:除某些产前急症外,很多原因都可导致新生儿抑制,已证实,臀位和胎儿娩出时间延长是导致全麻下剖宫产新生儿抑制和窒息的重要因素。有研究显示,全麻和椎管内麻醉下行择期剖宫产时,新生儿酸碱状态、Apgar 评分、血浆 β 内啡肽水平、术后 24 小时和 7 天行为学均无明显差异,但全麻下胎儿娩出时间与 1 分钟 Apgar 评分存在显著相关。胎儿娩出时间<8分钟,对新生儿的抑制作用有限;胎儿娩出时间延长,可减少 Apgar 评分,但只要防止产妇低氧和过度通气、主动脉压迫和低血压或是控制胎儿娩出时间<3 分钟,新生儿的酸碱状态可不受影响。

5)宫缩乏力:挥发性吸入麻醉药呈浓度相关性抑制宫缩,这在娩出前是有益的,但术后可能导致出血。有人分别用 0.5 MAC 的异氟烷和 8 mg/(kg·d)丙泊酚持续输注维持麻醉(两组都合用 67%$N_2O$ 和 33%$O_2$),结果异氟烷组产妇宫缩不良比例较高。如果能将挥发性吸入麻醉药浓度控制在 0.8 MAC 以下,子宫仍能对缩宫素有良好的反应。氧化亚氮对子宫张力无直接影响。氯胺酮对宫缩的影响各家报道不一。

6)产妇死亡和胎儿死亡:尽管全麻下剖宫产的相对危险度较高,但考虑到全麻在高危剖宫产术中的地位,全麻剖宫产母婴病死率高居不下也不足为奇。美国麻醉护士协会(AANA)对 1990－1996 年有关产科麻醉的内部资料进行回顾:新生儿死亡和产妇死亡是最常见的严重并发症,分别占 27% 和 22%,产妇死亡病例中有 89% 是在全麻下实施剖宫产的,不能及时有效控制气道是导致产妇死亡最主要原因。

## 二、紧急剖宫产麻醉

紧急剖宫产是指分娩过程中母体或胎儿出现异常紧急情况需快速结束分娩而进行的手术,是产科抢救母胎生命的有效措施之一。常见原因为胎儿宫内窘迫、前置胎盘、胎盘早剥、脐带脱垂、忽略性横位、肩难产、子宫先兆破裂、产时子痫等,以急性胎儿宫内窘迫因素手术者为多见。由于手术是非常时刻临时决定的,以最快的速度结束产程、减少手术并发症、降低新生儿窒息率、保证母婴安全,高质量地完成手术是最终目的。故急诊剖宫产麻醉的选择非常重要。

紧急剖宫产时通常选择全麻,或静脉麻醉辅助下的局麻,也可通过原先行分娩镇痛的硬膜外导管施行硬膜外麻醉。美国妇产科学会(ACOG)指出,对于因胎心出现不确定节律变化而行剖宫产者,不必要将椎管内麻醉作为禁忌,腰麻-硬膜外联合麻醉使麻醉诱导时间缩短,镇痛及肌松作用完全,内脏牵拉反应少,避免了应用镇静镇痛药对胎儿造成的不良影响,减少新生儿窒息和手术后并发症,提高了剖宫产抢救胎儿的成功率,对减少手术后并发症起到很大的作用,是多数胎儿宫内窘迫可选择的麻醉方式。而且如果事先已置入硬膜外导管,通过给予速效的局麻药足以应付大多数紧急情况。如遇到子宫破裂、脐带脱垂伴显著心动过缓和产前大出血致休克等情况仍需实施全麻。

注意要点:①对急诊或子痫昏迷患者需行全麻时,宜按饱胃处理,留置胃管抽吸,尽可能排空胃内容物。术前给予 $H_2$ 受体阻滞药,如西咪替丁以减少胃液分泌量和提高胃液的 pH,给予 5-HT受体拮抗剂如格雷司琼预防呕吐。②快速诱导插管时先给小剂量非去极化型肌松药以消除琥珀胆碱引起的肌颤,避免胃内压的显著升高,插管时施行环状软骨压迫闭锁食管,以防反流误吸。③常规备好应对困难气道的器具,如小号气管导管、管芯、喉罩、纤支镜等。④由于氯胺酮的全身麻醉效应及其固有的交感神经兴奋作用,故对妊娠高血压综合征、有精神病史或饱胃产妇禁用,以免发生脑血管意外、呕吐误吸等严重后果。

## 三、特殊剖宫产麻醉

### (一)多胎妊娠

一次妊娠有两个或两个以上的胎儿,称为多胎妊娠。多胎妊娠属高危妊娠,与单胎妊娠相比较,具有妊娠并发症发生率高,病情严重等特点,并易导致胎儿生长受限,低体重儿发生率高,其围产儿病死率是单胎妊娠的3～7倍,随着辅助生育技术的提高和广泛开展,多胎妊娠发生率近年来有上升趋势,故如何做好多胎妊娠的分娩期处理十分重要。而多胎妊娠的分娩方式选择又与新生儿窒息密切相关,所以选择正确的分娩方式尤为重要。分娩方式对新生儿的影响:研究表明,第一胎儿出生后新生儿评分在剖宫产与阴道分娩两组间并无差异,而第二、三胎经阴道分娩组新生儿窒息率显著高于剖宫产组。因此,对于手术前已明确胎位不正、胎儿较大、产道狭窄或阴道顺产可能性不大的多胎妊娠以及前置胎盘、妊娠高血压综合征、瘢痕子宫及有母体并发症的产妇等应以剖宫产为宜。

1.多胎妊娠,妊娠期和分娩期的病理生理变化

(1)心肺功能易受损:多胎患者,宫底高,可引起腹腔和胸腔脏器受压,心肺功能受到影响,血流异常分布。胎儿取出后腹压骤减,受压的腹部脏器静脉扩张,双下肢血流增加,循环血容量不足引起血压下降;或胎儿取出后腹压骤减使下肢淤血回流,血压上升加重心力衰竭。因此在取胎儿时严密观察血压、心率、呼吸的变化,进行补液和使用缩血管药或扩血管药维持循环稳定。

(2)易并发妊娠高血压综合征:由于子宫腔过大,子宫胎盘循环受阻造成胎盘缺氧,如合并羊水过多,使胎盘缺血更甚,更易发生妊娠高血压综合征,比单胎妊娠明显增多,发生时间更早,而且严重并发症如胎盘早剥、肺水肿、心力衰竭多见。

(3)易并发贫血:多胎妊娠孕妇为供给多个胎儿生长发育,从母体中摄取的铁、叶酸等营养物质的量就更多,容易引起缺铁性贫血和巨幼红细胞性贫血;另外,多胎妊娠孕妇的血容量平均增加50%～60%,较单胎妊娠血容量增加10%,致使血浆稀释,血红蛋白和血细胞比容低、贫血发生程度严重,使胎儿发育受限。贫血不及时纠正,母体易发贫血性心脏病。

(4)易并发早产:多胎妊娠子宫过度膨胀,宫腔内压力增高,易发生胎膜早破,常不能维持到足月,早产儿及低体重儿是围产儿死亡的最主要因素,也是多胎妊娠最常见的并发症之一。

(5)易并发产后出血:多胎妊娠由于子宫腔容积增大,压力增高,子宫平滑肌纤维持续过度伸展导致其失去正常收缩功能,且多胎妊娠有较多的产前并发症。妊娠高血压综合征者因子宫肌层水肿,及长期使用硫酸镁解痉易引起宫缩乏力导致产后出血。此外,多胎妊娠子宫肌纤维缺血缺氧、贫血和凝血功能的变化、胎盘附着面大,使其更容易发生产后出血。准备好常用的缩宫剂,如缩宫素、卡孕栓等,以及母婴急救物品、药品;术中建立两条静脉通道,做好输血、输液的准备。

2.多胎妊娠的麻醉处理要点

(1)重视术前准备:合并心力衰竭者一般需经内科强心、利尿、扩血管、营养心肌等综合治疗以改善心功能。妊娠高血压综合征轻、中度者一般不予处理,重度者给硫酸镁等解痉控制血压,以提高麻醉和手术耐受性。

(2)椎管内麻醉是首选方法:因其止痛效果可靠,麻醉平面和血压较易控制。宫缩痛可获解除,对胎儿呼吸循环几乎无抑制。

(3)充分给氧:妊娠晚期由于多胎子宫过度膨胀,膈肌上抬可出现呼吸困难等压迫症状。贫血发生率达40%,还有严重并发症如心力衰竭。氧疗能提高动脉血氧分压,对孕妇和胎儿均有利,故应常规面罩吸氧。

(4)合适体位:仰卧位时手术床应左倾20°～30°,以防仰卧位低血压综合征的发生。有报道90%产妇于临产期取平卧位时出现仰卧位低血压综合征。多胎妊娠发生率更高。

(5)加强术中监护:常规监测心电图、血压、脉搏血氧饱和度、尿量,维持术中生命体征平稳。血压过低、心率过缓者,给麻黄碱、阿托品等心血管活性药。心力衰竭、妊娠高血压综合征者,随

着硬膜外麻醉起效,血管扩张,血压一般会有所下降,只有少数患者才需降压处理。注意补液输血速度,特别是重度妊娠高血压综合征者,往往已使用大量镇静解痉药及降压利尿药,注意预防术中、术后循环衰竭的发生。

(6)促进子宫收缩减少产时出血:多胎妊娠剖宫产中最常见并发症是产后出血,主要原因是子宫收缩力差。子宫肌层注射缩宫素 10 U,静脉滴注缩宫素 20 U,多能获得理想的宫缩力量,促进子宫收缩减少产后出血。

(7)重视新生儿急救处理:由于双胎妊娠子宫过度膨胀,发生早产可能性明显增加,平均孕期 260 天,有一半胎儿体重<2 500 g。多胎妊娠的新生儿中低体重儿,早产儿比例多,应做好新生儿抢救保暖准备,尽快清除呼吸道异物。重度窒息者尽早气管插管,及时建立有效通气。心率过缓者同时胸外心脏按压,并注射血管活性药物和纠酸药品等。

(8)术后镇痛:适当的术后镇痛可缓解高血压,心力衰竭,有利于产妇康复。

**(二)畸形子宫**

畸形子宫类型有双子宫、纵隔子宫、双角子宫、单角子宫、弓形子宫等。畸形子宫合并妊娠后,在分娩时可发生产程延长,胎儿猝死以及胎盘滞留等。为挽救胎儿,畸形子宫妊娠的分娩方式多采用剖宫产。但就麻醉而言,无特殊处理,一般采用椎管内麻醉均可满足手术。

**(三)宫内死胎**

宫内死胎指与孕期无关,胎儿在完全排出或取出前死亡。尽管围生期病死率下降,宫内死胎的发生率一直持续在 0.32%,宫内死胎稽留可引起严重的并发症——"死胎综合征",这会引起潜在的、渐进的凝血障碍,纤维蛋白原浓度下降<120 mg/dL,血小板计数减少<100 000/μL,APTT 延长大多在纤维蛋白原浓度下降<100 mg/dL 时才出现。凝血障碍发生率(平均10%～20%)首先取决于死胎稽留的时间:在宫内胎儿死亡最初 10 天内这种并发症很少出现,时间若超过 5 周,25%～40%的病例预计发生凝血障碍病。因为从胎儿死亡到开始治疗的时间大多不明,确诊死胎后,为排除凝血障碍的诊断必须立即进行全套凝血检查:纤维蛋白原浓度、抗凝血酶Ⅲ浓度、血小板计数、APTT、凝血活酶值以及 D-二聚体。对血管内凝血因子消耗有诊断意义的是纤维蛋白原浓度下降至 120 mg/dL 以下,抗凝血酶Ⅲ的明显下降,血小板计数减少至 100 000/μL 以下,APTT 延长以及 D-二聚体浓度升高。治疗应在止血能力降低时(如纤维蛋白原<100/dL),及时给予新鲜冰冻血浆,给予浓缩血小板的绝对适应证是血小板计数降至 20 000/μL 以下。凝血障碍严重者均采用全麻完成手术。

**(四)产妇脊柱畸形**

产妇脊柱畸形,伴随不同程度的胸腔容量减小,加上妊娠中晚期膈肌上抬,严重者可出现肺纤维化、肺不张、肺血管闭塞或弯曲等,引起肺活量降低和肺循环阻力增加,导致肺动脉高压和肺源性心脏病。如发生肺部感染,更增加通气困难,易致心肺功能不全。此外,妊娠期血容量比非孕时血容量增加约 35%,至孕 32～34 周达高峰,每次心排血量亦增加 20%～30%,心脏负荷明显加重。因此脊柱畸形合并妊娠常引起呼吸循环衰竭,严重者威胁母儿生命。脊柱畸形孕妇对自然分娩的耐受力极低,一旦胎儿成熟,应择期行剖宫产终止妊娠,以孕 36～37 周为宜。临床麻醉医师应依据脊柱畸形部位、严重程度以及自身的麻醉技术水平来选择麻醉方式。

(丁尚超)

## 第二节　妊娠合并心脏病孕产妇麻醉

### 一、概述

妊娠合并心脏病的发病率高达 $0.4\%\sim4.1\%$，是产妇死亡的第二大原因。妊娠及分娩过程中机体发生了一系列病理生理改变，心血管系统的变化尤为显著。因此，妊娠合并心脏病产妇的麻醉选择和实施，对于麻醉医师来说是一个巨大的挑战。麻醉医师必须通晓妊娠期心血管系统、血流动力学的变化，掌握心脏病的本质特别是不同心脏病的病理生理特点，了解各种麻醉药物对心血管系统的影响以及处理各种术中并发症的常用方法。

#### (一)妊娠期心血管系统的变化

妊娠期间心血管系统主要发生四方面改变。首先，血容量增加，在妊娠晚期可增加 $50\%$ 左右。第二，体循环阻力(SVR)进行性下降，虽然心排血量增加 $30\%\sim40\%$，但平均动脉压仍维持正常，收缩压略下降。第三，心脏做功增加，在分娩过程中，由于疼痛及应激，心排血量可增加 $50\%$ 以上，对于有病变的心脏可能发生严重后果。而且，强烈的子宫收缩可导致"自体血液回输"，使心排血量再增加 $10\%\sim15\%$。第四，产妇往往处于高凝状态，对于一些高血栓风险的患者(瓣膜修补术后)容易导致血液栓塞。

#### (二)妊娠合并心脏病的分类

1.风湿性心脏病

随着医疗技术的发展，风湿性心脏病的发病率有所下降。但是风湿性心脏病仍然是妊娠期间最常见的心脏病。主要是瓣膜性心脏病，包括二尖瓣狭窄、二尖瓣关闭不全、主动脉瓣狭窄、主动脉瓣关闭不全，以及三尖瓣病变。

2.先天性心脏病

大部分先天性心脏病在妊娠前都已实施了心脏手术，只有少部分患者未进行手术。先天性心脏病主要分为左向右分流(房间隔缺损、室间隔缺损、动脉导管未闭)；右向左分流(法洛四联症、艾森曼格综合征)；先天性瓣膜或血管病变(主动脉瓣狭窄、主动脉瓣关闭不全、肺动脉狭窄)等。

3.妊娠期心肌病

妊娠期或产后 6 个月内出现不明原因的左室功能衰竭被称为妊娠期心肌病(也有人称之为围生期心肌病)。其发病率有上升趋势，有报道称 $7.7\%$ 的妊娠相关性孕妇死亡是妊娠期心肌病所致。

4.其他

其他包括冠状动脉性心脏病、原发性肺动脉高压、不明原因性心律失常。

#### (三)麻醉的总体考虑

1.术前评估

对妊娠合并心脏病的孕妇实施麻醉前必须进行充分的评估，包括心脏病的类型、心脏病的解剖特点、病理生理改变特点。重点评估心功能状态以及对手术、麻醉的耐受程度。必要时联合心血管专家、产科专家一同会诊,以便作出正确的判断。

目前对妊娠合并心脏病的功能状态及风险等级评估常采用 Siu 和 Colman 推荐的方法。

2.麻醉选择

麻醉医师在选择麻醉方式时,除了重点考虑心脏病性质和风险分级,还应考虑以下问题:①患者对手术过程中疼痛的耐受程度。②子宫收缩引起的自体血液回输对患者的影响。③子宫收缩剂的影响。④胎儿娩出后解除了下腔静脉的受压所引起的血流动力学急剧改变。⑤产后出血。到目前为止尚没有一种麻醉方法是绝对适用或不适用的。常用的麻醉方法及其优缺点如下。

(1)全身麻醉:其优点为能提供完善的镇痛和肌松;保证气道通畅及充分的氧和;避免椎管内麻醉所致的体循环血压下降等。但也存在一些缺点:若麻醉深度不当,气管插管和拔管过程易导致血流动力学剧烈变化;麻醉药物对心功能的抑制作用;增加肺循环阻力;增加肺内压,导致右心后负荷增加;插管困难发生率高;易发生反流误吸;全身用药对新生儿的影响等。

全身麻醉可用于绝大多数妊娠合并心脏病,特别适用于右向左分流的先天性心脏病如法洛四联症和艾森曼格综合征、原发性肺动脉高压、肥厚型心肌病等。而对于其他类型心脏病患者,全身麻醉不如连续硬膜外麻醉更理想。

(2)椎管内麻醉:连续硬膜外阻滞麻醉是目前妊娠合并心脏病的主要麻醉方法,在高风险的心脏病患者中也有应用。若采用间歇、缓慢追加局麻药,能保持较稳定的血流动力学状态;避免全麻所致的各种不良反应等优点。但是,硬膜外阻滞也存在阻滞不全的可能,以及神经损伤、全脊髓麻醉和椎管内出血等风险。

虽然对于一些病变较轻而且代偿完全的心脏病患者,单次蛛网膜下腔阻滞(腰麻)也可应用,但大多数学者并不主张单次腰麻用于妊娠合并心脏病患者,因为其可导致剧烈的血流动力学变化。

近年来较时髦的方法是连续腰麻,通过留置蛛网膜下腔微导管分次加入微量局麻药,从而达到镇痛完善、血流动力学扰乱轻的效果。已有较多的文献正面报道了该方法在妊娠合并心脏病患者中的应用。

(3)局部麻醉:目前已很少采用。只有在一些麻醉设施较差的小型医院偶尔被采用。

3.术中麻醉管理

(1)妊娠合并心脏病患者的麻醉管理的基本原则:①维持血流动力学稳定,避免或尽量减少交感神经阻滞。②避免应用抑制心肌功能的药物。③避免心动过速或心动过缓。④根据心脏病的不同类型,选择合适的血管活性药物。⑤避免腹主动脉、下腔静脉受压,保证子宫胎盘的血液灌注。⑥预防反流误吸。⑦对产妇和胎儿实行严密监护。

(2)术中监护首选无创性的方法,常规的检测项目包括血压、心电图、脉搏血氧饱和度、呼吸等。至于是否需要进行有创性监测取决于患者心脏病的类型及其严重程度。如患者心功能较差、临床症状明显者可施行有创监测。但有些类型的心脏病,如右向左分流、严重的主动脉瓣狭窄、原发性肺动脉高压等,即使症状不明显或没有症状也有必要进行有创监测,包括 CVP、桡动脉置管测压等。肺动脉导管测压需要较高的技术,而且有较高的风险,但在严重的心脏病患者进行此项监测还是很有必要的。但近来有人对肺动脉监测提出疑议,认为此项监测风险过大,得不偿失。故建议使用无创性的经食管心脏超声作为首选的监测方法。

(3)术中应用子宫收缩剂的问题:对于妊娠合并心脏病患者,如果子宫收缩尚可,应尽可能避免使用缩宫素。即使有时必须使用,也应通过静脉缓慢滴注,切忌静脉注射。因为缩宫素能降低体血管阻力和血压,减少心排血量,增加肺血管阻力,外周血管总阻力的下降可引起快速性心律失常。合成的前列腺素 F2α 是一个强效子宫平滑肌收缩剂,可引起严重高血压、支气管痉挛、肺血管和体血管收缩等,因此也禁用于妊娠合并心脏病患者。米索是 $PGE_1$ 的类似物,已成功用于产后出血。但对于有冠心病或高血压患者应慎重,因为它可导致血压的剧降。近来有学者建议使用一种称为 B-Lynch 的压力缝合器缝合子宫切口来避免使用子宫收缩剂。

(4)术中应用血管活性药物的问题:术中有许多情况都需要使用血管活性药物。但对于心脏病患者,合理选择血管活性药物尤为重要。麻黄碱、肾上腺素因兼有 α 受体和 β 受体激动作用,可引起心动过速、增加心脏做功,同时增加肺血管阻力。因而不适用于大多数心脏病患者。纯 α 受体激动剂如去氧肾上腺素、间羟胺可引起反射性心率下降,可用于多数心脏病患者特别是有瓣膜狭窄或肥厚型梗阻性心肌病的患者,但对于有反流性病变的患者可能不利。

4.术后管理

产后头 3 天内,由于子宫收缩缩复,胎盘循环不复存在,大量血液从子宫回输至体循环,加之妊娠期过多的组织间液的回吸收,使血容量增加 15%～25%,特别是产后 24 小时内,心脏负荷增加,容易导致心脏病病情加重,甚至发生心力衰竭或心脏停搏。因此,妊娠合并心脏病的患者在产后 72 小时内必须予以严密监护,对于合并有肺动脉高压者需持续监护到术后 9 天。

另外,有效的术后镇痛对于妊娠合并心脏病患者极为重要。可优先选择患者自控硬膜外镇痛(PCA)。

## 二、各种类型心脏病的麻醉要点

### (一)瓣膜性心脏病

瓣膜性心脏病分为先天性或继发性,风湿热是继发性病变的主要病因。总体上说,妊娠期间由于血容量增加及体循环阻力降低,反流性瓣膜性心脏病患者对妊娠的耐受性高,而狭窄性瓣膜病变因为不能随着前负荷的增加同步增加心排血量,对妊娠的耐受性差。

1.二尖瓣狭窄

二尖瓣狭窄占妊娠期风湿性心脏病的 90%,大约 25% 的患者在妊娠期间才出现症状。二尖瓣狭窄可以是独立性病变也可伴有其他瓣膜病变。

(1)病理生理改变:二尖瓣狭窄的最主要病理生理改变是二尖瓣口面积减小导致左房向左室排血受阻。早期,左房能克服瓣膜狭窄而增加的阻力,但随着疾病的发展,左室充盈负荷不足,射血分数降低,同时左房容量和压力增加,并导致肺静脉压和肺毛细血管楔压升高,从而发生肺间隙水肿、肺顺应性下降、呼吸功增加。最终可发展为肺动脉高压、右心室肥厚扩张、右心衰竭。妊娠能加重二尖瓣狭窄,解剖上的中度狭窄可成为功能性的重度狭窄。而且妊娠合并二尖瓣狭窄发生肺充血、房颤、室上速的发生率增加。

(2)麻醉注意事项。妊娠期合并二尖瓣狭窄患者麻醉时应重点关注:①避免心动过速。因为心动过速时,舒张期充盈时间缩短较收缩期缩短更明显,导致心室充盈减少。若术前存在房颤,尽量控制室率在 110 次/分以下。②保持适当的血容量和血管容量。患者难以耐受血容量的突然增加,术中过快过量输液、强烈子宫收缩等都可导致心脏意外如右心衰竭、肺水肿、房颤等。③避免加重已存在的肺动脉高压。正压通气、$CO_2$ 蓄积、缺氧、肺过度膨胀、前列腺素类子宫收缩剂等都可增加肺动脉阻力,应予以重视。④保持体循环压力稳定。对于重度二尖瓣狭窄,全身血管阻力下降时可被心率增快（心搏量固定）所代偿，但这一代偿很有限。所以，术中应及时纠正低血压，必要时用间羟胺静脉滴注。

至于术中监护，足月妊娠而无症状者，一般不建议有创监护。对于症状明显的高风险患者，可给予有创监护包括 CVP、肺动脉楔压（PAWP）等。

麻醉选择：经阴道分娩者，建议优先选择连续腰段硬膜外阻滞镇痛，能较好保持血流动力学稳定。但近年有学者认为腰麻-硬膜外联合阻滞也是较好的镇痛方法。药物可采用局麻药加阿片类药，加用阿片类药能降低局麻药浓度又不增加交感神经阻滞。在产程早期，可硬膜外或蛛网膜下腔单独应用阿片类药物，也能取得很好的镇痛效果。对于椎管内麻醉禁忌者还可采用阴部神经阻滞的方法。

剖宫产麻醉的选择应考虑麻醉技术导致的体液转移、术中出血等问题。优先选择是硬膜外麻醉，通过缓慢注药来避免血流动力学波动。切忌预防性应用麻黄碱和液体预扩容。对于有症状者，术中补液应根据有创监测结果慎重进行。有些患者术前限制补液、应用 β 受体阻滞剂和利尿剂等，硬膜外麻醉时可发生严重低血压，此时可小心使用小剂量去氧肾上腺素（不增加心率、不影响子宫胎盘血流灌注）及适当补液来维持血压。房颤患者若出现室率过快，可予以地高辛或毛花苷 C 控制室率在 110 次/分以下，也可使用电复律（但在胎儿娩出前慎用），功率从 25 W/s 开始。窦性心动过速者可用普萘洛尔或艾司洛尔静脉注射。

某些重度二尖瓣狭窄者，或硬膜外阻滞禁忌者需行全身麻醉。只要麻醉深度适当，较好抑制喉镜置入、气管插管、拔管等操作所致的应激反应，全麻能够维持较稳定血流动力学。诱导药物避免应用对血流动力学影响较大的药物，建议使用依托咪酯。诱导前最好预防性应用适量 β 受体阻滞剂如艾司洛尔及阿片类镇痛剂。避免使用能导致心动过速的药物如阿托品、哌替啶及氯胺酮等。瑞芬太尼也是值得推荐的麻醉维持药物。缩宫素应慎用。

2.二尖瓣关闭不全

二尖瓣关闭不全在妊娠合并心瓣膜病变中位居第 2 位。年轻患者中，二尖瓣脱垂是二尖瓣关闭不全的主要原因。单纯的二尖瓣关闭不全患者能很好耐受妊娠。但后期容易出现房颤、细菌性心内膜炎、体循环栓塞以及肺动脉充血。

（1）病理生理学改变：二尖瓣关闭不全，左室收缩期血液反流入左房，导致左房扩大，由于左房顺应性好，早期不易出现肺充血的表现。但随着病程进展，左房心肌受损，以及左房和肺毛细血管楔压升高及肺充血。由于左室慢性容量负荷过多，一部分血液反流入左房，心室需要通过增加做功才能泵出足够的血液进入主动脉，会导致左室心肌肥厚，晚期左室扩大。另外，通过主动脉瓣的前向血流可减少 50%～60%，这取决于血流通过主动脉瓣和二尖瓣之阻力的比率。因此，降低左室后负荷可增加二尖瓣关闭不全患者射血分数。

在妊娠期，左室受损的患者难以耐受血容量增加，容易发生肺充血。不过妊娠时的外周血管阻力降低可增加前向性血流，相反分娩时或麻醉不完善时的疼痛、恐惧以及子宫收缩都可增加儿茶酚胺的水平而导致体循环阻力增高。

（2）麻醉注意事项。妊娠合并二尖瓣关闭不全麻醉时应重点关注：①保持轻度的心动过速，因为较快的心率可使二尖瓣反流口相对缩小。②维持较低的外周体循环阻力，降低前向性射血阻抗可有效降低反流量。③避免应用能导致心肌抑制的药物。

麻醉选择：分娩时提供有效镇痛能避免产痛所致的外周血管收缩，从而降低左室后负荷。连续硬膜外阻滞和腰硬联合阻滞是首选的镇痛方法。

剖宫产麻醉也优先选择连续硬膜外或腰硬联合阻滞麻醉,因为这种麻醉能阻滞交感神经,降低阻滞区域的外周血管阻力,增加前向性血流,有助于预防肺充血。但需缓慢注药,避免血流动力学剧烈波动。

如果选择全麻,氯胺酮、泮库溴铵是值得推荐的药物,因为两者都能增加心率。如果术中出现房颤应及时处理。其他注意事项及术中监护也同二尖瓣狭窄。

3.主动脉瓣狭窄

主动脉瓣狭窄是罕见的妊娠合并心脏病,发病率仅 $0.5\%\sim3.0\%$。临床症状出现较晚,往往需经过 $30\sim40$ 年才出现。因正常主动脉瓣口面积超过 $3\ cm^2$,只有当瓣口面积小于 $1cm^2$ 时才会出现症状。但一旦出现症状,病死率高达 $50\%$ 以上。妊娠不会明显增加主动脉瓣狭窄的风险。

(1)病理生理学改变:主动脉瓣狭窄导致左室排血受阻,使左室慢性压力负荷过度,左室壁张力增加,左室壁向心性肥厚,每搏心排血量受限。正常时心房收缩提供约 $20\%$ 的心室充盈量,而主动脉瓣狭窄患者则高达 $40\%$,因此保持窦性心律极为重要。左室心肌肥厚及心室肥大导致心肌缺血,加之左室收缩射血时间延长降低舒张期冠状动脉灌流时间,最终发生左室功能不全,肺充血。

主动脉瓣狭窄的风险程度取决于瓣膜口的面积及主动脉瓣口两端的收缩期压力梯度。收缩期压力梯度 $>6.7\ kPa(50\ mmHg)$ 表明重度狭窄,风险极大。妊娠期由于血容量增加及外周阻力下降可增加收缩期压力梯度。

(2)麻醉注意事项。妊娠合并主动脉瓣狭窄的麻醉应重点关注:①尽量保持窦性心律。避免心动过速和心动过缓。②维持充足的前负荷,特别要避免下腔静脉受压,以便左室能产生足量的每搏输出量。③保持血流动力学稳定,只允许其在较小的范围内波动。

对于收缩期主动脉瓣口两端的压力梯度大于 $6.7\ kPa(50\ mmHg)$ 者或者有明显临床症状者,建议给予有创监护(如前)。

麻醉选择:经阴道分娩者建议行分娩镇痛。连续硬膜外阻滞或腰硬联合阻滞用于分娩镇痛存在争议。因为主动脉瓣狭窄患者不能耐受交感神经阻滞引起的前负荷和后负荷的下降。尽管有文献报道成功地将 CSEA 用于主动脉瓣狭窄产妇的分娩镇痛,但并不主张其作为常规应用。蛛网膜下腔或硬膜外单纯注射阿片类镇痛药用于分娩镇痛值得推荐,因为其对心血管作用轻,不影响心肌收缩,不影响前负荷,不降低 SVR 等。

对于合并主动脉瓣狭窄患者行剖宫产的麻醉,区域麻醉和全身麻醉都可谨慎选用。但到底哪种麻醉方式更适合,存在争论。最近在 Anesthesia 上的两篇关于该类产妇麻醉方式选择的编者按,认为区域阻滞特别是椎管内麻醉存在深度的交感神经阻滞引起低血压、心肌和胎盘缺血的缺点。故有人提出,传统的硬膜外麻醉禁用于此类患者,但国内外大多数学者认为可谨慎使用。而全身麻醉可避免这些不良反应,提供完善的镇痛,而且在发生临床突发心脏意外时,保证气道通畅、充足氧供、使紧急心脏手术成为可能。因此,相对而言,全身麻醉更可取。全身麻醉的注意点参照二尖瓣狭窄。药物可选择对血流动力学影响较轻的依托咪酯联合适量阿片类药物及肌松药琥珀胆碱。应避免使用挥发性麻醉剂,但可应用氧化亚氮。同时尽量避免使用缩宫素。术中低血压可用间羟胺或去氧肾上腺素。

4.主动脉瓣关闭不全

主动脉瓣关闭不全可以先天性或后天性的。约 $75\%$ 的病例是由风湿热所致。该类患者往往有较长的潜伏期,因此常在 $40\sim50$ 岁才出现症状。大部分主动脉瓣关闭不全的患者都能安全度过妊娠期,但仍有 3%～9% 的患者可能出现心力衰竭。

(1)病理生理学改变:主动脉瓣关闭不全时,左心室长期容量超负荷,产生左室扩张、心肌肥厚、左室舒张末期容量降低以及射血分数降低等。病变程度取决于反流口的面积、主动脉与左心室间的舒张压梯度以及病程的长短。随着疾病的进展,可发生左心衰竭、肺充血及肺水肿等。妊娠可轻度增加心率,因此可相对缓解主动脉瓣关闭不全的症状。

(2)麻醉注意事项。妊娠合并主动脉瓣关闭不全的麻醉应重点关注:①避免体循环阻力增加。需要提供完善的镇痛,避免儿茶酚胺增加而导致 SVR 上升,术中可用硝普钠或酚妥拉明来降低 SVR。②避免心动过缓。该类患者对心动过缓耐受性很差,因心动过缓延长心室舒张期的持续时间,主动脉的反流量也增加,应维持心率在 80～100 次/分。③避免使用加重心肌抑制的药物。

(3)麻醉选择:经阴道分娩者建议优先选择硬膜外或腰硬联合行分娩镇痛。因为其降低后负荷、预防 SVR 上升和急性左室容量超负荷。剖宫产的麻醉选择及处理与二尖瓣关闭不全基本相同。

5.瓣膜置换术后

随着经济的发展和医学技术的提高,妊娠合并瓣膜性心脏病患者有许多都在产前施行了瓣膜置换术。对于此类患者,应了解是否有血栓形成、瓣膜流出口大小、有否心内膜炎及溶血等情况。但重点应关注抗凝剂的使用情况。为了避免双香豆素对胎儿的致畸作用,妊娠期间应用肝素代替进行抗凝治疗。因此,对此类患者实施椎管内麻醉时应评估凝血功能,以免硬膜外血肿、蛛网膜下腔出血等不良反应的发生。近来,也有人应用低分子肝素来抗凝。由于低分子肝素的半衰期长,除非停用 12～24 小时,否则对此类患者不得使用硬膜外或蛛网膜下腔阻滞麻醉。

(二)先天性心脏病

1.左向右分流心脏病

左向右分流心脏病主要有房间隔缺损、室间隔缺损及动脉导管未闭等。

(1)室间隔缺损:发病率占成人先天性心脏病的 7%。病情严重程度取决于缺损口的大小及肺动脉高压的程度。大部分无肺动脉高压者都能很好耐受妊娠。但少数较大缺损合并有肺高压者,病死率高达 7%～40%。妊娠期间血容量、心排血量增加可加重左向右分流及肺动脉高压。

1)病理生理学改变:血液从左室分流至右室,增加肺血流,早期可通过代偿性肺血管阻力降低而保持正常的肺动脉压。晚期,特别是较大缺损的 VSD,分流量大,肺血管阻力不能代偿,可导致肺动脉高压,加上左室做功过度而发生左心衰竭,肺动脉高压加剧,最终致右心衰竭,当左右心室压力相等时,可出现双向分流或右向左分流。

2)麻醉注意事项。VSD 患者的麻醉应重点关注:①避免体循环阻力增加。但对于伴有肺高压者,也不应过度降低体循环阻力。②避免心率过快。③避免肺循环阻力升高。以免发生分流反转。关于麻醉选择,剖宫产和分娩镇痛都可优先选择硬膜外或腰硬联合阻滞麻醉。必要时也可选择全身麻醉。

(2)房间隔缺损:最常见的先天性心脏病。病情进展缓慢,即使存在肺血流增加,也能较好耐受妊娠。但妊娠引起的血容量、心排血量增加可加重左向右分流以及右室做功增加,心力衰竭发生率增加。其病理生理学改变也类似于 VSD。麻醉注意事项。ASD 患者麻醉时应重点关注:①避免体循环阻力增加。②避免肺循环阻力下降,但对于肺动脉高压者应避免肺循环阻力增加。③防止并及时纠正室上性心律失常。麻醉选择可参照 VSD。

（3）动脉导管未闭：较大分流的 PDA 患者往往已接受手术治疗。而较小者临床发展缓慢，能较好耐受妊娠。

1）病理生理改变：主要是主动脉血液直接向肺动脉分流。增加肺血流量，最终形成肺动脉高压、右心衰竭。严重者也可致右向左分流。

2）麻醉注意事项：基本与 ASD 患者的麻醉相同。

**2.右向左分流的心脏病**

（1）法洛四联症：对妊娠的耐受性很差，孕妇合并该心脏病的病死率高达 30%～50%。这种心脏病包括右心室流出道梗阻、室间隔缺损、右心室高压及主动脉骑跨等 4 个解剖及功能异常。

1）病理生理改变：右心室流出道梗阻导致通过室间隔缺损的右向左分流，分流程度取决于室缺的大小、右室流出道梗阻的程度及右室收缩力。因此保持右室收缩力对于保持肺动脉血流和外周血氧饱和度很重要。但对于存在有动脉圆锥高压者，增加心肌收缩力可加重梗阻。另外，体循环压下降可加重分流及发绀。妊娠增加肺血管阻力、降低体循环阻力而加重分流。

2）麻醉注意事项。法洛四联症患者麻醉时应重点关注：①保持血流动力学稳定，避免体循环阻力下降。②避免回心血量减少。③避免血容量降低。④避免使用能引起心肌抑制的药物。

3）麻醉选择：阴道分娩者建议分娩镇痛。可以选择阿片类药物全身用药、椎管内应用阿片类药物及谨慎使用连续硬膜外阻滞（如果 SVR 能很好维持的话）。第一产程椎管内单纯应用阿片类镇痛药是最安全的方法。第二产程骶管阻滞较硬膜外安全。小剂量氯胺酮在产钳术中应用被证明是安全的。

剖宫产麻醉应优先选择全身麻醉，虽然小剂量低浓度的硬膜外麻醉也可谨慎使用，甚至近来有人报道了成功地使用连续腰麻，但血流动力学变化难以预料，风险较大。麻醉诱导应缓慢，避免过剧的血压下降，可复合采用阿片类药、依托咪酯及肌松药。术中维持可采用瑞芬太尼、卤族类吸入麻醉剂（如异氟烷可维持正常或轻微升高右心室充盈压）。建议行有创监护，一旦出现体循环压下降，应予以及时处理。

（2）艾森曼格综合征：约占先天性心脏病的 3%。该病包括肺动脉高压、原有的左向右流出道由于肺动脉高压而发生右向左分流、动脉低氧血症。各种左向右分流的心脏病晚期都可发展成艾森曼格综合征。该病的病死率极高，达 50% 以上。其病理生理学改变与法洛四联症相似，右向左分流程度取决于肺动脉高压程度、分流孔大小、体循环阻力、右心收缩力等。妊娠可显著加重分流程度。麻醉注意点同法洛四联症。

**（三）妊娠期心肌病**

妊娠期心肌病又称围生期心肌病（peripartum cardiomyopathy，PPCM），是指既往无心脏病史，又排除其他心血管疾病，在妊娠最后一个月或产后 6 个月内出现以心肌病变为基本特征和充血性心力衰竭为主要临床表现的心脏病。该病发病率为 1:3 000 到 1:15 000。其病因不明，可能与病毒感染、自身免疫及中毒有关。高龄、多产、多胎、营养不良的产妇中发病率较高。随着治疗技术的提高以及心脏移植的开展其病死率有所下降，但仍然在 15%～60%，更有报道其病死率高达 85%。

**1.病理生理学改变**

病理生理学改变主要是心肌受损，心肌收缩储备能力下降。分娩和手术应激都可增加心脏做功如心率增快、心搏量增加、心肌收缩加强等，导致心肌氧耗增加，进一步加剧心肌损害，舒张末期容量增加、心排血量下降，最终导致心室功能失代偿。

2.麻醉注意事项

1)PPCM 患者麻醉时应重点关注:①避免使用抑制心肌的药物。②保持窦性心律和正常心率。③避免增加心肌氧耗的各种因素。④谨慎使用利尿剂和血管扩张剂,注意控制液体输入量。⑤注意预防术中血栓脱落。

2)麻醉选择:经阴道分娩的产妇行分娩镇痛时可优先选用连续硬膜外阻滞镇痛。该方法有助于避免产痛所致的后负荷增加。对有心功能失代偿的患者,可缓慢注射局麻药加或不加阿片类镇痛药以降低心脏前后负荷。不主张硬膜外阻滞前常规给予预防性扩容或预防性使用血管活性药物。第二产程避免过度使用腹压,必要时可采用产钳或头吸器助产。产后慎用缩宫素。

3)剖宫产麻醉:全身麻醉和区域阻滞麻醉都可选用。虽然全身麻醉具有完善的气道管理、充分的氧供和完善的镇痛,但多种全麻药物都有加重心肌抑制的作用以及全麻插管和拔管过程增加心脏负荷。因此,PPCM 患者选用全身麻醉的比例正在下降。若区域阻滞禁忌,可谨慎选用全身麻醉。全麻时可选用氧化亚氮、依托咪酯、瑞芬太尼等对心血管影响较小的药物。有人主张用喉罩来代替气管插管,以避免插管所致的过剧应激反应。区域阻滞可优先选择硬膜外麻醉,但需避免过快建立麻醉平面,导致血流动力学过剧改变。另外,腰硬联合麻醉也非常适用于该类患者,但需控制腰麻药物剂量。近年报道较多的、也被多数专家接受的方法是连续腰麻,采用小剂量局麻药加阿片类镇痛药缓慢注射,从而避免血流动力学过剧波动,又有较完善的镇痛和麻醉效果。术中若出现明显的心力衰竭,可使用血管扩张剂硝酸甘油和利尿剂如呋塞米,谨慎使用强心剂毛花苷 C。若哮喘症状明显,必要时使用沙丁胺醇。

总之,该疾病风险较大,需做好充分的术前准备,必要时联合心内科医师会诊,做出正确判断,制定合理预案。严密术中监护,特别是有创监测。

(丁尚超)

# 第三节 妊娠合并肝炎孕产妇麻醉

病毒性肝炎为多种病毒引起的以肝脏病变为主的传染性疾病,目前已发现甲肝病毒(HAV)、乙肝病毒(HBV)、丙肝病毒(HCV)、丁肝病毒(HDV)、戊肝病毒(HEV)以及新的肝炎病毒庚肝病毒(HGV)、输血传播性病毒(TTV)、微小病毒 B19(parvovirus B19)等均可引起病毒性肝炎,但以 HAV、HBV、HCV、HDV 为常见。我国属于乙型肝炎的高发国家,同时妊娠合并病毒性肝炎有重症化倾向,是我国孕产妇死亡的主要原因之一。

## 一、妊娠与病毒性肝炎的相互影响

### (一)妊娠分娩对病毒性肝炎的影响

由于妊娠期肝脏可发生一些生理变化,如由于母体胎儿的营养及排泄,母体新陈代谢旺盛,肝脏负担增大;肝血流从非孕期占心排血量的 35% 降到 28%,胎盘激素阻碍肝脏对脂肪的吸收转运及胆汁的排泄;肝功能也与非孕期略有变化,如血清蛋白降低、α、β 球蛋白升高、A/G 比值下降、三酰甘油可增加 3 倍、胆固醇增加 2 倍、血浆纤维蛋白原升高 5%、血清丙氨酸氨基转移酶(ALT)增高 2 倍等,这些生理变化可改变病毒性肝炎的病理生理过程和预后,如出现黄疸、肝功能损害较重,比非孕期容易发展为重症肝炎和肝性脑病,其病死率很高。

### (二)病毒性肝炎对母体的影响

慢性肝炎者妊娠可使肝炎活动,诱发为慢性重型肝炎。慢性肝炎合并肝硬化的孕妇则 18%～35%发生食管静脉曲张出血,病死率高。早孕期病毒性肝炎可加重妊娠反应,常与正常生理反应相混淆而延误诊断,妊娠晚期的病毒性肝炎患者由于醛固酮的灭活能力下降,妊娠高血压综合征发病率增高,而且由于凝血因子合成障碍致产后出血,增加其病死率。在肝功能衰竭的基础上,以凝血功能障碍所致的产后出血、消化道出血、感染等为诱因,最终导致肝性脑病和肝肾综合征,直接威胁母婴安全。

### (三)病毒性肝炎对围生儿的影响

妊娠早、中期肝炎患者流产率可达 20%～30%;妊娠晚期肝炎患者早产率可达 35%～45%,死产率为 5%～20%,胎膜早破率达 25%,新生儿窒息率高达 15%,而正常妊娠组上述各病的发生率均明显低于肝炎组。多重感染(即有两种或以上病毒复合感染)者比单一感染者预后更差。目前,尚无病毒性肝炎致先天性畸形的确切证据。母婴传播致宫内及新生儿肝炎病毒感染,乙、丙型肝炎多见,甲、戊型肝炎少见,围生期感染的婴儿有相当一部分转为慢性病毒携带状态,以后容易发展为肝硬化或原发性肝癌。

## 二、病毒性肝炎的分类与诊断

病毒性肝炎按临床表现可分为急性、慢性和重症肝炎 3 种类型,此外还有一特殊类型,即妊娠急性脂肪肝(acute fatty liver of pregnancy,AFLP)。各型诊断标准。①急性肝炎:近期内出现消化道症状和乏力,ALT 升高,胆红素升高,病原学检测阳性。②慢性肝炎:肝炎病程超过半年,或原有乙型、丙型、丁型或 HBsAg 携带史,本次又因同一病原再次出现肝炎症状、体征及肝功能异常。本型中根据肝损害程度,可分为轻度、中度和重度肝炎。轻度患者临床症状体征轻微或缺如,肝功能指标仅 1～2 项异常。重度患者有明显或持续肝炎症状,如乏力、食欲缺乏、尿黄、ALT 持续升高、血清蛋白降低,A/G 比值异常,血清胆红素升高≤正常值 5 倍,凝血酶原活动度小于 60%,胆碱酯酶＜2 500 U/L。③重症肝炎:起病 2 周内出现极度乏力、消化道症状和精神症状,黄疸急剧加深,血清胆红素≥正常值 10 倍,或每天上升≥10 μmol/L,凝血酶原活动度小于 40%。④妊娠急性脂肪肝:为多发生于妊娠晚期的特殊类型肝损害。病因不甚明确,主要临床表现具重症肝炎的特点,不同的是病原学检查均阴性,病情发展更为迅速和凶险。

妊娠合并肝病的临床表现和预后主要取决于肝细胞损害程度。轻度慢性肝炎肝细胞损伤轻,孕期提高认识,加强监测,注意保肝和营养治疗,预后一般均较好,多数临床无明显症状,在严密观察肝功能、凝血指标及胎儿生长发育下继续妊娠,多数可达到妊娠晚期或足月自然临产,有阴道分娩条件者阴道分娩是安全的。重度或重症以及 AFLP 临床症状明显,多数有消化道症状,如恶心、厌食、上腹部不适及萎靡不振,临床上易当成一般的不适。尤其是重症或 AFLP 患者,病情多在 2 周内迅速恶化,其中 AFLP 由于无肝炎病史,血清学检查阴性,往往更不易得到及时认识,在出现胃肠道症状时多错当成胃肠炎治疗,影响早期诊断和治疗,这类患者应根据病情及时或尽早终止妊娠,终止妊娠的指征:①黄疸重,血清胆红素持续升高＞100 μmol/L 或每天上升≥10 μmol/L。②转氨酶进行性升高,胆酶分离。③凝血指标变化:PT、APTT 延长,血小板计数减少,凝血酶原活动度＜40%,纤维蛋白原下降等出血倾向。此三项指征中任一项明显加剧,均可为终止妊娠的指征。

### 三、合并重症肝炎产妇剖宫产的麻醉处理

#### (一)麻醉选择

在妊娠合并重症肝炎剖宫产的麻醉方式选择时,应根据患者的凝血功能及血小板综合考虑。麻醉要点在于维持呼吸循环的稳定,改善凝血功能及尽量应用对肝功能损害少的药物。

目前,一般的观点认为,在血小板数$>60\times10^9$/L,PT<20 秒,APTT<60 秒,PT 和 APTT 不大于正常值 1.5 倍的情况下,可慎重选用椎管内麻醉,它能减少全麻用药,在无血压下降的情况下,对肝脏无明显影响。

当血小板数$<60\times10^9$ 时,则选用全身麻醉。因肝功能损害严重,在麻醉用药中应尽量选用对肝功能和肝血流影响小的药物,剂量也应酌减。此外还应考虑用药的时机,即药物对胎儿的影响。丙泊酚和氯胺酮可以应用于重症肝炎孕妇。琥珀胆碱脂溶性很低,且易被胆碱酯酶迅速分解,难以快速通过胎盘。在常用剂量时极少向胎儿移行,破宫前给予适量的琥珀胆碱,可使子宫充分松弛,有助于胎儿的快速取出。阿曲库铵通过 Hofmann 降解,代谢不依赖于肝肾功能,有利于术后拔管。有报道对重症肝炎孕妇采用氧化亚氮(笑气)与异氟烷维持麻醉,术前后肝功能改变未发现显著性差异,说明上述药物在短时间内对肝功能的影响不大。

#### (二)麻醉管理

术前避免加重或诱发肝性脑病的因素,保护尚存的肝功能及胎儿,治疗肝性脑病,保护肾功能,补充凝血因子、血小板、新鲜血,防止出血及纠正低蛋白血症等,维持循环稳定,纠正低血压。术中管理应保持呼吸道通畅和持续给氧,维持循环稳定,避免发生低血压,因为缺氧和低血压可造成肝细胞损害加重。术中酌情使用血小板及纤维蛋白原和凝血酶原复合物,改善凝血机制障碍与 DIC。有分析认为胎儿娩出后子宫大出血,行子宫切除不仅能有效制止子宫出血本身,同时也减少了子宫内促凝物质继续释放入血,是治疗 DIC 的有效措施。人工肝支持系统是近年来出现的新技术,即用人工的方法清除血循环中因肝功能衰竭而产生有害物质的一系列装置,可使肝代谢功能得到一定代偿,从而为肝细胞的再生赢得时间,度过危险期获得康复。

(丁尚超)

# 第四节　妊娠期糖尿病孕产妇麻醉

妊娠可引起机体能量代谢复杂变化,包括胰岛素分泌过多和抗胰岛素效应增加、空腹血糖低、对酮体易感等。胰岛素通过调节血糖、脂肪和蛋白质代谢对母婴健康起关键作用。妊娠糖尿在妊娠妇女中发病率高达 2%～4%,其中 90%的病例是妊娠期糖尿病(GDM)。GDM 被分为两型:$A_1$ 型糖尿病空腹和餐后 2 小时血糖分别低于 5.2 mmol/L 和 6.67 mmol/L,可通过控制饮食治疗,不需要胰岛素。$A_2$ 型糖尿病空腹治疗和餐后 2 小时血糖分别高于 5.2 mmol/L 和 6.67 mmol/L,需要胰岛素治疗。

非妊娠期糖尿病分为 1 型和 2 型,其中 1 型糖尿病由于自身免疫破坏胰腺胰岛细胞引起,该类型患者依赖外源性胰岛素。2 型糖尿病与 GDM 相似,都是由于胰岛素抵抗引起的。90%以上的 GDM 产妇在分娩前病情会有所发展,30%～50%的 GDM 产妇在未来 7～10 年可能发展

成为 2 型糖尿病。

## 一、糖尿病对妊娠的影响

### (一)对孕妇的影响

GDM 主要由于对胰岛素抵抗增加引起胰岛素分泌相对不足,糖不能进入外周组织及糖利用下降,糖原分解增多,血糖增高。脂肪降解增多,游离脂肪酸释放过多引起酮体增多,酮体在体内聚集到一定程度会发生代谢性酸中毒如酮症酸中毒。另外,高血糖还可引起细胞内外渗透压发生变化,继发于尿糖的渗透性利尿使体内水分和电解质丢失增加,如果不及时治疗将引起血容量减少、酮体聚集、酸中毒和电解质紊乱。血浆高渗状态还可使细胞内钾外流,酸中毒加重细胞内钾外流。高血糖同时还可以使机体对感染的抵抗力下降,不利于伤口愈合。

在糖尿病孕妇中,高血压和先兆子痫的发生率高于正常人群,有肾病和高血压的糖尿病孕妇更易患肺水肿和左心室功能不全。

### (二)对胎儿及新生儿的影响

糖尿病产妇所生新生儿病死率增加的主要原因有先天发育异常、胎儿宫内窘迫、巨大儿、早产和新生儿低血糖等。

巨大儿在糖尿病产妇中很常见,可能的机制是在糖尿病未控制的产妇存在胎儿高血糖症和高胰岛素血症。其确切机制还不清楚。糖尿病产妇的胎盘因绒毛扩大而稠密,这些扩大的绒毛通过减少绒毛内间隙使子宫胎盘血流减少 35%～45%,合并有心血管病变和肾功能不全的糖尿病产妇其子宫胎盘血流减少更加明显,宫内生长迟缓和新生儿代谢并发症同样与脐动脉血流减少有关。糖尿病未控制产妇还可引起胎儿血糖的慢性波动,由于葡萄糖胎盘通过率大于胰岛素,加上胎儿的胰岛素抵抗性,可引起新生儿低血糖。

## 二、麻醉前准备

对不同类型与不同阶段的患者采用不同的治疗措施,包括饮食疗法,口服降糖药和胰岛素治疗等,改善全身状况,增加糖原贮备,提高患者对麻醉、手术的耐受性。

### (一)择期手术患者的麻醉前准备

糖尿病产妇理想的饮食控制为 126～209 J(30～50 cal/kg)体重。糖类食物应占总热量的40%～50%,剩余的热量由脂肪和蛋白质提供。

麻醉手术前对糖尿病产妇血糖控制标准为:①空腹血糖控制在 5.6 mmol/L 或更低,餐后2 小时血糖低于 7.8 mmol/L。②无酮血症、尿酮体阴性。③尿糖测定为阴性或弱阳性(＋或＋＋)。患者经过饮食控制疗法及口服降糖药物达上述标准,为避免术中发生低血糖,术前不要求血糖降到正常水平。已用长效或中效胰岛素的患者,最好术前 2～3 天改用普通胰岛素,以免麻醉与手术中发生低血糖。对酮症酸中毒患者,术前应积极治疗,纠正酮症酸中毒,待病情稳定后再进行手术。同时注意心、肝、肾等重要器官功能及各项化验检查结果。

### (二)急诊手术的术前准备

糖尿病产妇行急诊手术时,首先应急查血糖、尿糖、尿酮体,做血清钾、钠、$HCO_3^-$、pH 等测定。如患者血糖高伴有酮血症时,权衡酮症酸中毒的严重性和手术的紧迫性,如果非紧迫性急诊应先纠正酮症酸中毒。酸中毒的主要原因是胰岛素的分泌不足所致,因此应以补充胰岛素为主纠正酸中毒。如血糖＞22.2 mmol/L、血酮增高达(＋＋＋)以上,第 1 小时给普通胰岛素

100 U,待血糖下降至13.8 mmol/L时,每小时给普通胰岛素 50 U,静脉注射葡萄糖 10 g。同时严密监测血糖和尿糖;每 4～6 小时给普通胰岛素 10～15 U,维持血糖 8.3～11.1 mmol/L。pH ＜7.1 时应给 5％碳酸氢钠 250 mL,根据血气及 pH 值结果调整剂量。最好待尿酮体消失、酸中毒纠正后再行手术,如果是紧迫性急诊可边手术边纠正酮症酸中毒。

### 三、麻醉方法的选择

尽可能选择对糖代谢影响最小的麻醉方法和麻醉药物。硬膜外阻滞对糖代谢影响小,可部分阻滞交感肾上腺系统,减少母体儿茶酚胺的分泌,有助于对血糖的控制,还可能有利于胎盘灌注,对糖尿病产妇尤为有利,应作为首选方法。但对糖尿病产妇剖宫产实施硬膜外阻滞容易引起低血压,糖尿病产妇的胎儿比非糖尿病产妇的胎儿更易发生低氧血症及低血压,这对胎儿宫内生长迟缓和胎儿宫内窘迫者有很大危害。低血压的预防比治疗更为重要,可在麻醉前预防性快速输注林格液 1 000 mL,麻醉完成后将手术台左倾 15°使子宫左侧偏移可有效预防低血压的发生。治疗低血压可通过快速输注液体和血管加压药。如果糖尿病产妇能很好地控制或分娩前不用含糖液体充分扩容,避免发生低血压,对于糖尿病产妇剖宫产实施腰麻也是安全的。全麻对机体的代谢影响较大,且该类患者可能出现插管困难,故不作为首选麻醉方法。对需要全麻的产妇应选择对血糖影响最小的全麻药如安氟醚、异氟醚、氧化亚氮及麻醉性镇痛药,麻醉深度适宜,麻醉期间加强对循环、呼吸、水电解质及酸碱平衡的管理。不论选用何种麻醉方法,应避免使用肾上腺素等交感兴奋药,局麻药中不加肾上腺素,可用麻黄碱代替。

### 四、围术期处理

#### (一)术中葡萄糖和胰岛素的应用

术中血糖、尿糖的监测应作为常规监测项目,一般术中每 2 小时测定一次,以控制血糖在5～6.94 mmol/L,尿酮阴性、尿糖维持在(±)的程度为宜。

术中一般应用短效普通胰岛素。应根据血糖及尿糖结果给予胰岛素。糖尿病产妇分娩时,小量的胰岛素就可以维持血糖接近正常水平。

椎管内麻醉患者清醒时诉心慌、饥饿感、眩晕、出冷汗可考虑有低血糖。全麻期间患者出现不明显原因的低血压、心动过速、出汗、脉压增大或全麻停药后长时间不苏醒,也应考虑有低血糖可能,最好及时抽血查血糖,如低于 2.7 mmol/L,可明确诊断。治疗通过静脉注射 50％葡萄糖 20～40 mL 即可。

#### (二)麻醉管理

在麻醉与手术期同应尽量避免严重缺氧、$CO_2$ 蓄积、低血压等可使儿茶酚胺释放增加、导致血糖升高的不利因素。加强对呼吸管理,维持适宜的麻醉深度,保持血流动力学稳定,对糖尿病患者尤为重要。糖尿病患者胃排空时间延迟,术中注意预防呕吐误吸的发生。糖尿病患者对感染的抵抗力较差,在应用局麻或椎管内麻醉时,穿刺应严格无菌操作,如穿刺部位有感染应改其他麻醉方法,或避开感染部位,以防感染扩散。围术期感染的防治很重要,除生殖道感染外,术后留置导尿管易发生泌尿道感染,应常规应用抗生素 3～5 天,使母婴安全渡过围术期。术后由于胎盘排出后胰岛素的抵抗激素迅速下降,因此需根据血糖监测结果、调整胰岛素用量、同时注意酮症酸中毒、电解质平衡,防止低血钾。

(丁尚超)

## 第五节 免疫功能紊乱孕产妇麻醉

免疫系统导致免疫损伤时通过四种经典途径实现的:速发型超敏反应、细胞毒反应、循环免疫复合物性疾病、迟发型超敏反应。以下就常见的几种免疫疾病进行探讨。

### 一、速发型超敏反应

速发型超敏反应的临床症状取决于个体对抗原的易感性、接触抗原的量和暴露的情况,症状可以轻微,也可能危及生命,炎症介质可引起血管舒张和通透性增加,导致低血压和组织水肿;刺激呼吸道平滑肌收缩导致支气管痉挛;刺激神经导致瘙痒、皮肤红肿。

变态反应的处理首先要终止接触致敏原,保持气道通畅、支持呼吸和循环。气道必须能够满足呼吸的需要。如果上呼吸道阻塞并伴有喘鸣与发绀,应立即行气管内插管或气管切开术。对于非心源性肺水肿和支气管痉挛的患者,人工通气时应延长通气时间并加用 PEEP。胎盘屏障使胎儿避免暴露于炎症介质,因此变态反应对胎儿的影响限于胎盘灌注和氧和不足,严重的低血压和低氧能够引起胎儿窒息。对产妇低血压和支气管痉挛可以使用最小有效剂量肾上腺素同时纠正子宫右倾并快速补液。幸运的是,在严重的过敏病例中大剂量使用肾上腺素,由于立即分娩胎儿,母体与胎儿的病死率也未见升高。肾上腺素的常用剂量是 $1\sim2~\mu g/kg$ 或每次 $200\sim500~\mu g$,肌内注射,每 $10\sim15$ 分钟重复一次直至静脉通道建立,如果症状持续,则需要静脉内滴注 $1\sim4~\mu g/min$。抗组胺药对血管神经性水肿和荨麻疹特别有效,皮质醇可以减少复发和变态反应延长的危险,沙丁胺醇和氨茶碱可用于治疗顽固性支气管痉挛。

如需行剖宫产,患者血流动力学稳定,无胎儿宫内窘迫征象,可采取局麻。但局麻后患者可能产生严重的咽喉水肿,这就使全麻变得困难。

### 二、特发性血小板减少性紫癜

特发性血小板减少性紫癜(ITP)是自身免疫机制使血小板破坏过多的临床综合征。文献报道大多数妊娠使病情恶化或处于缓解期的 ITP 病情加重,但不影响其病程和预后。ITP 对妊娠的影响主要是出血和围生儿血小板减少。

由于胎儿可能有血小板数减少,经阴道分娩有发生颅内出血的危险,因此 ITP 产妇剖宫产的指征为:产妇血小板数低于 $50\times10^9/L$;有出血倾向;胎儿头皮血或胎儿脐血证实胎儿血小板数低于 $50\times10^9/L$。ITP 产妇剖宫产的最大危险是分娩时出血,选择常规全麻,术前应用大剂量肾上腺皮质激素减少血管壁通透性,抑制抗血小板抗体的合成及阻断巨噬细胞破坏已被抗体结合的血小板,备好新鲜血和血小板悬液。

### 三、风湿性关节炎

风湿性关节炎是一种累及活动关节的慢性疾病,常合并有其他系统器官功能不全,多见于女性且可发生于任何年龄阶段,病因不明。通常先累及手足部小关节,由关节轻微炎症、滑膜增厚至关节软骨破坏、关节强直活动受限,任何活动关节都可受累,包括颈椎、颞下颌关节、寰枢关节、腰椎的椎间关节等。

术前应测定关节的活动范围,评价椎管内穿刺和全麻气管插管的困难程度。一些患者因皮质醇治疗和缺乏活动引起骨质疏松,应特别小心发生骨折。对病情轻微无复合型畸形或无须药物治疗者,分娩止痛的方法同正常产妇一样。对服用非甾体类抗消炎药者产后出血率增加,应准备好静脉通路并备血。对上呼吸道和颈椎畸形患者首选椎管内麻醉。严重上呼吸道畸形患者行全麻时,气管插管困难程度很大,可以考虑清醒插管、纤支镜等辅助插管,确保呼吸道通畅。如果条件允许,诱导前头颈部应放在合适的位置以避免神经系统后遗症。

### 四、系统性红斑狼疮

系统性红斑狼疮(SLE)是一种多发于青年女性,累及多脏器的自身免疫性结缔组织病。国外报道孕妇发病率为 1/5 000。

一般认为妊娠不改变 SLE 患者的长期预后。妊娠后母体处于高雌激素环境,可诱发 SLE活动,10%～30%的 SLE 患者在妊娠期和产后数月内病情复发或加重,合并胸膜炎、心包炎、狼疮肾炎、凝血功能障碍、关节炎和神经系统病变等。SLE 不影响妇女的生育能力,但对胚胎和胎儿会产生不良影响,反复流产、胚胎胎儿死亡、胎儿生长受限、围生儿缺血缺氧性脑病发生率均较高。

SLE 麻醉前应重点关注重要脏器的累及情况,如肾功能、心功能、凝血功能等。而且,SLE患者往往长期服用肾上腺皮质激素,应注意其肾上腺皮质功能及有无骨质疏松等情况。在无凝血功能异常及骨质异常时,可优先选择椎管内麻醉用于剖宫产。否则,选用全麻。SLE 患者血浆内存在多种抗体会引起交叉配血异常,应提前准备好几个单位的相容性血。加强监测呼吸和循环功能。

(丁尚超)

# 第六节 肥胖孕产妇麻醉

肥胖源于过多的热量摄入和异常的新陈代谢,但遗传、环境、心理、经济、社会等因素也加剧了妊娠合并肥胖的增多。Michigan 的一个关于孕妇病死率的报告中指出,在麻醉所致的死亡患者中,80%存在肥胖这一危险因素。

### 一、定义

肥胖的定义是脂肪过剩。在不肥胖的年轻女性中,身体重量的 20%～25%由脂肪构成,并随年龄的增加,脂肪的比例也增加。理想体重用 Broca 指数估计:理想体重(kg)＝身高(cm)－100,超过理想体重 20%的人可以归为肥胖。用来计算肥胖的简单方法还有皮褶厚度、重量/高度指数、重量指数(身高/体重的立方根)等,最有用的是体重指数(BMI):体重指数(BMI)＝体重(kg)/身高($m^2$),它与肥胖的程度有很好的相关性,并很少受身高的影响,$BMI<25$ 正常,$BMI$ 25～29.9 超重,$BMI>30$ 明显肥胖,$BMI>40$ 是病态肥胖。

妊娠期体重的增加不仅来自脂肪组织的增加,还有血容量增加、子宫增大和水肿。虽然孕妇中使用过许多关于肥胖的定义,如体重超过 114 kg,超过理想体重的 50%～300%,但目前认为 BMI 是对临床和研究最合适的概念。

肥胖分两种亚型:单纯肥胖和 Pickwickian 综合征。单纯肥胖患者动脉 $CO_2$ 分压在正常范围;有 5%～10% 患者出现低通气量和高碳酸血症,即肥胖通气不足综合征(OHS),或 Pickwickian 综合征,包括极度肥胖、嗜睡、肺泡低通气量、低氧血症、继发性红细胞增多症、肺动脉高压、心脏肥厚等。

## 二、生理影响

妊娠和肥胖的生理变化已有广泛的研究,但很少有资料研究肥胖孕产妇。孕期主要变化来自激素的影响和子宫增大的生理影响。肥胖的异常由于多余脂肪代谢异常和机械性负荷增加引起。

### (一)呼吸系统

肥胖和妊娠导致腰椎明显前凸,妊娠子宫底升高使膈肌上抬,腹部和胸部脂肪的大量堆积都限制肋骨运动,使胸廓顺应性降低。肺血容量增加及小气道关闭也使肺顺应性降低。另外,肥胖患者因心排血量和循环血量增加使肺灌流量增加,肺通气量却由于小气道闭合和补呼气量减少而下降,使肺内分流增加。严重者可使动脉氧分压下降。

但妊娠并不是使肥胖所致的呼吸系统影响加剧。实际上有些情况还得以改善,比如黄体酮对平滑肌的松弛作用降低了气道阻力,减少了肥胖对呼吸系统的负性效应。

### (二)心血管系统

妊娠期心排血量增加 35%～45%,肥胖患者的心排血量和血容量随妊娠需要和脂肪组织营养需要的增加而增加,而且呼吸频率的增加和可能存在的低氧血症可刺激心排血量增加。正常妊娠时,由于血管阻力下降,血压降低,但在肥胖患者中由于血管阻力增加,血压可能升高。在一项对 36 周妊娠妇女的研究中显示,没有糖尿病、心脏病、高血压的肥胖孕妇组和非肥胖孕妇组之间,左室舒张末容积、射血分数和心脏指数没有差别,但肥胖患者妊娠晚期左心室半径/肌壁厚度的比值明显低于正常妊娠者。

### (三)胃肠道功能

正常妊娠使胃排空时间延长,胃酸分泌增多,食道括约肌功能降低,肥胖孕妇由于胃内压升高使其发生率增加。体重大于 72.57 kg 的孕妇分娩时平均胃容量超过 131 mL,而正常体重的妇女仅为 22 mL。

## 三、麻醉处理

### (一)术前评估

术前评估必须仔细评估呼吸系统和心血管系统,检查仰卧位时有无呼吸困难、水肿、头晕、眼花,有无高血压、冠心病等。气道的评估必不可少,目前导致孕妇麻醉死亡的主要原因是气管插管的失败。插管困难与面部、肩部、颈、乳房的肥胖程度有关,寰枕间隙消失、头后仰困难、颈椎弯曲、喉移位、乳房增大都使插管的困难程度加大。脉搏血氧计测定坐位、仰卧位、垂头仰卧位的氧饱和度可以辅助判断气道关闭程度。

### (二)经阴道分娩麻醉

椎管内麻醉可以改善肥胖孕妇经阴道分娩的呼吸功能,阻止儿茶酚胺分泌增加引起的心排血量增加,对经阴道手术或剖宫产也非常有益,但肥胖孕妇行椎管内麻醉常遇到技术性困难,如穿刺体位、定位中线、定位穿刺深度、导管固定等,初次置管的失败率高达42%。如果椎管内麻醉困难,在血氧饱和度检测仪严密监护孕妇的呼吸情况下,在第一产程可通过静脉应用小剂量的阿片类药物,在第二产程初或全程氧化亚氮吸入,但必须保持意识清醒、喉反射活跃。

**(三)剖宫产的麻醉**

肥胖孕妇多因合并糖尿病或先兆子痫而具有剖宫产指征,椎管内麻醉是首选,其可避免气管插管,降低血压升高和呼吸系统并发症发生率。麻醉处理关键是防止误吸,严密管理呼吸道和通气,预防增加心脑血管压力和防止低血压。

1.椎管内麻醉

肥胖孕妇常遇到椎管穿刺困难,硬膜外腔的深度与患者的体重、肥胖程度密切相关,常需准备特别长的穿刺针。对患者来说坐位比较舒适,也易于定位中线,而且患者腿抬高贴近胸前有助于脊柱弯曲。Wallace采用间接超声指导定位中线,通过测量皮板距离预测皮肤到硬膜外腔的垂直距离,可以提高穿刺成功率。一旦硬膜外腔定位后,建议导管至少插入5 cm,以免由于皮下脂肪可动性导致的导管移位。当患者坐位时插入硬膜外导管并固定在皮肤时,改侧卧位后导管会向皮端移位,这是因为皮肤至硬膜外腔的距离在侧卧位时加大,预防的最好办法是在侧卧位时加固导管。Hodgkinson和Hussain证实一定容量局麻药的阻滞平面宽度与BMI和体重有关。有研究建议肥胖患者应用较少容量的局麻药可达到足够的硬膜外麻醉效果,可能是由于脂肪组织和主动脉下腔静脉受压使静脉扩张,硬膜外容积减少所致。腰硬联合麻醉具有起效快,阻滞完善,能满足长手术时间和术后镇痛需求等特点,是比较理想的麻醉选择。

2.全麻

对于紧急剖宫产或有椎管内麻醉禁忌或技术问题无法行椎管内麻醉的患者,气管内全麻是必要的。首先是预防误吸的发生,预防措施是增加胃液的pH或减少胃容量。对择期手术,于手术前夜和当日清晨给予$H_2$受体拮抗剂有助于降低胃液pH。对肥胖孕妇有紧急剖宫产指征时,应立即给予$H_2$受体拮抗剂和甲氧氯普胺来抑制胃酸分泌并有助于胃内容物的排出。由于颈、肩、胸部大量脂肪堆积,肥胖孕妇多有气管插管困难,气管插管失败合并肺部误吸是肥胖孕妇麻醉死亡的常见原因之一。肩部上提,将头放置成吸气位,有利于喉镜的插入。对预测到有气道困难并时间允许,可应用适量的镇静药在局麻下行清醒纤支喉镜插管或置入喉罩。肥胖外科患者和非肥胖孕妇采用3分钟预充氧和4次用力呼吸,增加动脉血氧饱和度的作用相同。在肥胖患者的研究中,Cambee等证实3分钟预充氧比4次用力呼吸在呼吸暂停时氧饱和度下降慢。由于呼吸暂停时病态肥胖患者和孕妇氧饱和度下降很快,所以建议肥胖孕妇行3～5分钟的自主呼吸吸氧除氮。

硫喷妥钠(5 mg/kg理想体重或350～500 mg标准剂量)和琥珀胆碱(1 mg/kg总体重或120～140 mg标准剂量)快速麻醉诱导常用于急症或呼吸道通畅患者。最近,Bouillon和Shafer的一篇综述在关于肥胖患者的用药剂量是依据总体重还是理想体重而定合理性的讨论中,提倡根据理想体重决定静脉用药剂量更合理。虽然理论上讲,孕期血容量增加能为增加剂量提供正当理由,但在孕期对麻醉药需要量的减少将会使其抵消。根据临床经验,谨慎的做法是试验正常剂量或比麻醉诱导药、阿片类、苯二氮䓬类初始剂量稍微增加剂量,根据患者反应再追加用药。Bentley认为肥胖者的体表面积和假性胆碱酯酶增加,因此所需要的琥珀胆碱的剂量与体重和体表面积成正比。Vain观察到虽然阿曲库铵在肥胖患者体内分布的容量没有增加,但要达到与非肥胖患者相当的阻断程度,需要加大药物浓度,建议依体重决定其剂量。由于阿曲库铵的代谢不依赖肝肾,即使使用较大剂量阿曲库铵也不延长神经-肌肉阻断时间,但维库溴铵会由于脂肪肝或肝血流相对减少作用时间延长。分娩前用50%氧化亚氮和低浓度吸入麻醉药维持麻醉,分娩后可以停用后者,给予短效阿片类药物。对非孕肥胖患者研究表明,较大潮气量的正压通气可以使气道封闭减到最低程度。在拔管前,肥胖孕妇必须保持完全清醒,呼吸和神经-肌肉功能恢复,否则容易发生缺氧,回病房后应监测氧饱和度并吸氧。

### (四)术后管理

术后低氧血症可持续几天,让患者保持坐位并吸氧,可以使气道闭合最小化并改善氧合作用。合并呼吸功能或心功能不全的肥胖患者,术后至少严密监测48小时。胃肠外、硬膜外、蛛网膜下腔内给阿片类药物镇痛可促进更好通气、早期活动预防深部血栓、早期肠功能恢复,但必须防止出现中枢性呼吸抑制或呼吸肌功能减弱。

(丁尚超)

# 第十二章

# 骨 科 麻 醉

## 第一节　手足手术麻醉

### 一、手外科手术麻醉

手外科常用的麻醉方法有许多种,总体上可以分为全身麻醉和局部麻醉两大类。

#### (一)局部麻醉

局部麻醉是手外科常用的麻醉方法,与全身麻醉相比,局部麻醉对机体的生理活动如新陈代谢、呼吸系统、循环系统以及主要器官如心、肝脏、肾脏的影响都比较小,这对于有严重心血管系统疾病、呼吸系统疾病和肾脏疾病的患者来说非常重要,这类患者对全麻耐受性比较差,属于全麻高危患者,但他们可以耐受局部麻醉,经受上肢的手术,只要审慎地处理,在大多数情况下不会出现严重的后果。

局部麻醉的方法有臂丛神经阻滞、周围神经阻滞和上肢静脉内麻醉等。

1.臂丛神经阻滞麻醉

(1)锁骨上入路:经锁骨上入路施行臂丛神经阻滞,方法是从锁骨上在第 1 肋骨附近臂丛神经周围注射麻醉药。为提高成功率并降低并发症的发生率,以后学者对这种方法进行了许多改良。最常用的经典锁骨上阻滞法由 Bonica 和 Moore 描述,该方法是从锁骨中点上 0.5 cm 处进针,找到第 1 肋骨,沿第 1 肋骨从前斜角肌外缘向中斜角肌前缘移动针头,当出现异感时,注入 8～10 mL 局部麻醉药。可以寻找不同神经的异感,以便获得满意的麻醉效果。

该方法的优点是麻醉效果好,起效快,不良反应小,并发症少,适用于大多数上肢手术。施行锁骨上阻滞麻醉,患侧手臂放置在身体侧方,不用移动,这对于上肢有伤痛的患者有好处。锁骨上阻滞麻醉辅以其他麻醉,适用于上臂上部和肩部的手术。缺点则是可能出现气胸、膈神经阻滞、霍纳综合征等并发症。

1)气胸:锁骨上阻滞麻醉进针不能超过第 1 肋骨。由于锁骨的中点经常不与第 1 肋骨对应,针尖刺破肺尖会造成气胸,发生率为 0.5%～6%。最初的症状是患者主诉胸部疼痛,尤其在深呼吸时加重。由于气胸通常需要 6～12 小时出现,所以一开始,物理检查和/或在 X 线平片上无异常表现。治疗气胸的方法是吸氧、镇痛。气胸小于 20%,不需要胸腔闭式引流,肺部能够重新膨胀;气胸大于 20%,需要胸腔闭式引流,从胸膜腔吸出空气,对患者进行监护,直到在 X 线平片证实肺部重新膨胀为止。

2)膈神经阻滞:由于药物弥散到前斜角肌的前面,造成膈神经麻醉,发生率为 40%～60%。患者主诉呼吸困难,但是仍然能够扩张胸廓,症状由来自横膈的神经传入冲动减少所致。可以通过拍 X 线平片证实,分别在深吸气和深呼气时拍片,观察膈肌的位置。一侧膈神经阻滞通常不需要特殊治疗,随着麻醉药物作用消退,症状会自然消失。

3)霍纳综合征:局麻药弥散,阻滞颈交感神经链,引起霍纳综合征,发生率为 70%～90%,表现为上睑下垂、瞳孔缩小、同侧面部无汗。麻药作用消退后,症状自然消失,不需要治疗。必要时可以用去氧肾上腺素治疗眼部的症状。

(2)血管周围臂丛神经阻滞麻醉:这种方法的解剖基础是从颈椎横突到腋窝以远数厘米存在一个筋膜鞘,其中包含臂丛神经根和上臂的主要神经分支。可以从不同的部位把局部麻醉药注入该筋膜鞘中,注入麻药的容量决定麻醉的范围。只需要注射 1 针。这种方法提高了臂丛神经阻滞的安全性,降低了并发症的风险。有三个注射部位可供选择:斜角肌间、锁骨下动脉周围和腋窝。

1)斜角肌间阻滞麻醉:斜角肌间隙位于肺尖和锁骨下动脉的上方,前、中斜角肌之间。施行斜角肌间阻滞,患者采用仰卧位,头稍微转向对侧。先让患者主动抬头,突显胸锁乳突肌。麻醉师把示指和中指放在胸锁乳突肌锁骨头后缘的后面,然后让患者放松头部。此时麻醉师的手指位于前斜角肌的上面。向后外方向轻轻移动示、中指,可找到斜角肌间沟。在环状软骨水平,即 $C_6$ 水平,从示、中指之间进针,进针方向与颈部侧面垂直,针尖稍微偏向下方。慢慢进入,直到出现异感就推药;或者先把针尖抵到颈椎横突,接着从前向后移动针头找异感,一出现异感就推药。注射 20 mL 麻醉药能够阻滞臂丛和颈丛下部。尺神经有可能麻醉不完全。注射 40 mL 能够完全阻滞臂丛和颈丛。施行肩部手术时,可采用这种麻醉方法。在施行麻醉时,如果能找到放射到肩部的异感,则麻醉效果会更满意。

斜角肌间阻滞麻醉的优点是操作简单,尤其适合肥胖的患者。用较少的麻醉药就能够获得较好的上臂和肩部的麻醉效果,适用于上臂和肩部的手术。由于进针点位置比较高,可以避免引起气胸。对上肢感染或恶性肿瘤患者,因为进针点高于颈部淋巴结的位置,可以避免感染和肿瘤的播散,所以适合采用这种麻醉方法。缺点是对尺神经阻滞不全,甚至完全没有效果。补救的办法是增加麻醉药物的容量,或者在肘部封闭尺神经。有报道把药物注射到蛛网膜下腔、硬脊膜外腔、椎动脉内等并发症。在麻醉时,进针方向稍微偏向下方,就能够避免这些并发症的发生。反射性交感神经萎缩非常少见。膈神经阻滞是由于把药物注射到前斜角肌前面或者药物向头侧弥散阻滞 $C_3$～$C_5$ 而引起。单侧膈神经阻滞降低肺功能,因此,对侧膈肌麻痹的患者不能用这种麻醉方法。

2)锁骨下动脉周围间隙臂丛阻滞麻醉:锁骨下动脉周围间隙位于前、中斜角肌之间。斜角肌间沟的定位方法与上面介绍的相同,找到斜角肌间沟后,手指向下移动,触及锁骨下动脉搏动后,从锁骨下动脉后缘进针,针尖方向朝尾侧。如果没有触及锁骨下动脉搏动,就沿中斜角肌前面进针。臂丛神经位于中斜角肌的前面,针头碰到臂丛神经干诱发异感。在大多数情况下,首先会遇到臂丛中干。如果没有遇到臂丛神经,针头就抵到第 1 肋骨,接着沿第 1 肋骨找异感,一出现异感就注射 20～40 mL 麻药。

该方法的优点是操作简单,麻药用量少,起效快。不会出现把药物注射到蛛网膜下腔、硬脊膜外腔、椎动脉内等并发症。缺点是有以下并发症：①膈神经阻滞，非常罕见，发生率低于2%，一般不需要特殊处理；②喉返神经阻滞引起声音嘶哑，发生率低于1%，只发生在右侧，原因是右侧的喉返神经绕过锁骨下动脉，而左侧的喉返神经绕过主动脉弓；③发生气胸，非常罕见，是由于进针太靠内侧或者外侧，刺破肺尖所致，所以在进针的时候，要沿着中斜角肌向下。

3）腋部臂丛神经阻滞麻醉：由于腋动、静脉和臂丛神经的位置表浅，所以操作比较简单，该方法是手外科最常用的麻醉方法。在实施腋部臂丛神经阻滞麻醉时，患者上臂置于外展外旋位。下面介绍常用的几种方法。

腋动脉穿刺法：在腋部，上肢的多个主要神经位于腋动脉的周围，所以有些麻醉师有意用针头穿刺腋动脉，当有回血后，慢慢地边退注射器边回吸，直到没有血液被抽出，这时针尖已退到血管外面，但仍在筋膜鞘内。注入40~50 mL局麻药。另一种方法是先穿刺腋动脉，当有回血后，慢慢地边前进边回吸注射器，直到没有血液被抽出，这时表明针尖在血管外面，但仍在筋膜鞘内。稳住注射器，注入局麻药。注射完毕后拔出注射器，用手指压迫注射部位，防止出现血肿。若血液流出血管，不仅可稀释麻药，而且可水解麻药，从而影响麻醉效果。有的麻醉师喜欢先穿出腋动脉向深部注射一半麻药，然后向后退出腋动脉再注射另一半麻药，这样可以缩短起效时间。

腋动脉周围找异感法：针头沿腋动脉上缘切线方向进入腋鞘，针尖略微偏向头侧，有利于避开腋静脉。分别在腋动脉上面和下面找异感，异感一出现，就注射10~20 mL麻药，总共用30~40 mL。尺神经和正中神经的异感容易找到，而桡神经由于位于腋动脉的后方，其异感不容易找到。找异感有可能损伤神经。注射完毕后，用手指压迫注射点远侧，有助于麻药在腋鞘内向近侧弥散。上臂内收能够减轻肱骨头对腋鞘的压迫，也有助于麻药在腋鞘内向近侧弥散。可以用神经异感、动脉穿刺、电刺激、突破感等方法判断针头是否在腋鞘内。

腋部臂丛神经阻滞麻醉的优点是既简单又安全，几乎不会造成气胸、膈神经麻痹、星状神经节阻滞、麻药误入蛛网膜下腔、硬脊膜外腔或脊椎动脉等并发症，适应证比较广泛，适用于双侧臂丛神经阻滞或有肺气肿的患者、儿童患者、不太合作的患者以及门诊患者等。缺点是如果患者肩部不能被动外展，就不能用这种方法。通常所用麻药剂量比肌间沟麻醉用量大。在麻药使用剂量较小的情况下，肌皮神经得不到阻滞，这时可以在位于腋动脉上方的喙肱肌腹内单独注射5 mL麻药以阻滞肌皮神经。有报道腋动脉或腋静脉由于受到穿刺，引起上肢的血供不全或者回流障碍，虽然这种情况非常罕见，但应该特别注意。

腋动脉周围广泛浸润法：这种方法不用刻意找腋鞘和神经，而是用麻药把皮肤与肱骨之间腋动脉周围的组织广泛浸润。在体表标志不明显，并且其他方法不适用的情况下，可用这种方法。Thompson和Rorie认为腋鞘内有纤维隔，限制麻药的弥散，主张用广泛浸润法。用1.5 cm长的25号针头在腋动脉上、下分别注射10 mL麻药，每次改变针头的方向。如果出现异感，就注射3 mL麻药。初次注射后，如果麻醉效果不好，还可以在腋动脉上方或者下方重复注射1次。有学者不同意这种看法，认为没有纤维隔，或者即使有纤维隔，其阻隔作用也是有限的，否则，怎么解释1针注射法麻醉成功率这样高呢？该方法的优点是用少量的麻药就能够获得好的效果，降低麻药的毒性作用；缺点是对桡神经的阻滞效果比较差。

在进行各个部位的臂丛神经阻滞麻醉时，使用神经电刺激仪可以对各个神经进行准确定位。用神经电刺激仪时，根据哪个肌肉收缩，判断是相应的哪个神经受到刺激。这种方法的优点是不必穿刺腋动脉，以免形成局部血肿。在不同的部位，如斜方肌间沟、锁骨上、腋窝使用神经电刺激仪，效果都不错。在臂丛神经鞘内留置插管，可以连续或者多次给药，还可用于术后镇痛。插管时,感觉到突破感,寻找神经异感或者用电刺激仪定位,以确认导管放置在正确的位置。

2.周围神经阻滞麻醉

(1)肘部周围神经阻滞麻醉:在肘关节周围可以对尺神经、正中神经、桡神经、前臂内侧和外侧皮神经进行封闭。在临床上,单纯应用肘部周围神经阻滞并不多。原因是同时封闭多个神经,所用麻药的容量不比臂丛神经阻滞所用的少,且患者不能耐受上臂止血带痛,所以一般只在臂丛神经阻滞不全的情况下作为补充使用。比如用肌间沟阻滞麻醉不容易封闭尺神经,可以在肘部封闭尺神经。①尺神经阻滞:在肱骨内上髁后尺神经沟内触及尺神经,在局部注射 5 mL 麻药。注意针尖不要刺入尺神经,避免损伤神经。②正中神经阻滞:在肘关节稍上方正中神经位于肱动脉的后内侧。在肘横纹略上方从肱动脉的内侧进针,找到正中神经异感后,注入 5～10 mL 麻药。③桡神经阻滞:在肱骨外上髁上方 3～4 cm,桡神经紧靠肱骨下端。针头穿过外侧肌间隔,找到桡神经异感后,注入 5～10 mL 麻药。④前臂内侧和外侧皮神经阻滞:在肘部皮下环行注射麻药,可以封闭前臂内侧皮神经和外侧皮神经。

(2)腕部周围神经阻滞麻醉:腕部周围的神经阻滞在手外科很常用,操作简单,术中能够保留手指的主动活动。可以对正中神经、尺神经、桡神经进行封闭。

1)正中神经阻滞:正中神经在腕部位于掌长肌和桡侧腕屈肌肌腱之间。腕部正中神经的阻滞方法如下:在近侧腕掌侧横纹从掌长肌和桡侧腕屈肌肌腱之间入针。如果掌长肌缺如,就从桡侧腕屈肌肌腱尺侧进针。找到异感后,注入 5 mL 麻药。注意把麻药注射在神经周围而非神经内。另一种方法把麻药注入腕管,阻滞正中神经。操作方法如下:从掌长肌肌腱尺侧进针,腕关节轻微背伸,针头方向朝向腕管,稍微偏向桡侧,如果未引出异感,就稍微退回针头,改变方向后重新往腕管深处进针,注射 5～7 mL 麻药。如果针头在腕管内,注射时,操作者放在腕管远侧的另外一只手的示、中指可以觉察到膨胀感。

2)尺神经阻滞:尺神经的背侧皮支在腕部以近发出,在腕部尺神经邻近尺侧腕屈肌肌腱桡侧,尺动脉位于尺神经的桡侧。在腕部封闭尺神经,从尺侧屈腕肌肌腱桡侧进针,出现异感后,注射 5 mL 麻药,接着在进针点与腕背中点之间皮下注射 5 mL 麻药,可封闭尺神经背侧皮支。

3)桡神经浅支阻滞:桡神经浅支在桡骨茎突水平分成多个终末皮支。在桡动脉桡侧与腕背中点之间皮下注射 5～7 mL 局麻药可以封闭桡神经浅支。

(3)指神经阻滞麻醉:每个手指感觉由四个神经支支配——背侧两支、掌侧两支。

1)指根环行阻滞:顾名思义就是在指根的皮下环行注射局麻药,这种方法有可能造成手指的坏死,现在要避免使用。

2)掌侧入路:在远侧手横纹近侧屈指肌腱上方皮肤内注射一个皮丘,在肌腱两侧的神经血管束周围分别注射 2～3 mL 麻药。这种方法简单,效果良好,缺点是由于手掌皮肤痛觉神经纤维丰富,操作时患者感觉特别疼痛。

3)背侧入路:在手指蹼稍近侧伸指肌腱侧方注射一个皮丘,然后在伸指肌腱腱帽浅层注射 1 mL 麻药,以阻滞手指背侧神经,然后向掌侧慢慢进针,直到隔着掌侧皮肤能够摸到针尖为止,注射 1 mL 麻药,以阻滞掌侧指神经。退回针头,改变方向,从伸指肌腱上面横过,到达手指对侧,在皮内注射麻药形成一个皮丘,退出针头,从手指对侧的皮丘进针,一直到掌侧皮下,注射 1 mL 麻药,完成麻醉。相比之下,经背侧入路麻醉时,患者的疼痛较轻。

4)屈指肌腱鞘管内麻醉:在屈指肌腱鞘管内注射 2 mL 麻药,能够获得良好的效果。方法是在远侧手掌横纹或者掌指横纹处垂直皮肤进针,抵达指骨后,边退注射器边轻轻注射,当感觉注射的阻力明显减小,停止倒退,稳住注射器,这时针尖在肌腱与鞘管之间,注射 2 mL 麻药即可。这种麻醉方法简单,不会误伤指神经血管束,只需注射 1 针,麻药用量较少,起效快,尤其适合儿童。缺点是偶尔手指背侧的麻醉效果不完全,需要在手指背侧补加麻药。

5)手指掌侧皮下麻醉:在掌指纹中点稍远处进针,在手指掌侧皮下注射 2~3 mL 麻药,只需要注射 1 针,其效果与鞘管内麻醉相同。优点和缺点与鞘管内麻醉相似,但操作更简单。

神经损伤是各种局部神经阻滞麻醉的并发症之一。与神经损伤有关的严重的持续时间长的并发症非常罕见。偶尔术后出现疼痛性异感。这种症状有时自发出现,有的在神经受到压迫时或者当手臂外展时出现。在大多数情况下,疼痛性异感在数周或数月后消失。有个别报道症状持续 1 年以上。造成神经损伤的原因有很多。其中一个重要原因是注射针头直接损伤神经所致。选择短斜针尖的针头(45°),能够有效地降低这种并发症的发生。

(4)局部浸润麻醉:局部浸润麻醉适合小面积浅表麻醉,也可以在神经阻滞麻醉不完全的时候,作为一种补充方法应用。这种方法不宜大范围使用,否则麻药容量大,会使组织异常水肿。

3.上肢静脉内麻醉

(1)方法:在术侧上臂安放两个止血带,用 20~22 号套管针头做静脉插管,固定好套管针。抬高术侧上肢,用驱血带从手指尖到止血带驱血。然后给近侧止血带充气,拆除驱血带。慢慢注射局部麻醉药利多卡因 3 mg/kg,浓度 0.5%,4~6 分钟起效。麻醉持续时间由止血带控制,只要不松止血带,就一直有效果。近侧止血带保持充气状态 20 分钟,或者当患者感觉止血带不适时,给远侧止血带充气,充气完成后,松开近侧的止血带。因远侧的止血带位于麻醉区域,一般能够持续大约 40 分钟,患者可没有不适感。等手术完成以后,如果手术时间短于 20 分钟,松止血带,过 15 秒重新打气,保持 30 秒再松开止血带,以防麻醉药一次回流到全身过多;如果手术时间长于 40 分钟,可以直接松开止血带,不必再给止血带充气。松止血带后大约有 50% 的麻药继续与局部组织结合持续 30 分钟。如果需要在止血带放松后 30 分钟以内重新麻醉,这时麻药用量是初始剂量的一半。如果术前估计手部手术的时间很长,就在肘静脉留置插管,可以反复驱血,重复给药,以延长麻醉的时间。

该方法操作简单,适用于门诊患者。双侧上肢使用也很安全。在这种麻醉过程中,患肢的运动功能能够很快恢复,因此适用于肌腱松解术,便于判断肌腱松解是否彻底。

**(二)全身麻醉**

1.全麻的适应证

全身麻醉适用于儿童患者、涉及多个部位的手术、持续时间很长的手术、不合作的患者、拒绝局部阻滞麻醉的患者。对于成年患者和部分儿童患者,如果手术时间短,可以用面罩吸入麻醉,不用做气管插管。如果手术时间长、伴有气道问题以及术中需要仰卧位之外的体位时,则需要进行气管插管。全身麻醉根据用药途径不同分为吸入麻醉和静脉麻醉两种。

2.吸入麻醉药

目前使用的吸入麻醉药有氟烷、恩氟烷、异氟烷、地氟烷和七氟烷等。吸入麻醉药可以与氧化亚氮一起使用,也可以单独使用。其优点是非易爆性气体,用于麻醉诱导十分平稳,起效迅速。麻醉深度容易控制。缺点是反复使用氟烷会导致药物性肝炎。用氟烷或恩氟烷全麻,术中用肾上腺素,有引起室性心律不齐的风险。氧化亚氮本身不能产生充分的镇痛作用,常与吸入麻醉药和静脉麻醉药合用。

3.静脉麻醉药

超短效静脉麻药有硫喷妥钠、甲己炔巴比妥和丙泊酚，常用于全身麻醉的诱导。常用芬太尼0.05 mg/mL，辅以氟哌利多2.5 mg/mL、氧化亚氮和肌松剂。血压下降（由于扩张血管）、呼吸抑制、胸壁强直是静脉麻醉药的缺点。

氯胺酮能够起到镇痛作用，同时保留患者的通气功能和保护性反射功能。优点是用于儿童患者比较安全。对儿童患者，可以在麻醉一开始就使用氯胺酮，肌内注射 4～5 mg/kg。肌内注射1针氯胺酮3～4分钟后，就可以开始静脉全麻。氯胺酮的缺点是成年患者麻醉后常常会有多梦、幻觉等症状。血压降低和心率加快对有心血管系统疾病的患者有严重的影响。当患者有呼吸道分泌物过多、气道激惹、痉挛性咳嗽、气道阻塞等情况时，静脉全麻的难度增加。

（三）麻醉方法的选择和术后镇痛

1.麻醉方法的选择

双侧臂丛阻滞麻醉时，需要适当减少药物用量，两侧阻滞之间必须间隔30分钟以上，至少有一侧经腋窝入路阻滞麻醉，以免出现双侧气胸和膈神经麻痹，在一侧大腿或在头部（颞浅动脉）监测血压。一侧上肢手术，同时需要做腹部皮瓣、足趾移植、取皮肤或取肌腱等，可以选择臂丛阻滞和连续硬膜外阻滞并用。手术涉及多个部位，如双侧上肢和胸、腹部的手术，应该采用全麻。对门诊、急诊（不住院的）患者以及儿童患者，选择腋窝臂丛阻滞麻醉，以防发生气胸或膈肌麻痹。对儿童患者用全麻，或在基础麻醉下做臂丛麻醉。神经刺激仪对于麻醉的实施很有帮助，能确保把药物准确地注射在神经周围。儿童臂丛麻醉多用利多卡因 8～10 mg/kg，10岁以下用0.5％～0.8％，10岁以上用0.8％～1％，断指、断掌再植用长效臂丛麻醉。丁哌卡因、罗哌卡因、依替卡因的镇痛效果可以持续8～10小时，待麻醉作用消退到一定程度，用斜角肌间沟阻滞麻醉追加麻醉。对手术时间特别长的患者，可以在臂丛神经鞘管插管，连续用药，手术完成后保留插管，用于术后镇痛。断臂（准备再植）合并其他部位损伤适宜用全麻。对怀孕的患者要尽量避免择期手外科手术。对怀孕的患者施行急诊手术，用麻醉有两点问题：由于应激反应可能导致流产；可能出现药物导致的胎儿发育缺陷，尤其在妊娠前3个月这种危险更大。尽量选用周围神经阻滞或者局部浸润麻醉，一般用普鲁卡因或丁哌卡因，剂量越小越好，以减小对胎儿的影响。普鲁卡因在体内快速水解，血药浓度很低，不会经过胎盘影响胎儿，大部分丁哌卡因在体内与血浆蛋白结合，只有极少一部分在血液中以游离方式存在，可以经过胎盘。必要时用吗啡 1～2 mg 或芬太尼0.025 mg或0.05 mg 静脉注射。地西泮对胎儿的影响不清楚，尽量避免使用。

2.术后镇痛

无论使用局部或全身麻醉，术中在闭合伤口之前，在伤口内留置一个细导管，在体外一端连接一个 10～20 mL 注射器，配制 0.25％～0.5％丁哌卡因或罗哌卡因 10 mL 备用。手术后每8小时注射 2～10 mL，注射量视伤口部位和切口大小而定。这是一种既简单易行又安全可靠的镇痛方法。

## 二、足外科手术麻醉

### （一）麻醉前用药

1.麻醉前用药及用药目的

麻醉前为减轻患者精神负担和完善麻醉效果，在病室内预先给患者使用某些药物的方法、称麻醉前用药。其用药量一般以不使患者神志消失为原则。

麻醉前用药的主要目的如下：①促使皮质和皮质下抑制或大脑边缘系统抑制,产生意识松懈,情绪稳定,提高皮质对局麻药的耐受阈。②提高皮质痛阈,阻断痛刺激向中枢传导,产生痛反应减弱和镇痛。③降低基础代谢、减少氧需要量、使麻醉药的需要量减少,麻醉药毒副反应减轻。④抑制自主神经系统应激性,反射兴奋减弱,儿茶酚胺释放减少,组织胺被拮抗,腺体分泌活动停止以及呼吸、循环稳定。

2.麻醉前用药种类

临床常用麻醉前用药种类主要有以下几种：①镇静药和催眠药,以巴比妥类药中的司可巴比妥、异戊巴比妥,苯巴比妥钠较常用;②麻醉性镇痛药,有吗啡、哌替啶、芬太尼;③神经安定药,有氯丙嗪、异丙嗪、地西泮等;④抗胆碱药,有阿托品、山莨菪碱等;⑤抗组织胺药主要有异丙嗪和阿利马嗪。

3.麻醉前用药方法

麻醉前用药应采取选择性用药原则。首先根据患者具体情况,如性别、年龄精神状态、体型、体质、全身状况和所采用的麻醉方法、拟订要求的中枢抑制效果,然后有目的地选择药物的种类、剂量,用药时间和途径。总的要求是希望药效发挥最高峰的时间、恰好是患者被送进手术室的时间。

**(二)麻醉种类**

1.局部浸润麻醉

局部浸润麻醉简称局麻,是比较安全的麻醉方法。沿手术切口线分层注射局麻药,阻滞组织中的神经末梢,一般用于鸡眼切除等较小的手术。

2.区域性麻醉

围绕手术区,在其四周和底部注射局麻药,以阻滞进入手术区的神经干和神经末梢,多用于胼胝的切除术。

3.趾根阻滞麻醉

在趾根部的两侧注射局麻药,以阻滞趾神经,常用于嵌甲部分切除、拔甲、脓性趾头炎切开引流等(图12-1)。

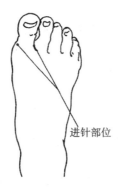

进针部位

**图 12-1　趾根部阻滞麻醉示意图**

4.踝关节处阻滞麻醉

(1)先在内踝后一横指处进针,做扇形封闭,以阻滞胫后神经(图12-2A)。

(2)在胫距关节平面附近的伸母肌内侧缘进针,注射局麻药,以阻断腓浅神经(图12-2B)。

(3)在外踝下方处进针,注射局麻药,便能阻滞腓肠神经(图12-2C)。然后在内外踝之间的皮下注射局麻药,并扇形浸润至骨膜,以阻滞许多细小的感觉神经。

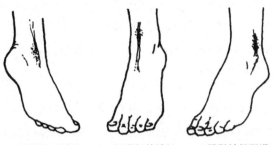

A. 阻滞胫后神经　　B. 阻滞胫前神经　　C. 腓肠神经阻滞

图 12-2　踝部阻滞麻醉示意图

单纯足部手术采用此方法麻醉安全、有效,并发症较少,术者可自行掌握麻醉方法,患者易接受治疗。

5.蛛网膜下腔阻滞麻醉

蛛网膜下腔阻滞麻醉简称腰麻,将麻醉药直接注入蛛网膜下腔,作用于脊神经根及脊髓,产生神经阻滞作用。此法因并发症多,不良反应大,目前已较少应用。

6.硬膜外阻滞麻醉

将药物注入硬脊膜外间隙,阻滞脊神经根,使其支配的区域产生暂时的麻痹。该麻醉的优点:①能产生任何脊神经的阻滞作用,可控性强,并可利用不同药物浓度,达到分别阻滞感觉神经和运动神经的目的。②对循环扰乱的程度比腰麻轻,发生过程也比较缓慢。③可获得较好的肌肉松弛。④可根据手术需要,任意延长手术麻醉时间。⑤患者术中清醒,对代谢及肝肾功能影响小,术后并发症少,护理较方便。足踝部手术常选择此麻醉。

硬膜外间隙阻滞麻醉分单次法和连续法 2 种。单次法系穿刺后将预定的局麻药全部陆续注入硬膜外间隙以产生麻醉作用。此法缺乏可控性,易发生严重并发症和麻醉意外,故已少用。连续法是通过穿刺针,在硬膜外间隙置入塑料导管。根据病情和手术需要分次给药。使麻醉时间任意延长,并发症少,是目前常用的方法。

除上述常用的麻醉方法外,还有基础麻醉加强化麻醉、静脉全身麻醉,包括静脉普鲁卡因复合麻醉、静脉氯胺酮复合麻醉、神经安定镇痛麻醉、静脉吗啡或芬太尼复合麻醉、吸入性全身麻醉等方法。

**(三)麻醉选择**

麻醉的选择取决于病情特点、手术性质和要求、麻醉方法本身的优缺点、麻醉者的理论水平和技术经验、设备条件等因素,还要尽可能考虑手术者对麻醉选择的意见和患者自己的意见。

1.病情与麻醉选择

(1)手术患者凡体格健康、重要器官无明显疾病、几乎所有麻醉方法都能适应,可选择既能符合手术要求,又能照顾患者意愿的麻醉方法。凡合并较重的全身性或器官病变的手术患者,麻醉选择首先强调安全、对全身影响最轻的方法。对病情危重,但又必须手术治疗时,除尽可能改善全身情况外,选择对全身影响最小的方法,如局麻神经阻滞或浅全麻。

(2)儿童合作差,麻醉选择有其特殊性,可选择基础加局麻或基础加阻滞麻醉、基础配合全麻。

（3）对老年人的麻醉选择主要取决于全身状况，但老年人的麻醉药用量都应有所减少，只能用最小有效剂量。

2.手术要求与麻醉选择

对足踝部手术，在麻醉选择问题上应根据病情、患者要求和手术部位不同选择不同麻醉方法。有相当一部分患者都可在局麻或神经阻滞麻醉下完成手术。除此之外，选择硬膜外阻滞麻醉则可完全满足足踝部手术要求，其他麻醉方法较少应用。

**（董帅帅）**

# 第二节 脊柱手术麻醉

## 一、脊柱急症手术

### （一）概述

随着汽车的逐渐普及，交通事故也在上升，它是造成脊柱创伤的主要原因之一，另一主要原因是工伤事故。脊柱创伤最常见的是脊柱骨折、椎体脱位和脊髓损伤。脊柱创伤后常因骨折、脱位、血肿导致脊髓损伤，一旦出现脊髓损伤，后果极为严重，可致终身残疾，甚至死亡。据统计脊髓损伤的发病率为(8.1～16.6)/100万人，其中80%的患者年龄在11～30岁。因此，对此类患者的早期诊断和早期治疗至关重要。

### （二）麻醉应考虑的问题

1.脊髓损伤可以给其他器官带来严重的影响

麻醉医师对脊髓损伤的病理生理改变应有充分认识，以利正确的麻醉选择和合理的麻醉管理，减少继发损伤和围术期可能发生的并发症。

2.应兼顾伴发伤

脊柱损伤常合并其他脏器的损伤，麻醉过程中应全面考虑，尤其是伴有颅脑胸腹严重损伤者。

3.困难气道

颈椎损伤后，尤其是高位颈椎伤患者常伴有呼吸和循环问题，其中气道处理是最棘手的问题，全身麻醉选择何种气管插管方式方可最大限度地减少或避免因头颈部伸曲活动可能带来的加重脊髓损伤情况，是麻醉医师必须考虑的至关重要的问题。高位脊髓伤患者可出现气管反射异常，系交感与副交感神经平衡失调所致，表现刺激气管时易出现心动过缓，如并存缺氧，可致心搏骤停，因此，对该类患者在吸痰时要特别小心。

### （三）麻醉用药选择

1.麻醉选择

大部分脊柱损伤需行椎管减压和/或内固定手术，手术本身较复杂，而且组织常有充血水肿，术中出血较多；另外，硬脊膜外和蛛网膜下腔阻滞麻醉均因穿刺及维持平面方面有一定的困难，体位变动也常列为禁忌，如伴有脊髓损伤，病情常较复杂，术中常有呼吸及循环不稳等情况发生，故一般均应采取气管插管全身麻醉。

鉴于脊髓损伤有较高的发病率,并常有复合损伤,特别是颈段和/或上胸段损伤者,麻醉手术的危险性较大,任何的操作技术都有可能产生不良后果,甚至加重原发损伤,故在诊断之始及至麻醉后手术期间,对此类患者,麻醉医师均应仔细观察处理,特别是对那些身体其他部位合并有致命创伤的患者犹然。

麻醉选择足够深的全身麻醉和神经阻滞麻醉均可有效的预防副交感神经的过度反射,消除这一过度反射是血流动力学稳定的基础;仔细地决定麻醉药用量和认真细致注意血容量的变化并加以处理是血流动力学稳定的重要因素。

2.麻醉用药

脊髓损伤后,由于肌纤维失去神经支配致使接头外肌膜胆碱能受体增加,这些异常的受体遍布肌膜表面,产生对去极化肌松药的超敏感现象,注入琥珀胆碱后会产生肌肉同步去极化,大量的细胞内钾转移到细胞外,从而大量的钾进入血液循环,产生严重的高血钾,易发生心搏骤停。一般脊髓损伤后 6 个月内不宜使用琥珀胆碱,均应选用非去极化肌松药。鉴于脊髓损伤的病理生理改变,在选择麻醉前用药时应慎用或不用有抑制呼吸功能和可导致睡眠后呼吸暂停的药物。麻醉诱导时宜选用依托醚酯、咪达唑仑等对循环影响较小的药物,并注意用药剂量及给药速度,同时准备好多巴胺及阿托品等药物。各种吸入和非吸入麻醉药虽然对脊髓损伤并无治疗作用,但氟烷、芬太尼、笑气和蛛网膜下腔使用的利多卡因均能延长从脊髓缺血到脊髓损伤的时间。这种保护作用的可能机制如下:①抑制了脊髓代谢;②对脊髓血流的影响;③内源性儿茶酚胺的改变;④阿片受体活性的改变;⑤与继发损伤的递质如前列腺素相互作用的结果。

麻醉维持多采用静吸复合的方法。

**(四)麻醉操作和管理**

1.麻醉操作

脊柱骨折可分为单纯损伤和/或合并其他部位的损伤,在脊髓损伤的急性期任何操作都可能加重或造成新的脊髓损伤。麻醉医师术前应仔细检查、轻微操作。需要强调的是麻醉诱导插管时,不应为了插管方便而随意伸曲头颈部,应尽量使头部保持在中位,以免造成脊髓的进一步损伤。另外,在体位变动时同样要非常小心。

2.麻醉管理

脊柱骨折常可合并其他部位的损伤,尤其对其他部位的致命损伤如闭合性颅脑损伤等须及时诊断和处理,若有休克须鉴别是失血性休克还是脊髓休克,这是合理安全麻醉的基础。

(1)术中监测:脊柱创伤患者病情复杂,故术中应加强对该类患者中枢、循环、呼吸、肾功能、电解质及酸碱平衡的综合的动态监测,以便及时发现并予以相应的处理,只有这样才能提高创伤患者的救治成功率。其实,对该类患者的监护不应只局限于术中,而是在整个围术期均应加强监护,唯此才能降低死亡率。

(2)呼吸管理:术中应根据血气指标选择合适的通气参数,以维持正常的酸碱平衡和适当的脊髓灌注压是至关重要的。动物实验表明高或低碳酸血症均对脊髓功能恢复不利,但创伤后低碳酸血症比高碳酸血症对组织的危害小,一般维持 $PaCO_2$ 4.7~5.3 kPa(35~40 mmHg)为宜,如合并闭合性颅脑损伤,伴有颅内压增高 $PaCO_2$ 应维持在较低水平 3.3~4.0 kPa(25~30 mmHg)为佳。如围术期出现突发不能解释的低氧血症及二氧化碳分压升高,应考虑有肺栓塞、肺水肿或急化呼吸窘迫综合征的可能,缓慢进展的或突发的肺顺应性下降,预示有肺水肿的发生,常表现为肺间质水肿,肺部听诊时湿啰音可不清楚。机械通气时可加用呼气末正压通气。对高位脊髓损伤患者,术后拔除气管导管时应特别慎重,最好保留气管导管直至呼吸循环稳定后再拔,如估计短时间内呼吸功能不能稳定者,可做气管切开,以便于气道管理。

(3)循环管理:对脊柱创伤伴有休克的患者,首先应分清是失血性休克还是脊髓休克,以便做出正确处理。前者以补充血容量为主,而对脊髓休克者可采用适当补液和 α 受体兴奋药(去氧肾上腺素)治疗,且不可盲目补液,特别是四肢瘫痪的患者已存在心功能不全和血管张力的改变,在此基础上如再过量输液,增加循环负荷可导致心力衰竭及肺水肿。其次脊髓损伤患者麻醉时既不可过浅致高血压,也不可过深致低血压。麻醉诱导时常出现低血压,尤其体位变动时可出现严重的低血压,甚至心搏骤停,多见于脊髓高位损伤者。为预防脊髓损伤的自主神经反射引起的心血管并发症,应选择相应的血管活性药物治疗。对脊髓损伤早期出现的严重高血压可选用直接作用到小动脉的硝普钠,α 受体阻滞剂(酚妥拉明);对抗心律失常可用 β 受体阻滞剂、利多卡因和艾司洛尔等药,对窦性心动过缓、室性逸搏可选用阿托品对抗;也可适当加深麻醉来预防和治疗脊髓损伤患者的自主神经反射亢进。对慢性脊髓损伤合并贫血和营养不良的患者,麻醉时应注意补充红细胞和血浆,必要时可输清蛋白。

在脊髓休克期间,一般是脊髓损伤后的 3 天至第 6 周,为维持血流动力学的稳定和防止肺水肿,监测 CVP 和肺动脉楔压(PAWP),尤其是 PAWP 不仅可直接监测心肺功能,而且还能估计分流量。

(4)体位:脊柱创伤患者伴有呼吸及循环不稳等情况,而手术大多采取俯卧位,必须注意胸腹垫物对呼吸循环和静脉回流的影响,同时还应注意眼或颌面部软组织压伤及肢体因摆放不妥所带来的损伤等。另外,应注意体位变动时可能发生的血流动力学剧变。

3.术中输血补液

术中应详细记录出入量,输液不可过量,并注意晶胶体比例,一般维持尿量在 25～30 mL/h,必要时可予以利尿。已有许多研究表明围术期的高血糖可加重对脊髓神经功能的损害作用,因此,术中一般不补充葡萄糖。根据患者术前的血色素和出血情况而决定是否输血。

**(五)颈椎损伤的气道处理**

对颈椎损伤患者的进展性创伤生命支持(advanced trauma life support,ATLS)方案已由美国创伤学会提出,方案如下:①无自主呼吸又未行 X 线检查者,如施行经口插管失败,应改行气管切开。②有自主呼吸,经 X 经排除颈椎损伤可采用经口插管,如有颈椎损伤,应施行经鼻盲探插管,若不成功再行经口或造口插管。③虽有自主呼吸,但无时间行 X 线检查施行经鼻盲探插管,若不成功再行经口或造口插管。

ATLS 方案有它的局限性,到目前为止对颈椎损伤的呼吸道处理尚无权威性和可行性的方案。对麻醉医师来说重要的是意识到气道处理与颈椎进一步损伤有密切关系的同时,采用麻醉医师最为娴熟的插管技术,具体患者具体对待,把不因行气管插管而带来副损伤或使病变加重作为指导原则。必要时可借助纤维支气管镜引导插管。颈椎制动是治疗可疑颈椎损伤的首要问题,所以,任何操作时均应保持颈椎处于相对固定的脊柱轴线位置。

1.各种气道处理方法对颈椎损伤的影响

常用的气管插管的方法有经口、经鼻及纤维支气管镜引导插管等三种。其他插管方法如逆行插管、环甲膜切开插管及 Bullard 喉镜下插管等目前仍较少应用。

(1)经口插管。颈椎损伤多发生在 $C_3$～$C_7$,健康志愿者在放射线监测下可见,取标准喉镜插管体位时,可引起颈椎的曲度改变,其中尤以 $C_3$～$C_4$ 的改变更为明显。

（2）经鼻气管插管。虽然在发达国家施行经鼻盲探插管以控制患者的气道已经比较普及,但对存在自主呼吸的颈椎损伤患者,仍无有力证据表明采用这种插管技术是安全的,原因在于:①插管时间较长。②如表面麻醉不充分,患者在插管过程中常有呛咳,从而导致颈椎活动,可能加重脊髓损伤。③易造成咽喉部黏膜损伤和呕吐误吸而致气道的进一步不畅;插管时心血管反应较大,易出现心血管方面意外情况。

有学者对大量颈椎创伤合并脊髓损伤的患者采用全身麻醉,快速诱导经鼻或口插管的方法收到良好的临床效果。在此,要强调的是插管操作必须由有经验的麻醉医师来完成,而不应由实习生或不熟练的进修生来操作。

（3）纤维支气管镜引导下插管。纤维支气管镜是一种可弯曲的细管,远端带有光源,操作者可通过光源看到远端的情况,并可调节使其能顺利通过声门。与气管插管同时使用时,先将气管导管套在纤维支气管镜外面,再将纤维支气管镜经鼻插至咽喉部,调节光源使其通过声门,然后再将气管导管顺着纤维支气管镜送入气管内。纤维支气管镜插管和经鼻盲探插管比较,具有试插次数明显减少,完成插管迅速,可保持头颈部固定不动,并发症少等优点,纤维支气管镜插管的成功率几乎可达100%,比经鼻盲探明显增高,且插管的咳嗽躁动发生率低。

2.颈椎损伤患者气管插管方式的选择

如上所述,为了减少脊柱创伤后的继发损伤,选用何种插管方法是比较困难的,但有一点是肯定的,有条件者首选纤维支气管镜插管引导下插管;其次,要判断患者的插管条件,如属困难插管,千万别勉强,可借助纤维支气管镜插管或行气管切开;另外,要选麻醉者最熟练的插管方法插管。只有这样才能将插管可能带来的并发症降到最低。

# 二、择期类手术

## （一）概述

脊柱外科发展很快,尤其最近十来年,新的手术方法不断涌现,许多国际上普遍使用的脊柱外科手术及内固定方法,在国内也已逐渐推广使用,开展脊柱外科新手术的医院也越来越多。脊柱外科手术大多比较精细和复杂,而且一旦发生脊髓神经损伤,将造成患者的严重损害,甚至残废。因此,在手术前做好充分准备,选择恰当的手术方案及麻醉方法,以确保麻醉和手术的顺利进行显得尤为重要。

## （二）脊柱择期手术的特点

脊柱外科手术同胸腹和颅脑手术相比,虽然对重要脏器的直接影响较小,但仍有其特点,麻醉和手术医师对此应有足够的认识,以保证患者围术期的安全。

1.病情差异较大

脊柱手术及接受手术的患者是千变万化和参差不齐的,患者可以是健壮的,也可以是伴有多系统疾病的,年龄从婴儿到老年;疾病种类繁多,既有先天性疾病,如先天性脊柱侧凸,又有后天性疾病,如脊柱的退行性变;既可以是颈椎病,也可以是骶尾部肿瘤等。手术方法多种多样,既可以经前方、侧前方减压,也可以经后路减压,有的需要内固定,有的则不需要,即使是同一种疾病,由于严重程度不等,其治疗方法也可完全两样。因此,麻醉医师术前应该准确了解病情及手术方式,以便采取恰当的麻醉方法,保证手术顺利地进行。

2.手术体位对麻醉的要求

脊柱外科手术患者的正确体位可以减少术中出血,易于手术野的暴露和预防体位相关的损伤。根据脊柱手术进路的不同,常采取不同的体位,仰卧位和侧卧位对循环和呼吸功能影响不大,麻醉管理也相对较为简单。当采用俯卧位时可造成胸部和腹部活动受限,胸廓受压可引起限制性通气障碍,使潮气量减少,如果麻醉深度掌握不好使呼吸中枢受到抑制,患者则有缺氧的危险;而腹部受压可导致静脉回流障碍,使静脉血逆流至椎静脉丛,加重术中出血。另外,如果头部位置过低或颈部过分扭曲等都可造成颈内静脉回流障碍,而致球结膜水肿甚至脑水肿。因此,俯卧位时应取锁骨和髂骨为支撑点,尽量使胸腹部与手术台之间保持一定空隙,同样要将头部放在合适的位置上,最好使用软的带钢丝的气管导管,这样可以避免气管导管打折和牙垫可能造成的搁伤。较长时间的手术,建议采用气管内麻醉。如果采用区域阻滞麻醉,则应加强呼吸和循环功能的监测,特别是无创血氧饱和度的监测,以便及时发现患者的氧合情况。患者良好体位的获得要靠手术医师、麻醉医师和手术护士的一起努力。

3.充分认识出血量大

脊柱手术,由于部位特殊,止血常较困难,尤其是骶尾部的恶性肿瘤手术,失血量常可达数千毫升,因此术前必须备好血源,术中要正确估计失血量,及时补充血浆成分或者全血。估计术中有可能发生大量失血时,为减少大量输血带来的一些并发症,有时可采取血液稀释、自体输血及血液回收技术,也可采用术中控制性降压,但这些措施可使麻醉管理更加复杂,麻醉医师在术前应该有足够的认识,并做好必要的准备,以减少其相关的并发症。

**(三)术前麻醉访视和病情估计**

1.术前麻醉访视

(1)思想工作:通过麻醉前访视应尽量减少患者术前的焦虑和不安情绪,力争做到减轻或消除对手术和麻醉的顾虑和紧张,使患者在心理和生理上均能较好地耐受手术。麻醉医师术前还应向患者及其家属交代病情,说明手术的目的和大致程序,拟采用的麻醉方式,以减少患者及其家属的顾虑。对于情绪过度紧张的患者手术前晚可给予适量的镇静药,如地西泮 5~10 mg,以保证患者睡眠充足。

(2)病史回顾:详细询问病史,包括常规资料(如身高、体重、血压、内外科疾病、相关系统回顾、用药情况、过敏史、本人或家族中的麻醉或手术的意外情况、异常或过分出血史)和气道情况估计,以便正确诊断和评价患者的疾病严重程度以及全身状况,选择适当的麻醉方法以保证手术得以顺利进行。虽然脊柱手术的术后并发症和死亡率都较低,但也应同样重视术前的准备工作,包括病史采集工作。特别是对于脊柱畸形手术患者,要注意畸形或症状出现的时间及进展情况,畸形对其他器官和系统功能的影响,特别要注意是否有呼吸和循环系统并发症,如心悸、气短、咳嗽和咳痰。

(3)体格检查:对于麻醉医师来说,在进行体格检查时,除了对脊柱进行详细的检查外,对患者进行系统的全身状况的检查也非常重要,特别是跟麻醉相关项目的检查,如气管插管困难程度的判断及腰麻、硬膜外穿刺部位有无畸形和感染等,以便为麻醉方式的选择做好准备。另外,对脊柱侧凸的患者,要注意心、肺的物理检查。

(4)了解实验室检查和其他检查情况:麻醉医师在术前访视时,对已做的各项实验室检查和其他检查情况应做详细了解,必要时可做一些补充检查。对于要施行脊柱手术的患者,国内除了要进行血、尿常规和肝、肾功能、凝血功能、电解质检查等以外,还应进行心电图检查。如疑有心功能异常的患者,术前可做超声心动图检查,有助于对心功能的进一步评价,从而估计对手术的耐受性。但近年来国外的趋势是在许多患者中已减少了一些常规检查,术前实验室检查、胸片、心电图和 B 超等应根据患者的年龄、健康情况及手术的大小而定,对健康人的筛选试验如表 12-1 所示。

表 12-1　手术、麻醉前常规检查

| 年龄(岁) | 胸片 | ECG | 血液化验 |
| --- | --- | --- | --- |
| <40 | − | − | |
| 40~59 | − | + | 肌酐、血糖 |
| ≥60 | + | + | 肌酐、血糖及全血常规 |

2.病情估计

在评价患者对麻醉和手术的耐受性时,首先要注意的是患者的心肺功能状态。在脊柱手术中,脊柱侧凸对患者的心肺功能影响最大,因此,严重脊柱侧凸和胸廓畸形的患者术前对心肺功能的估计特别重要,由于心肺可以直接受到影响,如机械性肺损害或者作为一些综合征(如马方综合征,它可有二尖瓣脱垂、主动脉根部扩张和主动脉瓣关闭不全)的一部分而受到影响,可表现为气体交换功能的障碍,肺活量、肺总量和功能残气量常减少,机体内环境处于相对缺氧状态,术中和术后易出现缺氧、呼吸困难甚至呼吸衰竭,因此术前应进行血气分析和肺功能测定,以评价患者的肺功能状态,这对判断其能否耐受手术和预后有重要意义。一般肺功能检查显示轻度损害的患者,只要在术中加强监护一般可耐受麻醉和手术,对中度以上损害的患者,则应在术前根据病因采取针对性的处理。另外,根据病史情况,必要时应行彩色超声心动图检查及心功能测定。

一般认为脊柱侧凸程度越重,则影响越大,预后也越差。任何原因导致的胸部脊柱侧凸,均有可能导致呼吸和循环衰竭。据报道许多这种病例在 45 岁以前死亡,而在尸检中右心室肥厚并肺动脉高压的发生率很高。特发性脊柱侧凸常于学龄前后起病,如得不到正确治疗,其病死率可比一般人群高 2 倍,其原因可能是由于胸廓畸形使肺血管床的发育受到影响,单位肺组织的血管数量比正常人少,从而导致血管阻力的增加。另外由于胸廓畸形使肺泡被压迫,肺泡的容量变小,导致通气血流比率异常,使肺血管收缩,最后导致肺动脉高压。术前心电图检查 P 波大于 2.5 mm 示右房增大,如果 $V_1$ 和 $V_2$ 导联上 R 波大于 S 波,则提示有右心室肥厚,这些患者对麻醉的耐受性降低,在围术期应注意避免缺氧和增加右心室负荷。

对于脊柱畸形的患者,还应注意是否同时患有神经-肌肉疾患,如脊髓空洞症、肌营养不良、运动失调等,这些疾患将影响麻醉药的体内代谢过程。

有些脊柱手术患者,由于病变本身造成截瘫,患者长期卧床,活动少,加上胃肠道功能紊乱,常发生营养不良,降低对麻醉和手术的耐受力。对这类患者术前应鼓励其进食,必要时可以采取鼻饲或静脉高营养,以尽可能改善其营养状况。高位截瘫患者易合并呼吸道和泌尿道感染,术前应积极处理,另外,截瘫患者由于瘫痪部位血管舒缩功能障碍,变动体位时易出现直立性低血压,应引起麻醉医师注意。部分患者可合并有水、电解质和酸碱平衡紊乱,也必须在术前予以纠正。长期卧床患者因血流缓慢和血液浓缩可引起下肢深静脉血栓形成,活动或输液时可引起血栓脱落,一旦造成肺动脉栓塞可产生致命性后果,围术期前后应引起重视并予以妥善处理。

**(四)麻醉方法的选择和术中监测**

1.麻醉方法的选择

以前,脊柱手术通常选用局部浸润麻醉,由于麻醉效果常不理想,术中患者常有疼痛感觉,因此,近年来已逐渐被全身麻醉和连续硬膜外麻醉所取代。腰段简单的脊柱手术可以选用连续硬膜外麻醉,但如果手术时间较长,患者一般不易耐受,必须给予辅助用药,而后者可以抑制呼吸中枢,有发生缺氧的危险,处于俯卧位时又不易建立人工通气,一旦发生危险抢救起来也非常困难,因此对于时间较长的脊柱手术。只要条件允许,应尽量采用气管内麻醉。对于高位颈椎手术或俯卧位手术者应选择带加强钢丝的软气管导管做经鼻插管,前者可避免经口插管时放置牙垫而影响手术操作,后者是为便于固定和头部的摆放而气管导管不打折。

大部分脊柱手术的患者术前可以给予苯巴比妥钠 0.1 g、阿托品 0.5 mg 肌内注射,使患者达到一定程度的镇静。如果使用区域阻滞麻醉,术前也可以只使用镇静药,特殊病例,可根据情况适当调整术前用药。

2.术中监测

术中监测是保证患者安全及手术顺利进行的必不可少的措施,血压、心电图、$SpO_2$ 以及呼吸功能(呼吸频率、潮气量等)的监测应列为常规,有条件的可监测 $ETCO_2$。

在脊柱畸形矫正术及脊柱肿瘤等手术时,由于创面大,失血多,加上采用俯卧位时,无创血压的监测可能更困难,因此在有条件的情况下,应行桡动脉穿刺直接测压,如有必要还应行 CVP 的监测,以便指导输血和输液,对术前有心脏疾病者或老年人可放置漂浮导管,监测心功能及血管阻力等情况。在行控制性降压时 ABP 和 CVP 的监测更是十分必要。

在行唤醒试验前,应了解肌松的程度,可用加速度仪进行监测,如果 $T_4/T_1$ 恢复到 0.7 以上,此时可行唤醒试验。如果用周围神经刺激器进行监测,则 4 个成串刺激均应出现,否则在唤醒前应先拮抗非去极化肌松药。目前有的医院已用体表诱发电位等方法来监测脊髓功能。

**(五)常见脊柱手术的麻醉**

脊柱外科手术种类很多,其麻醉方法也各有其特点,以下仅介绍几种复杂且较常见手术的麻醉处理。

1.脊柱畸形矫正术的麻醉

脊柱畸形的种类很多,病因也非常复杂,其手术方式也不相同,其麻醉方法虽不完全相同,但一般均采用气管内麻醉,下面以脊柱侧凸畸形矫正的麻醉为例作详细介绍。

(1)术前常规心肺功能检查:特发性脊柱侧凸是危害青少年和儿童健康的常见病,可影响胸廓和肺的发育,使胸肺顺应性降低,肺活量减少,甚至可引起肺不张和肺动脉高压,进而影响右心,导致右心肥大和右心衰竭。限制性通气障碍和肺动脉高压所导致的肺心病是严重脊柱侧凸患者的主要死因。因此,术前除做常规检查外,必要时应做心肺功能检查。

(2)备血与输血:脊柱侧凸矫形手术涉及脊柱的范围很广,有时可超过 10 个节段,有的需经前路开胸、开腹或胸腹联合切口手术,有的经后路手术,即使经后路手术,没有大血管,但因切口长,手术创伤大,尤其是骨创面出血多,常可达 2 000~3 000 mL,甚至更多,发生休克的可能性很大,术前必须做好输血的准备。估计术中的失血量,一般备血 1 500~2 000 mL。近年来,不少学者主张采用自体输血法,即在术前采集患者的血液,在术中回输给患者自己。一般在术前 2~3 周的时间内,可采血 1 000 mL 左右,但应注意使患者的血红蛋白水平保持在 100 g/L 以上,血浆总蛋白在 60 g/L 左右。另外,可采用血液回收技术,回收术中的失血,经血液回收机处理后回输给患者,一般患者术中不需再输异体血。采用这两种方法可明显减少异体输血反应和并发症。

(3)麻醉选择:脊柱侧凸手术一般选择全身麻醉,经前路开胸手术者,必要时可插双腔气管导管,术中可行单肺通气,按双腔管麻醉管理;经后路手术者,可选择带加强钢丝的气管导管经鼻插管,并妥善固定气管导管,以防止术中导管脱落。诱导用药可使用芬太尼 $1 \sim 2 \mu g/kg$、异丙酚 $1.5 \sim 2.0 mg/kg$ 和维库溴铵 $0.1 mg/kg$。也可用硫喷妥钠 $6 \sim 8 mg/kg$ 和其他肌松药,但对截瘫患者或先天性畸形的患者使用琥珀胆碱时,易引起高钾(从而有可能导致心室颤动甚至心搏骤停)或发生恶性高热,应特别注意。对全身情况较差或心功能受损的患者也可以选择依托咪酯 $0.1 \sim 0.3 mg/kg$。麻醉的维持有几种不同的方式:吸入麻醉(如安氟醚、异氟醚或地氟醚＋笑气＋氧气)＋非去极化肌松药,中长效的肌松药的使用在临近唤醒试验时应特别注意,最好在临近唤醒试验 1 小时左右停用,以免影响唤醒试验。静脉麻醉(如静脉普鲁卡因复合麻醉和静脉吸入复合麻醉),各种麻醉药的组合方式很多,一般认为以吸入麻醉为佳,因为使用吸入麻醉时麻醉深度容易控制,有利于术中做唤醒试验。

(4)控制性降压的应用:由于脊柱侧凸手术切口长,创伤大,手术时间长,术中出血较多,为减少大量异体输血的不良反应,可在术中采用控制性降压术。但应掌握好适应证,对于心功能不全、明显低氧血症或高碳酸血症的患者,不要使用控制性降压,以免发生危险。用于控制性降压的措施有加深麻醉(加大吸入麻醉药浓度)和给血管扩张药(如 α 受体阻滞药、血管平滑肌扩张药或钙通道阻滞剂)等,但因高浓度的吸入麻醉药影响唤醒试验,且部分患者的血压也不易得到良好控制,所以临床上最常用的药物是血管平滑肌扩张药(硝普钠和硝酸甘油)及钙通道阻滞剂(佩尔地平)。控制性降压时健康状况良好的患者可较长时间耐受 $8.0 \sim 9.3 kPa(60 \sim 70 mmHg)$ 的平均动脉压(MAP)水平,但对血管硬化、高血压和老年患者则应注意降压程度不要超过原来血压水平的 $30\% \sim 40\%$,并要及时补充血容量。

(5)术中脊髓功能的监测:在脊柱侧凸矫形手术中,既要最大限度地矫正脊柱畸形,又要避免医源性脊髓功能损伤。因此,在术中进行脊髓功能监测以便术中尽可能早地发现各种脊髓功能受损情况并使其恢复是必需的。其方法有唤醒试验和其他神经功能监测。唤醒试验多年来在临床广泛应用,因其不需要特殊的仪器和设备,使用起来也较为简单,但是受麻醉深度的影响较大,且只有在脊髓神经损伤后才能做出反应,对术后迟发性神经损伤不能做出判断,正因为唤醒试验具有上述缺点,有许多新的脊髓功能监测方法用于临床,这些方法各有其优缺点,下面仅做简要的介绍。

1)唤醒试验:即在脊柱畸形矫正后,如放置好 TSRH 支架后,麻醉医师停用麻醉药,并使患者迅速苏醒后,令其活动足部,观察有无因矫形手术时过度牵拉或内固定器械放置不当而致脊髓损伤而出现的下肢神经并发症甚至是截瘫。要做好唤醒试验,首先在术前要把唤醒试验的详细过程向患者解释清楚,以取得配合。其次,手术医师应在做唤醒试验前 30 分钟通知麻醉医师,以便让麻醉医师开始停止静脉麻醉药的输注和麻醉药的吸入。如使用了非去极化肌松药,应使用加速度仪或周围神经刺激器以及其他方法了解肌肉松弛的程度,如果肌松没有恢复,应在唤醒试验前 5 分钟左右使用阿托品和新斯的明拮抗。唤醒时,先让患者活动其手指,表示患者已能被唤醒,然后再让患者活动其双脚或脚趾,确认双下肢活动正常后,立即加深麻醉。如有双手指令动作,而无双足指令动作,应视为异常,有脊髓损伤可能,应重新调整矫形的程度,然后再行唤醒试验,如长时间无指令动作,应手术探查。在减浅麻醉过程中,患者的血压会逐渐升高,心率也会逐渐增快,因此手术和麻醉医师应尽量配合好,缩短唤醒试验的时间。有报道以地氟醚、笑气和小剂量阿曲库铵维持麻醉时,其唤醒试验的时间平均只有 8.4 分钟,可明显缩短刺激反应时间。另外,唤醒试验时应防止气管导管及静脉留置针脱出。目前神经生理监测(SEP 和 MEP)正在逐渐取代唤醒试验。

2)体表诱发电位(SEP):是应用神经电生理方法,采用脉冲电刺激周围神经的感觉支,而将记录电极放置在刺激电极近端的周围神经上或放置在外科操作远端的脊髓表面或其他位置,连接在具有叠加功能的肌电图上,接受和记录电位变化。刺激电极常置于胫后神经,颈段手术时可用正中神经。SEP记录电极可置于硬脊膜外(SSEP)或头皮(皮质体表诱发电位,CSEP),其他还有硬膜下记录、棘突记录及皮肤记录等。测定CSEP值,很多因素可影响测定结果,SSEP受麻醉药的影响比CSEP小,得到的SEP的图形稳定且质量好。CSEP是在电极无法置于硬膜外或硬膜下时的选择,如严重畸形时。CSEP的监测结果可能只反映了脊髓后束的活动。应用SEP做脊髓功能监测时,需在手术对脊髓造成影响前导出标准电位,再将手术过程中得到的电位与其进行比较,根据振幅和潜伏期的变化来判断脊髓的功能。振幅反映脊髓电位的强度,潜伏期反映传导速度,两者结合起来可作为判断脊髓功能的重要测量标志。通常以第一个向下的波峰称第一阳性波,第一个向上的波峰称为第一阴性波,依此类推。目前多数人以第一阴性波峰作为测量振幅和潜伏期的标准。在脊柱外科手术中,脊髓体表诱发电位SSEP波幅偶然减少30%～50%时,与临床后遗症无关,总波幅减少50%或者一个阴性波峰完全消失才提示有脊髓损伤。皮质体感诱发电位CSEP若完全消失,则脊髓完全性损伤的可能性极大;若可记录到异常的CSEP,则提示脊髓上传的神经纤维功能尚存在或部分存在,并可依据潜伏期延长的多少及波幅下降的幅度判断脊髓受损伤的严重程度;脊柱畸形及肿瘤等无神经症状者,CSEP可正常或仅有波幅降低,若伴有神经症状,则可见潜伏期延长及波幅降低约为正常的1/2,此时提示脊柱畸形对脊髓产生压迫或牵拉,手术中应仔细操作;手术中牵拉脊髓后,若潜伏期延长大于12.5毫秒或波幅低于正常1/2,10分钟后仍未恢复至术前水平,则术后将出现皮肤感觉异常及二便障碍或加重原发损伤。影响CSEP的因素有麻醉过深、高碳酸血症、低氧血症、低血压和低体温等,SSEP则不易受上述因素影响。

3)运动诱发电位(MEP):在脊髓功能障碍中,感觉和运动功能常同时受损。SEP仅能监测脊髓中上传通道活动,而不能对运动通道进行监测。有报道SEP没有任何变化,但患者术后发生运动功能障碍。动物实验表明,用MEP观察脊髓损害比SEP更敏感,且运动通道刺激反应与脊髓损害相关。MEP监测时,刺激可用电或磁,经颅、质或脊柱,记录可在肌肉、周围神经或脊柱。MEP永久地消失与术后神经损害有关,波幅和潜伏期的变化并不一定提示神经功能损害。MEP监测时受全麻和肌肉松弛药的影响比SEP大,MEP波幅随刺激强度的变化而变化。高强度电刺激引起肌肉收缩难以被患者接受,临床上取得成功的MEP较困难,尤其是在没有正常基础记录的患者。因头皮刺激可引起疼痛,故使运动诱发电位的术前应用受到限制。Barker等用经颅磁刺激诱发MEP(tcMEP)监测,具有安全可靠、不产生疼痛并可用于清醒状态的优点,更便于手术前后对照观察。MEP和SEP反应各自脊髓通道功能状态,理论上可互补用于临床脊髓功能监测,然而联合应用SEP和MEP还需要更多的临床研究。在脊柱外科手术中,各种监测脊髓功能的方法都有其优缺点,需正确掌握使用方法,仔细分析所得结果。一旦脊髓监测证实有脊髓损伤,应立即取出内固定器械及采取其他措施,取出器械的时间与术后神经损害恢复直接相关,有学者认为若脊髓损伤后3小时取出内固定物,则脊髓功能难以在短期内恢复。术中脊髓功能损伤可分为直接损伤和间接损伤,其最终结果都引起脊髓微循环的改变。动物实验发现MEP潜伏期延长或波形消失是运动通道缺血的显著标志。但仅通过特殊诱发电位精确预测脊髓缺血、评价神经损害还有困难。

2.颈椎手术的麻醉

常见的颈椎外科疾病有颈椎病、颈椎间盘突出症、后纵韧带骨化、颈椎管狭窄症及颈椎肿瘤等,多数经非手术治疗可使症状减轻或明显好转,甚至痊愈。但对经非手术治疗无效且症状严重的患者可选择手术治疗,以期治愈、减轻症状或防止症状的进一步发展。由于在颈髓周围进行手术,有危及患者生命安全或者造成患者严重残废的可能,故麻醉和手术应全面考虑,慎重对待。

(1)颈椎手术的麻醉选择:颈椎手术的常见方法有经前路减压植骨内固定、单纯后路减压或加内固定等,根据不同的入路,麻醉方式也有所不同。后路手术可选用局部浸润麻醉,但手术时间较长者,患者常难以坚持,而且局麻效果常不够确切,故应宜选择气管内插管全身麻醉为佳。前路手术较少采用局部浸润麻醉,主要采用颈神经深、浅丛阻滞,这种方法较为简单,且患者术中处于清醒状态,有利于与术者合作,但颈前路手术中常需牵拉气管,患者有不舒服感觉,这是颈丛阻滞难以达到的,因此,近年来颈前路手术已逐渐被气管内插管全麻所取代。

在行颈前路手术时需将气管和食管推向对侧,方可显露椎体前缘,故在术前常需做气管、食管推移训练,即让患者用自己的2～4指插入手术侧(常选右侧)的气管、食管和血管神经鞘之间,持续地向非手术侧(左侧)推移。这种动作易刺激气管引起干咳,术中反复牵拉还易引起气管黏膜、喉头水肿,以至患者术后常有喉咙痛及声音嘶哑,麻醉医师在选择和实施麻醉时应注意到这一点,并向患者解释。

(2)局部浸润麻醉:常选用0.5%～1%的普鲁卡因,成人一次最大剂量1.0 g,也可选用0.25%～0.5%的利多卡因,一次最大剂量不超过500 mg,两者都可加或不加肾上腺素。一般使用24～25 G皮内注射针沿手术切口分层注射。先行皮内浸润麻醉,于切口上下两端之间推注5～6 mL,然后行皮下及颈阔肌浸润麻醉,可沿切口向皮下及颈阔肌推注局麻药4～8 mL,切开颈阔肌后,可用0.3%的丁卡因涂布至术野表面直至椎体前方,总量一般不超过2 mL。到达横突后,可用1%的普鲁卡因8 mL行横突局部封闭。行浸润麻醉注药时宜加压,以使局麻药与神经末梢广泛接触,增强麻醉效果。到达肌膜下或骨膜等神经末梢分布较多的地方时,应加大局麻药的剂量,在有较大神经通过的地方,可使用浓度较高的局麻药行局部浸润。须注意的是每次注药前都应回抽,以防止局麻药注入血管内,并且每次注药总量不要超过极量。

(3)颈神经深、浅丛阻滞:多采用2%利多卡因和0.3%的丁卡因等量混合液10～20 mL,也可以采用2%的利多卡因和0.5%的丁哌卡因等量混合液10～20 mL,一般不需加入肾上腺素。

因颈前路手术一般选择右侧切口,故麻醉也以右侧为主,必要时对侧可行颈浅丛阻滞。麻醉穿刺定位如下:患者自然仰卧,头偏向对侧,先找到胸锁乳突肌后缘中点,在其下方加压即可显示出颈外静脉,两者交叉处下方即颈神经浅丛经过处,相当于$C_4$及$C_5$颈椎横突处,选定此处为穿刺点,$C_4$常为颈神经深丛阻滞点。穿刺时穿刺针先经皮丘垂直于皮肤刺入,当针头自颈外静脉内侧穿过颈浅筋膜时,此时可有落空感,即可推注局麻药4～6 mL,然后在颈浅筋膜深处寻找横突,若穿刺针碰到有坚实的骨质感,而进针深度又在2～3 cm,此时退针2 mm使针尖退至横突骨膜表面,可再推药3～4 mL以阻滞颈神经深丛。每次推药前均应回抽,确定无回血和脑脊液后再推药。如有必要,对侧也可行颈浅丛阻滞。

(4)气管内插管全身麻醉:颈椎手术时全麻药物的选择没有什么特殊要求,但是在麻醉诱导特别是插管时应注意切勿使颈部向后过伸,以防止引起脊髓过伸性损伤。最好在术前测试患者的颈部后伸活动的最大限度。颈前路手术时,为方便行气管、食管推移应首选经鼻气管内插管麻醉。颈椎病患者常有颈髓受压而伴有心率减慢，诱导时常需先给予阿托品以提升心率，另外，术中牵拉气管时也引起心率减慢，需加以处理。还有前路手术时，反复或过度牵拉气管有可能引起气管黏膜和喉头水肿，如果术毕过早拔除气管导管，有可能引起呼吸困难，而此时再行紧急气管插管也比较困难。其预防措施如下：①术前向对侧退松气管。②术中给予地塞米松 20 mg，一方面可以预防和减轻因气管插管和术中牵拉气管可能造成的气管黏膜和喉头水肿，另一方面可预防和减轻手术可能造成的脊髓水肿。③术后待患者完全清醒后，度过喉头水肿的高峰期时拔除气管导管。

**3.脊柱肿瘤手术的麻醉**

脊柱肿瘤在临床上并不少见，一般分为原发性和转移性两大类，临床上脊柱肿瘤以转移性为多见，而其中又以恶性肿瘤占多数，故及时发现及时治疗十分重要。过去对脊柱恶性肿瘤，特别是转移性肿瘤多不主张手术治疗，现在随着脊柱内固定技术的发展和肿瘤化疗的进步，手术治疗可以治愈、部分治愈或缓解疼痛而使部分患者生活质量明显提高。

（1）术前病情估计和准备：脊柱良性肿瘤病程长，发展慢，一般无全身症状，局部疼痛也较轻微。恶性肿瘤的病程则较短，发展快，可伴随有低热、盗汗、消瘦、贫血、食欲减退等症状，局部疼痛也较明显，并可出现肌力减弱、下肢麻木和感觉减退，脊柱活动也受限。无论良性或恶性肿瘤，随着病程的进展，椎骨破坏的加重，常造成椎体病理性压缩骨折或肿瘤侵入椎管，压迫或浸润脊髓或神经根，引起四肢或肋间神经的放射痛，出现大小便困难。颈胸椎部位的肿瘤晚期还引起病变平面以下部位的截瘫和大小便失禁。由于脊柱的部位深，而脊柱肿瘤的早期症状多无特殊性且体征也不明显，因此拟行手术治疗的患者病程常已有一段时间，多呈慢性消耗病容，部分患者呈恶病质状态。化验检查会发现贫血、低蛋白血症、血沉增快等。术前除应积极进行检查，还应加强支持治疗，纠正贫血和低蛋白血症等异常情况，提高患者对手术和麻醉的耐受力。

脊柱肿瘤的手术包括瘤体切除和椎体重建术，手术创伤大，失血多，尤其是骶骨肿瘤切除术，由于骶椎为骨盆后壁；血液循环十分丰富，止血也很困难，失血可达数千毫升甚至更多，故术前须根据拟手术范围备足血源，为减少术中出血可于术前行 DSA 检查，并栓塞肿瘤供血动脉。

（2）麻醉选择和实施：脊柱肿瘤手术一般选择气管内插管全身麻醉，较小的肿瘤可以选择连续硬膜外麻醉。估计术中出血可能较多时，应行深静脉穿刺和有创动脉侧压，可以在术中施行控制性降压术，骶尾部巨大肿瘤患者术中可先行一侧髂内动脉结扎。

全身麻醉一般采用静吸复合方式，药物的选择根据患者的情况而定。如果患者的一般情况好，ASA 分级在Ⅰ～Ⅱ级，麻醉药物的选择没有什么特殊要求，但如果患者的全身情况较差，则应选择对心血管功能抑制作用较小的药物，如静脉麻醉药可选择依托咪酯，吸入麻醉药可选择异氟醚，而且麻醉诱导时药物剂量要适当，注药速度不要过快。对行骶骨全切除术或次全切除术的患者，术中可实施轻度低温和控制性降压术，一方面降低患者的代谢和氧需求量，另一方面可减少失血量，从而减少大量输入异体血所带来的并发症。

**4.胸椎疾病手术麻醉**

胸椎疾病以后纵韧带骨化症和椎体肿瘤为多见，而肿瘤又以转移性为多见。前者常需经后路减压或加内固定术，一般采用行经鼻气管插管全身麻醉，后者常需经前路开胸行肿瘤切除减压内固定术，也采用全身麻醉，必要时需插双腔气管导管，术中可行单肺通气，以便于手术操作，此时麻醉维持不宜用笑气,以免造成术中 SPO$_2$ 难以维持。术中出血常较多,需做深静脉穿刺,以便术中快速输血输液用。开胸患者需放置胸腔引流管,麻醉苏醒拔管前应充分吸痰,然后进行鼓肺,使萎陷的肺泡重新张开,并尽可能排除胸膜腔内残余气体。

5.脊柱结核手术的麻醉

脊柱结核为一种继发性病变,95%继发于肺结核。脊柱结核发病年龄以 10 岁以下儿童最多,其次是 11～30 岁的青少年,30 岁以后则明显减少。发病部位以腰椎最多,其次是胸椎,而其中 99%是椎体结核。

(1)麻醉前病情估计:脊柱结核多继发于全身其他脏器结核,所以患者的一般情况较差,多合并有营养不良,如合并有截瘫,则全身情况更差,可出现心肺功能减退。患者可有血容量不足,呼吸功能障碍以及水、电解质平衡紊乱。因此,术前应加强支持治疗,纠正生理紊乱。对消瘦和贫血患者,除了积极进行支持治疗外,应在术前适当予以输血,以纠正贫血。合并截瘫者围术期要积极预防和治疗压疮、尿路感染和肺炎。术前尤其要注意的是应仔细检查其他器官如肺、淋巴结或其他部位有无结核病变,若其他部位结核病变处于活动期,则应先进行抗结核治疗,然后择期行手术治疗。

一般脊柱结核患者手术前均应进行抗结核治疗。长期使用抗结核药治疗的患者,应注意其肝功能情况,如肝功能差,应于术前 3 天开始肌内注射维生素 K$_3$,每天 5 mg。

(2)麻醉的选择和实施:脊柱结核常见的手术方式有病灶清除术、病灶清除脊髓减压术、脊柱融合术和脊柱畸形矫正术。手术宜在全身麻醉下进行,由于脊柱结核患者全身情况较差,因此,对麻醉和手术的耐受力也较差,全身麻醉一般选择静吸复合麻醉,并选择对心血管系统影响较小的麻醉药物,如依托咪酯而不选择硫喷妥钠和异丙酚。麻醉过程中应注意即时补充血容量。颈椎结核可合并咽后壁脓肿,施行病灶清除的径路。①经颈前路切口:可选用局麻或全麻下进行手术。②经口腔径路:适用于高位颈椎结核,采用全身麻醉加经鼻气管插管或气管切开,术中和术后要注意呼吸管理,必要时可暂保留气管导管。

6.腰椎手术的麻醉

腰椎常见疾病有腰椎间盘突出症、腰椎管狭窄及腰椎滑脱等。椎间盘突出可发生在脊柱的各个节段,但以腰部椎间盘突出为多见,而且常为 L$_5$/S$_1$ 节段。由于椎间盘的纤维环破裂和髓核组织突出,压迫和刺激神经根可引起一系列症状和体征。

椎间盘突出症一般经过保守治疗大部分患者的症状可减轻或消失,只有极少数患者须手术治疗。常规手术方法是经后路椎间盘摘除术。近来出现了显微椎间盘摘除术和经皮椎间盘摘除术等方法,麻醉医师应根据不同的手术方式来选择适当的麻醉方法。行前路椎间盘手术时可选择气管内插管全麻或连续硬膜外麻醉,其他手术方式可选择全身麻醉、连续硬膜外麻醉、腰麻或局部麻醉。连续硬膜外麻醉和局麻对患者的全身影响小,术后恢复也较快,但有时麻醉可能不完全,在暴露和分离神经根时须行神经根封闭,而采用俯卧位时如果手术时间较长患者常不能很好耐受,须加用适量的镇静安定药或静脉麻醉药。腰椎管狭窄的手术方式为后路减压术,可采用连续硬膜外麻醉或全身麻醉。腰椎滑脱常伴有椎间盘突出或椎管狭窄,术式常为经后路椎管减压加椎体复位内固定,由于手术比较大,而且时间也较长,故一般首选气管插管全身麻醉。

(董帅帅)

# 第三节 骨癌手术麻醉

原发性骨骼与软组织肿瘤并不常见,而最为常见的大多是骨转移瘤。每年全美国恶性骨癌与软组织肿瘤的新发病例不到每百万人口的 20 例。由此估计,每年的新发骨癌与软组织肿瘤病例全国还不到 6 000 例,而转移的骨癌病例则要比原发骨癌高两倍。原发性骨癌与软组织肿瘤多种多样,可发生于人体的任何部位,但原发性骨癌常常好发于下肢及骶骨,而转移性骨癌常好发于肋骨、骨盆、脊椎以及下肢的长骨干。一些已发生骨转移的肿瘤患者,常常因转移部位的疼痛或活动受限或病理性骨折而求助于骨科医师,经检查才发现原发肿瘤。

过去,人们认为患有骨癌的患者,实施手术意味着必然会截肢,从而给患者及家属带来巨大的心理恐惧,并给患者日后的生活和行动带来极大的不便。今天,随着辅助治疗方式如放疗、化疗,以及骨科技术水平的提高,在切除骨癌的同时,更注重保留患者的肢体或骨盆的功能,如肢体骨癌切除、瘤细胞灭活再移植术和半骨盆肿瘤切除、肿瘤细胞灭活再移植术,或者在切除骨癌后实施假体植入,这种假体可以是整块类似长骨干型的假体植入,也可以是简单的部分假体植入。大部分假体均采用金属合金假体,部分假体则采用骨水泥与金属杆的再塑体。从而大大改善了患者的肢体功能与生活质量,同时患者的存活率并没有因此而降低。对于软组织肿瘤,则根据肿瘤组织的恶性特点,采用局部或局部扩大切除,而对于脊椎的原发或转移瘤以及骶骨瘤,多采用瘤细胞刮除术,如果瘤细胞刮除损害了脊柱的稳定性,则还需实施椎体内固定术。

骨癌手术由过去简单的手术操作,向提高患者术后生活质量发展,在过去被视为手术禁区的部位开展高难度手术,以及手术所引起的巨大创伤与大量出血对患者生命造成的威胁,这些都给麻醉的实施与管理带来了很多的困难。麻醉医师在实施每一例骨癌手术前应有充分的准备并对术中可能出现的各种问题做出充分的估计和提出相应的处理措施。

骨癌患者由于术前已存在的血液高凝状态,使得术中因大量输血而导致的凝血功能紊乱以及使其诊断与治疗复杂化。在骨癌手术中,70% 以上的患者均需输血,部分手术如骶骨与半骨盆部位的骨癌手术,由于出血迅猛且止血困难,常常因大量出血导致严重的失血性休克,即使输血输液充分,顽固性低血压也在所难免,从而给麻醉医师在持久性低血压期间对全身脏器的保护提出了新的挑战。

针对骨癌手术的这一特点,应加强患者的术前准备和对术中易发生凝血功能障碍或 DIC 的高危患者的筛选以及术中采用适当深度的麻醉以降低巨大的外科创伤所引起的应激反应。使用控制性降压技术,特别是新型钙通道阻滞药尼卡地平控制性降压用于骨癌手术,不但能减少术中的出血量,而且还具有全身脏器特别是心肾的保护作用,以及抑制血小板聚集和血栓素($TXA_2$)分泌的特点,将其用于易发生失血性休克的骨癌患者有其特殊的适应证。

## 一、骨癌的病理生理特点及其全身影响

骨癌的患者因局部包块及疼痛,甚至发生病理性骨折才去求治。难以忍受的疼痛常常驱使患者使用大量的镇痛药,其中包括阿片类的镇痛药,这些镇痛药长期使用,患者可产生耐受性或成瘾性。外科手术治疗是解决患者病痛的有效措施。短期使用大量镇痛药,会导致患者的神志

恍惚,正常的饮食习惯紊乱,摄水及摄食减少,导致身体的过度消耗及体液负平衡,部分患者在术前可有明显的发热现象,体温可超过 39 ℃,常常给麻醉的实施带来许多困难,因此,可增加麻醉药的毒性反应以及对循环系统的严重干扰。另外,长期服用阿片类的镇痛药,增加了患者对此类药物的耐受性,从而使实施手术时所使用的阿片类药物和其他麻醉药的用量增加,因此会造成患者在术毕时的拔管困难。不论是原发性的脊椎骨癌或转移瘤,均会造成患者的活动困难,一些患者甚至有神经系统的功能障碍,此类患者由于长期卧床,会导致全身血管张力的下降以及疼痛导致的长期摄水不足,在实施全麻或部位麻醉时,应注意由于严重的低血压可导致循环衰竭,以及由于原发肿瘤和并存的骨转移瘤所致的全身应激力下降,使术中循环紊乱(低血压、心律失常、止血带休克等)的发生率增加。

骨癌的全身转移,以肺部转移为多见,这种转移大多为周围性,初期对患者的肺功能及氧合功能不会造成多大影响。一旦发生肺转移,实施开胸手术切除转移的肺叶,可以改善患者的生活质量并提高患者的近期存活率。

最近的研究发现,肿瘤患者,特别是实体肿瘤如骨癌和白血病,患者血浆中的组织因子有明显升高,组织因子作为一种凝血系统的启动剂,它的表达将导致凝血酶的产生和纤维蛋白形成,从而导致血液的内稳态异常以及凝血系统紊乱,使得患者的凝血系统术前就处于高凝状态,以及外科创伤性治疗与大量出血,极易导致术中 DIC 的发生。

高钙血症多见于骨转移癌,其发生的机制并不是由于癌灶对骨质的破坏,而是由原发癌所分泌的类甲状旁腺激素介质所介导的。伴有高钙血症的骨转移癌多由乳腺癌所致,当疼痛性骨损害导致患者活动能力减低时,高钙血症可能发生较早或加重。如果患者应用阿片类强止痛药消除癌性疼痛,患者可因不能活动、呕吐或脱水等,进一步加重高钙血症。高钙血症的结果是骨质的吸收增加,使全身的骨质疏松,导致术中肿瘤切除后植入假体困难;而且由于在高钙血症下,受血液 pH 的影响,钙离子极易在肾小管内沉积,导致潜在的肾功能损害,进而影响经肾代谢和排泄的麻醉药,易引起麻醉药的作用延迟。

## 二、骨癌手术麻醉的特殊问题

### (一)骨癌手术的特点

#### 1.创伤大,组织损伤严重

由于骨癌的好发部位大多在富含肌肉、血管及神经的骨骼,切除癌瘤常常需剥离和切断骨骼部位的肌肉,导致大量的软组织和小血管的严重损伤;特别是需要实施骨癌切除、瘤细胞灭活再移植术,这种手术常常需将大块骨骼从肌肉、血管及神经组织中剥离出来,并将肿瘤组织从该骨骼上剔除,在特制的溶液中浸泡以灭活残余的肿瘤细胞,然后再将骨骼植入原来部位。因此这种损伤不但造成大量肌肉和小血管的撕裂,而且耗时长,使得机体在长时间内处于过高的应激状态下,导致凝血系统、神经内分泌系统和循环系统的严重失调。进而引发一系列的术中及术后并发症。

#### 2.出血量大、迅猛且失血性休克发生率高

据北京医科大学人民医院麻醉科近两年对 100 余例骨癌以及软组织肿瘤手术的不完全统计,术中输血率高达 70% 以上。出血量多的骨癌手术依次为,骶骨癌刮除术,半骨盆肿瘤切除,脊椎肿瘤刮除术以及股骨、肱骨部位的骨癌切除等。这些手术的出血量一般均在 2 000 mL 以上,特别是骶骨癌刮除术,出血量可高达 4 000 mL 以上,最多的可高达 10 000 mL,而且这种手术

的出血迅猛,在肿瘤刮除时,常在短短的 5 分钟内,出血量可高达2 000～4 000 mL,造成严重的低血压,大部分患者的平均动脉压可降至 4.0 kPa(30 mmHg),如果不及时、快速大量输血和补充体液,由于较长时间的低血压,导致全身脏器低灌注,进而造成脏器功能损害甚至衰竭。

**(二)凝血功能障碍与 DIC 的发生**

骨癌手术中易出现凝血功能障碍和 DIC 的发生,造成严重的大范围的组织细胞缺血、缺氧性损害。因此,DIC 不仅是术中的严重并发症,而且是多系统器官功能衰竭的重要发病环节。这是麻醉医师在围术期要非常重视的一个问题。

(1)癌瘤所致的凝血功能障碍:许多肿瘤包括骨癌,由于细胞内含有大量类似组织凝血活酶物质,当受到术前化疗药物、放射治疗或手术治疗的影响时,细胞常被破坏而致此类物质释放入血循环,引起体内凝血系统激活。此外,恶性肿瘤晚期可合并有各种感染,而感染本身又可通过许多途径促发 DIC。肿瘤侵犯血管系统引起内皮损伤,激活内源性凝血系统等,都可以使患者处于高凝状态。通过术前的血凝分析,可筛选出此类患者。

(2)手术创伤所致的凝血功能异常:由于骨癌手术本身对大量的肌肉及血管系统造成的严重创伤,导致广泛血管内皮损伤。使大量组织凝血活酶由损伤的细胞内质网释放入血循环并导致外源性凝血系统激活。手术损伤对血管完整性的破坏,使基膜的胶原纤维暴露,激活内源性凝血系统,同时损伤的内皮细胞也可释放组织凝血活酶而引起外源性凝血系统的反应。

手术及创伤时,机体出现反应性血小板增多和多种凝血因子含量增加,血液呈暂时性高凝状态,在手术后 1～3 天尤为明显。最近 Boisclair 等的研究表明,外科手术可使血液的凝血酶原片段($F_{1+2}$)和凝血因子IX激活肽的水平明显增加。因此认为,手术创伤可能也是血液处于高凝状态的原因之一,手术创伤越大,其所引起的血液内稳态失衡越严重。

如何减轻外科创伤所导致的血液高凝状态和凝血因子的消耗,保持手术期间血液内稳态稳定是麻醉医师所要解决的问题之一。

(3)大量失血、输血所造成的凝血功能异常:最近的研究表明,在癌瘤患者,外科手术创伤所致的大量失血是严重的血凝与抗凝系统紊乱并导致恶性凝血病性出血的主要因素。凝血病性出血最常见于急性大量失血的患者,临床表现为急性 DIC 早期的消耗性凝血病,有大量凝血因子消耗造成的凝血障碍,或者手术创伤后大量输入晶体液和库血所引起的血液稀释性凝血病,凝血因子浓度降低。急性大量失血严重损害了维持血液凝血系统的血小板成分,使血小板数目减少,凝聚力降低,这些因素均可促进广泛而严重出血倾向的发生。

由于骨癌手术出血迅猛所造成的血小板及凝血因子的丢失,以及急性大量失血时组织间液向血管内转移以补充血容量的丢失与大量输血补液后造成的凝血因子的稀释作用(输血量超过4 000 mL),使得临床上持续时间甚短的 DIC 的高凝血期之后,DIC 进入消耗性低凝血期或继发性纤溶亢进期,临床上出现广泛而严重的渗血或出血不止。骶骨癌患者发生 DIC 的临床表现只是到手术后期或近结束时,才发现手术部位广泛渗血和引流袋内血量的迅速增加及出血不止,此时查血凝分析,证实已发生了 DIC。这种患者出血量可高达 15 000 mL,连同术后出血,输血量可超过 20 000 mL。所以骨癌患者一旦出现 DIC,则病情极其凶险,应引起麻醉医师的高度警惕,要及时做出诊断和处理。

**(三)术前放疗、化疗对机体的影响**

术前予用骨癌的化疗药物包括阿霉素、长春新碱、环磷酰胺及甲氨蝶呤等,这些药物会对骨髓、心肺、肝、肾功能造成不同程度的毒性损害,使心肺储备能力低下,肝肾功能欠佳。由于术前使用化疗药常常对麻醉药的代谢造成影响,而导致麻醉药的使用超量以及麻醉药作用延迟的机会增加。

阿霉素在使用早期即可出现各种心律失常,积累量大时可致心肌损害,产生严重的心肌病变,导致充血性心力衰竭,它所引起的急性心脏毒性的主要表现为 ECG 急性改变,如非特异性 ST-T 改变、QRS 低电压、房性或室性期前收缩,发生率超过 30%,与剂量相关,大多数为暂时性、可逆性;也可引起亚急性心脏毒性,表现为心肌炎和心包炎,多于用药后数天或数周后发生。慢性心脏毒性的表现为渐近性心肌细胞损伤、心肌病变,最终可发展为充血性心力衰竭,给麻醉的实施与管理带来很大困难。而长春新碱主要引起骨髓抑制、白细胞及血小板减少,另外该药还具有中枢和外周神经系统毒性作用,最早的征象是外周感觉异常,继而发展为肌无力和/或四肢麻痹。术前化疗后出现心脑毒性的患者,吸入麻醉药可能对心肌收缩力的抑制更加严重,术中应注意患者心功能的保护,选用对心功能抑制轻的麻醉药,并合理选用肌松药。

环磷酰胺经过肝脏转化后才具有抗癌活性,较长时间用药后对肝脏会产生一定影响。因此术前使用此类药物的患者,可能对麻醉药或镇静镇痛药特别敏感,麻醉过程中即使应用常规剂量也可能发生严重反应,所以术前用药及术中用药要减量,以确保患者的安全。另外,它可引起慢性肺炎伴进行性肺纤维性变,应充分估计呼吸功能减损的程度。

许多抗癌药化疗后会导致患者的血清胆碱酯酶的活性减低,骨癌患者也不例外。因此,对术前使用化疗的患者,麻醉中慎用去极化肌松药。由于环磷酰胺和甲氨蝶呤经肾排泄。有引起肾毒性的可能,所以非去极化肌松药最好选择不经肾脏排泄的药物,即使选择,其用量也需减量,以防止其作用延迟影响术毕拔管。

几乎所有的化疗药物都具有骨髓抑制作用,因此,可加重癌瘤患者原已存在的血液不良情况。化疗后,血小板减少出现较早,于用药后 6~7 天即可发生;白细胞减少的出现则更早,可于用药后 4~6 小时发生。其常见的血液学障碍包括 DIC、纤维蛋白溶解及血小板功能障碍。DIC 出现于癌肿晚期,特别易见于肝转移患者,血小板功能障碍可因化疗药物引起,但也可能是骨髓癌肿伴发的原发性改变,大多数出血是化疗药物引起骨髓消融导致血小板减少的继发结果。

术前化疗药的消化道反应常常造成患者食欲下降与腹泻,导致患者的抵抗力下降和水、电解质平衡紊乱,在术前应给予足够的重视并应及时纠治。

放疗可使血小板生成减少,特别是有活力的骨髓包括在照射野之内时。另外,术前放疗虽然使肿瘤的体积缩小和瘤细胞的活性减弱,但是照射时放射性损伤造成照射野内组织的纤维性粘连、毛细血管增生和脆性增加,将会增加手术的出血量以及止血困难,还会造成术后伤口的越合延迟。麻醉医师术前应了解放疗的部位、照射野的大小以及照射量。

胸椎部位原发性或转移性骨癌,常常会因术前胸部的放射治疗导致急性放射性肺损伤(80%),这种肺损伤尽管较少出现症状,但却会使肺的储备功能下降,肺间质血管内皮细胞的通透性改变,术中易发生低氧血症、肺水增多以及术后的肺感染率上升。麻醉医师应注意对此类患者呼吸的监测,同时应给予抗生素预防肺部及伤口感染。

总之,术前接受化疗或放疗的骨癌患者,面临化疗药物的代谢毒性和细胞破坏,器官结构及其功能可能已受变性损害。麻醉医师必须注意化疗药物与麻醉药之间的相互不良影响,围术期尽量避免重要器官的再损害和生命器官的保护。

**(四)大量输血与体液补充**

手术期间急性大量失血是骨癌手术的特点之一。术中急性大量失血后必然有细胞外液

(ECF)的转移和丢失,此时机体有一个代偿过程,中等量失血时 ECF 能以每 10 分钟 500 mL 的速度转移到血管内以补充有效的循环容量而不产生休克症状。此外骨癌手术的严重、大面积的组织损伤使大量的功能性 ECF 转移到"第三间隙",成为非功能性 ECF。由于 ECF 是毛细血管和细胞间运送氧气和养料的媒介,是维持细胞功能的保证,所以在大量输血的同时必须大量补充 ECF 的转移和第三间隙体液的丢失,尤其长时间、严重低血容量时应大量补充功能性细胞外液,是保证细胞功能的重要措施。因此,在急性大量失血时,则需输入平衡液和浓缩红细胞,或输入平衡液和胶体液与浓缩红细胞。在失血性休克或术中大出血时,输入平衡液与失血量的比例为3:1。血容量丢失更多时,还需适当增加液量。

#### (五)骨黏合剂(骨水泥)

1.骨黏合剂的不良反应

由于骨黏合剂植入骨髓腔后,髓腔内压急剧升高,可使髓腔内容包括脂肪颗粒、骨髓颗粒和气体挤入静脉而到达肺循环,可导致肺栓塞;骨水泥经静脉吸收人血后会引起血管扩张和心肌抑制,导致低血压和心律失常。若肺栓塞和骨水泥造成心血管严重反应,轻者可导致肺内分流增加,心排血量减少和严重低血压以及低氧血症,重者可致心搏骤停,须提高警惕,采取预防措施。

2.骨黏合剂与抗生素的联合使用

过去一直认为,抗生素与肌松药具有协同作用,可引起肌松作用延迟,影响患者术毕拔管。现骨科医师在实施假体植入时,通常在骨水泥中添加庆大霉素粉剂,以预防假体植入后髓腔感染和导致假体的松动。临床观察到这些患者虽然加用庆大霉素粉剂,而未发现有肌松药的作用延迟现象。其原因可能与加入骨水泥中的抗生素与骨质的接触面积较小,吸收入血的剂量很少,使得与肌松药的协同作用不甚明显,所以将庆大霉素粉剂加入骨黏合剂中是否安全,仍需进一步观察。

### 三、骨癌手术的麻醉

#### (一)麻醉前准备与麻醉前用药

1.麻醉前准备

骨癌患者术前疼痛并由此导致的体液和电解质紊乱,以及术前发热是部分患者的常见表现。此类患者,住院后应给予足够的镇痛药,必要时经静脉通路补液、输血,改善患者的全身状况。

估计术中出血量大的患者,术前需准备足够量的库血,一般骶骨瘤刮除术需准备 5 000～10 000 mL 血,半骨盆切除需准备 3 000～5 000 mL 血,股骨和肱骨骨癌切除并实施假体植入的手术需准备 2 000～4 000 mL 血。椎体肿瘤切除需准备 2 000～3 000 mL 血。输血量超过3 000 mL 的还应准备血小板、新鲜冷冻血浆(FFP)、纤维蛋白原以及凝血酶原复合物,以防凝血功能障碍,出现 DIC。

除常规的实验室检查外,血凝分析是骨癌患者的特殊检查,通过此项检查可筛选部分处于高凝血状态且有可能术中发生 DIC 的高危患者,以便为麻醉管理提供指导。

术前接受化疗和放疗的患者,应特别重视了解化疗或放疗是否已经引起生命器官毒性改变及改变程度,以便对器官采取保护性措施。对此类患者需行血常规和生化检查。如果发现血小板计数少于$10×10^9$/L,对术中出血量大的骨癌手术,术前需准备血小板;血色素低于 8 g/dL 的患者,术前需输入库血,使血色素至少达到 10 g/dL 或以上;若生化检查发现多项肝功能异常,应考虑化疗药对肝功能已造成损害,此类患者麻醉时,应尽量选择不经肝代谢的麻醉药,若使用应减少剂量。

至少开放两条或三条粗大周围静脉和中心静脉通路,以保证术中急性大量失血时快速加压输血和大量补液,维持有效循环血容量和血流动力学的稳定。三条开放静脉分别用于输血、输液和静脉给药,因为输血通路不能往血中加入任何药物和液体,以防溶血和产生不良反应。准备加压输血器和血液加温装置,以便快速加压输血和血液加温。

骨癌麻醉前,除准备常规的麻醉器械、监护仪器,还应准备微量泵,以持续输注药物。对出血量巨大、高龄以及全身应激性低下有可能发生心搏骤停的患者,还应做好心肺复苏的准备。

2.麻醉前用药

成人术前用药与其他全麻患者无异,但应注意患骨转移癌的患者,机体对术前用药的耐受性降低,因而术前用药应适当减量或只给东莨菪碱。因癌性疼痛不能平卧但应激力低下的患者,除给予东莨菪碱外,可肌内注射赖氨比林 0.9～1.8 g,以减轻患者麻醉前的痛苦。

部分患者特别是儿童,术前常常会体温升高,这可能与骨癌坏死、液化、瘤细胞释放毒性物质有关,以及患者心理性伤害导致下丘脑温度调节功能紊乱所致。对此类患者,术前可不用阿托品,只给东莨菪碱或给予解热镇痛药赖氨比林,一次肌内注射 10～25 mg/kg,成人 0.9～1.8 g 肌内注射或静脉注射,以缓解癌性发热和疼痛。

**(二)麻醉选择**

1.肢体手术的麻醉选择

上肢骨癌手术,如果瘤体较小,臂丛阻滞是比较理想的麻醉方式。如果肿瘤体积较大或者肿瘤位于肩部且可能与深层组织粘连,选择全麻为宜。对于实施肿瘤切除、瘤细胞灭活再移植术,以及需要行假体植入的手术,应选择全麻。

实施部位麻醉,会减少术野的血液丢失。Modig 和 Karlstrom 测定不同麻醉方法对血液丢失的影响,发现硬膜外麻醉组的血液丢失量较机械通气组少 38%。有学者将这种血液丢失量的减少归结于较低的动脉压、较低的中心静脉压和外周静脉压,因此,使用硬膜外麻醉可减少患者的出血量,硬膜外麻醉对机体的生理干扰小,麻醉费用低,所以对手术范围不大、手术时间较短、出血量少的下肢骨癌手术,硬膜外麻醉是较佳的选择。

对于创伤大、耗时长而且出血量大或者需植入假体的下肢骨癌手术,考虑到止血带与骨黏合剂的并发症以及截肢或假体植入对患者造成的心理创伤和对患者循环和呼吸的管理,全麻应是较合理的选择,从麻醉方式与假体植入后的稳定性和术后深静脉血栓的发生率以及失血量的关系看,选择部位阻滞(硬膜外麻醉或脊麻)有其优点,而且与全麻相比,硬膜外麻醉在减轻机体的分解代谢和抑制机体应激反应方面,均优于全麻。基于这方面的考虑,采用全麻结合控制性降压或全麻复合硬膜外阻滞较为合理。

2.脊柱与骨盆骨癌手术的麻醉选择

骨盆和肩胛骨部位的骨癌手术,手术范围大,组织损伤严重,出血量和输血量都很多,为了便于循环管理和减少出血量,选择全麻加控制性降压是比较理想的麻醉方法;肩胛部位的骨癌手术,如果肿瘤侵犯胸壁,甚至侵入胸腔,此时为减轻开胸对呼吸和循环的生理影响,应加强呼吸、循环的监测与管理。

脊柱部位的骨癌包括椎体与骶骨的手术均应选择全麻并实行控制性降压。胸椎手术有可能损伤胸膜,造成气胸,应及时发现并做好呼吸管理。骶骨癌是出血最多的手术,应采用全身麻醉,可行一侧髂内动脉阻滞和控制性降压,以减少术中出血。

**（三）麻醉的实施**

1.硬膜外麻醉

下肢骨癌手术采用硬膜外麻醉及其管理和一般手术基本是一致的。但在实施时应注意以下问题：其一，硬膜外穿刺间隙的选择应考虑是否使用止血带，如使用止血带，麻醉阻滞范围应包括到 $T_{10}$～$S_5$，否则如穿刺间隙过低、麻醉平面若低于 $T_{10}$ 或不到 $S_5$，会使止血带疼痛的发生率增加，导致患者术中不配合而影响手术的完成。对上止血带的患者，一般选择 $L_{1～2}$ 或 $L_{2～3}$ 间隙，向上置管。其二，在松止血带后，有发生低血压的可能，对心肺功能正常的患者，这种低血压多为一过性，只需在松止血带前补足液体即可避免，但对高龄、恶病质以及心功能异常的患者，松止血带有导致严重低血压甚至发生止血带休克的可能，对此类患者，术前应准备好抢救药品，同时准备麻醉机和气管插管盘，并保证其处于可用状态。

硬膜外麻醉常选用的局麻药为 $2\%$ 盐酸利多卡因或碳酸利多卡因，后者起效快、作用强，可以选用，但应注意剂量。局麻药首次用量应根据患者的年龄、体质以及所要达到的麻醉平面而定，一般成人 15 mL 左右。以后每次给药，给首次剂量的一半即可，或根据患者对药物的反应做适当调整，既维持一定的麻醉平面与效果，又使血流动力学稳定。

2.全身麻醉

（1）麻醉诱导：骨癌患者的麻醉诱导与一般类型手术的麻醉诱导方法没有多少差异。但对于原发或转移的脊柱肿瘤和由于肢体的病理性骨折卧床较久，和由于肿瘤本身引起的剧烈疼痛使患者的交感神经系统处于亢进状态同时存在液体摄入不足的患者，前者由于卧床使患者全身血管的交感神经张力下降，后者则存在血管内容量的相对不足，这些患者在麻醉诱导时一定需选用对循环影响较轻的静脉麻醉药，如咪达唑仑（0.15～0.35 mg/kg）、依托咪酯（0.15～0.3 mg/kg）等，应坚持小量、分次、缓慢给药的原则，麻醉诱导时还要密切观察患者对药物的反应，否则会导致意外发生。阿片类镇痛药可能需要量较大，因为这类患者术前已使用过大量镇痛药，可能对此类药物已产生了耐受性，但考虑到术后的拔管问题，诱导时芬太尼用量为 2～5 μg/kg；肌松药最好选用非去极化类肌松药维库溴铵或派库溴铵。

部分患者可由于癌性剧痛不能平卧，会给麻醉诱导带来一些麻烦，对此类患者，可先给镇静药，待其入睡后，可将患者放平，再给肌松药和镇痛药。

（2）麻醉维持：骨癌手术采用静吸复合麻醉是最佳选择，这种方法的益处在于减少单纯使用某一种麻醉药的剂量，同时减轻对心血管功能的抑制。因为大部分骨癌手术患者的应激力均较低，而且术中出血量也较大，单纯使用吸入麻醉维持或单纯静脉麻醉药维持，都会在产生有效的麻醉作用时对患者的循环功能造成明显抑制，不利于对患者循环功能的维护以及大量失血后低血压的防治。但对体质状况较好的患者，也可使用单纯吸入麻醉维持。吸入麻醉药对循环功能抑制的轻重依次为地氟醚、七氟醚、异氟醚、安氟醚，静脉麻醉药依次为依托咪酯、咪达唑仑、异丙酚等。为不影响术毕清醒与拔管，麻醉性镇痛药的用量应减少，如果患者术后要回 ICU，则麻醉性镇痛药的用量可增加，以保持麻醉的平稳。具体做法是经微量泵输注或间断多次推注静脉麻醉药，同时给予吸入麻醉药，并根据手术刺激的强度以及术中的出血情况调整麻醉药的用量。

考虑到巨大的手术创伤及大量输血引起的输血性免疫抑制，在切皮前给予抗生素可预防患者术中术后感染。是否给予地塞米松，需根据手术创伤的大小及术中的输血量来决定，术中出血量大的骨癌手术，可预先给予地塞米松 10～20 mg，以预防输血引起的变态反应及由此导致的输血后低血压。

麻醉医师与骨科医师术中的密切配合是保证患者生命安全的重要措施,特别是出血量迅猛的骨癌手术,外科医师在切除或刮除肿瘤以前,必须告知麻醉医师,以便提前做好取血、输血的准备,同时加强对循环指标的监测。在刮除肿瘤过程中,如果循环指标变化剧烈,麻醉医师应及时告知外科医师,或暂停手术操作并压迫止血,或阻滞血管,待循环稳定后再继续手术。

### (四)术中患者的管理

1.减少术中出血

(1)控制性降压:目前控制性降压是在全身麻醉状态下,并用血管扩张药达到控制性降低血压的方法。控制性降压确实可以减少手术失血量,有学者认为减少约50%,而且比术中血液稀释更为有效。硝酸酯类药物如硝普钠和硝酸甘油是目前最常用的降压药物,最近研究证明,这类药物在体内通过与半胱氨酸发生非酶促反应而生成的一氧化氮(NO)来发挥其扩张血管的作用。钙通道阻滞药,特别是第二代二羟吡啶类钙通道阻滞药如尼卡地平,对外周阻力血管具有高度亲和力,而且对心脏无变时性与变力性作用,停药后无血压反跳。因而近几年被用于急重症高血压的控制与控制性降压。钙通道阻滞药不但具有降压的特性,而且还具有脏器的保护作用,特别是对心肾的保护作用,用于有发生失血性休克可能以及术前有心肾功能障碍的患者,尤具有适应证。有学者将钙通道阻滞药尼卡地平用于40余例的骨癌手术,发现其降压迅速,可控性强,停药后没有血压的反跳现象;在部分患者,尽管遭受急性大量失血所致的严重低血压而引起全身脏器的低血流灌注,但术后这些患者均恢复良好,无脏器并发症。尼卡地平控制性降压的具体方法是,手术开始后,经中心静脉通路连续泵入,初始输注速率为 $4\sim10\ \mu g/(kg \cdot min)$,当平均动脉压降至8.0 kPa(60 mmHg)时,将输注速率降至 $1\sim2\ \mu g/(kg \cdot min)$,或停用尼卡地平,以利于输血后血压恢复和重要脏器的保护。

应当强调,控制性降压时平均动脉压不应低于7.3 kPa(55 mmHg),高血压患者的降压幅度(收缩压)不应超过降压前的30%。同时应根据心电图、心率、脉压、中心静脉压、动脉压、失血量、尿量等监测做全面评估,来调节降压幅度。在满足手术要求的前提下尽可能维持较高水平的血压,不可一味追求低血压,而使血压失去控制,并注意防止降压速度过快,以便使机体有一个调整适应过程。降压过程中若发现心电图有心肌缺血性改变,应立即停止降压,并使血压提升,以保证患者安全。适当的麻醉深度和维持足够的血容量是保证控制性降压可控性及平稳的前提。

(2)血液稀释法:包括手术前血液稀释(等量血液稀释)与血液稀释性扩容。等量血液稀释是指,在麻醉诱导完成后,经动脉或静脉系统放血,同时按一定比例输入晶体液和/或胶体液,其目的是降低血细胞比容而不是血管内容量。待术中大出血控制后再将所采血液输还给患者。对术前心肺功能正常的患者,放血量可按 $10\sim15$ mL/kg 或者以血细胞比容不低于30%为标准,采血量也可参照以下公式:

$$采血量=BV\times(Hi-He)/Hdv$$

式中,BV=患者血容量,Hi=患者原来的血细胞比容,He=要求达到的血细胞比容,Hdv=Hi 和 He 的平均值。放血的速度以 5 分钟内不超过 200 mL 为宜。在放血的同时,若输入晶体液,可按3:1的比例输入。若输入胶体液,可按 1:1 的比例输入;或输入晶体液和胶体液,其比例为 2:1,其效果可能更好。晶体液以平衡液为最佳选择,其电解质成分近似于血浆,输注后既可补充血容量,又可补充功能性细胞外液。胶体液宜选择新一代明胶溶液琥珀明胶,商品名血定安和尿联明胶,也称海脉素,商品名血代,两者是较理想的胶体溶液,已广泛应用于临床。琥珀明胶输注后,血胶体渗透压峰值可达 4.6 kPa(34.5 mmHg),血管内消除半衰期为

4小时,主要经肾小球滤过排出,输入后24小时大部分从尿中排出。琥珀明胶无剂量限制,对交叉配血、凝血机制和肾功能均无不良影响。大剂量(24小时输10～15 L)输入也不影响手术止血功能。尿联明胶扩容性能与琥珀明胶相似,唯其含钙离子、钾离子较高,应用时需加以注意。

血液稀释性扩容是指:在麻醉诱导后,经静脉系统输入一定量的晶体液与胶体液(1:1),使中心静脉压(CVP)达到正常值的高限,提高全身血管内与细胞外液的容量,并可通过稀释血液,血细胞比容以不低于0.3为限,以减少失血时血液有形成分的丢失,从而增强机体在大量失血时抵御失血性休克的能力。在临床上使用这种方法,既减少了等量血液稀释法带来的许多麻烦,同时又简便易行。

(3)充分止血:减少外科出血的有效方法是充分止血。但在出血量大且迅猛的骨癌手术,由于一部分患者的出血是来自撕裂的肌肉小血管的渗血,另一部分患者的出血则是来自肿瘤刮除时静脉丛的出血,因而给实施有效止血带来了很大困难。所以在实施出血量大的骨癌手术时,加快肿瘤切除或刮除的速度以及有效的压迫止血是减少骨癌手术时出血的最有效措施。对骶骨癌以及骨盆肿瘤的手术,切除或刮除肿瘤前,经盆腔内暂时阻滞一侧的髂内动脉,也是降低术野出血的有效方法。

(4)维持血流动力学稳定,防治失血性休克:术中应根据外科手术创伤的大小、部位以及出血量的多少对输血、输液的类型做出合理的选择,以保持血流动力学的稳定。对失血量≤20%,血细胞比容>35%的患者,只需输入平衡液即可,对失血量≤20%,血细胞比容<35%的患者,可在输入平衡液的同时,输入胶体液;对失血量超过30%(1 500 mL～2 500 mL)的患者,在输入平衡液与胶体液的同时,需输入浓缩红细胞与全血,平衡液与失血量的比例可按3:1给予,输血后的最终目标至少应保持血细胞比容在30%,Hb在8 g/dL以上,以保证全身组织有充分的氧供以及细胞功能的正常,为全身血流动力学的稳定提供保证。

另外,手术创伤导致大量功能性细胞外液进入新形成的急性分隔性水肿间隙,又称"第三间隙",功能性细胞外液转为非功能性细胞外液,这部分细胞外液被封存起来,形成新的水肿区,因此,围术期必须考虑"第三间隙"体液丢失的补充。补充"第三间隙"丢失的体液宜用近似血浆电解质成分的平衡液,以保证机体内环境的稳定。严重手术、创伤的"第三间隙"体液丢失的补液量为8 mL/(kg·h)或更多。

急性大量出血的骨癌手术,术中失血性休克在所难免,防治失血性休克是围术期的一项重要任务。治疗失血性休克的措施,一方面要快速加压输血、大量补液,另一方面要求骨科医师及时有效地止血。因为骨癌手术的台上止血只能是用纱垫或纱布压迫出血部位,常常给有效止血带来一定困难。如骶骨癌刮除术在几分钟之内出血量可达2 000 mL以上,使血压和CVP急剧下降,即使快速输血、输液也不能在短时间内输入这么多的容量,此时即使肿瘤仍未完全刮除,常常需让外科医师行局部压迫,暂停手术操作,待平均动脉压回升至8.0 kPa(60 mmHg)以上时再行刮除。由于出血量大,除大量的血纱布和血纱垫以及手术部位手术单以外,地上以及手术者的身上均是患者的血液,给对失血量的准确估计带来困难,往往估计的失血量均低于实际的出血量,因而在大量输血的过程中,应多次检测设备动脉血气、Hb、血细胞比容,以指导输血补液,使血色素不低于8 g/dL和血细胞比容不低于30%为宜。

为了保证输血的有效及快速,除了麻醉前建立粗大静脉通路(三路外周静脉)以外,在大量出血前,应用加压输血器(进口)是行之有效的方法,因为此装置可将200 mL的血液在不到1分钟的时间内输入患者体内。在输血的同时,也必须输入晶体液及胶体液,以迅速补充丢失的血容量和细胞外液,以保持内环境的稳定和恢复血容量,提高血压,满足全身脏器的灌注。

当骨癌手术急性大量失血时,在快速大量输血和补液治疗过程中,要注意心脏功能评估,才能维持血流动力学的稳定。此时大部分患者 CVP 已恢复正常,而血压仍然较低,在此情况下,需考虑到心肌功能障碍的问题,其原因如下。

酸碱平衡失调:ACD 血库存 $10\sim14$ 天,pH 可下降至 6.77,主要由于葡萄糖分解和红细胞代谢产生乳酸和丙酮酸所致,当大量快速输库血给严重低血压患者时,必将加重代谢性酸中毒。pH 的降低直接影响心肌有效收缩,所以当大量输血或存在长时间低血压、枸橼酸和乳酸代谢降低时,可用碱性药物来纠正酸中毒,并依血气分析调整剂量,以改善心肌功能。

高血钾症:骨癌手术急性大量失血定会导致失血性休克,休克可引起肾上腺皮质功能亢进,肝糖原分解增加,使钾离子从肝内释出,可使血钾增高。而库血保存 7 天后,血钾为 12 mmol/L,21 天可达35 mmol/L,因此大量输入库血后,会引起高血钾的危险。高血钾可加重低血钙对心肌的抑制,引起心律失常,甚至心跳停搏。此时要密切监测血气、血电解质及 ECG 的变化。应适当补充钙剂,以恢复血钾钙的正常比例。或给予胰岛素.葡萄糖溶液治疗。近来研究观察到大量输血后有 12% 的患者出现低血钾,这是因为机体对钾代谢能力很强,库血输入后血钾可迅速返回红细胞内,如患者有代谢性或呼吸性碱中毒,更可促进血清钾的下降,而出现低血钾。

枸橼酸中毒:枸橼酸中毒并不是枸橼酸本身引起的中毒,而是枸橼酸与血清游离钙结合,使血钙浓度下降,出现低血钙症体征:心肌乏力、低血压、脉压变窄、左室舒张末压及 CVP 升高,甚而心脏停搏。ECG 出现 Q-T 间期延长。正常机体对枸橼酸的代谢能力很强,枸橼酸入血后迅速被肝脏和肌肉代谢,少量分布至细胞外液,还有 20% 从尿排出,不会出现枸橼酸在体内的蓄积,同时机体还能有效地动员体内储存的钙以补充血钙的不足。大量输 ACD 血通常并不引起低钙血症的发生。但当大量输血后出现心肌抑制、低血压或 ECG 有低血钙表现时才给予补钙;骨癌急性大量失血需以100 mL/min 的速度快速输血时,应同时补钙剂为妥,以维护心功能的稳定。

低体温:大量输入冷藏库血可引起体温的下降。体温低于 30% 时,容易造成心功能紊乱,可出现血压下降或心室颤动、心动过缓甚至心跳停止。低温还使氧解离曲线左移,促进低血钙症和酸中毒,并对钾离子敏感性增加,易引起心律失常。因此大量输血时应通过输血管道加温的方法使输入血加温,避免上述并发症的发生。

2.术中维护凝血功能和 DIC 的防治

(1)术中凝血功能异常的预测与预防:骨癌患者,术前应把血凝分析作为常规检查项目,包括凝血酶原时间(PT)及其活动度(AT)、部分凝血酶原时间(APTT),纤维蛋白原(FIB)、纤维蛋白(原)降解产物(FDP),$D$-二聚体,以及血小板计数(BPC)等。通过这些检查来筛选术前已有凝血功能异常的患者或诊断术中 DIC 的发生。对术前已有凝血功能障碍或术中可能发生 DIC 的高危患者,术前应充分准备血小板、新鲜冷冻血浆(FFP)以及凝血酶原复合物和纤维蛋白原及凝血因子等。术中应维持适当的麻醉深度,以避免增加纤溶活性,同时应避免缺氧、酸中毒使微循环淤血而增加创面渗血。术中大量输入库血时,应输一定比例的新鲜血,输入库血要加温,为防止枸橼酸中毒致低血钙症,应补钙剂,或输注大量的晶体液或胶体液会导致血液过度稀释而引起的稀释性凝血病,此时,要补充浓缩红细胞和凝血因子,以维持血液的携氧能力和凝血功能,减少创面的广泛渗血和减轻组织缺氧。此外,应用具有降压作用同时对血小板聚集和血栓形成具有抑制作用的钙通道阻滞剂尼卡地平,以保护血液的凝血功能。及时纠正低血压和防治失血性休克。

(2)术中凝血功能异常或 DIC 的诊断与治疗:由于骨癌手术的出血量大,又大量输血、输液,导致严重的凝血因子和血小板的稀释,造成渗血增加,给凝血异常和 DIC 的临床诊断带来一定的困难。然而术中手术部位渗血不止,血不凝,注射部位或穿刺部位的持续渗血,首先应考虑 DIC 的可能;随之行血凝分析检查,若血小板计数低于 $100 \times 10^9/L$ 或进行性下降,PT(正常 13 秒左右)延长 3 秒以上,FIB 低于 1.5 g/L 或进行性下降,以及 FDP 高于 20 $\mu g/mL$ 即可诊断为 DIC。此时应及时去除病因,纠正诱发因素,积极治疗 DIC。输新鲜血,输注血小板、新鲜血浆、凝血酶原复合物或纤维蛋白原。大型手术中所发生的 DIC 应慎用肝素。

3.保护重要脏器,预防多系统器官衰竭

急性大量失血的骨癌手术,常常引起严重低血压,导致全身脏器低灌注。因此,低血压期间,全身重要脏器的保护是麻醉医师的又一项重要任务。

在急性大量失血过程中,迅速而有效的输血补液,及早纠正血容量的丢失和体液的补充,是防治持续性低血压和改善组织低灌注与缺氧状态的根本措施。①利用新型钙通道阻滞药尼卡地平控制性降压,在控制性降压的同时,该药还具有脏器的保护性药理作用,能增强脏器抵抗缺血能力,避免低血压期间的脏器损害。实践表明,这一措施可明显减轻低血压后的全身脏器损害以及并发症的发生。②骨癌手术中通过等容血液稀释和血液稀释性预扩容以及失血后血液代偿性稀释,使血液黏滞性明显下降,红细胞在血液中保持混悬,不易发生聚集,使血液更容易通过微循环;血液稀释后血液黏度降低,使外周血管阻力下降,在同样灌注压力下,血流速度增加,有利于组织营养血流增加和代谢产物的排出,血流分布趋于均衡,便于组织对氧的摄取和利用。同时失血后血液稀释可以明显改善由于大量输入 2,3-DPG 含量低的库血,使氧解离曲线左移,血红蛋白和氧的亲和力增加而引起的严重组织缺氧现象。因此血液稀释后外周血管阻力降低,微循环血流增加,心排血量增加,组织氧摄取和利用增加,必然使组织器官的血流灌注得以改善。③ACD 保存 5 天后即开始有血小板聚集物,保存 10 天后才形成纤维蛋白原-白细胞-血小板聚集物。这种聚集物可通过普通滤网于大量输血时进入患者血循环到达重要器官如脑、肺、肾等,影响其功能。最易受累的器官是肺,引起肺毛细血管阻塞和肺栓塞,进而导致肺功能不全或成人呼吸窘迫综合征(ARDS)。为避免或减少聚集物引起的重要器官功能障碍,于大量输血时使用微孔滤网,以阻止聚集物的滤过。

骨癌手术的严重创伤、大量失血、导致失血性休克,持续低血压,又大量输血,使肾血流灌注明显减少,并有肾小动脉的收缩,因而使肾小球滤过率减少,患者出现少尿。此时绝不要一开始即作为肾衰竭而限制补液来处理,通过中心静脉压和动脉血压监测,来判断血容量不足,应及时纠正低血容量、低血压以防止肾由功能性损害而转变为器质性病变。使平均动脉压在 6.7 kPa(50 mmHg)以上时,肾实质血流可满足肾代谢需要,同时保持充分供氧和肾血管充分扩张,一般不致引起肾小球和肾小管上皮细胞永久性损害。只有当血容量确已补足而尿量仍不增加时才有使用利尿药的指征。因此必须警惕急性肾衰竭的发生。保护肾功能,预防肾缺血至关重要。积极预防脑损害,在骨癌手术急性大量失血时,如低血容量、低血压得不到及时纠正,持续时间过久,将会损害脑血管的自身调节功能,而出现脑缺血缺氧,为此,应选用降低脑代谢率的麻醉药,同时充分提供高浓度氧,以增加脑组织氧的摄取;亦可头部冰袋降温行脑保护。

**(五)麻醉监测**

1.呼吸监测

除常规的呼吸监测项目如气道压(Paw)、潮气量、分钟通气量、呼吸次数、吸入氧浓度以外,$ETCO_2$ 监测和麻醉气体监测对早期发现呼吸异常、合理追加肌松药以及较为准确地判断麻醉深度将起到重要作用。

2.血流动力学监测

对于手术损伤小、出血量不多的骨癌手术,监测 ECG、HR、无创血压(NIBP)以及 $SpO_2$ 即可满足要求。对创伤范围广、出血量大、手术时间长、容量不易调控的骨癌手术,还需行有创的桡动脉测压、CVP 监测,以利于准确、及时反映血流动力学的变化。对术前患有心血管疾患特别是冠心病患者以及创伤巨大的骨癌手术,也可考虑经右颈内静脉插入 Swan-Ganz 漂浮导管,监测 PCWP、CO、CI、SV、SVI、SVRI、PVRI 以及 $S\bar{v}O_2$ 等监测,以便合理地对患者的血流动力学状态做出准确判断和给予正确的处理。

有创监测下,应将压力传感器正确放置在零点水平。平卧位患者,零点水平应在左侧腋中线与第四肋间的交叉点;侧卧位患者的零点水平则在胸骨右缘第四肋间。准确的零点放置与校准对保证数值的准确可靠十分重要。

3.凝血功能监测

凝血功能监测的主要项目是血凝分析,其中包括血小板计数、PT、APTT、FIB、FDP 等,通过血凝分析可以准确判断凝血功能异常和诊断 DIC,并对治疗起指导作用。

4.血气与血乳酸监测

血气与血乳酸监测对于易发生失血性休克的骨癌患者特别重要。因为血乳酸含量和血气结果不但可反映全身组织是否发生缺血性的无氧代谢、是否存在全身氧债,而且可以结合 CI、$S\bar{v}O_2$ 判断造成全身氧债的原因,依此拟订出合理治疗方案,并对治疗效果作出判断,以指导麻醉医师围术期对患者的处理。动脉血乳酸正常值为 0.3~1.5 mmol/dL,静脉血可稍高,为 1.8 mmol/dL。

5.肾功能监测

尿量是反映肾血流灌注的重要指标,亦可反映生命器官的血流灌注的情况。围术期宜保持尿量不少于每小时 1.0 mL/kg。如果尿量少于每小时 0.5 mL/kg,提示有显著的低血容量和/或低血压,而且组织器官灌流不足,或有显著体液负平衡存在。对于血压恢复正常、血容量已补足的患者,若尿量仍少,应考虑以下几方面原因,其一,由于术前患者的过度紧张,导致抗利尿激素分泌过多,导致肾小管对原尿的重吸收增多引起少尿。对此类患者,只需给予小量呋塞米 5 mg(静脉推注),即可在 10~15 分钟后尿量有明显增加。其二,机械因素,骨科手术大多在不同的体位下进行,易造成尿管的压迫、打折,甚至尿管插入位置异常。所以在给予呋塞米以前,应首先检查尿管是否通畅,否则会因给予大量呋塞米后导致大量尿液潴留在膀胱内,引起逼尿肌麻痹。其三,尿量仍少,比重降低,则有可能已发生急性肾衰竭。

输液利尿试验:对少尿或无尿患者,静脉注射甘露醇 12.5~25 g,3~5 分钟内注完,如尿量增加到 400 mL/h 以上,表示肾功能良好,属于肾前性少尿;如无反应,可再静脉注射 25 g 甘露醇加呋塞米 80 mg,如仍无反应,可考虑已有肾性肾衰竭。

6.电解质监测

血钾和血钙是术中常用的电解质指标,特别是对于大量输血的骨癌手术,更是必不可少。虽然从理论上看,输入大量库存血易致高血钾,但临床观察发现,低血钾在大量输血后亦较为多见,因此在大量输血后,不可过于强调高血钾而忽视低血钾的存在,导致处理失误。输血后低血钙较少见,但在短时间内大量快速输血,仍应注意到有发生低血钙的可能。应根据电解质的检测结果给予及时纠正与合理治疗。

(董帅帅)

# 第四节 关节置换术麻醉

人工关节的材料和工艺越来越先进,接受人工关节置换的患者也越来越多,此类手术确实使患者解除了疼痛,改善了关节活动功能,提高了生活质量。人工关节置换术的不断发展给麻醉带来了新的课题,提出了更高的要求。本节重点讲述全髋关节置换术的麻醉。

自第二次世界大战前后出现了人工股骨头及全髋关节以来,人工关节置换术在临床越来越广泛,使骨科学的范围和内容有了很大改变。

## 一、粘合剂的使用

在全髋关节置换术中运用骨粘合剂(骨水泥),是在骨髓腔内填入骨水泥,再将人工假体插入,可提高人工关节的稳定性,避免松动和松动引起的疼痛,有利于患者早期活动和功能恢复。但在使用过程中,其毒性可被所接触的局部组织、心脏、血管和肺吸收引起骨水泥综合征。表现为:①肺微血栓形成,患者可感胸闷、心悸。②心电图显示心肌损害,心律失常(包括传导阻滞和窦性停搏)。③低氧血症,心排血量减少。④肺高压。⑤低血压。

预防骨水泥综合征的发生,应当在用骨水泥时严密监测 $PaO_2$、$PaCO_2$、$ETCO_2$、$SpO_2$、$Bp$、$HR$、$ECG$ 等;增加吸氧浓度;停用氧化亚氮;补足血容量;必要时给予升压。

## 二、深静脉血栓和肺栓塞

全髋关节置换极易发生深静脉血栓和肺栓塞。据报道,全髋置换术后静脉血栓发生率为50%,有的研究高达80%。肺栓塞发生率为3.2%~9.4%,这些患者中有50%死亡。有报道,全髋置换术后死亡的患者50%与肺栓塞有关。

肺栓塞对患者生命造成极大威胁,患者死亡率高,而且容易与其他原因引起的心脏停搏相混淆。对麻醉科医师来说,对术中发生的肺栓塞有足够的警惕非常重要。术中应密切观察手术操作步骤及患者的反应;严密监测 $HR$、$Bp$、$SpO_2$、$PaO_2$、$ETCO_2$ 等;对大面积肺栓塞的治疗进行复苏、支持和纠正呼吸与循环衰竭。主要方法:①吸氧、镇痛,控制心力衰竭和心律失常,抗休克。②空气栓塞时,应立即置患者于左侧卧头低位,使空气滞留于右心房内,防止气栓阻塞肺动脉,再通过心脏机械性活动而逐渐进入肺循环,也可通过经上肢或颈内静脉插入右心导管来吸引右心内空气。③高压氧舱可促进气体尽快吸收并改善症状。④术后预防用一些抗凝药物,如阿司匹林、低分子肝素和华法林,可用葡聚糖、双香豆素等。⑤对血细胞比容过高,宜行血液稀释。⑥对血栓性肺栓塞,如无应用抗凝药的禁忌,可用肝素抗凝治疗,或给予链激酶、尿激酶进行溶栓治疗。

## 三、气管插管困难和气道管理困难

(1)严重的强直性脊柱炎的患者,脊柱强直呈板块状,颈屈曲前倾不能后仰,颞下颌关节强直不能张口。卧位时去枕头仍保持前屈,如头部着床,下身会翘起。这种患者行气管插管非常困难。

(2)类风湿脊柱强直者施行全髋置换术常须用全麻:①若颈椎活动不受限者,可采用硫喷妥钠、琥珀胆碱静脉滴注诱导插管;②若颈椎活动受限者,采用气管内表面麻醉下清醒经鼻盲探插管。

（3）一些患者合并肺间质纤维化病变，胸壁僵硬，致肺顺应性下降，弥散能力降低，氧饱和度下降。

（4）有时体位的变动使导管位置改变致通气不足，气道阻力加大。

（5）合并肺部感染致呼吸道分泌物增多，合呼吸道的管理更增加难度。

## 四、激素的应用

类风湿性关节炎、强直性脊柱炎及一些无菌性骨坏死的患者，常常有长期服用激素的病史，导致肾上腺皮质萎缩和功能减退，在围术期如不及时补充皮质激素，会造成急性肾上腺皮质功能不全（危象）。对此类患者应做到：①详细询问服用激素的时间、剂量和停用时间。②必要时做 ACTH 试验检查肾上腺皮质功能。③对可能发生肾上腺皮质功能不全的患者，可在术前一天上午和下午各肌内注射醋酸羟化可的松 100 mg。在诱导之前及术后给予醋酸氢化可的松 100 mg，静脉滴注。

急性肾上腺皮质功能不全（危象）的表现：①补血后仍持续低血压或已逾量输血、输液，低血压仍不能纠正，甚至对升压药物也不敏感。②原因不明的低血压休克，脉搏增快，指/趾、颜面、口唇发绀。③异常出汗、口渴。④肾区疼痛（腰疼）和胀感、蛋白尿。⑤不明原因的高热或低体温。⑥血清钾升高或钠、氯降低。⑦在上述症状的同时，可出现精神不安或神志淡漠，继而昏迷。

若考虑为肾上腺皮质功能不全，首先静脉推注氢化可的松 100 mg。然后静脉滴注氢化可的松 200～300 mg。

## 五、全髋置换术的主要目的

全髋置换术的主要目的是减轻疼痛和改善功能，其主要适应证有以下几种。

（1）髋关节骨性关节炎。

（2）类风湿髋关节炎。

（3）股骨头无菌性坏死。

（4）强直性髋关节炎。

（5）骨折。

## 六、全髋置换术麻醉的特点

（1）手术创伤大、失血多、老年患者多，以及应用骨粘合剂，故可出现心血管不良反应。

（2）全髋置换术者多为老年人，常合并心血管疾病、肺部疾病、高血压、糖尿病等。术前对不同的病情应做出相应的处理：①有高血压病史的患者，一定要了解高血压的程度、是否规律用药、是否累及其他器官、有无合并心功能不全。②对合并房室传导阻滞和病态窦房结综合征的患者应详细询问病史，必要时安置临时起搏器；冠心病患者，术前需了解心功能，并做心电图检查。③类风湿性关节炎和强直性脊柱炎患者累及心脏瓣膜、心包及心脏传导系统者，须详细检查及对症处理。④慢性肺部疾病患者，要注意有无合并肺部感染，术前需做肺功能检查和血气分析。⑤类风湿性关节炎和强直性脊柱炎患者要检查脊柱活动受限程度，气管插管是否困难。⑥了解胸廓活动受限的程度如何。⑦合并有糖尿病患者，要详细询问病史、服药的类型，检测术前血糖和尿糖值，必要时给予短效胰岛素控制血糖。⑧有服用激素病史的患者，应根据服药史及术前的临床表现、化验结果决定是否围术期给予激素补充。

（3）麻醉前用药：般患者常规用药；有严重的呼吸受限，循环功能障碍的患者镇静药或镇痛药慎用或不用;有肾上腺皮质功能不全倾向的患者,诱导前给予氢化可的松 100 mg 加入 100 mL 液体中滴注。

(4)其他准备:①对可能大量出血的患者,要准备好充分的血源。②术前备自体血在术中使用(血红蛋白在 10 g 或血细胞比容在 30% 以下,不宜采集自体血)。方法是每 3 天取一次,最后一次取血在术前至少 72 小时以允许血容量的恢复。③拟做纤维支气管镜引导气管插管时,要准备好必备用品,如喷雾器、支气管镜等。

(5)体位:全髋置换术常用侧卧位。

(6)术中截除股骨头颈部、扩大股骨髓腔和修整髋臼时出血较多,一般可达 1 200 mL,类风湿患者更多,应引起注意。

(7)髋臼和髓腔内置入骨粘合剂后,可能出现血压降低、心律失常,严重者可致心搏骤停。为了避免这类不良反应要注意以下几点:①置入骨粘合剂前收缩压须维持在 12.0 kPa(90 mmHg)以上,必要时可用升压药。②务必及时补充失血,避免低血容量。③勤测血压,严密观察患者。④吸入纯氧。⑤为了预防血压突然下降,可静脉滴注多巴胺(葡萄糖液 500 mL 加多巴胺 100 mg)以维持血压平稳。⑥出现心动过缓时,可分次静脉注射阿托品。

## 七、全髋置换术的麻醉方法的选择

### (一)腰麻和硬膜外麻醉

1.硬膜外麻醉

国内一些学者做了一系列研究,认为下肢关节置换用硬膜外麻醉有以下优点。

(1)硬膜外麻醉引起的交感神经阻滞导致下肢动静脉扩张,下肢血流灌注增加,深静脉血栓率低。

(2)硬膜外麻醉引起的血压和中心静脉压轻度降低,可使手术野出血减少。

(3)硬膜外麻醉可减轻机体应激反应,从而减轻患者在手术期间由于应激反应所引起的心肺负荷的增加和血小板激活导致的高凝状态等。

(4)局麻药本身可能有一些抗血栓形成的保护作用,它可减低血小板在微血管损伤后的聚集和粘附。

(5)硬膜外麻醉可行术后椎管内镇痛。

(6)硬膜外麻醉下血压较低,骨表面出血减少,骨水泥在干燥的骨表面上粘合力更强。

穿刺点可选择 $L_{2\sim3}$ 或 $L_{3\sim4}$ 间隙,向头或向足置管,平面控制在 $T_{10}\sim S_5$,术中使用的辅助药可选用镇静镇痛药,使患者安静入睡。如静脉滴注杜非合剂或依诺伐等。

2.蛛网膜下腔麻醉

适用于时间短的下肢关节置换术,但老年或高血压患者慎用或避免使用。

### (二)全身麻醉的优点

(1)现代麻醉学的发展、新药的临床应用,使我们能够迅速地使患者达到手所要求的麻醉深度,即不过度抑制患者的心血管功能,又能尽量减轻患者的应激反应,避免神经阻滞不全、止血带等给患者带来的不适,避免手术操作声音对患者的不良刺激。

(2)关节置换术的患者以老年人多见,合并症多,用全麻对呼吸和循环的管理比较容易调控。

(3)老年人、强直性脊柱炎、摆体位困难的骨折患者,行硬膜外穿刺常常不易成功,用全麻可根据情况采用快速诱导插管,或清醒插管,或纤维支气管镜引导插,或喉罩通气等方式。

(4)全麻下行动静脉测压、血气等监测更为方便,特别对要行控制性降压的患者,需行全麻。

(5)平稳诱导,术中维持血流动力学稳定,能减轻应激反应。

(6)全麻下用硝普钠、尼卡地平等药物控制血压也可使机体出血减少,而且比硬膜外麻醉更易控制。

## 八、术中监测与管理

(1)术中严密监测患者的生命体征,维持循环功能的稳定和充分供氧。

(2)监测 Bp、HR、ECG、$SpO_2$、$ETCO_2$。

(3)注意保持患者的体温正常。

(4)在一些重要步骤,如体位改变、放骨水泥等要注意补充血容量,密切观察这些步骤对机体的影响并做好记录。

(5)硬膜外麻醉要注意掌握好阻滞平面。

(6)局麻药的浓度和剂量应根据患者情况酌情加减。

(7)注意平衡补液,胶体液比例可适当加大。

(8)术中可根据失血量情况,给予适量补充。

(9)髋关节置换术后需用石膏固定,停止麻醉不可过早,以免患者躁动影响固定。

## 九、术后管理

### (一)术后镇痛术后镇痛的优点

(1)能减轻患者应激反应。

(2)有利于患者早期活动和功能锻炼。

(3)减少术后肺炎。

(4)减少术后深静脉血栓并发症。

(5)缩短住院时间。

### (二)术后抗凝剂的使用

为了减少术后深静脉血栓和肺栓塞,术后给予小剂量抗凝剂以预防血栓形成,但其对硬膜外镇痛的患者是否增加硬膜外血肿的危险性还有争论。

### (三)并发症

1.近期并发症

(1)深静血栓和肺栓塞。

(2)术后脑栓塞。

(3)腓神经麻痹。

(4)上肢损伤。

(5)急性青光眼。

2.远期并发症

(1)脱位、松动。

(2)感染。

(3)人工关节功能失败。

(许　增)

# 第十三章

# 临床镇痛

## 第一节 疼痛学解剖基础

### 一、伤害性感受器和传入纤维

#### (一)背根节神经元

背根节神经元(简称 DRG),DRG 细胞是感觉传入的第一级神经元,胞体发出单个轴突在节内延伸一段长度后分为 2 支:一支为周围神经轴突,伸向外周组织,接受感觉信息,另一支为中枢轴突,将外周传入送至脊髓背角,完成初级感觉信息的传递。

DRG 细胞依直径的大小分为 3 类,以大鼠为例,小细胞直径 6~20 $\mu m$,主要发出无髓鞘的 C 类轴突纤维,中等细胞直径 20~35 $\mu m$,发出有髓鞘的 $A_\delta$ 轴突纤维,大细胞直径>35 $\mu m$,主要发出有髓鞘的 $A_\beta$ 轴突纤维。以上 3 类细胞分别简称为 C、$A_\delta$ 和 $A_\beta$ 神经元。

在正常生理状态下,将伤害性刺激转换成神经冲动的 C 和 $A_\delta$ 初级感觉神经元的外周部分,称为伤害性感受器。它们在形态学上是游离神经末梢,广泛分布在皮肤、肌肉、关节和内脏器官,行使警报器的功能,使机体避开损伤性刺激防止组织受损伤。

寂静伤害性感受器:在生理状态有相当数量的 C 纤维对常规的伤害性刺激不反应,但在组织炎症时,可产生强烈的持续性反应。这类感受器被称之寂静伤害性感受器或睡眠伤害性感受器。它们在鼠、猫和猴的皮肤、肌肉、关节和内脏中普遍存在,占 C 类传入总数的 20%~25%。

#### (二)传入纤维

对外周神经传入纤维有两种分类标准,$A_\alpha$、$A_\beta$、$A_\delta$ 和 C 纤维分类,Ⅰ、Ⅱ、Ⅲ 和 Ⅳ 类神经纤维分类。两种分类的对应关系:Ⅰ 类($A_\alpha$)是肌肉传入神经,直径为 12~20 $\mu m$;Ⅱ 类($A_\beta$)主要是皮肤传入神经,直径为 6~12 $\mu m$;Ⅲ 类($A_\delta$)在肌肉和皮肤神经中均有,直径 2.5 $\mu m$;Ⅳ 类(C)在肌肉和皮肤神经均有,直径为0.3~3 $\mu m$。在正常生理条件下,Ⅲ 类($A_\delta$)和 Ⅳ 类(C)传入纤维传导外周组织的痛觉信息。

### 二、痛觉传导通路

痛觉传递系统包括 3 个主要成分:外周感觉神经、脊髓到脑干和丘脑的神经元网络,以及丘脑和大脑皮质的相互联系。

伤害性感受器的传入冲动,在中枢第一站脊髓背角神经元初步整合后,由脊髓白质的腹外侧索(VLF)、背外侧索(DLF)和背柱(DC),传递到丘脑进行加工,伤害性信息最后到大脑皮质产生痛觉。在VLF、DLF和DC中,至少有下述的8个传递伤害性信息的神经束。

**(一)脊髓丘脑束**

脊髓丘脑束(脊丘束,简称STT),脊髓背角痛敏投射神经元的轴突,在脊髓同一节段交叉至对侧,终止在丘脑。它又分为传递疼痛的痛感觉成分的新脊丘束,传入冲动由脊髓到丘脑特异核团和传递痛觉情感成分的旧脊丘束(脊髓到丘脑髓板内核群)。脊丘束由背角非伤害性感受、特异伤害性感受和非特异伤害性感受等3类投射神经元的轴突组成,主要经对侧腹外侧束投射到丘脑腹后外侧核(VPL)、丘脑腹后核群(PO)、内髓板核群和中线下核。3类神经元的胞体分别位于脊髓背角的Ⅰ层、Ⅳ～Ⅵ层、Ⅶ～Ⅹ层,但动物种系间的分布差异很大。

**(二)脊髓网状束**

脊髓网状束(脊网束,简称SRT),脊髓伤害性传入在脊髓交叉至对侧,至延脑网状结构转换神经元,传至丘脑非特异核群。脊网束主要由脊髓背角的Ⅴ、Ⅶ、Ⅷ、Ⅹ和少量Ⅰ层的神经元轴突组成,投射到延脑和脑桥网状结构(延脑中央核、延脑巨细胞核、网状大细胞核、外侧网状核、脑桥核的头端和尾部、旁巨细胞核和蓝斑下核等)。在Ⅶ和Ⅹ层的SRT细胞含有脑啡肽。脊网束神经元接受广泛的外周传入会聚,包括皮肤、肌肉、关节、骨膜和内脏传入。

**(三)脊髓中脑束**

脊髓中脑束(脊中束,简称SMT),脊髓伤害性神经元传入在脊髓交叉至对侧,至中脑网状结构许多核团转换神经元,传至丘脑特异和非特异核群。SMT神经元的分布动物种系差异较大,在大鼠其胞体位于Ⅰ、Ⅴ、Ⅶ、Ⅹ层和背外侧束核,在猫位于Ⅰ、Ⅳ和Ⅴ层,猴的在Ⅰ和Ⅳ～Ⅷ层。SMT投射到中脑的楔状核、旁鳃核、导水管周围灰质、丘间核、Darkschewitz核、上丘深层、顶盖前核的前部和后部、红核、Edineger-Westphal核和Cajal间隙核等。SMT的细胞包括非伤害性、非特异性伤害和特异性伤害神经元3类。以往也将SMT归在SRT中。

**(四)脊髓颈核束**

脊髓颈核束(脊颈束,简称SCT),脊髓伤害性传入至外侧颈核转换神经元,交叉到对侧上升至丘脑特异核群。脊颈束是指背角神经元-外侧颈核神经元-丘脑(VPL和PO)的传导束,少量投射到中脑。SCT神经元主要源于Ⅳ层(60%),其次也位于Ⅲ层(25%)和Ⅴ层(10%),轴突传导速度为15～100 m/s,在皮肤感觉快速传导中起主要作用。所有SCT神经元接受$A_\beta$和$A_\delta$传入,50%～70%接受C传入。切断猫的双侧SCT,导致动物痛觉的严重丧失。

**(五)背柱突触后纤维束**

背柱突触后纤维束(简称PSDC),脊髓伤害性神经元轴突经背柱传至延脑薄束和楔束核转换神经元,交叉到对侧后,上传到丘脑特异核团。背柱突触后纤维束是发现较晚的一个传导束,是指在背柱内的突触后纤维,投射到延脑的薄、楔束核,换神经元后投射到丘脑。PSDC的胞体主要集中在Ⅲ和Ⅵ层,也见于Ⅰ、Ⅵ和Ⅶ。第Ⅲ、Ⅵ层神经元的轴突延伸到第Ⅱ层,因此C传入末梢可能与其形成单突触联系。在猫的背柱中PSDC纤维占背柱总传入纤维的9.3%,大部分PSDC神经元(77%)对轻触、压、伤害性机械和热刺激产生反应,属于非特异性伤害感受单位。仅有6.7%属于特异性伤害感受神经元。

### (六)脊髓下丘脑束

脊髓下丘脑束(简称 SHT),脊髓伤害性神经元传入直接投射到同侧下丘脑,并交叉至对侧下丘脑。与边缘系统有密切的联系,在痛觉情感成分的信息加工中起重要作用。近来的研究表明,在鼠和猴的脊髓有大量的背角神经元直接投射到对侧下丘脑,被称为脊髓下丘脑束。它参与介导伤害性刺激引起的自主、神经内分泌和情绪反应。1949 年张香桐和 Ruch 在损伤松鼠猴的脊髓白质纤维变性的实验中,首先发现脊髓神经元轴突可直接投射到下丘脑。20 世纪 80 年代末,Giesler 实验室系列的形态和生理研究,不仅证明了脊髓-下丘脑直接通路的存在,而且基本明确了其传递伤害性信息的功能作用,并命名为脊髓下丘脑束。SHT 的神经元主要起源于背角Ⅰ层、背角的外侧网状区(Ⅳ、Ⅴ层)和Ⅹ层,胞体分布从颈段到骶段整个脊髓。荧光金注射到大鼠下丘脑腹内侧核(简称 VMH),在脊髓有 9 000 个神经元被逆行标记。SHT 神经元轴突上行至同侧下丘脑视上交叉(简称 SOD),穿过中线,分布在下丘脑的许多部位,包括外侧下丘脑、下丘脑后区和背区、背内侧核、旁室核、室周核、视上交叉核以及内外侧视前区等。90％的 SHT 神经元对伤害性刺激反应,脊髓骶尾段的 SHT 神经元传递内脏的伤害性信息。基于下丘脑在神经内分泌中的特殊作用,以及是边缘系统的一个重要组成部分,SHT 神经元可能在应激状态的疼痛感受和痛觉的情感成分的信息传递中起重要作用。

### (七)脊髓旁臂杏仁束

脊髓旁臂杏仁束(简称 SPAT),脊髓伤害性传入主要由对侧 DLF 终止在旁臂核,换神经元后再投射到杏仁核。神经元主要起源于背角Ⅰ层,少量在Ⅱ层,其轴突经对侧背外侧束-外侧束(LF)投射到中脑旁臂核,突触后二级神经元轴突再上行终止在杏仁核。SPAT 神经元接受来自皮肤、内脏、肌肉和关节的伤害性传入,参与介导疼痛的情感反应。

### (八)脊髓旁臂下丘脑束

脊髓旁臂下丘脑束(简称 SPHT),脊髓伤害性传入主要由对侧 DLF 终止在旁臂核,换神经元后再投射到下丘脑。SPHT 与 SPAT 同源,功能也相似。主要区别是,在旁臂核的突触后二级神经元轴突终止在下丘脑腹内侧核。

## 三、疼痛整合中枢

脊髓背角由初级感觉传入末梢、脊髓中间神经元、脊髓投射神经元和脊髓上结构的下行纤维组成,构成复杂的神经网络,是感觉信息传入的门户和整合的初级中枢。

### (一)脊髓背角

瑞典解剖学家 Rexed(1952)根据神经元的形状、大小、走向和密度,按罗马字母Ⅰ～Ⅹ将猫的脊髓灰质分为 10 层,后来的研究证明这种分类也适用于其他动物,因此被广泛接受。与感觉传入有关的主要的Ⅰ～Ⅶ层和Ⅹ层。

背根的有髓鞘和无髓鞘纤维进入脊髓时完全分开,有髓鞘大直径传入纤维进入脊髓背角走向中间,在背柱分为上升支和下降支,由此再分支进入背角。小直径有髓鞘 $A_\delta$ 和无髓鞘 C 纤维在脊髓背外侧进入背角,也分上下支,跨越 1～2 个脊髓节段,这些纤维的大多数构成位于脊髓灰质背外侧边缘的李骚氏束。$A_\delta$ 和 C 伤害性感受器细胞的传入轴突纤维由背根经李骚氏束进入背角,$A_\delta$ 传入纤维终止在脊髓背角的Ⅰ、Ⅴ、Ⅹ层,C 传入纤维终止在背角Ⅱ层的背部(Ⅱo),而有些仅对非伤害性刺激反应的低阈值机械感受器的 C 纤维终止在Ⅱ层的腹部(Ⅱi)。传递非伤害性信息的 $A_\beta$ 传入纤维终止在Ⅲ～Ⅴ层。内脏传入纤维主要投射到脊髓Ⅰ、Ⅱo、Ⅴ和Ⅹ层,肌肉传入主要在Ⅰ和Ⅴ层的外侧部。

众所周知,感觉传入由背根传导。近来的研究表明在腹根中有 30％是无髓鞘纤维,其中大多数是背根神经节细胞的传入轴突,这违背了经典的感觉传入由背根进入脊髓的概念。有证据表明伤害性信息也可通过腹根 C 纤维传入,终止在背角的浅层。在切断背根的动物上,刺激坐骨神经引起血压轻微升高,动脉注射缓激肽增加屈肌运动神经元和背角神经元的放电。切断腹根后刺激其向心端,不影响运动神经元和背角神经元的活动,但刺激远心端引起这些神经元兴奋,说明腹根传入并非经腹根直接进入脊髓,可能在腹根中延伸一段又返回到背根。

1.Ⅰ层

Ⅰ层是覆盖在脊髓背角表面最薄的一层细胞,通常大约是一个细胞的厚度,在背角的最表面将背柱和背角胶质区分割开来,并且向外侧扩展,呈弧形从腹面卷曲在背角Ⅱ层的腹面,贯穿脊髓全长,以骶和腰段最明显。神经元主要是边缘细胞,胞体为梭形或锥形,直径 $20\sim60~\mu m$,其树突很长而少分支,很少有小棘,以内外走向扩展,与Ⅱ层平行,偶尔进入Ⅱ层。边缘细胞的轴突很细,常源于树突,轴突进入附近白质后分升、降支,部分以脊髓前连合投射到脑干和丘脑,部分进入脊髓的其他区域,形成节间联系。边缘细胞的传入来自李骚氏束和附近白质的轴突细支,以及来自其紧邻的第Ⅱ层细胞的轴突传入,在大鼠Ⅰ层神经元接受的传入中,50％以上来自外周初级传入,主要是传导高阈值机械感受器冲动的 $A_\delta$ 纤维。

2.Ⅱ层

Ⅱ层贯穿脊髓全长,在骶、腰和第 1 颈髓等节段最为发达。由排列紧密的小细胞和纤维末梢组成的网状组织,在显微镜下呈透明状,是背角最明显的一层,类似一对浓密的双眉,也叫罗氏胶质层(简称 SG)。细胞有多种类型,以位于背部(Ⅱo)的柄细胞和腹部(Ⅱi)的岛细胞两类细胞为主。柄细胞是因其树突上具有短柄状小脊而得名。柄细胞的轴突投射到Ⅰ层,将初级传入信号中继至Ⅰ层神经元,其功能参与兴奋性突触传递。岛细胞轴突重复地在它们的树突附近分支,扩展至整个Ⅱ层,树突呈柱状沿Ⅱ层头尾方向平行走向,树突重复分支,又常常分出细支,末梢是念珠状终末,含有密集的突触小泡,只有单一的树突棘进入突触球结构。岛细胞被认为是抑制性中间神经元。

伤害性传入主要终止在 SG,它与 SG 中间神经元、背角层(Ⅲ～Ⅴ)投射神经元的树突和脑干下行纤维形成局部神经网络。在 SG 有丰富的经典递质、神经肽及其受体,它是伤害性信息传入的第一站,是脊髓中神经结构和化学组成最复杂的区域,因此,SG 层是痛觉调制的关键部位。

在Ⅰ～Ⅳ层(特别是Ⅱ层)中,有一种特有的突触球结构,它是由居于中心的初级传入末梢和包围在四周的许多树突和轴突组成,相互构成轴-轴突、轴突-树突和树突-轴突型的突触。这种突触球在伤害性信息调制中起重要作用。突触球是 SG 中最突出的一个结构,它由无髓鞘纤维中央轴突终末和紧紧包围中央轴突的几个树突与轴突终末,共同形成的一种球状的突触结构,胶质细胞将这种复合体与周围分割开来。这个特化的突触球是背角的一个关键结构,如此复杂的突触联系为感觉信息的加工提供了精细的形态基础。虽然突触球是 SG 中的一个标志性结构,但相对突触总量而言,仍然居寡(约 5％),大多数是非突触球结构的轴-树突触。

3.Ⅲ层

Ⅲ层贯穿脊髓全长,腰段最发达,胸段最小,由大量的有髓鞘纤维、投射神经元和类似Ⅱ层中的中间神经元组成,因此过去也将此层归于Ⅱ层。Ⅲ层细胞较大,形态多样,分布疏松,其树突和轴突分支更为广泛。部分脊颈束神经元和背柱突触后神经元分布在此层,它们的树突呈天线样走向背部伸延到Ⅱ层直接接受初级传入 C 纤维的单突触联系。另一类锥体神经元的树突呈扇形分布,可直接与各种类型的初级传入形成突触,大部分传入纤维介导毛囊感受器和巴氏小体信息,也有小纤维终止在Ⅲ层。Ⅲ层神经元轴突除投射到 SG 层、背角深层和邻近的白质,除了构成脊髓内的联系外,大量的轴突投射到延脑尾端的薄核、楔核和外侧颈核。

4.Ⅳ层

Ⅳ层是背角中相对厚的一层,由各种大小不同形态各异的神经元组成。小细胞 8～11 μm,大细胞 35～45 μm。基于神经元大小不同的非均匀性和特大细胞的存在,很易与Ⅲ层区分。大的天线型神经元,其树突像天线一样延伸到Ⅱ层呈广泛分布,与 SG 细胞的轴突和初级传入形成突触。此外,还有树突纵向分布的中央神经元和树突横向分布的神经元。大量脊颈束和脊丘束神经元胞体位于Ⅳ层,其轴突分别经前连合投射到对侧外侧颈核和丘脑,有些神经元轴突也到达背角的Ⅴ、Ⅵ和Ⅶ层等其他区域。由于Ⅳ层神经元的树突伸到Ⅰ～Ⅲ层,它可直接接受进入背角浅层的初级传入,同时,初级传入纤维也直接进入Ⅳ层,与神经元胞体和树突形成轴突-胞体突触和轴突-树突突触。许多轴突-轴突突触和树突-树突突触在Ⅳ层形成突触球结构。

5.Ⅴ层

Ⅴ层在背角是内外走向最狭窄的部分,而在背腹走向很厚,位于被称为背角颈部的区域。除胸段外,Ⅴ层分为外、内两区,外侧区约占 1/3,内含较大的神经元(30～45 μm),而内侧区是有许多密集排列的小神经元(8～10 μm)。由于外侧区含有大量的有髓鞘纤维,因此,组织染色的显微切片观察呈网状结构组织,是Ⅴ层的一个明显标志。Ⅴ层神经元的树突与Ⅳ层神经元的树突相似,更多的呈纵向辐射状,其树突也比Ⅳ层神经元的大。大量属于脊丘束神经元,初级传入和脑干下行纤维与其形成突触,这些神经元的轴突经前连合投射到对侧丘脑,另一些神经元轴突经同侧外侧索投射到外侧颈核。

6.Ⅵ层

Ⅵ层是背角的最底层,只在脊髓的颈、腰膨大部存在,与Ⅴ层相比,细胞较小,8～35 μm,排列规则。在显微镜下,此层比Ⅴ和Ⅶ层暗,也分内外两区,内侧区是一群排列紧密染色深的小神经元,而外侧区是三角形和星状的较大的神经元。树突分布类似Ⅴ层细胞,呈背腹和内外的辐射走向。来自脑的大量下行纤维和初级传入终止在此层。Ⅵ层的大多数神经元可能属于脊髓内的固有系统,也存在大量的投射神经元,其轴突投射到外侧颈核和丘脑。

7.Ⅶ层

Ⅶ层是脊髓灰质的中心部分,是一个不规则区域,脊髓不同节段形状不同,在颈、腰膨大处延伸到脊髓腹角。Ⅶ层中有大量投射神经元、中间神经元和运动神经元,接受来自红核的下行纤维。投射神经元轴突上行至中脑和小脑。

8.Ⅹ层

Ⅹ层是围绕中央导水管周围的灰质,并包括灰质连合,接受来自皮肤和内脏的会聚性伤害性传入。

9.Ⅷ和Ⅸ层

Ⅷ和Ⅸ层位于脊髓腹角,是运动神经元集中的区域。

**(二)丘脑与大脑皮质是痛觉高级中枢**

感觉传入冲动通过几个传导束到达痛觉的高级中枢-丘脑,进行加工和整合。

1.内侧丘脑核团

内侧丘脑核团主要包括髓板内核、丘脑中央下核(简称 Sm)、腹内侧核(简称 VM)和背内侧核(简称 MD)。主要参与介导伤害性感受和痛感觉的情绪-激动成分。

(1)丘脑髓板内核主要包括丘脑中央外侧核、中央中核(简称 CM)和束旁核(简称 Pf)或称 CM-Pf 复合体以及其他一些结构。

(2)丘脑中央下核也称胶状核,位于腹内侧丘脑中线两旁,传入轴突来自脊髓背角的Ⅰ层神经元。Sm 核传出主要投射到同侧腹外侧眶皮质。Sm 核可能主要参与痛觉的情绪-激动成分的整合。

(3)腹内侧核和背内侧核主要接受源于脊髓背角的Ⅰ层和三叉神经尾端亚核的 STT 神经元传入。VM 和 MD 的传出分别投射到属于前脑边缘系统的岛叶皮质前区和扣带皮质前区,因此,这两个核团可能参与痛觉的情绪情感反应。

内侧丘脑核团神经元的轴突广泛投射到大脑皮质,包括与情感有关的额皮质,它也接受与边缘系统、下丘脑有密切联系的网状结构的传入。因此,这个与痛情绪反应有关的通路统也被命名为旁中央系统。

2.外侧丘脑核团

外侧丘脑核团包括腹后核群、丘脑网状核和未定带。

(1)腹后核群(简称 VP),由腹后外侧核(VPL)和腹后内侧核(VPM)组成,主要接受脊丘束(STT)、脊髓颈核束和突触后背柱通路的伤害性传入。许多 VB 神经元被伤害性热或机械躯体刺激所激活,神经元和感受野有相对的拓扑分布。VB 神经元对刺激强度的编码能力,提示 VB复合体参与痛觉的感觉-鉴别成分。刺激人的 VPL 和 VPM 引起疼痛感觉,1 例心绞痛患者的报告指出,刺激 VPL 可诱发心绞痛的发作。VB 神经元传出是投射到大脑皮质感觉区,刺激 SⅠ皮质可逆向激活 VPL 核伤害感受神经元。

(2)丘脑后核群位于丘脑外侧部,包括后腹核内侧部(POm)、外侧部(POl)、后腹核间核(POi)、上膝体和内膝体大细胞核,其中 POm 可能与伤害性感受更重要。后腹核内侧部接受源于脊丘束、脊颈脑束和突触后背柱通路的传入投射,呈双侧性感受野和躯体与内脏的传入会聚。PO 神经元传出投射到岛皮质和SⅡ区。

(3)丘脑网状核接受丘脑网状核也接受 STT 和脑干网状结构传入,未定带接受脑干网状结构、背柱核和三叉神经尾端亚核的输入。其传出投射到丘脑核团和体感皮质。

3.大脑皮质

大脑皮质作为人类感觉整合的最高级中枢,接受各种感觉传入信息进行加工,最终上升到意识。虽然长期以来对大脑皮质在痛觉中的作用的研究方兴未艾,但结果不能令人满意。临床观察表明,刺激患者皮质感觉Ⅰ区很少报告有痛感,切除感觉Ⅰ和Ⅱ区,也未发现疼痛有明显改变,个别患者报告有短时间的疼痛减轻,因此一般认为皮质感觉区在疼痛知觉中作用不大。然而,实验性损伤刺激引起受试者产生疼痛时,在皮质感觉区可记录到长潜伏期的诱发慢波反应,并可被镇痛药抑制。动物体感皮质也可记录到类似的对镇痛较敏感的慢波反应。由于对知觉研究技术上的限制,很难在人体上进行更深入的实验性研究,又没有理想的动物模型,因此,皮质哪些部位接受痛觉传入,如何进行信息整合达到知觉等,知之甚少,尚无明确的结论。

#### 四、痛觉调制系统

我国学者邹冈等首次将吗啡微量注射到家兔第三脑室周围灰质和中脑导水管周围灰质区（简称 PAG）产生镇痛效应，从而提示脑内可能存在阿片受体。这为后来的脑刺激镇痛和英国科学家发现脑啡肽提供了启示，是脑内下行抑制系统发现的前奏。

在中枢神经系统内有一个以脑干中线结构为中心，由许多脑区组成的调制痛觉的下行抑制系统。它主要由中脑导水管周围灰质、延脑头端腹内侧核群（中缝大核及邻近的网状结构）和一部分脑桥背侧部网状结构（蓝斑核群）的神经元组成，它们的轴突主要经脊髓背外侧束（简称 DLF）下行，对脊髓背角痛觉信息传递产生抑制性调制，在脑干水平也抑制三叉神经脊核痛敏神经元的活动。

##### （一）中脑导水管周围灰质

它位于中脑导水管周围，由形态类型和化学构筑不同的细胞组成，主要接受来自额叶皮质、岛叶、杏仁、下丘脑、楔状核、脑桥网状核和蓝斑核的传入，也接受直接来自脊髓的伤害性神经元传入。PAG 的主要传出投射到前内侧蓝斑周围区的 Barrington 核、延脑头端腹内侧区（RVM）包括中缝大核（NRM）和网状巨细胞核（Rpg）、外侧网状核（LRN）和少量直接到达脊髓背角。PAG 由两条通路对脊髓背角神经元产生下行调制，一条是 PAG-RVM-脊髓背角，另一是 PAG-LRN-脊髓背角。PAG 背侧和腹侧区的功能有明显不同，腹外侧区是选择性的镇痛区，而背部区更主要是在情绪和逃避反应中发挥作用。

##### （二）蓝斑核（LC）

主要接受 PAG 传入，其传出可直接到达脊髓。LC 的下行抑制主要通过 LC 神经元轴突与脊髓背角神经元的直接作用，也间接通过其终止在 PAG 的 LC 纤维激活调制神经元。

##### （三）背外侧脑桥中脑背盖（dLPT）

由靠近 PAG 腹外侧并与其有密切解剖联系的楔状核、蓝斑下核、旁臂核和 A7 区组成。楔状核接受脊髓背角I层神经元传入，传出到延脑头端腹内侧区。电刺激 dLPT 抑制伤害性脊髓反射和脊髓背角神经元的伤害性反应。最近的临床研究证明，电刺激这个区明显减轻患者的慢性痛。

##### （四）延脑头端腹内侧区

由中缝大核（NRM）和位于网状巨细胞核腹侧的邻近网状结构组成，后者包括猫的网状大细胞核和大鼠的网状巨细胞核（Rpg）、外侧网状巨细胞旁核（Rpg1）和网状巨细胞核 α 部 4 个核团，主要接受来自 PAG 和楔状核的传入，也接受前额皮质、下丘脑、杏仁核和纹状体的基底核传入。RVM 传出纤维经脊髓背外侧束终止在脊髓背角浅层和 V 层。

##### （五）延脑外侧网状核（LRN）

位于延脑尾部，接受 PAG 传入，其传出终止在脊髓背角。电刺激 LRN 或微量注射谷氨酸可选择性抑制背角神经元的伤害性反应和伤害性脊髓反射，损毁 LRN 大大减弱刺激 PAG 引起的背角神经元伤害性反应的抑制。

此外，最近的研究提示，脑内除了存在痛觉调制的下行抑制系统外，还有与之并存的下行易化系统，主要包括网状巨细胞核和网状巨细胞核 α 部。在一般情况下，由于下行抑制系统激活所产生的效应可能大于易化系统，因此后者的效应往往被掩盖。与下行抑制系统相比，对下行易化系统的解剖结构、传导途径和神经递质等的研究还是初步的。

（李守华）

# 第二节　疼痛的生理机制

## 一、痛觉感受器和致痛物质

一般认为痛觉感受器是游离神经末梢,它可能是一种化学感受器。致痛物质有钾离子、氢离子、组胺、5-羟色胺、缓激肽和前列腺素等。在各种伤害性刺激作用下,受破坏的局部组织释放某些致痛物质,作用于游离神经末梢,产生传入冲动至中枢系统而引起痛觉。

## 二、痛觉的传入神经纤维

痛觉信息自感受器发出后,在周围神经中沿着两种不同类型的纤维向中枢传导。一种是有髓鞘的 $A_\delta$ 类纤维,传导速度较快;另一种是无髓鞘的 C 类纤维,传导速度较慢。皮肤受到伤害性刺激后,可先后出现两种不同性质的痛觉,即先很快感到一种尖锐而定位精确的锐痛,去除刺激后即消失。继而是弥漫的灼性钝痛,程度较剧,去除刺激后仍可持续一小段时间后消失,并可伴有情绪反应。前者称快痛或第一疼痛,后者称慢痛或第二疼痛。认为快痛是由 $A_\delta$ 类纤维传导的,而慢痛则是由 C 纤维所传导。这些纤维的细胞体位于脊髓后根神经节,为第一神经元。通常,肌、骨膜、关节和血管壁等组织受刺激时所产生的深部痛以慢痛为主。

## 三、痛觉冲动在中枢内的传导途径

痛觉的中枢传导通路比较复杂,大致可分为两种。①传导快痛的新脊丘脑束:痛觉传入纤维进入脊髓后,在灰质后角更换神经元即第二神经元,并发出纤维经前联合交叉至对侧,再经脊髓丘脑束上行,终止于丘脑的腹后外侧核,由此处的第三神经元发出纤维抵达大脑中央回的感觉区。它具有较精确的定位分析能力。②传导慢痛的旧脊丘束和旁中央上行系统:均起于脊髓后角,分布较弥散,与疼痛时强烈情绪反应有关。旧脊丘束位于新脊丘束内侧,终止于丘脑的内侧核群或髓板内核群,最后投射于脑的边缘系统和大脑皮质第二体表感觉区。旁中央上行系统包含脊髓网状束和脊髓中脑纤维,沿途在脑干网状结构和中脑的核群换站,最终也终止于丘脑。

## 四、内脏痛与牵涉痛

内脏痛多属慢痛。其特点是对能致皮肤疼痛的刺激如切割、烧灼等不敏感,但对机械牵拉、缺血、痉挛、炎症和化学刺激则产生疼痛。其传入神经主要是交感神经干的传入纤维,经后根进入脊髓,然后和躯体神经基本上走着同一上行途径。但食管、气管的疼痛是通过迷走神经传入;部分来自盆腔脏器的疼痛则通过副交感神经传入。有内脏疾病往往引起身体体表某部位发生疼痛或痛觉过敏,这种现象称牵涉痛。例如心肌缺血可引起心前区、左肩和左上臂疼痛。牵涉痛的部位与患病内脏部位有一定解剖关系,它们都受同一脊髓节段的后根神经所支配。该部位的躯体和内脏的痛觉传入纤维进入同一节段的脊髓后角内,并和同一感觉神经元发生突触联系,称为汇聚现象。牵涉痛的发生可能和汇聚现象有关。因传入大脑皮质的冲动经常来自皮肤,由于汇聚现象,往往对内脏伤害性刺激也误认为来自皮肤。

### 五、闸门控制学说

在脊髓后角胶样物质中,有着小型神经元,其作用类似闸门,可抑制疼痛的传导。传导触觉的 $A_\beta$ 纤维(直径 10~12 $\mu m$)是粗纤维,传导痛觉的 $A_\delta$ 纤维和 C 纤维(直径分别为 4~8 $\mu m$ 和 1~2 $\mu m$)是细纤维。它们会聚于脊髓后角神经元(T),然后向脑上行。自粗纤维传入的冲动在兴奋 T 细胞的同时也通过其侧支兴奋 SG 细胞,关闭闸门,抑制了 T 细胞,故痛觉不易向中枢传导。相反,自细纤维传入的冲动在兴奋 T 细胞的同时抑制 SG 细胞,使闸门开放,易化 T 细胞的活动,使 T 细胞发放冲动增多,便传递至脑而产生痛觉。

下行控制也参与闸门控制,而且是很重要的一环。由脑干内侧的网状结构发出与痛觉有关的下行抑制通路,主要通过缝际核产生 5-羟色胺;通过网状核产生脑啡肽和内啡肽,使脊髓后角的传入信号减弱,对闸门进行控制。下行控制作用常被用来解释高级神经活动如注意、期待、情绪、暗示等对痛感受的影响。

可以设想,正是粗、细两类纤维传入活动的相对平衡和中枢的机能状态决定了痛的发生。

(李守华)

# 第三节　常用治疗疼痛的方法

## 一、全身药物治疗

全身用药治疗简易方便,可经口腔、直肠、肌内或静脉给药,但由于是全身用药,其不良反应也较多。

**(一)用药原则**

(1)根据慢性疼痛的类型选择药物类型,严重疼痛选用中枢性镇痛药,轻、中度疼痛选用外周镇痛药。

(2)预防性给药:临床上惯用的在疼痛出现后再使用镇痛药的方法并不理想,应该采取定时给药,即以预防为主,而不是疼痛发生后再控制。

(3)所用药物的作用时间应与疼痛周期相对应。

(4)选择适当的给药途径,确保起效迅速,患者安全、舒适。

(5)应详细了解所用药物的药理特性,治疗中不宜随便更换药物,可先试增加剂量,以达满意镇痛,但不要超过最大剂量,确实无效再更换另一种药物。

(6)按符合药代动力学的固定时间间隔给药,以取得最好的治疗效果,避免或减少在用药间歇期出现疼痛。

(7)适当处理药物不良反应或尽量选用不良反应小的药物。

(8)长期疼痛治疗若出现耐药或时效缩短,可随时适当增加剂量。

(9)在慢性疼痛的长期全身用药治疗中,改变剂量应缓慢,以免发生不良撤药反应或药物过量并发症。

(10)在疼痛治疗中不应使用安慰剂。

### (二)常用药物

#### 1.非甾体抗类药(NSAIDs)

非甾体抗类药包括吡唑酮类(氨基比林、安替比林)、水杨酸类(阿司匹林、二氟尼柳)、乙酸类(吲哚美辛、甲苯酰吡咯乙酸钠、扶他林)、丙酸类(布洛芬、非诺洛芬、萘普生、酮洛酸)、氨茴酸类(甲氯芬那酸、甲芬那酸)对氨基酚衍生物(对乙酰氨基酚)及 COX-Ⅱ 选择性抑制剂(罗非昔布)等。此类药物具有中度镇痛作用,对中度的慢性疼痛,如肌肉痛、关节痛、运动痛、神经痛、产后和术后痛、风湿性疼痛的效果较好。

#### 2.中枢性镇痛药

其包括弱阿片类药物和强阿片类药物。常用药物如下。①路盖克:为双氢可待因和对乙酰氨基酚的复合制剂,适用于对作用于外周神经的镇痛药无效的中等强度以上的疼痛。②美施康定:即硫酸吗啡控释片,为强效中枢镇痛药,作用时间维持 12 小时,本品对呼吸有抑制作用,长期应用可产生耐受性及成瘾性,主要用于晚期癌症患者的重度疼痛。③多瑞吉:即芬太尼透皮贴剂,为强效阿片类药物,作用持续为 72 小时,对呼吸有抑制作用,可出现局部皮肤变态反应,反复使用可产生药物依赖性,多用于治疗慢性顽固性癌痛。

#### 3.甾体抗炎免疫药

甾体抗炎免疫药即天然或合成的糖皮质激素类药物,有强大的抗炎作用和一定的免疫抑制作用。用于疼痛治疗能减轻疼痛部位的充血、水肿,阻止炎性介质对组织的刺激,减少炎症引起的局部瘢痕和粘连,从而缓解疼痛。常用药物有醋酸泼尼松、得宝松和康宁克通-A 等。

#### 4.钙代谢调节药

钙代谢调节药如纳米钙为碳酸钙咀嚼片,用于预防和治疗钙缺乏症如骨质疏松、手足搐搦症、佝偻病及妊娠、哺乳期妇女、绝经期妇女钙的补充;阿法迪三为钙吸收调节剂,用于治疗骨质疏松症、肾性骨病、甲旁亢、甲减及佝偻病、骨软化症等。

#### 5.B 族维生素类

维生素是维持机体正常代谢的必要物质,它既参与许多物质的代谢,也是体内许多酶的组成部分。缺乏时易引起疾病。特别是疼痛患者常处于应激状态,使机体对维生素的消耗和需求都相应增多,需及时补充。常用药物有弥可保,即维生素 $B_{12}$ 口服制剂;其他有维生素 $B_1$、维生素 $B_6$ 等,均可用于各种神经性疼痛的辅助治疗。

#### 6.三环类抗抑郁药

阿米替林、百忧解、赛乐特等具有抗组胺作用所致的镇静效果,细胞膜稳定药如苯妥英钠、卡马西平、利多卡因等不仅适用于痛超敏患者锐痛、灼痛、通电样痛的治疗,而且亦可用于慢性神经源性疼痛的综合治疗。

#### 7.中成药制剂

中成药制剂如火把花根,具有抑制病理性免疫反应、抗炎、镇痛作用主要用于强直性脊柱炎、类风湿性关节炎、慢性肾炎、脉管炎、系统性红斑狼疮、银屑病等;正清风痛宁,具抗炎、免疫调节、镇痛、释放组胺、镇咳等作用。多用于风湿及类风湿性关节炎等;伸筋胶囊,有活血化瘀、舒筋通络、消肿止痛等作用,可用于关节炎、颈椎病、腰椎间盘突出症等疾病的治疗。

## 二、神经阻滞疗法

常用的药物有局部麻醉药、糖皮质激素和神经破坏药。局麻药具有诊断和治疗作用,注射神经破坏药之前,先给少量局麻药可判断穿刺针的位置是否正确,治疗性神经阻滞则以用时效长的丁哌卡因和罗哌卡因为好。糖皮质激素对于炎症反应有明显的抑制作用,可改善病变组织的渗出和水肿,从而使疼痛症状减轻。

局麻药中是否加入糖皮质激素的问题,一般认为在有慢性炎症的情况下适量应用有好处,否则无必要。此类药物中,得宝松、泼尼松、康宁克通-A 都是较好的选择,局部注射用,每周一次。周围神经炎局部注射常加用维生素 $B_6$ 或维生素 $B_{12}$。

神经破坏药多用 80%~100% 酒精和 5%~10% 酚甘油溶液,可使神经产生退行性变,感觉消失有时运动神经也受累,隔一定时间神经再生,疼痛恢复。常用的阻滞方法有以下几种。

### (一)痛点阻滞

用 0.5%~1% 利多卡因或 0.125%~0.25% 丁哌卡因等局麻药及醋酸泼尼松 12.5~25 mg,行局部压痛点阻滞,适用于腱鞘炎、肱骨外上髁炎、肩周炎及肋软骨炎等引起的局部疼痛,每周1 次,4~6 次为 1 个疗程。

### (二)周围神经阻滞

头颈部、躯干和四肢的疼痛可根据神经分布阻滞相应的神经干及其分支。如三叉神经痛应阻滞三叉神经;胸壁和上腹部的疼痛可阻滞肋间神经;肩周炎做肩胛上神经阻滞;枕部神经痛施行枕神经阻滞;慢性腰背痛和腹壁神经痛可施行椎旁脊神经根阻滞。

### (三)交感神经阻滞

交感神经阻滞包括星状神经节、腹腔神经节和腰交感神经节阻滞,主要适应证:①交感神经功能障碍引起的疼痛性疾病,如反射性交感神经营养不良、灼痛等;②由血管痉挛和血运障碍引起的疾病,如雷诺氏病、血栓闭塞性脉管炎、血栓栓塞、肢体缺血性溃疡坏死等;③内脏原因引起的疼痛,如急性胰腺炎、内脏癌痛、肠痉挛、心绞痛等;④躯体疼痛兼有交感神经因素者,如乳癌疼痛,除躯体神经阻滞外,还应合并星状神经节阻滞,膀胱癌和支气管肺癌疼痛应同时阻滞躯体神经和交感神经才能取得良好的镇痛效果。

(1)星状神经节阻滞:星状神经节支配区域包括头面、颈肩、上肢、心脏、大血管、气管、支气管、胸和胸壁。临床上取 $C_6$ 或 $C_7$ 横突基底部为星状神经节阻滞的部位,阻滞成功的标志是注药侧出现霍纳综合征。一般不宜同时进行双侧星状神经节阻滞。

(2)腹腔神经节阻滞:腹腔神经丛支配肝、脾、胆囊、胃、胰腺、肾上腺、输尿管、肾、小肠、升结肠与降结肠等脏器。上述部位的疼痛常采用椎旁径路阻滞腹腔神经丛。阻滞后内脏血管扩张,常有不同程度的血压下降,尤其是老年人和血容量不足者,需特别注意血压的变化。

(3)腰交感神经阻滞:腰交感神经支配膀胱、子宫、卵巢、睾丸、前列腺、横结肠、直肠、下肢和足等。经椎旁入路穿刺,注射局麻药 15~20 mL 可得到满意的镇痛效果,由于穿刺径路与椎间孔和大血管靠近,所以阻滞中应防止误入蛛网膜下腔和血管的可能。

## 三、针刀疗法

针刀疗法是朱汉章将中医传统疗法与现代手术疗法结合在一起的一种医疗技术。该疗法具有见效快、损伤小、操作简单、患者痛苦小、花钱少等优点,是疼痛临床常用的治疗方法之一。

针刀疗法具有针刺效应,可像针灸针一样用来刺激穴位。因针体较粗,故刺激作用更强。其顶端刀刃锐利,故快速进皮时没有明显痛感,因针体坚韧又有针柄,故运针更容易,但不宜行捻转手法。小针刀又具手术效应。其刀刃可像手术刀一样对病变组织进行不切开皮肤的治疗,如松解粘连组织,切断挛缩肌纤维或筋膜,切碎瘢痕或钙化组织或痛性硬结,切削磨平刺激神经引起疼痛的骨刺。针刀还具有针刺和手术的综合效应,如果在一个患者身上同时存在敏感穴位和病变组织,就需要利用小针刀的针刺效应刺激穴位,并利用其手术效应对病变组织施行手术治疗,使其两种效应综合发挥,受到更好的治疗效果。

其适应证:软组织炎症、滑膜炎、各种腱鞘炎、韧带炎引起的痛、麻和功能障碍,脊柱的某些病变,四肢关节的退行性或损伤性病变,神经卡压综合征,缺血性骨坏死,某些有体表反应点的内脏疾病,骨干骨折的畸形愈合,其他如肌性斜颈、痔疮、血管球瘤等。

其禁忌证:发热,全身感染,施术部位和周围有感染灶,严重内脏疾病发作期,施术部位有难以避开的重要血管、神经或内脏,出血倾向、凝血功能不全,定性、定位诊断不明确者,体质虚弱、高血压、糖尿病、冠心病患者慎用。

## 四、物理疗法

### (一)电疗法

电疗法,如经皮电刺激,经皮肤用直流电刺激末梢神经对浅层组织的局部性疼痛有相当的止痛作用。对神经损伤、慢性炎症、骨关节和软组织创伤引起的疼痛效果较好。硬膜外置入电极或切开椎板埋入电极刺激脊髓的方法对癌痛有一定效果,成功率接近60%。

### (二)光疗法

光疗法,如激光疗法,疼痛临床中常采用的激光作用方式有两种:①散光照射,即用激光的原光束或聚焦后的光束,多次照射病变部位达到治疗目的,其优点是不损害皮肤、无痛苦、有消炎、消肿、止痛、止痒、抑制渗出、调节神经状态、恢复血管功能、降低变态反应和刺激结缔组织生长等作用;②穴位光针治疗,既用激光发出的原光束或聚焦后的光束在经络穴位上照射。各种适于针灸的疾病均可采用此法。其优点是不损害皮肤、无痛、无感染、方法简单。

### (三)声疗法

超声疗法、超声药物透入疗法等。

### (四)磁疗法

磁疗法是用磁作用于人体来治疗疼痛,分静磁场和动磁场2种。

### (五)其他

汽疗、冷冻治疗、射频治疗等。

## 五、疼痛治疗的组织结构

### (一)正确的工作态度

一方面可以利用自己所熟悉掌握的专业知识,特别是镇痛等药物的临床知识和各种神经阻滞方法进行治疗,这是参加疼痛治疗工作有利条件;另一方面面对临床各科可能是复杂病因所致的疼痛疾病或症状的诊断及鉴别诊断,对疼痛医师又是生疏的,医师必须发挥己长弥补不足,虚心学习,加强协作,做好工作。

### (二)做好准备工作

结合各医疗单位的具体情况,设置不同规模的门诊和病室,门诊应设有诊察室和治疗室,诊察室设有诊察台,配备必要的诊查用具和诊断仪器,治疗室应准备必要的治疗药品、无菌注射器及各种神经阻滞操作用品,氧气等急救装置,并能进行紫外线消毒。病室应根据医院条件设置若干病床,亦应配置治疗室,也可以利用门诊或住院手术室进行神经阻滞治疗。人员配备在疼痛治疗门诊或病室,配备主治医师和护士长负责组织管理工作。

**（三）完善的规章制度**

建立门诊和病室进行正常工作的程序和必要的规章制度、技术操作常规、病历记录、查房会诊制度、统计报表等。门诊应固定开诊时间,患者可直接挂号或由其他科转诊,一般经过检查确定诊断提出治疗方案,遇有疑难病例采取科内或临床科室会诊,明确诊断,防止误诊漏诊,然后选择治疗方法决定疗程,在每个疗程结束后进行复诊或随诊工作。

**（四）循序渐进,安全有效**

在疼痛治疗工作初创时期必须遵循由简到繁、由易到难,循序渐进,不断提高的原则。在选择有效治疗方法的同时还应注意安全,防止各种并发症及意外的发生。每次治疗前均应核对药物名称剂量,检查急救药物和用品,一旦发生严重并发症能够及时抢救患者,特别是门诊患者治疗后遇有药物反应或可疑并发症应留院观察,以保障患者的安全。

## 六、疼痛治疗的任务和范围

**（一）任务**

疼痛诊断治疗学是一门以研究疼痛和临床治疗的学科,在研究疼痛病因、病理生理变化的基础上,不断改进各种治疗疼痛的方法和措施,一方面提高治疗的效果,减少各种并发症的发生,保证患者的安全,同时在有关疼痛的诊断、预后、预防等方面发挥作用。

疼痛诊断治疗学的内容,基本上包括有关疼痛的基础医学和临床各科知识,以及麻醉学科中有关疼痛治疗的内容,还有心理学、康复医学、社会学等方面的基础知识。只有具备这些知识方能做出正确的诊断,决定出相应的治疗方针和采用合适的治疗方法,达到安全、有效解除疼痛的目的,以提高诊断治疗水平。

**（二）范围**

疼痛治疗学并不包括所有疼痛,如急腹症的疼痛、"警告性头痛"就应列为单纯镇痛治疗的禁忌证。一般认为疼痛治疗的范围主要有以下几个方面:①慢性疼痛性疾病,如腰背痛、颈肩痛、颈椎病、腱鞘炎等;②神经痛与神经炎,如灼痛、三叉神经痛、坐骨神经痛、幻肢痛、带状疱疹后神经痛、周围神经炎等;③自主神经功能障碍引起疼痛,如交感神经营养不良等;④血运不良引起的疼痛,如血栓闭塞性脉管炎、肌肉痉挛性疼痛、雷诺病等;⑤创伤后疼痛,如交通事故后全身痛、手术后疼痛、骨折引起疼痛等;⑥癌性疼痛,包括良、恶性肿瘤引起的疼痛;⑦内脏性疼痛,如急性胰腺炎、泌尿系统与胆系结石、心绞痛等;⑧其他,如头痛和原因不明性疼痛等。

（李守华）

# 第四节 三叉神经痛的治疗

## 一、概述

三叉神经痛（trigeminal neuralgia,TN）又称 Fotergin 病,表现为颜面部三叉神经分布区域内,闪电式反复发作性的剧烈性疼痛,是神经系统疾病中常见的疾病之一。临床上将三叉神经痛分为原发性三叉神经痛和继发性(或称症状性)三叉神经痛两类:前者是指有临床症状,检查未发现明显的与发病有关的器质性或功能性病变;后者是指疼痛由器质性病变如肿瘤压迫、炎症侵犯或多发性硬化引起。三叉神经痛的年发病率约为 3～5/10 万人,随年龄的增长而增加。患病率国内外报道不一,在(48～182)/10 万。从青年人至老年人均可发病,但以 40 岁以上中老年人居多,占患者的 70%～80%。女性发病率略高于男性,多为单侧发病,右侧多于左侧。以三叉神经2、3 支分布区域为多见,累及第 1 支较少。

## 二、历史回顾

### (一)国外历史回顾

对三叉神经痛最早期的描述可能是 Jurjani(1066－1136 年)在 Zakhirehkhwar wzmshah 百科全书中的描述,他在书中写道:"有一种类型的疼痛,其影响一侧牙齿和同侧上、下颌,具有面部阵发性疼痛,并伴有严重的焦虑;可以断定,疼痛是由牙根的神经引起,发作性疼痛和焦虑的原因是因为动脉靠近神经"。这段话简直就是一幅三叉神经痛的生动图画,既有阵发性面痛,又有对下次发作的担忧和焦虑,的确是对三叉神经痛的最佳描述。而"动脉靠近神经"又是对 900 多年后被广泛接受的三叉神经痛病因的预言。

最早发现图像描述三叉神经痛的是 Harris,他在英格兰 Somerset 威尔士大教堂门柱(建于1184—1191 年)上发现刻有"牙痛"图。一幅图中显示患者用舌头顶在痛牙上,大多数其他作品也用舌头或手指向一颗牙。

1544 年,Massa 在一封信中对三叉神经痛作了第一次描述。1677 年,John 在一封信中也记述了三叉神经痛的个案病例,他写道,"上星期四晚上,我应诊去看 Ambassadrice 女士,我见她有剧烈的面部疼痛发作,忍不住痛苦呼号,好像来自酷刑架上的叫声。疼痛波及整个右面和右口腔;该女士自己描述,发作时像有火闪电样射入上述部位,反复抽搐样疼痛。这种剧痛发作很快自止。说话有诱发发作的倾向,有时吃东西,尤其是她常感跳动的部位,接触该部位均可诱发发作。发作间期最长不超过半小时,常常更短"。John 在这封信中详细描述了三叉神经痛的疼痛程度、性质,发作形式,疼痛的部位,发作时限,诱发因素等,也是第一次描述扳机点激发疼痛发作者。

16 世纪,意大利解剖学家 Fallopius 首先认识了三叉神经。17 世纪,法国解剖学家Vieussens 发现了半月神经节,他为了纪念 Gasser 医生将之命名为 Gasserian 节。1748 年,Meckel 首先研究了半月神经节与硬脑膜的关系而发现 Meckel 腔。

1756 年,Nicolaus Andre 首先将三叉神经痛列为一个单独的疾病,他也是第一个全面描述三叉神经痛的表现及治疗的人。他因成功地施行了眶下神经节切断术治疗三叉神经痛而获得了Madame Mi gnon 奖。1821 年 Bell 发现了半月神经节的感觉根和运动根,他还首先提出三叉神经痛是第 Ⅴ 对脑神经的病,而不是第 Ⅶ 对脑神经的病。1884 年,Mcar 提出经颅底外方暴露卵圆孔,切断下颌支,刮除部分半月神经节治疗三叉神经痛,该术式由 Rose 于 1890 年首先实施成功。1891 年,Horsley 报告经颞开颅硬膜内入路切除半月神经节治疗三叉神经痛。1892 年,Hardley又进一步报道了经颞开颅硬膜外入路切断三叉神经第 1、2 支及半月神经节治疗三叉神经痛。1896 年,Tiffany 首先在经颞行半月神经节切除术中保留了三叉神经第 1 支。1900 年,Hartly-Kraule 和 Cushing 也施行了半月神经节切除术治疗三叉神经痛。1901 年,Spiller 经颞开颅硬膜外入路行半月神经节切除术中不仅保留了三叉神经第 1 支,而且还保留了运动根。1903 年,Sch loesser 用酒精作三叉神经支内注射治疗三叉神经痛。1912 年,Härtel 和 Harris 等采用半月神经节封闭术治疗三叉神经痛。1917 年,法国外科医师 Doyen 首先描述了经枕下入路神经内镜下脑桥小脑角选择性三叉神经后根切断术治疗三叉神经痛。1921 年,Frazier 经颅中窝行三叉神经感觉根切断术治疗三叉神经痛。1925 年,Dandy 经枕下入路行选择性三叉神经后根切断术治疗三叉神经痛,由于该术式有利于保存面部触觉和三叉神经运动根,且复发率低,临床上得以广泛应用。1931 年,Sjöqvist 报告三叉神经脊髓束减压术,同年 Kirschner 首先介绍了神经节电热凝术治疗三叉神经痛。1942 年,Bergouignan 发现第一个真正对三叉神经痛有效的药物——苯妥英钠。1958 年,King 报道氨基甲酚甘油醚治疗三叉神经痛,疗效优于苯妥英钠。1962 年,Blom 首次报告卡马西平治疗三叉神经痛效果优良。两种药物的发现为三叉神经痛药物的现代治疗奠定了基础。1952 年,Taarnhj 报告切开半月神经节及三叉神经固有膜行三叉神经后根减压术治疗三叉神经痛,但因复发率高而未能推广。1966 年,Jannetta 报告显微血管减压术治疗三叉神经痛,1978 年,Hakanson 试用 $^{60}$Co 放射三叉神经半月节治疗三叉神经痛,至此,三叉神经痛的外科治疗进入一个新时代。

### (二)国内历史回顾

中国古代医学对三叉神经痛早有认识,对其诊断和治疗也有独到之处。2000 年前诞生的《黄帝素问》在"奇病论"中就含有对三叉神经痛的描述,而《黄帝内经素问·举痛论》则是世界上医学中最早阐述疼痛病因病理的专著之一。据传说,三国时期,魏王曹操患头风,头面部疼痛剧烈,名医华佗曾要为曹操行开颅手术,曹操当时患的即为三叉神经痛,当然,这已无法考证。元朝张从政的《儒门事亲》、李杲的《东垣十书》、宋朝的徐淑微的《本事方》,均对三叉神经痛的表现与治疗进行过论述。

我国现代医学对三叉神经痛的认识在 20 世纪 30 年代已有文献记录。1932 年,关颂韬发表了《三叉神经痛的诊断和治疗》。1951 年,朱琏报告针刺治疗三叉神经痛。1958 年,史玉泉等详细介绍了三叉神经痛药物治疗、物理疗法、发热疗法、组织疗法、针灸疗法、注射疗法及手术疗法。1959 年,沈鼎烈等报告用苯妥英钠治疗三叉神经痛。20 世纪 60 年代卡马西平在我国临床应用,使药物治疗进入一个新阶段。1983 年,王忠诚等率先开展半月神经节射频热凝治疗三叉神经痛。1986 年,左焕琮、李龄开展显微血管减压术治疗三叉神经痛。1989 年,孟广远等报告他们于 1984 年采用射频热凝术治疗 325 例三叉神经痛。1986 年,吴承远开展选择性射频热凝术治疗三叉神经痛。2001 年,吴承远开展了三维 CT 导向卵圆孔定位射频热凝治疗三叉神经痛。2002 年,刘玉光等报道电视脑室镜下经乙状窦后入路微侵袭手术治疗三叉神经痛;2003 年,吴承远等开展神经导航下射频热凝三叉神经半月节治疗三叉神经痛,进一步提高了有效率。

## 三、病因与发病机制

### (一)原发性三叉神经痛的病因与发病机制

原发性三叉神经痛的发病机制目前尚不十分明确,对其发病机制有多种理论,但至今仍没有一个理论可以完整解释它的临床特征。近年来研究发现本病是由多种因素导致的,且各因素并非孤立存在,而是相互影响、相互作用、共同致病。传统上有中枢病变学说和周围病变学说。近年随着研究技术和方法的不断改进,发现免疫和生化因素也与三叉神经痛密切相关。

1.中枢病变学说

1853 年,Trousseau 记述了癫痫样三叉神经疼痛的临床症状、发作特征、用抗癫痫药物治疗有效以及在疼痛发作时可在中脑处记录到癫痫样放电,提出了在中枢神经病变假说。有人通过动物实验表明三叉神经痛的病理机制为三叉神经脊束核内的癫痫样放电。有学者提出闸门控制学说:所有来自皮肤的传入冲动,一方面抵达脊髓背角的第一级中枢传递细胞(简称T细胞),另一方面又与胶质细胞建立突触联系。这种闸门控制机制的胶质细胞起着在传入冲动前控制T细胞传入的作用。由于中枢的病变(三叉神经脊束核的损伤)造成胶质细胞控制T细胞的作用减弱,T细胞的活动加强,失去了对传入冲动的闸门作用,使得T细胞对传入的疼痛刺激的调节作用失代偿而引起疼痛发作。也有实验证明三叉神经痛与脑干中三叉神经核的兴奋性改变有直接关系。刺激扳机点引起的病理性刺激通常是由三叉神经周围支到达脑干,通过三叉神经感觉核和网状结构迅速总和起来,而引起三叉神经痛的发作。采用脑诱发电位和临床对卡马西平治疗癫痫的研究中发现,丘脑感觉中继核和扣带回等大脑皮质在三叉神经痛发病机制中亦起着重要作用。虽然上述的这些研究结果均支持三叉神经痛的中枢病变学说,但是仍不能用它完全解释三叉神经痛的临床症状。例如,为何三叉神经痛的发作范围并不是在整个三叉神经范围内而多数发生在单侧,甚至为单支。临床上也很少发现三叉神经痛患者脑干三叉神经核病变。而脑干内许多病变也不一定引起三叉神经痛,为何三叉神经痛患者无明显神经系统体征等。三叉神经痛的发作性疼痛应用某些抗癫痫药物治疗无效等,这些现象都难以用中枢神经系统病变学说来解释,这些还有待进一步研究。

2.周围病变学说

1967年,Kerr及Beave首先提出三叉神经痛主要病理改变是三叉神经的脱髓鞘改变,现已得到越来越多学者的认同。有学者依此提出短路理论,认为脱髓鞘的轴突与邻近的无髓鞘纤维发生"短路",轻微的触觉刺激即可通过短路传入中枢,而中枢的传出冲动亦可再通过短路而成为传入冲动,如此很快达到一定的总和而引起三叉神经痛的发作。目前,对三叉神经痛手术标本行病理学研究已经证明,三叉神经根受血管压迫部位发生脱髓鞘改变,经血管减压术后,三叉神经痛症状立即消失。对三叉神经痛患者的三叉神经超微结构的观察也支持周围病变学说,被广泛接受的引起三叉神经痛重要发病机制是持续(静态)的或搏动的微血管压迫使三叉神经根感觉神经轴突脱髓鞘。在三叉神经根受血管压迫部位,电镜显示神经根脱髓鞘和髓鞘再生,有时伴轴突消失等病理改变。血管压迫是造成神经纤维损伤原因的最有力学说。

1934年,Dandy首次提出血管压迫神经根是三叉神经痛的病因之一,但未提及减压问题。大量的研究发现,三叉神经根附近动脉的迂曲走行,压迫三叉神经,从而动脉的搏动造成对三叉神经的不断刺激。对正常人和三叉神经痛患者的三叉神经根周围血管观察也发现存在明显差异。但是部分三叉神经痛患者并无迂曲血管压迫三叉神经根,目前还无法用血管压迫理论来解释。其他结构的异常如局部骨质压迫、蛛网膜粘连对三叉神经根的压迫同样有可能引起三叉神经痛。慢性炎症、缺血等病变可致神经的脱髓鞘改变,也可致三叉神经痛的发生。

3.免疫因素

近年来研究认为三叉神经痛脱髓鞘病变均是一种细胞免疫介导的疾病。神经内巨噬细胞、肥大细胞、T细胞和血管内皮细胞破坏和吞噬轴索,促进炎症的发展,加速和加重脱髓鞘的发生和发展。有人对50例三叉神经痛患者的三叉神经标本进行脱髓鞘染色和免疫组化观察分析后认为,巨噬细胞、肥大细胞、T细胞和血管内皮细胞对三叉神经脱髓鞘改变有作用。

4.神经肽的研究

近来发现多种神经介质类和神经肽类物质在三叉神经痛发作有密切关系。三叉神经系统内含有多种神经肽,与疼痛有关的包括P物质(SP)、谷氨酸(Glu)、降钙素基因相关肽(CGRP)、生长抑素（SOM）、血管活性肠多肽（VIP）等。SP 和 Glu 最可能是伤害性信息传递信使，也有人认为甘氨酸在伤害性信息调控过程中起着重要作用。但 SP 作为伤害性信息传递信使的理论更为经典。SP 在半月节内与 CGRP、SOM 共存。CGRP 促进初级感觉纤维释放 SP，促进痛觉传递。

临床研究结果显示，三叉神经痛患者 CSF 和血液中 SP 含量明显升高。三叉神经痛发作时，痛支神经可能快速过度释放 SP 导致阵发性剧烈疼痛，随着 SP 的耗竭而疼痛消失；在外周 SP 还可引起血管扩张，腺体分泌，刺激各种炎性介质的释放，导致致痛、致炎物质的积聚，进一步刺激传导伤害性信息的传入纤维，待神经元内 SP 合成到一定程度时再次暴发新一轮的疼痛。

CGRP 是 1983 年人类首次用分子生物学方法发现的一种由降钙素基因表达的新神经肽。广泛分布于神经、心血管、消化、呼吸、内分泌等系统，参与机体许多功能的调节。三叉神经痛发作时，患者血液中 CGRP 含量显著升高，并伴有 SP 升高。胡世辉等以原发性三叉神经痛患者为研究对象，用放射免疫法检测患者疼痛发作时患侧颈外静脉血中 CGRP 的含量，并与外周血、术后颈外静脉血、健康者颈外静脉血中的 CGRP 含量相比较，用免疫组织化学法标记患者痛支与非痛支神经切片中 CGRP 免疫反应阳性颗粒，用高清晰度彩色病理图文分析系统定量分析 CGRP 免疫反应阳性颗粒的数量、面积、平均光密度和平均面积。结果发现疼痛发作时患侧颈外静脉血中 CGRP 含量显著升高，与肘静脉血、术后患侧颈外静脉血及健康对照组颈外静脉血中的 CGRP 含量相比，差异非常显著，后三者相比差异均不显著；痛支神经组织中 CGRP 免疫反应阳性颗粒的数量、面积均显著多于、大于非痛支神经组织中的 CGRP 免疫反应阳性颗粒。认为三叉神经痛发作时局部确有 CGRP 的参与，三叉神经痛的痛支神经过度合成和释放 GGRP 可能促进了局部 CGRP 浓度升高，导致痛阈下降，促进 SP 向中枢传递痛觉导致阵发性剧烈疼痛发作，并增强 SP 在外周的神经源性炎症作用，而长期的神经源性炎症使得痛阈降低，致使颌面部轻微的触觉刺激也能产生伤害性刺激信息。

通过实验证实，三叉神经痛发作时颈外静脉的 SP、CGRP 含量确实高于术后缓解期，认为三叉神经痛发作时痛支神经过度合成和释放 CGRP。尽管表明神经肽参与三叉神经痛，但有关神经肽与三叉神经痛的关系，神经肽之间的相互关系和调节还有待于进一步研究。

**（二）继发性三叉神经痛的病因与发病机制**

近年来，人们对继发性三叉神经痛的病因有了新的认识，对继发性三叉神经痛的诊断率也明显提高。继发性三叉神经痛常由其所属部位和邻近部位的各种病灶引起，如各种肿瘤、炎症、血管病变或血管压迫、蛛网膜粘连等引起。

1.脑干内部的病变

延髓及脑桥内部的病变，如脊髓空洞症、脑干肿瘤、血管病变、多发性硬化、炎症等。

2.颅后窝的病变

如脑桥小脑角的肿瘤（表皮样囊肿、神经鞘瘤、脑膜瘤等）、蛛网膜囊肿或粘连等，均可引起三叉神经痛的发作。

3.颅中窝病变

颅中窝底后部肿瘤以脑膜瘤、三叉神经节神经纤维瘤、表皮样囊肿和颅底转移瘤多见，肿瘤生长累及位于 Meckel 囊内的三叉神经节，出现三叉神经痛症状。颅中窝底前部肿瘤以脑膜瘤、表皮样囊肿和颅底转移瘤多见。肿瘤累及眶上裂、圆孔，出现相应症状。

4.三叉神经周围支病变

眶内的肿瘤、蝶骨小翼区的肿瘤、海绵窦的病变及眶上裂的病变，均可累及或侵犯三叉神经根,引起继发性三叉神经痛。鼻窦的病变以及牙源性的病变也可引起三叉神经痛。

## 四、临床表现

### (一)性别、年龄、病程与合并症

男女之比为 1：1.18。从青年人至老年人均可发病,10 岁以下少见,84.4% 的患者发生在 40 岁以上,平均为 52 岁。病程为 2 个月至 40 年,平均为 6 年 4 个月。主要合并症有高血压、冠心病、肺心病、慢性支气管炎、结核病、糖尿病、癌症、脑血管病等其他慢性疾病。

### (二)发病部位

疼痛发作仅线于三叉神经分布区(图 13-1)。

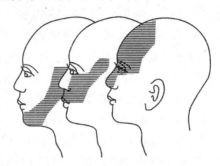

图 13-1　三叉神经各支分布区

### (三)原发性三叉神经痛的典型表现

约 65% 的患者具有典型的三叉神经痛表现,即:①三叉神经痛分布区域出现短暂的、剧烈的、闪电样疼痛,反复发作;②存在扳机点;③相应区域皮肤粗糙、着色或感觉下降。

1.疼痛的诱发因素与扳机点

疼痛发作绝大多数有明显的诱发因素,少数病例无诱发因素即可疼痛发作。常见的诱发因素包括咀嚼运动、刷牙、洗脸、剃须、说话、打呵欠、面部机械刺激、张嘴、笑、舌头活动、进食、饮水、风、声、光刺激等。64.5% 的病例中存在明显扳机点,扳机点多发生在上唇、下唇、鼻翼、鼻唇沟、牙龈、颊部、口角、舌、眉、胡须等处。

2.疼痛的性质

患者描述疼痛的性质常为难以忍受的电击样、刀割样、撕裂样、火烧样疼痛,并伴有面部特有的极其痛苦的情感表情。疼痛常达到如此剧烈,以至于患者要停止谈话、饮食、行走,以双手掩住面部,严重者咬牙,用力揉搓面部,并且躲避开谈话的人,颜面发红,咀嚼肌和面肌抽搐,故称单面肌痛性肌痉挛现象或称痛性抽搐。疼痛可骤然消失,在两次发作期间完全无痛,如同正常人。在患者发病初期,疼痛发作次数较少,常在受凉感冒后出现,间歇期长达数月或几年。自行停止而自愈的病例很少。以后发作逐渐频繁,疼痛加重,病程可达几年或数十年不一。严重者发作日夜不分,每天可达几十次,甚至数百次,不能进食、喝水,体质消瘦,患者终日处于疼痛难耐状态,表情沮丧痛苦,乃至失去生活信心而轻生。有些患者早期,呈季节性发作,疼痛在每年的春天或秋天的一定时间,呈周期性发作,而且每次发作持续时间 1～3 个月不等,然后无任何原因的自然消失,直到下一年的同一季节开始发作。

3.疼痛持续的时间

绝大多数疼痛持续数秒至数分钟,一般为 1～5 分钟,个别病例疼痛可持续半小时以上。发作间歇期,疼痛可消失,间歇期随病情的进展而缩短,一般为数十分钟至数小时不等。重者可每分钟内都有发作。白天发作多,晚上发作少,亦可日夜不停发作。

4.其他症状

由于疼痛使面部肌肉痉挛性抽搐,口角可向患侧歪侧。发病初期,患者面部、眼结合膜充血发红、流泪、流涕等。发病后期,患者可有结合膜发炎、口腔炎等。有的患者在疼痛发作时,用手掌握住面颊并用力地搓揉,以期缓解疼痛。久而久之使患侧面部皮肤变粗糙、增厚,眉毛稀少甚至脱落。

5.神经系统体征

神经系统查体,原发性三叉神经痛,除有部分患者角膜反射减弱或消失之外,均无阳性体征发现。少数患者,发病后期,多因采用过酒精封闭及射频治疗后,患侧疼痛区域内感觉减退,以至部分麻木。对于这种情况应做详细神经系统查体,以排除继发性三叉神经痛。

**(四)继发性三叉神经痛的表现**

继发性三叉神经痛因其病因不同,临床表现不完全相同。

1.脑桥旁区及桥小脑角肿瘤

此区肿瘤多见于胆脂瘤,其次为听神经瘤、脑膜瘤及三叉神经鞘瘤,因肿瘤发生部位与三叉神经的关系不同其临床表现不同。三叉神经鞘瘤和胆脂瘤的面部疼痛多为首发症状,而听神经瘤和脑膜瘤首发症状多为耳鸣、头痛,而肿瘤后期多表现为脑桥小脑角综合征,做 CT、MRI 等辅助检查,可明确诊断。

2.蛛网膜炎

多见于颅底部蛛网膜,面部疼痛特点多为持续性钝痛,无间歇期,查体可有面部疼痛区域感觉减退或消失。同时炎症可累及相邻的脑神经出现相应受损害体征。

3.颅底恶性肿瘤

常见于鼻咽癌,少见于转移瘤、肉瘤等。表现多为同侧发作性或持续性面部疼痛,伴有原发肿瘤和广泛脑神经损害的体征。

4.多发性硬化症

大约 1% 患者出现三叉神经痛。患者多较年轻,多呈双侧性的,疼痛特点也多不典型,神经系统查体、CT、MRI 可查到多发性病灶。

5.带状疱疹

由于患颜面带状疱疹后引起的神经痛,多为老年人,患三叉神经第 1 支痛后发生,呈持续性的灼痛,无触发点,患病区域有疱疹,或者疱疹消退后持续数月乃至数年,最终多可自然缓解。

## 五、诊断与鉴别诊断

**(一)诊断**

(1)采集病史:询问颜面部疼痛性质、部位及伴随的症状等。

(2)因患者惧怕疼痛发作,不敢洗脸、刷牙、进食等而致面部及口腔卫生很差,全身营养状况差,消瘦,精神抑郁,有悲观消极情绪。

(3)有些慢性患者,因经常疼痛发作时,用手揉搓、摩擦面部皮肤,致使患侧面部皮肤粗糙呈褐色,眉毛稀少或阙如。

(4)由于多数患者患三叉神经 2、3 支痛,触发点在牙龈,疑为牙痛,不少患者曾有拔牙史,患侧常牙齿阙如。

(5)原发性三叉神经痛神经系统查体可无阳性体征,继发性三叉神经痛大都有阳性体征,主要表现为脑桥小脑角综合征。

(6)特殊检查:原发性三叉神经痛患者多无明显的神经系统阳性体征,也要特别注意继发性三叉神经痛的可能,尤以遇到面部感觉减退者,要详细检查有无其他神经系统体征,并进行必要的特殊检查,如头颅X线内听道摄片、电测听、前庭功能试验、脑神经的诱发电位、脑脊液化验、CT、MRI、MRA、DSA等检查,以明确诊断。

**(二)鉴别诊断**

除继发性三叉神经痛外,应注意与以下几种疾病相鉴别。

1.牙痛

牙痛也是一种非常疼的一种疾病,有时特别是发病的初期,常常到口腔就诊,被误诊为牙痛,许多患者将牙齿拔掉,甚至将患侧的牙齿全部拔除,但疼痛仍不能缓解。一般牙痛特点为持续性钝痛或跳痛,局限在齿龈部,不放射到其他部位,无颜面部皮肤过敏区,不因外来的因素加剧,但患者不敢用牙齿咀嚼,应用X线检查或CT检查可明确牙痛。

2.三叉神经炎

可因急性上颌窦炎、流感、额窦炎、下颌骨骨髓炎、糖尿病、梅毒、伤寒、酒精中毒、铅中毒及食物中毒等疾病引起。多有炎性感染的病史,病史短,疼痛为持续性的,压迫感染的分支的局部时可使疼痛加剧,检查时有患侧三叉神经分布区感觉减退或过敏。可伴有运动障碍。

3.中间神经痛

中间神经痛患者表现特点。①疼痛性质:为发作性烧灼痛,持续时间长,可达数小时,短者也可数分钟。②疼痛部位:主要位于一侧外耳道、耳郭及乳突等部位,严重者可向同侧面部、舌外侧、咽部以及枕部放射。③伴随症状:局部常伴有带状疱疹,还可有周围性面瘫,味觉和听觉改变。

4.蝶腭神经痛

本症病因不明,多数人认为副鼻窦炎侵及蝶腭神经节引起。①疼痛部位:蝶腭神经节分支分布区域的鼻腔、蝶窦、筛窦、硬腭、齿龈及眼眶等颜面深部位。疼痛范围较广泛。②疼痛性质:疼痛为烧灼或钻样痛,比较剧烈,呈持续性或阵发性的加重或周期性反复性发作,发作时一般持续数分钟到几小时。伴有患侧鼻黏膜肿胀,出现鼻塞、鼻腔分泌物增加,多呈浆液性或黏液性。可伴有耳鸣、耳聋、流泪、畏光及下颌皮肤灼热感和刺痛。疼痛可由牙部、鼻根、眼眶、眼球发生,尔后扩展至齿龈、额、耳及乳突部,均为一侧性。严重者向同侧颈部、肩部及手部等处放射,眼眶部可有压痛。③发病年龄:常在40~60岁,女性较多。④本病可以用1%普鲁卡因作蝶腭神经封闭或用2%~4%丁卡因经鼻腔对蝶腭神经节做表面麻醉,可使疼痛缓解。

5.偏头痛

偏头痛也称丛集性头痛,它是一种以头部血管舒缩功能障碍为主要特征的临床综合征。病因较为复杂,至今尚未完全阐明。但与家族、内分泌、变态反应及精神因素等有关。临床表现特点:①青春期女性多见,多有家族史。②诱发原因多在疲劳、月经、情绪激动不安时诱发,每次发作前有先兆,如视物模糊、闪光、暗点、眼胀、幻视及偏盲等。先兆症状可持续数分钟至半小时之久。③疼痛性质为剧烈性头痛,呈搏动性痛、刺痛及撕裂痛或胀痛,反复发作,每天或数周、数月甚至数年发作一次。伴随有恶心、呕吐、大便感、流泪、面色苍白或潮红。发作过后疲乏嗜睡。④查体时颞浅动脉搏动明显增强,压迫时可使疼痛减轻。在先兆发作时应用抗组胺药物可缓解症状。⑤偏头痛还有普通型、特殊型(眼肌麻痹、腹型、基底动脉型)偏头痛,均需要加以鉴别。

6.舌咽神经痛

本病分为原发性和继发性两大类。它是一种发生在舌咽神经分布区域内的阵发性剧痛,发病年龄多在 40 岁以上,疼痛性质与三叉神经痛相似。临床表现有以下特点:①病因方面,可能为小脑后下动脉、椎动脉压迫神经进入区有关,除此之外,可见于脑桥小脑角处肿瘤、炎症、囊肿、鼻咽部肿瘤或茎突过长等原因引起。②疼痛部位在患侧舌根、咽喉、扁桃体、耳深部及下颌后部,有时以耳深部疼痛为主要表现。③疼痛性质为突然发作、骤然停止,每次发作持续为数秒或数十秒,很少超过两分钟。亦似针刺样、刀割样、烧灼样、撕裂样及电击样的剧烈性疼痛。若为继发性的疼痛则发作时间长或呈持续性,诱因和扳机点可不明显,且夜间较重。④诱因因素,常为吞咽、咀嚼、说话、咳嗽、打哈欠时诱发疼痛。⑤扳机点,50% 以上有扳机点,部位多在咽后壁、扁桃体舌根等处,少数在外耳道。若为继发性的,扳机点可不明显,同时可有舌咽神经损害症状,如软腭麻痹、软腭及咽部感觉减退或消失等。⑥其他症状,吞咽时常常引起疼痛发作,虽然发作间歇期无疼痛,但因惧怕诱发疼痛而不敢进食或小心进些流汁。患者因进食进水少,而变得消瘦,甚至脱水。患者还可有咽部不适感、心律失常及低血压性昏厥等。⑦神经系统查体,无阳性体征。若为继发性的,可有咽、腭、舌后 1/3 感觉减退,味觉减退或消失,腮腺分泌功能紊乱。也可有邻近脑神经受损症状,如第Ⅸ、Ⅹ及Ⅺ对脑神经损害以及 Horner 征表现。

7.其他面部神经痛

如青光眼、屈光不正及眼肌平衡失调等眼部疾病;如颞颌关节疾病、颞下颌关节紊乱综合征(Costen 综合征)及颞颌关节炎和茎突过长等。因其病因和表现不同可以与三叉神经痛鉴别(表 13-1)。

表 13-1　原发性三叉神经痛的鉴别诊断

| 鉴别要点 | 原发性三叉神经痛 | 偏头痛 | 牙痛 | 舌咽神经痛 | 青光眼 | Costen综合征 | 中间神经痛 | 蝶腭神经痛 |
|---|---|---|---|---|---|---|---|---|
| 年龄 | 多见于40岁以上 | 青年 | 中老年人 | 40岁以上多见 | 青年 | 中青年 | 中老年人 | 中年人 |
| 性别 | 男多于女 | 女多 | 男多 | 男多于女 | 女多 | 男多 | 女多 | 女多 |
| 疼痛诱因 | 说话洗脸 | 精神紧张 | 冷风吹 | 进食、进水 | 精神紧张 | 咀嚼开口时 | 紧张 | 不安 |
| 有无先兆 | 无 | 常有 | 无 | 无 | 红视 | 无 | 无 | 无 |
| 疼痛部位 | 三叉神经分布区 | 一侧或双侧 | 患牙部 | 舌咽神经分布区 | 额眼部 | 颞颌关节处 | 耳道 | 牙根部 |
| 疼痛性质 | 针刺样 | 胀痛 | 跳痛 | 闪电样 | 胀痛 | 锐痛 | 灼痛 | 灼痛 |
| 持续时间 | 短暂 | 长 | 较长 | 短暂 | 长 | 长 | 短 | 短 |
| 发作时间 | 日间 | 上午 | 夜间 | 日间 | 日间 | 日间 | 日间 | 日间 |
| 发作频数 | 不一 | 多日 | 持续 | 较少 | 持续 | 持续 | 不一 | 不一 |
| 伴随症状 | 面肌痉挛、流泪 | 恶心、呕吐 | 牙周病 | 消瘦、心悸 | 恶心、呕吐 | 下颌运动困难 | 带状疱疹 | 鼻塞、流涕 |
| 发作表现 | 痛苦、以手握面 | 安静、卧床 | 紧张 | 痛苦紧张 | 紧张 | 不安 | 紧张 | 紧张 |
| 压痛点 | 无 | 广泛 | 有 | 无 | 有或无 | 下颌关节处叩痛 | 无 | 无 |
| 触发点 | 有 | 无 | 有或无 | 有 | 无 | 无 | 有或无 | 有或无 |
| 家族史 | 无 | 有 | 无 | 无 | 有或无 | 无 | 无 | 无 |
| 治疗反应 | 卡马西平有效 | 抗组胺药有效 | 止痛药有效 | 卡马西平有效 | 降眼压药有效 | 止痛药有效 | 卡马西平有效 | 卡马西平有效 |

## 六、治疗

三叉神经痛的治疗方法有多种,大致可归纳为药物治疗、周围支封闭与撕脱治疗、半月神经节射频治疗、微血管减压术治疗、γ-刀与 X-刀治疗等。

### (一)三叉神经周围支封闭术

封闭治疗的原理是将药物直接注射于三叉神经周围支或半月神经节内,使其神经纤维组织凝固、变性以致坏死,从而造成神经传导中断,神经分布区内痛觉及其他感觉均消失,以麻木代替疼痛。而半月节封闭是药物破坏节内的感觉细胞,由于节细胞再生困难,并有一定的并发症,如神经性角膜炎或因药物注入蛛网膜下腔而损害脑神经及其他症状。常用注射药物有无水酒精、5%石炭酸溶液、无水甘油、4%甲醛溶液以及用热水、维生素 $B_1$、维生素 $B_{12}$ 等。封闭部位临床上采用主要是选择三叉神经各分支通过的骨孔处(图 13-2),即眶上孔、眶下孔、颏孔、翼腭窝、卵圆孔等处。由于出圆孔的上颌支、出卵圆孔的下颌支及出眶上裂的眼支的封闭方法简单安全,容易操作,疗效可达 3~8 月之久,复发后可以重复注射。可用于全身情况差、年老体弱者,也可对诊断不明的病例,做封闭术以帮助明确诊断。本项技术以往是治疗三叉神经痛的常用方法之一。目前,三叉神经周围支封闭术大有被射频热凝术替代之势。

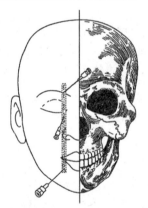

图 13-2　三叉神经各支封闭穿刺点

### (二)三叉神经射频热凝术

尽管 Kirschner 早在 1931 年就介绍了半月神经节电凝术治疗三叉神经痛,但射频热凝治疗三叉神经痛真正为世界各地医师所广泛采用是在 1974 年 Sweet 和 Wepsic 对射频热凝术在设备和技术进行了一系列改进之后。经改进后的射频热凝术疗效较以前明显提高,并发症显著降低,成为目前治疗三叉神经痛的主要手段之一。Sweet 和 Wepsic 对射频热凝的改良主要包括以下几项。①射频发生器的应用:提供了精确的可控制的热源;②微型热敏电阻的应用:可监测毁损区温度的改变,以便调整电流;③神经安定镇痛剂的应用:能减轻患者的紧张、焦虑情绪;④短时麻醉剂的应用:在电凝时使患者暂时意识丧失,避免电凝时引起的剧痛,热凝后患者又能立即清醒及时行感觉检查;⑤置入电极后用电刺激来确定电极位置:以便有选择地破坏痛觉束,保留其他束支。

#### 1.热凝治疗仪的基本结构

热凝治疗仪一般包括振荡器、温控仪、刺激器和毁损针四部分。其工作原理是热凝治疗仪产生的射频电流由电极针经神经组织构成回路产生热量,通过毁损病灶和靶点达到治疗目的。电极针内装有热传感器,可测出被毁损区组织的温度,同时将温度传递给自动控制系统,当温度和时间达到预定参数时,电流即自动断开。射频仪还可以产生刺激方波,用来定位,确定电极的位置。

2.射频治疗三叉神经痛的理论依据

三叉神经纤维的粗细与其传导速度密切相关。感觉神经纤维分为有髓鞘的 A 纤维与无髓鞘的 C 纤维两种。A 纤维按粗细又分为 $\alpha$、$\beta$、$\gamma$ 与 $\delta$ 四种。它们的传导速度、刺激阈值等各不相同。在外周神经纤维中,只有传入与传出的有髓鞘的 A 纤维和传入的无髓鞘的 C 纤维。一般认为传导痛觉传入冲动的是 $A_\delta$ 和 C 类纤维,传导触、温感觉冲动的是直径较大的 $A_\alpha$ 和 $A_\beta$ 纤维。现在证实较细的 $A_\delta$ 和 C 类纤维对射频电流和热的刺激比直径粗的 $A_\alpha$ 和 $A_\beta$ 纤维敏感。在射频电流的影响下,传导痛觉的纤维一般在70～75 ℃发生变性,停止传导痛觉冲动,而粗的有髓纤维在这一温度下不会被破坏。因此,利用射频和逐渐加热的方法,可以选择性破坏感觉神经的痛觉传导纤维而相对保留粗触觉传导纤维,达到既可以解除疼痛,又可部分或全部保留触觉的目的。

3.手术适应证、禁忌证及优点

(1)射频治疗三叉神经痛适应证:①经严格、正规药物治疗无效或不能耐受药物不良反应的三叉神经痛患者;②乙醇封闭、甘油注射或其他小手术治疗无效的三叉神经痛患者;③各种手术后复发的三叉神经痛患者;④射频热凝治疗后复发的三叉神经痛患者,可以重复治疗;⑤年龄大不能耐受或不愿接受开颅手术治疗的三叉神经痛患者。

(2)禁忌证:①面部感染者;②肿瘤压迫性三叉神经痛患者;③严重高血压、冠心病、肝肾功能损害者;④凝血机制障碍,有出血倾向者。

(3)优点:①手术比较安全,严重并发症发生率和死亡率较低;②年老体弱多病者有时也可施行治疗;③操作简便,疗效可靠;④消除疼痛,触觉大部分存在;⑤初次手术不成功,还可重复进行。复发后也可再次治疗,仍然有效;⑥手术费用低廉,治疗成功后可停止药物治疗。

4.手术方法

(1)患者取仰卧位,卵圆孔半月神经节定位穿刺时一般采用 Hartel 前入路穿刺法,即在患者患侧口角外下 3 cm(A)点,患侧外耳孔(B)点及同侧瞳孔(C)点三点做 AB 及 AC 连线。

(2)常规消毒、铺巾,用 1% 普鲁卡因行局部浸润麻醉(过敏者改用利多卡因)。

(3)取 A 点为进针穿刺点,使用前端裸露0.5 cm的 8 号绝缘电极针,针尖对准同侧卵圆孔,针身保持通过 AB、AC 两线与面部垂直的两个平面上,缓慢进针,直到卵圆孔。

(4)当针头接近或进入卵圆孔时,患者可出现剧痛,穿刺针有一种穿透筋膜的突破感。再进针0.5～1 cm,即可达三叉神经半月神经节,如果针尖抵达卵圆孔边缘而进针受阻,可将针尖左右或上下稍加移动,即可滑过骨缘而进入卵圆孔,一般进针深度为 6～7 cm。

(5)在针尖确实进入卵圆孔后,拔出针芯大多数可见有脑脊液流出,也可拍 X 线平片或行 CT 扫描证实。此时拍侧位片,可见针尖位于斜坡突出处最高处。有条件者,全部过程最好在 X 线荧光屏监视下进行。

(6)根据疼痛分布区的不同调整针尖的位置。

(7)先给予每秒 50 次的方波,延时 1 毫秒,电压 0.1～0.5 V 进行脉冲电流刺激。如相应的三叉神经分布区出现感觉异常或疼痛,证实电极已达到相应的靶点,否则应重新调整。若需要超过 2 V 的电压刺激才能引起疼痛,提示针尖位置不理想,术后可能效果不佳。在刺激过程中如发现有咬肌或眼球颤动,提示电极接近三叉神经运动根或其他脑神经,也需重新调整电极,直至满意为止。

(8)在电极位置确定准确后，以温控射频热凝对靶点进行毁损，逐渐加温，温度控制在60～75℃，分2～3次毁损，持续时间每次0.5～1分钟。对同时多支疼痛者可以多靶点热凝。

(9)若患者仅患有单纯性三叉神经第1支、第2支、第3支疼痛，也可以实行疼痛发作区域的眶上神经、眶下神经或侧入路三叉神经第3支的射频热凝治疗。

5.定位方法

选择性射频热凝治疗三叉神经痛的操作关键是靶点定位要准确。能否准确地穿刺到半月神经节内是 Hartel 前入路治疗成功的首要环节。但徒手卵圆孔定位存在着一定的困难，Melker Lindquist 认为，大约10%的病例在徒手卵圆孔定位时存在困难。而且射频温控热凝术穿刺过程中可能有一定的危险性，也有导致患者死亡的报道。定位方法可概括为以下四种。

(1)临床症状、体征定位：当针头接近或进入卵圆孔时，患者三叉神经分布区可出现类似疼痛发作样剧痛；在射频热凝时，可在三叉神经的相应皮肤支配区出现红斑。据此有助于确定三叉神经的位置。

(2)电生理定位：将热敏电极针插入套管，连接射频热凝治疗仪。

(3)X线及三维CT定位半月神经节射频术手术步骤同上，即在认为穿刺针穿入卵圆孔后进行 X 线摄片或颅底CT薄层扫描。CT扫描时层厚2 mm，扫描平面经过卵圆孔，然后进行三维CT重建，对卵圆孔进行精确定位，根据三维CT图像及疼痛分布区调整穿刺针的位置和进针深度，一般不超过1 cm。

(4)卵圆孔定位装置的应用：为了精确定位，可利用卵圆孔定向装置，该装置对于初学者来说，对卵圆孔定向定位都有很大帮助。为了解决卵圆孔定位技术存在的困难，Kirschner 于1931年设计了世界上第一个卵圆孔定位设备，并将其应用于三叉神经半月神经节的电凝治疗。该学者于1936年和1942年分别报告了250例和1 113例治疗经验。此后，国内外学者们设计了多种卵圆孔定位设备。虽然这些设备的形状各异，但原理大致相同。大部分设备均由头部固定装置和定位测量装置两部分组成。根据解剖学和几何学原理，按测量结果固定游标，凭借游标上面的定向浅槽，对穿刺深度和方位角进行定位，而不会随患者的体位的变化而变化。

6.手术注意事项

(1)术中严格操作规程，慎重掌握穿刺方向和深度。在前入路行半月神经节射频热凝治疗时，穿刺深度一定要控制在6～7.5 cm，不得过深，否则可能伤及颈内动脉、静脉或眶上裂，引起严重的并发症。

(2)对三叉神经第2支疼痛者，从卵圆孔外侧进针较好；对三叉神经第3支疼痛者，从卵圆孔中间进针较好。

(3)对三叉神经第1支疼痛者进行射频热凝治疗时，加热要缓慢，注意保护角膜反射。

(4)射频热凝加热后，应仔细进行面部感觉检查。

(5)在射频热凝时，可在三叉神经的相应皮肤支配区出现红斑。系神经根受热损伤，痛觉丧失的表现。一般情况下，红斑通常在低于产生热凝损伤的温度时即出现。红斑的出现可以作为观察射频治疗是否成功地限于受累三叉神经分布区的客观标志之一。

(6)热凝毁损后，如果痛觉消失，说明手术成功，否则应增加温度，延长时间30秒，直至出现满意的感觉减退为止。

(7)如果电凝温度达到80℃，持续时间不应超过30秒。

(8)患者出现感觉减退后,应观察 15 分钟,以便确定破坏是否稳定。

7.手术效果

国外有人统计多家医院 6 205 例射频温控热凝术、1 217 例甘油注射术、759 例球囊压迫术、1 417例微血管减压术、250 例部分三叉神经根切断术的三叉神经痛患者,并比较其治疗效果后认为,射频温控热凝术和微血管减压术的初期疼痛缓解率和远期满意率均最高。

一般认为,射频热凝治疗三叉神经痛的疼痛即刻缓解率在 91%～99%。由于电极针不能穿入卵圆孔,或反复穿刺使患者不能耐受或由于其他原因迫使手术停止者占 6%,很少有死亡发生。

8.手术并发症

射频治疗三叉神经痛的术后并发症发生率为 17%。主要并发症有以下几种。

(1)面部感觉障碍:发生率为 94%,大多数患者表现为触觉减退或麻木。这也证明,疼痛消失也仅能在三叉神经分布支配区的感觉明显减退或消失时才能得到。

(2)眼部损害:以角膜反射减退为主,其发生率为 3%～27%,而明显的神经麻痹占 1%～5%。角膜反射一旦消失,应立即带眼罩或缝合眼睑。复视的发生率为 0.3%～3%。

(3)三叉神经运动支损害:主要表现为咬肌或翼肌无力,咀嚼障碍。这种情况一般在 6～9 周后恢复。

(4)带状疱疹:一般经面部涂用龙胆紫术后可痊愈。

(5)颈内动脉损伤:少见,但十分危重,一旦发生,应立即停止手术,密切观察,出血严重者应手术治疗。

(6)脑脊液漏:很少见。多在腮部形成皮下积液,经穿刺抽吸、加压包扎一般可治愈。

(7)其他:脑神经麻痹、动静脉瘘、脑膜炎、唾液分泌异常等。

并发症发生的原因之一是穿刺方向错误。在进入卵圆孔之前,如穿刺方向过于朝前极易刺入眶下裂,造成视神经和相关脑神经损伤,方向过于朝后,可刺伤颅外段颈内动脉,甚至可刺至颈静脉孔,致后组脑神经损伤。如刺入卵圆孔过深或太靠内侧,可损伤颈内动脉和海绵窦及其侧壁有关脑神经。尽管这类并发症发生率很低,但仍应高度警惕。

总之,射频热凝术的并发症有的是难以避免的,严重的并发症少见。并发症出现的原因是多方面的,穿刺不准和穿刺过深以及反复穿刺是其主要原因。在射频治疗研究过程中对部分难治性三叉神经痛患者采用 X 线、三维 CT 和导航进行卵圆孔定位,可提高穿刺成功率及疗效,降低并发症发生率。

9.复发率

由于各位学者的复发标准和随访时间长短不一,因而所报道的复发率也不一样。一般来讲,随访的时间越长,复发率越高。非典型三叉神经痛较典型三叉神经痛复发率高。文献中报道术后复发率在4.3%～80%,平均 28%,一般在 18%～25%。大部分病例在射频热凝治疗术后 1～2 年后复发。一般认为,复发与半月神经节或后根纤维的破坏程度有关。另外,三叉神经后根中约 30～40 条神经束间有丰富的迷走支,当某一束支被破坏时,可通过迷走支得到补充。另外,三叉神经运动支中含有感觉纤维,其中15%～20%为无髓鞘纤维,这些可解释三叉神经痛术后复发率高的问题。

10.其他手术方法

(1)侧入路三叉神经射频热凝治疗:适用于三叉神经第 3 支疼痛。患者取侧卧位,患侧在上,常规消毒、铺巾,局部浸润麻醉。进针点在外耳屏前 $2\sim3$ cm,颧弓中点下方约 1 cm,其进针方向斜行向后下,于矢状面呈 $110°\sim115°$,与冠状面保持 $80°\sim90°$,斜行穿刺,进针 $4\sim5$ cm,于翼外板后方触及的颅底即为卵圆孔附近,刺中下颌神经后即出现神经分布区的放射性疼痛,然后行温控射频热凝治疗(图 13-3)。穿刺时严格掌握针尖的方向和深度,以求准确刺中目标,否则有刺伤耳咽管、脑膜中动脉、颈内动脉之危险。

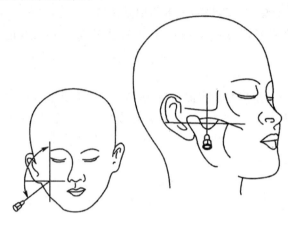

**图 13-3 半月神经节封闭侧方穿刺点及穿刺方向**

(2)眶上神经射频热凝治疗:适用于三叉神经第 1 支疼痛。患者取仰卧位,于眶上缘中、内 1/3 交界处,扪及眶上孔(或眶上切迹),无菌操作下用 $1\%\sim2\%$ 利多卡因做皮肤浸润麻醉。用左手固定眶上孔周围的皮肤,右手将电极针刺入眶上孔,刺中神经后可产生额部的放射性疼痛。然后行温控射频热凝治疗。

(3)眶下神经射频热凝治疗:适用于三叉神经第 2 支疼痛。眶下孔位于眶下缘中点下方 1 cm,稍偏鼻翼外侧处,其管腔向上后外侧倾斜,故皮肤进针点稍低于 1 cm 稍内侧。患者取仰卧位,常规消毒、铺巾,局部浸润麻醉后,左手摸到眶下孔,右手持针,于鼻翼稍偏外侧处进针,刺入眶下孔 $0.2\sim0.5$ cm,然后行温控射频热凝治疗。有时在寻找眶下孔时,因上颌骨较薄可误刺入上颌窦内,应予注意。

**(三)经皮半月神经节球囊压迫术**

Hartel 前方入路法,在侧位 X 线透视,荧光屏指引穿刺进入卵圆孔,针尖抵达卵圆孔时撤出针芯,通过导管针将球囊导管推送至 Meckel 囊处,注入少量造影剂(常用 Omnipaqne),观察球囊导管尖端的位置,如正确,继续注入 $0.5\sim1$ mL 以充盈球囊直至凸向后颅窝。根据周围的骨性标志(斜坡、蝶鞍、颞骨岩部)来判断球囊的形状及位置;必要时排空球囊并重新调整导管位置。如出现乳头凸向后颅窝的梨形最为理想。球囊呈梨形提示 Meckel 囊与球囊体积相匹配,三叉神经节及三叉神经在其入口处部分受压。球囊压力为 $106.65\sim266.64$ kPa($800\sim2000$ mmHg),维持时间 $3\sim10$ 分钟,然后排空球囊,拔出导管及穿刺针,穿刺点压迫 5 分钟。

**(四)三叉神经周围支撕脱术**

三叉神经周围支撕脱术是可以解除三叉神经相应部位分布区疼痛的一种手术方法,尤适用于第 1 支痛患者。分眶上神经撕脱术、眶下神经撕脱术和下齿槽神经撕脱术。手术较简捷,可在基层医院实施,且比较安全,年老体弱者或其他不能耐受较大手术的患者均可接受。术后易复发,止痛效果可达半年左右,但可反复实施以缓解疼痛。

### (五)三叉神经痛的开颅手术

三叉神经痛的常用的开颅术有以下几种。

#### 1.三叉神经后根切断术

三叉神经后根切断术的作用原理是根据华韧神经退变定律,即切断神经的节后纤维则其中枢段发生退变,神经不会再生,是治疗三叉神经病的有效手术方法之一。1901 年 Spiller 首先提出,同年 Frazier 经颞部入路首先获得成功,称为 Spiller-Frazier 手术,开始时将后根(感觉根)全切断,后逐渐改进为选择性部分切断。1925 年,Dandy 改用经枕下入路行三叉神经后根切断术,因其暴露简便,且能发现局部病变,并有利于保存面部的触觉,称为 Dandy 手术。此两种手术方法各有其优缺点,至今仍被广泛应用,尤其 Dandy 手术,由于切口部位的入路改进,减少了并发症的发生,疗效有明显提高。

(1)经颞入路三叉神经后根切断术(Spiller-Frazier 手术):适用三叉神经疼痛限于第 2、3 支;第 2、3 支痛为主,并伴有第 1 支痛者。经颞部入路三叉神经感觉根切断术,术后疗效较好,本手术方法较经颅后窝三叉神经感觉根切断术(Dandy 手术)或三叉神经脊髓束切断术(Sjöquist 手术)较简便,安全性高,术后反应亦较小。对高龄患者或伴有动脉硬化者亦可采用此种手术方法。但该手术的复发和并发症发生率较高。

(2)经枕下入路三叉神经后根切断术(Dandy 手术):Dandy(1925)首次经枕下入路在三叉神经感觉根进入脑桥前不远处切断,取得了良好治疗效果。本手术方法长期以来未被广泛采用的原因是手术野深,危险性大,有一定死亡率。而近几年来由于神经外科技术的不断发展,尤其显微外科的应用和各学者们对本术式切口入路的改进,从而本手术方法又被重视和采用。本手术方法适用于年龄较轻的三叉神经痛患者,三叉神经所有分支的疼痛,尤其疑有脑桥小脑角的继发性病变,如肿瘤等。手术注意事项:①在显露三叉神经感觉根的全过程中,要轻柔牵拉小脑半球组织,以免损伤和压迫脑干。②应特别注意处理好岩静脉,因为一旦发生出血,若处理不当,不但影响手术的继续进行,且可增加并发症的发生,甚至能危及患者的生命。③注意勿要损伤运动根,在切断感觉根时,一定要靠近脑桥处(一般认为在感觉根出脑桥0.5~1 cm),在感觉根后外侧行部分切断,一般不会损伤运动根。注意保护第Ⅶ、Ⅷ、Ⅸ、Ⅹ对脑神经,因 Dandy 手术切口较向下,且切口较大,易显露此组脑神经,为避免损伤,应用棉片加以保护。

经枕下入路在接近脑桥处行感觉根部分切断术(Dandy 手术),疗效较其他术式理想,效果较好早已被公认。经颅后窝入路手术,已证明发现继发性病因的机会多(肿瘤)。本手术方法是在靠近脑桥的地方行三叉神经感觉根部分切断术,此部位疼痛纤维已大部分分离出来,故在此部位切断能较可靠的避免或减少运动根的损伤。由于三叉神经的痛觉纤维主要位于感觉根的后下 2/3,故可保留部分触觉的存在。

(3)耳后小切口三叉神经感觉根切断术:Dandy 经颅后窝入路做三叉神经感觉根切断术,其主要缺点是手术野较深,手术中易损伤岩静脉而引起出血,故发生并发症的机会和危险性大。采用耳后小切口入路(乳突后),可缩短探查感觉根和第Ⅶ、Ⅷ对脑神经的距离,因改变了手术角度,一般不易损伤岩静脉,故不需处理岩静脉,从而缩短了手术时间,减少了并发症的发生。手术适应证与步骤同 Dandy 手术。

(4)迷路后入路三叉神经感觉根切断术(Hitselberger 手术):适应证同 Dandy 手术。

#### 2.三叉神经脊髓束切断术(Sjöquist 手术)

经延髓三叉神经脊髓束切断术治疗三叉神经痛,为 Sjöquist(1936)首创。其解剖生理基础是三叉神经三个分支的痛、温及部分触觉纤维,均通过三叉神经脊髓束,终止于三叉神经脊束核的尾侧核,当三叉神经脊髓束下行经过延髓下段时,位于延髓脊束外侧的表浅部位。在此切断三叉神经脊髓束(即感觉传导束),即能解除疼痛,又能保留面部触觉,从而防止角膜溃疡,避免口腔内食物残留或咬破颊黏膜。但三叉神经脊髓束同时也接受来自中间、舌咽和迷走神经的痛、温觉纤维,如将此束切断,将造成上述神经分布区域的痛、温觉丧失,包括同侧面部皮肤、口、舌、鼻、咽喉和眼球黏膜,同侧耳郭、外耳道、鼓膜和耳后乳突表面范围。手术适用于:①三叉神经分布区域均痛者;②曾经非手术和其他手术方法未能治愈的顽固性三叉神经痛的患者;③年龄较轻或健侧眼已失明,如采用其他手术方法有可能发生角膜营养变性、角膜溃疡的患者。④三叉神经痛同时合并舌咽神经痛的患者,此手术方法可消除三叉神经痛,同时又可解除舌咽神经痛。

本手术方法的疗效问题,各学者报告不一,White 与 Sweet 报告 12 例完全成功,无复发,无死亡,止痛持续到 5～6 年;Mckenizie 报告术后疼痛完全消失者约占 75%。Guidett 报告 124 例,复发者占 37.1%。孟广远等报告 46 例,其中 40 例术后疼痛完全消除,2 例疼痛减轻。本手术能保存患者面部及角膜的触觉,避免角膜炎和面部的麻木。一次手术可治疗双侧性三叉神经痛,但可引起中间、舌咽和迷走神经分布区域的痛、温觉丧失。

3.三叉神经微血管减压术(MicrovascularDe compression,MVD)

20 世纪 60 年代,Gardner 提出血管对三叉神经节的压迫是引起疼痛的主要原因之一,并采用了血管减压的方法进行治疗。1970 年,Jannetta 进一步发展了脑神经微血管减压术,并作为治疗一些脑神经痛的根治性外科治疗方法,并逐步得到了承认。理想的减压材料包括乙烯基海绵、聚四氟乙烯、特氟隆等。此外,国产的涤纶片、尼龙棉、尼龙布(用于做人造血管较厚的尼龙布)、吸收性明胶海绵也具有较好的减压效果。本手术方法根据各学者报告总有效率在 90% 以上,疼痛复发率为 15%。

适应证:①保守治疗或其他手术方法治疗无效的原发性三叉神经痛患者;②三叉神经第 1 支痛或第 1、2、3 支痛,或双侧性三叉神经痛的患者;③三叉神经痛伴有面肌抽搐(痉挛)者;④不愿切断感觉根遗留面部麻木者;⑤年龄在 65 岁以下,全身重要脏器无严重疾患者,全身情况良好。

4.神经内镜下三叉神经后根切断术或血管减压术

(1)历史回顾:内镜手术是一种古老的手术,脑桥小脑角内镜技术早期主要是用于治疗脑桥小脑角功能性疾病,例如三叉神经后根切断术治疗三叉神经痛和前庭神经切断术治疗眩晕等。1909 年,第十六届国际医学代表大会上已有关于应用内镜进行三叉神经根切断的报告;1917 年,法国外科医师 Doyen 首先描述了经枕下入路内镜下脑桥小脑角选择性三叉神经后根切断术治疗三叉神经痛;1978 年,Fukushima 最先对 10 具尸头的 Meckel 囊、枕大池及脑桥小脑角等结构进行了内镜研究;1979 年,Oppel 和 Mulch 采用类似的手术入路行内镜下三叉神经后根切断术;1979 年,Oppel 和 Mulch 采用类似的手术入路行内镜下三叉神经后根切断术;1981 年,Oppel 和 Mulch 又报道 1 例内镜下切断三叉神经感觉根、舌咽神经和迷走神经治疗上颌骨肿瘤引起的面部顽固性疼痛;1993 年,Magnan 报道经乙状窦后入路内镜微血管减压术治疗三叉神经痛;1994 年,Khodnevich 根据神经血管接触方式不同设计了四种显微神经保护器进行显微手术及内镜下脑神经血管减压术;2001 年 10 月,美国洛杉矶 Gedars-Sinai 医学中心为 1 例 69 岁的男性三叉神经痛的患者施行了内镜下血管减压术治疗三叉神经痛,术后第二天患者即出院,由此可见该项技术的微创性。

(2)手术疗效:由于神经内镜技术治疗原发性三叉神经痛能够发现显微镜不能观察到的死角

处的异常,可以发现更多的病变,因此,神经内镜血管减压术或三叉神经后根部分切断术治疗原发性三叉神经痛,其疗效等于或优于显微镜下微血管减压术或三叉神经后根部分切断术。神经内镜血管减压术治疗原发性三叉神经痛总有效率在82%～100%。部分患者无效的原因可能是术中未发现责任血管,因为有3%～12%的原发性三叉神经痛患者在行微血管减压术时术中未发现有血管压迫;而在首次未发现有责任血管的病例中,在第二次手术时10%～65.5%发现有血管压迫;9.4%的责任血管靠近Meckel囊,而这类患者由于颞骨岩部的遮挡使显微镜下难以发现。多角度的内镜辅助显微手术可提高术中责任血管的发现率。

(3)并发症:微血管减压术术后并发症包括小脑梗死、肿胀、听力丧失(2%～10%)、脑脊液漏(9%)等。听力丧失的原因多为术中牵拉小脑所致。神经内镜技术避免了术中牵拉小脑,可更好地观察内听道以及乳突小房以及随后的乳突小房封闭,使神经内镜血管减压术的术后并发症更少,几乎不发生脑神经损伤。在术后康复时间、住院天数以及手术费用等方面均优于常规显微手术。

(牛小辉)

# 第五节　舌咽神经痛的治疗

舌咽神经痛是一种出现于舌咽神经分布区的阵发性剧烈疼痛。疼痛的性质与三叉神经痛相似,Harris(1921)提出舌咽神经痛是另一种独立的神经痛之前,它和三叉神经痛常被混为一谈。本病远较三叉神经痛少见,为三叉神经痛的1/85～1/70。男女发病率无差异,多于40岁以上发病。

## 一、病因与病理

原发性舌咽神经痛的病因,迄今不明,多无明确的病理损害,可能为舌咽及迷走神经的脱髓鞘性病变引起舌咽神经的传入冲动与迷走神经之间发生短路的结果。以致轻微的触觉刺激即可通过短路传入中枢,中枢传出的冲动也可通过短路再传入中枢,这些冲动达到一定总和时,即可激发上神经节及岩神经节、神经根而产生剧烈疼痛。近年来神经血管减压术的开展,发现舌咽神经痛患者椎动脉或小脑后下动脉压迫于舌咽及迷走神经上,解除压迫后症状缓解,这些患者的舌咽神经痛可能与血管压迫有关。舌咽神经根在进出脑桥处,即中枢与周围神经的移行区,有一段神经缺乏施万细胞的包裹,平均长度为2mm,简称脱髓鞘区,该部位血管搏动性压迫、刺激即可出现舌咽神经分布区阵发性疼痛。造成舌咽神经根部受压的原因可能有多种情况,除血管因素外,还与脑桥小脑角周围的慢性炎症刺激有关,后者致蛛网膜炎性改变逐渐增厚,使血管与神经根相互紧靠,促成神经受压的过程。因为神经根部受增厚蛛网膜的粘连,动脉血管也受其粘连发生异位而固定于神经根部敏感区,致使神经受压和冲击而缺乏缓冲余地。舌咽神经根部与附近血管紧贴现象是本病的解剖学基础。而颈内静脉孔区蛛网膜增厚粘连造成舌咽神经根部的无法缓冲,受其动脉搏动性的压迫是病理学基础。继发性原因可能是脑桥小脑角或咽喉部肿瘤、颈部外伤、茎突过长、茎突舌骨韧带骨化等压迫刺激舌咽神经而诱发。

## 二、临床表现

舌咽神经痛的部位一般分为两型：①痛区始于咽壁、扁桃体窝、软腭及舌后 1/3，而后放射到耳部，此型最多见；②痛区始于外耳、耳道深部及腮腺区，或介于下颌角与乳突之间，很少放射到咽侧，此型少见。偶尔疼痛仅局限在外耳道深部，这是只影响到舌咽神经的鼓支之故。可因吞咽、讲话、咳嗽、打呵欠、打喷嚏、压迫耳屏、转动头部或舌运动等刺激诱发疼痛。疼痛多骤然发生，呈阵发性电击、刀割、针刺、烧灼、撕裂样剧烈疼痛。发作短暂，一般持续数秒至数分钟，每天发作从几次到几十次不等，尤在急躁紧张时发作频繁。总的趋势是越发越频，持续时间越来越长，常有历时不等的间歇期，在此期内患者如一常人。有时在疼痛发作时尚伴有大量唾液分泌或连续不止的咳嗽，发作时患者低头不语。可伴有面红、出汗、耳鸣、耳聋、流泪、血压升高、喉部痉挛、眩晕，偶伴有心律失常如心动过速、过缓，甚或短暂停搏，以及低血压性昏厥、癫痫发作等症状。在外耳、舌根、咽后及扁桃体窝等处可有扳机点，刺激时即可发病，故患者不敢吞咽、咀嚼、说话和做头颈部转动等。疼痛亦可放射至颈或肩部。双侧舌咽神经痛者却极为罕见。神经系统检查常无异常发现，是此病的一个特征。

## 三、诊断

据疼痛发作的性质和特点，不难做出本病的临床诊断。有时为了进一步明确诊断，可刺激扁桃体窝的扳机点，视能否诱发疼痛。或用 1％丁卡因喷雾咽后壁、扁桃体窝等处，如能遏止发作，则足以证实诊断无误。如果经喷雾上述药物后，舌咽处的疼痛虽然消失，但耳痛却仍然如前，则可封闭颈静脉孔，若能收效，说明不仅为舌咽神经痛而尚有迷走神经的耳后支参与。呈持续性疼痛或有阳性神经体征的患者，应当考虑为继发性舌咽神经痛，应做进一步检查明确病因。

## 四、鉴别诊断

临床上应与三叉神经痛、喉上神经痛、膝状神经痛、蝶腭神经痛、颈肌炎病和颅底、鼻咽部及脑桥小脑角肿瘤等病变引起者相鉴别。

### (一)三叉神经痛

两者的疼痛性质与发作情况完全相似，部位亦与其毗邻，第 3 支痛时易和舌咽神经痛相混淆。二者的鉴别点为三叉神经痛位于三叉神经分布区，疼痛较浅表，扳机点在睑、唇或鼻翼，说话、洗脸、刮须可诱发疼痛发作；舌咽神经痛位于舌咽神经分布区，疼痛较深在，扳机点多在咽后、扁桃体窝、舌根，咀嚼、吞咽常诱发疼痛发作。

### (二)喉上神经痛

喉深部、舌根及喉上区间隙性疼痛，可放射到耳区和牙龈，说话和吞咽可以诱发，在舌骨大角间有压痛点，用 1％丁卡因卷棉片涂抹梨状窝区及舌骨大角处，或用 2％普鲁卡因神经封闭，均能完全制止疼痛可相鉴别。

### (三)膝状神经节痛

耳和乳突区深部痛常伴有同侧面瘫、耳鸣、耳聋和眩晕。发作后耳屏前、乳突区及咽前柱等处可出现疱疹，疼痛呈持续性。膝状神经节痛者，在咀嚼、说话及吞咽时不诱发咽部疼痛，但在叩击面神经时可诱起疼痛发作,无扳机点。

### (四)蝶腭神经节痛

此病的临床表现主要是在鼻根、眶周、牙齿、颜面下部及颞部阵发性剧烈疼痛,其性质似刀割、烧灼及针刺样,并向颌、枕及耳部等放射。每天发作数次至数十次,每次持续数分钟至数小时不等。疼痛发作时多伴有流泪、流涕、畏光、眩晕和鼻塞等,有时舌前 1/3 味觉减退,上肢运动无力。疼痛发作无明显诱因,也无扳机点。用 1%丁卡因棉片麻醉中鼻甲后上蝶腭神经节处,5～10 分钟后疼痛即可消失。

### (五)颈肌部炎性疼痛

发病前有感冒发烧史,单个或多块颈肌发炎,引起颈部或咽部痛,运动受限,局部有压痛,有时可放射到外耳,用丁卡因喷雾咽部黏膜不能止痛。

### (六)继发性舌咽神经痛

颅底、鼻咽部及脑桥小脑角肿物或炎症等病变均可引起舌咽神经痛,但多呈持续性痛伴有其他脑神经障碍或其他的神经系局限体征。X 线颅底拍片、头颅 CT 扫描及 MRI 等检查有助于病因诊断。

## 五、治疗

### (一)局部注射疗法

经药物治疗效果不理想或症状严重者,可进行药物神经注射治疗。药物可应用无水乙醇 0.5～1 mL、山莨菪碱溶液 10～40 mg,维生素 $B_{12}$ 1 000～4 000 $\mu$g/次。注射方法有以下两种。

1.咽部入路

咽部喷以 1%～2%丁卡因,取长针头,用标志定出 2 cm 长针尖,经扁桃体上极外及钩状突下方进针,如注射右侧,则空针应位于左上双尖齿下方,先进针 1 cm,后再缓慢刺入 1 cm,刺中后患者即感剧烈耳痛,然后注入 2%普鲁卡因 1～2 mL,10 分钟后检查局部疼痛消失,而又无其他脑神经麻痹时,再注入药物。

2.乳突尖端入路

患侧朝上侧卧位,常规消毒,于同侧下颌角与乳突连线的中点。以 2%普鲁卡因2～5 mL垂直注射于皮下 1.0～1.5 cm 深处后,用 9 号腰穿针垂直或稍向前方刺入,深度 4～5 cm,穿刺时患者可感同侧口角、舌、下唇、下颌或咽及颞部稍有麻木感。用空针抽吸无血液后,注入少量 2%普鲁卡因,5～10 分钟后可出现同侧咽壁不同程度瘫痪及感觉障碍,吞咽困难,声嘶,出现同侧 Horner 征或出现同侧抬肩及胸锁乳突肌无力等。再缓慢注入药物。山莨菪碱及维生素 $B_{12}$ 时每周治疗 2～3 次,10 次为 1 个疗程。

### (二)射频电凝术

Isamat 等(1981)与 Salar 等(1983)报告穿刺颈静脉孔用射频电凝舌咽神经,治疗舌咽神经痛。具体方法是:患者仰卧于放射摄片台上,术中在血压及心电监护下施行,当出现血压下降和心率下降时,表明发生了必须予以避免的迷走神经受累。电极作用面积 7 $mm^2$,穿刺的进针点在口角外侧 35 mm,下方0.5 mm。术者将定标放在患者口腔控制电极穿刺方向,当遇到骨组织时,摄侧位片和沿电极方向的斜位片。根据摄片中颈静脉孔的位置,在电视下纠正穿刺方向,使电极尖到达颈静脉孔神经部。先用0.1～0.3 V低电压刺激,若出现半侧咽、扁桃体和外耳道感觉异常,且无副神经反应和血压与心电图改变,表明穿刺部位正确。于是缓缓持续增温,若无迷走神经反应出现,升温至65~70 ℃,电凝60秒即可造成孤立的舌咽毁损灶。若在升温过程中出现迷走神经反应,应立即停止电凝,并给阿托品0.5~1 mL,数分钟内可恢复,复发后可重复电凝。

### (三)手术治疗

舌咽神经痛严重,而保守治疗无效者应考虑手术治疗。

#### 1.延髓束切断术

20世纪60年代初,有人应用延髓束切断术来治疗舌咽神经痛,当时疗效满意。因为这些神经纤维下降的水平不确定,如在近第四脑室下段切断,可产生共济失调步态,靠下则可能得不到需要的麻木范围,故未被普遍采用。

#### 2.舌咽神经根切断术

局麻或全麻下耳后切口,乙状窦下缘入路开颅。打开硬脑膜,放出脑脊液减压,抬起小脑,暴露出颈静脉孔,辨认汇集在该孔的舌咽、迷走及副神经。舌咽神经位于最前方,单根较粗,与迷走神经之间有明显的狭窄间隙。迷走神经由数根细小纤维束所组成。局麻时分离迷走神经时可引起呕吐,用神经钩将舌咽神经钩起,这时将引起剧烈疼痛,如疼痛部位与临床相符,可用钩刀或微型剪刀将神经切断。如疼痛部位涉及外耳深部,为迷走神经耳支影响所致,应同时切断迷走神经前方1~2根根丝。切断舌咽神经时少数可有血压上升,切断迷走神经时有时可心脏发生期外收缩、血压下降、心跳停止等不良反应,手术时应密切观察。神经切断后疼痛不再发作,同侧舌后1/3味觉丧失,软腭、扁桃体区及舌根部麻木,咽部干燥不适,轻度软腭下垂及短暂性吞咽困难。自神经血管减压术应用临床后,不仅解除了疼痛,又保留了神经的完整,优点较多。但有的患者术中未发现压迫的血管,手术仍有一定的复发率,故神经切断术仍然是本病治疗的有效方法之一。

#### 3.神经血管减压术

麻醉、切口、骨窗形成和硬脑膜切开均与面肌痉挛微血管减压术相同。显露颈静脉孔和舌咽、迷走、副神经,将小脑半球向内上方牵开,刺破蛛网膜,放出脑脊液,待脑压降低后,将小脑半球向后内和上方牵开,找出颈静脉孔和舌咽、迷走、副神经。舌咽和迷走两神经自脑干发出后,向前、向内走行至颈静脉孔、副神经根与脑桥小脑角处向前行走。舌咽神经仅一根,且较迷走神经粗大,单独自蛛网膜包裹,独自穿过一个硬脑膜孔,很容易与迷走神经的根区别。显露压迫神经的血管襻。多在舌咽、迷走神经出脑干处,可见椎动脉或小脑后下动脉压迫神经。在显微镜下细心游离压迫神经的动脉,并在神经与血管间填入适当大小的涤纶片或特氟隆棉(Teflon)。对与舌咽神经粘连的增厚蛛网膜和小脑亦应进行松解。然后使患者试咽口水或饮少许液体,如疼痛消失,手术即告成功。

## 六、预后

舌咽神经痛如不给予治疗,一般不会自然好转,疼痛发作逐渐频繁,持续时间越来越长,严重影响患者的生活及工作。

(牛小辉)

# 第六节 带状疱疹后神经痛的治疗

带状疱疹后神经痛(postherpetic neuralgia,PHN)是指带状疱疹患者局部皮损愈合后仍然残留的、持续时间>3个月的、疱疹区域的针刺样、烧灼样、压榨样或抽搐样疼痛,是一种典型的神经病理性疼痛。发生于头面部的PHN较身体其他部位的PHN症状更重,治疗也更加棘手,是国内外研究的重要课题。

## 一、概述

PHN的发病率与年龄密切相关,即年龄越大越容易发生带状疱疹后神经痛。流行病学资料显示<40岁患者很少发生PHN,而60岁以上带状疱疹患者PHN发生率约为50%,70岁以上患者发生率约为75%,10%~25%的后遗神经痛患者疼痛可持续超过一年。

本病最常见的发病部位是胸背部,约占所有PHN患者的53%;其次为腰腹部及下肢,约占24%;颈部及上肢,约13%;而头面部PHN的患者大约为10%。

## 二、病因

### (一)外周机制

(1)损伤的外周传入纤维的异位放电。研究证实疱疹急性期病毒即损伤了初级传入感受器,受损神经完整性遭到破坏,导致其跨膜离子通道的组成、分布和功能特性发生变化,从而产生异常的电冲动,传向脊髓形成自发性疼痛。

(2)神经元冲动信号的交互混传即"Cross-Talk"现象。损伤的神经元或神经纤维因脱髓鞘而绝缘作用减弱,神经元或纤维的兴奋常可扩散混传至邻近神经元或纤维,形成反复发放冲动的环路,放电神经元的数目和放电频率被不断放大,从而引起痛觉超敏。

(3)交感神经对损伤神经元的兴奋作用。

### (二)中枢机制

(1)脊髓背角神经元的敏化。

(2)脊髓抑制性神经元的功能下降。

(3)背角神经元的"出芽"现象。

(4)中枢敏化。外周的传入减少导致相应的中枢神经元电活动增加,这是一种适应机制,是对初级感觉神经元数量减少的一种功能代偿。一旦中枢敏化形成,即使是轻微的非伤害性刺激都可以通过Aδ及Aβ纤维信号转导兴奋低阈值机械感受(low-threshold mechanoreceptive,LTM)神经元引起脊髓背角疼痛信号的产生。

### (三)免疫机制

研究显示PHN患者外周血CD3、CD4明显下降,CD8水平上升,CD3、CD4明显下降会引起严重的自身免疫功能紊乱,CD8水平的增加有强化免疫抑制的作用。因此提示PHN的发生与患者机体T淋巴细胞亚群功能的降低关系密切。

### 三、临床表现

头面部 PHN 在临床上多累及三叉神经、枕神经及听神经等,属于特殊部位的 PHN,症状较身体其他部位的 PHN 更重。

急性期皮疹愈合后,病变区皮肤常呈现红色、暗红色或褐色。这些色泽消失后,常遗留灰白色的瘢痕。有时,可发生严重疼痛而无瘢痕遗留。瘢痕区一般至少表现为感觉减退,并常出现感觉消失,但是触摸刺激常引起明显的浅表组织痛(触诱发痛),伤害性刺激可引起疼痛增强(痛觉过敏),或者对触摸的敏感程度增加(感觉过敏)。瘢痕区的疼痛分为两种类型:一种是稳定的烧灼样痛或酸痛,另一种是阵发性电击样疼痛。这两种类型的疼痛均可自发出现,而且常因与病变皮肤的刺激而加重,如极其轻微的衣物摩擦甚至风吹。对皮肤施加重压反而可以减轻患者的疼痛。有些患者描述有无法忍受的瘙痒感、蚁走感或麻木痛。除衣物接触刺激以外,这些症状还可因体力活动、温度变化和情绪改变而加重。往往长期慢性疼痛反复治疗效果又不理想,患者生活质量显著降低。

### 四、诊断与鉴别诊断

#### (一)诊断

PHN 主要依靠病史和疼痛特点确立临床诊断。有明确的带状疱疹病史,疱疹愈合后皮损区域遗留有明显的慢性神经病理性疼痛,病程超过 3 个月,PHN 的诊断即可以成立。对于隐匿性带状疱疹后遗神经痛的诊断应非常慎重,需细致检查排除其他可能的疼痛病因。

#### (二)鉴别诊断

1.三叉神经痛

发生于三叉神经分布区的 PHN 应与三叉神经痛鉴别。三叉神经痛是三叉神经分布区的发作性、闪电样、枪击样剧痛,根据是否存在局部皮损病史和疼痛的性质不难鉴别。

2.枕神经痛

发生于枕神经分布区的 PHN 应与继发于颈椎病的枕神经痛鉴别。枕神经痛患者多存在颈椎病病史,无带状疱疹病史,治疗效果较 PHN 好。

### 五、治疗

非药物治疗虽然种类较多,但很多方法的疗效并没有得到普遍认可,国内外众多学者正在进行相关研究。

#### (一)皮内阻滞

皮内阻滞是将极低浓度的消炎镇痛液(配方 2% 利多卡因 5 mL+甲钴胺注射液 1.0 mg+地塞米松 2~4 mg+0.9% 氯化钠注射液 30~50 mL,药量视治疗范围而定)注射于病变区皮内,形成相连的或间隔 1 cm 左右的直径 1.5 cm 左右的皮丘,阻滞游离感觉神经末梢而达到治疗作用。皮内阻滞可阻断感觉纤维的疼痛传导,打断疼痛的恶性循环,同时也阻断反射性交感神经系统亢进作用,促使局部血管扩张,改善血液循环,促进组织功能恢复。此种方法因简单易行、安全有效而在临床上应用较广,对于皮肤触诱发痛及痛觉过敏具有明显的治疗效果。

#### (二)神经阻滞

神经阻滞是指在脑神经节(脊神经节)、脑神经(脊神经)、交感神经节等处注入药物,阻断神经传导功能。神经阻滞方法选择性地阻断所需神经,与全身给药作用于全身不同,用最少的药量达到治疗作用。神经阻滞术是对头面部 PHN 的非药物治疗中应用最广泛的技术。对于头面部的 PHN 依据疼痛部位不同,可选用枕神经阻滞(枕部疼痛)、三叉神经分支阻滞(额部及面部疼痛)、半月神经节阻滞、蝶腭神经节阻滞(上颌疼痛伴流泪流涕患者)、星状神经节阻滞(头面部疼痛尤其是眼部疼痛患者)、颈丛神经阻滞(颈部、枕部及下颌部疼痛)。

### (三)脉冲射频

脉冲射频是指应用高强脉冲射频电场,对病变区域的神经进行功能调节的一种治疗方法。对于头面部 PHN 常用的方法包括半月神经节、三叉神经分支及 $C_2$ 背根神经节、星状神经节的脉冲射频调节。穿刺方法基本同选择性脊神经阻滞,不同之处在于穿刺针为带绝缘层的射频针。到位后接射频电极及射频仪,在手动脉冲调节模式下设定参数如下:时间 900 秒、场强 100 V、脉宽 10~20 毫秒、频率 1~3 Hz,控制温度在 50 ℃ 以下。治疗过程中患者可有神经支配区的肌肉跳动感。该方法的优势在于不破坏神经功能,安全性高,可重复治疗。该方法重复治疗应间隔 3 天以上。3 次治疗效果不理想者可考虑射频热凝毁损(图 13-4,图 13-5)。

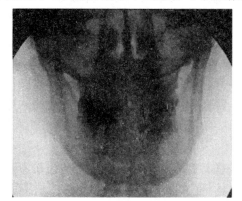

图 13-4 $C_2$ 背根神经节脉冲射频穿刺到位正位像

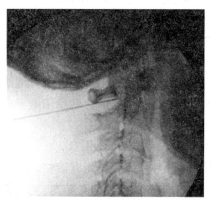

图 13-5 $C_2$ 背根神经节脉冲射频穿刺到位侧位像

### (四)射频热凝毁损

对难治性头面部 PHN 采用射频调节治疗效果不佳或疗效不能维持时,可考虑行射频热凝毁损。三叉神经分支及半月神经节、枕神经、蝶腭神经节、星状神经节可直接行射频热凝毁损。但是发生于三叉神经分布区的 PHN 患者行半月神经节射频热凝毁损的效果远不及原发性三叉神经痛。

(牛小辉)

# 第七节 颈椎病的治疗

颈椎病的定义为颈椎间盘退变性改变及其继发病理改变累及其周围组织结构,如神经根、脊髓、椎动脉、交感神经等,出现相应的临床表现者称之为颈椎病。它是一种常见病和多发病,严重地影响了患者的身体健康和生活质量。流行病学调查显示,40~50 岁的成年人颈椎病发病率为 50%,60 岁以上人群中发病率为 25%,近年临床观察颈椎病有年轻化的趋势。

## 一、病因

颈椎病的发生与多种因素有关,目前发现与颈椎病发病有关的因素有退变、创伤、劳损、颈椎发育性椎管狭窄、炎症、受寒及先天性畸形等,现将以上因素分别加以讨论。

### (一)颈椎的退行性改变

颈椎退行性改变是颈椎病发病的主要原因,从椎间盘退变开始演变出一系列病理解剖和病理生理改变。椎间盘发生退变之后,椎间隙逐渐变窄,椎周软组织相对松弛。在一定诱因作用下,发生椎体滑移、椎间关节错位、骨赘形成、椎间孔狭窄,从而对神经根、椎间血管、交感神经或脊髓造成压迫和刺激而致病。

### (二)发育性颈椎管狭窄

颈椎病与颈椎椎管狭窄症二者实质上是一对孪生兄弟。临床上大量材料表明,颈椎椎管的矢状径对颈椎病的发生与发展、诊断与治疗及预后的判定均有十分密切的关系。

常见的头部外伤,包括在高速公路行驶中的急刹车,对于一个大椎管的人来说影响不大,即使发病症状大多也很轻。但同样的外力对于一个小椎管的人来说,不仅可以引起颈椎软组织受损,更容易使椎管内的脊髓神经受到挤压,甚至引起完全性瘫痪,此类不幸事情并非鲜见。

### (三)慢性劳损

慢性劳损是指超过正常生理活动范围最大限度或局部所能耐受时值的各种超限活动。能引起颈部软组织慢性劳损的常见原因有长期不当的工作姿势,不良的睡眠体位,不适当的体育锻炼等。

### (四)头颈部外伤

全身各种外伤对颈椎均有影响,但头颈部的直接外伤对颈椎影响最大。严重的损伤甚至引起四肢瘫痪,可分急性椎间盘脱出、突出、前后纵韧带损伤、椎节不稳等。

### (五)颈椎先天性畸形

与颈椎病发病相关性较大的畸形:①先天性椎体融合、寰椎枕骨化;②颅底凹陷症;③棘突畸形;④颈肋与 $C_7$ 肥大;⑤$C_2$ 齿状突发育畸形。

### (六)咽喉部炎症

过去没有重视咽喉部炎症与颈椎病的关系,近年发现当咽喉部及颈部有急、慢性感染时,可诱发颈椎病症状出现,或使病情加重,尤其对上位颈椎影响较大,儿童自发性 $C_2$ 椎脱位,都与咽喉部炎症有关。炎症通过淋巴系统的扩散,造成颈椎局部特别是咽喉后方的 $C_2$ 椎处肌张力降低,并引起韧带松弛和椎节内外平衡失调,从而破坏了局部的完整性和稳定性。

### (七)局部受寒

当脊柱退变及失稳后,由于局部受寒,肌肉收缩不协调,易诱发致病。

综上所述,颈椎病主要源于椎间盘的退变,但是否发病还取决于椎管是否狭窄。而其后的发病过程主要取决于各种致病因素的演变。如头颈部长期不良姿势、局部受寒和慢性劳损及反复发作的咽喉炎,则可以诱发一系列症状的出现。

## 二、发病机制

颈椎病的发病机制很复杂,是一个连续的过程,根据临床表现和病理过程,可将其分为三期。

### (一)椎间盘变性期

早期病理改变的实质是髓核及其周边组织的失水、变性、移位、突出或脱出,其主要病理特点是椎间盘变性与椎节的松动和失稳。纤维环变性所造成的椎节不稳是引起与加速髓核退变的主要因素。与此同时相应颈椎节段的各主要韧带,如前纵韧带和后纵韧带等也随之发生退行性改变,以致整个椎体间关节处于松动状态。在此种不稳定状态下,出现椎间盘应力分布不均,而促进了椎间盘的变性和损伤,髓核的变性可产生大量的炎性介质,纤维环发生撕裂和裂隙形成,进而产生炎症肉芽带。在前纵韧带强大而后纵韧带薄弱的前提下,椎间盘的退变达到一定的阈值,髓核最易突向后方形成髓核突出,一旦突出的髓核穿过破裂的后纵韧带,使髓核组织进入椎管内,则形成髓核脱出。无论是髓核突出或脱出,首先是刺激分布于纤维环后缘的脊神经脊膜支,进而引起脊神经根的刺激或压迫,严重时也可出现脊髓压迫。受累的程度和临床表现,取决于髓核突出的方位和大小及有无椎管狭窄。椎节的松动和失稳,髓核突出或脱出均可使韧带和骨膜撕裂而形成韧带-椎间盘间隙及局部的创伤性反应(包括血肿形成)。从而构成向下一期病理变化发展的基础。此期病变的促发因素是进一步造成椎间盘变性与椎体不稳的各种原因,如慢性劳损、外伤及炎症反复发作等。先天发育性椎管狭窄程度与是否发病及发病程度呈正相关性。

### (二)骨赘形成期

此期是椎间盘变性期的延续,实质上可以将其视为突(脱)出的髓核及骨膜下血肿骨化、形成骨赘(骨刺),并将其持续化的阶段。骨赘来源于韧带-椎间盘间隙血肿的机化、骨化或钙化。

突向椎管内的骨刺是否引起症状,正如髓核突出一样,是由椎管有无狭窄等多种因素决定的。侧方的骨刺主要刺激神经根袖出现根性症状,而引起椎动脉受压者则相对少见。突向后方的骨刺除了对脊神经脊膜支刺激引起颈部症状外,主要是对脊髓本身及其伴行血管造成威胁,而对于一个椎管宽大者,即便是较大的骨刺,只要其长度未超过椎管内有效间隙的临界点,一般不易发病。当骨刺突向前方,由于食管后间隙较宽难以引起症状,只有当其十分巨大,或是食管本身有炎症的情况下,才会造成食道痉挛或机械性阻塞。

骨赘形成期的病理变化是椎间盘退变到一定程度的必然结果,表明颈椎的退变已到了难以逆转的阶段。出现此期临床表现的患者必须尽早采取措施,干预病变的继续发展,并给予积极治疗以改善症状,恢复颈椎局部力学功能并建立新的平衡关系。但是通过治疗仍不能彻底改变患节退变所造成的所有病理改变,有时临床效果并不乐观,有待于今后深入研究予以解决。

### (三)周围重要组织的继发性改变

在前两种病理改变基础上对周围组织所引起的继发性改变,常是产生临床表现的重要因素,临床诊疗中必须高度重视这些病理改变及其临床特点。

1.脊神经根

由于椎体后缘骨刺或椎节不稳或突(脱)出之髓核等直接对神经根的刺激或压迫,早期表现神经根炎的症状,晚期可继发粘连性蛛网膜炎。

2.脊髓

除了突出的髓核和骨赘直接对其形成压迫外,加之椎体不稳,尤其伴有椎管狭窄和黄韧带肥厚时,所造成的嵌压更易引起脊髓的病理改变。脊髓病理改变的程度取决于压力的强度和持续时间,更取决于脊髓的供血。

3.椎动脉

此型脑部症状多于四肢的症状,多表现为颅内供血减少引发的一系列症状,严重者可发生猝倒,这是由于椎体交叉处骤然缺血所致。症状的出现与颈椎活动有密切关系,而且临床症状变化多样,所以此型也是颈椎病中病理变化最复杂的一个类型,临床鉴别诊断常需除外脑血管病变。

## 三、解剖特点

### (一)颈椎间盘

$C_1$ 与 $C_2$ 之间为关节,无椎间盘。从 $C_2$ 到 $T_2$,共有 6 个椎间盘,纤维环前部厚,后部较薄。其上下纤维均由软骨细胞与软骨板相连接,组成一个封闭的球样体,不论外力从上下来,还是从左右来,它的体积均不变,压力平均地分配到各个方面,它的营养来自渗透过软骨板及纤维环的淋巴液,它无神经及血管,故一经损害就无修复能力。

### (二)颈椎关节突关节

颈椎关节突关节与胸腰椎不一样,其上关节面朝上而偏向后方,枢椎上关节面近于水平,而下部颈椎上关节面逐渐加大其倾斜度,到第七颈椎则与水平面呈 45°。因此,下部颈椎关节突承担压力较上部的小,发生骨关节炎改变也较少。关节突关节构成椎间孔的后壁,其前方与椎动脉相毗邻。

### (三)颈椎钩椎关节

颈椎钩椎关节又称 luschka 关节。从第二颈椎起在椎体两侧稍后有嵴状突起,称钩突,与相邻椎体下面侧方的斜坡构成关节,称钩椎关节。钩突并非来自椎体,而是由椎弓的骨化中心所形成,再与椎体融合。钩突互相对着的两面有软骨,劳损后钩突关节周围可发生骨刺,此关节构成椎间孔的前壁,而其侧方与椎动脉相毗邻,故椎间盘突出加上钩椎关节增生可挤压神经根或椎动脉而产生相应的临床症状。

### (四)颈椎椎管

颈椎椎管的长度是可变的,颈椎前屈时,椎管拉长,前缘可达 1.5 cm,后缘可拉长达 5 cm,其内的脊髓也随之拉长变细而紧张。颈椎后伸时,椎管变短,脊髓如手风琴样折叠而变粗,当颈椎椎管呈先天性狭窄或椎管内有后纵韧带骨化时,尤其在 $C_{5、6}$ 颈膨大处,脊髓更容易受到挤压。

### (五)颈脊髓

因椎体束排列的特殊性,下肢先受损害而出现感觉及运动障碍,病程长了,逐渐发展到上肢功能障碍。

### (六)颈脊神经根

颈脊神经根的感觉根较运动根为大,位于椎间孔的上半占据较大空间,而运动根在感觉根的前下方,位于椎间孔的下半,不同部位的唇样骨质增生引起的症状常不同,如上一椎体后下缘增生,感觉根最先受累,如下一椎体的上缘增生,则运动根受累,但相邻椎体的后缘常同时增生。因此,感觉根及运动根可同时累及。运动根对缺血更为敏感,遭受压迫时,更易引起症状,$C_{5~6}$,$C_{6~7}$ 最易累及。神经根可有充血水肿,也可以出现萎缩。在硬膜囊内尚可出现扭曲,引起神经根型颈椎病的致病解剖因素:①椎间孔狭窄;②椎间盘向后外方突出;③钩突增生;④上关节突增生,向前倾斜。

### (七)颈部动脉

颈部动脉为锁骨下动脉的最大分支,于前斜角肌和颈长肌之间上行,一般经上位六个颈椎横突孔,至寰椎侧块上关节面后方转向后内,通过椎动脉沟,穿过寰枕后膜和硬脊膜,经枕骨大孔入颅腔,于脑桥下端左右两侧的椎动脉汇合成一条基底动脉而形成 willis 环。根据椎动脉解剖位置及走行,可把它分为四段:①颈部椎动脉;②椎骨部椎动脉;③枕部椎动脉;④颅内部椎动脉。其中,枕部椎动脉在临床发病最多,椎骨部次之,而颈部椎动脉及颅内椎动脉最少。

## 四、临床表现与分型

### (一)颈型

临床上反复发作的落枕,绝大多数属颈型颈椎病,或为其他型颈椎病的前驱表现。

1.临床特点

(1)患者以青壮年居多。

(2)常见于长时间低头工作或学习后出现症状,或次日起床颈部不能转动,颈椎活动明显受限。

(3)以颈部的酸胀疼痛不适感为主,伴有颈部弹响。

(4)体征:颈部活动受限,棘突间及棘突旁可有压痛。

(5)影像学检查:颈椎曲度变直和颈椎曲度反弓,颈椎侧弯及 $C_2$ 旋转错位为主,动力性侧位片上,患病椎体松动,表现为轻度梯形变或屈伸活动度较大。

2.诊断依据

(1)颈肩部及枕部疼痛并伴有相应节段的压痛点。

(2)X线片上显示颈椎曲度变直或反弓,颈椎侧弯与棘突移位,椎体不稳与松动。

(3)除外颈部扭伤、肩周炎、风湿性颈椎病、肌筋膜炎等。

3.治疗原则

(1)非手术治疗:如口服抗炎止痛药、牵引、理疗、按摩、中药外敷。如果颈部肌肉僵硬劳损严重,可考虑针刀松解治疗。$C_2$颈椎旋转移位,要手法复位。但要注意安全,避免并发症的发生。

(2)避免诱发因素:避免长时间屈颈及各种不良姿势、头部外伤,劳损及寒冷刺激。经保守治疗 1 个疗程,症状很快缓解,但要避免各种诱发因素,防止病情反复发作,发展到下一个阶段。

### (二)神经根型

神经根型在临床较多见,主要表现与神经根分布区相一致的感觉运动障碍,及反射异常。

1.临床特点

(1)颈部症状:颈部疼痛主要是髓核突出,或由于局部脊神经脊膜支直接遭受刺激而引起,椎旁肌肉压痛,棘突或棘间隙压痛,在急性期叩击痛明显。

(2)根性痛:疼痛范围与受累椎节的脊神经分布区相一致,不仅有颈肩背疼痛,还有明显的沿颈神经根走行的上肢烧灼样、刀割样的疼痛或麻木,其中以手指麻木、指尖过敏及皮肤感觉减退等多见。

(3)根性肌力和感觉障碍:由于脊神经前后根在硬膜囊内呈前后排列,所以以前根先受压者为明显,早期肌张力增高,但很快减弱出现肌萎缩,表现手部大小鱼际肌及骨间肌萎缩。当后根也受累时,则可出现该神经根分布区的感觉障碍,当颈神经根受到刺激时,痛觉常过敏,当压迫较重或时间较长时,则表现为痛觉减退。

(4)腱反射异常:即该脊神经根所参与的反射弧出现异常,早期呈现活跃,而中后期则减退或消失,检查时应与对侧相比较。单纯根性受累不应有病理反射,如伴有病理反射则表明脊髓同时受累。

(5)特殊检查:臂丛牵拉试验和椎间孔压缩试验阳性者多见髓核突出、髓核脱出及椎节不稳为主的病例,而因钩椎增生所致者大多较轻。

(6)影像学检查:病因不同 X 线所见也各异,一般表现椎节不稳,生理曲度消失或反弓,椎间隙变窄,前后缘骨刺形成,椎间孔狭窄及钩椎增生等现象中的一种或数种。CT 可见椎间盘突出或脱出压迫神经根,或突出物钙化导致椎间孔狭窄。MRI 可显示椎间盘变性,髓核后突,压迫神经根及硬膜囊。

2.诊断依据

(1)与病变节段相一致的根性症状和体征。

(2)压颈试验与上肢牵拉试验多为阳性。

(3)影像学与临床表现一致。

(4)除外颈椎骨骼实质性病变(结核、肿瘤等)及颈椎外病变(胸廓出口综合征,网球肘,腕管综合征,肩周炎)。

3.定位诊断

(1)$C_{2\sim3}$ 节段病变:表现头部以上的症状。

(2)$C_{3\sim4}$ 节段病变:皮节分布在颈肩部。

(3)$C_{4\sim5}$ 节段病变:皮节分布在三角肌。

(4)$C_{5\sim6}$ 节段病变:皮节分布在上肢外侧和前臂桡侧,以肱二头肌受累明显,肱二头肌反射障碍。

(5)$C_{6\sim7}$ 节段病变:皮节分布在上臂内侧、食指和中指,肱三头肌受累明显。

(6)$C_7\sim T_1$ 节段病变:受累的肌肉分布特点是集中在手和前臂内侧,即尺侧和前胸,肱二、三头肌反射都不明显。

4.治疗原则

(1)非手术疗法(保守治疗):在医师指导下可用抗炎镇痛药,肌松类药物,神经营养药及脱水药等,颈椎牵引加制动有明显的疗效,手法按摩在急性期过后有一定的疗效,但应轻柔,切忌操作粗暴而引起意外。

(2)微创介入治疗:根据突出物的形态、突出物的大小可选择臭氧溶核术、激光消融术、射频热凝术、等离子髓核成形术及胶原酶盘外溶解术等。

(3)手术治疗:经过以上治疗无效,临床表现、影像学所见及神经学定位体征改善不明显者,可以考虑外科手术。

5.愈后评估

单纯因椎间盘突出或脱出导致的根性症状,通过脱水、制动、牵引、营养神经,急性期症状很快得到改善,症状再次复发时可考虑微创介入治疗。此期疗效最好,如能避免诱发因素可有满意的疗效。

因钩椎关节增生、上关节突增生使椎间孔狭窄、突出物钙化伴有椎间孔狭窄者,如发病早期通过保守治疗,症状能得到改善,如病程长,反复发作,根管处已形成粘连,疗效多不满意,一部分患者需要手术治疗。

**(三)椎动脉型颈椎病**

1.发病机制

研究表明,本型颈椎病是多种因素引起的,其发病机制分述如下。

(1)动力因素(颈椎不稳):寰枢椎半脱位与寰枢关节紊乱是上颈椎不稳的主要因素。由于退变,椎体不稳,轻微外力,即会引起 $C_{1\sim2}$ 旋转错位,导致两侧上下横突孔错位,刺激压迫椎动脉,并引起痉挛,出现椎动脉供血不足。临床常见的颈源性眩晕,多见于 $C_{1\sim2}$ 旋转错位引起。颈椎中下段不稳,导致椎动脉第二段受到不稳定椎节的刺激,激惹了交感神经引起了椎-基底动脉缺血。

(2)机械压迫因素。①钩椎关节增生:椎动脉的第二段在横突孔内走行,其内侧是钩椎关节,该关节发生增生退变时,向外侧可直接压迫椎动脉,$C_5$ 横突孔距离椎体较近,故此处有增生极易压迫椎动脉,这与 $C_{5\sim6}$ 活动多有关。②$C_{3\sim4}$ 突出或髓核脱出:当椎间盘突出物突破后纵韧带进入椎管时,则可达到椎间孔处,压迫神经根的同时也压迫了椎动脉。③上关节突的增生:该关节单纯向前移位,使椎间孔缩小,椎动脉受压,其特点为头后仰症状加重,多伴有神经根受压的表现。

(3)退变因素:椎间盘发生退变,颈椎的高度下降,椎间隙狭窄,椎动脉相对延长,随着年龄的增加,动脉弹性发生变性,因此形成椎动脉的长度超过颈椎的长度,使椎动脉扭曲狭窄,甚至出现血流中断。

(4)血管因素。①动脉硬化:全身动脉发生不同程度的血管硬化时,如果椎动脉血管壁上有斑块形成,导致椎动脉狭窄可引起椎-基底动脉供血不足。②血管的变异:发育性椎动脉两侧不对称,加上动脉硬化,对侧失代偿,可引起椎-基底动脉流速下降。

(5)发育因素:寰椎枕骨化、椎动脉沟环、短颈畸形、齿状突缺如等先天发育畸形,使寰枢椎代偿活动加大,积累性劳损使寰枢椎之间的韧带和关节囊松弛,从而发生局部不稳,在轻微的外力作用下,即可引起椎-基底动脉流速下降。

(6)软组织因素:临床多见,颈肩背的急慢性损伤,局部组织肌筋膜发生瘢痕粘连,气候的改变及精神紧张的刺激,使局部组织痉挛收缩,反射性激惹了交感神经引起血管痉挛。临床观察寰枕筋膜挛缩的患者,并没有直接压迫椎动脉,而是由于软组织的痉挛收缩刺激了交感神经,引起了椎-基底动脉流速下降。

(7)咽喉部及中耳炎症:咽喉部及中耳的炎症通过淋巴系统的扩散,出现上颈段小关节周围的炎症。关节囊肿胀充血渗出等炎症反应,使该处肌力下降,继之出现关节囊松动不稳,刺激椎动脉引起痉挛。

2.临床特点

(1)椎-基底动脉供血不足引起的症状。①偏侧头痛:占 70%,以颞、枕部为重,呈跳痛。②眩晕:头颅旋转引发眩晕是颈椎病的特点,正常情况下,当头转向一侧时,另一侧血流可以代偿,当颈椎骨质增生或其他致压物使椎动脉受压,使一侧椎动脉已处于低血流量状态时,头再转向健侧使健侧椎动脉瞬间血流量减少,而对侧又无代偿能力时,即引起大脑缺血而出现眩晕。③耳鸣、耳聋:此症状十分常见,约占 80%,是由于内耳动脉供血不足引起。④视力障碍:眼睛酸胀干涩,视物模糊,复视等,主要由于椎-基底动脉血流量减低,使大脑皮质视觉投影中枢血流量减少所致。⑤神经症状:失眠、健忘、注意力不集中等现象。⑥发音障碍:嘶哑,口唇麻木,主要是延髓缺血及颅神经受累所致。⑦猝倒:椎动脉痉挛引起锥体交叉处突然缺血所致,多表现为头颅突然回头或在某一体位头颈转动时出现。

(2)神经症状:椎动脉上有交感神经节后纤维围绕形成椎动脉丛,其上有交感神经干,当椎动脉受累时,必然波及此处的交感神经而引起自主神经系统的平衡失调,临床上就出现胃肠、呼吸、心血管紊乱症状,个别患者出现 Horner 征。

3.影像检查

(1)X线改变:斜位片观察上关节突、钩椎关节增生情况及椎间孔的狭窄程度。正位张口片很重要,观察寰枢有否移位,寰齿间隙左右是否对称,$C_2$棘突有无偏斜,临床发现许多椎动脉型颈椎患者有$C_2$棘突偏移,齿状突左右移位,寰齿间隙左右不对称。功能位片可以观察到寰枕间隙狭窄与椎体的不稳。

(2)MR成像技术(MRA):对椎动脉判断既安全又有诊断价值。

(3)DSA技术:通过股动脉穿刺注入少量造影剂,以数字减影成像技术获得清晰的椎动脉图像,不仅对诊断,而且对手术部位的确定也至关重要。

4.诊断依据

(1)有椎-基底动脉缺血的症状,经颅多普勒显示椎-基底动脉供血不足。

(2)旋颈试验阳性。

(3)X线显示寰枕间隙狭窄、$C_2$棘突旋转、上关节突或钩椎关节增生、椎体不稳及CT或MRI显示椎间盘突出。本病确诊应依据MRA、DSA或椎动脉造影结果。

(4)除外眼源性、耳源性眩晕及颅内肿瘤等。

5.治疗原则

(1)保守治疗:是本型的基本治疗方法,大多数病例均可获得满意的疗效,尤其是$C_{1\sim2}$旋转错位,通过手法复位,症状很快得到改善。对于退变椎间隙狭窄导致的颈椎不稳者,可以采取颈椎牵引。

(2)微创介入治疗:经保守治疗无效,椎间盘突出无钙化不伴有椎管狭窄者,可考虑微创介入治疗。

(3)手术治疗:经保守治疗和微创介入治疗效果不佳,且病情反复发作,影响正常生活及工作者。

6.愈后评估

大多数患者经综合治疗后症状都得以改善,但多节段椎间隙狭窄伴椎体不稳者,往往会反复发作。

**(四)交感神经型颈椎病**

原有自主神经功能不稳者,以及更年期妇女,易患本病。不同患者症状差别很大,有的以交感神经受刺激为主,有的以交感神经麻痹为主,也有的先由刺激症状后转为麻痹症状。

1.临床特点

(1)五官症状:视物模糊、眼球酸胀、流泪、眼干涩、眼睑下垂、咽喉不适或有异物感、鼻炎或咽炎、耳鸣、听力减退、牙痛也多见。

(2)头部症状:头痛或偏头痛,头晕头胀,头部麻木感,局部按摩可以改善症状。

(3)心脏症状:胸前不适、胸闷、心前区疼痛,心跳过速或心动过缓,心电图正常者称假性心绞痛。

(4)交感神经性血管症状:肢体发凉,发麻,遇冷时有刺痒感或麻木疼痛感,有神经血管性浮肿表现。

(5)出汗障碍:多汗或少汗,此种现象可只限于头、颈、双手、双足或一个肢体,也可半身,常伴有半身酸痛、胀麻,以手胀为主,且多在夜间或晨起时较重。

(6)血压异常:根据临床观察发现,此症状在临床并不少见,表现为高血压、降压药无效,经颈椎手法复位后可使血压恢复正常,有的为低血压,血压不稳较常见,忽高忽低;24 小时内自然变化甚大,同时多伴有睡眠障碍,情绪不稳定。

(7)对气候适应能力差:表现为怕冷或怕热。尤其在季节交替时,感到周身不适,有人认为这是脑干内的网状结构受累所引起。

(8)雷诺综合征:其原因很多,如颈肋、前斜角痉挛、脊髓空洞症、周围血管疾病,本综合征主要表现阵发性手指发凉发白、发绀、局部疼痛或麻木,遇冷发作,遇热可缓解或反应性充血。

2.诊断依据

(1)自主神经功能紊乱的症状。

(2)一般不伴有颈神经根或脊髓受累的表现。

(3)颈椎 X 线表现为椎体不稳。

(4)星状神经节阻滞症状立即得到改善。

3.治疗原则与预后

同椎动脉型颈椎病。

**(五)脊髓型**

脊髓型颈椎病较前几种少,但因其症状严重,在临床上表现为损害平面以下的感觉减退及上运动神经元损伤症状,出现感觉、运动、反射与排便功能障碍,故在各型颈椎病中占重要地位。

1.发病机制

(1)先天性因素:主要指颈椎椎管发育性狭窄,国内外学者们均证实颈椎椎管矢状径狭窄是构成脊髓型颈椎病早发及发展的重要因素。大椎管者发病率明显比小椎管发病率低。

(2)动力性因素:椎间盘的退变导致椎节不稳与松动,后纵韧带的膨隆与内陷,髓核的后突,黄韧带的前凸及其他有可能突向椎管的因素,都可能会对脊髓产生压迫。而随着体位的改变而加重或减轻。

(3)机械性因素:椎体后缘骨质增生,髓核脱出,钙化,尤其已形成粘连无法还纳者,这些因素对脊髓造成持续性的压迫。

(4)血管因素:脊髓血管遭受压迫刺激时,可使其痉挛狭窄,甚至血栓形成,减少或中断对脊髓的血供,脊髓前中央动脉受压引起下肢重于上肢的四肢瘫;沟动脉受压引起的脊髓中央管前方缺血而出现上肢瘫;软脊膜缺血时主要引起脊髓的刺激症状;脊髓后动脉闭塞主要引起感觉障碍;颈段大动脉受阻则可引起脊髓的严重受损。此种在临床上难以察觉的因素,对脊髓的病理生理改变起着重要作用。因此,在临床上应充分估计脊髓血管的供血作用,尤其是对手术时机的选择、预后和判断具有重要意义。

2.临床特点

(1)锥体束征:是脊髓型颈椎病的主要特点,由于致压物对锥体束的直接压迫或局部血供减少与中断之故。临床上表现为开始下肢无力,双腿发软无力感,逐渐出现踩棉花感与跌倒,步态拙笨及束带感等症状。

临床检查时,四肢多为不完全性瘫,下肢表现为上运动神经元瘫痪,即腱反射亢进,病理反射阳性。上肢或为上运动神经元瘫痪,或为下运动神经元瘫痪。感觉障碍平面低于病变部位,且不整齐。屈颈、伸颈试验阳性,患者直立,若屈颈或伸颈片刻即出现上肢过电样麻木并沿躯干向下肢放射到小腿及足部,即称为 Lhermi 征,为颈脊髓受压的重要指征。

根据锥体束在髓内的排列顺序,从内向外依次为颈、上肢、胸、腰、下肢及骶部的神经纤维、视该束纤维受累的部位,以及临床最先出现的症状不同可分为以下三种类型。①上肢型:是锥体束深部先被累及,因症状先从上肢开始,以后延及下肢,主要是由于沟动脉受压或遭受刺激所致,如一侧受压,表现为一侧症状,双侧受压,则出现双侧症状。②下肢型:指压力先作用于锥体束表面而下肢先出现症状,当压力持续增加波及深部纤维时,则症状延及上肢,但其程度仍以下肢为主。③四肢型:主要由于脊髓前中央动脉受累所致,通过该血管支配区造成脊髓前部缺血而产生症状,该型特点是患病快,经治疗痊愈亦快,保守治疗有效。

(2)反射障碍:①生理反射异常,四肢深反射亢进或活跃,腹壁反射,提睾反射和肛门反射减弱或消失。②病理反射,Hoffmann 征及掌颏反射,出现阳性率高,病程后期踝阵挛,髌阵挛及 Babinski 征均为阳性。

(3)排尿功能障碍:多在后期出现尿急及便秘,逐渐引起尿潴留或大小便失禁。

3.影像学检查

(1)X 线平片及动力性侧位片:①椎管矢状径小,椎体与椎管矢状径比值大多小于 1∶0.75,绝对值也多小于 14 mm;②骨刺形成,80% 以上病例于病变节段椎体后缘有明显的骨刺;③椎体后缘台阶形成,由于椎间不稳所致,使椎体后缘的弧形连线中断出现台阶变;④其他改变,某些病例可伴有后纵韧带骨化,先天性椎体融合等。

(2)CT 和 MRI 检查:对本型颈椎病十分重要,尤其是 MRI 问世之后,几乎可替代了所有创伤性检查。CT 主要阳性所见有椎体后缘骨赘、椎管狭窄、椎间盘突出或后纵韧带钙化、骨化或椎间盘突出合并黄韧带肥厚等。MRI 检查阳性所见有椎管矢状径狭小、硬膜囊、脊髓受压及脊髓异常信号等。

4.诊断依据

(1)具有脊髓受压的表现。

(2)影像学检查阳性所见。

(3)排除其他疾病。

5.治疗原则

(1)保守治疗:早期通过口服药物和理疗等保守治疗可缓解症状,切忌粗暴手法复位,造成病情加重或意外情况发生。一旦病情加重应尽快采取微创介入治疗或手术治疗,以防脊髓变性,发生肢体瘫痪。

(2)微创介入治疗:经正规保守治疗 1~2 个疗程无效,无突出物钙化和脊髓变性者可以考虑微创介入治疗。

(3)手术治疗:病程长,症状持续加重而经以上两种方法治疗无效者,应尽早手术治疗。

6.预后评估

因椎间盘突出或脱出致病者,预后较佳。椎管明显狭窄伴有较大骨刺或后纵韧带钙化者,愈后较差。病程长且病情严重者,尤其出现脊髓变性者,预后更差。

(六)混合型

混合型指前面所述五型中有两型以上合并存在时,称之混合型颈椎病,临床上此型最多见。

(1)神经根、椎动脉、交感神经等组织在解剖上密切相关,椎间盘向后侧突出,可同时压迫两种或两种以上组织,如同时压迫颈神经根和交感神经,即为神经根交感型颈椎病;同时压迫颈脊髓和神经根,即为脊髓神经根型颈椎病。有时颈椎椎体后缘骨赘横贯于椎管的前方,中间可压迫脊髓,两端可压迫神经根或椎动脉,临床上即出现截瘫和四肢瘫,以及病变水平的神经根受累症状,合并有椎动脉缺血表现。

（2）小的骨赘只压迫一种组织,临床出现症状也少,大的骨赘可以压迫两种或两种以上的组织,所以临床表现复杂,如初期为颈肩臂疼痛等神经根症状,数年后出现头晕,耳鸣等椎动脉或交感神经受累症状。虽然神经根疼痛症状后期缓解,但因受损的组织增多且较固定,故其他症状随之增多,可由神经根型又并发为脊髓型颈椎病。有时由于脊髓压迫时间较长,可发生脊髓变性反应,此时即使脊髓压迫解除,其症状也不能完全消失。

## 五、特殊试验

### （一）颈椎活动度

颈椎活动度正常左右旋转达 90°,侧屈 45°,前屈时下颏可触及胸部,后伸约 45°。如颈椎有病,则活动度减小,并出现其他体征。但应注意,颈脊柱活动度与脊椎骨质病变不成正比。

### （二）击顶试验

击顶试验又称椎间孔压缩试验,患者头部稍向患侧倾斜,术者左手放在患者头顶,右手握拳轻叩左手背,或术者双手重叠放在患者头顶部加压,压力向下传递致椎间孔缩小,使神经根受压,出现颈肩臂放射疼痛或麻木,即为阳性。神经根型颈椎病、椎间盘脱出等急性发作期多为阳性,椎动脉型颈椎病出现头昏或头晕,也为阳性。

### （三）颈前屈旋转头试验

先嘱患者颈前屈,继而左右旋转,出现颈部疼痛为阳性,提示神经根型颈椎病、椎间盘病变、后关节紊乱。

### （四）椎动脉扭曲试验

患者颈后伸,继而分别向左右旋颈,如出现头晕、耳鸣即为阳性,提示椎动脉综合征、椎动脉型颈椎病,但阴性不能排除椎动脉病变。此试验应注意根据患者年龄和病情施行,对年龄大、头晕较重者,不要用力过猛,以防昏厥。

### （五）颈神经根牵拉试验

颈神经根分颈丛（$C_1 \sim C_4$）及臂丛（$C_5 \sim T_1$）,我们观察下列两个试验方法不同,临床意义也不同,二者相互对照,对定位诊断有价值。

1.臂丛神经牵拉试验

经典颈神经根牵拉试验:患者稍低头,术者一手扶患侧头部,一手握患侧腕部（或握手）,然后两手向相反方向拉,若出现放射性疼痛及麻木,即为阳性。该试验对诊断上中下三段神经根型颈椎病均有肯定意义,即颈丛与臂丛病变均可表现阳性,其中以臂丛神经受累的中下段颈椎病最易出现阳性,故称臂丛神经牵拉试验。

2.推头压肩试验

术者一手扶患侧肩部,两手向相反方向用力,作推头压肩,出现疼痛及麻木即为阳性。该试验主要用以诊断中上段神经根型颈椎病或颈型颈椎病,$C_5$ 以下的颈椎病此试验多不明显。

### （六）压痛点检查

对定位诊断、手法治疗、神经阻滞及针刀松解治疗等,均有重要指导意义,医师应细心检查。较常见的部位如下。

1.颈椎棘突

自上而下逐个检查,棘突的触压、叩痛多不明显,一旦出现即有定位意义。颈椎病时以 $C_5$、

$C_6$、$C_7$棘突压痛常见,椎管内肿瘤尤其硬膜外肿瘤,有时可出现棘突叩、压痛,并沿脊椎向下传递,乃至下肢出现传导性麻木与蚁行感。

**2.颈椎棘突旁**

与腰椎不同,此处受压者是肌肉而不是神经根,故定位意义远不如腰椎,但有时可发现阳性反应物及软组织痉挛。

**3.颈椎横突及横突尖**

二者均有重要意义,患者取坐位或卧位,头转向健侧,由锁骨上窝沿胸锁乳突肌外缘触压横突尖前侧及后侧,同时触压横突尖,二者结合定位意义更大。如为后关节突移位(棘突必伴随移位),则压痛点多在横突尖及横突尖后侧,临床表现为脊神经后支分配区-颈项疼痛;如为椎体后外缘增生,椎间盘后突出,则以前侧压痛明显,多发生 $C_6$、$C_7$ 并多向肩臂腋部乃至手部放射。

**4.枕大神经压痛点**

枕大神经位于乳突与枢椎棘突之连线中点凹陷处,枕小神经则在乳突后下方的胸锁乳突肌后缘处。高位颈椎病特别是寰枢病变最易出现枕神经压痛。临床观察 $C_2$ 旋转移位者,均有枕大、小神经的压痛点。

**(七)感觉平面的检查**

感觉障碍检查时,常用针头,或锐器轻刺皮肤来判断,仔细检查皮肤受损区的分布,可判断出病变的部位。各阶段在上肢分布区情况:肩部为 $C_4$;臂外侧为 $C_5$;拇指、食指为 $C_6$;中指为 $C_7$;环小指为 $C_8$;前臂尺侧为 $T_1$;腋部为 $T_2$;乳头处为 $T_{4\sim5}$。脊髓型颈椎病感觉障碍有如下特点:感觉平面往往低于实际病变的脊髓节段,故应特别注意过敏带的位置,它常是实际病变的部位,对定位诊断价值很大。脊髓型颈椎病易出现脊髓半切综合征,但多不典型。

**(八)反射功能检查**

颈椎病出现反射异常极为普遍,常见的有:①神经根型颈椎病,上肢的肱二、三肌反射多减弱或消失;②脊髓型颈椎病,下肢腱反射多亢进,并出现 Babinski 征等阳性。上肢腱反射因部位而异,$C_4$ 以上病变表现为腱反射亢进,并出现 Hoffmann 征阳性。$C_6$、$C_7$ 部位病变表现为腱反射减弱,$C_5$、$C_6$ 病变,从理论上对上肢应为周围型表现,但实际上可出现中枢型表现,即腱反射亢进,病理反射阳性,可能与硬膜外弥漫性压迫有关。脊髓型颈椎病反射改变有一个特殊表现:先出现下肢瘫,但下肢的病理反射出现迟,上肢的病理反射可在早期即出现。在脊髓型颈椎病,多有浅反射改变,早期即有,表现为腹壁反射减弱,但下肢瘫表现不明显。椎动脉型颈椎病早期反射改变多不明显,轻者异常改变多在后期出现,较脊髓型复杂,病理反射常为阴性,而 Babinski-Nageotte 综合征腱反射亢进,并多有病理征阳性。少数合并小脑缺血者,腱反射及病理反射往往都不典型。

## 六、影像学检查

**(一)临床意义**

(1)常规检查,为确诊颈椎病及排除其他疾病。

(2)为选择治疗手段提供依据,例如在颈椎手法复位前要证明无骨质疏松及破坏性改变时方可施行。

(3)为治疗前后对比的依据,包括各种治疗的对比观察。

(4)有助于判断其预后。

## (二)平片的观察

常规拍颈椎正侧位,双斜位,及功能位片。

### 1.正位片(包括张口位,主要观察寰枢关节)

正位片显示寰枢关节间隙两侧等宽,正常时齿突轴线应与寰椎轴线相重叠。如齿突有侧移位时两轴线分离,并注意观察齿状突有无骨折、缺口、移位。各椎体有无融合或半椎体畸形,椎间隙有无狭窄,双侧钩突有无增生及其他异常,棘突是否居中,排列有无异常或侧弯,小关节是否绞锁,第七颈椎横突是否过长,有无颈肋形成。

### 2.自然侧位片

观察项目:①颈椎曲度的改变;②颅底及寰枢椎区测量;③有无先天发育畸形;④椎间隙的改变及骨赘形成;⑤测量椎体与椎管矢状径。

### 3.斜位片

斜位片分左右两个方向拍摄,一方面用以观察椎间孔的大小,当钩椎关节增生时此孔变窄,另一方面观察椎体不稳定时,上关节突移位也可使椎间孔变窄。

### 4.功能片

(1)对颈椎活动度的判定:由于局部肌肉痉挛,颈椎前屈后伸位活动度明显降低。

(2)对颈椎椎节不稳定的判定:当颈椎向前屈曲时,可使上一椎体的前下缘超过下一椎体的前上缘,而仰伸时则出现相反的结果,这种现象被称为"梯形变"或假性脱位。因此,椎体间关节的梯形变主要用于对颈椎病早中期退变的判定。

(3)对上颈椎不稳定的判定:传统的 X 线摄影可清楚地显示寰枕、寰枢之解剖关系,寰椎前结节与齿状突之间的距离在 3 mm 以下,当寰枢椎不稳定时,功能位 X 光片可以显示寰椎前结节与齿状突之间隙呈"∨"形或"∧"形。

## (三)CT 检查必须结合临床

CT 扫描是临床上一种辅助性检查,CT 对骨赘、韧带钙化和骨化,突出物钙化及真空现象分辨率要高于 MRI,CT 上的真空现象可提示椎间盘变性和异常活动。

## (四)MRI 成像

常规 X 线、CT 检查不能确定是否有病变或难以确定病变性质时,特别在疑有脊髓病变、软组织病变(包括关节软骨、椎间盘或肌肉、韧带)时,应选用 MRI 检查。如疑有椎动脉、颈动脉、静脉病变时,可选择 MRI,必要时加强扫描。

MRI 对椎间盘内水分的减少及外形变薄,对椎间盘突出的程度和分型优于其他检查。尤其可以直接观察脊髓神经根受压情况。

# 七、鉴别诊断

颈椎病的症状弥漫分布于头颈、胸背、四肢,很容易与其他病症相混淆而造成误诊。这种情况现在虽已引起医学界的重视,但在临床上仍然相当多见,故应熟悉掌握与颈椎病症状相同疾病的鉴别诊断。

## (一)颈型颈椎病

### 1.落枕(颈部肌肉因扭伤所致)

其多发于晨起,疼痛伴活动受限,强迫体位,多因睡眠时颈部体位不良,以致局部肌肉扭伤之故。颈型颈椎病以牵引治疗为主,而落枕牵引不仅无效反而加剧,为此两者应加以鉴别。

2.落枕与颈型颈椎病的鉴别要点

(1)压痛点:颈型颈椎病多见病变之间隙压痛及椎旁压痛阳性,而落枕多见于胸锁乳突肌和肩胛提肌压痛明显。

(2)肌肉痉挛:颈型颈椎病一般不伴有颈肌痉挛,而落枕者可触及明显压痛之条索状肌束。

3.其他疾病

凡是引起颈部疼痛不适感的疾病均应进行除外诊断,如纤维织炎、结核、先天畸形、肿瘤、强直性脊柱炎等。

**(二)根型颈椎病**

1.臂丛神经炎

本病多发于青壮年,以男性多见,病因不太明确,部分患者可发生于受寒或上呼吸道感染、带状疱疹、免疫接种和手术之后,于一侧锁骨上窝和肩部出现疼痛,疼痛可为火烙样或针刺样,有的为持续性,可阵发性加剧,疼痛可传布整个上肢,臂丛干可有压痛,肌力减弱,腱反射减低,可伴有自主神经紊乱,故与根型颈椎病相误诊,可根据以下两点与颈椎病相鉴别:①臂丛神经炎虽有上肢疼痛,但与颈椎活动无关;②无颈神经后支受累表现,颈椎 X 线,CT,MRI 检查均正常。

2.胸廓出口综合征

本综合征是锁骨与第一肋骨间隙狭窄,引起臂丛和锁骨下动脉受压迫,出现 $C_8$ 神经 $T_1$ 神经受损和血管功能障碍的两类表现,起病多以患侧颈部、腋下,前臂内侧及手放射。患侧手高举而不耸肩时,由于锁骨下动脉受压,可见手部皮肤变冷,苍白出现典型雷诺现象。

本综合征与颈椎病的鉴别要点如下。

(1)本综合征为下臂丛受压,即以上肢尺神经障碍为主,而颈椎病受累范围较广。

(2)本综合征锁骨下动脉受压表现显著,压肩试验可使症状加重,但椎顶试验为阴性。

(3)本综合征主要表现为臂丛神经受压,无脊神经后支受累,根型颈椎病后支受累十分明显。

3.脊髓空洞症

脊髓空洞症主要特点是在颈胸神经分布区出现痛、温觉障碍,而触觉正常。即感觉分离现象,由于颈椎病的神经根型、脊髓型也可出现不典型痛温觉障碍,故二者易于误诊。

(1)神经根型颈椎病出现痛温觉障碍多为不完全性,典型的脊髓空洞症的温度障碍则多为完全性缺失。

(2)根型颈椎病发生痛觉障碍,主要表现在皮肤浅层,深层痛觉受损轻微,用针刺皮肤痛觉明显障碍,脊髓空洞症则为深浅痛觉平行缺失。

(3)神经根型颈椎病虽也呈半"马褂式"感觉障碍,但胸背部障碍程度不一致。

(4)肌电图检查对鉴别颈椎病与脊髓空洞症有重要价值。

4.腕管综合征

腕管综合征主要是正中神经通过腕管时受压所致,本征多发生于右手,与掌腕过度背屈有关,如洗衣服,揉面等,故常见于女性。

与颈椎病的鉴别要点如下。

(1)手腕中部加压试验阳性:即用手压迫或叩击手腕掌侧中部,即相当于腕横韧带的近侧端处,如出现 1~3 指麻木或刺痛时,即属阳性,具有诊断意义。

(2)腕背屈试验阳性:即让患者将患侧腕关节向背侧屈曲持续 0.5~1 分钟,如出现上述症状为阳性。

(3)诊断性治疗:用1%利多卡因1～2 mL腕部痛点注射,如有效则为阳性。

5.肩周炎

(1)肩周炎因疼痛活动明显受限。

(2)本病不具有脊神经根症状。

(3)肩关节局部注射有效。

6.其他

如椎管及根管处肿瘤,风湿症,网球肘,肱二头肌腱鞘炎,以及尺神经麻痹,桡神经麻痹,正中神经麻痹,腋神经麻痹都易与根型颈椎病相混淆,临床上也应加以鉴别。

### (三)椎动脉型颈椎病的鉴别

1.内耳疾病(梅尼埃综合征)

梅尼埃综合征是由于内耳淋巴回流受阻引起局部水肿所致。本病在临床上具有以下三大特点:发作性眩晕;波动性、进行性和感音性听力减退;耳鸣。由于椎动脉型颈椎病亦可出现上述症状,因此,需要二者加以区别,事实上只要到专科检查,排除内耳前庭功能障碍,就能除外耳源性眩晕。此外 MRI,DSA 等均有助于两者鉴别。

2.眼源性眩晕

大多因眼肌麻痹及屈光不正所致,青少年发病率高,应加以鉴别。与颈椎病的鉴别要点如下。

(1)闭目难立征:阴性。

(2)眼源性眼震试验:多呈异常反应。

(3)眼科检查:有屈光不正,其中以散光为多见。

(4)闭目转颈试验:阴性。

3.锁骨下动脉盗血综合征

本病又称臂基底动脉供血不足综合征,锁骨下动脉或无名动脉的椎动脉起始处近心端,因动脉硬化、感染、先天性发育异常、外伤等,造成其不完全或完全性闭塞性损害,借虹吸作用引起患侧椎动脉血液逆行,使正常情况下应流向脑干的血液倒流入锁骨下动脉的远心端,临床上表现为椎-基底动脉供血不足出现眩晕、头昏、复视、肢体轻瘫等,多呈间歇性出现。还可以导致患侧上肢缺血表现,如出现麻木、乏力等,易与椎动脉型颈椎病误诊。

与颈椎病的鉴别要点如下。

(1)本征患肢乏力,间歇性运动失灵等明显,甚至还有极少数引起手指发绀或坏死,患侧桡动脉搏动减弱或消失。

(2)患侧血压降低,两侧上肢收缩压相差常在 2.67～9.33 kPa(20～70 mmHg)。

(3)患侧肢体活动后使椎-基底动脉缺血症状加重,或诱发出现椎-基底动脉供血不足症状。

(4)锁骨上区可听到杂音,可行主动脉血管造影,观察颈部血管循环表现进行确诊。

4.脑动脉硬化

脑动脉是人体易发生硬化的三大部位之一。脑动脉硬化是中老年人的常见病,颈椎病可合并有脑动脉硬化,二者均可出现头晕上肢麻木及病理症,易误诊。

与颈椎病的鉴别要点如下。

(1)本病多见40岁以上人群,逐步出现大脑皮质功能减退症状,如头晕、记忆力减退、睡眠障碍等,其症状与颈椎活动无明显关系。

(2)脑动脉硬化往往是全身性动脉硬化的组成部分,故可能伴有眼底动脉、主动脉、冠状动脉或肾动脉硬化的征象。

(3)血压偏高或偏低,其特点是舒张压高,脉压小。

(4)脑血流图检查,有较恒定的缺血性改变,对本病诊断有价值。

5.神经官能症

颈椎病引起的头晕、头痛最易被误诊为神经官能症,但神经官能症无任何神经系统体征,精神因素可能为其病因,颈椎X线片显示正常。

**(四)脊髓型颈椎病的鉴别**

1.肌萎缩侧索硬化症

本病属于运动神经元疾病中的一种类型,其病因至今不清,在临床上主要以上肢为主或四肢性瘫痪,因此易与脊髓型颈椎病相混淆。

与颈椎病的鉴别要点如下。

(1)年龄特点:脊髓型颈椎病多为45～50岁,而本病发病年龄较早,常在40岁前后发病。

(2)感觉障碍:本病一般均无感觉障碍,而脊髓型颈椎病则均伴有感觉障碍症状与体征。

(3)起病速度:颈椎病发病缓慢,且多有诱因,而本病多无任何诱因突然发病,且病情发展快。

(4)肌萎缩情况:本病虽可发生于身体任何部位,但以上肢先发者为多,尤以手部小肌肉明显,迅速向前臂肩部发展,故对此类病例应常规检查胸锁乳突肌、提肩胛肌及颈部肌群以判定有无萎缩症。

(5)发音障碍:当侧索硬化波及延髓时,则出现发音含糊,渐而影响嚼肌及吞咽动作,而脊髓型颈椎病则无此症状。

2.原发性侧索硬化症

本症与前者相似,较前者少见主要表现为进行性、强直性截瘫或四肢瘫、无感觉及膀胱症状,如病变波及皮质延髓束时则可出假性延髓性麻痹征象,鉴别与前者一致。

3.进行性脊肌萎缩症

进行性脊肌萎缩症是指神经元变性限于脊髓前角细胞而不波及上运动神经元者,肌萎缩症先局限于一部分肌肉,渐而累及全身,表现为肌无力,肌萎缩及肌束颤动,强直征不明显,鉴别诊断与肌萎缩型者相似。

# 八、微创介入治疗

颈椎病的微创介入治疗目前还有一定的局限性,主要针对一个节段中突出的椎间盘或者椎体后缘骨赘形成对神经根形成压迫的单纯的神经根型颈椎病。下面简要介绍颈椎病的微创手术方法和术式。

**(一)颈椎后路椎间盘镜微创手术**

椎间盘镜(MED)手术是在内窥镜监视下通过在管道内切除椎间盘达到神经根减压的。椎间盘镜(MED)手术系统可应用于门诊手术。

1.手术适应证和禁忌证

(1)手术适应证:神经根型颈椎病(颈椎椎间盘侧后方突出,颈椎神经根管狭窄),不伴有脊髓压迫症状。

(2)手术禁忌证:脊髓型颈椎病、椎动脉型颈椎病。

2.基本手术操作

(1)插入定位针:用一支20号的克氏针在对应的椎间隙水平距离脊椎中线0.5~0.8 cm插入,使用C臂X线机拍侧位片来验证克氏针确实处于椎间隙上方,取走克氏针,在入针口切一个平行于中线的18 mm的切口。定位针从切口插入,在侧位X光的辅助下直达上一个椎体的椎板下缘。

(2)顺序插入扩张管及通道管:首先沿着定位针插入第一个肌肉扩张管,一旦顶到椎板下缘,抽出定位针,使用C臂X线机辅助定位用此扩张管来刮擦椎板下缘,将附近的肌肉及软组织等刮到一边防止影响镜下视野(图13-6)。将扩张管置于骨膜平面。第二、第三、第四个扩张管沿着第一个扩张管顺序插入,抵达椎板(图13-7),由细到粗逐级交换,以扩大工作通道。将自由臂连接到通道管,并沿着扩张管插入,抵达椎板。构成一个工作通道(图13-8)。

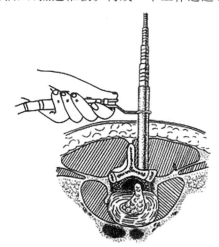

图 13-6　用扩张管来刮擦椎板下缘,将附近的肌肉及软组织等刮到一边防止影响镜下视野

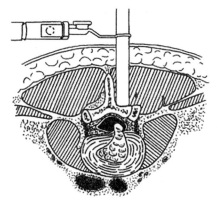

图 13-7　顺序将 4 个扩张管插入,抵达椎板

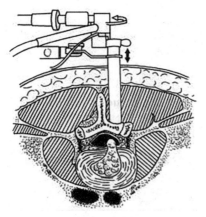

**图 13-8　在自由臂下,取走扩张管,构成工作通道**

(3)插入内窥镜:将内窥镜插入通道管,旋紧自由臂使其固定。内窥镜可以在通道管上下移动以获得不同的放大倍数,且可 360°绕通道管旋转(图 13-9)。调节好内窥镜的焦距。

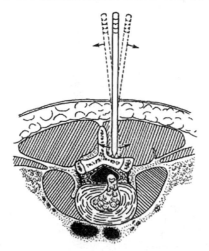

**图 13-9　将内窥镜插入通道管并固定**

(4)使用髓核钳去除通道管显示的椎板上及椎板间隙的软组织,并取出来,用电凝止血,扩大操作空间。

(5)打开骨窗:用枪钳或高速气钻进行骨窗切除,获得病理入路。

(6)切除黄韧带:使用一个弯形刮匙剥离、切除黄韧带,或用髓核钳或枪钳咬掉黄韧带。达到硬膜外的完美暴露。

(7)剥离神经根:识别硬膜和神经根,使用一个神经剥离匙或拉钩型吸引管将其分离出来,扩展硬膜外空间。

(8)切除椎间盘:使用带鞘小刀切开纤维环,同时使用神经拉钩保护神经根(拉离操作区域),然后使用髓核钳咬出突出的髓核。伤口缝合 1～2 针。

**(二)前路经皮颈椎椎间盘切吸术**

1.适应证和禁忌证

(1)适应证:只适用于单纯颈椎椎间盘突出,包括颈椎椎间盘突出症,以及颈椎椎间盘突出所致的脊髓型、神经根型及交感神经型颈椎病,无合并骨性椎管狭窄、骨性椎间孔狭窄、无后纵韧带钙化和黄韧带肥厚,经3～6个月正规保守治疗无效者。颈椎椎间盘突出压迫脊髓形成脊髓型颈椎病,经皮颈椎椎间盘切除术治疗效果较好。而神经根型若伴有椎间孔骨性狭窄,经皮颈椎椎间盘切除术疗效不如脊髓型颈椎病好。

(2)禁忌证:①脊髓受压并损伤严重以及脊髓萎缩。②椎间盘组织钙化或有游离块者。③有骨性椎管狭窄、椎间孔狭窄、椎间关节及钩椎关节骨质增生、后纵韧带钙化、黄韧带肥厚者。

2.基本手术操作

(1)穿刺:患者仰卧,头部后伸位。在X线透视监测下,选用18号脊柱导针,进针点位于颈动脉内侧0.5～1.0 cm处,进针点在中线旁2～3 cm。穿刺针方向与椎体矢状面呈15°～20°角,向椎间盘中外1/3处穿刺,插入病变椎间隙。正位透视下针尖位于椎体中心或旁开约0.3 cm。并摄正侧位片做原始记录。

(2)沿穿刺针插入扩张套管,并退出穿刺针针芯,由细到粗逐级交换,以扩大工作通道。最终将工作套管插至纤维环处。

(3)在工作套管内,将环锯向椎间隙缓慢旋转推进。先钻穿纤维环,将最后一级扩张套管插入椎间盘中央。然后退出环锯,沿扩张套管将工作套管插入至椎间盘前外1/3处,退出扩张套管。

(4)夹取髓核:沿工作套管慢慢送至椎间隙。用髓核钳在椎间隙内反复钳夹,分次取出髓核。

(5)椎间盘髓核切吸:将套管式内切割器沿工作套管置入椎间隙,并通过负压吸引管,在椎间盘内切割抽吸椎间盘髓核组织。切割器切吸髓核的时间一般为10～15分钟,切取的颈椎椎间盘髓核平均湿重为0.5～1.0 g,切取的颈椎椎间盘平均湿重小于0.5 g的患者,术后疗效差。

**(三)经皮穿刺激光椎间盘减压术**

其手术方法与经皮椎间盘切除术的穿刺方法相似,穿刺成功后,将一个三通管置入髓核内,其中一管置入光导纤维,并超出顶端,在激光作用下,使髓核气化并被抽出减压,使突出的椎间盘部分或全部回纳,或减轻对脊髓及神经根的压迫。此方法是一种准手术方法,创伤极小,整个操作过程仅15～30分钟。目前此方法在国内尚属初期开发阶段。但有较好的前景。本手术的适应证应是单纯性颈椎椎间盘突出所致颈痛和根性刺激症状。无椎间盘脱出或呈游离状态以及椎管狭窄、椎体滑脱者。

**(四)胶原酶溶核疗法**

尽管对使用注射胶原酶髓核溶解术治疗椎间盘突出症在临床上还有些争议,但由于该法使用的胶原酶是特异性的溶核酶,可溶解髓核与纤维软骨,而对透明软骨及成熟的纤维组织作用微弱,具有专一水解Ⅱ型和Ⅰ型胶原蛋白的特性,因而对突出的髓核具有溶解作用。不失为一种见效快、疗效确切的比较理想的疗法。目前被广泛地用于腰椎椎间盘突出症,但近年来也开始被临床用于治疗颈椎椎间盘突出所导致的神经根型及脊髓型颈椎病。

1.适应证和禁忌证

(1)适应证:单纯的颈椎椎间盘突出及其所造成的体征,且突出的椎间盘无钙化或骨化,经系统正规的保守治疗6周以上无效者。

(2)禁忌证:对胶原酶过敏者;孕妇及14岁以下儿童;精神不正常及不能配合者;非椎间盘所致的颈椎病;近期做过椎间盘手术者。

2.术前准备与麻醉

(1)术前准备:术前检查三大常规、PT(凝血酶原时间)、红细胞沉降率、C-反应蛋白、肝肾功能、血糖、心电图(ECG)、颈椎正侧位 X 线片;与患者及其家属谈话签字,告知其可能发生的风险及并发症;训练床上大小便;手术当日少喝水,少进食(半饱);入治疗室前排尽大、小便,口服氯苯那敏 8 mg,开放静脉以 5% 葡萄糖盐水维持;医师应常规准备和检查氧气、面罩、简易呼吸器、喉镜、气管导管等器械及抢救药品。

(2)麻醉方法:局部麻醉。

**3.常用方法**

分为椎间盘内注射和椎间盘外注射两种。一般讲,椎间盘内注射法适合于纤维环膨出型或纤维环未破裂的突出型;椎间盘外注射适合于纤维环破裂型。椎间盘内注射法,由于术后疼痛加重发生率较高,已经较少使用,目前主要使用椎间盘外注射法。盘外注射法又有靶位注射法和硬膜外置管法两种。靶位注射法实际上是以盘外注射法为主,又将部分药物注入突出的椎间盘内,是介于一般意义的盘外注射法和盘内注射法之间的一种方法,因此其溶解突出髓核的效果要高于单纯的盘内注射法和盘外注射法。本文重点介绍椎间盘外注射法和靶位注射法。

(1)靶位注射法:靶位注射法是以椎间盘突出物为"靶"的一种精确注射法,由学者于 1999 年首先提出,开始应用于腰椎间盘突出症,在经过对数百例腰椎椎间盘突出症患者实施"靶位注射"获得成功的基础上于 2002 年应用于颈椎,其主要适应证是颈椎椎间盘突(脱)出。

1)定位:患者俯卧于 CT 检查台上,前胸部垫枕,双上肢紧贴身体两侧,在相应颈椎椎间盘突出节段放置定位标志后摄定位像,参照术前影像学资料(颈椎 MRI、CT 及颈椎正侧位 X 线片),确定突出间隙,行垂直于颈椎长轴的薄层(层距 2 mm)扫描,根据扫描图像选择穿刺层面及设计模拟进针路径,测量模拟进针深度及角度,打开激光定位灯,在相应穿刺层面的皮肤上标记穿刺点。

2)穿刺:常规消毒铺巾,用 0.5% 利多卡因 4~5 mL 局部浸润麻醉,用粗针头在标记穿刺点处破皮,用特制的拇指头勺状套针自定位点向着靶位(突出物)穿刺,一边穿刺一边与患者交谈,一则可缓解患者的紧张情绪,更重要的是随时了解患者的感觉,接近预定穿刺深度时,暂停进针,扫描穿刺针尖位置,看针尖离预定靶位还有多远,是否要调整进针方向,再缓慢进针。一般突破黄韧带时有"脱空感",但"针感"没有腰椎穿刺那样明显,回抽无液体后注射 1 mL 过滤空气,再次扫描针尖位置,再缓慢进针。一般经 2~4 次调整可达到预定靶位,即针尖抵达突出物表面并避开神经系统,再次回抽无液体,注射利多卡因混合液 5 mL。经"针内针"试探刺入细针,先将细针轻轻接触突出物表面,同时询问患者的感觉,如出现"触电样"刺痛,应放弃刺入细针;如患者无异感,可将细针刺入突出物(靶)内,再经 CT 扫描,确认双针针头分别位于靶内外。

3)测试:经 CT 扫描确定拇指头勺状针针尖到达预定靶位,回抽无液体,注射含 0.4% 利多卡因混合液 5 mL。配方:2% 利多卡因 1 mL+得宝松 1 mL 或地塞米松 2 mL+生理盐水至 5 mL。注药时患者颈部有明显酸胀感甚至放射到患侧手指。注药后,应有专人密切观察,不断与患者交谈,了解患者的神志、生命体征及手指活动等情况,5~10 分钟后可出现预期的硬膜外阻滞效果,即手指发热,感觉轻度减退,原有的颈、肩、上肢部疼痛消失,但手指活动正常,继续观察 15~20 分钟无异常情况即为测试正常。

4)注射胶原酶:经注射局部麻醉药测试通过后,准备注射胶原酶,剂量视突出间隙多少而定,单间隙突出 1 200 U,多间隙突出可用 1 800~2 400 U。用 0.9% 生理盐水 3~5 mL 将胶原酶干粉剂溶解。若是联合靶内外穿刺,则先经细针向靶内(突出物内)注射 1 mL(400 U)。注射时有一定阻力,一边缓慢注射一边与患者交谈,随时了解患者注药时的感受,患者可主诉局部酸胀感或无异常感觉,拔出细针,将剩下胶原酶溶液经拇指头勺状针缓慢注射到靶外(突出物表面);若是单纯靶位穿刺,将胶原酶溶液注射到突出物表面即可。注药完毕,拔除穿刺针,压迫针眼片刻,确信无出血后贴敷料。

5)术后处理:术后就地观察10分钟,无异常反应后,俯卧位搬上推床,胸部仍然垫枕,保持头略低颈部正位送回病房,并坚持此体位5~6小时。若患者不能坚持,亦可采取站立俯卧位,即双脚站立于床旁,上身俯卧于床上,胸部和额部垫枕,6小时后改去枕仰卧位72小时。适当给予止痛药和抗生素3~4天。3天后可带颈围适度下地走动,生活可自理,但仍以卧床休息为主。患者一般自术后10~24小时可出现颈部酸胀不适,手指麻木感加重,患肢或四肢发凉,可给予甘露醇脱水每天1~4次,静脉点滴丹参等活血化瘀药物。从第3天起,颈部可给予适度理疗,如红外线、熏蒸等,以改善局部血液循环,促进吸收。

(2)硬膜外置管法:颈部硬膜外置管法可能为大多数专家注射胶原酶所用,是一种接近注射法,依靠容量和体位使胶原酶溶液到达突出物表面。

患者一般采用侧卧位,双手抱膝,头部垫枕与肩同高。参照术前影像学资料,根据解剖标志选择椎间盘突出的下一个间隙作为穿刺间隙。常规消毒铺巾,用普通16 G硬膜外穿刺针正中或旁正中穿刺,成功后向头端置管,硬膜外腔留管3 cm,回抽无液体,固定导管,自导管注射含0.5%利多卡因混合液5 mL,观察15分钟,出现预期的硬膜外阻滞效果而绝无全脊柱麻醉体征后送返病房。仍然俯卧位,胸部垫枕,保持头略低颈部正位,自硬膜外导管缓慢注射胶原酶溶液5~10 mL(1 200~2 400 U),视突出间隙多少而定,观察10分钟,无异常反应后拔除导管,按压针眼片刻,贴敷料。术后处理同靶位注射法。

(3)椎间盘内注射法:患者仰卧位,肩部垫高,头颈向后过伸,双肩下移,充分暴露颈部,保持呼吸通畅。常规消毒、铺巾及局部麻醉,在透视下确定穿刺椎间盘间隙。穿刺点一般选在右侧颈部,气管与颈部血管之间,平对病变椎间盘平面;穿刺点处行1%利多卡因皮下局部麻醉,量为1~2 mL,在X线或CT引导下,穿刺针对准病变椎间盘穿刺,于钩椎关节内缘进入纤维环,此时有一次突破感。正侧位透视确认针尖位于椎间盘内无误。将胶原酶300~600 U溶于1~2 mL生理盐水中缓慢注入椎间盘内,注药后留针5~10分钟拔除,以防药液沿穿刺途径返流。注药后患侧侧卧4~6小时。术后行消炎、止痛等对症治疗,并常规应用甘露醇250 mL静脉滴注,1~2次/天。

4.并发症及其防治

颈部注射胶原酶溶解术是一种高风险、高难度的技术,但同时又确实是一种疗效好、损伤小、恢复快、花钱少、并发症少的方法。下面罗列一些并发症。

(1)穿刺失败:穿刺针未能到达椎管内、穿破硬脊膜或神经根袖、全脊柱麻醉、脊髓损伤等,这些似乎是难以避免的,但是完全可以做到预防发生。颈部硬膜外穿刺被认为是一种高风险、高难度的技术,就连很多麻醉科医师都望而生畏、不敢问津,甚至被列为"禁区",但这项技术还是应该保持和发扬光大的。

防治。①勤学苦练,提高素质:实施者应具备良好的技术素质和心理素质,相信自己一定能成功,以平静的心境实施操作。②CT引导,有的放矢:在CT引导下穿刺可提高准确性和成功率。按要求摆好体位,薄层(2 mm)扫描拟穿刺间隙,从影像学资料中可判断穿刺成败的可能性。对那些由于颈椎严重退行性变,几乎"无缝"可穿的椎间隙应放弃穿刺。③特制针头,减少损伤:用特制的"拇指头勺状针"穿刺可减少对硬膜囊和神经根袖的损伤。④探索进针,边看边进:按CT图像模拟的进针路径和深度,探索进针,每次进针2~5 mm,扫描一次,看看针尖位置,穿破黄韧带时可有"脱空感",注射 1 mL 过滤空气推开硬膜囊,再次扫描,再缓慢进针抵达预定位置。遇到粘连严重,注射空气推不开时,不要用针头"硬推",以免损伤硬膜囊和脊髓。⑤医患交流,密切配合:穿刺过程中医患之间的交流和配合极其重要,因为穿刺并不能在 CT 实时引导下进行。穿刺时患者主诉局部酸胀感为正常反应,如出现刺痛或放射性刺痛则应立即停止进针,扫描针尖位置,看针尖是否抵到神经系统。⑥麻药试验,确保安全:这是检测穿刺是否成功、保障安全的最后一道防线。注射局部麻醉药后应密切观察患者,不断与其交谈了解情况,同时应做好急救准备,一旦发现"全脊麻"征象,应立即拔除穿刺针,将患者置仰卧位,实施面罩给氧、气管插管,静脉给予麻黄碱 10~15 mg,阿托品 0.5~1.0 mg,如果判断心脏停搏,应立即静脉注射肾上腺素 1 mg,并实施胸外心脏按压。上述药物可重复使用,待患者生命体征平稳后送 ICU 治疗。

(2)椎间隙感染:椎间隙感染分为原发(自发)和继发两类,原发者细菌来自身体他处感染灶,经血行至椎间隙引起炎症、化脓,继发者细菌可由相邻感染灶经淋巴管或静脉至椎间隙,而一些侵袭性操作如椎间盘手术、穿刺则可直接引起感染。

防治:椎间隙感染重在预防,颈部硬膜外穿刺是一种无菌操作,术前应该检查血常规、红细胞沉降率及 C-反应蛋白,了解机体有无感染的迹象以便于后来对照。穿刺过程中应严格无菌操作,自注射胶原酶溶解术当天起,可经静脉或口服抗生素 3~4 天。如术后 3~4 天出现颈部疼痛加剧、发热,穿刺点附近压痛、叩击痛,应复查上述 3 项。怀疑有感染迹象时,应经静脉给予大剂量敏感抗生素,同时颈部制动。

(3)脊髓反应:脊髓反应是注射胶原酶后早期出现的一种脊髓反应,由于胶原酶在与底物(Ⅱ型和Ⅰ型胶原蛋白)反应的早期,可引起突出物肿胀,进一步压迫和刺激脊髓。一般在注射胶原酶后十几小时出现至 4 天达高峰,主要表现为颈部酸胀不适,上肢或者四肢发凉、乏力及麻木感。

防治:自术后第 2 天起,给予 20% 的甘露醇 250 mL 静滴脱水,每天 1~4 次,视病情而定,必要时可给予大剂量甲基泼尼松龙冲击疗法。

(4)疼痛加重:少数患者注射胶原酶后 10 小时至 2 周出现颈部及上肢疼痛加重,跳痛,阵发性加剧,伴有麻木感,这是由于突出物肿胀,压迫和刺激神经系统所致。疼痛加重与突出物挤压神经的位置及个体差异等有关。

防治:手术当天常规给予口服镇痛药,估计术后疼痛加重者术前可给予多瑞吉贴剂预先镇痛,穿刺成功后在测试局部麻醉药中加入类固醇激素可部分防治术后疼痛,但似乎还不能完全防止其发生。对疼痛加重的治疗主要是镇痛药、脱水加心理治疗。

(5)突出物脱落:一种比较严重的并发症,巨大的椎间盘脱出(突出物直径>10 mm)和突出物部分钙化者易发生术后突出物脱落。一般发生在术后 3~7 天,患者术后一般情况良好,原有症状明显改善,起床活动后突然疼痛加剧,肢体麻木,运动明显减弱或消失,颈椎 MRI 或 CT 检查可能有所发现。

防治:术前仔细阅读影像学资料,对估计容易引起术后突出物脱落的病例,最好动员其实施手术治疗,对坚决要求行注射胶原酶治疗者,应告知可能发生的风险及其预防措施。术前训练床上大小便,术后绝对卧床休息 2 周。对疑似病例,应给予密切观察和积极处理,主要治疗包括卧床休息,颈部制动,脱水止痛,大剂量激素及营养神经药物等,经积极保守治疗无效或症状体征加重者应急诊手术治疗。

(6)发热:注射胶原酶后发热在治疗腰椎椎间盘突出症中遇到 20 余例,在治疗颈椎椎间盘突出中尚未遇到,但完全有可能发生。发热在注射胶原酶后 2～20 小时内可随时发生,大部分发生在术后 6～10 小时内,低、中、高度均有,最高达 40.5 ℃,考虑可能为药物热,与胶原酶生产批号有关。给予物理降温、退热药、地塞米松等对症处理可在 2 小时左右降温。

(7)变态反应:胶原酶是一种生物制剂,有引起变态反应的可能性。术前给予抗过敏药物,术中、术后严密观察有无变态反应,一旦发现予以对症处理是完全必要的。

(8)误入蛛网膜下腔:注射胶原酶误入蛛网膜下腔可引起极其严重的不良后果,轻者致残,重者死亡。因为胶原酶可损伤裸露的神经,导致蛛网膜下腔出血,神经纤维变性、坏死。对这种恶性并发症应重在预防,严格按常规操作,注射局部麻醉药测试,并认真耐心观察 15～20 分钟,"宁停三分,不抢一秒"也应作为我们每个注射胶原酶医师的座右铭。一旦胶原酶误入蛛网膜下腔,患者可出现一过性高颅压——头痛、恶心、呕吐,疼痛加剧,很快出现感觉、运动障碍,严重性与误入剂量有关。一旦怀疑误入,应立即停止注射胶原酶,腰穿冲洗置换脑脊液,鞘内注射地塞米松等紧急处理,后期主要是康复训练。

(牛小辉)

# 第八节 腰椎间盘突出症的治疗

腰椎间盘突出症常见于 30～55 岁的青壮年,多数患者既往有腰痛史。特殊职业,如长期坐位工作、驾驶员等有易患该病倾向。其典型症状是腰痛伴单侧或双侧下肢痛。中央型腰椎间盘突出症患者在腹压急增时(如打喷嚏、咳嗽、解大便、搬重物等),可能发生马尾神经损伤症状。

## 一、发病机制

### (一)椎间盘突出引起无菌性炎症

1.髓核组织的致炎症作用

动物实验将犬自体髓核组织匀浆注入硬膜外隙引起邻近组织明显的炎症反应。

(1)硬膜及硬膜外隙脂肪水肿。

(2)纤维蛋白沉积。

(3)多核细胞、组织细胞、淋巴细胞及浆细胞浸润。

髓核组织的致炎症作用表明自体髓核组织可引起硬膜及神经根化学性无菌性炎症。

2.髓核组织漏出与临床表现

一组椎间盘造影结果显示,当腰椎间盘只有退行性改变,无造影剂漏出时,患者多无下肢放射性疼痛。反之,当椎间盘造影显示有造影剂漏出时,患者多有明显的下肢放射性疼痛症状和体征,表明漏出的髓核物质可引起无菌性炎症。临床观察也发现髓核组织的致炎性物质释放时,经影像学检查和手术探查未发现椎间盘机械性压迫神经根,却有明显神经根性疼痛。进一步证实纤维环破裂漏出的髓核物质中含有内源性炎症介质,刺激硬膜和神经根引起无菌性神经根炎,产生疼痛。炎症刺激产生神经根炎是临床上出现下肢放射性疼痛、麻木等症状的主要原因之一。

3.突出间盘组织中的炎症物质

神经生理学的研究表明,椎间盘对机械刺激不敏感。Yamashita 认为,椎间盘含有"静止伤害感受器",在正常情况下不易被激发兴奋,但在组织损伤或炎症时易被致痛化学物质所激发。这些致痛化学物质来源于椎间盘组织。

(1)磷脂酶 $A_2$ 是炎症启动物:①Saal(1997)首先证实突出椎间盘组织中含有高活性水平磷脂酶 $A_2$(PLA$_2$)。因切除的椎间盘提取液中 PLA$_2$ 活性很高。高浓度 PLA$_2$ 引起神经痛。PLA$_2$ 注入鼠硬膜外,三天后局部神经根脱髓鞘,此时机械刺激可有神经根异位放电,21 天后髓鞘再生,仅有短暂异常放电。坐骨神经痛是由于高浓度 PLA$_2$ 损伤神经根,使神经处于超敏状态,如同时存在椎间盘的机械压力,则引起持续坐骨神经痛。②PLA$_2$ 对神经电生理影响,低剂量 PLA$_2$,无神经电生理反应;中剂量 PLA$_2$,神经处于致敏状态,各电位延长;高剂量 PLA$_2$,神经毒性反应,自发放电消失,对机械刺激无反应。高浓度 PLA$_2$ 存在于突出椎间盘中,漏出到邻近组织,直接引起无菌性神经根炎。③PLA$_2$ 引起小关节周围炎,Ozaktay 将 PLA$_2$ 注射到兔小关节周围,发现广泛白细胞浸润和血浆渗出。此项研究提示突出的腰椎间盘组织中高浓度的 PLA$_2$,在损伤性外力作用下,可从退变后形成裂隙的纤维环或破裂的纤维环中漏出到邻近组织中,引起椎管内外的无菌性炎症。

(2)前列腺素:Willberger 首先在突出椎间盘中检测到前列腺素 $E_2$(PGE$_2$)。PGE$_2$ 有以下临床特点:①有坐骨神经痛者椎间盘含量高;②直腿抬高试验阳性者高于阴性者;③游离型比突出型含量高;④突出型比膨出型高;⑤PGE$_2$ 提高组织对组织胺、5-羟色胺、缓激肽等致痛因子的敏感性;⑥延长和增强致痛因子对感觉神经末梢的致痛作用。

(3)其他致痛物质:突出的髓核中乳酸增多,pH 降低。突出的髓核破裂导致神经根周围有大量糖蛋白,其含有密集负电荷,直接影响神经末梢的静息电位,导致动作电位发放。来自椎间盘的糖蛋白直接刺激神经根产生炎症水肿、引起疼痛。

4.神经源性炎性介质——神经肽

背根神经节是下腰痛的调器,合成及释放神经源性多肽。P 物质参与介导炎症反应,诱导释放组胺,导致血管扩张、血浆渗出。降钙素基因相关肽在背根神经节中含量最多,扩张血管比 P 物质更强烈。血管活性肠肽亦参与炎症反应。神经肽与炎症反应关系描述为:突出的椎间盘细胞释放的炎症介质→纤维环外层伤害感受器致敏或激活→进一步促进神经肽释放→在感觉神经元和炎症细胞间形成正反馈回路→反复加重炎症。

5.细胞因子

(1)突出的椎间盘组织可自发产生 NO、IL-1(白介素-1)、IL-6(白介素-6)、MMP3(基质金属蛋白酶-3)。椎间盘突出后的神经根周围组织中的 IL-1、IL-6 明显增加。IL-1 又可显著促进 PGE$_2$ 的产生。

(2)细胞因子与炎症的关系:退化椎间盘的生化改变产生细胞因子,MMP3 及各种细胞因子引发椎间盘突出,椎间盘突出后又刺激各种炎性细胞因子的产生,椎间盘细胞产生更多炎性介质和细胞因子,加重炎症反应形成恶性循环。

**(二)免疫性炎症**

突出的椎间盘物质作为生物化学或免疫学刺激物,引起化学和免疫性炎症反应。神经根受椎间盘机械压迫和自身免疫反应性炎症改变,可导致血神经屏障的破坏,神经根内的毛细血管通透性增加,血浆蛋白可渗入脑脊液;神经根损害引起的脱髓鞘变性物质和椎间盘抗原物质进入脑脊液可刺激中枢神经系统免疫活性细胞产生免疫球蛋白。

1.神经损伤后免疫反应

Schwartz 报道坐骨神经损伤后血液出现抗神经节苷脂抗体和抗髓鞘自身抗体。Ansselin 证实束膜和内膜屏障受损,神经性抗原漏出,进入血液,引发免疫反应。有研究认为局部神经损伤重,免疫球蛋白 IgG 沉积多,神经再生和功能恢复差,免疫反应抑制神经再生。Medinceli 指出损伤后免疫反应的强度与损伤程度和修复关系密切。

2.免疫性炎症产生机制

椎间盘中Ⅰ、Ⅱ型胶原,糖蛋白是潜在自身抗原,可激发机体产生迟发变态反应——T 淋巴细胞和细胞毒性 T 细胞介导的细胞免疫反应,导致椎间盘的早期退变。在 T、B 淋巴细胞和椎间盘抗原的不断作用下,促进产生免疫反应,表现为血球免疫球蛋白升高,患者体液免疫和细胞免疫处于异常状态。实验研究有以下发现。

(1)IgG、IgM 在突出的椎间盘中出现和增加,认为椎间盘组织发生自身免疫反应。

(2)随着腰椎间盘突出病理变化加重,脑脊液和血清免疫球蛋白也逐渐增高。

(3)突出型患者仅有脑脊液免疫球蛋白的增高。

(4)脱出型和游离型患者脑脊液和血清中免疫球蛋白都明显升高。

**(三)腰椎间盘突出形成机械性压迫**

1934 年 Mixter 和 Barr 指出腰椎间盘组织突出进入椎管压迫和刺激神经根引起坐骨神经痛。这一概念被广泛接受形成腰椎间盘突出症的机械性压迫学说。机械性压迫学说是手术治疗的理论基础。当椎间孔的容积减小时,极易发生神经根卡压。椎间孔先天畸形易发生神经根受压。后侧方椎间盘突出可侵犯背根神经节。

1.慢性神经卡压损伤的分期

(1)发病初期:血-神经屏障紊乱→神经内膜和束膜下水肿→神经根内压升高。

(2)发病晚期:神经慢性缺血→神经外膜和束膜进行性增厚→局部神经纤维节段性脱髓鞘→轴索变性。

2.神经卡压损伤的病理变化

(1)神经根内压升高导致神经根慢性损伤:神经根动脉存在螺旋状结构可改善脊柱运动的血管被牵拉,防止缺血。神经根的全长存在大量的动脉与静脉吻合,可在压力变化时调节血液压力,保持相对平衡。

正常神经内膜间隙内毛细血管灌注压为 7 kPa(52.5 mmHg)。当神经根受压迫,使神经根内压升高达0.6~1.3 kPa(4.5~9.8 mmHg)时,产生静脉淤血;神经根内压升高达 6.7~9.6 kPa(50.3~72.0 mmHg)时,出现动脉缺血,导致毛细血管通透性增加,血浆外渗,神经根内纤维组织增生。神经根内压大于 12 kPa(90.0 mmHg)时动脉灌流阻断,局部缺血,髓鞘代谢抑制,电镜可见雪旺氏细胞水肿、变性坏死、线粒体空化、坏死和崩解。神经根内压达 27 kPa(202.5 mmHg)持续 6 小时,蛋白质经神经内膜间隙漏出,神经束间压力增加,神经内电解质浓度改变,内环境紊乱。神经根内压高达 53 kPa(397.5.5 mmHg),压迫 2 小时以上,神经发生不可逆损伤。

(2)神经根卡压发生代谢障碍:50%神经根的营养来自周围的脑脊液,而根鞘的薄膜结构保证营养物质渗透。Parke 研究发现慢性压迫引起神经根内溶质流动速度降低,发生节段性代谢障碍。

综上所述,腰椎间盘突出症的发病机制如下:①椎间盘退行性改变——椎间盘突出症基本发病机制。②椎间盘退变及突出引发无菌性和免疫性炎症。③椎间盘突出机械性压迫或骨畸形压迫引起脊神经根慢性损伤。

## 二、临床表现

腰椎间盘突出症的主要症状为腰腿痛。据统计1/2～2/3的患者表现为先腰痛后腿痛，1/10～1/3的患者表现为腰痛和腿痛同时发生，另外一些患者先腿痛后腰痛。

在腰椎间盘突出症患者中，有一半以上的患者曾有不同程度的腰部损伤史，如从事重体力劳动，经常做弯腰工作，也有在过去曾经抬重物或腰部扭转等一类损伤。有时咳嗽、打喷嚏、便秘、冷天时在水中作业等，由于腹压增高和脊柱两侧肌肉收缩，可诱发腰椎间盘突出症。至于由高处坠落，腰部严重外伤可以引起腰椎骨折或脱位，却少有引起腰椎间盘突出。这表明腰部慢性损伤常导致腰椎间盘突出症，而此病症的出现是在原有椎间盘退变的基础上，而慢性损伤能促使椎间盘退变。临床上也有一部分患者否认或不能回忆起既往有外伤史。

### (一)症状

1.腰痛

患者腰痛范围广泛，主要在下腰部或腰骶部，位置较深，可向一侧或两侧放射。发生腰痛的原因主要是因为椎间盘突出时，刺激了外层纤维环及后纵韧带中的脊神经脊膜支纤维。如果椎间盘突出较大，刺激硬膜产生硬膜痛。由于韧带、肌腱、骨膜和关节周围的组织，均属于中胚层结构组织，对疼痛极为敏感。但这类疼痛感觉部位较深，定位不准确，一般为钝痛、刺痛或放散痛。这种放散痛区域按原先胚胎时生骨节区域分布。这时的椎间盘病变多出现较小的后中央突出或旁中央突出，未严重压迫神经根。

临床所见的腰痛可分为三型。

(1)急性腰痛：这种急性腰痛的发作往往并不是由于做重体力劳动扭伤引起，而是做一些轻微的动作而诱发。如弯腰去拣东西或弯腰洗脸突然腰部剧痛而不敢活动，患者常认为自己是"闪了腰"或"扭了腰"。轻者还能勉强小心翼翼地行走，重者则可卧床不起。这种发作，经过卧床休息或服用止痛药物，甚至不经治疗而渐渐自愈。但若腰痛发病急骤，腰痛甚为严重，腰背部肌肉痉挛，可出现姿势性侧弯，因腰背部各种活动均受到限制，严重影响生活和工作。这种急性腰痛在发病初几天为重，以后可逐渐减轻。一般持续时间较长，要经过3～4周始能缓解。

(2)慢性持续性腰痛：腰背部广泛的钝痛，腰痛起病缓慢，每当活动加重，或者是较长时间取一种姿势时腰痛加重，但休息或卧床后疼痛可减轻。或者是一开始只有几年的反复发作的急性腰痛病史，而以后逐渐转成慢性持续性腰痛。患者在日常生活中一不注意或劳累就会引起腰痛加重，故而对每一种动作都需十分小心。

(3)腰痛的反复发作：大多数患者表现为腰痛间歇性发作，腰痛急性发病后症状缓解，但间隔不同时间又复发，其疼痛程度也有变化；每次发作持续几天至几个月，间歇期为几个月至几年，间歇期无腰痛。大多数是由于反复的关节突关节过伸扭伤而诱发。正常的关节突关节过伸动作时就容易发生关节的扭伤。腰痛在一天间也有变化，晨起时由于夜间睡眠不活动，脊柱不负荷时渗透压升高，纤维环扩张疼痛减轻。而白天站立时椎间盘压力增加，纤维环膨出疼痛加重，可出现姿势性侧弯。

这三类疼痛以后两者为多，前者较少。后两者多属椎间盘纤维环尚完整，而前者多为纤维环突然全部或大部破裂，髓核突出所致。

2.下肢放射痛

由于95％的腰椎间盘突出症发生在$L_{4\sim5}$或者$L_5\sim S_1$椎间盘,故腰椎间盘突出症患者多伴有典型坐骨神经痛。典型坐骨神经痛的表现多为疼痛逐渐发生,开始疼痛为钝痛并逐渐加重,疼痛多呈放射性痛,常向腰骶部、臀后部、大腿后外侧、小腿后外侧直至足跟或足背部放射。在少数病例可出现由下往上的放射,先由足、小腿外侧、大腿后外侧至臀部。除中央型常引起双侧坐骨神经痛外,腰椎间盘突出症的坐骨神经痛多为单侧性。于弯腰、喷嚏、咳嗽、解大便时引起腹压增加,脑脊液压力升高使神经根扩张,刺激受压的神经根,疼痛症状加重。有的患者为了减轻疼痛采取腰部前屈、屈髋位,以达到松弛坐骨神经紧张度的目的,因而患者在行走时愿意取前倾位,休息卧床时愿取弯腰侧卧屈髋屈膝的"三屈位"。严重的患者则取胸膝卧位的姿势睡觉。

坐骨神经痛可在某种姿势下,因活动或腹压增加而加重或突发放射痛,由腰部向下肢放射。这种疼痛属于皮节源性疼痛,此种疼痛可分"快痛"和"慢痛"两型。"快痛"在一定的皮区产生锐痛或撕裂痛,刺激后即刻引起疼痛,刺激停止后,疼痛立即消失。"慢痛"部位较广泛,部位不甚明确,刺激反应慢,疼痛消失也不完全。因而患者常表现既有持续性痛,又有突发性加重。腿痛重于腰痛是腰椎间盘突出症患者的典型表现,因腰骶神经根受累为其主要病变。

3.下腹部、腹股沟区疼痛

在高位腰椎间盘突出症时,突出的椎间盘可压迫腰丛的$L_{1\sim3}$神经根出现相应神经根支配的下腹部、腹股沟区或大腿内侧放射性疼痛。

另外,部分低位腰椎间盘突出,也可出现腹股沟区或下腹部疼痛。$L_{4\sim5}$和$L_5\sim S_1$椎间盘突出可出现腹股沟区痛。一般认为,腹股沟区外侧痛为$L_{4\sim5}$椎间盘突出,而腹股沟区内侧和会阴区痛为$L_5\sim S_1$椎间盘突出。有报道由于脊神经脊膜支由2/3交感神经及1/3躯体神经组成,这种疼痛是由于刺激了交感神经纤维所致,此为牵涉痛,而非根性疼痛症状。

也有人认为当$L_{4\sim5}$和$L_5\sim S_1$腰椎间盘突出时,压迫或刺激腰骶丛出现坐骨神经痛。若此腰骶神经根与上位腰神经根有交通支或神经变异时,也可出现下腹部或腹股沟区疼痛。此类由腰椎病变引起的腹痛临床上称之为腰源性腹痛或脊源性腹痛,常需与内脏源性下腹痛相鉴别。

4.间歇性跛行

当患者行走时,随行走距离增多,因其腰痛或不适,同时感患肢出现疼痛麻木加重,当取蹲位或卧床后,症状逐渐消失。始能再次行走,行走距离从数十米至数百米不等,这种症状称为间歇性跛行。此症状多见于腰椎管狭窄合并椎间盘突出症患者,并且多出现于多节段病变。

发病原因是腰椎间盘突出压迫神经根,可造成神经根的充血、水肿、炎症反应和缺血。当行走时,椎管内受阻的椎静脉丛逐渐充血,加重了神经根的充血程度,影响血循环和氧含量,引起下肢疼痛加重和麻木。

5.下肢麻木、肌无力

腰椎间盘突出症有部分患者,不出现下肢疼痛而是肢体麻木感。此多为椎间盘组织压迫刺激了本体感觉和触觉纤维引起麻木。麻木感觉区域仍按神经根受累区域分布,麻木与神经根受压的严重无密切关系,但肌力下降者麻木较重。大腿外侧为常见麻木区域,此区域正常为$L_{1\sim3}$支配,但也属于$L_4$和$L_5$皮节。当穿衣裤接触时可有烧灼感,长时站立可加重麻木。大腿外侧感觉障碍原因多为纤维环膨出或关节突关节退变,而并非由于椎间盘突出。此为神经根的感觉纤维受损或支配纤维环和关节突关节的脊神经脊膜支分成逆向传导冲动所致。

腰椎间盘突出压迫神经根严重时,可出现神经麻痹、肌无力。较多见的是$L_{4\sim5}$椎间盘突出,

$L_5$ 神经麻痹所致的胫前肌、腓骨长短肌、伸拇长肌和伸趾长肌麻痹,表现为足下垂。$S_1$ 神经麻痹所致小腿三头肌无力,临床较少见,但是肌力减弱仍然常见。另外还有 $L_{3\sim4}$ 椎间盘突出导致股四头肌无力者。

6.下肢肌肉痉挛

腰椎间盘突出症引起下肢肌肉痉挛发生于神经根长期受压后,其原因可能为神经外膜或神经束间纤维化,使神经根的感觉纤维应激阈值升高。肌肉痉挛程度与椎间盘的类型、部位和大小无关。$S_1$ 神经根发生率最高,次之为 $L_5$ 神经根。最常发生肌肉痉挛的为小腿三头肌、腘绳肌和跖肌。通常发生在夜间持续数秒至数分钟。在白天肌肉痉挛发生在肌肉收缩之后,发生频率不定,可一天数次,也可间隔数周后发生。有些患者用叩诊锤反复叩击小腿肌肉可出现肌肉神经纤颤,也可自发肌肉纤颤,但此情况较为少见。肌肉纤颤为脊髓前角退行性疾病的典型体征,也是运动元的某一部分异常应激性升高的表现。在椎间盘突出时,神经根机械性受压或化学性刺激可发生肌肉纤颤。当高位椎间盘突出引起脊髓积累刺激可导致单节段或多节段的脊髓反射向周围传导,出现阵挛性肌肉收缩。

7.马尾综合征

中央型腰椎间盘突出症,当突然发生巨大椎间盘突出时,常压迫突出平面以下的马尾神经,导致马尾综合征。马尾神经通常包括 $L_3 \sim S_1$ 的神经根,然而,马尾的病变通常不仅仅影响骶髓节段而且也同样影响到大量腰骶神经纤维,因此,使得运动和感觉功能障碍将会更广泛且达更高的水平。早期表现双侧严重坐骨神经痛,会阴部麻木,排便、排尿无力。有时坐骨神经痛可以交替出现。时左时右,随后坐骨神经痛消失,而表现双下肢不全瘫痪。如不能伸趾或足下垂,同时双下肢后外侧、会阴部痛觉消失,大小便功能障碍,多表现为急性尿潴留和肛门括约肌肌力降低,排便不能控制。在女性患者可有假性尿失禁,男性患者出现勃起功能障碍。

国内报道的病例多为重力推拿按摩后发生椎间盘巨大突出,出现马尾综合征。中央型腰椎间盘突出症并马尾综合征患者,因膀胱麻痹、肛门括约肌无力常表现明显的膀胱、直肠功能障碍。此时测定直肠压力、膀胱压力和尿流量测定,表现为压力较低,残余尿量较多。

8.脊髓圆锥综合征

发生高位腰椎间盘突出症时,骶部脊髓 $S_{3\sim5}$ 节段和尾髓 1 节段的病损可出现典型的脊髓圆锥综合征。临床表现包括会阴部及肛门周围的皮肤感觉缺失,膀胱平滑肌的松弛性瘫痪(无膀胱充盈感觉,无憋胀痛)和不能自动排空的征象。由于横纹肌系统对外肛门括约肌控制的相应丧失,腹压增大时出现大便失禁或不能自主排便,勃起和射精能力完全丧失。

9.颈、腰综合征

当出现颈、腰椎间盘一并退变同时引起颈部和腰部脊神经和/或脊髓症状时,称为颈腰综合征。出现颈腰综合征时患者常主述全身痛,因颈部痛可放射到头枕部、肩胛间区、双肩且可向上肢放射,有时还可放射到胸部和腋下。腰部痛常伴有双下肢疼痛。这种情况常使临床医师感到非常困惑,无从考虑,往往会不得要领而造成漏诊或误诊。

所以遇到此情况需仔细询问病史和细致查体,结合颈椎和腰椎的影像学检查,必要时应做电生理检查。然后结合病史、查体,以及影像学和电生理检查结果,分析患者的症状和体征,明确当前以颈椎病表现为主抑或以腰椎间盘突出症表现为主,或两者并重。临床上见到这种病例在诊断和治疗上都将造成较大困难,需从以下两个方面认真考虑。

(1)高位颈椎间盘突出症的临床表现常掩盖腰椎间盘突出症的表现:患者多出现四肢或双下

肢症状,表现为四肢无力、步态不稳、大小便功能障碍,而无明显的腰痛和下肢痛,查体可见高平面的感觉运动障碍及锥体束征。影像学 CT 和 MRI 检查难以证实哪一节段椎间盘病变是致病因素。此时有必要做电生理检查明确定位诊断。患者应做体感诱发电位或运动诱发电位以确定颈髓或高位胸髓受压损害的程度,肌电图检查确定腰骶神经根受压部位,是单侧或双侧,以及受压的严重程度,并与临床症状和体征相对照。最后明确引起临床症状和体征的责任椎间盘。避免单凭经验或影像学结果做出诊断而导致临床误诊、误治的错误。

(2)以腰椎间盘突出症表现为主的病例要关注有无合并脊柱骨性结构病变:因为此类患者多发于中老年,除椎间盘突出病变以外,常合并有脊柱骨性结构较重的退变,表现为关节突关节增生,黄韧带肥厚,椎管容积减小,在颈椎可并有后纵韧带及黄韧带骨化。所以患者常并未出现或仅表现为较轻的颈神经根和颈髓受压症状,而主要表现的是腰椎间盘突出症为主的症状。此时应仔细阅读 CT 或 MRI 影像学检查,以确定除腰椎间盘突出外,有无并发腰椎管狭窄等脊柱骨性结构的病变,防止因漏诊造成治疗失败。

10.其他症状

(1)双侧下肢症状:腰椎间盘突出症通常为一侧下肢症状,在少数患者可出现双下肢症状。出现双下肢症状有如下情况。①双下肢同时出现症状:严重度可两侧一样,但多为一侧重,一侧轻。此为同节段中央型椎间盘突出较大。有时因巨大突出压迫马尾神经,出现马尾综合征。②双下肢不同节段症状:表现为疼痛部位不同和疼痛严重程度不同,此为不同节段不同侧别的椎间盘突出。③先为一侧症状,后出现对侧相似症状:此为同节段椎间盘突出,先压迫一侧,后又移位压迫另一侧出现症状。

(2)患肢发凉:几乎所有腰椎间盘突出症患者自感患肢发凉。此系腰椎间盘突出时,刺激了椎旁的交感神经纤维,反射性引起下肢血管壁的收缩而致,同时也与受压的神经根严重程度有关。热成像及血液流速图检查,表现为患者温度低,以足趾的远端为著。检查时足背动脉仍正常。

(3)小腿及足踝部水肿:腰椎间盘突出症腰骶神经根严重受压时,可出现小腿及足踝部的水肿。可能是神经根在受到机械性及局部无菌炎症的化学性刺激时粘连水肿,影响交感神经的传导功能;或是脊神经脊膜支发生异常短路,而使下肢相应的血管神经功能障碍。但发生机制仍然不明。

(4)骶、尾部痛:有报道腰椎间盘突出症的临床症状可表现为骶、尾部痛,其主要原因是突出的椎间盘组织移入骶管,也可因为腰椎或腰骶神经丛的解剖变异刺激神经所致。

(二)体征

1.压痛点

在病变间隙的患侧有深压痛。疼痛可沿坐骨神经分布区向下肢放散。这是由于深压痛刺激了骶棘肌中受累神经的背根神经纤维产生感应痛所致。

2.腰椎活动度受限

腰椎在各个方向上均有不同程度的活动受限。由于腰椎间盘突出的类型不同,腰椎侧弯的程度不同,活动受限的程度也不同。一般来讲:前屈后伸运动受限明显;有脊柱侧弯的患者,向凸侧弯曲的活动受限明显。

3.肌肉萎缩和肌力减弱

受累的神经所支配的肌肉,如胫前肌、腓骨长短肌、伸趾长肌等,均有不同程度的肌肉萎缩和肌力减弱。$L_{4\sim5}$椎间盘突出时,肌力明显减弱。

4.感觉减退

受累神经根支配区,皮肤针刺痛觉明显减退,其中以固有神经支配区尤为明显。

5.腱反射改变

$L_{3\sim4}$椎间盘突出时,出现膝反射减弱或消失。$L_5\sim S_1$椎间盘突出时,出现跟腱反射减弱或消失。

### (三)特殊检查

1.胸腹垫枕试验

检查方法:患者全身放松,两上肢伸直置于身旁,检查者在病侧 $L_3\sim S_1$ 各节椎间隙的深层肌上用手指深压,寻找深层压痛点。若在腹部垫枕腰椎过度前屈位上测定,使原有在超伸展位上(胸部垫枕)引出的深压痛、放射痛或下肢酸麻感完全消失或明显减轻者,则可判定为腰椎管内发病因素。

2.直腿抬高试验

由于椎间盘突出时神经根袖受到卡压,限制了其在椎管内的移动。因此,在做患侧直腿抬高试验时,因牵拉了受压的神经根而产生了放射痛症状。

3.直腿抬高加强试验

将患肢抬高到一定程度而出现坐骨神经痛。然后降低患肢使疼痛症状消失,此时被动背伸踝关节,当又出现坐骨神经痛时为阳性。

4.健肢抬高试验

当直腿抬高健侧肢体时,如果出现患侧坐骨神经痛的症状,即为阳性。此种情况多表明椎间盘突出为"腋下型"突出。

5.股神经牵拉试验

对高位椎间盘突出症(如 $L_{2\sim3}$ 和 $L_{3\sim4}$)的患者,股神经牵拉试验阳性。但临床上较多见的 $L_{4\sim5}$、$L_5\sim S_1$ 椎间盘突出时,该试验为阴性。

6.屈颈试验

患者取坐位或半坐位,双下肢伸直。当被动向前屈曲颈椎时,如出现患侧下肢的放射性疼痛者为阳性。

## 三、影像学检查

### (一)X 线检查

X 线检查为所有腰痛患者必需的最基本检查。有些患者的 X 线片在侧位片上可见病变的椎间隙狭窄,正位片可见轻度侧弯。X 线片的意义不在于诊断,而在于了解脊柱形态,排除其他疾病。

### (二)腰椎管造影术

腰椎椎管造影术是诊断腰椎间盘突出症的一项重要检查方法。目前常用的非离子碘造影剂可以很好地充盈于蛛网膜下腔,通过正、侧、斜位 X 线片,直观地了解到任何对硬膜和神经根的压迫。

### (三)腰椎间盘造影术

此项检查适合于鉴别腰椎间盘源性疼痛的患者。在破裂和退变的椎间盘内注入造影剂,即可以看到椎间盘撕裂及造影剂外溢的影像,又可以在注射的过程中观察诱发痛试验。若注射造影剂可诱发出疼痛或与患者以往相同的疼痛,即为诱发痛或复制痛试验阳性。以此结合临床表现可诊断为腰椎间盘源性疼痛,可与本病鉴别。

**(四)CT 检查**

CT 检查可清楚地显示椎间盘突出的部位、大小、形态和神经根、硬膜囊受压的情况。同时可显示黄韧带肥厚、关节内聚、后纵韧带钙化、椎管狭窄等情况。

**(五)CTM 检查**

腰椎管造影后再做 CT 断层扫描,能提高诊断的准确性,尤其对侧隐窝和神经根袖受压情况的了解,具有单纯 CT 检查无法替代的优势。

**(六)MRI 检查**

该项检查可更好地对脊髓内病变和椎间盘退变、脱水情况进行显影。MRI 对椎间盘突出的诊断有重要意义,尤其同腰椎间盘源性疼痛的鉴别诊断很有价值。

## 四、诊断

**(一)诊断标准**

依据以下临床病史、体征和影像学检查要点作出腰椎间盘突出症的诊断。

(1)腰痛、下肢痛呈典型的腰骶神经根分布区域的疼痛,常表现为下肢痛重于腰痛。

(2)按神经分布区域表现肌肉萎缩、肌力减弱、感觉异常和反射改变 4 种神经障碍体征中的两种征象。

(3)神经根张力试验:直腿抬高试验或股神经牵拉试验为阳性。

(4)影像学检查:X 线片、CT、MRI 或特殊造影等异常征象与临床表现一致。

**(二)定位诊断**

1.$T_{12}$～$L_1$ 椎间盘突出

$L_1$ 神经根受压,出现腹股沟区或大腿前外侧区疼痛。在此区域可以出现麻木、疼痛减退,下腹壁反射减弱或者消失。

2.$L_{1～2}$ 椎间盘突出

$L_2$ 神经根受压,出现大腿外侧前外侧疼痛。也可感大腿前内侧近端疼痛,在同一区域感觉减退。当神经根严重受累时出现麻木或感觉消失。屈髋肌力有不同程度的减弱,内收肌反射减弱。

3.$L_{2～3}$ 椎间盘突出

$L_3$ 神经根受压,出现大腿前内侧疼痛,少数病例感腹股沟区或膝痛,可感膝内侧麻木,当神经受累严重时,可感大腿前内侧麻木。内收肌或股四头肌有不同程度的减弱,内收肌反射减弱或消失。

4.$L_{3～4}$ 椎间盘突出

$L_4$ 神经根受压,出现腰背痛,髋痛、大腿外侧痛及小腿前侧痛。小腿前内侧麻木,股四头肌无力,膝反射减弱或消失。

5.$L_{4～5}$ 椎间盘突出

$L_5$ 神经根受压,出现腰背痛,骶髂部痛、髋痛,向下放射至大腿和小腿后外侧疼痛。小腿外侧或包括拇指、足背的麻木,偶有足下垂。膝反射和踝反射一般无改变。

6.$L_5$～$S_1$ 椎间盘突出

S$_1$ 神经根受压,出现腰痛、骶髂部痛,髋痛,向下放射至大腿、小腿后外侧及足跟痛。小腿后外侧及包括外侧 3 个足趾的足背麻木。肌力减弱不多见,若有肌力改变,则表现为足的跖屈及屈拇无力。踝反射一般减弱或消失。

7.中央型腰椎间盘突出症

此症一般在 L$_{4\sim5}$ 或 L$_5\sim$S$_1$。也可以为高位腰椎间盘突出压迫马尾神经,出现腰痛、双侧大腿及小腿后侧疼痛、双侧大腿、小腿后侧、足底及会阴区麻木。膀胱、直肠括约肌无力或麻痹。踝反射和肛门反射消失。

## 五、腰椎间盘突出症的微创疗法

随着腰椎间盘外科技术的长足进步,近些年来椎间盘的微创介入治疗技术已逐步得到开展。微创介入疗法主要有两大类,一是经皮穿刺技术,包括椎间盘髓核溶解术、经皮椎间盘摘除术及经皮椎间盘激光切除术;二是内窥镜辅助技术,包括腰椎间盘镜手术等。这些方法的优点是基本不破坏正常的解剖结构,是一种介于非手术治疗和外科手术切开治疗之间的一种有效手术。缺点是操作过程复杂,需在 X 线监控下操作,对椎管和神经根管狭窄或髓核游离于椎管内者不适应。

### (一)髓核化学溶解法

髓核化学溶解法是将一种酶注入椎间盘内以溶解病变的髓核组织,使其溶解吸收或纤维化以缩小体积,从而减轻对神经根的压迫。已用的药物有木瓜凝乳蛋白酶、胶原酶。国内已提炼出胶原酶的冻干制品。这些药物均有产生变态反应的可能,并在局部引起出血、粘连,成为神经根刺激的另一因素。胶原酶人体有效剂量以每个椎间盘 400～600 U 为宜。此法创用迄今已 30 余年,但未能普及。

### (二)经皮椎间盘髓核摘除术

经皮椎间盘髓核摘除术是近 20 多年发展起来的一项微创治疗技术,在我国已发展此项技术 10 余年,并积累了相当多的病例和临床经验。其治疗原理是通过减少髓核的容量使椎间盘内压力降低,从而减轻对神经根的压迫和刺激。其治疗方法是按无菌操作,局部麻醉下行后外侧入路,在 X 线定位及导向控制下,经皮肤插入导针和钻孔器,用特制器械吸出及切除椎间隙内的部分髓核组织,降低椎间盘内的压力,使突出椎间盘的表面张力减小而回缩,进而缓解对神经根的压迫,解除疼痛。其缺点主要是手术在透视下而非直视下进行,术中无法直接切除突出的椎间盘组织,难以达到彻底减压,仅适用于单纯性和急性椎间盘突出症的病例。

### (三)经皮激光椎间盘减压术

经皮激光椎间盘减压术是近 10 余年来开创的腰椎间盘突出症经皮穿刺治疗的又一项新技术。其目的是通过激光气化一定量的髓核组织后,使椎间盘内压显著降低,从而缓解对神经根及其周围痛觉感受器的压迫和刺激,以达到缓解或消除临床症状的目的。其治疗方法是在局部麻醉下,行后外侧入路,在 X 线定位和导向下,经皮将穿刺针插入椎间盘中间,沿穿刺针置入套管进入椎间盘约 0.5～1 cm,再置入激光传导纤维,但不宜超出管端 1 cm,调正激光输出功率,激光发射由脚踏控制。本疗法具有安全、有效、损伤小,无术后瘢痕或粘连形成,可重复施行,不妨碍日后必要的外科手术等优点。但也仅适用于单纯的腰椎间盘突出的病例。

### (四)经皮椎间盘镜直视下椎间盘切除术

经皮椎间盘镜直视下椎间盘切除术也是近 10 余年发展起来的一项微创治疗技术。它包括后外侧途径、经椎间孔途径、椎板间隙途径内窥镜下腰椎间盘切除术,亦有经前路腹腔镜腰椎间盘切除术。腰椎间盘镜手术包含照明光源及图像传输系统的通道进入椎间盘突出的部位,然后在电视屏幕监视下,采用特殊的手术器械切除椎间盘突出部分。由于手术时间长,需要特殊设备,操作不慎有可能发生严重并发症,因此在临床上推广应用和普及受到一定的限制。

**(五)机器人辅助脊柱内镜显微减压椎间盘切除术(AESOP)**

AESOP 是声控的设计再现了人手臂形状和功能的机器人手臂。在操作过程中能稳持内镜,保持良好的手术视野,在复杂的内镜脊柱外科手术中还具有精细调节的功能。外科医师可以通过先进的语音控制技术用语音控制内镜的位置。它提供直接通道进入手术野,使操作时间变短,减少不必要和无意义的移动和清除更少的范围。颈、胸、腰椎间盘突出和腰椎管狭窄症均可用该系统治疗。该系统有以下优点:①易于应用;②适合各种手术方式;③致密系统几何学;④开放系统建筑学;⑤机器人的准确性。它使外科医师使用复杂的 MISS 内镜操作治疗椎间盘突出症时可以更得心应手、更有效。

**(六)微创人工椎间盘置换术(MIADR)**

人工椎间盘置换术是脊柱外科的一大进展。它可以消除由于椎间盘退变和椎间盘破裂所引起的炎性反应和机械性压迫,可以恢复脊柱的运动学和载荷特性,恢复椎间高度和脊柱的稳定性及运动能力,防止传统椎间盘切除术后椎间隙狭窄和节段失稳的发生,使患者更快恢复正常生活和工作,有着传统手术不能替代的功能性外科干预的优势,是一种符合人体生物力学要求的新的治疗方法,近期疗效良好。随着科技不断地发展进步,为满足符合生理要求的脊柱椎体间活动功能的标准,未来在脊柱内镜下摘除髓核后植入人工髓核将是今后努力的方向。

现代外科的重要发展趋势之一是手术的有限化和微创化,腰椎间盘突出症的外科治疗充分体现了这一趋势。随着电脑智能、光纤技术、模糊技术、纳米技术等的发展,腰椎间盘突出症的手术治疗将会更趋向微创化、有效化。

(牛小辉)

# 第九节　癌痛的治疗

## 一、概述

对于绝大多数晚期癌痛患者所面临的最大和最难以忍受的痛苦就是疼痛,因此无论医师还是患者都应对其有清楚的认识。消除癌痛的终极目标为提高患者的生活和生存质量。过去的癌性疼痛诊疗观念认为,神经介入治疗是在其他所有疼痛疗法均不能有效镇痛时才考虑;但在这种状态下,疼痛的恶性循环已形成,多演变为顽固性疼痛,神经介入治疗也难以完全奏效。新型的癌性疼痛治疗理念认为神经介入治疗与 WHO 三阶梯疗法及其他疼痛治疗并用,能有效地提高整体治疗水平,对提高癌症患者的生活质量有积极的意义。依照病情科学的评估疼痛程度,合法、合情、合理的应用镇痛药物,可能会收到较满意的治疗效果。期间只要具备条件,经治医师又有实施微创介入的方法,患者又认同即可及时请疼痛科医师采用相关有效的各种微创介入方法治疗疼痛。微创介入治疗是处理各类顽固性癌痛的一组新技术,即在 X 线透视或 CT 引导下、在电生理监测和定位下,执行严格的临床操作规范,有选择地对病灶精确定位后使用相关的神经毁损技术,有效地阻断疼痛信号的传导或解除对神经的压迫,可为许多顽固性癌痛患者解除痛苦。癌痛微创介入治疗分为神经毁损和神经调节两种。神经毁损通过物理方法阻断疼痛的传导途径;神经调节是通过在脊柱内或脑室内用药动力性或功能性抑制疼痛传导途径。

## 二、神经毁损

### (一)化学神经毁损术

所有药品或试剂主要包括 50％～100％乙醇、5％～15％苯酚甘油。乙醇持续作用时间最长,主要用于腹腔神经丛、三叉神经节、脊柱内,对神经损害呈非选择性。苯酚多溶于甘油制成5％～15％的重比重液,其对神经毁损无选择性但较乙醇可逆,持续时间短。

1.周围神经化学性毁损术

使用不同浓度的酚、乙醇、阿霉素和丝裂霉素阻滞毁损支配肿瘤区域的周围神经,使其失去传导功能,产生镇痛效果,或用于疼痛较局限、或用于其他方法阻滞后依然残留局部疼痛、或药物疗法效果不令满意者。注射部位选择重要的周围神经如三叉神经、臂丛神经、肋间神经以及颈、胸、腰椎的椎旁神经等。在 X 线透视或 CT 引导下穿刺并造影,确定好部位及阻滞的范围,再给予神经破坏性药物,可获得长时间的周围神经毁损性阻滞效果。需关注的是可能累及运动神经产生麻痹的负面效果,施术前要取得患者的认同并签署知情同意书。

2.蛛网膜下腔神经化学性毁损术

蛛网膜下腔酚或乙醇阻滞的镇痛效果和持续时间都优于局部神经阻滞和神经根阻滞。此种方法控制癌痛有效,但需要由有经验的专科医师操作。酚甘油阻滞目前比较常用于蛛网膜下腔注射,方法基本同无水乙醇,只是体位完全相异。阻滞后的并发症主要是非痛觉神经受损害所引起。双侧阻滞的并发症包括尿潴留、直肠功能障碍和肌肉瘫痪,多在一周内减轻或消失。双侧疼痛时通常是先阻滞一侧,2～3 日后待阻滞平面固定、病情稳定后再阻滞对侧。

3.硬膜外腔神经化学性毁损术

硬膜外腔神经化学性毁损术是将神经破坏药注入硬膜外腔,阻滞脊神经传导,产生节段性镇痛的方法。与膜外腔阻滞末梢神经阻滞相比,硬膜外腔阻滞可同时阻断躯体和自主神经,阻滞范围较大。与蛛网膜下腔阻滞相比,可避免脑膜刺激与脊髓或脊神经毁损,且因神经破坏药不直接接触神经根,引起膀胱与直肠括约肌功能障碍的可能性较蛛网膜下腔阻滞要少,但其效果也不如蛛网膜下腔阻滞。此外,还可经硬膜外导管分次注入神经破坏药。此法适合双侧的广泛性疼痛。由于在硬膜外腔不容易控制药物的流向,难以准确控制阻滞范围,不适合局限性疼痛。脊神经的前、后根通过硬膜外腔时,在椎间孔处汇合,故硬膜外腔注药不能单纯破坏后根。但采用适宜浓度的神经破坏药,例如 5％～15％酚甘油,可阻滞感觉神经的传导,而运动神经功能不受或很少受影响。常见并发症有感觉和运动缺失。

4.腹腔神经丛化学性毁损术

腹腔内恶性肿瘤引起的疼痛,在用其他方法治疗效果不佳时,应考虑采用腹腔神经丛阻滞,使用此阻滞效果最好的是胰腺癌晚期疼痛,在 X 线透视或 CT 引导下用乙醇进行腹腔神经丛阻滞治疗可使60％～85％的患者获得无痛。腹腔神经丛阻滞能很好地缓解腹腔恶性肿瘤引起的中上腹痛和背部牵涉痛,与传统的观点相反,胰腺癌最常见的症状是疼痛而不是无痛的黄疸。对远端食管、胃、肝、胆管、小肠、近端结肠、肾上腺和肾的肿瘤疼痛也有效。但是与内脏神经传入纤维无关的疼痛,例如腹壁、腹膜、肠系膜根部等处病变产生的疼痛,用本阻滞方法效果不佳或无效。

5.交感神经节化学性毁损术

颈交感神经节阻滞即星状神经阻滞术仅用于头面部、上肢癌症引起的自主神经功能紊乱导致的癌痛。在实施乙醇阻滞星状神经节时,可使用低浓度乙醇、利多卡因溶液,乙醇浓度可从50%开始,剂量从0.3 mL开始并反复观察,一旦出现阻滞效果即停止增加乙醇浓度和剂量。在阻滞前后,反复观察患侧手指充血时间的变化,当手指充血时间缩短,表明产生了阻滞效果,不必再注入乙醇。

胸交感神经节阻滞主要用于治疗顽固性胸腔内部癌痛,治疗胸部癌痛常需和胸神经阻滞同时使用。腰交感神经阻滞的适应证是泌尿、妇科或直肠来源的盆腔疼痛。

6.奇神经化学性毁损术

奇神经节是最末端的交感神经干的神经节,会阴区的内脏痛、交感神经持续性疼痛都可以通过毁损该神经节达到缓解。下腹坠痛或局部烧灼痛也可通过该方法得到缓解,但效果较其他部位持续时间短。在影像指导下侧入路或经骶尾椎间盘入路均可。穿破直肠及注射到神经干导致的神经炎均是其潜在的危险。

7.脑下垂体化学毁损术

脑下垂体化学毁损术主要用于恶性肿瘤广泛转移与扩散引起的疼痛,尤其是对乳腺癌和前列腺癌导致的疼痛效果确切,通常在全麻介导下实施,为一可供选用之方法。患者取仰卧位,在荧光造影下定位后,注射 0.5～6 mL 的无水乙醇毁损垂体。但可能会出现一过性头痛、食欲亢进、兴奋、尿崩症、继发感染、眼外肌麻痹等不良反应。

**(二)射频神经毁损术**

通过射频仪发出高频率射电电流,使靶点组织内离子运动摩擦生热,热凝毁损靶点区域的组织和神经。X线透视或CT引导下的射频神经毁损术是治疗顽固性癌痛的一种有效的神经毁损治疗方法。高选择毁损痛觉神经纤维传导支,阻断疼痛信号向上位神经传导,破坏疼痛传导通路,使之无法传入大脑,不能产生疼痛感觉和体验,从而达到控制疼痛的目的。

1.头部癌痛

头部癌痛通常是指位于头颅上半部(即眉毛以上)至枕下部位置区域内的疼痛。某些脑部恶性肿瘤以及身体其他部位转移瘤引起的头痛,可以在蝶腭神经节进行射频毁损治疗。

2.颜面部位癌痛

颜面部的解剖结构密集,神经分布复杂,血管丰富。三叉神经痛和源于颜面部结构的癌症如脑神经、关节、肌肉、口腔、颌下腺、唾液腺、鼻旁窦的癌症,均可累及三叉神经,从而引起顽固的慢性疼痛,可进行半月神经节射频神经毁损。

要控制好毁损的温度,否则会造成很多不良反应,如引起传入神经阻滞性疼痛或角膜疼痛。准确的治疗操作能毁损痛觉纤维,使多数患者的疼痛明显缓解,并能保持本体感觉、触觉及运动神经的功能。

3.颈部癌痛

颈部癌症可引起颈部、枕部和眼眶后的顽固性疼痛。此时可在 $C_2$ 脊神经背根神经节处进行射频电毁损。如果在枕骨下、耳后和下颌骨部位引起疼痛,可在 $C_3$ 脊神经背根神经节处进行射频电毁损以减轻疼痛。如果疼痛由 $C_4$～$C_7$ 脊神经引起,均可在相应脊神经背根神经节处进行毁损。

**4.星状神经节**

星状神经节是由 $C_6 \sim C_7$ 脊神经节构成的颈下神经节和 $T_1$ 神经节融合而成,有时也包括 $T_2$ 神经节和颈中神经节。星状神经节支配的组织器官包括脑和脑膜、耳、眼、舌、鼻、咽喉、泪腺、腮腺、舌下腺、肩、上肢、胸壁及头颈部皮肤等。如果癌症累及这些器官或组织,可以选择性进行星状神经节射频毁损。

**5.胸神经背根**

如果癌症侵犯胸壁、肋骨和胸膜时产生疼痛,可在相应胸神经后根的神经节处进行射频毁损治疗,经常选择 $T_1$ 脊神经背根神经节。如果癌症侵犯上肢,也可选择 $T_2$ 脊神经背根神经节进行射频毁损。

**6.胸交感神经**

采用射频毁损胸交感神经通常在 $T_2$ 和 $T_3$ 平面进行。$T_2$ 和 $T_3$ 是到上肢的交感神经,影响其血管舒缩,这些部位的恶性疼痛也可通过前入路的星状神经节阻滞来治疗。虽然没有人将星状神经节阻滞与上胸部的交感神经链阻滞加以比较。但在星状神经节注入少量局部麻醉药,能够产生与在 $T_2$ 和 $T_3$ 水平进行交感神经阻滞相同的生理反应,即这两种方法都可以使上肢皮肤变热、发干。而前者经常出现霍纳氏综合征,而后者很少出现。

**7.腰交感神经**

内脏器官如升结肠、乙状结肠、直肠、子宫、卵巢、输卵管等部位的癌痛,可以采用射频电毁损腰交感神经来缓解。腰交感神经毁损术也可缓解骨盆的疼痛。交感神经毁损技术已被有效地用来治疗反射型交感神经萎缩症、血管阻塞性疾病、血管痉挛性疾病和各种交感神经疼痛综合征。

**8.骶部癌痛**

骶部癌痛包括骶部皮区在内的癌痛,可以对相应的骶神经采用选择性热凝毁损术进行治疗。在骨盆处由恶性肿瘤引起的疼痛通常累及 $S_3$、$S_4$ 脊神经。因此,建议在双侧骶神经后根神经节进行射频热凝毁损。

**9.经皮颈髓前外侧神经毁损术**

颈髓射频毁损前外侧脊髓丘脑束是控制癌痛的有效方法,疗效确切。用侧入法经 $C_1$ 和 $C_2$ 间隙,在第 2 颈椎水平行射频前外侧脊髓毁损术,可用来治疗多个皮区的单侧癌痛,间隔 4~6 周后可在对侧使用。对术后有呼吸抑制的患者,应进行呼吸功能监测。该技术是治疗累及多个皮区癌痛首选方法,包括肺脏的进行性、复杂的难治性癌痛。

**10.经皮脊髓索切开术**

此法在治疗癌痛方面效果比较显著,但由于危险性高在临床应用较少。其通过切断脊髓痛觉上行传导通路的纤维达到治疗癌痛的目的。一般在 $C_1$ 和 $C_2$ 颈段水平实施,因为该部位脊髓侧索集中在前1/4处,容易准确切断。这项操作要求患者清醒并合作,保证电极持续、准确定位,主要适用于单侧的恶性疼痛。经皮脊髓索切开术有严重的并发症,如果损伤过于靠近椎体系会有运动丧失的危险,甚至出现截瘫。总之,这项技术是经皮技术中最危险的,应由功能神经外科的医师实施。

**(三)神经调节**

**1.脊髓电刺激疗法(SCS)**

脊髓电刺激疗法是通过调节脊髓水平的疼痛信号减轻疼痛的治疗方法。治疗时需通过一侧椎板切除或经皮在硬膜外置入刺激电极,确认其位置正确后,应用固定技术将刺激电极导线固定在皮肤或棘上筋膜处。同时在皮下做一皮囊,置入永久性刺激电流发生器,并连接到硬膜外导线上。由此,永久刺激电流发生器发出电讯号,可以通过刺激电极导线到达刺激电极,作用于疼痛区域相对应的脊髓节段产生镇痛作用。脊髓刺激术、神经电刺激、深部脑刺激合称为神经刺激疼痛治疗系统。电极有3种:手术置入电极、经皮穿刺置入电极和测试电极。刺激器可分为临时刺激器和永久置入刺激器。手术室用刺激器仅用于置入手术时,调整参数达到满意镇痛疗效;筛选刺激器用于整个测试期,以评估测试治疗效果。测试电极和临时刺激器仅用于测试治疗,测试成功后即换用置入电极及永久刺激器。SCS的镇痛机制主要有以下几个方面:①刺激脊髓后索产生的逆行性冲动与顺行性痛觉冲动发生冲突;②脊髓后索的逆行性冲动激活了脊髓后角的闸门控制系统,使疼痛冲动不能上传;③刺激脊髓后索的上行冲动在丘脑、皮质产生干扰作用;④高级中枢下行抑制通路的激活;⑤内源性镇痛物质的参与。顽固性疼痛病例和癌痛在其他治疗不能充分控制疼痛时,在征得患者的同意后可以作为采用脊髓电刺激术的适应证。禁忌证为装有心脏起搏器、急性传染病、感染性疾病。出血倾向、癫痫、意识不清、不愿意接受脊髓刺激术治疗者,诊断不明确者。脊髓电刺激是不依赖任何药物的绿色疼痛治疗方法。该方法常用于治疗癌痛部位相对固定的神经病理性疼痛,也常用于癌症放疗、化疗后神经损伤性疼痛。

2.中枢靶控输注系统(吗啡泵)置入术

吗啡是通过作用阿片受体产生镇痛的,而阿片受体主要存在于大脑和脊髓部位。药物口服后自胃肠道吸收,但在进入全身前,部分已被肝脏代谢结合而失效;吗啡盐是水溶性药物,很难通过血-脑屏障到达大脑和脊髓。中枢靶控输注系统(吗啡泵)置入术是直接将吗啡注入脑脊液中,而大脑和脊髓就浸于脑脊液中,且脑脊液中的吗啡不易被代谢清除。因此,有研究证实吗啡泵用药量只需口服剂量的1/300,即可达到同样的治疗效果。此种方法几乎可用于全身所有部位的癌痛治疗,并且效果确切,有人将其称为癌痛治疗的终极方法之一。吗啡泵在治疗疼痛的同时,不影响患者的日常生活。但应注意在操作前对患者作细致的疼痛评估。禁忌证包括血小板计数降低、凝血异常、局部感染、神智异常(如代谢性脑病)、神经变性异常和行为活动异常(如药物成瘾、精神失常等)。不良反应有剂量依赖性的(包括恶心、呕吐、烦躁不安、兴奋或精神抑制、低血压、耐药出现等)和非剂量依赖性的(其发生与阿片类药物的剂量无关,包括尿失禁、瘙痒症、出汗、镇静等)。并发症分为速发和迟发两种。速发并发症包括术中出血、沿皮下隧道的血肿、硬膜外血肿、早期感染、脑脊液漏、置泵位置不良等。迟发并发症包括吗啡泵的梗阻、故障、导管堵塞、打折、移位、感染纤维化、注射部位的烧灼痛等。

总之,微创介入治疗作为介于传统疗法和手术疗法之间的一种有益的补充,虽然应用于癌痛临床治疗只有短短十几年时间,但因其操作简便、有效、经济、不良反应少等优点越来越受到医师和患者的欢迎。但其应用范围主要适用于疼痛科医师实施,凡涉及癌痛各临床科室医师应该想到还有一种可供选择的微创介入治疗癌痛的方法,可在癌痛的任何阶段实施。若选用合适则会收到事半功倍的效果。

(牛小辉)

# 参 考 文 献

[1] 李圣平.实用麻醉技术及应用[M].天津:天津科学技术出版社,2020.

[2] 徐知菲.临床急重症与麻醉学[M].西安:陕西科学技术出版社,2021.

[3] 左明章.麻醉科诊疗常规[M].北京:中国医药科技出版社,2020.

[4] 赫赤,宗晓菲,王昭安.现代麻醉与临床实践[M].北京:中国纺织出版社,2021.

[5] 邱德亮.实用临床麻醉学精粹[M].济南:山东大学出版社,2021.

[6] 时鹏飞.新编麻醉临床指南[M].昆明:云南科技出版社,2020.

[7] 孙君隽.新编麻醉技术与临床实践[M].开封:河南大学出版社,2021.

[8] 张飞娥.现代疼痛治疗与麻醉新进展[M].开封:河南大学出版社,2021.

[9] 田崴.实用外科与麻醉[M].长春:吉林科学技术出版社,2020.

[10] 申传坡.现代医学麻醉技术与临床实践[M].北京:科学技术文献出版社,2021.

[11] 种朋贵.现代临床麻醉学[M].昆明:云南科技出版社,2020.

[12] 米卫东,王国林,张铁铮,等.麻醉学[M].北京:人民卫生出版社,2021.

[13] 叶建荣.临床麻醉技术与应用[M].北京:科学技术文献出版社,2020.

[14] 张中军.现代麻醉学精粹[M].济南:山东大学出版社,2022.

[15] 王天龙.摩根临床麻醉学病例精选[M].北京:北京大学医学出版社,2022.

[16] 林若萍.现代麻醉与临床应用[M].赤峰:内蒙古科学技术出版社,2020.

[17] 徐强.现代麻醉临床与应用[M].长春:吉林科学技术出版社,2019.

[18] 王丽娟.实用临床麻醉技术[M].哈尔滨:黑龙江科学技术出版社,2020.

[19] 宋光明.现代麻醉基础与临床[M].青岛:中国海洋大学出版社,2019.

[20] 孙增勤.实用麻醉手册[M].郑州:河南科学技术出版社,2019.

[21] 陈齐.实用临床麻醉新技术[M].开封:河南大学出版社,2020.

[22] 马伟斌.现代临床麻醉与疼痛[M].昆明:云南科技出版社,2019.

[23] 董学义.当代麻醉学[M].长春:吉林科学技术出版社,2020.

[24] 吕海.现代临床麻醉与疼痛治疗学[M].天津:天津科学技术出版社,2020.

[25] 唐松江,李仕梅,李曦.麻醉学新进展[M].北京:中医古籍出版社,2020.

[26] 胡凯.现代临床麻醉技术[M].北京:科学技术文献出版社,2020.

[27] 孙德峰.实用临床麻醉理论与实践[M].沈阳:辽宁科学技术出版社,2020.

［28］张学春.麻醉技术与临床实践［M］.北京:中国纺织出版社,2020.

［29］刘迎春.麻醉复苏与疼痛治疗［M］.南昌:江西科学技术出版社,2020.

［30］刘鹏.临床麻醉实践与研究［M］.哈尔滨:黑龙江科学技术出版社,2020.

［31］宋际明.现代临床麻醉新进展［M］.南昌:江西科学技术出版社,2020.

［32］冯斌.麻醉学新进展［M］.天津:天津科学技术出版社,2020.

［33］陈春生.医学手术麻醉技术与疼痛［M］.沈阳:沈阳出版社,2020.

［34］赵泽宇.实用临床麻醉学手册［M］.天津:天津科学技术出版社,2020.

［35］王庆东.麻醉科临床精要［M］.长春:吉林科学技术出版社,2020.

［36］于学美.右美托咪啶在剖宫产手术麻醉中的应用及对术后寒战发生的影响［J］.中国医药指南,2021,19(9):90-91.

［37］陈爽.连续无创动脉血压监测在冠心病患者麻醉中的应用［J］.中国医药指南,2020,18(1):69-69.

［38］李政花,秦春蓉.前馈控制理论护理对全身麻醉下行手术治疗的肾结石患者麻醉恢复期躁动和配合度的影响［J］.中西医结合护理,2021,7(1):140-142.

［39］李凯,孙立,田晓滨.周围神经阻滞在全膝关节置换术后镇痛中的应用研究进展［J］.中华骨与关节外科杂志,2020(7):598-604.

［40］刘虹新,李首敏,杨蜀罡,等.利多卡因联合舒芬太尼对乳房切除术后患者的镇痛效果研究［J］.药物生物技术,2021,28(5):509-512.